228,-

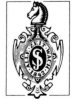

H.-J. Schmoll   L. Weißbach (Hrsg.)

Diagnostik und Therapie von Hodentumoren

Mit 191 Abbildungen und 224 Tabellen

Springer-Verlag
Berlin Heidelberg New York
London Paris Tokyo

Prof. Dr. med. Hans-Joachim Schmoll
Abteilung Hämatologie/Onkologie
Medizinische Hochschule Hannover
Konstanty-Gutschow-Straße 8
3000 Hannover 61

Prof. Dr. med. Lothar Weißbach
Urologische Abteilung
Krankenhaus am Urban
Dieffenbachstraße 1
1000 Berlin 61

ISBN 3-540-19039-2 Springer-Verlag Berlin Heidelberg New York
ISBN 0-387-19039-2 Springer-Verlag New York Berlin Heidelberg

CIP-Titelaufnahme der Deutschen Bibliothek
Diagnostik und Therapie von Hodentumoren /
H.-J. Schmoll ; L. Weißbach (Hrsg.). –
Berlin ; Heidelberg ; New York ; London ; Paris ;
Tokyo : Springer, 1988
 ISBN 3-540-19039-2 (Berlin ...)
 ISBN 0-387-19039-2 (New York ...)
NE: Schmoll, Hans-Joachim [Hrsg.]

Dieses Werk ist urheberrechtlich geschützt. Die dadurch begründeten Rechte, insbesondere die der Übersetzung, des Nachdrucks, des Vortrags, der Entnahme von Abbildungen und Tabellen, der Funksendung, der Mikroverfilmung oder der Vervielfältigung auf anderen Wegen und der Speicherung in Datenverarbeitungsanlagen, bleiben, auch bei nur auszugsweiser Verwertung, vorbehalten. Eine Vervielfältigung dieses Werkes oder von Teilen dieses Werkes ist auch im Einzelfall nur in den Grenzen der gesetzlichen Bestimmungen des Urheberrechtsgesetzes der Bundesrepublik Deutschland vom 9. September 1965 in der Fassung vom 24. Juni 1985 zulässig. Sie ist grundsätzlich vergütungspflichtig. Zuwiderhandlungen unterliegen den Strafbestimmungen des Urheberrechtsgesetzes.

© Springer-Verlag Berlin Heidelberg 1988
Printed in Germany

Die Wiedergabe von Gebrauchsnamen, Handelsnamen, Warenbezeichnungen usw. in diesem Werk berechtigt auch ohne besondere Kennzeichnung nicht zu der Annahme, daß solche Namen im Sinne der Warenzeichen- und Markenschutz-Gesetzgebung als frei zu betrachten wären und daher von jedermann benutzt werden dürften.

Produkthaftung: Für Angaben über Dosierungsanweisungen und Applikationsformen kann vom Verlag keine Gewähr übernommen werden. Derartige Angaben müssen vom jeweiligen Anwender im Einzelfall anhand anderer Literaturstellen auf ihre Richtigkeit überprüft werden.

Druck: Druckhaus Beltz, Hemsbach/Bergstraße
Buchb. Verarbeitung: J. Schäffer GmbH, Grünstadt
2127/3140/543210 – Gedruckt auf säurefreiem Papier

Grußwort

Der Hodentumor ist eine seltene Erkrankung. Er ist jedoch aus verschiedenen Gründen ein Signaltumor par excellence. Er geht Ärzte verschiedener Fachrichtungen an – Allgemeinpraktiker, Urologen, Chirurgen, Internisten, Radiologen; die interdisziplinäre Kooperation ist bei dieser Erkrankung keine leere Worthülse, sondern verpflichtende, erfolgversprechende Realität. Der Patient mit Hodentumor hat eine exzeptionell hohe Heilungschance durch Operation, medikamentöse und/oder Strahlentherapie. Die Möglichkeit, über Tumormarker den Krankheitsverlauf zu überwachen, läßt den Hodentumor zu einem der wenigen Paradepferde einer bedeutsamen Tumornachsorge werden.

Die Vielzahl der diagnostischen und therapeutischen Möglichkeiten zum maximalen Nutzen des Patienten einzusetzen, das Bestreben, Überdiagnostik und Übertherapien zu vermeiden, und die Suche nach neuen Wegen bei der Behandlung von Hochrisikopatienten, waren die Hauptthemen des von den Kollegen Schmoll und Weißbach organisierten Symposiums. Beiden Kollegen, die schon in der Vergangenheit bei der Organisation nationaler Studien hohe Verdienste erworben haben, gebührt Dank und Anerkennung für diese ihre Initiative. Das Symposium belegte eindrucksvoll, wie sinnvoll und fruchtbar eine derartige interdisziplinäre Veranstaltung bei einer solch interdisziplinären Tumorerkrankung sein kann.

Prof. Dr. D. K. Hossfeld   1. Vorsitzender der Arbeitsgemeinschaft Internistische Onkologie der Deutschen Krebsgesellschaft

Vorwort

Das Hodenkarzinom ist ein außerordentlich bösartiger Tumor; noch vor 15 Jahren verstarb jeder zweite junge Mann, der an einem Hodentumor erkrankt war. Die rasante Entwicklung der Chemotherapie beim Hodenkarzinom in den siebziger Jahren und deren konsequente Verbesserung bis heute führte zu einer bei den Krebserkrankungen des Erwachsenen einmalig hohen Heilungschance von nunmehr 95%; nur ein kleiner Teil der Patienten, nämlich diejenigen mit extrem fortgeschrittener Erkrankung zum Zeitpunkt der Diagnose, verstirbt heute noch an dieser Erkrankung.

Die Verbesserung der Wirkung der Chemotherapie und zugleich die Verminderung ihrer Nebenwirkungen hat eine konsequente Evolution der stadienadaptierten Therapiestrategie des Hodenkarzinoms eingeleitet, die noch lange nicht am Ende ist. Eine gründliche Analyse der Risiko- und Prognosefaktoren, moderne Methologien wie differenzierte pathologisch-anatomische, zytogenetische und molekularbiologische Untersuchungen ebenso wie die neuen Therapiestrategien werden unseren Kenntnisstand über das biologische Verhalten des Hodentumors im Patienten weiter verbessern und entsprechend das therapeutische Vorgehen beeinflussen. Die Untersuchungen an der Zellkultur, beim Nacktmaus-Xenograft und zum Carcinoma in situ ermöglichen Untersuchungen zur Genese und Pathobiologie des Hodenkarzinoms und der Keimzelltumoren allgemein; das präklinische Modell des pluripotenten undifferenzierten embryonalen Karzinoms mit seiner extrem hohen Differenzierungskapazität wird darüberhinaus auch einen wesentlichen Beitrag zum Verständnis der Krebsentwicklung und der Differenzierung und Wachstumsregulation des nichtmalignen Gewebes beitragen.

In dem vorliegendem Kongreßband des AIO-Symposiums über Hodentumoren vom November 1987 in Hannover werden all diese Facetten zusammenfassend dargestellt. Es war das Ziel, den "State of the art" in der Diagnostik und Therapie der Hodentumoren zu definieren, andererseits aber gerade auch die Fragen und Probleme aufzuzeigen, die der Analyse in zukünftigen Studien bedürfen.

Viele der Autoren dieses Bandes waren maßgeblich an der klinischen Forschung und Entwicklung der Therapiekonzepte beim Hodentumor beteiligt; deren Enthusiasmus und die enge partnerschaftliche Kooperation der beteiligten Disziplinen – der Strahlentherapeuten, Urologen und internistischen Onkologen – ist auch in Zukunft erforderlich, um die Therapiekonzepte weiter zu verbessern und – noch wichtiger – dafür zu sorgen, daß die bisherigen Erkenntnisse sich auf die Therapie jedes einzelnen Patienten auswirken.

Unser Dank gilt allen an der Vorbereitung des Symposiums und dieses Buches Beteiligten, insbesondere dem Vorsitzenden der AIO, Herrn Prof. Hossfeld, dem damaligen Vorsitzenden des Urologischen Arbeitskreises der Deutschen Gesellschaft für Urologie, Herrn Prof. Ackermann, und dem Vorsitzenden der ARO, Herrn Prof. Sauer; ebenso der Firma Mack, insbesondere Herrn Wehr, die durch ihre Unterstützung dieses Buch ermöglichten. Den Autoren dieses Buches und den Mitarbeitern des Springer Verlages, insbesondere Frau G. Schröder-Djeiran, Frau Hensler-Fritton und Herrn R. Kusche sei für ihre unermüdliche Hilfe bei der Gestaltung und Ausführung dieses Buches sehr herzlich gedankt.

Oktober 1988
H.-J. Schmoll
L. Weißbach

Inhaltsverzeichnis

Vorwort
H.-J. Schmoll und *L. Weißbach* VII

Stadieneinteilung

Therapie von Hodentumoren. Welche Stadieneinteilung sollte benutzt werden?
H. J. Illiger 3

Diagnostik

Stellenwert der scrotalen Sonographie in der Diagnostik intraskrotaler Tumoren
K.-P. Dieckmann, B. Hamm, F. Fobbe und *R. Klän* 11

Der diagnostische Wert von Computertomographie und Lymphangiographie bei der klinischen Stadieneinteilung der Hodentumoren: Sensitivität und Spezifität beider Verfahren
P. Knoke, M. Blech, U. Fischer und *W. Knipper* 17

Ergebnisse der Computertomographie beim Lymphknotenstaging maligner Hodentumoren
T. Strohmeyer, M. Geiser, E. Mumperow, H. Buszello, M. Hartmann und *R. Ackermann* 23

Sensitivität und Spezifität der diagnostischen Methoden für den retro-peritonealen Lymphknotenbefall bei Hodentumoren
A. Knipper, TNM-Studie für Hodentumoren 27

Tumorvolumetrie: Praktikabilität und Relevanz zur Stadienklassifizierung bei Keimzelltumoren
E. D. Kreuser, M. Wellert, W. Weidenmaier H. P. H. Eberhard, F. Porzsolt, G. Bargon und *H. Wolff* 39

Pathogenese und Klinik okkulter Hodentumoren
R. Kühn und G. Schott 50

Kann die Frühdiagnose bei Hodentumoren verbessert werden?
Ergebnisse einer Umfrage bei jungen Männern
K.-P. Dieckmann, T. Becker, A. Dexl und H. W. Bauer 55

Tumormarker

Aktueller Stand der Tumormarker beim Hodenkarzinom
K. Mann, U. Bechtel, J. M. Gokel, R. Golz, E. Schubert und K. Siddle 61

Die Bestimmung der neuronspezifischen Enolase im Serum
zur Therapiekontrolle beim metastasierten Seminom
R. Kuzmits, G. Schernthaner, K. Krisch und C. Kratzik 71

Immunoblotting von Tumor-HCG-Varianten beim Hodenkarzinom
K. Mann, G. Spöttl, R. Clara, C. Clemm, G. Staehler und K. Siddle 79

Prognosefaktoren

Prognosefaktoren für den nichtseminomatösen Hodentumor
Stadium I mit besonderer Berücksichtigung des Blutgefäßeinbruchs
W. Höltl, J. Pont und D. Kosak 87

Prognostische Faktoren bei Patienten mit
fortgeschrittenen nichtseminomatösen Hodenkarzinomen
M. E. Scheulen, N. Niederle, R. Pfeiffer und C. G. Schmidt 96

Prognostische Kriterien bei nichtseminomatösen Hodenkarzinomen:
Retrospektive Analyse 1979 bis 1985
R. Hartenstein, C. Clemm, R. Jäckel und W. Wilmanns 111

Hat die impulszytophotometrische DNS-Bestimmung bei Hodentumoren
prognostische Bedeutung?
G. Kleinhans und U. Hacker-Klom 125

Einfluß der diagnostischen Verzögerung bei Hodentumoren
auf das Tumorstadium
J. Anagnou, Ch. Schöber, H. J. Wilke und H.-J. Schmoll 136

Nichtseminomatöse Hodentumoren – Operable Stadien

Stadium I

"Wait and see"-Strategie im klinischen Stadium I
nichtseminomatöser Hodentumoren
P. Kloppe, E. Seidel, E. Schindler, H.-J. Schmoll und U. Jonas 145

Der Einfluß der Histopathologie auf die Rezidivwahrscheinlichkeit
bei Patienten mit nichtseminomatösen Hodenkarzinomen im Stadium I
nach alleiniger Orchiektomie
M. J. Peckham, L. S. Freedman, W. G. Jones, E. S. Newlands,
M. C. Parkinson, R. T. D. Oliver, G. Read und C. J. Williams 152

"Wait and see"-Strategie versus Lymphadenektomie im klinischen Stadium I
nichtseminomatöser Hodentumoren
L. Weißbach und R. Bussar-Maatz 161

"Watch and wait" im Stadium I nichtseminomatöser Hodentumoren und
"Watch and wait" im Stadium II nach Chemotherapie
E. Schäfer und L. Hoffmann 169

Organisatorische und psychologische Probleme bei "Wait and see"-Strategie
H. Kaulen 173

Stadium II A/B

Therapie nichtseminomatöser Hodentumoren im Stadium II A/B: Lymphadenektomie +/− adjuvante Chemotherapie vs. primäre Chemotherapie
J. H. Hartlapp und L. Weißbach 179

Primäre Chemotherapie und elektive Operation bei Patienten
mit nichtseminomatösen Hodenkarzinomen
K.-H. Pflüger, J. Mack, B. Ulshöfer, A. von Keitz, K. Havemann
und G. Rodeck 188

Nichtseminomatöse Hodentumoren – nichtoperable Stadien

Present Status of Chemotherapy for Testicular Cancer
L. H. Einhorn 195

Behandlung prognostisch ungünstiger nichtseminomatöser Hodenkarzinome
mit Cisplatin, Ifosfamid und Bleomycin (PIB)
*U. Wandl, G. Schumacher, K. Günzel, N. Niederle, M. E. Scheulen,
K. Höffken* und *C. G. Schmidt* 206

Vierfach-Kombination beim nichtseminomatösen Hodentumor
mit ungünstiger Prognose
C. Clemm, R. Hartenstein, W. Mair, M. Wiesel und *G. Ledderose* 212

Doppeldosis-Cisplatin/Etoposid/Bleomycin („PHDEB") bei Hodentumoren
mit großer Tumormasse. Ergebnis einer kooperativen AIO-Studie
*H.-J. Schmoll, I. Schubert, A. Arnold, G. Dölken, Th. Hecht, L. Bergmann,
J. Illiger, U. Fink, J. Preiß, M. Pfreundschuh, H. Kaulen, B. Bonfert, A. D. Ho,
C. Manegold, A. Mayr, L. Hoffmann, Ch. Wittekind* und *H. Hecker* 222

Cisplatin/Etoposid/Bleomycin/Ifosfamid/Vincristin („PEBOI")
beim disseminierten Hodenkarzinom mit ungünstiger Prognose
*A. Harstrick, H.-J. Schmoll, H. Wilke, Th. Hecht, W. Siegert, A. Mayr,
L. Bergmann, F. Natt, P. Reichardt, M. Klee, U. Lammers, U. Räth,
J. Hohnloser, J. Preiß, H. P. Lohrmann, K. Gutberlett, M. Brandtner,
G. Wegener, Ch. Wittekind, U. Jonas* und *H. Poliwoda* 231

Vergleich einer Standard-Chemotherapie (BVP) mit einem sequentiell
alternierenden Therapieprotokoll (BVP/EIP) bei Patienten mit Hodentumoren und weit fortgeschrittener Metastasierung ("Bulky Disease")
R. Kuzmits, H. Ludwig und *P. Aiginger* 241

Resistenz-adaptierte Induktionschemotherapie bei Patienten
mit nichtseminomatösen Hodentumoren und ungünstiger Prognose
*E. D. Kreuser, H. P. H. Eberhard, F. Porzolt, R. Hautmann, W. Gaus,
B. Heymer* und *E. Kurrle* 249

Effektivität und Toxizität der Leukozyten-Nadir-adaptierten
Polychemotherapie beim nichtseminomatösen Hodentumor
J. Rassweiler, U. Rüther, P. Bub, F. Eisenberger, P. Jipp und *C. G. Schmidt* . . 258

Chemotherapie bei Nierentransplantat (NTPL)-Empfängern mit
Seminom Stadium IV B-Panzytopenie bei megaloblastärer Ausreifungsstörung
des Knochenmarks durch okkulten Folsäuremangel
E. Wandel, R. Klingel, M. Weber, M. Marx, H. J. Rumpelt, H. Klose
und *H. Köhler* 265

Spätmetastasen bei Hodentumoren
L. Hoffmann, E. Schäfer, M. Dietel und *C. Wiederhold* 276

Ungewöhnliches Rezidiv eines nichtseminomatösen Hodentumors
bei HIV-Infektion
R. Weiß, R. Herrmann, J. Oertel, B. Fessler und *D. Huhn* 279

Salvage-Chemotherapie

Salvage-Chemotherapie
H.-J. Schmoll 285

Therapie von malignen Hodentumoren im Kindesalter

Ergebnisse der kooperativen Studie MAHO 82 der GPO zur Therapie
maligner Hodentumoren im Kindesalter
R. J. Haas, P. Schmidt, D. Harms, U. Göbel und *L. Weißbach* 297

Sekundäre Chirurgie

Morphologische und topographische Grundlagen der postzytostatischen
Debulking-Operation regionär metastasierender Hodenkarzinome
J. Weißmüller und *A. Sigel* 309

Indikation, Zeitpunkt und Ergebnisse der sekundären chirurgischen
Entfernung von Residualtumor beim Nichtseminom und Seminom
N. Jaeger, L. Weißbach und *J. H. Hartlapp* 315

Indikation und prognostische Wertigkeit der sekundären retroperitonealen
Lymphadenektomie beim primär fortgeschrittenen Hodentumor
H. Behrendt, S. Bergner, G. Schulte-Mattler und *N. Niederle* 330

Chemotherapie und nachfolgende Residualtumorentfernung bei Patienten
mit fortgeschrittenem Hodentumor
K. Scheiber, W. Schachtner, O. Dietze, G. Salzer und *G. Bartsch* 338

Sekundäre Lymphadenektomie und Thorakotomie nach Chemotherapie
bei nichtseminomatösen Hodentumoren
W. Mair, C. Clemm, L. Sunder-Plassmann, G. Stähler und *W. Wilmanns* 344

Ergebnisse nach sekundärer Lymphadenektomie
S. Liedke, H.-J. Schmoll, R. Bading, E. Allhoff und *U. Jonas* 353

Das maligne Resektat nach Zytostase von Keimzelltumoren,
eine morphologische und therapeutische Herausforderung
J. Vogel, K. Warnke und *N. Jäger* 361

Tumormarkerverlauf und Metastasenhistologie nach primärer Chemotherapie
(PVB) beim fortgeschrittenen Hodentumor ($T_{1-4}N_{1-4}M_{0,1}$)
B. von Heyden und M. Hartmann 369

Mediastinale Raumforderung nach erfolgreicher Chemotherapie –
Rezidiv oder Thymushyperplasie?
K.-P. Dieckmann, W. Düe und K. J. Bauknecht 377

Umwandlung von Lungenmetastasen in Zysten unter Chemotherapie
bei einem Patienten mit malignem nichtseminalem Hodentumor
S. Ritter 382

Kasuistischer Beitrag eines Patienten mit Teratokarzinom des Hodens
R. Schwab und C. Stambolis 385

Therapie des Seminoms

Stadium I

Adjuvante Strahlentherapie der Seminome im Stadium I
M. Wannenmacher, E. L. Pfannmüller-Schurr und G. Bruggmoser 389

Zur Frage der Leistenbestrahlung bei reinem Seminom.
Retrospektive Analyse von 86 Patienten
M. Assoian-Link und H. Renner 395

Therapeutische Aspekte des beiderseitigen Seminoms
S. Rüster, A. Karsten, D. Weckermann und R. Harzmann 399

Stadium II A/B

Strahlentherapie der Seminome im Stadium II A/B
E. L. Pfannmüller-Schurr, N. Hodapp, G. Bruggmoser
und M. Wannenmacher 409

Alternatives to Radiotherapy for Patients with Seminoma
R. T. D. Oliver 415

HCG-positives Seminom

Das HCG-positive Seminom – immunhistologische und serologische Befunde
K. Mann, U. Bechtel, J. M. Gokel und K. Siddle 421

Das markerpositive Seminom – ein intermediärer Keimzelltumor
K.-P. Dieckmann, W. Düe, T. Becker und H. W. Bauer 427

Der Anteil der β-HCG-positiven Semimone in unserem Krankengut.
Ist das β-HCG-positive Seminom eine eigene therapeutische Entität?
P. Knoke, M. Blech, G. Hummel und W. Knipper 432

Therapie und Verlauf von 5 Patienten mit β-HCG-positivem Seminom
des Hodens
W. Kramer, G. Oremek, R. Nickel, U. Seifert und D. Jonas 440

β-HCG – entscheidendes prognostisches Kriterium für das reine Seminom?
U. Rüther, J. Rassweiler, K. Bäuerle, M. Lüthgens, P. Jipp
und F. Eisenberger 446

Therapie des HCG-positiven Seminoms
Ch. Kratzik 451

Stadium IIC–III

VIP-Chemotherapie beim Seminom mit großer Tumormasse
C. Clemm, R. Hartenstein, N. Willich, M. Heim, M. Wagner und W. Williams   461

Carcinoma in situ

Carcinoma in situ testis
N. E. Skakkebæk, J. G. Berthelsen, J. Müller, A. Giwercman,
H. von der Maase und M. Rørth 471

Fertilität

Erhaltung der Fertilität von Hodentumorpatienten
durch Kryospermakonservierung
K. Kleinschmidt und L. Weißbach 485

Spermiogenese nach Strahlentherapie wegen Seminoms
O. K. Schlappack, C. Kratzik, W. Schmidt und J. Spona 493

Informationsstand junger Männer über Hodenkrebsrisiko und Spermakryokonservierung
J. Anagnou, Ch. Schöber, H. Wilke und H.-J. Schmoll 501

Spättoxizitäten

Spättoxizität nach der Therapie maligner Hodentumoren
Th. Hecht, H. Arnold und M. Henke 509

Beobachtungen bei 33 Hodentumorpatienten mit Darstellungen
der Langzeitnebenwirkungen nach Chemotherapie (1983–1987)
E. Bach 517

Lysosomale Enzymurie im Verlauf der Cisplatin-induzierten Nephrotoxizität
Ch. Skrezek und H. Bertermann 522

Prädestinieren Frühkomplikationen im Verlaufe der Behandlung
maligner metastasierter Hodentumoren (Chemotherapie und Bestrahlung)
zu Spätkomplikationen nach Abschluß der Behandlung?
T. Strohmeyer, M. Geiser, E. Mumperow, M. Hartmann und R. Ackermann .. 527

Psychische und soziale Probleme von Hodentumorpatienten
M. Reis, A. Knipper, K. Erpenbach und H. von Vietsch 530

Hodentumoren – Präklinik

Menschliche Keimzelltumoren: In vitro- und in vivo-Untersuchungen
J. Casper, D. L. Bronson, U. Schnaidt, C. Fonatsch und H.-J. Schmoll 537

Ausprägung von zellulären Onkogenen in menschlichen Teratomzellinien
H. Tesch, R. Fürbaß, J. Casper, H.-J. Schmoll und D. L. Bronson 544

Wachstumsstimulierende Faktoren humaner embryonaler Karzinomzellinien:
In vitro-Untersuchungen
W. Verbeek, C. Bokemeyer, H. Falk und H.-J. Schmoll 556

Heterotransplantierte, humane Hodenkarzinomzellinien
als prädiktives Testsystem für neue Chemotherapiemodalitäten
A. Harstrick, R. Guba, J. Casper, D. Reile, H.-U. Hemelt, H. Wilke,
H. Poliwoda und H.-J. Schmoll 564

Chemotherapie eines Hodentumors in der Nacktmaus
O. K. Schlappack, J. I. Delic, C. Bush und G. G. Steel 571

Vergleich der antineoplastischen Aktivität von Cisplatin, Carboplatin
und Iproplatin gegenüber humanen Hodenkarzinomzellinien:
In vitro- und in vivo-Ergebnisse
A. Harstrick, R. Guba, J. Casper, D. Reile, H. U. Hemelt, H. Wilke,
H. Poliwoda und H.-J. Schmoll 579

Beeinflussung der Wachstumskinetik heterotransplantierter humaner Hoden-
karzinomzellinien durch additive und ablative hormonelle Maßnahmen
*U. Hinkamp, S. Hörnschemeyer, J. Casper, H. Falk, D. Reile, H. Wilke,
H.-U. Hemelt, A. Harstrick, H. Poliwoda* und *H.-J. Schmoll* 587

Aktivität von TNF bei heterotransplantierten humanen testikulären
und Magenkarzinomzellinien in vivo
*C. Flamme, D. Reile, H.-U. Hemelt, J. Casper, A. Harstrick, H. Poliwoda,
H. Wilke* und *H.-J. Schmoll* 597

Der Einfluß von Mesna (Uromitexan) auf die antineoplastische Aktivität
von Ifosfamid (Holoxan) bei heterotransplantierten humanen
Hodenkarzinomzellinien
E. Ludwig, A. Harstrick, D. Reile, H.-U. Hemelt und *H.-J. Schmoll* 602

Der Einfluß von Dexamethason als antiemetische Substanz auf das Wachstum
von mit Cisplatin oder Ifosfamid behandelten Hodentumoren
B. Frohne-Brinkmann, A. Harstrick und *H.-J. Schmoll* 609

Neoglykoprotein-gesteuertes Drug-Targeting für embryonale Karzinomzellinien
C. Bokemeyer, H. Falk, W. Verbeek, H.-J. Schmoll und *H.-J. Gabius* 615

Zusammenfassung und Perspektiven

Therapie der operablen Stadien – Nichtseminome
L. Weißbach 627

Therapie der fortgeschrittenen Stadien – Nichtseminome
H.-J. Schmoll 633

Therapie der frühen Stadien des Seminoms (Stadien I und II A/B)
M. Wannenmacher 649

Therapie der fortgeschrittenen Stadien des Seminoms (Stadien I und II A/B)
C. Clemm 653

Perspektiven
H.-J. Schmoll 661

Sachverzeichnis 665

Mitarbeiterverzeichnis

Ackermann, R., Urologische Universitätsklinik, Moorenstraße 5, 4000 Düsseldorf 1

Aiginger, P., II. Medizinische Universitätsklinik, Garnisongasse 13, 1090 Wien, Österreich

Allhoff, E., Abteilung Urologie, Medizinische Hochschule Hannover, Konstanty-Gutschow-Straße 8, 3000 Hannover 61

Anagnou, J., Abteilung Hämatologie/Onkologie, Medizinische Hochschule Hannover, Konstanty-Gutschow-Straße 8, 3000 Hannover 61

Arnold, A., Medizinische Klinik der Universität Freiburg, Hugstetter Straße 55, 7800 Freiburg

Assoian-Link, M., Abteilung Strahlentherapie, Klinikum Nürnberg, Flurstraße, 8500 Nürnberg

Bach, E., Urologische Abteilung, Städtisches Krankenhaus Landshut, Robert-Koch-Straße 1, 8300 Landshut

Bading, R., Abteilung Urologie, Medizinische Hochschule Hannover, Konstanty-Gutschow-Straße 8, 3000 Hannover 61

Bargon, G., Abteilung Radiologie, Universitätsklinik Ulm, Steinhövelstraße 9, 7900 Ulm

Bartsch, G., Urologische Universitätsklinik, Anichstraße 35, 6020 Innsbruck, Österreich

Bauer, H.W., Urologische Klinik, Universitätsklinikum Steglitz der FU Berlin, Hindenburgdamm 30, 1000 Berlin 45

Bäuerle, K., Zentrum für Innere Medizin, Katharinenhospital, Kriegsbergstraße 60, 7000 Stuttgart 1

Bauknecht, K.J., Klinik für Allgemeinchirurgie und Gefäßchirurgie, Universitätsklinikum Steglitz, Hindenburgdamm 30, 1000 Berlin 45

Bechtel, U., Medizinische Klinik II, Klinikum Großhadern, Universität München, Marchionistraße 15, 8000 München 70

Becker, T., Urologische Klinik, Universitätsklinikum Steglitz der FU Berlin, Hindenburgdamm 30, 1000 Berlin 45

Behrendt, H., Urologische Klinik und Poliklinik, Medizinische Einrichtungen der Universität Essen, Hufelandstraße 55, 4300 Essen 1

Bergmann, L., Zentrum der Inneren Medizin, Abteilung Hämatologie, Johann-Wolfgang-Goethe-Universität, Theodor-Stern-Kai 7, 6000 Frankfurt 70

Bergner, S., Urologische Klinik und Poliklinik, Medizinische Einrichtungen der Universität Essen, Hufelandstraße 55, 4300 Essen 1

Bertermann, H., Abteilung Urologie der Universität Kiel, Arnold-Heller-Straße 7, 2300 Kiel

Berthelsen, J. G., Department of Gynaecology and Obstetrics, Herlev Hospital, 2730 Herlev, Dänemark

Blech, M., Urologische Klinik und Poliklinik der Universität Göttingen, Robert-Koch-Straße 40, 3400 Göttingen

Bokemeyer, C., Abteilung Hämatologie/Onkologie, Medizinische Hochschule Hannover, Konstanty-Gutschow-Straße 8, 3000 Hannover 61

Bonfert, B., Klinikum der Stadt Mannheim, Abteilung Hämatologie/Onkologie, Theodor-Kutzer-Ufer, 6800 Mannheim

Brandtner, M., Abteilung Radioonkologie, Krankenhaus Wetzlar, Forsthausstraße 1, 6330 Wetzlar 1

Bronson, D. L., Department of Virology and Immunology, Southwest Foundation for Biomedical Research, PO Box 28147, San Antonio, TX 78284, USA

Bruggmoser, G., Radiologische Klinik, Abteilung Strahlentherapie, Universität Freiburg, Hugstetter Straße 55, 7800 Freiburg

Bub, P., Urologische Klinik, Katharinenhospital, Kriegsbergstraße 60, 7000 Stuttgart 1

Bush, C., Radiotherapy Research Unit, Institute of Cancer Research, Clifton Avenue, Sutton, Surrey SM2 5PX, Großbritannien

Bussar-Maatz, R., Urologische Abteilung, Krankenhaus am Urban, Dieffenbachstraße 1, 1000 Berlin 61

Buszello, H., Urologische Universitätsklinik, Moorenstraße 5, 4000 Düsseldorf 1

Casper, J., Abteilung Hämatologie/Onkologie, Medizinische Hochschule Hannover, Konstanty-Gutschow-Straße 8, 3000 Hannover 61

Clara, R., Medizinische Klinik II, Klinikum Großhadern, Universität München, Marchioninistraße 15, 8000 München 70

Clemm, C., Medizinische Klinik III, Klinikum Großhadern, Universität München, Marchioninistraße 15, 8000 München 70

Delic, J. I., Radiotherapy Research Unit, Institute of Cancer Research, Clifton Avenue, Sutton, Surrey SM2 5PX, Großbritannien

Dexl, A., Urologische Klinik, Universitätsklinikum Steglitz der FU Berlin, Hindenburgdamm 30, 1000 Berlin 45

Dieckmann, K.-P., Urologische Klinik, Universitätsklinikum Steglitz der FU Berlin, Hindenburgdamm 30, 1000 Berlin 45

Dietel, M., Pathologisches Institut, Universitätskrankenhaus Eppendorf, Martinistraße 52, 2000 Hamburg 20

Dietze, O., Medizinische Universitätsklinik, Anischstraße 35, 6020 Innsbruck, Österreich

Dölken, G., Abteilung Hämatologie/Onkologie, Universitätsklinikum Freiburg, Hugstetter Straße 55, 7800 Freiburg

Düe, W., Institut für Pathologie, Universitätsklinikum Steglitz der FU Berlin, Hindenburgdamm 30, 1000 Berlin 45

Eberhard, H. P. H., Abteilung Innere Medizin III (Hämatologie und Onkologie), Universitätsklinik Ulm, Steinhövelstraße 9, 7900 Ulm

Einhorn, Indiana University Medical Center Division of Medical Oncology, Indianapolis, Indiana, USA

Eisenberger, F., Urologische Klinik, Katharinenhospital, Kriegsbergstraße 60, 7000 Stuttgart 1

Erpenbach, K., Urologische Abteilung des Bundeswehrzentralkrankenhauses Koblenz, Rübenacherstraße 170, 5400 Koblenz

Falk, H., Abteilung Hämatologie/Onkologie, Medizinische Hochschule Hannover, Konstanty-Gutschow-Straße 8, 3000 Hannover 61

Fessler, B., Medizinische Klinik, Abteilung für Radiologie, Universitätskrankenhaus Rudolf Virchow der FU Berlin, Standort Charlottenburg, Spandauer Damm 130, 1000 Berlin 19

Fink, O., Chirurgische Klinik und Poliklinik, Klinikum rechts der Isar, Ismaninger Straße 22, 8000 München 80

Fischer, U., Zentrum Radiologie der Universität Göttingen, Diagnostik I, Robert-Koch-Straße 40, 3400 Göttingen

Flamme, C., Abteilung Hämatologie/Onkologie, Medizinische Hochschule Hannover, Konstanty-Gutschow-Straße 8, 3000 Hannover 61

Fobbe, F., Radiologische Klinik, Universitätsklinikum Steglitz der FU Berlin, Hindenburgdamm 30, 1000 Berlin 45

Fonatsch, C., Institut für Humangenetik, Medizinische Universität zu Lübeck, Ratzeburger Allee 160, 2400 Lübeck

Freedman, L. S., MRC Clinical Oncology and Radiotherapeutics Unit, University Postgraduate Medical School, Hills Road, Cambridge CB2 2QH, Großbritannien

Frohne-Brinkmann, B., Abteilung Hämatologie/Onkologie, Medizinische Hochschule Hannover, Konstanty-Gutschow-Straße 8, 3000 Hannover 61

Fürbaß, R., Medizinische Klinik, Universität Köln, Josef-Stelzmann-Straße 9, 5000 Köln 41

Gabius, H.-J., Max-Planck-Institut für experimentelle Medizin, Abteilung Chemie, Hermann-Rein-Straße 3, 3400 Göttingen

Gaus, W., Klinische Dokumentation, Universitätsklinik Ulm, Steinhövelstraße 9, 7900 Ulm

Geiser, M., Urologische Universitätsklinik, Moorenstraße 5, 4000 Düsseldorf 1

Giwercman, A., Laboratory of Reproductive Biology, Section 4052, Rigshospitalet, 2100 Copenhagen, Dänemark

Göbel, U., Kinderklinik der Universität Düsseldorf, Abteilung Hämatologie/ Onkologie, Moorenstraße 5, 4000 Düsseldorf 1

Gokel, J. M., Pathologisches Institut, Universität München, Frauenlobstraße 9–11, 8000 München 70

Golz, R., Pathologisches Institut, Klinikum Barmen, Heusnerstraße 40, 5600 Wuppertal-Barmen

Guba, R., Abteilung Hämatologie/Onkologie, Medizinische Hochschule Hannover, Konstanty-Gutschow-Straße 8, 3000 Hannover 61

Günzel, K., Innere Universitätsklinik und Poliklinik (Tumorforschung), Westdeutsches Tumorzentrum, Hufelandstraße 55, 4300 Essen 1

Gutberlett, K., Roland-Klinik, Urologische Abteilung, Niedersachsendamm 72/74, 2800 Bremen

Haas, R. J., Kinderklinik der Universität München, Abteilung Hämatologie/ Onkologie, Lindwurmstraße 4, 8000 München 2

Hacker-Klom, U., Institut für Strahlenbiologie an der Radiologischen Klinik, Westfälische Wilhelms-Universität Münster, Albert-Schweitzer-Straße 33, 4400 Münster

Hamm, B., Radiologische Klinik, Universitätsklinikum Steglitz der FU Berlin, Hindenburgdamm 30, 1000 Berlin 45

Harms, D., Pathologisches Institut der Universität, Michaelisstraße 11, 2300 Kiel

Harstrick, A., Abteilung Hämatologie/Onkologie, Medizinische Hochschule Hannover, Konstanty-Gutschow-Straße 8, 3000 Hannover 61

Hartenstein, R., IV. Medizinische Abteilung, Städtisches Krankenhaus, München-Harlaching, Sanatoriumsplatz, 8000 München 90

Hartlapp, J. H., Medizinische Universitätsklinik Bonn, Sigmund-Freud-Straße 25, 5300 Bonn 1

Hartmann, M., Urologische Abteilung, Bundeswehrkrankenhaus Hamburg, Lesserstraße 180, 2000 Hamburg 70

Harzmann, R., Urologische Klinik, Zentralklinikum Augsburg, 8900 Augsburg

Hautmann, R., Abteilung Urologie, Universitätsklinikum Ulm, Steinhövelstraße 9, 7900 Ulm

Havemann, K., Zentrum für Innere Medizin, Abteilung Hämatologie/Onkologie/Immunologie, Philipps-Universität Marburg, Baldinger Straße, 3550 Marburg

Hecht, T., Universitätsklinikum Freiburg, Abteilung Hämatologie/Onkologie, Hugstetter Straße 55, 7800 Freiburg

Hecker, H., Abteilung für Biometrie, Medizinische Hochschule Hannover, Konstanty-Gutschow-Straße 8, 3000 Hannover 61

Heim, M., Medizinische Klinik III, Klinikum Großhadern, Universität München, Marchioninistraße 15, 8000 München 70

Heimpel, H., Abteilung Innere Medizin III (Hämatologie und Onkologie), Universitätsklinik Ulm, Steinhövelstraße 9, 7900 Ulm

Hemelt, H.-U., Abteilung Hämatologie/Onkologie, Medizinische Hochschule Hannover, Konstanty-Gutschow-Straße 8, 3000 Hannover 61

Henke, M., Medizinische Klinik der Universität Freiburg, Hugstetter Straße 55, 7800 Freiburg

Herrmann, R., Medizinische Klinik, Universitätsklinikum Rudolf Virchow der FU Berlin, Standort Charlottenburg, Spandauer Damm 130, 1000 Berlin 19

von Heyden, B., Tietzestraße 6, 2000 Hamburg 55

Hinkamp, U., Abteilung Hämatologie/Onkologie, Medizinische Hochschule Hannover, Konstanty-Gutschow-Straße 8, 3000 Hannover 61

Ho, A. D., Abteilung Hämatologie/Onkologie, Medizinische Poliklinik, Klinikum der Universität Heidelberg, Hospitalstraße 3, 6900 Heidelberg

Hodapp, Zentrum Radiologie, Abteilung Strahlentherapie, Universität Freiburg, Hugstetter Straße 55, 7800 Freiburg

Hoffmann, L., Onkologische Abteilung, Allgemeines Krankenhaus Barmbek, Rübenkamp 148, 2000 Hamburg 60

Höffken, K., Innere Universitätsklinik und Poliklinik (Tumorforschung), Westdeutsches Tumorzentrum, Hufelandstraße 55, 4300 Essen 1

Hohnloser, J., Abteilung Hämatologie/Onkologie, Medizinische Klinik Innenstadt, Ziemssenstraße, 8000 München

Höltl, W., Urologische Abteilung der Krankenanstalt Rudolfstiftung,
Juchgasse 25, 1030 Wien, Österreich

Hörnschemeyer, S., Abteilung Hämatologie/Onkologie, Medizinische Hochschule
Hannover, Konstanty-Gutschow-Straße 8, 3000 Hannover 61

Huhn, D., Medizinische Klinik, Universitätsklinikum Rudolf Virchow der
FU Berlin, Standort Charlottenburg, Spandauer Damm 130, 1000 Berlin 19

Hummel, G., Klinik und Poliklinik für Urologie der Universität Göttingen,
Robert-Koch-Straße 40, 3400 Göttingen

Illiger, H. J., Städtische Kliniken Oldenburg, Krankenhaus Kreyenbrück,
Hämatologie/Onkologie, Peterstraße 2, 2900 Oldenburg

Jäckel, R., Medizinische Klinik III, Klinikum Großhadern, Universität München,
Marchionistraße 15, 8000 München 70

Jaeger, N., Urologische Universitätsklinik, Sigmund-Freud-Straße 25, 5300 Bonn 1

Jipp, P., Abteilung für Allgemeine Innere Medizin, Katharinenhospital,
Kriegsbergstraße 60, 7000 Stuttgart 1

Jonas, D., Urologische Abteilung, Zentrum der Chirurgie, Klinikum der
Johann-Wolfgang-Goethe-Universität, Theodor-Stern-Kai 7, 6000 Frankfurt 70

Jonas, U., Urologische Klinik, Medizinische Hochschule
Hannover, Konstanty-Gutschow-Straße 8, 3000 Hannover 61

Jones, W. G., Cookridge Hospital, Cookridge, Leeds LS16 6QB, Großbritannien

Karsten, A., Urologische Klinik, Zentralklinikum Augsburg, 8900 Augsburg

Kaulen, H., Urologische Abteilung, Roland-Klinik, Niedersachsendamm 72–74,
2800 Bremen 61

von Keitz, A., Urologische Klinik und Poliklinik der Philipps-Universität Marburg,
Baldinger Straße, 3550 Marburg

Klän, R., Urologische Klinik, Universitätsklinikum Steglitz der FU Berlin,
Hindenburgdamm 30, 1000 Berlin 45

Klee, M., Reinhard-Nieter-Krankenhaus, Abteilung Hämatologie,
Friedrich-Paffrath-Straße 100, 2940 Wilhelmshaven

Kleinhans, G., Urologische Klinik der Westfälischen Wilhelms-Universität Münster,
Albert-Schweitzer-Straße 33, 4400 Münster

Kleinschmidt, K., Urologische Universitätsklinik,
Prittwitzstraße 43, 7900 Ulm

Klingel, R., I. Medizinische Klinik und Poliklinik, Johannes-Gutenberg-Universität,
Langenbeckstraße 1, 6500 Mainz

Kloppe, P., Städtisches Krankenhaus GmbH, Weinberg 1, 3200 Hildesheim

Klose, H., Institut für Klinische Strahlenkunde, Johannes-Gutenberg-Universität,
Langenbeckstraße 1, 6500 Mainz

Knipper, A., Klinik für Urologie, Medizinische Universität Lübeck, Ratzeburger Allee 160, 2400 Lübeck

Knipper, W., Urologische Klinik und Poliklinik der Universität Göttingen, Robert-Koch-Straße 40, 3400 Göttingen

Knoke, P., Urologische Klinik und Poliklinik der Universität Göttingen, Robert-Koch-Straße 40, 3400 Göttingen

Köhler, H., I. Medizinische Klinik und Poliklinik, Johannes-Gutenberg-Universität, Langenbeckstraße 1, 6500 Mainz

Kosak, D., Pathologisch-bakteriologisches Institut der Krankenanstalt Rudolfstiftung, Juchgasse 25, 1030 Wien, Österreich

Kramer, W., Urologische Abteilung, Zentrum der Chirurgie, Klinikum der Johann-Wolfgang-Goethe-Universität, Therodor-Stern-Kai 7, 6000 Frankfurt 70

Kratzik, C., Urologische Universitätsklinik Wien, Alser Straße 4, 1090 Wien, Österreich

Kreuser, E. D., Abteilung Innere Medizin III (Hämatologie und Onkologie), Universitätsklinik Ulm, Steinhövelstraße 9, 7900 Ulm

Krisch, K., Pathologisches Institut, Universität Wien Spitalgasse 4, 1090 Wien, Österreich

Kühn, R., Urologische Universitätsklinik, Universität Erlangen-Nürnberg, Krankenhausstraße 12, 8520 Erlangen

Kurrle, E., Abteilung Innere Medizin III (Hämatologie und Onkologie), Universitätsklinik Ulm, Steinhövelstraße 9, 7900 Ulm

Kuzmits, R., II. Medizinische Universitätsklinik, Garnisongasse 13, 1090 Wien, Österreich

Lammers, U., Medizinische Universitätsklinik, Albert-Schweitzer-Straße 33, 4400 Münster

Ledderose, G., Medizinische Klinik III des Klinikums Großhadern, Universität München, Marchioninistraße 15, 8000 München 70

Liedke, S., Abteilung Urologie, Medizinische Hochschule Hannover, Konstanty-Gutschow-Straße 8, 3000 Hannover 61

Lohrmann, H. P., II. Medizinische Abteilung, Kreiskrankenhaus Lemgo, Rintelner Straße 85, 4920 Lemgo

Ludwig, E., Abteilung Hämatologie/Onkologie, Medizinische Hochschule Hannover, Konstanty-Gutschow-Straße 8, 3000 Hannover 61

Ludwig, H., II. Medizinische Universitätsklinik, Garnisongasse 13, 1090 Wien, Österreich

Lüthgens, M., Klinisch-chemisches Institut, Katharinenhospital, Kriegsbergstraße 60, 7000 Stuttgart 1

von der Maase, H., Department of Oncology, Herlev Hospital, 2730 Herlev, Dänemark

Mack, J., Zentrum für Innere Medizin, Abteilung Hämatologie/Onkologie/ Immunologie, Philipps-Universität Marburg, Baldinger Straße, 3550 Marburg

Mair, W., Medizinische Klinik III, Klinikum Großhadern, Universität München, Marchioninistraße 15, 8000 München 70

Manegold, C., Krankenhaus Rohrbach, Amalienstraße 5, 6900 Heidelberg

Mann, K., Medizinische Klinik II, Klinikum Großhadern, Universität München, Marchioninistraße 15, 8000 München 70

Marx, M., I. Medizinische Klinik und Poliklinik, Johannes-Gutenberg-Universität, Langenbeckstraße 1, 6500 Mainz

Mayr, A., Abteilung Onkologie/Hämatologie, Rudolf-Virchow-Krankenhaus, Augustenburger Platz 1, 1000 Berlin 65

Müller, J., Laboratory of Reproductive Biology, Section 4052, Rigshospitalet, 2100 Copenhagen, Dänemark

Mumperow, E., Urologische Abteilung, Bundeswehrkrankenhaus Hamburg, Lesserstraße 180, 2000 Hamburg 70

Natt, F., Medizinische Klinik I, Nordwest-Krankenhaus Sanderbusch, 2945 Sanderbusch

Newlands, E. S., Department of Medical Oncology and Radiotherapy, Charing Cross Hospital, Fulham Palace Road, London W6 8RF, Großbritannien

Nickel, R., Zentrallabor, Zentrum der Inneren Medizin, Klinikum der Johann-Wolfgang-Goethe-Universität, Theodor-Stern-Kai 7, 6000 Frankfurt 70

Niederle, N., Innere Universitätsklinik und Poliklinik (Tumorforschung), Westdeutsches Tumorzentrum, Hufelandstraße 55, 4300 Essen 1

Oertel, J., Medizinische Klinik, Universitätsklinikum Rudolf Virchow der FU Berlin, Standort Charlottenburg, Spandauer Damm 130, 1000 Berlin 19

Oliver, R. T. D., London Hospital Medical College, Whitechapel, London E1 1BB, Großbritannien

Oremek, G., Zentrallabor, Zentrum der Inneren Medizin, Klinikum der Johann-Wolfgang-Goethe-Universität, Theodor-Stern-Kai 7, 6000 Frankfurt 70

Parkinson, M. C., Department of Histopathology, Middlesex Hospital, Mortimer Street, London W1N 8AA, Großbritannien

Peckham, M. J., British Postgraduate Medical Federation, University of London, 33 Millman Street, London WC1N 3HJ, Großbritannien

Pfannmüller-Schurr, E. L., Radiologische Klinik, Abteilung Strahlentherapie, Universität Freiburg, Hugstetter Straße 55, 7800 Freiburg

Pfeiffer, R., Innere Klinik und Poliklinik (Tumorforschung), Westdeutsches Tumorzentrum, Hufelandstraße 55, 4300 Essen 1

Pflüger, K.-H., Zentrum für Innere Medizin, Abteilung Hämatologie/Onkologie/ Immunologie der Philipps-Universität Marburg, Baldinger Straße, 3550 Marburg

Pfreundschuh, M., Medizinische Klinik I, Universität Köln, Josef-Stelzmann-Straße 9, 5000 Köln

Poliwoda, H., Abteilung Hämatologie/Onkologie, Medizinische Hochschule Hannover, Konstanty-Gutschow-Straße 8, 3000 Hannover 61

Pont, J., 3. Medizinische Abteilung des Kaiser-Franz-Josef- Spitales, Konradstraße 3, 1100 Wien, Österreich

Preiß, J., Abteilung Klinische Onkologie und Immunologie, Caritas-Klinik St. Theresia, Rheinstraße 2, 6600 Saarbrücken 2

Rassweiler, J., Urologische Klinik, Katharinenhospital, Kriegsbergstraße 60, 7000 Stuttgart 1

Räth, U., Medizinische Poliklinik, Universität Heidelberg, Hospitalstraße 3, 6900 Heidelberg

Read, G., Christie Hospital & Holt, Radium Institute, Wilmslow Road, Withington, Manchester M20 9BX, Großbritannien

Reichardt, P., Medizinische Poliklinik, Universität Heidelberg, Hospitalstraße 3, 6900 Heidelberg

Reile, D., Abteilung Hämatologie/Onkologie, Medizinische Hochschule Hannover, Konstanty-Gutschow-Straße 8, 3000 Hannover 61

Reis, M., Klinik und Poliklinik für Urologie der Medizinischen Universität zu Lübeck, Ratzeburger Allee 160, 2400 Lübeck

Renner, H., Abteilung Strahlentherapie, Klinikum Nürnberg, Flurstraße, 8500 Nürnberg

Ritter, S., Fachklinik Hornheide, Internistisch-onkologische Abteilung, Dorbaumstraße 300, 4400 Münster

Rodeck, G., Urologische Klinik und Poliklinik, Philipps-Universität Marburg, Baldinger Straße, 3550 Marburg

Rørth, M., Department of Oncology ONB, The Finsen Institute, 2100 Copenhagen, Dänemark

Rüster, S., Urologische Klinik, Zentralklinikum Augsburg, 8900 Augsburg

Rüther, U., Zentrum für Innere Medizin, Katharinenhospital, Kriegsbergstraße 60, 7000 Stuttgart 1

Rumpelt, H.J., Pathologisches Institut, Johannes-Gutenberg-Universität, Langenbeckstraße 1, 6500 Mainz

Salzer, G., Chirurgische Universitätsklinik, Anischstraße 35,
6020 Innsbruck, Österreich

Schachtner, W., Urologische Universitätsklinik, Anischstraße 35,
6020 Innsbruck, Österreich

Schäfer, E., Arzt für Innere Medizin, Hämatologie,
Dingstätte 34, 2080 Pinneberg

Scheiber, K., Urologische Universitätsklinik, Anischstraße 35,
6020 Innsbruck, Österreich

Schernthaner, G., II. Medizinische Universitätsklinik, Garnisongasse 13, 1090 Wien,
Österreich

Scheulen, M. E., Innere Klinik und Poliklinik (Tumorforschung),
Westdeutsches Tumorzentrum, Hufelandstraße 55, 4300 Essen 1

Schindler, E., Urologische Klinik, Medizinische Hochschule Hannover,
Konstanty-Gutschow-Straße 8, 3000 Hannover 61

Schlappack, O. K., Universitätsklinik für Chemotherapie, Allgemeines Krankenhaus
der Stadt Wien, Lazarettgasse 14, 1090 Wien, Österreich

Schmidt, C. G., Innere Universitätsklinik und Poliklinik (Tumorforschung),
Westdeutsches Tumorzentrum, Hufelandstraße 55, 4300 Essen 1

Schmidt, P., Kinderklinik der Universität München, Abteilung Hämatologie/
Onkologie, Lindwurmstraße 4, 8000 München 2

Schmidt, W., Universitätsklinik für Strahlentherapie und Strahlenbiologie,
Alserstraße 4, 1090 Wien, Österreich

Schmoll, H.-J., Abteilung Hämatologie/Onkologie, Medizinische Hochschule
Hannover, Konstanty-Gutschow-Straße 8, 3000 Hannover 61

Schnaidt, U., Pathologisches Institut, Caritas Klinik Rastpfuhl, Rheinstraße 2,
6600 Saarbrücken 2

Schöber, Ch., Abteilung Hämatologie/Onkologie, Medizinische Hochschule
Hannover, Konstanty-Gutschow-Straße 8, 3000 Hannover 61

Schott, G., Urologische Universitätsklinik, Universität Erlangen-Nürnberg,
Krankenhausstraße 12, 8520 Erlangen

Schubert, E., Institut für Pathologie, Klinikum Barmen, Heusnerstraße 40,
5600 Wuppertal-Barmen

Schubert, I., Abteilung Hämatologie/Onkologie, Medizinische Hochschule
Hannover, Konstanty-Gutschow-Straße 8, 3000 Hannover 61

Schulte-Mattler, G., Urologische Klinik und Poliklinik, Medizinische Einrichtungen
der Universität Essen, Hufelandstraße 55, 4300 Essen 1

Schumacher, G., Innere Universitätsklinik und Poliklinik (Tumorforschung), Westdeutsches Tumorzentrum, Hufelandstraße 55, 4300 Essen 1

Schwab, R., Urologische Abteilung, St. Ansgar-Krankenhaus, 3470 Höxter

Seidel, E., Urologische Klinik, Medizinische Hochschule Hannover, Konstanty-Gutschow-Straße 8, 3000 Hannover 61

Seiffert, R., Zentrallabor, Zentrum der Inneren Medizin, Klinikum der Johann-Wolfgang-Goethe-Universität, Theodor-Stern-Kai 7, 6000 Frankfurt 70

Siddle, K., Department of Clinical Biochemistry, Addenbrocke's Hospital, University of Cambridge, Hill Road, Cambridge CBO QR, Großbritannien

Siegert, W., Abteilung für Innere Medizin, Universitätsklinikum Charlottenburg, Spandauer Damm 130, 1000 Berlin 19

Sigel, A., Urologische Klinik, Universität Erlangen-Nürnberg, Krankenhausstraße 12, 8520 Erlangen

Skakkebæk, N. E., Børneafdelingen, Afsnit 531, Hvidovre Hospital, 2650 Hvidovre, Dänemark

Skrezek, Ch., Abteilung Urologie der Universität Kiel, Arnold-Heller-Straße 7, 2300 Kiel

Spona, J., Abteilung für Molekulare Endokrinologie, 1. Universitätsfrauenklinik, Spitalgasse 23, 1090 Wien, Österreich

Spöttl, G., Medizinische Klinik II, Klinikum Großhadern, Universität München, Marchioninistraße 15, 8000 München 70

Staehler, G., Urologische Klinik, Klinikum Großhadern, Universität München, Marchioninistraße 15, 8000 München 70

Stambolis, C., Urologische Abteilung, St. Ansgar-Krankenhaus, 3570 Höxter

Steel, G. G., Radiotherapy Research Unit, Institute of Cancer Research, Clifton Avenue, Sutton, Surrey SM2 5PX, Großbritannien

Strohmeyer, T., Urologische Universitätsklinik, Moorenstraße 5, 4000 Düsseldorf 1

Sunder-Plassmann, L., Chirurgische Klinik, Klinikum Großhadern, Universität München, Marchioninistraße 15, 8000 München 70

Tesch, H., I. Medizinische Klinik, Universität Köln, Josef-Stelzmann-Straße 9, 5000 Köln 41

Ulshöfer, B., Urologische Klinik und Poliklinik der Philipps-Universität Marburg, Baldinger Straße, 3550 Marburg

Verbeek, W., Abteilung Hämatologie/Onkologie, Medizinische Hochschule Hannover, Konstanty-Gutschow-Straße 8, 3000 Hannover 61

von Vietsch, H., Urologische Abteilung des Bundeswehrzentralkrankenhauses Koblenz, Rübenacherstraße 170, 5400 Koblenz

Vogel, J., Pathologisches Institut der Universität Bonn, Sigmund-Freud-Straße 25, 5300 Bonn 1

Wagner, M., Medizinische Klinik III, Klinikum Großhadern, Universität München, Marchioninistraße 15, 8000 München 70

Wandel, E., I. Medizinische Klinik und Poliklinik, Johannes-Gutenberg-Universität, Langenbeckstraße 1, 6500 Mainz

Wandl, U., Innere Universitätsklinik und Poliklinik (Tumorforschung), Westdeutsches Tumorzentrum, Hufelandstraße 55, 4300 Essen 1

Wannenmacher, M., Radiologische Klinik der Universität Heidelberg, Abteilung Klinische Radiologie und Poliklinik, Im Neuenheimer Feld 400, 6900 Heidelberg

Warnke, K., Pathologisches Institut der Universität Bonn, Sigmund-Freud-Straße 25, 5300 Bonn 1

Weber, M., I. Medizinische Klinik und Poliklinik, Johannes-Gutenberg-Universität, Langenbeckstraße 1, 6500 Mainz

Weckermann, D., Urologische Klinik, Zentralklinikum Augsburg, 8900 Augsburg

Wegener, G., Tumorzentrum Hannover, Medizinische Hochschule Hannover, Konstanty-Gutschow-Straße 8, 3000 Hannover 61

Weidenmaier, W., Abteilung Radiologie, Universitätsklinik Ulm, Steinhövelstraße 9, 7900 Ulm

Weiß, R., Medizinische Klinik, Universitätsklinikum Rudolf Virchow der FU Berlin, Standort Charlottenburg, Spandauer Damm 130, 1000 Berlin 19

Weißbach, L., Urologische Abteilung, Krankenhaus am Urban, Dieffenbachstraße 1, 1000 Berlin 61

Weißmüller, J., Urologische Klinik, Universität Erlangen-Nürnberg, Krankenhausstraße 12, 8520 Erlangen

Wellert, M., Abteilung Innere Medizin III (Hämatologie und Onkologie), Universitätsklinik Ulm, Steinhövelstraße 9, 7900 Ulm

Wiederhold, C., Onkologische Abteilung, Allgemeines Krankenhaus Barmbek, Rübenkamp 148, 2000 Hamburg 60

Wiesel, M., Urologische Klinik des Klinikums Großhadern, Universität München, Marchioninistraße 15, 8000 München 70

Wilke, H.-J., Abteilung Hämatologie/Onkologie, Medizinische Hochschule Hannover, Konstanty-Gutschow-Straße 8, 3000 Hannover 61

Williams, C.J., CRC Medical Oncology Unit, Southampton General Hospital, Tremona Road, Southampton S09 4XY, Großbritannien

Willich, N., Medizinische Klinik III, Klinikum Großhadern, Universität München, Marchioninistraße 15, 8000 München 70

Wilmanns, W., Medizinische Klinik III, Klinikum Großhadern, Universität München, Marchioninistraße 15, 8000 München 70

Wittekind, Ch., Abteilung Pathologie der Medizinischen Hochschule Hannover, Konstanty-Gutschow-Straße 8, 3000 Hannover 61

Wolff, H., Abteilung Stochastik, Universitätsklinik Ulm, Steinhövelstraße 9, 7900 Ulm

Stadieneinteilung

Therapie von Hodentumoren.
Welche Stadieneinteilung sollte benutzt werden?

H. J. Illiger

Zusammenfassung

Mit einer Stadieneinteilung wird der Versuch unternommen, die mikroskopische und makroskopische Ausdehnung von Primärtumor, Lymphknoten und Fernmetastasen zu erfassen. Sie soll dem Kliniker bei der Planung der Therapie helfen und Hinweise auf die Prognose geben. Zur Zeit existieren etwa 15 Systeme zur Stadienfestlegung des Hodentumors. Die auf dem "Workshop for Staging and Treatment of Testicular Cancer" (Lugano 1979) getroffene Vereinbarung sollte so lange allgemeingültig bleiben, bis neue Prognosekriterien oder Therapiestrategien eine Revision verlangen. Die Lugano-Klassifikation unterscheidet 16 Kategorien, in denen Lokalisation, Größe und Anzahl der Lymphknoten bzw. Fernmetastasen erfaßt werden.

Einleitung

Eine Stadieneinteilung ist der Versuch, die exakte makroskopische und möglichst auch mikroskopische Ausdehnung einer Krebserkrankung in den drei Kompartimenten Primärtumor, Lymphknoten und Fernmetastasen zu einem bestimmten Zeitpunkt, in der Regel zur Zeit der Diagnosefindung, zu erfassen. Sie dient der Klassifikation, die neben der makroskopischen sowie mikroskopischen anatomischen Ausbreitung auch histologische und andere, in der Regel das biologische Verhalten einer Erkrankung näher beschreibende Faktoren zu berücksichtigen hat.

Grundanforderungen an jedes Klassifikationssystem sind die klinische Relevanz, die Praktikabilität bei der Anwendung und damit letztlich die Akzeptanz im klinischen Alltag.

Eine Klassifikation (und damit auch die Stadieneinteilung) ist unnütz, wenn sie nicht dem Kliniker bei der Therapieplanung hilft und wenn sie keine Hinweise auf die Prognose zuläßt. Darüber hinaus muß sie die Beurteilung der Therapieresultate unterstützen, den Informationsaustausch zwischen Behandlungszentren erleichtern und zur weiteren Erforschung der Grunderkrankung beitragen [6].

Mit der Weiterentwicklung der Therapiestrategien hat sich gerade für Hodentumoren die Notwendigkeit ergeben, die Stadieneinteilung entsprechend den unterschiedlichen Möglichkeiten verschiedener Therapiemodalitäten bei unterschiedlicher Ausdehnung der Erkrankung zu differenzieren. Begriffe wie „Frühstadium" oder „fortgeschrittenes Stadium" oder „operabler" oder „nicht operabler Tumor" reichen in der heutigen Zeit, wo das Schicksal der Patienten nicht nur davon abhängt, ob der Tumor in einem klinischen Frühstadium erfaßt wurde oder operabel ist, nicht mehr aus. Gerade in den vergangenen 10 Jahren gelang bei der Diagnostik und vor allem auch der Therapie von Hodentumoren ein derart entscheidender Durchbruch [3], daß es erforderlich wurde, ältere Stadieneinteilungssysteme bezüglich ihrer klinischen Relevanz kritisch zu überarbeiten. Das bis dahin im allgemeinen akzeptierte System von Boden und Gibb [1] aus dem Jahre 1952 stellte sich schnell als veraltet heraus, da es vielzu undifferenziert war, wie auch eine erste Ausgabe des TNM-Systems. Beide Systeme unterschieden zu wenig z. B. bei der lokalen Ausbreitung, ob ein lokalinvasives oder nicht invasives Wachstum vorlag. Beide Systeme berücksichtigten auch nicht die Variabilität der lymphatischen Ausbreitung (chirurgisch entfernbare Metastasen versus bulky disease) und subsumierten Patienten mit minimaler Fernmetastasierung in eine Kategorie mit Patienten, die eine maximale Metastasierung aufwiesen.

Gegenüberstellung von Stadieneinteilungssystemen

Die fortschreitende medizinische Entwicklung initiierte eine Vielzahl neuer Stadieneinteilungen, die alle bemüht waren, die neu erkannten prognostischen Faktoren und unterschiedlichen therapeutischen Möglichkeiten zu berücksichtigen.

Zur Zeit sind etwa 15 verschiedene Stadieneinteilungssysteme im Umlauf, wodurch eine Vergleichbarkeit klinischer Daten erschwert ist. Aus der Vielzahl der Stadieneinteilungen seien nur fünf vergleichend gegenübergestellt:

Ein Tumor, der auf den Hoden beschränkt war, und bei dem außerdem retroperitoneal ein Lymphknoten metastatisch mit einem Durchmesser von 4 cm befallen war, der aber operativ entfernt werden konnte, wurde bei fehlendem Nachweis von Fernmetastasen sowie negativen Tumormarkern nach retroperitonealer Lymphadenektomie nach der TNM-Klassifikation der UICC [5] als einem Stadium IV, nach der Klassifikation eines Workshops in Lugano [2] als Stadium IIB, nach Peckam [8] und der Hodentumor-Studiengruppe Bonn [4] ebenfalls als Stadium IIB und nach dem Tumorzentrum Essen [7] als Stadium IIA eingestuft.

Dieses Beispiel möge genügen, um zu belegen, wie wichtig der im September 1979 in Lugano unternommene Versuch international anerkannter Experten war, eine aktuelle New-Working-Classification von Hodentumoren zu beschreiben.

Auch wenn deren Bemühungen um ein allgemein gültiges Stadieneinteilungssystem noch manche Lücken lassen (z. B. bezüglich der Bedeutung der solitären Lymphknoten [4]), sollte im Interesse der Vergleichbarkeit klinischer Daten (die ohnehin äußerst schwierig ist) an diesem System (Tabelle 1) festgehalten werden, solange nicht neue Prognosekriterien bei einem Therapieentscheid Berücksichtigung finden müssen oder neue Therapiestrategien eine andere Einteilung verlangen, zumal es sich einer breiten Akzeptanz erfreut.

Ohne andere Systeme diskriminieren zu wollen, möchte ich vorschlagen, über den Sinn (oder Unsinn) verschiedener Klassifikationen nicht länger zu diskutieren. Mir scheint ein anderer Gesichtspunkt viel wichtiger diskutiert werden zu müssen, nämlich die Frage, welcher diagnostische Aufwand für die exakte Klassifikation betrieben werden muß und wie dieser standardisiert werden kann; denn die unterschiedliche Sensitivität und Spezifität verschiedener Untersuchungsmethoden bewirkt eine z. Zt.

Tabelle 1. Stadieneinteilung des "Workshop for Staging and Treatment of Testicular Cancer" (Lugano, 1979)

Stadium	
I	Keine Metastasen nachweisbar
I A	Tumor auf den Hoden und Nebenorgane beschränkt
I B	Tumor mit Infiltration des Samenstranges oder im kryptorchischen Hoden
I C	Tumor infiltriert Scrotalhaut oder transscrotal operiert oder entstanden nach inguinalem oder scrotalem Eingriff
I X	Ausmaß des Primärtumors kann nicht bestimmt werden
II	Lymphknotenmetastasen unterhalb des Zwerchfells
II A	alle Lymphknoten bis 2 cm
II B	mindestens 1 Lymphknoten zwischen 2 und 5 cm
II C	retroperitoneale Lymphknoten größer als 5 cm
II D	palpabler abdomineller Tumor oder fixierter inguinaler Tumor
P. S.	Angabe der Zahl und Lage von Lymphknotenmetastasen bei operierten Patienten sowie von extracapsulärem Wachstum und Invasion von Venen
III	mediastinale oder supraclaviculäre Lymphknotenmetastasen, Fernmetastasen
III A	mediastinale oder/und supraclaviculäre Lymphknotenmetastasen ohne Fernmetastasen
III B	Fernmetastasten ausschließlich in Lunge "minimal pulmonary disease": weniger als 5 Knoten/Lunge unter 2 cm
	"advanced pulmonary disease": über 5 Knoten/Lunge oder 1 Knoten über 2 cm oder Pleuraerguß
P. S.	Beschreibung des Ausmaßes des gleichzeitigen Lymphknotenbefalls
III C	Hämatogene Metastasen außerhalb der Lunge
III O	Persistierende positive Tumormarker ohne sichtbare Metastasen

große Unsicherheit der Stadienzuteilung auf der Basis von nicht identischen Untersuchungsprogrammen [9].

Letzlich steht und fällt die Aussagekraft einer klinischen Studie nämlich mit den Therapie-Ergebnissen in verschiedenen Stadien. Diese wiederum stehen oder fallen mit der Genauigkeit bzw. dem diagnostischen Aufwand bei der Bestimmung des Stadiums.

Heilungschance und Stadieneinteilung

An einem hypothetischen Beispiel möchte ich den Einfluß der Intensität der Stadienabklärung auf die relativen und absoluten Heilungschancen belegen: Vor über 15 Jahren war es üblich, die Stadien eines Hodentumors lediglich mit einfachen klinischen Maßnahmen zu bestimmen. Heute hingegen haben wir ein breites Spektrum an Untersuchungsmethoden, die einander meist sinnvoll ergänzen und erst gemeinsam ein exaktes Staging ermöglichen. Hierdurch beobachten wir jedoch eine Abnahme der Patienten in sog. Frühstadien und eine Zunahme in fortgeschritteneren Stadien, was infolge der besseren Patientenselektion auch mit einer Zunahme der Heilungschancen in frühen Stadien korreliert. Die Anzahl der definitiven Heilungen vom Gesamtpatientenaufkommen her betrachtet bleibt aber konstant (Tabelle 2).

Mit dieser hypothetischen Zahlenspielerei soll keineswegs der therapeutische Fortschritt bei der Behandlung von Hodentumoren infrage gestellt werden, vielmehr soll

Tabelle 2. Einfluß der Stadienabklärung auf relative und absolute Heilungschancen (hypothetische Daten)

	inadaequates Staging			exaktes Staging		
Stadium	Pat. (%)	Heilungschance (%)	Heilungen (% Ges.-Pat.)	Pat. (%)	Heilungschance (%)	Heilungen (% Ges.-Pat.)
I	50	64	32	20	90	18
II	30	40	12	50	50	25
III	20	30	6	–	–	–
low risk	–	–	–	10	30	3
high risk	–	–	–	20	20	4
			50			50

sie belegen, daß verbesserte Heilungschancen für verschiedene Tumorstadien allein Folge von differenzierteren Untersuchungsprogrammen zur Festlegung von Tumorstadien sein können. Hieraus wiederum ist abzuleiten, daß letzlich das, was wir immer wieder – auch in seriösen Zeitschriften – finden, für die klinische Tätigkeit nicht richtungsweisend sein darf, nämlich, daß mit unterschiedlichem diagnostischen Aufwand in verschiedenen Zentren durchgeführte Therapie-Studien miteinander verglichen werden. Allein die prospektiv randomisierte Studie mit vorgeschriebenem diagnostischen Aufwand und klar definierten Stadien-Zuteilungskriterien ist geeignet, die Überlegenheit der einen Therapie gegenüber einer anderen Therapie einwandfrei zu belegen.

Zusammenfassung

Mit diesen – aus meiner Sicht essentiellen – kritischen Gedanken möchte ich meine Ausführungen beschließen, nicht aber ohne darauf hinzuweisen, daß ein System zur Stadieneinteilung als ein immer verbesserungsbedürftiges System zu betrachten sein wird, das den medizinischen Fortschritt jederzeit zu berücksichtigen hat. Und damit möchte ich Ihre Aufmerksamkeit auf die nachfolgenden Referate lenken, die sich mit der Signifikanz und Relevanz von Prognosefaktoren und Untersuchungsmethoden beschäftigen und gleichzeitig anregen, daß wir uns unter Berücksichtigung auch der therapeutischen Fortschritte, die uns dieses Symposium bringen möge, am Ende kritisch fragen, ob das, was wir bis heute noch praktizierten, auch morgen noch sinnvoll ist.

Literatur

1. Boden G, Gibb R (1951) Radiotherapy and testicular neoplasms. Lancet 2: 1195–1197
2. Cavalli F, Monfardini S, Pizzocaro G (1980) Report on the International Workshop on Staging and Treatment of Testicular Cancer. Europ J Cancer 16: 1367–1372
3. Hartlapp JH, Bussar-Maatz R, Illiger HJ (1986): Die Therapie von Hodentumoren 1976–1986, Eine Bilanz des Erreichten. Onkologie 9: suppl 2: 40–48

4. Hartlapp JH, Weißbach L (1982) Zur Notwendigkeit der Unterteilung des Stadiums II bei Hodentumoren in Illiger HJ, Sack H, Seeber S, Weissbach L (Hrsg): Nicht-seminomatöse Hodentumoren, S. Karger, Basel München Paris London New York Sydney, S 72–75
5. Hermanek P (1986) Neue TNM/pTNM-Klassifikation und Stadieneinteilung urologischer Tumoren ab 1987. Urologe (B) 26: 193–197.
6. Hermanek P (1986) Vorwort zu P. Hermanek (Hrsg) Die Bedeutung des TNM-Systems für die Klinische Onkologie. Zuckschwerdt, München Bern Wien
7. Höffken K, Schmidt CG (1977) Klassifikation und Stadieneinteilung der Hodentumoren. DMW 102: 249–253
8. Peckham MJ, Barrett A et al (1985) The treatment of metastatic germ cell testicular tumours with bleomycin, etoposide and cis-platin. Brit J Cancer 69: 483–487
9. Weissbach L, Bussar-Maatz R (1986) TNM-Validierungs-Studie: Hodentumoren in: P. Hermanek (Hrsg) Bedeutung des TNM-Systems für die Klinische Onkologie. Zuckschwerdt, München Bern Wien S 109–117

Diagnostik

Stellenwert der skrotalen Sonographie in der Diagnostik intraskrotaler Tumoren

K.-P. Dieckmann, B. Hamm, F. Fobbe und R. Klän

Abstract

Scrotal sonography is a valuable supplement to clinical methods for evaluating scrotal contents since it is capable of discriminating paratesticular and testicular masses in almost all cases. Because of its sensitivity it is possible to detect even tiny nonpalpable tumors. This is important for early detection of tumors in persons at high risk and in the identification of occult testicular neoplasms. In contrast to the high sensitivity of scrotal ultrasound examination, there is only low specificity in the sonographic images; i.e., there is a sonographic image in almost any pathologic condition but the image is nonspecific and can only be interpreted correctly in connection with the case history and clinical findings.

Zusammenfassung

Die skrotale Sonographie ist eine wichtige Ergänzung der klinischen Untersuchungsmethoden, denn sie ermöglicht in nahezu allen Fällen eine Differenzierung der testikulären und paratestikulären Strukturen. Aufgrund der hohen Sensitivität können auch kleine, nicht palpable Tumoren erkannt werden. Dies ist von Bedeutung für die Frühdiagnose bei Risikopatienten und bei okkulten Hodentumoren. Wegen der Unspezifität der Befunde sind jedoch entzündliche und tumoröse Veränderungen nicht immer von einander zu trennen.

Einleitung

Seit der Erstbeschreibung im deutschen Sprachraum durch Staehler und Mitarbeiter im Jahre 1978 [12] hat die skrotale Sonographie erhebliche technische Verbesserungen erfahren [2, 3, 4, 7, 11]. Aus klinischer Sicht ergibt sich die Frage nach dem Stellenwert und der Leistungsfähigkeit dieser Methode bei der Frühdiagnostik von Tumoren, der Erkennung okkulter Hodentumoren und bei der präoperativen Dignitätseinschätzung testikulärer Tumoren.

Material und Methode

Von 1984 bis 1987 wurden insgesamt 770 skrotale Sonographien durchgeführt. Die Untersuchung erfolgte mit einem 5- bzw. 7,5 MHz.Linearschallkopf (Picker LS 3000 bzw. LSC 7000) unter Benutzung einer Wasservorlaufstrecke. Sonographische Beurteilungskriterien waren Echogenität, Homogenität und Form einer Läsion, sowie Organvergrößerung, Skrotalhautverdickung und Begleithydrozele.

Ergebnisse

Bei 191 Patienten fand sich eine Störung der testikulären Echotextur (Tabelle 1). Bei 161 Patienten war eine exakte Gegenüberstellung von sonographischen und klinischpathologischen Befunden möglich (Tabelle 2). Ein Teil der Ergebnisse wurde schon in einer früheren Präsentation dargestellt [5].

Tabelle 1. Störung des intratestikulären Reflexmusters, n = 191

Tumor	30%	Zyste	4,0%
akute Orchitis	26%	Torsion	2,5%
chron. Orchitis	10%	Trauma	2,0%
Atrophie	20%	sonstige	5,5%

Tabelle 2. Vergleich von sonographischen und klinisch pathologischen Befunden, n = 161

Morphe / Echo	Tumor (%)	akute Orchitis (%)	chronische Orchitis (%)	Atrophie (%)
hyporeflexiv	91	96	100	87
herdförmig	60	15	36	0
inhomogen	68	18	30	6

Diskussion

Aufgrund der hohen Sensitivität kann bei nahezu jeder pathologisch-anatomischen Veränderung im Skrotum ein sonographischer Befund erhoben werden. Ebenso gelingt die Diskriminierung verschiedener anatomischer Strukturen fast immer [6, 10]. Auf diese Weise kann bei nahezu jeder intraskrotalen Raumforderung eine anatomisch-topographische Zuordnung gegeben werden. Ein Beispiel ist in Abb. 1 gezeigt. – Die hohe Sensitivität (Abb. 2) ermöglicht auch die Darstellung okkulter Hodentumoren [4, 7, 8, 9]. Gleichermaßen kann die Sonographie in der Frühdiagnostik bei Risikopatienten eingesetzt werden, wie z. B. in der Nachsorge von Patienten mit Resthoden nach kontralateralem Tumor [1, 9]. Von zehn Patienten mit kontralateralem Zweittumor des eigenen Krankengutes wurde in einem Fall primär aufgrund der Sonographie eine Frühdiagnose gestellt, nachdem zwei Fachärzte einen normalen

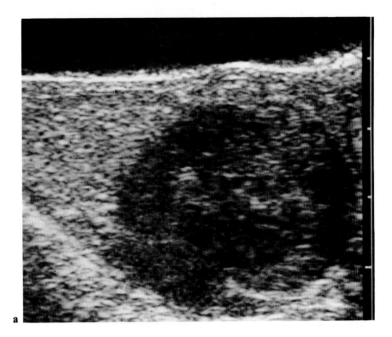

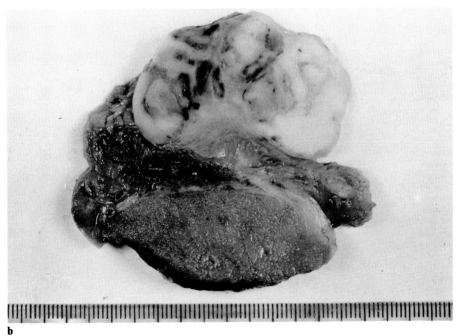

Abb. 1a, b. Beispiel topographische Zuordnung **a)** Sonographisch inhomogene, überwiegend hyporeflexive große Raumforderung im Nebenhoden. **b)** Korrespondierendes makropathologisches Bild. Große Raumforderung des Nebenhodens. Histologisch: Leiomyosarkom

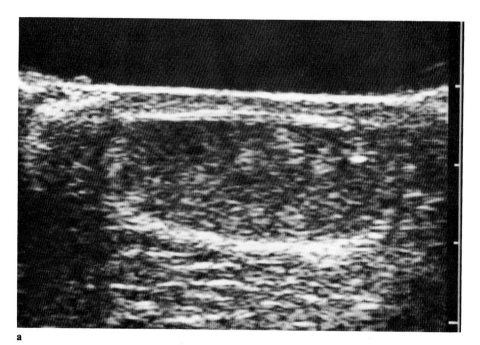

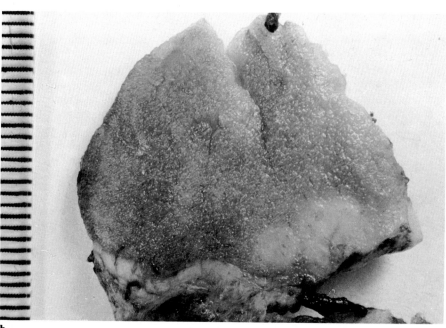

Abb. 2a, b. Beispiel Sensitivität **a)** Sonographisch atrophischer Hoden mit überwiegend hyporeflexivem Echomuster. Kleine hyperreflexive Inhomogenität im unteren Polbereich. Klinisch retroperitoneale Lymphknotenfiliae, Hoden palpatorisch o. B. Beurteilung: In Zusammenhang mit der Klinik Verdacht auf ausgebrannten oder okkulten Hodentumor. **b)** Makropathologisches Bild mit winzigem intratestikulären Narbenherd und kleinem Seminom-Herd

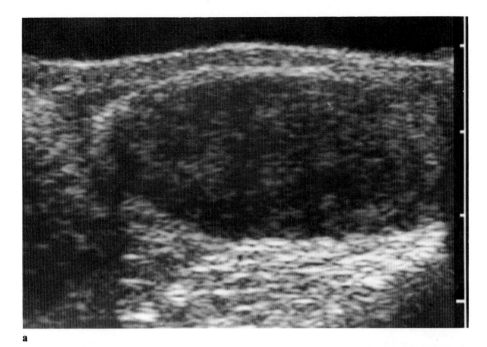

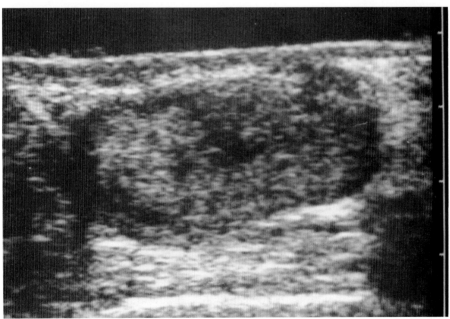

Abb. 3a, b. Beispiel Unspezifität **a)** Inhomogene Strukturstörung des gesamten Hodens, palpatorisch harte, schmerzlose Resistenz. Histologie: Seminom. **b)** Inhomogene Strukturstörung des gesamten Organs, palpatorisch unauffällig. Diagnose: tuberkulöse Epididymoorchitis

Tastbefund attestiert hatten. – Die sonographischen Befunde sind nicht spezifisch (Tabelle 2) und können bei Unkenntnis der Klinik verschieden interpretiert werden (Abb. 3). Aufgrund des sonographischen Bildes allein ist eine präoperative Einschätzung der Dignität einer Raumforderung nur selten möglich [10, 11]. Zwar zeigen knapp 50% aller Seminome eine hyporeflexive, homogene und fokale Echotexturstörung; ähnliche Befunde finden sich aber auch bei Leydigzelltumoren, Lymphomen und bei der fokalen Orchitis.

Schlußfolgerung

1. Die skrotale Sonographie ermöglicht die exakte anatomische Zuordnung eines unklaren Tastbefundes.
2. Die hohe Sensitivität ermöglicht die Erkennung okkulter oder ausgebrannter Tumoren.
3. Die Frühdiagnostik eines Hodentumors kann bei Patienten mit hohem Erkrankungsrisiko durch Sonographie verbessert werden.
4. Eine präoperative Histologie-Erkennung ist nicht möglich.

Literatur

1. Dieckmann K-P, Boeckmann W, Brosig W, Jonas D, Bauer HW (1986) Bilateral testicular germ cell tumors. Report of nine cases and review of the literature. Cancer 57: 1254–1258
2. Egender G, Scheiber K, Stampfel G, Frommhold H (1985) Echographische Differentialdiagnostik des Skrotalinhaltes. Fortschr Röntgenstr 142: 304–309
3. Friedrich M, Claussen C, Felix R (1981) Immersion ultrasonography of scrotal and testicular pathology. Eur J Radiol 1: 60–66
4. Haller J, Gritzmann N, Czembirek H, Schmidbauer C, Leitner H, Sommer G, Tscholakoff D (1987) Der okkulte und der klinisch verdächtige Hodentumor. Radiologe 27: 113–117
5. Hamm B, Kramer W, Fobbe F (1986) Wertigkeit der Skrotalsonographie: Eine Analyse von 535 Untersuchungen. In: Otto RC, Schnaars P (Hrsg) Ultraschalldiagnostik 85, Thieme, Stuttgart, S 268–269
6. Hausegger K (1987) Sonographische Differentialdiagnose von Erkrankungen des Skrotums. Fortschr Röntgenstr 146: 538–543
7. Rifkin MD (1987) Scrotal ultrasound. Urol Radiol 9: 119–126
8. Scheidegger J, Boehle A, Marincek B (1986) Hodensonographie bei extragonadalen Keimzelltumoren. In: Otto RC, Schnaars P (Hrsg) Ultraschalldiagnostik 85, Thieme, Stuttgart, S 272–273
9. Schnabl G, Marx FJ (1986) Die Wertigkeit der Sonographie beim Hodentumor. In: Otto RC, Schnaars P (Hrsg) Ultraschalldiagnostik 85, Thieme, Stuttgart, S 266–267
10. Schulze H, Michel W (1985) Aussagefähigkeit der skrotalen Ultraschalluntersuchung. Urologe (Ausg. B) 25: 56–60
11. Schwerk WB, Schwerk WN, Rodeck G (1987) Testicular tumors: Analysis of real-time US patterns and abdominal staging. Radiology 164: 369–374
12. Staehler G, Gebauer A, Mellin HE (1978) Sonographische Untersuchung bei Erkrankungen des Skrotalinhaltes. Urologe (Ausg. A) 17: 247–250

Der diagnostische Wert von Computertomographie und Lymphangiographie bei der klinischen Stadieneinteilung der Hodentumoren: Sensitivität und Spezifität beider Verfahren

P. Knoke, M. Blech, U. Fischer und W. Knipper

Abstract

Results of lymphographic and computer tomographic examinations of 78 patients with testicular germ cell tumor were evaluated in comparison with the histological findings of RLA with regard to their relevance in pretherapeutic staging. The accuracy of lymphography was about 84.6%, the sensitivity about 100%, the specifity about 48%. With computer tomography a precision of 50%, a sensitivity of 80.3%, and a specifity of 95.4% were achieved. The combination of both methods attained an exactness of 72%, a sensitivity of 100%, and a specifity of 95.6%. When the computer tomographic study indicates a pathology, there is no necessity for lymphography. If the study is normal or equivocal and elective treatment of the RPR is not planned, a lymphogram should be considered in order to show or exclude small metastases in lymph nodes that are not enlarged.

Zusammenfassung

Lymphographische und computertomographische Untersuchungsbefunde von 78 Patienten mit germinalem Hodentumor wurden hinsichtlich ihrer Aussage beim prätherapeutischen Staging im Vergleich mit dem histologischen Untersuchungsergebnis der RLA ausgewertet. Die Genauigkeit der Lymphangiographie lag bei 84,6%, die Sensitivität bei 100%, die Spezifität bei 48%. Computertomographisch wurde eine Genauigkeit von 59%, eine Sensitivität von 80,3% und eine Spezifität von 95,4% ermittelt. Die Kombination der beiden Methoden ergab eine Genauigkeit von 72%, eine Sensitivität von 100% und eine Spezifität von 95,6%. Bei sicher positivem CT erübrigt sich die Durchführung einer LAG. Ist das CT negativ oder fragwürdig und ist eine RLA nicht geplant, sollte die LAG zum Ausschluß von kleinen Metastasen in nicht vergrößerten Lymphknoten erfolgen.

Einleitung

Bei malignen nicht seminomatösen Keimzelltumoren des Hodens wird seit einigen Jahren das therapeutische Vorgehen unterschiedlich gehandhabt. Von einigen Zentren wird das wait and see-Verfahren im klinischen Stadium I propagiert [3, 4, 22, 28].

Nach wie vor ist die einzig sichere Staging-Methode zur Stadieneinteilung die retroperitoneale Lymphadenektomie [8, 11, 14, 20, 25, 27], die jedoch mit einer hohen Rate von Fertilitätsstörungen behaftet ist [24, 33].

Wir haben bei 78 Patienten mit germinalem Hodentumor der verschiedensten Stadien, bei denen als bildgebende Verfahren die Computertomographie und die Lymphangiographie zum Einsatz kamen, den diagnostischen Wert bei der Stadieneinteilung überprüft. Die bipedale Lymphangiographie erfolgte stets nach der computertomographischen Untersuchung.

In allen Fällen konnte der CT- und LAG-Befund operativ überprüft und somit das genaue klinische Stadium festgelegt werden.

Patientengut und Ergebnisse

Tabelle 1 zeigt die Stadieneinteilung der 78 Patienten und den histologischen Typ des Hodentumors. 25mal lag ein Stadium I, 5mal ein Stadium II a, 20mal ein Stadium II b, 14mal ein Stadium II c und 14mal ein Stadium III vor. Wie zu sehen, überwiegen das Embryonalzellkarzinom und das Teratokarzinom.

Tabelle 1. Stadieneinteilung und histologischer Typ des Hodentumors

	I	II a	II b	II c	III	Summe
Seminom			1	4		5
Terato-Ca	13	2	4	4	5	28
Embryonalzell-Ca	11	3	15	6	7	42
Adultes Teratom	1				1	2
Yolk-Sac Tumor					1	1
Summe	25	5	20	14	14	

Auf den Tabellen 2 und 3 ist die Übereinstimmung beider diagnostischer Verfahren nach den einzelnen Stadien aufgeschlüsselt. In den niedrigen Stadien, I, II a und II b zeigt die Lymphangiographie keine falsch negativen Ergebnisse, während die Computertomographie in 11 Fällen (= 14,1%) falsch negative Ergebnisse erbrachte. Auffällig hoch ist die Anzahl der falsch positiven Ergebnisse mit 12 (= 15,4%) bei der Lymphangiographie.

Hier bestand bis 1982 eine gewisse Überinterpretation der LAG-Befunde [1], im Zeitraum von 1983 bis 1987 wurde bei 38 Patienten nur noch 4mal ein falsch positiver Befund erstellt. In den Stadien II c und III liefern beide Verfahren übereinstimmende Bcfundc.

Die Tabelle 4 zeigt Sensitivität, Spezifität und die Genauigkeit beider Verfahren. Wie unsere Ergebnisse zeigen, ist die Computertomographie bezüglich der Spezifität mit 95,4% der LAG mit nur 48% deutlich überlegen, während bei der Sensitivität für die LAG 100% und für die Computertomographie 80,3% errechnet wurden. Kombiniert man beide Verfahren, so errechnet sich eine Spezifität von 95,6%, eine Sensitivität von 100%, die Gesamtgenauigkeit liegt dann bei 72%.

Tabelle 2. Computertomographie des Retroperitonealraumes (n = 78)

Stadium	Übereinstimmung	Keine Übereinstimmung falsch neg.	falsch pos.
I	24	–	1
II a	1	4	–
II b	13	7	–
II c	14	–	–
III	14	–	–
	66 (84,6%)	11 (14,1%)	1 (1,5%)

Tabelle 3. Lymphographie (n = 78)

Stadium	Übereinstimmung	Keine Übereinstimmung falsch neg.	falsch pos.
I	13	–	12
II a	5	–	–
II b	20	–	–
II c	14	–	–
III	14	–	–
	66 (84,6%)	0 (0,0%)	12 (15,4%)

Tabelle 4. Vergleich von CT und Lymphangiographie (LAG) bzw. der Kombination von CT und LAG

	Lymphangiographie	Computertomographie	Kombination von CT und LAG
Sensitivität	100%	80,3%	100%
Spezifität	48%	95,4%	95,6%
Genauigkeit	84,6%	59,0%	72%

Tabelle 5. Literaturangaben über die Sensitivität, Spezifität und Genauigkeit von Computertomographie und Lymphangiographie sowie Kombination beider Verfahren mit malignem Hodentumor. Histologische Überprüfung des Computertomogramm- und Lymphangiographie-Befundes

Autor	Jahr	Fallzahl	Lymphangiographie Sens. in %	Spez. in %	Genau. in %	Computertomographie Sens. in %	Spez. in %	Genau. in %	Kombination von CT und LAG Sens. in %	Spez. in %	Genau. in %
Brehmer [2]	1978	72	87	82	76	–	–	–	–	–	–
Lackner [16]	1979	60	73	79	–	80	79	–	93	95	–
Feuerbach [9]	1979	9	33	100	76	–	–	–	–	–	–
Weißbach [32]	1980	60	–	–	–	80	79	–	93	95	–
Dunnick [7]	1981	63	77	100	82	83	100	86	84	100	87
Schmidt [29]	1981	45	81	83	82	–	–	–	–	–	–
Thomas [31]	1981	27	95	67	89	90	83	89	–	–	–
Ehrlichmann [8]	1981	20	–	–	69	–	–	59	–	–	–
Musumeci [21]	1981	69	85	89	87	–	–	–	–	–	–
Rothenberger [26]	1982	40	55	95	–	88	100	–	–	–	–
Richie [25]	1982	30	–	–	–	65	90	73	–	–	–

Tabelle 6. Literaturangaben über die Sensitivität, Spezifität und Genauigkeit von Computertomographie und Lymphangiographie sowie Kombination beider Verfahren mit malignem Hodentumor. Histologische Überprüfung des Computertomogramm- und Lymphangiographie-Befundes

Autor	Jahr	Fallzahl	Lymphangiographie			Computertomographie			Kombination von CT und LAG		
			Sens. in %	Spez. in %	Genau. in %	Sens. in %	Spez. in %	Genau. in %	Sens. in %	Spez. in %	Genau. in %
Rowland [27]	1982	63	–	–	–	50	84	68	–	–	–
Freitag [12]	1982	70	–	–	–	–	–	–	–	–	89,5
Lien [18]	1983	69	–	–	–	–	–	59,5	–	–	62,5
Knecht [14]	1983	39	–	–	–	83	100	92	–	–	–
Blech [1]	1983	41	96,2	26,7	71	–	–	–	–	–	–
Knoke [15]	1983	30	–	–	–	68	26,7	71	–	–	–
Marincek [20]	1983	41	80	90	85	75	45	64	85	95	90
Freitag [13]	1985	74	67	95	85	66	95	83	73	100	92
Wolff [34]	1987	113	75	72	–	51	87	–	85	77	–
Fischer [10]	1987	75	98	48	83	–	–	–	–	–	–

Unsere Ergebnisse entsprechen den Angaben aus dem maßgeblichen Schrifttum, die auf den beiden Tabellen 5 und 6 dargestellt sind [1, 2, 7, 8, 9, 10, 12, 13, 14, 15, 16, 18, 20, 21, 23, 25, 26, 27, 29, 31, 32, 34].

Diskussion und Zusammenfassung

Abschließend läßt sich sagen, daß in den frühen Stadien I, II a und II b weder die LAG noch das CT allein zufriedenstellende Ergebnisse erzielen [6]. Erst die Kombination beider Verfahren erbringt eine hohe diagnostische Sicherheit [5, 16, 17, 19]. Die 5 Patienten aus unserem Krankengut, die sich im Stadium II a befanden, wurden alle durch die LAG richtig, durch die Computertomographie nur einmal richtig erkannt. Die Computertomographie sollte stets vor der Lymphangiographie erfolgen, da es postlymphographisch zu Lymphknotenvergrößerungen von 10–15% kommt, weiterhin kann eine Pseudovergrößerung durch hohe Dichtedifferenz zwischen Fett und Kontrastmittel vorgetäuscht werden [12].

Der Computertomographie kommt in der Reihe der präoperativen Staging-Untersuchung der höchste Stellenwert zu, da sie als nicht invasive Methode metastatisch vergrößerte Lymphknoten im Bereich des Beckens, Abdomens und des unteren Mediastinums in einem hohen Prozentsatz erkennt, und durch die Mitbeurteilung der parenchymatösen Bauchorgane und Skelettanteile eine große diagnostische Breite erreicht [16]. Bei positivem Computertomogramm erübrigt sich die Durchführung einer Lymphangiographie [3]. Ist das Computertomogramm negativ oder fragwürdig und ist eine retroperitoneale Lymphadenektomie nicht geplant, sollte die Lymphangiographie zum Ausschluß oder Nachweis von kleinen Metastasen in nicht vergrößerten Lymphknoten erfolgen [10, 16, 17, 18, 30]. Die Lymphangiographie ist eine alte, aber nicht veraltete Methode [23]. Sie ist das bildgebende Verfahren mit der höchsten Sensitivität [34].

Literatur

1. Blech M, Zimmermann A, Basak D, Truss F (1983) Die Aussagekraft der Lymphographie bei metastasierenden urologischen Tumoren. Verh Ber Dtsch Ges Urol 34: 18–19
2. Brehmer B, Lehmann G, Mellin P (1978) Wertigkeit der Lymphographie bei Patienten mit teratoiden Hodentumoren. Radiologe 18: 76–79
3. Bürgler W, Jaeger P (1986) Diagnostische Parameter und ihre Aussagekraft bei Hodentumoren. Urologe A 25: 157–159
4. Burk K, Burk D, Rodeck G (1985) Ist die alleinige Orchiektomie bei nicht seminomatösen Hodentumoren des Stadium I gerechtfertigt? Akt Urol 16: 174–177
5. Castellino RA, Marglin SI (1982) Imaging of abdominal and pelvic lymph nodes. Lymphography or computed tomography. Invest Radiol 17: 433–437
6. Cionini L, Casamassima N, Villari N, Forzini L (1981) Computed tomography and lymphography of the retroperitoneal space in testicular tumors. Akt Radiol Oncol 20: 19–24
7. Dunnick NR, Javadpour N (1981) Value of CT and lymphography. Amer J Roentgenol 136: 1093–1099
8. Ehrlichmann RJ, Kaufmann SL, Siegelmann SS, Trump DL, Walsh PC (1981) Computerized tomography and lymphangiography in staging testis tumors. J Urol 126: 179–181
9. Feuerbach St, Rupp N, Rossmann W, Heller HJ et al (1979) Lymphknotenmetastasen – Diagnose durch Lymphographie und CT. Fortschr Röntgenstr 130: 323–328
10. Fischer U, Gregl A, Bartels H, Blech M et al (1987) Die Lymphographie bei malignen Hodentumoren. Lymphol 11: 8–13
11. Fraley EE, Lange PH, Williams RD, Ortilip SA (1980) Staging or early nonseminomatous germcell testicular cancer. Cancer 45: 1762–1767
12. Freitag J, Freitag G, Müller GW, Buhtz C et al (1982) Ergebnisse computertomographischer und lymphographischer Diagnostik bei malignen Hodentumoren. Z Urol u Nephrol 75: 829–837
13. Freitag J, Müller GW, Buhtz C, Freitag G et al (1985) Zur Wertigkeit von Computertomographie und Lymphographie für die Stadieneinteilung maligner Hodentumoren. Z Urol u Nephrol 78: 87–96
14. Knecht K, Bürger RA (1983) Computertomographie beim retroperitonealen Staging maligner, nicht seminomatöser Hodentumoren. Akt Urol 14: 297–299
15. Knoke P, Mohebbi Gh, Zimmermann A, Truss F (1983) Operativ gesicherte Fehlinterpretationen computertomographischer Befunde bei Metastasen urologischer Tumoren. Verh Ber Dtsch Ges Urol 34: 22–24
16. Lackner K, Weißbach L, Boldt I, Scherholz K et al (1979) Computertomographischer Nachweis von Lymphknotenmetastasen bei malignen Hodentumoren. Fortschr Röntgenstr 130: 636–643
17. Lee JKT, McClennan BL, Stanley RJ, Sagel SS (1979) Computed Tomography in the Staging of Testicular Neoplasms. Radiol 130: 387–390
18. Lien HH, Fossa SD, Ous S, Stenwig AE (1983) Lymphography in retroperitoneal metastases in non-seminoma testicular tumor patients with a normal CT Scan. Acta Radiol Diagn 24: 319–322
19. Lien HH, Kolbenstvedt A, Talle K, Fossa SD et al (1983) Comparison of Computed Tomography, Lymphography and Phlebography in 200 Consecutive Patients with Regard to retroperitoneal metastases from testicular tumor. Radiol 146: 129–132
20. Marincek B, Brutschin P, Triller J, Fuchs WA (1983) Lymphography and Computed tomography in Staging Nonseminomatous testicular cancer. Urol Radiol 5: 243–246
21. Musumeci R, Kenda R, Meregaglia D, Pizzocaro G et al (1981) Results of lymphography in urological cancer. In: Weissler H, Bartos L, Clodius P, Malek P (Hrsg) Progress in lymphology, Avicenum, Prague 1981, pp 354–356
22. Peckham MK, Barret A, Husband JE, Hendry WF (1982) Orchidectomy alone in testicular stage I non seminomatous germ cell tumours. Lancet 2: 678–680
23. Peters PE (1982) Lymphographie – eine veraltete Methode? Röntgenpraxis 35: 384–392
24. Porst H, Altwein JE, Mayer R, Bach D (1984) Erektions- und Ejakulationsstörungen nach RLA beim nicht seminomatösen Hodentumor. Urologe A 23: 324–328
25. Richie JP, Garnick MB, Finberg H (1982) Computerized tomography: How accurate for abdominal staging of testis tumors? J Urol 127: 715–717

26. Rothenberger K, Feuerbach St, Friesen A, Hofstetter A et al (1982) Diagnostik von Lymphknotenmetastasen durch Lymphographie, Computertomographie und perkutane Feinnadelbiopsie. Therapiewoche 32: 701–707
27. Rowland RG, Weisman D, Williams SD, Einhorn LH et al (1982) Accuracy of preoperative Staging in Stages A and B nonseminomatous germ cell testis tumors. J Urol 127: 718–721
28. Schindler E, Schmoll HJ, Kloppe HP, Zöckler HT (1987) Verzicht auf Lymphadenektomie im klin. Stadium I nicht-seminomatöser Hodentumoren. Verh Ber Dtsch Ges Urol 38: 49–50
29. Schmidt F, Pirlich W, Grenl G (1981) Lymphographie bei Hodentumoren. Z Urol u Nephrol 74: 203–212
30. Tesoro-Tess JD, Pizzocaro G, Zanoni F, Musumeci R (1985) Lymphangiography and computerized tomography in testicular carcinoma: How accurate in early stage disease? J Urol 133: 967–970
31. Thomas JL, Bernardino ME, Bracken RB (1981) Staging of testicular Carcinoma: Comparison of CT and Lymphangiography. Amer J Roentgenol 137: 991–996
32. Weißbach L, Vahlensieck W, Figge M, Grauthoff H (1980) Diagnostik bei Hodentumoren. Urologe *B* 20: 106–112
33. Weißbach L, Bode HU (1982) Die modifizierte Lymphadenektomie zur Protektion der Ejakulation. Beiträge zur Onkologie 8: 133–139, Verlag S Karger, Basel München Paris London Sidney
34. Wolff P, Wilbert D, Kuetz A, Thelen M (1987) Ultraschall, Computertomographie und Lymphographie bei retroperitonealen Lymphomen – Neubewertung der Lymphographie. Strahlentherapie und Onkologie 163: 109–113

Ergebnisse der Computertomographie beim Lymphknotenstaging maligner Hodentumoren

T. Strohmeyer, M. Geiser, E. Mumperow, H. Buszello, M. Hartmann und R. Ackermann

Zusammenfassung

Von 56 Patienten mit malignem Teratom bzw. fortgeschrittenem Seminom wurden die Ergebnisse der Computertomographie mit den pathologischen Stadien in Beziehung gebracht. In 68% der Fälle wurde das Tumorstadium richtig durch die CT erfaßt. Für das Gesamtkollektiv betrug die Sensitivität 61% und die Spezifität 87%. Da 13 von 33 Patienten mit klinischem Stadium I nicht als metastasiert von der CT erkannt wurden, bleibt eine abwartende Haltung im klinischen Stadium I des Hodentumors auch bei negativem computertomographischem Befund problematisch.

Einleitung

Voraussetzung für eine stadienorientierte Therapie maligner Hodentumoren ist ihre genaue prätherapeutische Klassifizierung. Dafür sind von den bildgebenden Verfahren vor allem das CT sowie die Sonographie besonders geeignet. Dagegen erbringt die Lymphographie nur wenig zusätzliche Information (Feuerbach, Burney), so daß in unserer Klinik diese Untersuchung nur noch in Ausnahmefällen durchgeführt wird. Durch das CT kann bei ca. 80% der untersuchten Patienten das korrekte Stadium erfaßt werden (Freitag, Kennedy, Richie, Rowland, Feuerbach, Burney, Williams). Die korrekte Klassifizierung niedriger Tumorstadien (N_0, N_1 und N_2) ist jedoch unsicherer. So berichten Ehrlichman et al. von 40% falsch negativen Ergebnissen in CT und Lymphographie bei Patienten der Stadien I–IIc.

Patienten, Methode und Resultate

Zur Beurteilung der Wertigkeit des CT für die stadienabhängige Diagnostik wurden 2 Patientenkollektive mit malignen Hodentumoren untersucht: Zwischen 1983 und 1987 wurden in der Universitätsklinik Düsseldorf und zwischen 1986 und 1987 im Bundeswehrkrankenhaus Hamburg je 28 Patienten behandelt. Von den 56 Patienten hatten 4 Patienten ein fortgeschrittenes Seminom, alle anderen maligne Teratome. Es wurden die Ergebnisse der Computertomographie mit den später histologisch verifizierten tatsächlichen Stadien in Beziehung gesetzt. Das Gesamtkollektiv der 56 Patienten umfaßt 23 Patienten mit einem histologisch gesicherten Stadium I, 8 Patienten mit dem Stadium IIa, 12 mit dem Stadium IIb, 9 mit Stadium IIc und 4 Patienten mit dem Stadium IId (Tabelle 1).

Bei allen Patienten waren vor der retroperitonealen Lymphadenektomie (LA) ein CT sowie Tumormarkerbestimmungen durchgeführt worden.

Wie Tabelle 1 zeigt, wurde in 68% (38/56 Patienten) das Stadium korrekt erfaßt. Neben 3 falsch positiven wurden 13 falsch negative Befunde erhoben. Die Sensitivität, bezogen auf das Gesamtkollektiv lag bei 61%, die Spezifität bei 87%. Bei keinem der Patienten mit Stadium IIa und nur bei 58% der Patienten mit Stadium IIb wurden die LK-Metastasen im CT erkannt. Hingegen lag die Treffsicherheit in den Stadien IIc und IId bei 100%. Bei den Patienten mit Stadium IIa und 4/5 der Patienten mit nicht erkanntem Stadium IIb waren die Tumormarker vor der RLA negativ.

Tabelle 1. Stadienverteilung des Gesamtkollektivs von 56 Patienten mit Hodentumoren

Computertomographie	Histologie				
	I	IIa	IIb	IIc	IId
I	20	8	5	–	–
IIa	2	–	2	–	–
IIb	1	–	5	–	–
IIc	–	–	–	9	–
IId	–	–	–	–	4

Diskussion

Gerade für die im klinischen Stadium I diskutierte "Wait and see" Strategie (Peckham) sind die vorgelegten Ergebnisse bedeutsam. Wäre in unserem Patientenkollektiv eine "Wait and see"-Strategie angewandt worden, so hätte dies wahrscheinlich bei 39% der Patienten mit klinischem Stadium I zu einer Progression des Leidens geführt. Aufschluß über die Ursachen der relativ schlechten Ergebnisse der CT-Diagnostik im Frühstadium liefert die separate Betrachtung der beiden Kollektive: Es fällt in der Gegenüberstellung (Tabelle 2, 3) der hohe Prozentsatz der Stadien I und IIa im Hamburger Kollektiv auf. 22/28 Patienten (79%) hatten im Gegensatz zu nur 9/28 (32%) Patienten im Düsseldorfer Kollektiv ein niedriges Tumorstadium. Die Ursachen für diese erstaunliche Diskrepanz werden z. Z. untersucht. Wahrscheinlich führt die gute Gesundheitsvorsorge bei der Bundeswehr zu einer Entdeckung der Tumoren im Frühstadium. Jedoch kann dieses hinsichtlich des Aussagewertes der präoperativen Diagnostik „ungünstige" Patientenkollektiv auch zufällig bei relativ kleiner Fallzahl entstanden sein. Die Stadienverteilung im Hamburger Kollektiv zugunsten der Frühstadien ergab in 25% falsch negative Diagnosen und eine Sensitivität des CT von nur 42%. Die Sensitivität des CT beim Düsseldorfer Kollektiv lag bei 71%, weil bereits fortgeschrittenere Stadien vorlagen. Es war jedoch bemerkenswert, daß in 50% das Stadium IIb im CT als negativ beurteilt wurde. Die Tabelle 4 gibt die Treffsicherheit des CT in beiden Kollektiven wieder.

Es läßt sich zusammenfassend feststellen, daß das CT bei etwa 80% der Patienten Lymphknotenmetastasen von malignen Hodentumoren erkennt. Die Ergebnisse sind jedoch stark von der Selektion des Patientenkollektivs abhängig.

Tabelle 2. Stadienverteilung der 28 Hamburger Patienten

Computertomographie	Histologie				
	I	II a	II b	II c	II d
I	14	6	1	–	–
II a	2	–	2	–	–
II b	–	–	1	–	–
II c	–	–	–	1	–
II d	–	–	–	–	1

Tabelle 3. Stadienverteilung der 28 Düsseldorfer Patienten

Computertomographie	Histologie				
	I	II a	II b	II c	II d
I	6	2	4	–	–
II a	–	–	–	–	–
II b	1	–	4	–	–
II c	–	–	–	8	–
II d	–	–	–	–	3

Tabelle 4. Gegenüberstellung der Wertigkeit des CT in beiden Kollektiven

	HH	D
Patienten mit Stadium I oder II a:	22/28 (79%)	9/28 (32%)
Richtiges Stadium erfaßt bei:	17/28 (61%)	21/28 (75%)
falsch positive Diagnosen bei:	2/28 (7%)	1/28 (4%)
falsch negative Diagnosen bei:	7/28 (25%)	6/28 (21%)
Sensitivität:	42%	71%
Spezifität:	87%	86%

Bei niedrigen Stadien retroperitonealer Metastasierung ist die Sensitivität deutlich niedriger. Da in den Frühstadien auch die Tumormarker oft diagnostisch versagen, bleibt die Frühdiagnose von Lymphknotenmetastasen weiterhin problematisch, so daß eine abwartende Haltung auch bei negativem CT-Befund u. E. nicht gerechtfertigt erscheint.

Literatur

1. Feuerbach S, Rupp N, Rossmann W, Heller HJ, Rothenberger G, Tauber R, Schmidt G (1979) Lymphknotenmetastasen – Diagnose durch Lymphographie und CT. RöFO 130: 323–328
2. Burney BT, Klatte EC (1979) Ultrasound and computed tomography of the abdomen in the staging and management of testicular carcinoma. Radiology 132: 415–419
3. Freitag, J, Müller GW, Buhtz C, Freitag G, Buhtz P (1985) Zur Wertigkeit von Computertomographie und Lymphographie für die Stadieneinteilung maligner Hodentumoren. Z Urol u Nephrol 78: 87–96

4. Kennedy CL, Husband JE, Bellamy EA, Peckham MJ, Hendry WF (1985) The accuracy of CT scanning prior to para-aortic lymphadenectomy in patients with bulky metastases from testicular teratoma. Br J Urol 57: 755–758
5. Richie JP, Garnick MB, Finberg H (1982) Computerized tomography: how accurate for abdominal staging of testis tumors? J Urol 127: 715–717
6. Rowland RG, Weisman D, Williams SD, Einhorn LH, Klatte EC, Donohue JP (1982) Accuracy of preoperative staging in stages A and B nonseminomatous germ cell testis tumors. J Urol 127: 718–720
7. Williams RD, Feinberg SB, Knight LC, Fraley EE (1980) Abdominal staging of testicular tumors using ultrasonography and computed tomography. J Urol 123: 872–875
8. Ehrlichman RJ, Kaufman SL, Siegelman SS, Trump DL, Walsh PC (1981) Computerized tomography and lymphangiography in staging testis tumors. J Urol 126: 179–181
9. Peckham MJ, Barret A, Husband JE, Hendry WF (1982) Orchidectomy alone in testicular stage I non-seminomatous germ cell tumors. Lancet II: 678–680

Sensitivität und Spezifität der diagnostischen Methoden für den retroperitonealen Lymphknotenbefall bei Hodentumoren

A. Knipper, TNM-Studie für Hodentumoren

Abstract

A prospective, multicenter study was performed between 1982 and 1985 on 186 patients with nonseminomatous testicular tumors to determine the sensitivity, specifity, and the positive and negative predictive values of the diagnostic imaging procedures, as well as the tumor markers on retroperitoneal lymph nodes. Even when all diagnostic methods were utilized, 17% of all patients showed false-negative- and 36% false-positive-results. In conclusion, the only safe method for the staging of retroperitoneal lymph nodes is still retroperitoneal lymph node dissection.

Zusammenfassung

Im Rahmen einer prospektiven, multizentrischen Studie zwischen 1982 und 1985 wurde bei 186 Patienten die Sensitivität, Spezifität, der positive und negative prädiktive Wert der bildgebenden Verfahren und der Tumormarker zur Beurteilung des retroperitonealen Lymphknotenstatus allein und in Kombination untersucht. Auch bei Kombination aller Verfahren wurden präoperativ 17% aller Patienten falsch negativ und 36% falsch positiv eingestuft. Nach diesen Ergebnissen gilt die retroperitoneale Lymphknotendissektion als das einzig sichere Stagingverfahren zur Beurteilung des retroperitonealen Lymphknotenstatus.

Einleitung

Die Prognose eines Patienten mit einem Hodentumor ist entscheidend vom Stadium der Erkrankung abhängig [18]. Aus diesem Grunde ist es wichtig zu wissen, wie die Sensitivität, Spezifität, die prädiktiven Werte einer positiven bzw. negativen Diagnose der verschiedenen diagnostischen Methoden bei der Beurteilung des retroperitonealen Lymphknotenstatus bei Hodentumorpatienten beschaffen sind [4]. Außerdem sollte geprüft werden, ob die Kombination der verschiedenen diagnostischen Methoden die Aussagekraft erhöht und ob sich hieraus Konsequenzen für den diagnostischen Stufenplan unter der Berücksichtigung der zur Zeit zur Verfügung stehenden therapeutischen Verfahren ergeben.

Material und Methode

Im Rahmen einer multizentrischen, prospektiven TNM-Studie in der Zeit von 1982–1985, an der 10 Urologische Kliniken beteiligt waren, konnte von 379 Studienpatienten bei 188 das präoperative klinische Staging zur Beurteilung des retroperitonealen Lymphknotenstatus durch eine pathohistologische Aufarbeitung nach Lymphknotendissektion überprüft werden (Tabelle 1).

Zur Überprüfung der Frage, ob die bildgebenden Verfahren in der Lage sind, Metastasen zu erkennen, die Anzahl und die Größe festzulegen sowie die Metastasen zu lokalisieren, wurde das Retroperitoneum zur topographischen Zuordnung in 15 Felder unterteilt (Abb. 1).

Tabelle 1. Untersuchung des Lymphknotenstatus bei 379 Studienpatienten

	n	n
Beurteilung des Lymphknotenstatus		188
pN_0	102	
pN_+	84	
Nicht-germinaler Tumor	2	
Beurteilung nicht möglich		191
Seminom (Bestrahlung)	118	
Zytostase vor LA	27	
Nicht radikale LA	7	
Wait and see	8	
Kein/nicht-germinaler Tumor	20	
Andere Gründe	11	
Gesamt		379

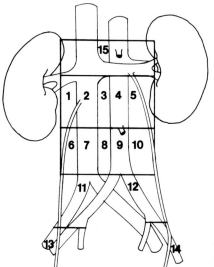

Abb. 1. Einteilung des Retroperitoneums zur topographischen Zuordnung der Lymphknotenmetastasen

Bei der Auswertung wurden die Grundsätze der allgemein beschreibenden Statistik sowie eine Korrelationsanalyse und eine Signifikanzprüfung angewandt [4]. Das Verständnis der verwendeten statistischen Begriffe ist unerläßlich, wenn die Wertigkeit der diagnostischen Methoden diskutiert werden soll.

Sensitivität

Die Sensitivität gibt an, wie gut eine Methode eine Erkrankung erkennen kann. Sie bezeichnet den Anteil der richtig positiven Diagnosen an der Gesamtzahl der Erkrankten.

Spezifität

Unter Spezifität versteht man die Fähigkeit einer Methode, einen Gesunden als solchen zu erkennen. Sie ist definiert als der Anteil der richtig negativen Diagnosen an der Gesamtzahl der Gesunden.

Prädiktiver Wert einer negativen Diagnose

Der prädiktive Wert einer negativen Diagnose gibt an, wie zuverlässig ein negativer Befund ist. Er ist definiert als der Anteil der richtig negativen Diagnosen an der Gesamtzahl der negativen Befunde.

Prädiktiver Wert einer positiven Diagnose

Der prädiktive Wert einer positiven Diagnose dokumentiert, wie ein positiver Befund zu bewerten ist. Er ist definiert als der Anteil der richtig positiven Diagnosen an der Gesamtzahl der positiven Befunde.

Wenn man also am tatsächlichen Wert einer diagnostischen Methode interessiert ist, müssen diese vier genau definierten statistischen Begriffe bestimmt werden. Nur damit wird die Qualität einer diagnostischen Methode eindeutig charakterisiert [4].

Als diagnostische Methoden zur Beurteilung des retroperitonealen Lymphknotenstatus standen die klinische Untersuchung, das Urogramm, die bipedale Lymphographie, die Sonographie, die Computertomographie und die Tumormarker zur Verfügung (Tabelle 2).

Tabelle 2. Diagnostische Methoden zur Beurteilung des retroperitonealen Lymphknotenstatus

- Klinische Untersuchung
- Urogramm
- bipedale Lymphographie
- Sonographie
- Computertomographie
- Tumormarker

Ergebnisse

Palpation

Die klinische Untersuchung ist für die Erkennung retroperitonealer Lymphknotenmetastasen ungeeignet. Die Sensitivität dieser Methode betrug lediglich 1%. Eine negative Diagnose wurde durch Histologie in 54% bestätigt (Tabelle 3). Das bedeutet, daß etwa die Hälfte der Patienten mit einem unauffälligen Palpationsbefund dennoch Metastasen hatten.

Tabelle 3. Wert der Palpation zur Erkennung retroperitonealer Lymphknotenmetastasen (n = 186) [18]

	n	%	Vertrauensgrenze* %
Sensitivität	1/84	1	0–6
Spezifität	101/102	99	96–100
Prädiktiver Wert			
positive Diagnose	1/2	(50)	1–99
negative Diagnose	100/184	54	48–63

* Bei einer Irrtumswahrscheinlichkeit von 5%

Urographie

Auch das Ausscheidungsurogramm ist zur Erkennung retroperitonealer Lymphknotenmetastasen ungeeignet. Die Sensitivität dieser Methode betrug 8%, der prädiktive Wert einer negativen Diagnose betrug 56%, d. h., die Hälfte der Patienten hatte trotz eines normalen Urogrammbefundes Lymphknotenmetastasen (Tabelle 4).

Tabelle 4. Wert der Urographie zur Erkennung retroperitonealer Lymphknotenmetastasen (n = 186) [18]

	n	%	Vertrauensgrenze* %
Sensitivität	7/84	8	4–18
Spezifität	98/102	96	90–99
Prädiktiver Wert			
positive Diagnose	7/11	(64)	31–89
negative Diagnose	98/175	56	48–64

* Bei einer Irrtumswahrscheinlichkeit von 5%

Lymphographie

Die Ergebnisse der bipedalen Lymphographie bei der Beurteilung des Retroperitoneums ergaben, daß von 72 Patienten mit Metastasen 51 durch die Lymphogaphie erkannt werden konnten. Dies entspricht einer Sensitivität von 71%. Von den 93

Patienten, die keine Metastasen hatten, wurden Metastasen durch Lymphographie in 56 Fällen ausgeschlossen.

Das entspricht einer Spezifität von 60%. Die Lymphographie hat in insgesamt 88 Fällen eine positive Diagnose gestellt. Davon jedoch waren nur in 51 Fällen histologisch Metastasen nachweisbar, d. h., der prädiktive Wert einer positiven Diagnose ist bei dieser Methode nur 58%. Von 77 negativen Befunden der Lymphographie waren histologisch 56 Patienten metastasenfrei. Der prädiktive Wert der negativen Diagnose betrug für die Lymphographie 73% (Tabelle 5).

Stellt man die lymphographischen und pathohistologischen Ergebnisse einander gegenüber und ermittelt die richtige Größenordnung, so kann nach diesen Ergebnissen die Lymphographie nur kleine Metastasen in ihrer Größe richtig festlegen. Die größeren Bulky-Tumoren können mit dieser Methode nicht beurteilt werden (Tabelle 6).

Tabelle 5. Wert der Lymphographie zur Beurteilung des Lymphknotenstatus (n = 165) [18]

	n	%	Vertrauensgrenze* %
Sensitivität	51/72	71	58–80
Spezifität	56/93	60	51–71
Prädiktiver Wert			
positive Diagnose	51/88	58	47–69
negative Diagnose	56/77	73	68–82

* Irrtumswahrscheinlichkeit 5%

Tabelle 6. Wert der Lymphographie bei der Beurteilung der Metastasengröße (nur lymphographisch und pathohistologisch positive Befunde berücksichtigt, n = 51) [18]

Metastasengröße	n	%
< 2 cm	19	79
2–5 cm	21	57
> 5 cm	11	9

Sonographie

Bei 181 Patienten konnte der Wert der Sonographie bei der Beurteilung des Lymphknotenstatus ermittelt werden. Von den 80 Patienten mit Metastasen konnten diese nur bei 25 durch Sonographie erkannt werden. Das bedeutet eine Sensitivität von 31% (Tabelle 7). Bei 101 Patienten ohne Metastasen waren in 88 Fällen diese sonographisch ausgeschlossen worden. Die Spezifität beträgt somit 87%. Die positiven sonographischen Befunde wurden durch die Pathohistologie in 69% und die negativen in 61% bestätigt. Das heißt, es waren mehr als ⅓ falsch positive bzw. falsch negative Befunde erhoben worden.

Tabelle 7. Wert der Sonographie bei der Beurteilung des Lymphknotenstatus (n = 181) [13]

	n	%	Vertrauensgrenze* %
Sensitivität	25/80	31	21–42
Spezifität	88/101	87	79–93
Prädiktiver Wert			
positive Diagnose	25/36	69	46–79
negative Diagnose	88/145	61	52–69

* Irrtumswahrscheinlichkeit 5%

Computertomographie

Bei 184 Patienten konnte präoperativ eine Computertomographie des Abdomens zur Beurteilung des retroperitonealen Lymphknotenstatus durchgeführt werden. 102 Patienten hatten keine Metastasen, 82 Patienten hatten Metastasen. Von den 82 Patienten mit Metastasen wurden lediglich 34 durch Computertomographie erkannt. Die Sensitivität für die Computertomographie betrug nur 41%. Bei 102 Patienten ohne Metastasen waren diese in 96 Fällen ausgeschlossen worden. Die Spezifität betrug somit 94%. Der prädiktive Wert einer negativen Diagnose betrug nur 67%, d. h. ⅓ der Patienten, die durch die Computertomographie als metastasenfrei eingestuft wurden, hatten histologisch dennoch Metastasen (Tabelle 8).

Tabelle 8. Wert der Computertomographie zur Beurteilung des Lymphknotenstatus (n = 184) [12]

	n	%	Vertrauensgrenze* %
Sensitivität	34/82	41	29–52
Spezifität	96/102	94	87–98
Prädiktiver Wert			
positive Diagnose	34/40	85	68–94
negative Diagnose	96/144	67	57–74

* Irrtumswahrscheinlichkeit 5%

Tumormarker

Bei der Bestimmung des Wertes der Tumormarker zur Beurteilung des Lymphknotenstatus ergab sich, daß das AFP eine Sensitivität von 31% und das HCG von 23% aufwiesen. Waren AFP oder HCG oder beide Marker erhöht, wurde eine Sensitivität von 37% erreicht. Die Spezifität beider Tumormarker war hoch. Der prädiktive Wert einer negativen Diagnose betrug 60–65%, d. h., auch bei negativen bzw. normalisierten Markerwerten muß man bei ⅓ der Patienten mit Metastasen rechnen (Tabelle 9).

Tabelle 9. Wert der Tumormarker zur Beurteilung des Lymphknotenstatus [18]

	AFP		HCG		AFP oder HCG		Vertrauensgrenze*
	n	%	n	%	n	%	%
Sensitivität	22/71	31	17/74	23	26/70	37	26–50
Spezifität	84/88	95	84/88	95	82/88	93	86–97
Prädiktiver Wert							
positive Diagnose	22/26	85	17/21	81	26/32	81	64–93
negative Diagnose	84/133	63	84/141	60	82/126	65	56–73

* Irrtumswahrscheinlichkeit 5%

Diskussion

Vergleicht man die in dieser Studie ermittelten Sensitivitäten der diagnostischen Methoden mit denen in der Literatur publizierten Zahlen, so ist erkennbar, daß lediglich bei der Lymphographie fast identische Werte erreicht werden (Tabelle 10a). Bei allen anderen einzelnen Methoden werden in der Literatur deutlich höhere Sensitivitäten ermittelt. Alle Methoden einer niedrigen Sensitivität zeigten demgegenüber jedoch eine hohe Spezifität. Hier sind die Daten mit der Literatur identisch (Tabelle 10b). Eine Ausnahme bildet hier die Lymphographie, die in dieser Studie einen relativ niedrigen Wert aufwies.

Tabelle 10a. Sensitivität der diagnostischen Methoden bei der Beurteilung des Retroperitoneums (n = Anzahl der jeweils untersuchten Patienten) [18]

Methode	Studie		Literatur		
	n	%	n	%	(% min.-max.)
Palpation	84	1	–		
Urographie	84	8	–		
Lymphographie	72	71	922	70	(18–95)
Sonographie	80	31	227	68	(32–93)
CT	82	41	469	69	(10–96)
Tumormarker	70	37	326	53	(33–82)
Tumormarker bei hormonaktivem Primärtumor	42	57	33	70	

Tabelle 10b. Spezifität der diagnostischen Methoden bei der Beurteilung des Retroperitoneums [18]

Methode	Studie		Literatur		
	n	%	n	%	(% min.-max.)
Palpation	102	99	–		
Urographie	102	96	–		
Lymphographie	93	60	705	82	(27–100)
Sonographie	101	87	174	90	(67–100)
CT	102	94	346	85	(25–100)
Tumormarker	88	93	177	94	(74–100)
Tumormarker bei hormonaktivem Primärtumor	46	91	–		

Neben der Sensitivität und der Spezifität ist für den klinischen Alltag auch die Zuverlässigkeit einer Methode von Bedeutung. Dieses wird durch den prädiktiven Wert einer positiven bzw. negativen Diagnose bestimmt. Am höchsten war der prädiktive Wert einer positiven Diagnose bei der Computertomographie mit 85% bzw. der Tumormarker bei hormonaktiven Primärtumoren mit 86% (Tabelle 11a). Der prädiktive Wert einer negativen Diagnose war bei der Lymphographie mit 73% am höchsten (Tabelle 11b). Das bedeutet jedoch, daß immer noch jeder 4. Patient mit lymphographisch ausgeschlossenen Metastasen eine positive Histologie hatte [6, 7, 8, 9, 11, 14, 15].

Tabelle 11a. Prädiktiver Wert einer positiven Diagnose der verschiedenen Methoden [18]

Methode	Studie		Literatur	
	n	%	n	%
Palpation	2	(50)	–	
Urographie	11	(64)	–	
Lymphographie	88	58	773	84
Sonographie	36	69	172	90
CT	40	85	376	94
Tumormarker	32	81		
Tumormarker bei hormonaktivem Primärtumor	28	86	–	

Tabelle 11b. Prädiktiver Wert einer negativen Diagnose der verschiedenen Methoden [18]

Methode	Studie		Literatur	
	n	%	n	%
Palpation	184	55	–	
Urographie	175	56	–	
Lymphographie	77	73	854	68
Sonographie	145	61	229	68
CT	144	67	439	74
Tumormarker	126	65		
Tumormarker bei hormonaktivem Primärtumor	60	70	–	

Beurteilt man die Sensitivität der diagnostischen Methoden in Abhängigkeit von der Größe der Metastasen (Tabelle 12), so sind Sonographie, CT und Tumormarker nicht in der Lage, Metastasen zu entdecken, die kleiner als 2 cm waren [3, 10, 11, 12, 13, 17]. Kombiniert man die Methoden miteinander, so ist der Sensitivitätsgewinn am deutlichsten bei kleinen Metastasen. Hier erreicht die Sensitivität bei den einzelnen Kombinationen der diagnostischen Methoden zwischen 21 und 80%. Werden alle Metastasen unabhängig von ihrer Größe berücksichtigt, so hatten nach unseren Ergebnissen 17% der Patienten im klinischen Stadium I trotz der Kombination aller Untersuchungsverfahren eine positive Histologie.

Tabelle 12. Sensitivität der diagnostischen Methoden in Abhängigkeit von der Größe der Metastasen [18]

Methode	< 2 cm		2–5 cm		> 5 cm	
	n	%	n	%	n	%
Lymphographie	36	63	29	72	13	85
Sonographie	33	15	32	28	15	73
CT	34	18	32	50	16	75
Tumormarker	30	27	28	39	12	58
Tumormarker bei hormonaktivem Primärtumor	20	40	15	60	6	100

Wenn man die Ergebnisse dieser TNM-Studie auswertet und wie zur Zeit diskutiert statt einer retroperitonealen Lymphknotendissektion im klinischen Stadium IIa/IIb eine primäre Chemotherapie empfiehlt, so muß man, wenn man als Eingangskriterium fordert, daß mindestens zwei bildgebende Verfahren positiv sein sollten, mit einer Sensitivität von 45% und einem prädiktiven Wert einer positiven Diagnose von 75% rechnen. Das heißt, im klinischen Stadium IIa/IIb findet sich nach unseren Ergebnissen pathohistologisch in 60% tatsächlich ein Stadium IIa/IIb, in 15% ein Stadium IIc und in 25% ein Stadium I (Abb. 2).

Akzeptiert man im klinischen Stadium IIa/IIb nur ein bildgebendes Verfahren, beträgt die Sensitivität zwar 80%, der prädiktive Wert einer positiven Diagnose jedoch nur 53%. Das heißt, bei einem klinischen Stadium IIa/IIb findet sich nur in 46% auch ein pathohistologisches Stadium IIa/IIb, in 7% ein Stadium IIc und in 47% ein Stadium I (Abb. 3).

Die einzig zuverlässige diagnostische Methode zur Beurteilung des retroperitonealen Lymphknotenstatus bleibt die retroperitoneale Lymphknotendissektion. Der Stagingirrtum beträgt weniger als 1% [16].

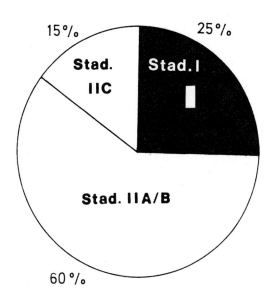

Abb. 2. Histopathologisches Stadium im *Klinischen Stadium* II a/II b, wenn mindestens zwei bildgebende Verfahren positiv sind

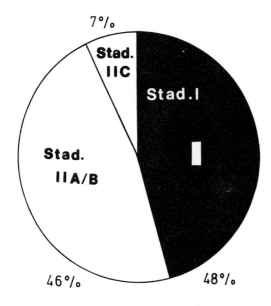

Abb. 3. Histopathologisches Stadium im *Klinischen Stadium* II a/II b, wenn nur ein bildgebendes Verfahren positiv ist

Tabelle 13. Diagnostik der retroperitonealen Lymphknoten [19]

Obligatorische Untersuchungen	Zusätzliche Maßnahmen, falls erforderlich
Klinische Untersuchung Tumormarker (AFP, HCG, LDH, PLAP) Sonographie oder CT des RetroperitoPeums	Lymphographie i. v.-Urographie

Als Empfehlung zur Diagnostik des retroperitonealen Lymphknotenstatus bleibt an obligatorischen Untersuchungen die klinische Untersuchung, die Bestimmung der Tumormarker, die Sonographie und die Computertomographie des Retroperitoneums (Tabelle 13) [19].

Bei bestimmten Fragestellungen ist die Lymphographie notwendig, da sie die höchste Sensitivität aufweist, womit man Metastasen von weniger als 2 cm Größe am besten erkennen kann (Abb. 4) [1, 2, 5, 11, 15]. Die Diagnostik zur Beurteilung des retroperitonealen Lymphknotenstatus sollte sich auf das Wesentliche beschränken. Manches, was an diagnostischen Methoden angeboten wird, ist ohne klinischen Wert. Der unterschiedliche Standard der beteiligten Kliniken und die größere Fallzahl multizentrischer, prospektiver Studien erlauben am ehesten einen Rückschluß auf die tatsächlich erreichbare Qualität der angewandten Methoden. Nur in dieser prospektiven Studie wurden die Diagnostiker gezwungen, zu definierten Fragestellungen vor Anwendung einer Referenzmethode Stellung zu beziehen. Wenn man neue Therapieprotokolle plant, sollte eine möglichst sichere klinische Stadienzuordnung vorliegen. Der dennoch bestehende Unsicherheitsfaktor muß bekannt sein und sollte berücksichtigt werden.

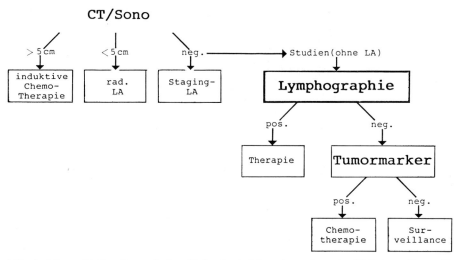

Abb. 4. Schema für den diagnostischen Stufenplan bei der retroperitonealen Metastasendiagnostik

Zusammenfassung

Sensitivität, Spezifität, positiver oder negativer prädiktiver Wert der bildgebenden Verfahren und der Tumormarker zur Beurteilung des retroperitonealen Lymphknotenstatus wurden allein und in Kombination untersucht. Die Lymphographie wies die höchste Sensitivität bei der Beurteilung des Lymphknotenbefalls auf. Metastasen von weniger als 2 cm Größe wurden am besten durch die Lymphographie, Metastasen von mehr als 2 cm Größe durch Sonographie und Computertomographie erkannt. Auch bei Kombination aller Untersuchungsverfahren wurden präoperativ 17% aller Patienten falsch negativ und 36% falsch positiv eingestuft. Aus der Sicht dieser Untersuchung gilt die retroperitoneale Lymphknotendissektion als das sicherste Stagingverfahren.

Literatur

1. Blech M, Zimmermann A, Basak D, Truss F (1982) Die Aussagekraft der Lymphographie bei metastasierenden urologischen Tumoren. Verh Ber dt Ges Urol 34: 18–19
2. Brehmer B, Lehmann G, Mellin P (1978) Wertigkeit der Lymphographie bei Patienten mit teratoiden Hodentumoren. Radiologie 18: 76–79
3. Burney BT, Klatte EC (1979) Ultrasound and computed tomography of the abdomen in the staging and management of testicular carcinoma. Radiology 132: 415–419
4. Bussar-Maatz R, Weißbach L (1988) Beurteilungskriterien für die Validierung diagnostischer Methoden. In: Weißbach L (Hrsg) Die Diagnostik des Hodentumors und seiner Metastasen. Beitr Onkol, vol 28, Karger, Basel, pp 13–21
5. Dunnick NR, Javadpour N (1981) Value of CT and lymphography: distinguishing retroperitoneal metastases from nonseminomatous testicular tumors. Am J Radiol 136: 1093–1099
6. Fraley EE, Lange PH, Williams RD, Ortlip SA (1980) Staging of early nonseminomatous germ-cell testicular cancer. Cancer 45: 1762–1767

7. Fuchs WA, Girod M (1975) Lymphography as a guide to prognosis in malignant testicular tumours. Acta radiol (Diag) 16: 305–312
8. Heckemann R, Weichert HC, Teske HJ (1978) Sonographisch-lymphographische Vergleichsuntersuchungen bei retroperitonealen Tumorbildungen. Strahlentherapie 154: 457–462
9. Heiken JP, Balfe DM, McClennan BL (1984) Testicular tumors: Oncologic imaging and diagnosis. Int Radiat oncol biol Phys 10: 275–287
10. Hruby W, Stellamor K, Höltl W, Pont J (1984) Hodentumor-Staging: Wertigkeit der CT- und Ultraschalldiagnostik. Röntgenblätter, Berl 37: 123–126
11. Jing B, Wallace S, Zornoza J (1982) Metastases to retroperitoneal and pelvic lymph nodes: computed tomography and lymphangiography. Radiol Clin N Am 20: 511–530
12. Knipper A (1988) Computertomographie des Abdomens. In: Weißbach L (Hrsg) Die Diagnostik des Hodentumors und seiner Metastasen. Beitr Onkol, vol 28, Karger, Basel, pp 123–136
13. Kranz A, Lampante L, Sparwasser H (1988) Sonographie des Abdomens. In: Weißbach L (Hrsg) Die Diagnostik des Hodentumors und seiner Metastasen. Beitr Onkol, vol 28, Karger, Basel, pp 110–122
14. Lee JKT, McClennan BL, Stanley RJ, Sagel StS (1979) Computed tomography in the staging of testicular neoplasms. Radiology 130: 387–390
15. Marincek B, Brutschin P, Triller J, Fuchs WA (1983) Lymphography and computed tomography in staging non-seminomatous testicular cancer: limited detection of early stage metastatic disease. Urol Radiol 5: 243–246
16. Nagel R, Knipper A (1984) Therapie und Nachsorge bei Hodentumoren. Therapiewoche 34: 3348–3355
17. Rowland RG, Weisman D, Williams SD, Einhorn LH, Klatte EG, Donohue JP (1982) Accuracy of preoperative staging in stages A and B nonseminomatous germ cell testis tumors. J Urol 127: 718–720
18. Weißbach L (1988) Die Diagnostik des Hodentumors und seiner Metastasen. Beitr Onkol, vol 28, Karger, Basel
19. Weißbach L, Bussar-Maatz R, Nagel R (1988) Schlußfolgerungen und Empfehlungen an die UICC. In: Weißbach L (Hrsg) Die Diagnostik des Hodentumors und seiner Metastasen. Beitr Onkol, vol 28, Karger, Basel, pp 178–191

Tumorvolumetrie: Praktikabilität und Relevanz zur Stadienklassifikation bei Keimzelltumoren

E. D. Kreuser, M. Wellert, W. Weidenmaier, H. P. H. Eberhard, F. Porzsolt, G. Bargon und H. Wolff

Zusammenfassung

Obwohl das Tumorvolumen als wichtigster prognostischer Faktor bei Patienten mit disseminierten Keimzelltumoren gilt, wurde die Tumorvolumetrie bislang nicht zur Definition der Stadienklassifikation herangezogen. Ziel der vorliegenden Studie ist es deshalb, Methodik, Praktikabilität und Relevanz der Tumorvolumetrie zur Stadienklassifikation und Remissionsbeurteilung zu untersuchen. Bei 27 Patienten mit metastasierten Keimzelltumoren wurde das pulmonale und abdominelle Tumorvolumen mit radiologischen Methoden bestimmt und den Stadien zugeordnet. Das pulmonale Tumorvolumen wurde anhand der p.-a.-Thoraxaufnahme durch Summation der einzelnen Metastasenvolumina unter Annahme eines Kugelvolumens nach der Formel $v = 0{,}523 \times d^3$ berechnet. Daß diese Annahme berechtigt ist, wurde anhand einer Fehlerberechnung gezeigt. Die abdominelle Tumorvolumetrie erfolgte computertomographisch durch lückenlose Schichtung und Bestimmung der Schichtvolumina mittels eines Cursors, deren Summation das Tumorvolumen ergab. Eine Fehlerberechnung am Kugelmodell ergab nur eine Abweichung von $+14\%$ zwischen errechnetem und durch Summation der Schichtvolumina ermitteltem Volumen. Das mediane Tumorvolumen der 27 Patienten ergab 237 (5–2690) cm^3 vor Chemotherapie, wobei 30% ein Volumen zwischen 1 und 100 cm^3, 41% zwischen 101 und 500 cm^3 und 29% über 500 cm^3 aufwiesen. Nach dem ersten Stoß fiel der Median auf 75 cm^3. Der Nadir wurde nach dem 4. Stoß mit 20 cm^3 erreicht. Bei 19/27 (70%) Patienten persistierte das Tumorvolumen mit einem Median von 21 (4–192) cm^3 unter Chemotherapie. Die Korrelation zwischen initialem und residualem Tumorvolumen war mit einem $r = 0{,}72$ signifikant ($p = 0{,}0024$). Die Ergebnisse der vorliegenden Studie zeigen die Praktikabilität der radiologischen Tumorvolumetrie und ihre potentielle Relevanz zur Stadienklassifikation und Remissionsbeurteilung bei disseminierten Keimzelltumoren.

Einleitung

Durch eine stadiengerechte Therapie bei Patienten mit malignen Erkrankungen soll sowohl eine Über- als auch eine Untertherapie vermieden werden. Das Ziel einer Stadieneinteilung ist es deshalb, Patientengruppen mit ähnlichen prognostischen Faktoren möglichst exakt zu definieren. Die Tumormasse gilt als wichtigster prognostischer Faktor bei Patienten mit disseminierten Keimzelltumoren, während die Bedeutung der Histologie, Metastasenlokalisation, Tumormarker, LDH, Vorbehandlung und Allgemeinzustand kontrovers diskutiert wird [1, 12, 15, 17]. Derzeit werden 15 verschiedene Stadienklassifikationen verwendet, die meist nicht identisch sind. Vor allem sind die Definitionen weit fortgeschrittener Metastasierung uneinheitlich [9]. Auch die derzeit am häufigsten verwendeten Stadienklassifikationen, die TNM-Klassifikation [21], die Royal Marsden Klassifikation und die Stadieneinteilung des "Workshop for Staging and Treatment for Testicular Cancer" (Übersicht bei 18) zeigen erhebliche Differenzen. Der Nachteil nicht identischer Stadienklassifikationen besteht vor allem darin, daß Studienergebnisse nicht vergleichbar sind. In der vorliegenden Untersuchung wird deshalb der Versuch unternommen, die Praktikabilität und Relevanz radiologischer Methoden zur objektiven Tumorvolumenbestimmung aufzuzeigen.

Material und Methoden

Patienten

27 Patienten mit histologisch nachgewiesenen, metastasierten Keimzelltumoren wurden in die Studie aufgenommen. Die Patientencharakteristika sind in Tabelle 1 dargestellt.

Tabelle 1. Patientencharakteristika

	Anzahl
Anzahl	27
Alter	
Median:	31
Range:	18–67
Primärlokalisation	
Testis	24
Retroperitoneum	3
Histologie	
Seminome	7
Nichtseminome	20
Stadienklassifikation	
II C	7
II D	1
IV B	4
IV C	1
II B/IV A	1
II B/IV B	1
II B/IV C	1
II C/IV B	2
II C/IV C	7
III C/IV C	1
II B/L	1

Therapie

16 Patienten wurden mit dem P(SD)VB- und 11 Patienten mit dem P (MH)VB ± P(MH)EI-Regime behandelt (Tabelle 2) [10]. Bei 5 Patienten wurde nach zytostatischer Chemotherapie eine Thorakotomie, bei 9 Patienten eine verzögerte retroperitoneale Lymphadenektomie und bei 1 Patienten eine Leberteilresektion wegen residualer Metastasen durchgeführt.

Tabelle 2. Chemotherapie-Schemata

P(SD)VB[1]	
Cisplatin	20 mg/m² i.v. Tag 1–5 (1 Stunde)
Vinblastin	6 mg/m² i.v. Tag 1+2 (Bolus)
Bleomycin	12 mg/m² i.v. Tag 1–5 (24 Stunden)
P(MH)VB[2]	
Cisplatin	30 mg/m² i.v. Tag 1–5 (1 Stunde)
Vinblastin	6 mg/m² i.v. Tag 1+2 (Bolus)
Bleomycin	12 mg/m² i.v. Tag 1–5 (24 Stunden)
P(MH)EI[2]	
Cisplatin	30 mg/m² i.v. Tag 1–5 (1 Stunde)
Etoposid	120 mg/m² i.v. Tag 1–3 (4 Stunden)
Ifosfamid	1,5 g/m² i.v. Tag 1–5 (4 Stunden)

[1] SD: Standard-Dosierung [2] MH: Mittelhohe Dosierung

Pulmonale Tumorvolumetrie

Die Bestimmung des pulmonalen Tumorvolumens wurde anhand der p.a.-Thoraxaufnahme in einer Ebene durchgeführt. Unter der Annahme, daß die Lungenmetastasen Kugelgestalt besitzen, wurde nach der Formel $V = \pi \times d^3/6 = 0{,}523 \times d^3$ das Volumen jeder einzelnen Metastase bestimmt. Daß diese Annahme gerechtfertigt ist, wurde durch eine Fehlerberechnung (siehe unten) nachgewiesen (Abb. 4). Demnach kann durch Ausmessen eines Durchmessers das Tumorvolumen einer Lungenmetastase entsprechend der obigen Formel hinreichend genau bestimmt werden. Die Summe der einzelnen Volumina ergab das gesamte pulmonale Tumorvolumen. Das pulmonale Tumorvolumen wurde vor jedem Therapiestoß bestimmt.

Retroperitoneale Tumorvolumetrie

Die Bestimmung des retroperitonealen bzw. intraabdominellen Tumorvolumens erfolgte mittels des Computertomogramms 8800 der Firma General Electric. Es erfolgte eine lückenlose Schichtung des Tumors von kranial nach kaudal. Auf jedem Schnitt wurde der Tumor mit dem Cursor umfahren (Abb. 1). Das integrierte Computerprogramm errechnete daraus die Fläche in cm². Da die Schichtdicke konstant 1 cm betrug und die Scans lückenlos durchgeführt wurden, konnte die Fläche jeder Schicht dem Volumen gleichgesetzt werden. Die Summe der einzelnen Schichtvolumina ergab das gesamte retroperitoneale bzw. intraabdominelle Tumorvolumen (Abb. 2), das vor jedem Therapiestoß bestimmt wurde.

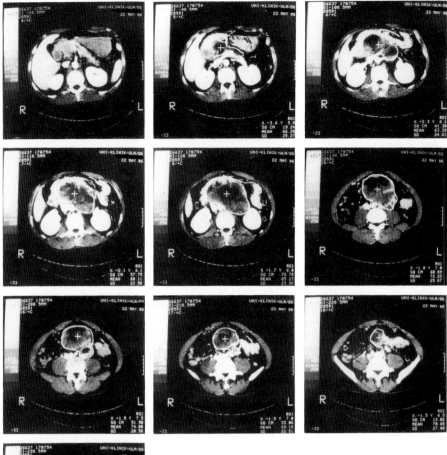
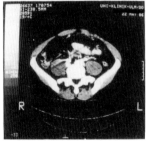

Abb. 1. Bestimmung des intra-abdominellen Tumorvolumens mit Hilfe des Computertomogramms bei einem Patienten mit Keimzelltumor. Der Tumor wird von kranial nach kaudal lückenlos dargestellt und jede Schicht mit dem Cursor umfahren. Da die Schichtdicke konstant 1 cm beträgt, ist Fläche gleich Volumen. Die Summation der einzelnen Schichtvolumina ergibt das Gesamtvolumen

Ergebnisse

Initiales Tumorvolumen

Der Median des initialen Tumorvolumens vor Chemotherapie lag bei 237 cm^3 (5–2690). Ein Tumorvolumen zwischen 1 und 100 cm^3 lag bei 30%, zwischen 101 und 500 cm^3 bei 41% und ein Tumorvolumen über 500 cm^3 bei 29% der Patienten vor.

Tumorvolumen unter Chemotherapie

Der Verlauf der Gesamttumorvolumina aller Patienten vor, während und nach Chemotherapie mit Darstellung der Einzelwerte und des Medians ist in Abb. 2 dargestellt.

Nach dem ersten Chemotherapiestoß fiel der Median der Tumorvolumina auf 75 cm^3. Nach dem zweiten Stoß betrug der Median 40 cm^3 und nach dem dritten Stoß 30 cm^3. Der Nadir wurde nach dem vierten Stoß mit 20 cm^3 erreicht. Das darauffolgende Ansteigen der Mediankurve resultiert aus einer Progression bei 3 Patienten (Abb. 2).

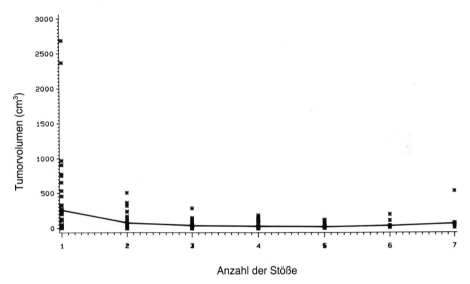

Abb. 2. Gesamttumorvolumen (Abdomen und Lungen) mit Darstellung der Einzelwerte und der Mediane vor, unter und nach Chemotherapie bei 27 Patienten mit Keimzelltumoren

Tumorvolumen nach Chemotherapie

Nach Abschluß der Chemotherapie erreichten 8/27 (30%) der Patienten ein tumorfreies Krankheitsstadium. In 19/27 (70%) Fällen persistierte ein residuales Tumorvolumen mit einem Median von 21 cm^3 (4–192). Bei 15/27 (55%) Patienten war der Resttumor im Retroperitoneum mit einem medianen Tumorvolumen von 20 cm^3 (1–146) lokalisiert. Bei 7/27 (26%) Patienten lag der residuale Tumor in der Lunge mit einem medianen Tumorvolumen von 17 cm^3 (6–192). Von 19 Patienten mit residualen Tumorvolumen wurden 15 im Anschluß an die Chemotherapie operiert, der Resttumor entfernt und histologisch untersucht. Die Korrelation zwischen initialem und residualem Tumorvolumen war mit einem Korrelationskoeffizienten von r = 0,72 (p = 0,0024) statistisch signifikant (Abb. 3).

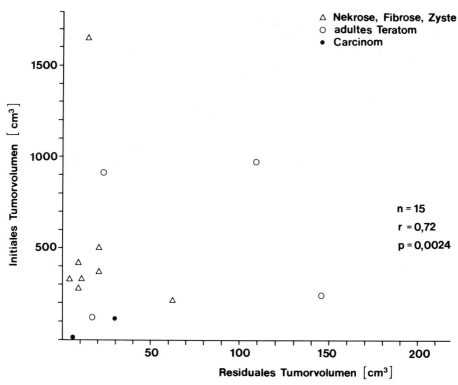

Abb. 3. Korrelation von initialem und residualem Tumorvolumen bei 15 Patienten mit Keimzelltumoren (Einzelheiten s. Text)

Fehlerberechnungen

Bei 3 Patienten mit insgesamt 50 pulmonalen Metastasen wurde jeweils der maximale horizontale (a), vertikale (b) und sagittale (c) Durchmesser in der p-a. und seitlichen Thoraxaufnahme bestimmt, um die Häufigkeit der Abweichung pulmonaler Metastasen von der Kugelform zu bestimmen. Für eine Kugel gilt a = b = c. bzw. a/b = b/c = a/c = 1. Um den Einfluß der drei eventuell unterschiedlichen Durchmesser a, b und c auf das Kugelvolumen zu erfassen, wurde x̄ bestimmt, wobei x̄ = $(x_1 + x_2 + x_3)/3$ ist (Abb. 4). Liegt eine Kugel vor, ist x̄ = 1. Weicht die Form der Metastase von der Kugelform ab, resultiert ein Wert kleiner oder größer als 1. Für die 50 ausgemessenen Metastasen lagen 39 (78%) im Bereich von x̄ = 1 ± 0,1 und 44 (88%) im Bereich x̄ = 1 ± 0,2. Aufgrund dieser geringen Abweichung von x̄ = 1 kann bei pulmonalen Metastasen über die Formel $V = \pi \times d^3/6 = 0{,}523 \times d^3$ das Volumen mit Hilfe eines Durchmessers hinreichend genau ermittelt werden.

Um den Unterschied zwischen berechnetem und durch Summation von Schichten ermittelten Tumorvolumen am Kugelmodell, wie dies bei der Volumetrie mittels Computertomographie durchgeführt wird, zu erfassen, wurde das Volumen einerseits berechnet (V_B), andererseits durch Summation der Schichten (V_E) ermittelt. Die Abweichung betrug +14% (Abb. 5).

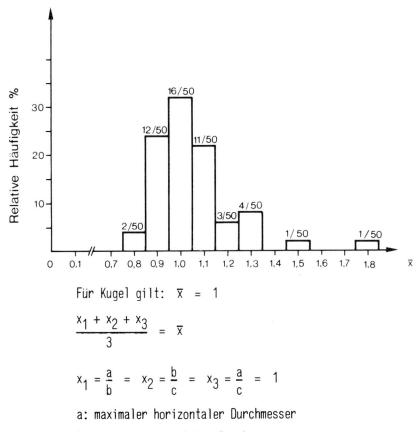

Abb. 4. Fehlerberechnung über die Häufigkeit der Abweichung pulmonaler Metastasen von der Kugelform. (Einzelheiten siehe Text)

Diskussion

In der vorliegenden Untersuchung konnte gezeigt werden, daß bei Patienten mit Keimzelltumoren sowohl das pulmonale als auch das retroperitoneale bzw. abdominelle Tumorvolumen mit Hilfe radiologischer Methoden hinreichend genau bestimmt werden kann. Das Volumen pulmonaler Metastasen kann mit Hilfe des p. a.-Thoraxbildes unter der Annahme einer Kugelform nach der Formel $r = 0{,}523 \times d^3$ mit geringem Zeitaufwand berechnet werden. Aufgrund der in dieser Arbeit durchgeführten Fehlerberechnung genügt das Ausmessen eines Durchmessers der Metastase, um das Volumen relativ exakt zu bestimmen. Der Fehler liegt innerhalb ± 10% bei 78% der Metastasen. Daß diese Methode der Volumenbestimmung hinreichend exakt ist, stimmt auch mit Beobachtungen aus der Literatur überein [6, 11]. Dagegen

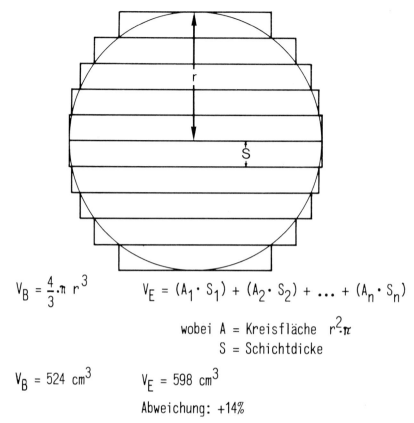

Abb. 5. Fehlerberechnung des Unterschieds zwischen berechnetem Tumorvolumen (V_B) und durch Summation von Schichten ermitteltem Tumorvolumen (V_E) am Modell der Kugel. (Radius r = 10 cm, Schichtdicke S = 1 cm)

ist die Multiplikation beider Durchmesser (a × b) zur Abschätzung der Fläche gegenüber der Bestimmung des Tumorvolumens zur Remissionsbeurteilung sehr ungenau.

Die retroperitoneale bzw. intraabdominelle Tumorvolumenbestimmung ist mit Hilfe des Computertomogramms rasch und sicher möglich. Der Tumor wird lückenlos von kranial nach kaudal geschichtet, wobei die jeweilige Fläche mit dem Cursor bestimmt und mit Hilfe eines Computerprogramms berechnet wird. Da die Schichtdicke konstant 1 cm beträgt, kann Fläche gleich Volumen gesetzt werden. Die Summation der Schichtvolumina ergibt dann das Gesamtvolumen. Diese Methode gilt auch als exaktes und reproduzierbares Verfahren zur Volumenbestimmung von Organen [2–5, 7, 8, 13, 14, 16]. Die Genauigkeit der Volumetrie mittels der Computertomographie im Vergleich zur Wasserverdrängungsmethode wurde mehrfach untersucht [2, 5, 8, 13]. Die Unterschiede zwischen beiden Methoden sind gering, wobei die Streuung von –4,6% bis +14% reicht. Ungenauigkeiten der computertomographischen Volumetrie ergeben sich bei kleinen Volumina [20], bei Bewegungen des Patienten [2, 20], bei ungenügender Kontrastierung von umgebenden Strukturen

[16] sowie durch den Partial-Volume-Effect [2, 18, 19]. Unter Partial-Volume-Effect wird der Fehler verstanden, der dadurch entsteht, daß die Randzonen des Tumors zum Teil nicht exakt bestimmt werden können. Allerdings kann dieser Fehler vernachlässigt werden [2, 18, 19].

Die Tumorvolumetrie kann unseres Erachtens einen Beitrag zur Stadienklassifikation insofern leisten, als mit Hilfe des Tumorvolumens das jeweilige Stadium exakter definiert werden kann [10]. Da derzeit 15 Stadienklassifikationen bei Patienten mit Keimzelltumoren verwendet werden, die häufig einen Vergleich der Studienergebnisse nicht zulassen, insbesondere bei Patienten mit ungünstiger Prognose aufgrund hoher Tumormasse, erscheint es sinnvoll, mit Hilfe der Volumetrie die Stadienklassifikation zu objektivieren. Deshalb wurde der Versuch unternommen, die Stadienklassifikation mit dem Tumorvolumen in Beziehung zu setzen (Tabelle 3). Dies erscheint um so notwendiger, als die Anzahl der pulmonalen Metastasen gegenüber der Größe eine untergeordnete Rolle spielt. So haben z. B. 100 Metastasen von einem Durchmesser von 1 cm lediglich ein Volumen von 50 cm^3, während eine Metastase von einem Durchmesser von 5 cm bereits ein Volumen von 65,5 cm^3 einnimmt. Haben 20 Metastasen mit einem Durchmesser von 2 cm ein Volumen von 84 cm^3, so hat eine Metastase mit einem Durchmesser von 10 cm ein Volumen von 524 cm^3. An einem Beispiel einer Stadienklassifikation [18] soll gezeigt werden, daß Patientengruppen, die alle dem Stadium einer weit fortgeschrittenen Erkrankung zugeordnet werden, völlig unterschiedliche Tumorvolumina aufweisen können. Als weit fortgeschrittene Erkrankung gelten mehr als 5 Lungenmetastasen, mit kleinstem Durchmesser größer

Tabelle 3. Stadienklassifikation

Stadium	Definition			Metastasen-Volumen (cm^3)
I	Tumor auf Hoden beschränkt			
I S	kein klinischer Anhalt für Metastasen, aber persistierende Erhöhung der Serumspiegel von AFP und/oder β-HCG nach Orchiektomie			
II	Retroperitoneale LK-Metastasen			
II A	N = ≤ 2 (∅ = 1 cm)			≤ 1
II B	N = ≤15 (∅ = 2 cm) oder	1 (∅ = 5 cm)		> 1– 60
II C	N = 2–8 (∅ = 5 cm) oder	1 (∅ = 10 cm)		> 60–500
II D	N = ≥1 (∅ > 10 cm) oder	> 8 (∅ = 5 cm)		> 500
III	Mediastinale LK-Metastasen Klassifikation wie im Stadium II			
IV	Pulmonale Metastasen			
IV A	N = ≤40 (∅ = 1 cm) oder	≤ 5 (∅ = 2 cm)		1– 20
IV B	N = 41–200 (∅ = 1 cm) oder oder	5–25 (∅ = 2 cm) 1 (∅ = 5 cm)		21–100
IV C	N = >200 (∅ = 1 cm) oder oder	>25 (∅ = 2 cm) ≥1 (∅ > 5 cm)		> 100
E	Primär extragonadale Lokalisation			
L	Lebermetastasen			
S	Skelettmetastasen			
H	Hirnmetastasen			

N = Anzahl der Metastasen
∅ = Durchmesser

2 cm [18], was einem Tumorvolumen von mindestens 30 cm³ entspricht. In dasselbe fortgeschrittene Stadium wird ein Patienten eingruppiert, der mindestens eine Lungenmetastase mit einem Durchmesser größer 5 cm aufweist, was einem Tumorvolumen von mindestens 65 cm³ entspricht. Ebenso wird diesem Stadium ein Patient zugeordnet, der mehr als 20 Lungenmetastasen hat, wobei der kleinste Durchmesser unter 2 cm betragen darf. Geht man von 20 Lungenmetastasen mit einem Durchmeser von 1 cm aus, würde dies einem Tumorvolumen von 10 cm³ entsprechen. Ein Patient kann demnach einem weit fortgeschrittenen Stadium zugeordnet werden mit einem Tumorvolumen von 10 cm³, 30 cm³ und 65 cm³. Dieser Vergleich zeigt, daß eine Stadiendefinition die lediglich Anzahl und Durchmesser der Metastasen berücksichtigt, gegenüber der Tumorvolumetrie große Ungenauigkeiten aufweist.

Es besteht eine statistisch signifikante Korrelation zwischen initialem und residualem Tumorvolumen (Abb. 3). Demnach ist bei Patienten mit großem Tumorvolumen vor Chemotherapie – und zwar wahrscheinlich unabhängig von dem residualen histologischen Befund nach Chemotherapie – ein höheres residuales Tumorvolumen zu erwarten. Dies impliziert, daß bei hohem initialem Tumorvolumen häufiger ein residualer Tumor persistiert und frühzeitig eine chirurgische Intervention angestrebt werden sollte.

Zusammenfassend kann festgehalten werden, daß mit Hilfe radiologischer Methoden eine hinreichend genaue Tumorvolumenbestimmung möglich ist, deren Durchführung praktikabel erscheint und deren Relevanz für die Stadienklassifikation bei Patienten mit Keimzelltumoren aufgezeigt wurde.

Literatur

1. Bosl GJ, Geller NL, Cirricione C, Vogelzang NJ, Kennedy BJ, Whitmore WF Jr, Vugrin D, Scher H, Nisselbaum J, Golbey RB (1983) Multivariate analysis of prognostic variables in patients with metastatic testicular cancer. Cancer Res 43: 3403–3407
2. Breiman RS, Beck JW, Korobkin M, Glenny R, Akwari OE, Haston DK, Moore AV, Ram PC (1982) Volume determinations using computed tomography. AJR 138: 329–333
3. Brenner DE, Whitley NO, Houk TL, Aisner J, Wirnik P, Whitley J (1982) Volume determinations in computed tomography. JAMA 247: 1299–1302
4. Friedman MA, Resser KJ, Macus FS, Moss AA, Cann CE (1983) How accurate are computed tomographic scans in assessment of changes in tumor size? Am J Med 75: 193–198
5. Fritschy P, Robotti G, Schneekloth G, Vock P (1983) Measurement of liver volume by ultrasound and computed tomography. JCU 11: 299–303
6. Gurland J, Johnson RO (1966) Case for using only maximum diameter in measuring tumors. Cancer Chemother Rep 50: 119–124
7. Henderson JH, Heymsfield SB, Horowitz J, Kutner MH (1981) Measurement of liver and spleen volume by computed tomography. Radiology 141: 525–527
8. Heymsfield SB, Fulenwider T, Nordlinger B, Barlow R, Sones P, Kutner M (1979) Accurate measurement of liver, kidney, and spleen volume and mass by computerized axial tomography. Ann Intern Med 90: 185–187
9. Kreuser ED, Jaeger N, Altwein JE, Egghart G, Hartlapp J, Gaus W, Schreml W (1985) Bulky germinal tumors: Comparison of different regimes and significance of residual disease. Eur Urol 11: 163–169
10. Kreuser ED, Eberhard HPH, Porzsolt F, Hautmann R, Gaus W, Heymer B, Kurrle E (1988) Resistenz-adaptierte Induktionschemotherapie bei Patienten mit nichtseminomatösen Hodentumoren und ungünstiger Prognose. In: Diagnostik und Therapie von Hodentumoren. Schmoll, HJ u. Weißbach L (Hrsg) Springer-Verlag Berlin, pp 249–258)

11. Moertel CG, Hanley JA (1976) The effect of measuring error on the results of therapeutic trials in advanced cancer. Cancer 38: 388–394
12. Mortimer J, Bukowski RM, Montie J, Hewlett JS, Livingston RB (1982) VP16–23, Cisplatinum and Adriamycin salvage therapy of refractory and/or recurrent nonseminomatous germ cell neoplasms. Cancer Chemother Pharmocol 7: 215–218
13. Moss AA, Friedman MA, Brito AC (1981) Determination of liver, kidney, and spleen volumes by computed tomography: an experimental study in dogs. J Comput Assist Tomogr 5 (1): 12–14
14. Moss AA, Cann CE, Friedman MA, Marcus FS, Resser KJ, Berninger W (1981) Volumetric CT analysis of hepatic tumors. J Comput Assist Tomogr 5 (5): 714–718
15. Newlands ES, Begent RHJ, Kaye SB, Rustin GJS, Bagshawe KD (1980) Chemotherapy of advanced malignant teratomas. Br J Cancer 42: 378–384
16. Quivey JM, Castro JR, Chen GTY, Moss A, Marks WM (1980) Computerized tomography in the quantitative assessment of tumor response. Br J Cancer 41, Suppl IV, 30–34
17. Samson MK, Rivkin SE, Jones SE, Costanzi JJ, Lobuglio AF, Stephens RL, Gehan EA, Cummings GD (1984) Dose-response and dose-survival advantage for high versus low-dose Cisplatin combined with Vinblastine and Bleomycin in disseminated testicular cancer. Cancer 53: 1029–1035
18. Schmoll HJ, Peters HD, Fink U (1987) Kompendium internistische Onkologie, Teil 2, Springer-Verlag, Berlin, S. 422–423
19. Schultz E, Lackner K (1980) Die Bestimmung des Volumens von Organen mit der Computertomographie. RÖFO 132, 6: 672–675
20. Staron RB, Ford E (1986) Computed tomographic volumetric calculation reproducibility. Invest Radiol 21: 272–274
21. UICC (1987) TNM Klassifikation maligner Tumoren. Springer-Verlag

Pathogenese und Klinik okkulter Hodentumoren

R. Kühn und G. Schott

Abstract

Occult testicular tumors, by definition, include all germ cell tumors presenting extratesticularly, with palpably normal testes without cryptorchidism. Pathogenetically, primarily extragonadal growth is distinguished from primarily testicular tumorous lesions. The pathogenesis of the former is in many cases unknown, the latter include so-called burnt out gonadal tumors and testicular microcarcinomas. The tumors are located most frequently in the retroperitoneum, the anterior mediastinum, the pineal body and the presacral space. According to the literature, occult testicular tumors comprise between 1% and 15% of all germ cell tumors. Between 1977 and 1987 in our department, of 370 germ cell tumors, 21 (5.5%) so-called occult testicular tumors were diagnosed. The diagnostic modalities used include ultrasound, computed tomography, and testicular tumor markers. Invasive diagnostic evaluation of the testis and initial histological examination of the tumor remain a matter of discussion. Therapeutic measures used correspond to those applied to advanced germ cell tumors, with initial reductive chemotherapy followed by a debulking operation. Prognosis of occult testicular tumors is comparable to that of advanced testicular gonadal tumors.

Zusammenfassung

Okkulte Hodentumoren umfassen definitionsgemäß alle sich extratestikulär manifestierenden Keimzelltumoren bei klinisch unauffälligen, normal deszendierten Hoden. Pathogenetisch unterscheidet man dabei ein primär extragonadales Wachstum von einer primären testikulären Tumorläsion. Erstere Genese ist vielfach hypothetisch, letztere beinhaltet die sog. ausgebrannten Gonadaltumoren und die testikulären Mikrokarzinome. Häufigste Lokalisationen sind Retroperitoneum, vorderes Mediastinum, Corpus pincalc sowie der Präsakralraum. Die Inzidenz wird in der Literatur zwischen 1 und 15% angegeben, bezogen auf die Gesamtzahl aller Keimzelltumoren. Wir selbst fanden zwischen 1977 und 1987 bei 379 Keimzelltumoren 21 (5,5%) sog. okkulte Hodentumoren. Die Diagnostik gründet sich auf die Sonographie, das Computer-Tomogramm sowie die Hodentumormarker. Offen ist die invasive Hodendiagnostik sowie die primär histologische Tumorobjektivierung. Die Therapiekonzepte entsprechen denen der fortgeschrittenen Keimzelltumoren mit zunächst reduktiver Chemotherapie und anschließender Debulking-Operation. Die Prognose der okkulten Hodentumoren ist mit der fortgeschrittener testikulärer Gonadaltumoren vergleichbar.

Definition

Als okkulten Hodentumor bezeichnen wir einen malignen Keimzelltumor, der sich extragonadal manifestiert, dies ohne klinisch nachweisbaren Primärtumor in einem der beiden normal deszendierten Hoden.

Pathogenese (Abb. 1)

Die Entstehungsgeschichte okkulter Hodentumoren ist noch nicht bis in alle Einzelheiten geklärt. Angenommen wird sowohl eine primär gonadale Proliferation autonomer Zellen wie auch eine okkulte, nicht objektivierbare testikuläre Primärläsion.

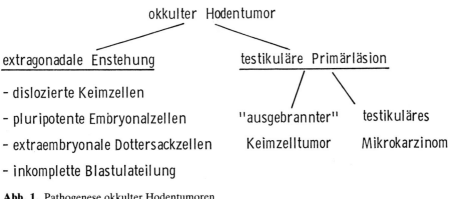

Abb. 1. Pathogenese okkulter Hodentumoren

Primär extragonadales Tumorwachstum

Diskutiert wird hier zum einen eine eigenständige Weiterentwicklung dislozierter Keimzellen innerhalb der Embryogenese [1, 2]. Die sog. Urgeschlechtszellen verfehlen dabei auf ihrem Weg vom Entoderm des Dottersackes hin zum Keimdrüsenfeld der Plica urogenitalis ihr Zielgewebe. Eine weitere Möglichkeit ist die autonome Proliferation ortsständiger pluripotenter Embryonalzellen [3] sowie extraembryonaler Dottersackzellen [1]. Erstere entzogen sich in der frühen Embryonalentwicklung den üblichen Kontrollmechanismen der Differenzierung, behalten ein indifferentes Stadium bei und beginnen später autonom zu wachsen. Möglich ist auch eine inkomplette Teilung des Keimlings im frühen Blastulastadium im Rahmen der Zwillingsbildung mit sog. fetaler Inkorporation eines Foeten durch seinen Mitzwilling [2].

Beschrieben wurden mehrere retroperitoneale Tumoren bei Neugeborenen, welche feingeweblich als benigne, gut differenzierte Teratome mit ausgebildeter Wirbelsäule und Extremitäten imponierten.

Testikuläre Primärläsion okkulter Hodentumoren

Diese umfassen zum einen die sog. ausgebrannten Keimzelltumoren [7, 9]. Dabei kommt es zu einer kompletten Regression eines primären testikulären Karzinoms. Bei der histologischen Aufarbeitung findet sich nur noch Narbengewebe, dies meist in Nähe des Rete testis gelegen. Ursächlich werden immunologische Abwehrmechanismen sowie vaskuläre Veränderungen mit sekundärer Ischämie vermutet. Abzugrenzen sind die sog. testikulären Mikrokarzinome. Diese stellen kleine, der Palpation nicht zugängliche, bereits metastasierende primäre Keimzelltumoren dar [8].

Klinik

Die Häufigkeit okkulter Hodentumoren, bezogen auf die Gesamtheit aller Keimzelltumoren, wird in der Literatur mit 1–15% angegeben [8, 11]. Wir selbst errechneten einen Prozentsatz von 5,5% bei 379 Gonadaltumoren zwischen 1977 und 1987. Das mittlere Erkrankungsalter lag bei 29,4 Jahren. Häufigste Lokalisation waren Retroperitoneum (70%, n = 14), vorderes Mediastinum (20%, n = 4) und Corpus pineale (10%, n = 2). Die Morphogenese der gonadalen Keimzelltumoren deckt sich mit der der extragonadalen [11]. Wir fanden 10 Seminome sowie 10 Nicht-Seminome (Abb. 2).

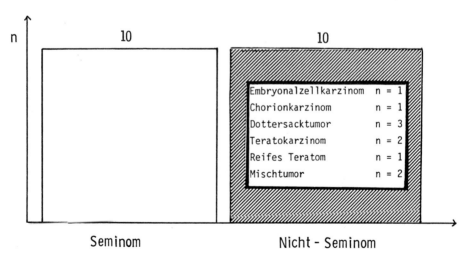

Abb. 2. Histologisches Verteilungsmuster okkulter Hodentumoren

Leitsymptome der okkulten Keimzelltumoren sind Raumforderung und Verdrängungssymptome. Diese entsprechen der Primärlokalisation sowie der Tumorgröße. Sonographie und Computer-Tomogramm sind Grundlagen der Diagnostik. Pathognomonisch ist eine Erhöhung der Hodentumormarker entsprechend dem Gewebsmuster des Tumors. Die normal deszendierten Hoden sind bei der klinischen Untersuchung unauffällig, häufiger finden sich testikuläre Atrophien [3]. Die Hodensonographie zeigt u. U. umschriebene intratestikuläre Strukturunregelmäßigkeiten des Parenchymmusters. Diese verpflichten zu einer weiteren Diagnostik. Offen ist die Frage der invasiven Hodendiagnostik wie inguinale Freilegung mit Entnahme von Biopsiematerial bzw. die Semicastratio. Letztere allein läßt bei der histologischen Aufarbeitung in Stufenschnitten eine primäre testikuläre Tumorläsion ausschließen. Postuliert wird die Orchiektomie bei suspektem Palpationsbefund, unspezifischer Größenzunahme des Hodens, abnormem Sonographiebefund oder bei anamnestisch bekanntem Kryptorchismus sowie histologisch nachgewiesenem Chorionkarzinom [5]. Eine Freilegung bzw. Ablation des Resthodens allein aus diagnostischen Gründen ist abzulehnen. Wird der Patient primär der reduktiven Chemotherapie zugeführt, kann die invasive Hodendiagnostik bis zur Debulking-OP zurückgestellt werden.

Therapie

Das therapeutische Vorgehen entspricht im wesentlichen dem der fortgeschrittenen testikulären Karzinome. Ein primäres chirurgisches zytoreduktives Vorgehen ist nicht mehr zu empfehlen. Hier nur histologische Objektivierung, diese ist auch als Feinnadelbiopsie möglich. Bei erhöhten Hodentumormarkern sowie entsprechender Lokalisation ist eine Probebiopsie sogar entbehrlich [11]. Bei reinen Seminomen mit eindeutig abgrenzbarer Tumorlokalisation wird heute noch die externe Radiotherapie empfohlen [11]. Die Indikation dazu ist jedoch unserer Meinung nach auf all die Tumorstadien zu begrenzen, wo zum einen nichtseminomatöse Tumorkomponenten mit Sicherheit ausgeschlossen werden können und die extragonadale Tumorausbreitung lokal abgrenzbar ist mit entsprechendem Sicherheitsabstand zu benachbarten Organen (Strahlenfeld). Voraussetzung dazu ist die operative Freilegung des Tumors in toto mit En-Bloc-Entnahme. Am erfolgversprechendsten ist jedoch bei Seminomen wie grundsätzlich bei den Nicht-Seminomen die primäre zytoreduktive cisplatinhaltige Polychemotherapie. Diese in mehreren Zyklen unter Kontrolle der Hodentumormarker sowie der Tumormasse. Nach entsprechender Tumorreduktion werden dann die Patienten der Debulking-OP zugeführt, diese mit dem Ziel der radikalen chirurgischen Entfernung der Resttumormasse. Fraglich ist das operative Vorgehen bei Persistenz oder Progression des Tumors unter der primären induktiven Chemotherapie. Bei Nachweis von vitalem Resttumorgewebe schließt sich eine weitere Chemotherapie an, dies unter entsprechend ungünstiger Prognose.

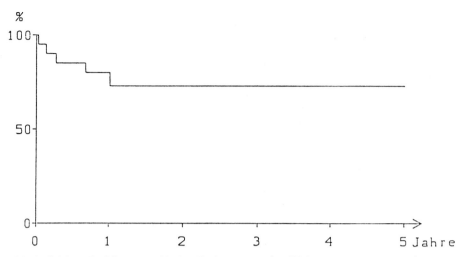

Abb. 3. 5-Jahresüberlebensrate okkulter Hodentumoren (modifiziert nach Kaplan-Meyer)

Prognose

Die Prognose der okkulten Hodentumoren ist mit der fortgeschrittener testikulärer Keimzelltumoren [3, 4] vergleichbar. Die Überlebensraten entsprechen bei optimaler Therapie denen der regionären metastasierenden Hodentumoren [10]. Allerdings sollen aufgrund der häufig großen Tumormassen die Remissionsraten unter Polychemotherapie niedriger und die Relapsraten entsprechend höher sein [4, 6]. Dies in Übereinstimmung mit den Erfahrungen bei den normotopen Hodentumoren. Wir selbst berechneten in unserem Patientengut eine 5-Jahresüberlebensrate (nach Kaplan-Meyer) von 73,2% (Abb. 3) [10]. 5 Patienten verstarben innerhalb eines Jahres nach Diagnosestellung.

Literatur

1. Abell MR, Fayos JV, Lampe I (1965) Cancer 18: 273
2. Ashley DJB (1973) Cancer 32: 390
3. Böhle A, Studer UE, Sonntag RW, Scheidegger JR (1986) J Urol 135: 939
4. Feun LG, Samson MK, Stephens RL (1980) Cancer 45: 2543
5. Fuchs E, Hatch T, Seiffert A (1987) J Urol 137: 993
6. Garnick MB, Canellos GP, Richie JP (1983) Jama 250: 1733
7. Holmes A, Klimberg EW, Stonesifer KJ, Kramer BS, Wajsman Z (1986) J Urol 135: 795
8. Kastendieck H, Hüsselmann H, Bressel M (1978) Verh Dtsch Ges Urol 30: 169
9. Prym P (1927) Virch Arch 265: 239
10. Schrott KM, Weißmüller J, Kühn R, Schafhauser R (1986) Verh Ber Dtsch Ges Urol 38: 59
11. Williams SD, Einhorn LH (1983) In: Testis tumors. Hrsg Donohue JP, Williams, Wilkins A. Baltimore – London: 260

Kann die Frühdiagnose bei Hodentumoren verbessert werden? Ergebnisse einer Umfrage bei jungen Männern

K.-P. Dieckmann, T. Becker, A. Dexl und H. W. Bauer

Abstract

A survey of 596 healthy young male individuals was conducted to evaluate public awareness of testicular cancer. Only 5.3% of all participants answered correctly all questions on the questionnaire. The results of the study reveal lack of information mainly concerning the points relevant for early detection. Participants with a lower level of general education were shown to have a significantly higher grade of unawareness. There is need for distribution of more specific information among the public. The technique of periodic testicular self-examination has to be propagated by physicians and national institutions.

Zusammenfassung

596 junge Männer wurden nach den Symptomen, Heilungsmöglichkeiten und nach dem Stellenwert der Selbstuntersuchung bei Hodenkrebs gefragt. Nur 5,3% der Teilnehmer beantworteten alle Fragen korrekt. Besonders schlecht war das Wissen in den für die Früherkennung wichtigen Fragen. Bei Teilnehmern mit Hauptschulabschluß war das Wissensdefizit signifikant größer als bei denen mit Abitur. – Verstärkte Informationsverbreitung durch Ärzte und staatliche Organisationen ist erforderlich.

Einleitung

Die Therapie des Hodentumors hat beispielhaft hohe Erfolgsraten erreicht [6]. Parallel dazu haben aber auch Therapietoxizität und allgemeine Therapiemorbidität ein kaum zu steigerndes Ausmaß erreicht [3, 7, 8, 9]. Eine weitere Verbesserung der Therapieerfolge muß daher vornehmlich durch ein "Stage-Shifting" im prätherapeutischen Bereich versucht werden [1]. Dieses Konzept erscheint speziell für den Hodentumor erfolgversprechend, denn aufgrund der exponierten Lage sind die Hoden in idealer Weise einer Frühdiagnostik zugänglich. Als Ansatzpunkt bietet sich das offensichtliche Unwissen der meisten Patienten an; denn ca. 40% aller Betroffenen suchen erst drei Monate nach Einsetzen einer skrotalen Symptomatik den Arzt auf; und die durchschnittliche Anamnesedauer ist mit 100 bis 170 Tagen immer noch sehr hoch [4, 5, 11]. Das Ziel der vorliegenden Studie war es, durch eine Befragung potentieller Patienten festzustellen, wo Ansatzpunkte für eine gezielte Informationsverbreitung bestehen.

Material, Methode

596 gesunden jungen Männern im Alter von 17 bis 45 Jahren (Durchschnitt: 26 Jahre) wurde ein Fragebogen mit acht Auswahlfragen (multiple choice) vorgelegt. Die Fragen lauteten:
1. In welchem Alter tritt Hodenkrebs am häufigsten auf?
2. Welches Zeichen ist typisch für Hodenkrebs?
3. Ist Hodenkrebs immer beidseitig?
4. Müssen immer beide Hoden entfernt werden?
5. Kommt es nach Behandlung zu einer veränderten Stimmlage (Eunuchenstimme)?
6. Ist Geschlechtsverkehr noch möglich nach Hodenkrebsbehandlung?
7. Wie sind die Heilungsmöglichkeiten?
8. Kann Hodenkrebs durch Selbstuntersuchung entdeckt werden?

Zusätzlich wurde nach Alter und Schulbildung gefragt.

Ergebnisse

466 Fragebögen (78%) waren vollständig auswertbar. 5,3% der Teilnehmer beantworteten alle Fragen richtig. Die Details sind in Tabelle 1 dargestellt. Der Teilnehmer erhielt für jede richtige Antwort einen Punkt. Die höchste zu erreichende Punktzahl war daher acht, die niedrigste null. Tabelle 2 zeigt die durchschnittlichen Punktzahlen der Gruppen mit unterschiedlichem Schulbildungsgrad. Der Unterschied zwischen der Punktzahl der Hauptschulabsolventen und der Abiturienten ist statistisch signifikant (Chi-Quadrat-Test, $p = 0,07$). Die Auswertung der einzelnen Fragen ist in Tabelle 3 dargestellt.

Tabelle 1. Ergebnis der Umfrage

Anzahl richtiger Antworten	Alle Umfrageteilnehmer	Hauptschulabschluß	Realschulabschluß	Abitur
	n = 466 (%)	n = 90 (%)	n = 86 (%)	n = 290 (%)
8	5,3	5,6	2,3	6,3
7	24,2	15,5	30,2	25,2
6	30,9	26,7	26,7	33,5
5	24,0	29,9	25,5	21,7
4	11,0	15,5	9,3	10,0
3	2,6	3,4	3,5	2,0
2	1,6	2,2	1,3	1,3
1	0,4	1,2	1,2	–

Tabelle 2. Durchschnittliche Anzahl richtiger Antworten („Punktzahl") in verschiedenen Bildungsstufen

Umfrageteilnehmer	n	Punktzahl
Hauptschulabschluß	90	5,41
Realschulabschluß	86	5,69
Abitur	290	5,84
Alle Teilnehmer	466	5,73

Tabelle 3. Ergebnisse der einzelnen Fragen

Frage Nr.	Inhalt	Richtige Antworten (%)
1	Altersdisposition	27,9
2	Anzeichen	69,5
3	Beidseitiger Befall	93,6
4	Beidseits entfernen	94,6
5	Eunuchenstimme	91,2
6	Geschlechtsverkehr	96,6
7	Heilungschancen	53,9
8	Selbstuntersuchung	45,9

Diskussion

Die vorliegende Studie zeigt, daß in der deutschen Bevölkerung überwiegend Unkenntnis zum Thema Hodenkrebs vorherrscht. Dieses ist in Übereinstimmung mit gleichartigen Analysen in Amerika und Irland [2, 10] und zeigt, daß die Unwissenheit über diese Krankheit kein lokales Problem ist. Erwartungsgemäß fand sich bei Männern mit niedrigerem Bildungsniveau ein größeres Wissensdefizit. Eine Altersabhängigkeit des Wissensstandes war dagegen nicht nachweisbar. Konkrete Ansatzpunkte für eine effiziente Informationsverbreitung ergeben sich aus der Analyse der Einzelfragenergebnisse. Es zeigte sich, daß vor allem die für eine Früherkennung bedeutsamen Punkte wie Altersdisposition, Frühsymptome und Wert der Selbstuntersuchung weitgehend unbekannt sind. Die pessimistische Einschätzung der Heilungschancen entspricht dem Wissensdefizit, das schon in den Diagnostikfragen offenbar wurde. Jedoch erscheint gerade dieser Punkt strategisch bedeutsam, denn besonders über die guten Heilungschancen könnte eine Motivation zur eigenverantwortlichen Frühdiagnostik aufgebaut werden. Ein anderes Ergebnis der Studie, das sich nicht in Zahlen ausdrücken läßt, war die überwiegend positive Aufnahme des Fragebogens durch die Teilnehmer. Daraus könnte der Schluß gezogen werden, daß auf der Seite der potentiellen Patienten nicht nur der objektiv nachgewiesene dringende Bedarf an Information besteht, sondern daß auch ein tatsächliches Interesse an solchen Inhalten vorliegt.

Schlußfolgerungen

Ein wesentlicher Grund für die Diagnoseverzögerung bei Hodentumoren ist ein erheblicher Mangel an Wissen über diese Erkrankung auf der Seite der Patienten. Durch gezielte Informationsverbreitung ist eine Verbesserung der Frühdiagnostik zu erwarten. Wichtigste Aufklärungsinhalte müssen die Altersdisposition, die Symptomatik und die Heilungschancen sein. Als ideale Vorsorgemaßnahme sollte in bewußter Analogie zur weiblichen Brustuntersuchung die regelmäßige skrotale Selbstuntersuchung propagiert werden.

Literatur

1. Bailar JC, Smith EM (1986) Progress against cancer? New Engl J Med 314: 1226–1232
2. Cummings KM, Lampone D, Mettlin C, Pontest JE (1983) What young men know about testicular cancer. Prev Med 12: 326–330
3. Daugaard G, Rorth M (1986) High-dose cis platin and VP-16 with bleomycin in the management of advanced metastatic germ cell tumors. Europ J cancer Clin Oncol 22: 477–485
4. Dieckmann K-P, Becker T, Bauer HW (1987) Testicular tumors: Presentation and role of diagnostic delay. Urol int 42: 241–247
5. Heising J (1982) Anamnese. In: Weißbach L, Hildenbrand G (Hrsg) Register und Verbundstudie für Hodentumoren – Bonn. Zuckschwerdt, München, S 100–110
6. Oliver RTD (1985) Testicular germ cell tumours – a model for a new approach to treatment of adult solid tumours. Postgrad Med J 61: 123–131
7. Ozols RF, Deisseroth AB, Javadpour N, Barlock A, Messerschmidt GC, Young RC (1983) Treatment of poor prognosis nonseminomatous testicular cancer with "high-dose" platinum combination therapy regimen. Cancer 51: 1803–1807
8. Roth B, Einhorn L, Williams S, Loehrer P, Bonnem E (1985) Alpha-2 interferon in the treatment of refractory malignant germ cell tumors. Proc Am Soc Clin Oncol 4: 100
9. Schmoll HJ, Arnold A, Bergman L, Illinger J, Preiß J, Pfreundschuh M, Fink U (1986) Effective chemotherapy in testicular cancer with bulky disease: Platinum ultra high dose/VP 16/Bleomycin. Proc Am Soc clin Oncol 5: 102
10. Thornhill JA, Conroy JM, Kelly DG, Walsh A, Fennelly JJ, Fitzpatrick JM (1986) Public awareness of testicular cancer and the value of self-examination. Brit Med J 293: 480–481
11. Ware SM, Al Askari S, Morales P (1980) Testicular germ cell tumors. Prognostic factors. Urology 15: 348–352

Tumormarker

Aktueller Stand der Tumormarker beim Hodenkarzinom

K. Mann, U. Bechtel, J. M. Gokel, R. Golz, E. Schubert und K. Siddle

Zusammenfassung

AFP und HCG im Serum sind aufgrund ihrer Synthesestätten in der Lage, die Histologie zu korrigieren: AFP-Erhöhung und die Diagnose reines Seminom oder Choriokarzinom sind nicht vereinbar. HCG-Werte über 1200 m IU/ml lassen chorioepitheliale Anteile vermuten. Erhöhte Marker, die sich nach Lymphadenektomie mit fehlendem Tumor-Nachweis normalisieren, weisen auf übersehene Lymphknotenmetastasen hin. Monoklonale Antikörper, die spezifisch HCG und die β-Kette messen, weisen nach, daß diese von Nichtseminomen meist gleichzeitig freigesetzt werden. Seminome verhalten sich hier oft anders. Auch unter Chemotherapie kann es zur Dissoziation der beiden Hormonparameter kommen. Zu beachten ist hier auch ein Markeranstieg durch Freisetzung aus Tumornekrosen. Das Ergebnis der Immunhistochemie ist abhängig von der Verwendung der Antikörper; bis heute ist die Serologie jedoch sensitiver. Eine klinische Wertigkeit von Alpha-HCG konnten wir zumindestens bei Seminomen nicht nachweisen. Durch Ionenaustausch- und Affinitätschromatographie konnten wir saure HCG-Varianten nachweisen, die in der Schwangerschaft nicht bzw. nur minimal nachweisbar sind; die Abklingraten sind hier signifikant verlängert. Eine solche molekulare Heterogenität wurde auch für AFP beschrieben und kann klinisch evtl. zu Fehldeutungen führen. Inzidenz und Höhe der Serumwerte von LDH sind stadienabhängig. Insbesondere beim Seminom ist es somit ein bedeutsamer Verlaufsparameter. Immunhistologisch findet sich PLAP fast in 100% der Seminome und des Carcinoma in situ. Der klinische Einsatz wird zur Zeit erprobt; allerdings ist die Spezifität der Methode bei Rauchern stark eingeschränkt. Eine vor kurzem postulierte Bedeutung von NSE für das metastasierte Seminom konnte von uns vorläufig nicht bestätigt werden.

Einleitung

Der klinische Nutzen von Tumormarkern, gerade beim Hodenkarzinom, ist seit Jahren anerkannt und vielfach beschrieben [1]. Methodische Neuerungen, eine engmaschige Nachsorge und gut dokumentierte Verläufe bei diesen Patienten haben indessen zu neuen Erkenntnissen geführt, auf die hier schwerpunktmäßig eingegangen werden soll [2].

Wichtige diagnostische Einsatzmöglichkeiten von HCG und AFP

Lautet die histologische Diagnose „reines Seminom", obwohl serologisch erhöhte Spiegel des Alphafetoproteins (AFP) nachweisbar sind, so müssen nach heutigem Kenntnisstand nicht-seminomatöse Anteile im Primärtumor oder den Metastasen vorhanden sein [1, 2]. Folglich muß sich die Therapie nach den Kriterien eines Kombinationstumors und nicht eines reinen Seminoms richten. Ist das humane Choriongonadotropin (HCG) über 1200 mIU/ml stark erhöht, so liegen aufgrund unserer Erfahrungen an inzwischen 870 Patienten choriokarzinomatöse Gewebsanteile vor. Eine histologische Aufarbeitung der Tumoren in Stufenschnitten, inklusive Immunhistologie spürt dann meist auch die nicht-seminomatösen Anteile auf.

Lautet die histologische Diagnose „reines Chorionkarzinom", serologisch ist jedoch AFP erhöht, so muß der Tumor Anteile eines embryonalen Karzinoms oder eines Dottersacktumors enthalten.

Da beim Stadium I, in dem der Tumor auf den Hoden beschränkt ist, die Marker selten erhöht sind, spricht ihr Nachweis eher für ein fortgeschrittenes Tumorstadium. Dies läßt sich jedoch im Individualfall diagnostisch nicht sicher verwerten.

Scheinen bei der retroperitonealen Lymphadenektomie die Lymphknoten tumorfrei zu sein und dennoch normalisieren sich die Marker postoperativ, so spricht dieser Befund für einen tumorösen Lymphknotenbefall. Dieser läßt sich dann ebenfalls in Stufenschnitten häufig auch histologisch bestätigen [2]. Auf den Nutzen der Rezidiverkennung und der Verlaufskontrolle unter Therapie sei hier auf die Literatur verwiesen [3, 4].

Nimmt man alle Befunde zusammen, so sind die beiden Tumormarker – HCG und AFP – derzeit die besten Parameter der Tumoraktivität.

Tumorsekretionsprodukte, HCG oder HCG-β?

Üblicherweise wird die sezernierte Hormonaktivität als HCG-β-Serumkonzentration angegeben. Es muß jedoch betont werden, daß die meisten kommerziellen Kits gleichzeitig das Gesamthormon, holo-HCG und die freie β-Untereinheit erfassen [5]. Einige Methoden (z. B. IRMA von Hybritech) bestimmen nur das Gesamthormon, kein kommerzieller Kit spezifisch die freie β-Kette.

Zur Klärung der Frage nach den Sekretionsprodukten entwickelten wir immunoradiometrische Tests mit monoklonalen Antikörpern, die spezifisch HCG und die freie β-Kette getrennt erfassen [6]. Hiermit konnte in Übereinstimmung mit unseren früheren Befunden [7] gezeigt werden, daß bei Patienten mit nicht-seminomatösen Hodentumoren HCG und die freie β-Kette meist gleichzeitig freigesetzt werden.

Allerdings kann es unter Chemotherapie in Einzelfällen zur Dissoziation der beiden Hormonparameter kommen. Das Beispiel der Abb. 1 zeigt, daß sich das Rezidiv spezifisch nur durch die Freisetzung der β-Kette ankündigte. HCG-β wurde auch im HCG(+HCG-β)-RIA und im monoklonalen HCG(+HCG-β)-IRMA, nicht dagegen im HCG-IRMA erkannt. Klinisch bedeutsam ist die Differenzierung der Hormonaktivitäten möglicherweise beim sogenannten HCG-positiven Seminom.

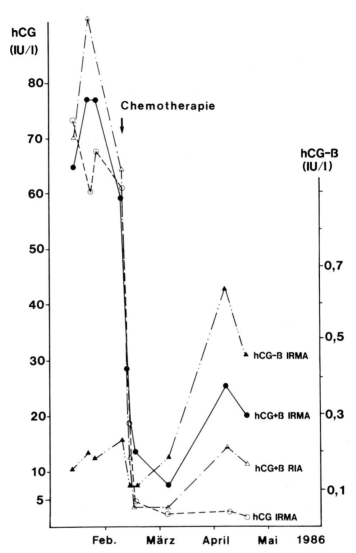

Abb. 1. Verlaufskontrolle des Patienten P.K. 47 J. mit nicht-seminomatösem Hodentumor unter Chemotherapie. Rezidiverkennung mit dem HCG-β-IRMA (Referenzbereich < 0,4 IU/l), HCG(+HCG-β)-IRMA und -RIA (< 5 IU/l), nicht im HCG-Irma (< 4 IU/l)

Das sogenannte HCG-positive Seminom

Bei Anwendung eines polyklonalen Anti-HCG(+HCG-β)-RIA [8] beträgt die Inzidenz des sogenannten HCG-positiven Seminoms im Tumorzentrum München 12% (42/342 Patienten). Zusätzlich untersuchten wir präoperativ Seren von 19 Patienten, die erhöhte HCG(+HCG-β)-Spiegel im RIA aufwiesen, mit den genannten IRMAs für HCG und HCG-β. Bei 7 Patienten fand sich ein isoliert erhöhter Serumspiegel von

HCG, bei 5 waren beide Hormonaktivitäten nachweisbar [9]. Obwohl aus analytischer Sicht und für wissenschaftliche Fragestellungen die spezifische Bestimmung beider Hormonaktivitäten getrennt wünschenswert wäre, empfiehlt sich für die klinische Routine auch weiterhin die Anwendung von Assays (möglichst monoklonal), die gleichzeitig HCG und die freie β-Kette erfassen.

Immunhistologische Untersuchungen wurden an Stufenschnitten und Serienschnitten (2–3 μm Schnitte der Paraffinblöcke) von 32 Patienten mit Seminom, erhöhten HCG(+HCG-β) und normalen AFP-Serumspiegeln durchgeführt. Bei der indirekten Immunperoxidase-Methode [10] verwendeten wir das polyklonale Antiserum der Firma Miles (Kreuzreaktion im RIA mit HCG 100%, HCG-β 28%) und monoklonale Antikörper. Der Antikörper mab 11/6 erfaßt nur HCG, mab 2/6 nur HCG-β und mab 3/6 HCG(+HCG-β). Zusätzlich wurde die Methode nach Verstärkung mit Avidin-Biotin eingesetzt [11]. Als Negativkontrollen dienten Schnitte, die entweder nicht mit dem primären Antikörper beschichtet wurden oder aber mit spezifischen Antikörpern, die mit Antigen-Überschuß vorinkubiert waren. Von den 32 untersuchten Tumoren waren nur 14 im Routine-Verfahren (Miles-Antikörper) positiv, hingegen 22 mit der Avidin-Biotin-Methode (mab 3/6). Da die Schnitte jedoch stark überfärbt waren, kann die Avidin-Biotin-Methode mit diesem polyklonalen Antikörper nicht verwendet werden. Für den fehlenden immunhistologischen Hormonnachweis bei den übrigen 9 Patienten gibt es vier Erklärungsmöglichkeiten:
1. Es stand nicht ausreichend Tumormaterial zur Verfügung,
2. die gesuchten Zellen befanden sich nicht im Primärtumor, sondern in den Metastasen,
3. die Zellen waren auch im Stufenschnitt nicht auffindbar und
4. das Hormonprodukt wurde sehr rasch sezerniert, sodaß die Konzentration unter der Nachweisgrenze lag.

Hormonaktive Zellen enthielten bei 17/23 Patienten HCG und HCG-β, nur jeweils 3 entweder HCG oder HCG-β. Folglich ist der serologische Nachweis von HCG und der β-Kette sensitiver als die Immunhistologie, selbst wenn die gleichen Antikörper angewandt werden.

Morphologisches Korrelat der Hormonbildung sind die typischen synzytiotrophoblastischen Riesenzellen, die in der HE-Färbung wegen ihrer geringen Größe häufig nicht auszumachen sind, selten aber auch gewöhnliche Seminomzellen.

HCG-α von Nutzen?

Bei 42 Patienten mit Seminom wurde außer HCG(+HCG-β) auch die freie α-Untereinheit spezifisch bestimmt, die in physiologischen Kozentrationen (< 2ng/ml) hypophysär produziert wird. Die α-Ketten von HCG, LH, FSH und TSH sind immunologisch nicht unterscheidbar und strukturell fast identisch. Keiner der Patienten mit Seminom wies präoperativ erhöhte α-Spiegel auf, wenn HCG(+HCG-β) negativ war (n= 20); bei Patienten mit erhöhten HCG-Spiegeln waren nur in 9/29 (31%) Fällen die α-Spiegel pathologisch. Im Gegensatz zu früheren Befunden von Javadpour [12] konnten wir die klinische Wertigkeit von HCG-α nicht belegen. Hingegen scheint eine Bestimmung von HCG und AFP intraoperativ aus der Vena spermatica von Vorteil zu sein. Light und Tyrell fanden dort immer höhere Werte [13]. In manchen Fällen gelang hier der ausschließliche Markernachweis [14].

Möglichkeiten der Fehlinterpretation

Eine Möglichkeit der Fehlinterpretation der Tumormarker im Verlauf ist der vorübergehende Anstieg unter Chemotherapie. Kurzfristige Anstiege von HCG beobachteten wir bis zu 8 Tagen nach Beginn der Therapie und bis zu 21 Tagen für AFP. Dies muß als Freisetzung aus Tumornekrosen und nicht als Tumorprogression interpretiert werden. Hierbei gehen die unterschiedlichen Halbwertzeiten von HCG (24–36 Stunden) und von AFP (4–5 Tage) mit ein. Häufigere Markerbestimmungen klären dann die Situation [15]. Eine Normalisierung der Marker unter Chemotherapie ist nicht gleichbedeutend mit einer vollständigen Remission. Hierbei kann es nämlich zu einer selektiven Zerstörung markerproduzierender Zellen kommen, während die markernegativen Tumoranteile (meist differenzierte Teratome) progredient wachsen.

Das Phänomen der HCG-Freisetzung steht aber möglicherweise auch in Zusammenhang mit speziellen molekularen Varianten des Hormons, die freigesetzt und dann langsamer geklärt werden [15].

Wir haben aus dem Serum und Urin durch Ionenaustauschchromatographie und durch Affinitätschromatographie unter Verwendung monoklonaler Antikörper HCG von Patienten mit sehr hohen Serumkonzentrationen isoliert. Abb. 2 zeigt mit der Methode des Immunblots, daß saure HCG-Varianten vorkommen, die in der Schwangerschaft nicht oder nur in minimalen Konzentrationen nachweisbar sind. Ferner ist das Profil der isoelektrischen HCG-Fraktionen vom neutralen in den sauren Bereich verschoben [16].

Ferner haben wir mittels präparativer isoelektrischer Fokussierung solche sauren HCG-Varianten zur Reinheit dargestellt und in Zusammenarbeit mit J. Cassels, R. Wehmann und B. Nisula (National Institute of Health, Bethesda) nach intravenöser Bolusinjektion bei Ratten zeigen können, daß die Abklingrate im Vergleich zu Schwangeren-HCG signifikant verlängert ist (unveröffentlicht).

Eine molekulare Heterogenität ist auch von AFP beschrieben. So konnte Visella zeigen, daß der Anteil von AFP, der nicht an das Lectin Concanavalin A bindet, bei Keimzelltumoren eindeutig höher ist, als beim primären Leberzellkarzinom [17]. Der „Lebertyp" enthält mehr n-Acetyllactosamin, der „Dottersacktyp" n-Acetylglucosamin. Klinisch kann durch die unterschiedliche Bindung von AFP aus Dottersackelementen und Leberzellen die Herkunft des AFP auch bei gleichzeitig bestehender Lebererkrankung wie z. B. Hepatitis oder Leberzirrhose eruiert werden. Wenn also bei einem Patienten mit Hodentumor die AFP-Erhöhung im Verlauf der einzige Hinweis für ein Rezidiv sein sollte, dann kann die Analyse der Con-A-Bindung helfen zu differenzieren, ob sie als Tumoraktivität anzusehen ist und erneut behandelt werden muß.

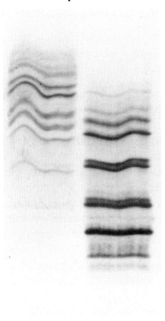

Abb. 2. Isoelektrische Fokussierung pH 2–11 auf Polyacrylamidgel und Immunoblotting auf Nitrozellulose mit dem monoklonalen Anti-HCG-Antikörper mab 11/6. Nachweis saurer, isoelektrischer Varianten der Tumor-HCG-Präparation (Tu) im Vergleich zu Schwangeren-HCG (SS). Anreicherung von HCG durch Ionenaustausch-Chromatographie (DEAE-Trisacryl-M und SP-Trisacryl-M) aus Serum

LDH als Tumormarker

Die LDH ist zwar ein unspezifischer, aber klinisch dennoch relevanter Marker. Sowohl die Inzidenz, als auch die Serumspiegel sind eindeutig stadienabhängig [18, 19]. Der Nutzen für Seminome mit hohem Tumorstadium ist für die Verlaufskontrolle evident, da hier, außer gelegentlich HCG, keine anderen Marker derzeit zur Verfügung stehen. Auch bei den Nicht-Seminomen hat die LDH eine gewisse Bedeutung und kann prognostisch mitherangezogen werden. So war die Dreijahresüberlebensrate bei Patienten mit hohen LDH-Spiegeln vor der Behandlung eindeutig schlechter [18].

Andere Marker wie humanes plazentares Lactogen, das schwangerschaftsspezifische Protein SP 1 oder die plazentare Cystinaminopeptidase haben keinen zusätzlichen Wert [20].

Prognostische Bedeutung der Marker

In mehreren Studien wurde mittels Multivarianzanalyse die prognostische Bedeutung verschiedenster Parameter untersucht [21–28]. Vogelzang hat dies kürzlich zusammengestellt und vergleichend gezeigt, daß präoperativ und postoperativ erhöhtes HCG unabhängig von allen anderen Parametern der wichtigste prognostische Index ist [28]. Die Serum-LDH wurde nur selten miteinbezogen, ist aber ebenfalls von Wert. Vogelzang kommt aufgrund der vorliegenden Studien zum Schluß, daß die

Prognose sicher abgeschätzt werden kann, wenn man die Tumormarkerspiegel und einen Index des Tumorvolumens mitheranzieht [28].

Da HCG und AFP die Liquorschranke nicht passieren, sind bei einer Hirnmetastasierung die Spiegel im Liquor höher [29]. Auch für die Diagnostik und Überwachung von Patienten mit intrakraniellen Keimzelltumoren (Dysgerminome) sind HCG- und AFP-Bestimmungen im Liquor wichtig, da sie erstes und einziges Zeichen des Tumors sein können [30]. Die Bestimmung in Pleuraerguß und Aszites ist dagegen klinisch nicht relevant.

Plazentare alkalische Phosphatase (PLAP) als Tumormarker beim Hodentumor

Kleine Mengen des hitzestabilen Enzyms, das physiologischerweise in den Plasmamembranen der reifen Plazenta vorkommt, wurden auch im normalen Hoden nachgewiesen [31]. Sehr hohe Enzymkonzentrationen fanden sich vor allem im Seminom [31]. Bereits mit polyklonalen Antikörpern konnte die klinische Wertigkeit der PLAP eindeutig belegt werden (32). Der monoklonale Antikörper H17/E2 weist keinerlei Kreuzreaktion mehr mit Leber- oder intestinalen Isoenzymen auf [33]. Er findet Verwendung in dem in Kürze auch in der Bundesrepublik erhältlichen kommerziellen Kit (Fa. Innogenetics, Gent). Erhöhte Werte bei Rauchern schränken allerdings die Spezifität der Methode wesentlich ein [33].

Immunhistologisch findet sich die PLAP fast in 100% der Seminome, und auch intratubuläre Karzinome, also das Carcinoma in situ, können damit eindeutig erkannt werden [34]. Erfolgreich eingesetzt wurde dieser Antikörper auch bereits für die in-vivo-Lokalisation von okkulten Tumoren [35]. Die Ergebnisse eines breiten klinischen Einsatzes und der laufenden prospektiven, multizentrischen Studie zur Prognose des HCG-positiven Seminoms (BMFT-Pojekt, Prof. Weißbach, Berlin) sollten jedoch noch bis zur endgültigen klinischen Würdigung dieses Markers abgewartet werden.

Neuronspezifische Enolase (NSE) beim Seminom

In jüngster Zeit ist durch die Arbeitsgruppe um Kuzmits aus Wien die neuronspezifische Enolase ins Gespräch gekommen [36]. Diese Arbeitsgruppe sieht in diesem Enzym, das wir von Tumoren des neuroendokrinen Systems kennen, einen Marker für das metastasierende Seminom. Bei 8/11 Patienten war vor der Therapie die NSE erhöht und nach Chemotherapie normalisiert, HCG dagegen nur in 3 Fällen.

Unsere Nachuntersuchung am Patientengut der multizentrischen Seminomstudie ergab allerdings beim HCG-positiven Seminom nur zweimal eindeutig erhöhte Spiegel und sechsmal grenzwertige; beim HCG-negativen Seminom nur einen grenzwertigen Befund (Tabelle 1). Auf Hämolyse ist besonders zu achten, da hier immer erhöhte Werte gefunden werden. Auch nach unseren vorläufigen Befunden konzentrieren sich die NSE-Erhöhungen auf Patienten mit hohem Tumorstadium. Immunhistologisch ist das Bild sehr bunt und eindeutig positive Zellen doch eher selten (Tabelle 2). Immerhin zeigt die Abb. 3 aber, daß nicht nur das klassische Seminom, sondern auch die Frühform, das Carcinoma in situ, die neuronspezifische Enolase

Tabelle 1. Neuronspezifische Enolase beim Seminom (n = 52)

Seminomtyp	NSE	n
HCG + β positiv	+ > 25 ng/ml	2/26
	(+) > 12,5 ng/ml	6/25
HCG + β negativ	+ > 25 ng/ml	0/22
	(+) > 12,5 ng/ml	1/22
Hämolytische Seren	+ > 27–147 ng/ml	4/4

Tabelle 2. Immunhistochemische NSE-Reaktivität beim klassischen Seminom. Vorläufiges Ergebnis der multizentrischen Studie über das Markerpostive Seminom

Pat.	untersuchter Hodenanteil	Anzahl Schnitte	HCG	AFP	NSE +	NSE (+)	NSE −	Stadium
H 6	10 %	7	pos	neg	5	2	0	pT2NOMO
H 7	2,5%	7	pos	neg	2	4	1	pT3N3MO
H 10	?	14	pos	neg	2	2	10	pT1NOMO
H 15	100 %	21	neg	neg	0	3	18	pTxN1MO
H 16	100 %	6	pos	neg	0	5	1	
H 19	100 %	48	neg	neg	3	21	18	pTxNOMO
H 21	100 %	3	pos	neg	1	0	2	pT1NOMO
H 22	?	7	neg	neg	1	4	2	
H 23	80 %	6	pos	neg	4	1	1	

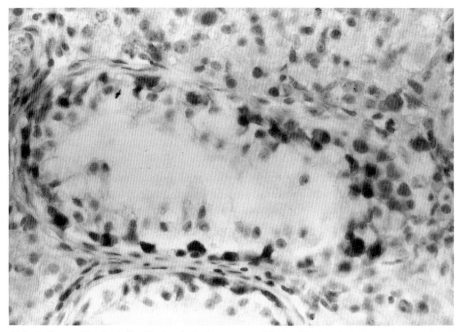

Abb. 3. Immunhistologischer Nachweis der Neuron-spezifischen Enolase beim intratubulären Seminom. Vergrößerung 1:312

exprimieren kann. Weitere Studien an einem größeren Patientenkollektiv müssen jedoch den klinischen Stellenwert noch herausarbeiten.

Schlußfolgerungen

Die hier dargelegten neueren serologischen und immunhistologischen Befunde zeigen, daß durch verfeinerte Methodik der klinische Nutzen der etablierten Marker, möglicherweise aber auch neue Marker, unsere diagnostischen Möglichkeiten in vitro und möglicherweise in Zukunft auch in vivo noch erweitern werden. Dies ist unverändert von großer Bedeutung, da sich auch die kurativen therapeutischen Möglichkeiten in den letzten Jahren rasch verbessert haben, eine enge klinische Überwachung für den Therapieerfolg mitentscheidend ist und die Erarbeitung von Prognosekriterien für die verschiedenen Theapiemodalitäten in die Überlegungen miteinbezogen werden sollten.

Literatur

1. Javadpour N (1985) Tumor Markers in Testicular Cancer – An Update. Testicular Cancer, Alan R Liss, Inc: 141–154
2. Javadpour N (1985) Tumor Markers in Testicular Cancer: A Review of 12 Years Experience at the NCI. Ettore Majoraana Interantional Science Series/Life Sciene 18: 63–87
3. Chisholm GD (1986) Tumour Markers in Testicular Tumours. Testicular Cancer, Alan R Liss, Inc: 81–91
4. Mann K, Lamerz R: Tumormarker (1986) In: H.-J. Schmoll, HD Peters, U Fink Kompendium Internistische Onkologie Teil 1 Springer-Verlag Berlin Heidelberg: 473–504
5. Mann K (1988) Humanes Choriongonadotropin In: L Thomas Labor und Diagnose. Die Medizinische Verlagsgesellschaft 3. Auflage: 991–999
6. Mann K, Spöttl G, Siddle K (1987) Free β-subunit secretion of HCG in patients with trophoblastic diseases. Acta endocr 114, Suppl 283: 189
7. Mann K, Karl HJ (1983) Molecular heterogeneity of human chorionic gonadotropin and its subunits in testicular cancer. Cancer 52: 654–660
8. Mann K, Lamerz R, Hellmann T. Kümper HJ, Stähler G, Karl HJ (1980) Use of human chorionic gonadotropin and alphafetoprotein radioimmunossays: specificity and apparent half life determination after delivery and patients with germ cell tumors. Oncodev Biol Med 1: 301–312
9. Mann K, Spöttl G, Bechtel U, Clemm C, Staehler G, Siddle K (1988) Specific immunoradiometric detection of HCG and the free-β-subunit in HCG-positive seminoma. In: Klapdor R (ed): New tumor markers and their monoclonal antibodies. Georg Thieme Verlag, Stuttgart New York: 270–274
10. Nathrath WBJ, Arnoldt H, Wilson PD (1982) Keratin, luminal antigen and carcinoembryonic antigen in human urinary bladder carcinomas. An immunhistochemical study. Path Res Pract 175: 299–307
11. Hsu S, Raine L, Fanger H (1981) The use of Antiavidin antibody and Avidin-Biotin-Peroxidase complex in immunoperoxidase technics. Am Soc Clin Pathol 75: 816–821
12. Javadpour NRK, McIntire RK, Waldmann TA, Scardino PT, Bergman S, Anderson T (1978) The role of the radioimmunoassay of serum alphafetoprotein and human chorionic gonadotropin in the intensive chemotherapy and surgery of metastatic testicular tumors. J Urol 119: 759–762
13. Light PA, Tyrell CJ (1987) Testicular tumour markers in spermatic vein blood. Brit J Urol, 59: 74–75
14. Timbal Y, Rodier J (1985) Interest of the dosage of the HCG in the spermatical blood at the moment of the castration for a testicular tumor. (About 28 cases 1978–1984). Testicular cancer, Alan R Liss Inc: 123–125

15. Clemm C, Mann K, Lamerz R, Hartenstein R, Wilmanns W (1984) AFP und HCG release phenomenon in testicular cancer during chemotherapy. J Cancer Res Clin Oncol Suppl 107: 72
16. Mann K, Spöttl G, Clara R, Clemm C, Staehler G, Siddle K (1988) Immunoblotting von Tumor-HCG-Varianten beim Hodenkarzinom. Springer Verlag Berlin Heidelberg New York
17. Vesella RL, Santrach MA, Bronson D, Smith CJP, Klicka MJ, Lange PH (1984) Evaluation of AFP glycosylation heterogeneity in cancer patients with AFP-producing tumors. Int J Cancer 34: 309–314
18. Eyben FE (1983) Lactate dehydrogenase and its isoenzymes in testicular germ cell tumors: An Overview. Onco Biol Med 4: 395–414
19. Taylor RE, Duncan W, Horn DB (1986) Lactate dehydrogenase as a marker for testicular germ cell tumors. Eur J Cancer Clin Oncol 22: 647–653
20. Braunstein GD, Thompson R, Princler GL, McIntire KR (1986) Trophoblastic proteins as tumor markers in nonseminomatous germ cell tumors. Cancer 57: 1842–1845
21. Bosl GJ, Geller NL, Cirrincione C, Vogelzang NJ, Kennedy BJ, Whitmore WF, Vugrin D, Scher H, Nisselbaum J, Golbey RB (1983) Multivariate analysis of prognostic variables in patients with metastatic testicular cancer. Cancer Research 43: 3403–3407
22. Vaeth M, Schultz HP, von der Maase SA, Engelholm SA, Jacobsen GK, Norgaard-Pedersen B, the DATECA Study Group (1984) Prognostic factors in testicular germ cell tumors. Acta Radiologica Oncology 23 Fasc. 4
23. Boccon-Gibod L, Le Doze H, Steg A (1985) The predictive value of pre-orchidectomy serum tumor markers in non seminomatous germ cell tumors of the testis (NSGCTT) Testicular Cancer, Alan R Liss, Inc: 93–95
24. Prognostic Factors in Advanced Non-Seminomatous Germ-Cell Testicular Tumours: Results of a Multicentre Study. The Lancet 1985, I: 8–11
25. Droz JP, Kramer A, Piot G, Caillaud JM, Bellet D, Pico JL, Sancho-Garnie H (1986) Multivariate logistic regression analysis (MLRA) of prognostic factors (PF) in patients with advanced Stage (AS) non-seminomatous germ cell tumors of the testis (NSGCTT). Proceedings of ASCO, Vol 5: 98
26. Kühböck J, Aiginger P, Kuzmits R, Spona J (1987) Prognostic value of tumor marker determinations in testicular cancer patients. Cancer Detection and Prevention 10: 389–392
27. Stoter G, Sylvester R, Sleijfer DT, ten Bokkel Huinink WW, Kaye SB, Jones WG, van Oosterrom AT, Vendrik CPJ, Spaander S, de Pauw M (1987) Multivariate analysis of prognostic factors in patients with disseminated nonseminomatous testicular cancer: Results from a European organization for research on treatment of cancer multiinstitutional Phase III Study. Cancer Research 47: 2714–2718
28. Vogelzang NJ (1987) Prognostic factors in metastatic testicular cancer. International Journal of Andrology: 225–237
29. Soma H, Takayama M, Tokoro K, Kikuchi T, Kikuchi K, Saegusa H: Radioimmunoassay of HCG as an early diagnosis of cerebral metastases in choriocarcinoma patients. Acta Obstet. Gynecol Scand 59: 445–449
30. Allen JC, Nisselbaum J, Epstein F, Rosen G, Schwartz MK (1979) Alfa-fetoprotein and human chorionic gonadotropin determination in cerebrospinal fluid. J Neurosurg 51: 368–317
31. Jeppson A, Wahren B, Stigbrand B, Edsmyr F, Andersson L (1983) A clinical evaluation of serum placental alkaline phosphatase (PLAP) in seminoma patients. Brit J Urol 55: 73–78
32. Jeppson A, Wahren B, Brehmer-Andersson E, Silfverswärd C, Stigbrand T, Millan JL (1984) Eutopic expression of placental-like alkaline phosphatase in testicular tumors. Int J Cancer 34: 757–761
33. Tucker DF, Oliver RTD, Tavers P, Bodmer WF (1985) Serum marker potential for alkaline-phosphatase-like activity in testicular germ cell tumors evaluated by H17E2 monoclonal antibody assay. Brit J Cancer 51: 631–639
34. Hustin J, Collette J, Franchimont P (1987) Immunohistochemical demonstration of placental alkaline phosphatase in various states of testicular development and in germ cell tumors. Int J Androl 29–35
35. Epenetos AA, Hooker G, Durbin H, Dodmer WF, Snook D, Begent R, Oliver RTD, Lavender JP (1985) Indium-111-labelled monoclonal antibody to placental alkaline phosphatase in the detection of neoplasms of testis, ovary and cervix. The Lancet, August 17: 350–353
36. Kuzmits R, Schernthaner G, Krisch K (1987) Serum neuron-specific enolase: A marker for response to therapy in seminoma. Cancer 60: 1017–1021

*Die Bestimmung der neuronspezifischen Enolase
im Serum zur Therapiekontrolle
beim metastasierten Seminom*

R. Kuzmits, G. Schernthaner, K. Krisch und C. Kratzik

Abstract

Neuron-specific enolase (NSE) was determined in serum from 110 patients with testicular cancer and compared to the established tumor markers alpha-fetoprotein (AFP) and human chorionic gonadotropin (HCG). Markedly increased serum NSE activity was measured in 12 of 16 (75%) patients with metastatic seminoma. After successful chemotherapy a fall in serum NSE activity to within the normal range was observed. Localization of NSE in seminoma cells could be demonstrated immunohistochemically.

Only six of 40 (15%) patients with metastatic nonseminomatous germ cell tumors showed increased serum NSE activity. Both AFP and HCG were elevated in 70% of patients, and determination of serum NSE activity gave no additional information in this patient group.

Of 54 patients after orchidectomy with no evidence of metastatic disease in a careful clinical examination, 53 showed serum NSE activity within the normal range; only in one patient was a borderline elevated serum NSE concentration found, indicating a high specificity of serum NSE. NSE ist a new marker for seminoma and is of clinical value in monitoring therapy in patients with metastatic seminoma.

Zusammenfassung

Bei 110 Patienten mit malignen Hodentumoren wurde die neuronspezifische Enolase (NSE) im Serum bestimmt und mit den anerkannten Tumormarkern Alphafetoprotein (AFP) und humanem Choriongonadotropin (HCG) verglichen. Deutlich erhöhte NSE-Aktivitäten im Serum wurden bei 12/16 (75%) Patienten mit metastasiertem Seminom gemessen. Nach der Chemotherapie kam es zu einem Abfall der NSE-Konzentration bis in den Normbereich. Mittels immunhistochemischer Methoden konnte die NSE in Seminomzellen dargestellt werden.

Nur 6/40 (15%) der Patienten mit metastasierten nichtseminomatösen Hodentumoren zeigten erhöhte Serum NSE-Aktivitäten. AFP und HCG waren bei 70% der Patienten in dieser Gruppe erhöht, die Bestimmung der NSE ergab bei diesen Patienten keine zusätzliche Information.

Bei 53/54 Patienten, die nach der Orchiektomie keinerlei Hinweise für eine Metastasierung zeigten, lagen die Serum-NSE-Konzentrationen im Normbereich; nur bei einem Patienten wurde ein NSE-Wert an der oberen Grenze der Norm gemessen. Dies weist auf eine gute Spezifität der Bestimmung der NSE im Serum hin.

NSE ist ein neuer Marker für Seminome und kann von klinischem Wert bei der Therapiekontrolle und Verlaufsbeobachtung von Patienten mit metastasiertem Seminom sein.

Einleitung

Enolasen sind Enzyme des Glukoseabbaues, die die Umwandlung des 2-Phospho-Glycerat zum 2-Phospho-Enolpyruvat katalysieren. Sie sind aus 3 Untereinheiten aufgebaut (Alpha-, Beta- und Gamma-Untereinheit), wobei je nach Zusammensetzung der Dimere 5 Isoenzyme unterschieden werden. Die Alpha-Untereinheit ist hauptsächlich in Form des Alpha-Alpha-Isoenzyms praktisch in allen Geweben nachweisbar. Die Beta-Untereinheit findet sich als Alpha-Beta- und Beta-Beta-Enolase vorwiegend im Herz und Skelettmuskel. Die Gamma-Untereinheit liegt in hoher Konzentration als Alpha-Gamma- und vor allem als Gamma-Gamma-Dimer als *neuronspezifische Enolase* in Neuronen und neuroendokrinen Zellen, die sich von der Neuralleiste herleiten, vor.

Die Bestimmung der NSE stellt einen wertvollen Tumormarker bei Patienten mit neuroendokrinen Tumoren dar [17, 18, 19]. Zusätzlich wurde NSE als brauchbarer Tumormarker auch beim kleinzelligen Bronchuskarzinom erkannt [1, 3], allerdings wurden erhöhte Serum-NSE-Konzentrationen auch bei Patienten mit Tumoren nicht neuroendokrinen Ursprungs beobachtet [4].

Da bei Hodentumoren histologisch verschiedene Zell- und Gewebstypen nachgewiesen werden können und Hodentumoren häufig eine endokrine Aktivität wie etwa die Produktion von Hormonen (humanes Choriongonadotropin) aufweisen, haben wir die neuronspezifische Enolase als Tumormarker bei Patienten mit Hodentumoren untersucht und mit den anerkannten Tumormarkern Alphafetoprotein (AFP) und humanem Choriongonadotropin (HCG) verglichen.

Patienten und Methoden

Patienten und Kontrollpersonen

Bei 48 männlichen Kontrollpersonen, die keinerlei Hinweise auf das Vorliegen eines Malignoms oder einer anderen Erkrankung zeigten, wurde die NSE-Aktivität im Serum bestimmt.

110 unbehandelte Patienten mit malignen Hodentumoren wurden in die Studie einbezogen, bei 40 Patienten handelte es sich um metastasierte nichtseminomatöse Hodentumoren (NSGCT), bei 16 Patienten lag ein metastasiertes reines Seminom vor. Zusätzlich wurden 46 Patienten mit NSGCT nach der Orchiektomie und modifizierter retroperitonealer Lymphadenektomie (Stadium II A oder II B) untersucht, bevor sie eine adjuvante Chemotherapie erhielten, sowie 8 Patienten mit reinem Seminom im Stadium I vor der geplanten Bestrahlung.

Staging

Bei allen Patienten war das Vorliegen eines malignen Hodentumors histologisch verifiziert, die histologische Klassifikation eerfolgte nach Pugh [15].

Die Stadieneinteilung wurde nach der Royal Marsden Hospital Staging Classification [13] durchgeführt, wobei zum Staging die klinisch physikalische Untersuchung, das Lungenröntgen, CT der Lunge und des Abdomens, die Lymphographie, Ultraschall der Leber und des Retroperitoneums, sowie die Bestimmung von Alphafetoprotein (AFP) und humanem Choriongonadotropin (HCG) im Serum herangezogen wurden.

In der Gruppe der metastasierten NSGCT war 1 Patient im Stadium IM, 5 mit IIB, 4 mit IIC, 1 mit IV AL_1, 4 mit IV AL_2, 3 mit IV BL_1, 7 mit IV BL_2, 3 mit IV CL_1, 3 mit IV CL_2 und 9 mit IV CL_3. In der Gruppe der metastasierten Seminome waren 9 Patienten im Stadium IIC, 2 hatten IIIC, 1 hatte IV AL_1, 1 hatte IV CL_2 und bei 3 lagen Knochenmetastasen vor.

Chemotherapie

Die adjuvante Chemotherapie bestand aus 2 Zyklen mit Cisplatin, Vinblastin und Bleomycin (PVB) [6].

Patienten mit metastasierten Hodentumoren erhielten gleichfalls eine PVB Chemotherapie. Bei 13 Patienten mit weit fortgeschrittener Metastasierung wurde eine sequentiell alternierende Chemotherapie bestehend aus 2 Zyklen PVB gefolgt von 2 Chemotherapiezyklen mit Etopsid (120 mg/m^2 Tag 1–3), Ifosfamid (1,5 g/m^2 Tag 1–5; die Zystitisprophylaxe mit MESNA erfolgte mit 8 mg/kg i. v. zum Zeitpunkt 0,4 und 8 Stunden nach der Applikation von Ifosfamid) und Cisplatin (20 mg/m^2 Tag 1–5) zur Anwendung gebracht.

Die Chemotherapiezyklen wurden alle 3 Wochen appliziert.

Tumormarker

Das Blut wurde morgens nüchtern entnommen und das Serum bis zur Analyse bei −20°C tiefgefroren.

Die Bestimmung der NSE erfolgte mittels eines double antibody radioimmunoassay (NSE RIA 100, Pharmacia AB, Uppsala, Sweden). Die neuronspezifische Enolase in der Probe konkurriert mit einer bestimmten Menge J^{125}-markierter NSE um die Bindungsstellen an einem spezifischen, aus Kaninchen gewonnenen, Antikörper. Die gebundene und freie NSE wird mittels eines zweiten Antikörpers (Anti-Kaninchen IgG, aus Schafen gewonnen), der kovalent an Agarosepartikel gebunden ist, getrennt.

Die im Hinblick auf die Kreuzreaktion der Bestimmung mit nichtneuronspezifischer Enolase (αα-Enolase) durgeführten Untersuchungen zeigten, daß bis in einen Konzentrationsbereich von 13000 ng/ml keine Kreuzreaktion mit αα-Enolase besteht. AFP wurde enzymimmunologisch gemessen (AFP-EIA Diagnostic Kit, Abbott Laboratories, North Chicago, U.S.A.), HCG wurde radioimmunologisch (HCG-RIA, Serono, Mailand, Italien) bestimmt.

Immunhistochemie

Kaninchenantiserum gegen Rinder-NSE, Schweinsantikaninchen-Ig-Antikörper und der Peroxidase Antiperoxidasekomplex, wurde von Dako Immunoglobulins, Guldborgvej, Kopenhagen, Dänemark bezogen. Formalinfixierte (10%), in Paraplast eingebettete Proben standen von 5 Patienten mit Seminomen und erhöhter NSE-Aktivität zur Verfügung. Die immunhistochemishe Darstellung der NSE erfolgte mit einer anerkannten Peroxidase-Antiperoxidasemethode [16] mit einem 1/3000 verdünnten Kaninchen-Antirinder-NSE -Antikörper. Die Peroxidase-Aktivität wurde mittels der 3,3'-Diamminobenzidinetetrahydrochloridreaktion nachgewiesen.

Um die Spezifität der Methode wie auch des Antikörpers nachzuweisen wurden:
1. Gewebsschnitte anstatt mit dem Anti-NSE-Antikörper mit einem polyklonalen Kaninchenantikörper inkubiert (Antikörper gegen Insulin, Dako Immunglobuline) und weiterverarbeitet wie zuvor angegeben und
2. wurden, wie bereits beschrieben [12], Blockingexperimente für die NSE-Immunoreaktivität an Gewebsschnitten durchgeführt.

Proben aus verschiedenen menschlichen neuroendokrinen Geweben wie Nebenniere, zentrale und periphere Neurone, Hypophyse, Pankreasinselzellen, sowie endokrin aktive Zellen im Darm zeigten mit diesem Antikörper eine Immunreaktivität für NSE. Dagegen konnte in Gewebsschnitten aus normalem Hodengewebe (außer Spermatogonien), Milz, Lymphknoten und Leber keine Immreaktivität für NSE nachgewiesen werden.

Ergebnisse

Die mittleren Serum NSE-Konzentrationen der Kontrollpersonen lagen bei $4,7 \pm 3,8$ ng/ml ($X \pm SD$), als obere Grenze des Normalwertes ($\bar{X} + 2SD$) wurden 12,3 ng/ml angenommen.

Patienten mit metastasierten Seminomen zeigten NSE-Spiegel um $30,7 \pm 30,8$ ng/ml (range 6,8–100,3 ng/ml), bei 12 von 16 Patienten (75%) wurden beträchtlich erhöhte NSE-Konzentrationen im Serum gemessen (Abb. 1).

Bei 4 Patienten mit metastasierten Seminomen wurden erhöhte Serum-HCG-Spiegel nachgewiesen, AFP war bei allen Patienten negativ. Durch die Chemotherapie konnte bei 10 Patienten eine komplette Remission erzielt werden, bei 4 Patienten wurde eine partielle Remission (Resttumor nach Chemotherapie) ohne Hinweis auf Krankheitsaktivität erreicht. Ein Patient mit einem Seminom starb an einer Pulmonalembolie bevor die Chemotherapie begonnen werden konnte. Ein Patient steht noch unter Chemotherapie. Bei einem Patienten trat 6 Monate, nachdem eine komplette Remission erzielt wurde, ein Rezidiv auf, der Patient verstarb in der Folge an seiner Erkrankung.

Nach erfolgreicher Chemotherapie zeigten alle Patienten einen Abfall der NSE-Konzentrationen im Serum bis in den Normalbereich. Die Serum NSE- und HCG-Spiegel eines Patienten unter Chemotherapie sind in Abb. 2 dargestellt, wobei ein ähnlicher Verlauf beider Tumormarker mit einem vorübergehenden Anstieg nach

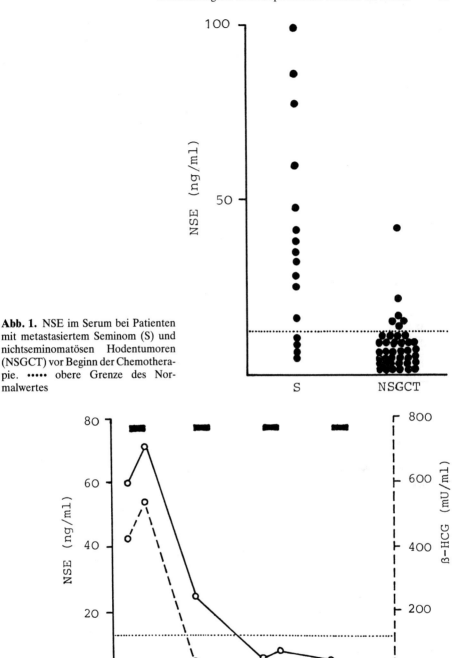

Abb. 1. NSE im Serum bei Patienten mit metastasiertem Seminom (S) und nichtseminomatösen Hodentumoren (NSGCT) vor Beginn der Chemotherapie. ····· obere Grenze des Normalwertes

Abb. 2. NSE (o——o) und HCG (o----o) im Serum bei einem Patienten mit metastasiertem Seminom unter Chemotherapie. ····· obere Grenze des Normalbereiches (NSE). ■ PVB-Chemotherapie

dem ersten Chemotherapiezyklus und in der Folge einem Abfall der Marker bis in den Normbereich beobachtet wurde.

Die Lokalisation der NSE in den Seminomzellen konnte immunhistochemisch dargestellt werden (Abb. 3). Es standen in Paraffin eingelegte Präparate von 5 Patienten mit Seminomen und hoher Serum-NSE-Aktivität zur Verfügung; bei 4 Patienten zeigte sich eine starke Anfärbung der Seminomzellen für NSE, bei einem Patienten war nur eine mäßiggradige Anfärbung für NSE nachweisbar.

Bei Patienten mit metastasierten NSGCT lagen die mittleren Serum-NSE-Aktivitäten bei 8,1 ± 7,0 ng/ml (range 2,5–42,8 ng/ml). Nur 6 von 40 Patienten (15%) zeigten gering- oder mäßiggradig erhöhte NSE-Konzentrationen im Serum (Abb. 1). Bei allen 6 Patienten mit hohen Serum-NSE-Spiegeln lag eine weit fortgeschrittene Metastasierung vor. Erhöhte Serum-AFP-Spiegel wurden bei 28 (70%) Patienten gemessen, 28 (70%) Patienten waren HCG-positiv. Die Kombination der Marker

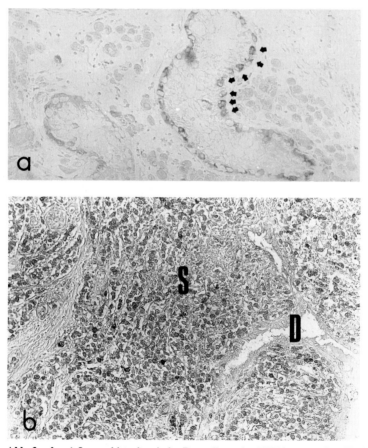

Abb. 3a, b. a) Immunhistochemische Darstellung der NSE in normalem Hodengewebe. Nur die peripher gelegenen Spermatogonien in den Tubuli Seminiferi (Pfeile) zeigen eine NSE-Immunoreaktivität (x 200). **b)** Immunhistochemische Darstellung der NSE in Seminomzellen. S: Seminom; D: Ductus epididymis (x 140)

AFP und HCG erhöhte die Anzahl der tumormarkerpositiven Patienten auf 35 (87,5%). Bei 54 „adjuvanten" Patienten (46 NSGCT und Patienten mit Seminomen im Stadium I) lagen die mittleren Serum-NSE-Spiegel bei 5,3 ± 1,9 ng/ml (range 2,9–12,6 ng/ml). Nur bei einem Patienten mit einem NSGCT wurden grenzwertig erhöhte Serum-NSE-Konzentrationen (12,6 ng/ml) gemessen. Bei allen „adjuvanten" Patienten waren die AFP- wie auch HCG-Werte im Normbereich.

Diskussion

Die klinische Brauchbarkeit der Tumormarker AFP und HCG ist bei Patienten mit nichtseminomatösen Hodentumoren gut belegt [2, 10]. Die Tumormarker haben ihren Stellenwert beim Staging vor Beginn der Therapie, in der Therapiekontrolle, Verlaufsbeobachtung [5] und sind auch von prognostischem Wert [14].

Allerdings steht bei Patienten mit Seminomen kein derart wertvoller Tumormarker zur Therapiekontrolle zur Verfügung. Etwa 20% der Patienten sind HCG-positiv [11]; die plazentare alkalische Phosphatase ist zwar bei etwa 80% der Patienten erhöht, ihr Einsatz zur Therapiekontrolle wird jedoch dadurch erschwert, daß auch bei Rauchern pathologisch erhöhte Enzymaktivitäten gemessen werden [9].

Wir haben die neuronspezifische Enolase als Tumormarker bei Patienten mit Hodentumoren untersucht und konnten beträchtlich erhöhte Serum NSE-Aktivitäten bei Patienten mit metastasiertem Seminom nachweisen. Gleichfalls konnten wir immunhistochemisch zeigen, daß NSE in den Seminomzellen lokalisiert ist. Da NSE auch in Spermatogonien, die entlang der Basalmembran der Tubuli Seminiferi liegen, dargestellt werden kann, andere spermatogene Zellen wie auch Sertolizellen [8] jedoch NSE-negativ sind, nehmen wir an, daß die NSE eine Rolle in der Differenzierung spermatogener Zellen spielen könnte.

Offensichtlich sind nur die ganz unreifen Spermatogonien zur NSE-Produktion fähig, mit zunehmender Ausreifung der Zellen dürfte aber diese Fähigkeit verlorengehen. Bei Seminomen scheint die Fähigkeit zur Produktion der NSE noch erhalten zu sein.

Anhand unserer Untersuchungen dürfte eine mögliche Kreuzreaktion mit nicht neuronspezifischer Enolase ($\alpha\alpha$-Enolase) unwahrscheinlich sein. Allerdings liegt im Serum ein Gemisch der $\gamma\gamma$-Form der Enolase wie auch des $\alpha\gamma$-Hybridmoleküls, das mit den Antisera gegen $\gamma\gamma$-Enolase kreuzreagieren könnte, vor. Bemerkenswert ist jedoch, daß bei Patienten mit kleinzelligem Bronchuskarzinom deutlich erhöhte $\gamma\gamma$-Enolasekonzentrationen im Serum nachgewiesen wurden, während nur geringgradige Veränderungen der $\alpha\gamma$-Enolasekonzentrationen beobachtet wurden [7].

Grenzwertig bis mäßiggradig erhöhte Serum-NSE-Konzentrationen wurden aber auch bei 15% der Patienten mit metastasierten NSGCT gemessen, wobei aber Seminomformationen histologisch nur bei einem dieser Patienten nachgewiesen werden konnten. Die Bestimmung des AFP und HCG ist bei Patienten mit metastasierten NSGCT ein sensitiver Indikator für das Ausmaß der Metastasierung, während bei diesen Patienten die Bestimmung der Serum-NSE-Aktivität keine zusätzlichen Informationen bringt.

Nach erfolgreicher Chemotherapie wurde bei allen Patienten ein Abfall der NSE-Konzentration im Serum bis in den Normbereich beobachtet.

Bei 98% der „adjuvanten" Hodentumorpatienten wurden normale Serum-NSE-Spiegel gemessen. Grenzwertig erhöhte NSE-Konzentrationen lagen nur bei einem Patienten vor; dies weist auf eine hohe Spezifität der Bestimmung hin.

Zusammenfassend sind Seminomzellen zur Bildung von NSE fähig und die Bestimmung der NSE-Konzentrationen im Serum stellt einen wertvollen neuen Tumormarker zur Therapiekontrolle bei Patienten mit metastasierten Seminomen dar.

Literatur

1. Akoun GM, Scarna HM, Milleron BJ, Benichou MP, Herman DP (1985) Serum neuron specific enolase. A marker for disease extent and response to therapy for small cell lung cancer. Chest 87: 39–43
2. Bosl GJ, Geller NL, Cirrincione C, Nisselbaum J, Vugrin D, Whitmore WF, Golbey RB (1983) Serum tumor markers in patients with metastatic germ cell tumors of the testes: A 10 year experience. Am J Med 75: 29–35
3. Carney DN, Marangos PJ, Ihde DC, Bunn PA, Cohen MH, Minna JD, Gazdar AF (1982) Serum neuron-specific enolase: a marker for disease extent and response to therapy of small cell lung cancer. Lancet i: 583–586
4. Cooper EH, Splinter TAW, Brown DA, Muers MF, Peake MD, Pearson SL (1985) Evaluation of a radioimmunoassay for neuron specific enolase in small cell lung cancer. Br J Cancer 52: 333–338
5. DeBruijn HA, Sleijfer DT, Koops HS, Suurmeijer AJH, Marrink J, Ockhuizen T (1985) Significance of human chorionic gonadotropin, alpha-fetoprotein, and pregnancy-specific beta-1-glycoprotein in the detection of tumor relapse and partial remission in 126 patients with nonseminomatous testicular germ cell tumors. Cancer 55: 829–835
6. Einhorn LH, Donohue J (1977) Cis-diamminedichloroplatinum, vinblastine and bleomycin combination chemotherapy in disseminated testicular cancer. Ann Intern Med 87: 293–298
7. Gerbitz KD, Summer J, Thallmer J (1984) Brain-specific proteins: solid-phase immunobioluminescence assay for neuronspecific enolase in human plasma. Clin Chem 30: 382–386
8. Haimoto H, Takahashi Y, Koshikawa T, Nagura H, Kato K (1985) Immunohistochemical localization of γ-enolase in normal human tissues other than nervous and neuroendocrine tissues. Lab Invest 52: 257–263
9. Horwich A, Tucker DF, Peckham MJ (1985) Placental alkaline phosphatase as a tumour marker in seminoma using the H17E2 monoclonal antibody assay. Br J Cancer 51: 625–629
10. Javadpour N (1980) The role of biologic tumor markers in testicular cancer. Cancer 45: 1755–1761
11. Javadpour N (1983) Multiple biochemical tumor markers in seminoma. A double blind study. Cancer 52: 887–889
12. Krisch K, Buxbaum P, Horvat G, Krisch I, Neuhold N, Ulrich W, Srikanta S (1986) Mononuclear antibody HISL-19 as an immunocytochemical probe for neuroendocrine differentiation. Its application in diagnostic pathology. Am J Pathol 123: 100–108
13. Peckham MJ (1981) Investigation and staging: General aspects and staging classification. In: Peckham MJ (ed) The management of testicular tumours. pp 89–95. Edward Arnold, London
14. Prognostic factors in advanced nonseminomatous germ cell testicular tumours: results of a multicentre study. Report from the Medical Research Council Working Party on Testicular Tumours (1985) Lancet i: 8–11
15. Pugh RCB (1976) Testicular tumours – the panel classification. In: Pugh RCB (ed) Pathology of the testis. pp 144–146 Blackwell Scientific Publications, London
16. Sternberger LA (1979) Immunocytochemistry (2nd ed) John Wiley, New York
17. Tapia FJ, Polak JM, Barbosa AJA, Bloom SR, Marangos PJ, Dermody C, Pearse AGE (1981) Neuron-specific enolase is produced by neuroendocrine tumours. Lancet i: 808–811
18. Zeltzer PM, Marangos PJ, Evans AE, Schneider SL (1986) Serum neuron-specific enolase in children with neuroblastoma. Relationship to stage and disease course. Cancer 57: 1230–1234
19. Zeltzer PM, Marangos PJ, Parma AM, Sather H, Dalton A, Hammond D, Siegel SE, Seeger RC (1983) Raised neuron-specific enolase in serum of children with metastatic neuroblastoma. A report from the Children's Cancer Study Group. Lancet i: 361–363

Immunoblotting von Tumor-HCG-Varianten beim Hodenkarzinom

K. Mann, G. Spöttl, R. Clara, C. Clemm, G. Staehler und K. Siddle

Zusammenfassung

Mit Hilfe analytischer isoelektrischer Fokussierung und Immunoblotting unter Verwendung spezifischer monoklonaler Antikörper sollte geklärt werden, ob tumorspezifische Varianten von HCG und der freien Beta-Kette bei Patienten mit nichtseminomatösen Hodentumoren vorkommen. Als Vergleich diente HCG aus Serum und Urin von Schwangeren. Diese zeigten 6 isoelektrische Gipfel. Im Serum der Tumorpatienten waren die neutralen Fraktionen quantitativ reduziert; sowohl bei HCG als auch bei der freien β-Kette dominierten die sauren Varianten. Im Serum ist der saure Anteil höher als im Urin. Bei der Ratte zeigten die sauren isoelektrischen Varianten von Tumor-HCG im Vergleich zu Schwangeren-HCG verlängerte biologische Halbwertzeiten.

Einleitung

Die biochemischen Eigenschaften von plazentarem HCG und seine biologischen Wirkungen sind gut bekannt [1, 2]. Aus dem strukturell bedingten Kohlenhydratanteil des Moleküls ergibt sich eine molekulare Heterogenität, die durch isoelektrische Fokussierung klar definierbar ist [3, 4]. Im Vergleich zu plazentarem HCG scheint die Steuerung der Biosynthese und die Sekretion des Hormons im Tumorgewebe wesentlich verändert. So werden oftmals nicht nur das Gesamthormon, sondern überwiegend die beiden Untereinheiten sezerniert. Zum anderen wurden Modifikationen der Kohlenhydrat- und Proteinstruktur beschrieben [5–15]. Mit Hilfe analytischer isoelektrischer Fokussierung und Immunoblotting unter Verwendung spezifischer monoklonaler Antikörper sollte geklärt werden, ob tumorspezifische Varianten von HCG und der freien β-Kette bei Patienten mit nichtseminomatösen Hodentumoren vorkommen.

Methoden

Aus dem Serum von Schwangeren und 7 Patienten mit nichtseminomatösen Hodentumoren, davon zusätzlich aus dem Urin von 3 dieser Patienten wurde HCG angereichert. Die Extraktion erfolgte mit DEAE-Trisacryl-M- (LKB, Schweden; 0,01 M

Tris-HCl, 0–0,5 M NaCl, pH 4,8) und SP-Trisacryl-M-Ionenaustauschchromatografie (0,1 M Ammoniumacetat, 0–0,5 M NaCl, pH 4,6). Nach Entsalzung auf Amicon PM 10-Membranen und Gefriertrocknung wurden die Proben (10μl) auf Polyacrylamidgele (260 × 125 × 0,5 mm) zur Fokussierung im pH-Bereich 3–6 aufgetragen (2000 V, 200 mA, 20 W, 10°C, 1 h). Zur Darstellung von HCG-β wurden die Proben in Anwesenheit von 8 M Harnstoff im pH-Bereich 2–11 fokussiert.

Die getrennten Proben wurden in einem diskontinuierlichen Puffersystem zwischen horizontalen Graphitplatten auf Nitrozellulose transferiert (Anode 1: 0,3 M Tris, Anode 2: 0,1 M Tris, Kathode: 0,1 M Arginin, 0,01% SDS, 300 mA, 1 h, 20°C).

Die Anfärbung der Nitrozellulosemembranen erfolgte mit spezifischen monoklonalen Antikörpern. Zur Darstellung von HCG verwendeten wir mab 11/6, für HCG-β mab 2/6 [16] (Aszitesverdünnung 1 : 500, 1 h in 0,05 M Tris-HCl, 0,15 M NaCl, 0,5% Tween 20, pH 10,3). Nach dreimaligem Waschen, erfolgt eine zweite Inkubation mit dem F(ab)$_2$-Fragment eines Anti-Maus-Ig-Antikörpers, der mit alkalischer Phosphatase konjugiert ist (Zymed, USA). Die Entwicklung der Folie wurde mit 5-Bromo-4-Chloro-3-Indolyl Phosphat / Nitro Blau Tetrazolium durchgeführt [17]. Als Proteinfärbereagenz wurde India-Ink verwendet [18].

Die Darstellung der Banden erfolgte mit dem Laserdensitometer Ultroscan XL, LKB, Schweden, die Auswertung mit der zugehörigen Software (LKB, Gelscan GSXL).

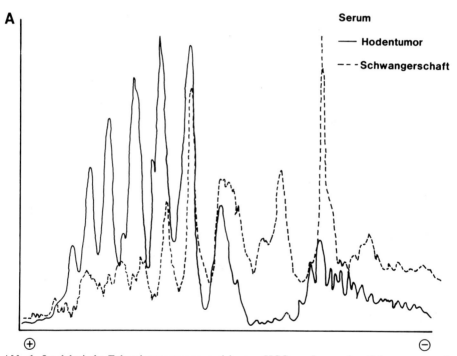

Abb. 1. Isoelektrische Fokussierung von angereichertem HCG aus Serum einer Schwangeren und eines Patienten mit embryonalem Hodenkarzinom auf Polyacrylamidgelen pH 3–6, Elektrophoretischer Transfer auf Nitrozellulosemembranen und Westernblot mit Anti-HCG 11/6, Entwicklung mit Nitro Blau Tetrazolium, Laserdensitometrie auf Ultroscan XL. A = Absorption

Ergebnisse und Diskussion

HCG im Serum Schwangerer wies mit der hier angewandten Methodik 6 isoelektrische Gipfel auf. Dies stimmt mit den Befunden überein, die aus urinärem Schwangeren-HCG nach Anreicherung, isoelektrischer Fokussierung und radioimmunologischer Bestimmung der Fraktionen erhalten worden waren [4]. Im Serum der Patienten mit Hodenkarzinom waren die neutralen Fraktionen quantitativ reduziert. Wie Abb. 1 zeigt, dominierten die sauren Fraktionen. Den Westernblot von Seren und Urin von 7 Patienten und einer Schwangeren zeigt Abb. 2.

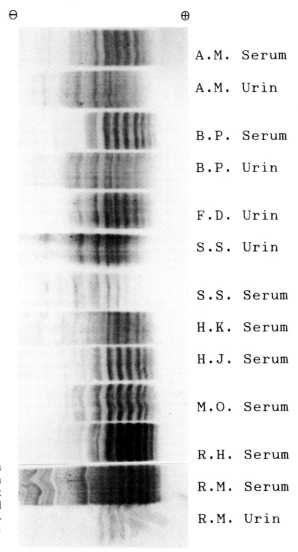

Abb. 2. IEF von angereichertem HCG aus Seren und Urin von Schwangeren und Patienten mit Hodentumoren auf Polyacrylamid pH 3–6. Westernblot mit Anti-HCG 11/6 (siehe Methode). SS = Schwangerschaft

Auch bei der durch Harnstoffspaltung erzeugten freien β-Kette aus Tumor-HCG fanden sich zusätzlich saure Varianten.

Im Serum waren der saure Anteil der Tumor-HCG-Varianten größer und die durch isoelektrische Fokussierung getrennten Banden schärfer als im Urin (Abb. 2: Patienten A.M., B.P., R.M.). Saure isoelektrische Tumor-HCG-Varianten sind nach Untersuchungen von Merz gegenüber Neuraminidase-Verdauung resistenter als Schwangeren-HCG [19]. Beide Formen können jedoch in asialo-HCG überführt werden. Offensichtlich führen Modifikationen am Kohlenhydratanteil auch zu Veränderungen der biologischen Aktivität. In Zusammenarbeit mit J. Cassels (NIH Bethesda) wurde gezeigt, daß saure isoelektrische Varianten von Tumor-HCG in der Ratte im Vergleich zu Schwangeren-HCG verlängerte biologische Halbwertzeiten haben. Bei der Passage durch die Niere gehen offensichtlich saure Anteile verloren. Möglicherweise handelt es sich hierbei um eine partielle Deglykosilierung. Ferner entfalten saure Isohormone eine signifikante thyreotrope Aktivität an Schilddrüsenschnitten in vitro. Das isoelektrische Muster ist nicht konstant, sondern kann sich unter der Therapie erheblich ändern [4].

Zusammenfassend konnten tumorspezifische, saure isoelektrische Varianten von HCG und der β-Kette nachgewiesen werden, die im Serum in höheren Konzentrationen als im Urin vorkommen.

Literatur

1. Vaitukaitis J, Ross G, Braunstein G, Rayford P (1976) Gonadotropins and their subunits: Basic and clinical Studies. Rec Prog Hormone Research 33: 289–331
2. Bahl OP (1977) Human chorionic gonadotropin, its receptor and mechanism of action. Fed Proc 36: 2119–2127
3. Yazaki K, Yazaki C, Wakabayashi K, Igarashi M (1980) Isoelectric heterogeneity of human chorionic gonadotropin: Presence of choriocarcinoma specific components. Am J Obstet Gynecol 138: 189–194
4. Mann K, Schneider N, Hörmann R (1986) Thyrotropic activity of acidic isoelectric variants of human chorionic gonadotropin from trophoblastic tumors. Endocrinology 118: 1558–1566
5. Cole LA (1987) Distribution of O-linked sugar units of HCG and its free alpha-subunit. Mol Cell Endocrinol 50: 45–57
6. Nagelberg SB, Cole LA, Rosen SW (1985) A Novelform of ectopic human chorionic Gonadotropin beta-subunit in the serum of woman with epidermoid cancer. J Endocr 107: 403–408
7. Chapman AJ, Gallagher JT, Beardwell CG, Shalet SM (1984) Lack of binding of serum glycoprotein hormone subunit to concanavalin A sepharose reflects increased branching of the oligosaccharide chains. J Endocr 103: 111–116
8. Chapman AJ, Gallagher JT, Beardwell CG, Shalet SM (1984) Variation in the core and branch carbohydrate sequences of serum glycoprotein hormone alpha-subunit as determined by lectin affinity chromatography. J Endocr 103: 117–122
9. Mann K, Karl HJ (1983) Molecular heterogeneity of human chorionic gonadotropin and its subunits in testicular cancer. Cancer 52: 654–660
10. Yazaki K, Igarashi M, Wakabayashi K, Koide SS (1985) Biological activity of the unique variants of human chorionic gonadotropin in choriocarcinoma tissue. Cancer Lett 29: 23–28
11. Imamura S, Imamichi S, Yamabe T, Ishiguro M (1985) Characterization and comparison of two forms of human chorionic gonadotropin from hydatidiform moles with low and high immunoreactivity. Am J Obstet Gynecol 151: 136–141
12. Koyama K, Toda K, Kuriyama D, Isojima S (1986) Affinity to lectin, biological and immunological characteristics of human chorionic gonadotropin from pregnant women and trophoblastic tumor patients. Acta endocrinol (Copenh) 112: 579–585

13. Nishimura R, Endo Y, Tanabe K, Ashitaka Y, Tojo S (1981) The biochemical properties of urinary human chorionic gonadotropin from patients with trophoblastic disease. J Endocrinol Invest 4: 349–358
14. Mizuochi T, Nishimura R, Taniguchi T, Utsunomiya T, Mochizuki M, Drappe C, Kobata A (1985) Comparison of carbohydrate structure between human chorionic gonadotropin present in urine of patients with trophoblastic disease and healthy individuals. Jpn J Cancer Res (Gann) 76: 752–759
15. Nishimura R, Shin J, Ji I, Midaugh CR, Kruggel W, Lewis RV, Ji TH (1986) A Single Amino Acid Substitution in an Ectopic a-Subunit of a Human Carcinoma Choriongonadotropin. J Biol Chem 261: 10475–10477
16. Mann K, Spöttl G, Siddle K (1987) Free β-subunit secretion of HCG in patients with trophoblastic diseases. Acta endocr 114, Suppl 283: 189
17. Blake MS, Johnston KH, Russell-Jones GJ, Gotschlich EC (1984) A rapid, sensitive method for detection of alkaline phosphatase-conjugated anti-antibody on western blots. Analytical Biochemistry 136: 175–179
18. Hancock K, Tsang VCW (1983) India ink staining of proteins on nitrocellulose paper. Analytical Biochemistry 133: 157–162
19. Mann K, Merz WE, Merkel U, Spöttl G, Putz B (1985) Acid isoelectric variants of HCG in patients with testicular cancer: Isolation and characterization by neuraminidase digestion. Acta endocrinol Supp 267, 108: 154–155

Prognosefaktoren

Prognosefaktoren für den nichtseminomatösen Hodentumor Stadium I mit besonderer Berücksichtigung des Blutgefäßeinbruches

W. Höltl, J. Pont und D. Kosak

Abstract

The importance of risk factors in the early stages of NSGCT rises continuously. The high efficacy of polychemotherapy in advanced tumor stages justifies a "wait and see" strategy in early stages, depending on strict prognostic criteria. Until now treatment of stage I NSGCT was by retroperitoneal lymph node dissection and of seminoma by irradiation of paraaortic nodes. These therapies were well established and of low morbidity. Literature review and results of our own retrospective analysis showed vascular invasion and embryonal carcinoma as the most important prognostic factors in early stage NSGCT.

Zusammenfassung

Prognosefaktoren für den Hodentumor im frühen Stadium gewinnen zunehmend an Bedeutung. Die Ursache dafür liegt zum einen darin, daß durch die hohe Effektivität der Polychemotherapie der Tumor auch im Rückfall sanierbar ist und andererseits die Morbidität der Primärbehandlung daher auf ein Minimum reduziert werden kann. Bisher war in frühen Stadien nur die retroperitoneale Lymphadenektomie beim Nichtseminom und die Strahlentherapie der lokoregionären Lymphknotenfelder beim Seminom etabliert. Auf Grund der Literaturübersicht und unserer eigenen Daten ist zu schließen, daß die bedeutendsten Prognosefaktoren für den nichtseminomatösen Tumor (NSGCT) der Blutgefäßeinbruch (VI), das embryonale Karzinom (E) sowie das pT-Stadium des Primärtumors sind.

Einleitung

Die Erkenntnis, daß effektive Chemotherapiekombinationen in der Lage sind, bei fortgeschrittenen Tumorstadien in hohem Maße dauerhafte Vollremissionsraten zu erzielen, gestattete es erst, im Stadium I eine abwartende Behandlungsstrategie nach alleiniger Semikastration zu wagen. Um einerseits eine Überbehandlung zu vermeiden und andererseits frühzeitige Metastasierungsvorgänge anhalten zu können, ist es unbedingt notwendig, ausreichende Kenntnis über die Qualität der einzelnen Prognosefaktoren zu besitzen.

Obwohl Pugh [19] bereits 1962 und Mostofi 1972 [15] auf die Bedeutung des Blutgefäßeinbruches und des Lymphgefäßeinbruchs hingewiesen haben, bleibt es unverständlich, daß erst 15 Jahre später Sandemann [21] den Blutgefäßeinbruch neuerlich als Prognosekriterium erwähnt. Er forderte bereits damals die Aufnahme von VI in die pTNM Klassifikation der UICC. Aufgabe dieser Literaturübersicht (Tabelle 1) und auch unserer retrospektive Studie war es daher, die im Stadium I verfügbaren Daten – Tumorgröße, pT-Stadium, Gefäßeinbruch, histologischer Subtypus, präoperative biochemische Marker – bezüglich ihrer Brauchbarkeit als Prognosefaktoren zu evaluieren.

Tabelle 1. Risikofaktoren – NSGCT I

Autor	pT*	Größe des Primärtumors	Histologie	Preop. Marker	VI**	LI***
Mostofi 1973 [15]	+	+	E+	–	+	–
Pugh 1976 [19]	+	–	E+	–	+	+
Sandemann 1979 [21]	+	–	E+	–	+	–
Raghavan 1982 [20]	+	–	–	–	/	/
Nachtigall 1982 [16]	/	/	/	/	–	–
Peckham 1985 [17]	/	/	E+	–	+	/
Moriyama 1985 [14]	+	–	/	–	+	/
Pizzocaro 1985 [18]	+	/	E+	–	–	/
Javadpour 1985 [11]	+	/	E+	/	+	/
Klepp 1986 [12]	+	/	/	/	+	/
Hoskin 1986 [10]	+	–	E+	–	+	+
Dewar 1987 [2]	/	/	E+	/	+	+
Freedman 1987 [4]	–	/	Y-E+	/	+	+
Thompson 1987 [23]	–	/	–	–	–	+
Höltl 1987 [8]	–	/	E+	/	+	/

* pT des Primärtumors
** VI = Vascular invasion
*** LI = Lymphatic invasion
+ = statistisch signifikant
– = statistisch nicht signifikant
/ = nicht untersucht
E = embryonales Karzinom
Y = Dottersack Tumor

Material und Methode

Wir haben in einer retrospektiven Analyse von 116 Hodentumorpräparaten das Prognosekriterium Blutgefäßeinbruch nachuntersucht [8, 9]. Der Pathologe (D. K.) hatte keine Information über den klinischen Verlauf der Erkrankungen. 86 Präparate konnten entsprechend aller geforderten Kriterien (pT-Stadium, Gefäßeinbruch sowie ausreichend vorhandenes Tumormaterial) nachklassifiziert werden. Davon waren 53 Nichtseminome und 33 reine Seminome. Die Gewebsentnahmen wurden entsprechend dem Vorschlag der Bonner Hodentumorverbundstudie durchgeführt [22]. Großflächenschnitte konnten nicht angefertigt werden. Der Gefäßeinbruch wurde von Hedinger et al. wie folgt beschrieben [6] (Tabelle 2): Tumorthrombus innerhalb eines Gefäßlumens sowie Tumorperforation des Gefäßendothels müssen klar erkennbar sein (Abb. 1, 2, 3, 4). Solitäre Tumorzellen innerhalb eines Gefäß-

Tabelle 2. Kriterien für Gefäßeinbruch

- Tumorthrombus innerhalb eines Gefäßlumens
- Tumorperforation des Gefäßendothels

•• Solitäre Tumorzellen innerhalb eines Gefäßlumens sind als Artefakte zu interpretieren

lumens sind als Artefakte zu interpretieren (Abb. 5). Als Hilfestellung zur leichteren Auffindung jener Areale an der Schnittfläche des Primärtumors, wo Gefäßeinbrüche zu erwarten sind, hat Mostofi (persönliche Mitteilung) empfohlen, aus den Randbereichen von Blutungsarealen vermehrt Gewebsproben zu untersuchen; dort seien in vermehrtem Ausmaß Blutgefäßeinbrüche mikroskopisch nachzuweisen. Dieser Hinweis konnte von unserem Pathologen (D. K.) als wesentliche Erleichterung insbesondere bei sehr großen Hodentumoren bestätigt werden. Zusätzlich haben wir in Zweifelsfällen die UEA-I-Immunperoxydase-Färbung (= Lectin Ulex Europäus Antigen) mit gutem Erfolg angewandt [1, 5, 7].

Die statistische Analyse wurde mittels paarweiser Assoziationen der verschiedenen Variablen durch Kontingenztafel bzw. Chi-Quadrat Tests untersucht. Die prognostische Relevanz der Faktoren wurde durch stufenweise logistische Regressionsmodelle (BMDP) analysiert [3].

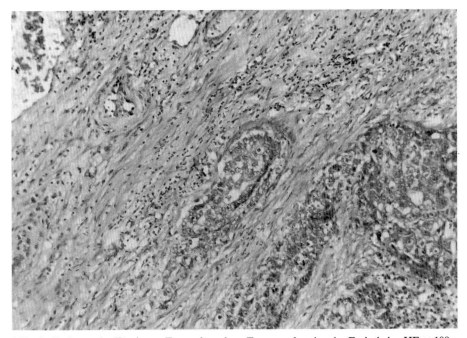

Abb. 1. Embryonales Karzinom: Tumorthrombus, Tumorperforation des Endothels; HE × 100

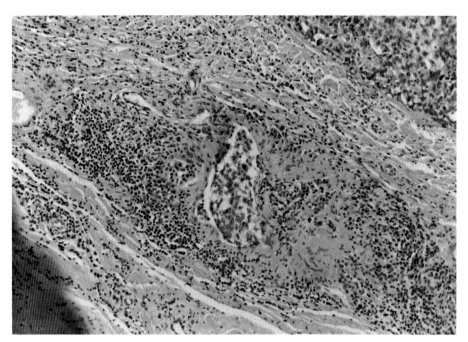

Abb. 2. Embryonales Karzinom: Adhärenter Tumorthrombus HE × 100

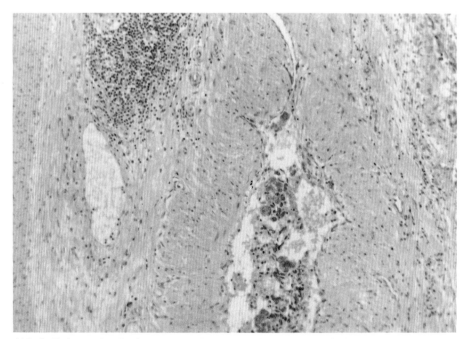

Abb. 3. Embryonales Karzinom: Tumorthrombus in einem größeren Gefäß, HE × 100

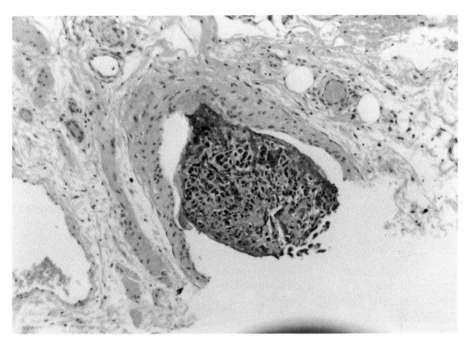

Abb. 4. Embryonales Karzinom: Adhärenter Thrombus HE × 100

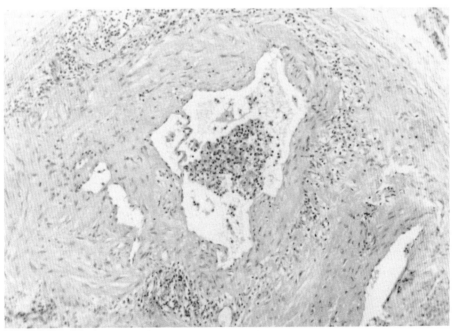

Abb. 5. Artefakt: freiliegende Tumorzellen eines embryonalen Karzinoms in einem größeren Samenstranggefäß HE × 100

Ergebnisse

Wir haben unsere retrospektiven Untersuchungen ausschließlich im Hinblick auf die extralymphatische (viscerale) Metastasierung durchgeführt. Das Verhältnis Gefäßeinbruch zu extralymphatischer Metastasierung bei nicht adjuvant behandelten Patienten ergab eine statistische Signifikanz (p < 0,0005) zu Gunsten jener Patienten, deren Primärtumor keinen Gefäßeinbruch aufwies (Tabelle 3). Die Korrelation adjuvante Chemotherapie zu extralymphatischer (visceraler) Metastasierung bei Vorliegen von VI im Primärtumor zeigt eine statistische Signifikanz (p < 0,0001) zu Ungunsten jener Patienten, die keine adjuvante Chemotherapie erhalten haben. (Tabelle 4). Das Verhältnis pT-Stadium zu Gefäßeinbruch zeigte in unserem Datenmaterial keine statistische Signifikanz (Tabelle 5). In Folge der vielfachen Variationsmöglichkeiten der vorwiegend als Mischformen auftretenden NSGCT-Tumoren war bei der beschränkten Fallzahl nicht adjuvant behandelter Patienten (n = 26) eine signifikante Aussage hinsichtlich der histologischen Subtypen nicht möglich. Mischtumoren mit chorialen Anteilen zeigten keine höhere Rate an Gefäßeinbrüchen als die anderen histologischen Subtypen von NSGCT. VI und Lymphknotenbefall im Retroperitoneum waren nicht signifikant korreliert (p < 0,08). pT-Stadium und retroperitonealer Lymphknotenbefall waren in Korrelation ebenfalls statistisch nicht signifikant (p < 0,3) (Tabelle 6).

Tabelle 3. Adjuvante Chemotherapie – Extralymphatische Metastasen bei Patienten mit Gefäßeinbruch. Nichtseminome n = 28

		ja	nein
Adjuvante	ja	1	14
Chemotherapie	nein	13	0

p < 0,0001

Tabelle 4. Gefäßeinbruch – Extralymphatische Metastasen bei nicht adjuvant chemotherapierten Patienten. Nichtseminome n = 26

		ja	nein
Gefäßeinbruch	ja	13	0
	nein	3	10

p < 0,0005

Tabelle 5. pT-Stadium – Blutgefäßeinbruch. NSGCT: n = 51

VI	ja	nein
pT 1	5	3
pT 2	5	5
pT 3	12	12
pT 4a	6	3
pT 4b	0	0

statistisch nicht signifikant

Tabelle 6. Korrelation von Blutgefäßeinbruch und pT-Stadium zur retroperitonealen Metastasierung

Blutgefäßeinbruch —— Retroperitoneale Lymphknotenmetastasen	
	$p < 0{,}08$
pT-Stadium —— Retroperitoneale Lymphknotenmetastasen	
	$p < 0{,}3$

Diskussion

Für den Hodentumor im fortgeschrittenen Stadium sind die Prognosefaktoren seit langer Zeit gut definiert. Für das Tumorstadium I hingegen sind die Angaben in der Literatur zum Teil noch sehr widersprüchlich (Tabelle 1). Die Ursache dafür liegt in der Tatsache, daß bisher weitgehend standardisierte Therapieverfahren beim Hodentumor des Stadiums I weltweit anerkannt waren: beim NSGCT die retroperitoneale Lymphadenektomie und beim reinen Seminom die Bestrahlung der regionären Lymphknoten. Mit zunehmend ausgezeichneten Heilungschancen beim Rezidiv seit Anwendung cisplatinhaltiger Chemotherapiekombinationen sind die standardisierten adjuvanten Therapiemaßnahmen in Diskussion geraten. Im Vordergrund steht nun die Bemühung, jene Patienten zu identifizieren, denen nach der Semikastration die Belastungen weiterer adjuvanter Therapie erspart werden können. Zugleich müssen die Patienten mit Hochrisikofaktoren erkannt werden, die von einer frühzeitig applizierten systemischen Behandlung noch vor klinischem Nachweis der Metastasen profitieren können. Nur dadurch wird es möglich sein, das Ausmaß der adjuvanten Chemotherapie auf das notwendige Minimum zu reduzieren und dem Patienten unnötige Nebenwirkungen zu ersparen. Die retrospektiven Analysen der Behandlungsergebnisse aus den frühen 80-Jahren ließen die tatsächliche Bedeutung des Gefäßeinbruches für die Prognose des NSGCT I erkennen [16, 20]. Alle Arbeitsgruppen, die den Blutgefäßeinbruch im Primärtumor nachuntersuchten, konnten eine hohe statistische Signifikanz im Hinblick auf eine frühzeitige Metastasierung nachweisen. Dabei zeigte es sich, daß das Vorhandensein von VI meist vergesellschaftet mit dem embryonalen Karzinom der bei weitem aussagefähigste Prognosefaktor im Stadium I des NSGCT ist. Die Histologie des Primärtumors ist von entscheidender prognostischer Bedeutung. Als statistisch signifikanter Hochrisikofaktor hat sich das Vorhandensein von embryonalen Karzinomanteilen herausgestellt. Hingegen ist das Vorliegen von chorialen Tumoranteilen, syncytiotrophoblastischen Riesenzellen und Dottersackanteilen nicht mit einer schlechteren Prognose verbunden [8, 11, 16, 17]. Diese Tatsache ist bemerkenswert und wurde bereits beschrieben [16]. Die morphologisch enge Beziehung chorialer Tumoranteile zum Gefäßsystem an sich erschwert die Bewertung des tatsächlichen Gefäßeinbruches. Das pT-Stadium wird hinsichtlich seiner Bedeutung unterschiedlich bewertet und wurde von einigen Autoren als erhöhter Risikofaktor angesehen [10, 11, 12, 14, 15, 18, 19, 20, 21]. Es ist aber zu bedenken, daß bei der Nachuntersuchung von Hodentumormaterial darauf zu achten ist, daß oftmals der gesamte Tumor nicht mehr zur Verfügung steht und daher auf die pT-Klassifikation des Erstuntersuchers zurückgegriffen werden muß. Dieses Problem war auch in unserer Studie relevant, da viele Patienten nach auswärtiger inguinaler Semikastration zur Weiterbehandlung an unsere Abteilung verwiesen wurden.

Die präoperativen Serumspiegel der Tumormarker AFP und β-HCG, denen im fortgeschrittenen Stadium als Prognoseparameter entscheidende Rolle zukommt, sind im frühen Krankheitsstadium ohne Bedeutung. Selbstverständlich muß die nach Orchiektomie bestehende Markerpersistenz bei fehlendem klinischen Metastasennachweis als disseminiertes Tumorstadium angesehen und entsprechend behandelt werden.

Vaskuläre Invasion ist nur der 1. Schritt im komplexen Prozeß, der zur Aussaat hämatogener Metastasen führt. Bei den meisten soliden Tumoren korreliert die Tumorgröße mit dem vermehrten Auftreten von Gefäßeinbrüchen [13]. Beim Hodentumor jedoch trifft diese Erkenntnis nicht zu. Es besteht keine statistische Signifikanz zwischen der Größe (ist nicht gleich pT-Stadium) des Primärtumors und dem Vorliegen von Blutgefäßeinbrüchen. Die meisten Autoren unterscheiden nicht zwischen dem Kriterium Lymphgefäßeinbruch und Blutgefäßeinbruch, sondern sprechen allgemein von Gefäßeinbruch. Der Lymphgefäßeinbruch, der im Besonderen von Hoskin et al. [10] als statistisch signifikanter Risikofaktor dargestellt wurde, ist nach Ansicht zahlreicher Pathologen ein kritisch zu bewertender Faktor. Im präkapillären Bereich ist das Lymphgefäß als solches am pathohistologischen Präparat außerordentlich schwierig zu erkennen. Wir haben daher in unserer Analyse bewußt nur den sicher nachweisbaren Einbruch in Blutgefäße berücksichtigt, da unseres Erachtens der Einbruch in Lymphgefäße schwierig beurteilbar ist und leicht mißdeutet werden kann. Folgerichtig war daher, nur die Korrelation von Tumoreinbruch in Blutgefäße (VI) hinsichtlich extralymphatischer (visceraler) Metastasierung zu untersuchen. Wir sind uns aber im klaren darüber, daß bei unseren Patienten mit retroperitonealer Lymphknotenerkrankung die viscerale Metastasierung nicht nur über Gefäßeinbrüche im Primärtumor, sondern auch über die befallenen Lymphknoten erfolgt sein könnte. Ebenso muß bei der Beurteilung retroperitonealer Lymphknotenmetastasen bedacht werden, daß der Lymphknoten auch auf hämatogenem Wege als Metastasenorgan erreicht werden kann und nicht nur durch direkte lymphogene Propagation vom Tumor erfaßt werden kann. Dennoch scheint uns der Blutgefäßeinbruch im Primärtumor die entscheidende prognostische Bedeutung zu haben: bei Vorliegen von VI traten sowohl im Stadium I (chirurgisches Staging) als auch bei regionaler nodaler Erkrankung (Stadium II) in 100% viscerale Metastasen auf. Bei Fehlen von VI kam es im Stadium I nur in 14% zu extralymphatischer Metastasierung.

Auf Grund unserer eigenen Ergebnisse und der Literatur erscheint es unter der Berücksichtigung der Tatsache, daß es sich um retrospektive Studien handelt, gerechtfertigt folgende Schlüsse zu ziehen:

1. VI ist der wichtigste prognostische Faktor im frühen Stadium nichtseminomatöser Keimzelltumoren des Hodens.
2. VI muß in das pT-Stadium der UICC-Klassifikation der Keimzelltumoren aufgenommen werden.
3. VI und/oder das Vorliegen von embryonalem Karzinom muß in Zukunft bei der Therapieplanung von nichtseminomatösen Keimzelltumoren früher Stadien als entscheidender Parameter berücksichtigt werden.

Literatur

1. Borisch B, Möller P, Harms D (1983) Lektin Ulex Europaeus I als Marker in der Differentialdiagnose von Gefäßtumoren. Pathologe 4: 241–243
2. Dewar MJ, Spagnolo DK, Jamrozik KD, von Hazel GA, Byrne MJ (1987) Predicting relapse in stage I nonseminomatous germ cell tumors of the testis. Lancet: 454
3. Dixon WJ, Brown MB, Engelman L, Frane JW, Hill MA, Jennrich RI, Toporek JD (1983) BMDP Statistical Software. Berkeley University of California Press
4. Freedman LS, Parkinson MC, Jones WG, Oliver RTD, Peckham MJ, Read G, Newlands ES, Williams CJ (1987) Histopathology in the prediction of relapse of patients with stage I testicular teratoma treated by orchidectomy alone. Lancet: 294–297
5. Fujime M, Lin Chi-Wei, Prout GR (1984) Identification of vessels by Lectin-immunperoxidase staining of endothelium: possible implications in urogenital malignancies. J Urol 131: 566–570
6. Hedinger Chr (1981) 2. Tutorial: „Spezielle Pathologie der Schilddrüsenerkrankungen", Hannover
7. Holthofer H, Virtanen I, Kariniemi AL, Hormia M, Linder E, Miettinen A (1982) Ulex europäus I lectin asa markes for vascular endothelium in human tissues. Lab Invest 47: 60
8. Hoeltl W, Kosak D, Pont J, Hawel R, Machacek E, Schemper M, Honetz N, Marberger M (1987) Testicular Cancer: Prognostic implications of vascular invasion. J Urol 137: 683–685
9. Hoeltl W, Kosak D, Pont J, Hruby W (1987) Ist die Lymphadenektomie im Stadium I des nichtseminomatösen Hodentumors noch gerechtfertigt? W klin Wsch 99: 60–63
10. Hoskin P, Dilly S, Easton D, Horwich A, Hendry W, Peckham MJ (1986) Prognostic factors in stage I nonseminomatous germ cell testicular tumors managed by orchiectomy and surveillance: implications for adjuvant chemotherapy. J Clin Oncol 4: 1031–1036
11. Javadpour N, Young JD Jr (1986) Prognostic factors in nonseminomatous testicular cancer. J Urol 135: 497–499
12. Klepp O, Fossa S, Fritjofsson P, Henrikson H, Maartmann-Moe H, Persson BE, Ranstam J, Wicklund H (1985) Risk factors for metastases in clinical stage I (CS1) nonseminomatous germ cell testicular cancer (NSGT) (meeting abstract), ECCO-3: p 56, Stockholm, Schweden
13. Liotta LA (1985) Mechanisms of cancer invasion and metastasis. In: Important Advances in Oncology 1985. Edited by De Vita VT Jr, Hellmann S, Rosenberg SA. Philadelphia: J b Lippincott Co, part 1, chapt 3, p 28
14. Moriyama N, Daly JJ, Keating MA, Lin C-W, Prout GR Jr (1985) Vascular invasion as a prognostic factor of metastatic disease in nonseminomatous germ cell tumors of the testis: importance in "surveillance only" protocols. Cancer 56: 2492–2498
15. Mostofi FK, Price EB (1973) Tumors of the male genital system. Publ Armed Forces Institute of Pathology, Washington DC, Fasc 8, p 77
16. Nachtigall M, Henning K, Urlesberger H (1982) Korrelation zwischen Gefäßeinbruch und Tumorstadium. In: Weißbach L, Hildenbrand G (Hrsg) Register und Verbundstudie für Hodentumoren, Bonn. Ergebnisse einer prospektiven Studie, Zuckschwerdt München, S 147–153
17. Peckham MJ (1985) Orchidectomy for clinical stage I testicular cancer: progress of the Royal Marsden Hospital study. J Roy Soc Med Suppl 6, Vol 78, 41–42
18. Pizzocaro G, Zanoni F, Salvioni R, Milani A, Piva L (1985) Surveillance of lymph node dissection in clinical stage I nonseminomatous germinal testis cancer? Br J Urol 57: 759–762
19. Pugh RCB (1962) Pathology of the testis – some pathological considerations. Br J Urol 35: 393–406
20. Raghavan D, Peckham MJ, Heyderman E, Tobias JS, Austin DE (1982) Prognostic factors in clinical stage I nonseminomatous germ cell tumors of the testis. Brit J Cancer 45: 167
21. Sandeman TF, Matthews JP (1979) The staging of testicular tumors. Cancer 43: 2514
22. Thomas C (1982) Die pathologisch-anatomische Diagnostik. In: Weißbach L, Hildenbrand G (Hrsg) Register und Verbundstudie für Hodentumoren, Bonn. Ergebnisse einer prospektiven Studie, S 21–26
23. Thompson PI, Harvey VJ (1987) Disease relapse in patients with stage I nonseminomatous germ cell tumor of the testis on active surveillance. ECCO-4: Abstr 696, S 183

Prognostische Faktoren bei Patienten mit fortgeschrittenen nichtseminomatösen Hodenkarzinomen

M. E. Scheulen, N. Niederle, R. Pfeiffer und C. G. Schmidt

Zusammenfassung

Zur Ermittlung prognostischer Faktoren wurden die Langzeitergebnisse von Patienten mit hämatogen metastasierten nichtseminomatösen Hodentumoren nach sequentiell alternierender Chemotherapie ± Salvage-Operation untersucht. 71 Patienten (Gruppe 1) gingen in eine prospektive randomisierte Studie (1977–1978) ein, 72 Patienten (Gruppe 2) wurden 1979–1981 behandelt und dienen zur Überprüfung des Ergebnisses. Eine Vollremission wurde bei 58% (Gruppe 1) bzw. 56% (Gruppe 2) erreicht, nach Salvage-Operation waren es 61 bzw. 63%. Die Überlebensrate beträgt 37% nach einer mittleren Beobachtungszeit von 87 Monaten (Gruppe 1) und 40% (Gruppe 2) nach 56 Monaten. Von den untersuchten Parametern hatten nach der einfachen Analyse von Cox LDH, Tumorstadium, Gesamtmetastasierung und Metastasierungsorte die größte prognostische Bedeutung. Nach der simultanen Regressionsmethode nach Harrell hatten LDH, Tumorstadium und teratogene Anteile unabhängig voneinander einen hochsignifikant prognostischen Wert ($p < 0{,}01$) gefolgt von Metastasierungsorten ($p < 0{,}05$). Wurde das Tumorstadium ausgeschlossen, war der Einfluß der Metastasierungsorte auf die Prognose am wichtigsten ($p = 0{,}0002$), gefolgt von LDH, teratogenen Anteilen ($p < 0{,}005$) und AFP ($p < 0{,}05$).

Einleitung

Die Ermittlung prognostischer Faktoren ist notwendig für die prospektive Abschätzung der Prognose jedes einzelnen Patienten anhand von prätherapeutisch ermittelbaren Parametern zur Festlegung der optimalen lokalen und systemischen Behandlungsmaßnahmen, um den Therapieerfolg zu maximieren und die subjektiven und objektiven Nebenwirkungen der Behandlung zu minimieren.

Gleichzeitig ist die Ermittlung prognostischer Faktoren von grundsätzlicher Bedeutung für die Planung und Auswertung klinischer Studien (Simon, 1984). Erst durch Stratifizierung der Patienten nach prognostischen Faktoren wird die Voraussetzung für einen Vergleich der Behandlungsergebnisse prospektiv randomisierter Studien geschaffen.

Das methodische Vorgehen besteht dabei zunächst in der Berechnung eines Endpunktes E als Funktion von n verschiedenen Parametern p bei definierter Behandlung

$$E = f(p_1, p_2, \ldots, p_n)$$

für jeden einzelnen Patienten eines Kollektivs, das "Model development sample" genannt wird (Harrell et al. 1985).

Dabei kommen als Endpunkte E z. B. das Erreichen einer klinischen Vollremission, das Überleben zum Zeitpunkt t nach Therapiebeginn oder die Überlebenszeit ab Therapiebeginn in Frage. Zu den Parametern p gehören Größen, die die Histopathologie, die Metastasierungsorte und das Tumorvolumen charakterisieren oder semiquantitativ beschreiben, und die Tumormarker. Eine Einbeziehung des Tumorstadiums in die Untersuchung prognostischer Faktoren sollte nur gesondert zur Überprüfung der angewendeten Stadieneinteilung erfolgen, da die Definition der Tumorstadien im allgemeinen auf einer empirisch ermittelten Kombination verschiedener Lokalisations- und Volumenparameter beruht.

Nach der einfachen Analyse (Cox 1972), die nicht zwischen voneinander abhängigen und unabhängigen prognostischen Faktoren zu diskriminieren vermag, wird eine simultane Regressionsmethode (Cox 1972) in Form einer Multivarianzanalyse z. B. als logistische Regression (Anderson et al. 1980) oder nach der "Stepwise proportional hazards general linear model procedure" (Harrell 1983) zur Identifizierung der voneinander unabhängigen prognostischen Faktoren angewandt.

Daran schließt sich eine Überprüfung der so ermittelten prognostischen Faktoren an einem zweiten Patientenkollektiv, dem "Model validation sample", an (Harrell et al. 1985).

Im folgenden berichten wir zunächst über die Langzeitergebnisse bei 71 Patienten mit pulmonal metastasierten nichtseminomatösen Hodenkarzinomen (Gruppe 1), die zwischen 1977 und 1978 am Westdeutschen Tumorzentrum Essen behandelt worden sind. Anhand der hierbei erhobenen Befunde wird der Einfluß unterschiedlicher Parameter (Tabelle 1) auf die Überlebenszeit analysiert und nach einer simultanen Regressionsmethode auf ihre prognostische Bedeutung hin untersucht. Die Wertigkeit der so ermittelten prognostischen Parameter wird an den Therapieergebnissen von 72 konsekutiv zwischen 1979 und 1981 behandelten Patienten (Gruppe 2) überprüft. In der Diskussion werden die Ergebnisse mit den Befunden anderer Analysen von prognostischen Faktoren bei Patienten mit fortgeschrittenen nichtseminomatösen Hodenkarzinomen verglichen, wobei sie insbesondere den Ergebnissen der Untersuchung am Memorial Sloan-Kettering Cancer Center (Bosl et al. 1983) gegenübergestellt werden.

Patienten, Behandlung und statistische Methoden

Patienten

Zur Ermittlung der prognostischen Faktoren bei der kombinierten zytostatischen Chemotherapie von Patienten mit hämatogen metastasierten nichtseminomatösen Hodenkarzinomen wurden die Langzeitergebnisse einer prospektiven randomisierten Phase III-Studie mit 71 Patienten (Scheulen et al. 1980) bestimmt (Gruppe 1). Die Ergebnisse wurden anhand der bei 72 Patienten erhobenen Befunde überprüft, bei denen die kombinierte zytostatische Chemotherapie in den Jahren 1979 bis 1981

Tabelle 1. Untersuchte Parameter und ihre Definition

Tumorstadium: 1 = Stadium IV A; 2 = Stadium IV B; 3 = Stadium IV C (vgl. Tabelle 2).

LDH: LDH in U/L bei Beginn der Studie.

AFP: log (AFP + 1) für AFP in U/ml bei Beginn der Studie.

β-HCG: log (ß-HCG + 1) für β-HCG in mU/ml bei Beginn der Studie.

Pulmonales Tumorvolumen: Aus den Röntgen-Thoraxaufnahmen ermitteltes Volumen der pulmonalen Metastasierung in cm³.

Anzahl pulmonaler Metastasen: Aus den Röntgen-Thoraxaufnahmen ermittelte Anzahl der pulmonalen Metastasen.

Pulmonale Metastasierung: 0 = keine; 1 = minimal (pulmonales Tumorvolumen < 10 cm³); 2 = intermediär (10 cm³ < pulmonales Tumorvolumen < 100 cm³); 3 = massiv (pulmonales Tumorvolumen > 100 cm³).

Retroperitoneale Metastasierung: 0 = keine; 1 = minimal (maximaler Durchmesser = 3 cm); 2 = fortgeschrittene (maximaler Durchmesser > 3 cm).

Metastasierungsorte: Zahl = Summe der Metastasierungsorte: pulmonal; retroperitoneal; mediastinal/hilär; supraklavikulär; hepatisch; ossär (n = 1–6).

Gesamtmetastasierung: Zahl = pulmonale Metastasierung plus retroperitoneale Metastasierung plus Summe folgender Metastasierungsorte: mediastinal/hilär; supraklavikulär; hepatisch; ossär (n = 1–9).

Embryonale Anteile: 1 = Histologie II, IV A, IV C, V B nach Dixon & Moore (1953); 0 = alle anderen Histologien.

Choriale Anteile: 1 = Histologie IV B, IV C, V A, V B nach Dixon & Moore (1953); 0 = alle anderen Histologien.

Teratogene Anteile: 1 = Histologie III, IV A, IV B, IV C nach Dixon & Moore (1953); 0 = alle anderen Histologien.

eingeleitet worden war (Gruppe 2). Kein Patient war vor Aufnahme in die Studie mit den Substanzen Vinblastin, Bleomycin, Adriamycin, Cisplatin, Ifosfamid oder Etoposid behandelt worden.

Beide Patientenkollektive stimmen bezüglich Alter, Primärlokalisation, Erkrankungsdauer vor Aufnahme in die Studie, Histologie, Tumormarkern sowie Lokalisation und Ausdehnung der Erkrankung überein (Tabelle 2).

Behandlung

Alle Patienten wurden sequentiell alternierend mit Vinblastin/Bleomycin (0,2 mg/kg Vinblastin i.v. täglich an Tag 1 und 2; 30 Einheiten Bleomycin als Dauerinfusion täglich an 5 aufeinanderfolgenden Tagen) und Adriamycin/Cisplatin (60 mg/m² Körperoberfläche Cisplatin i.v. täglich an 5 aufeinanderfolgenden Tagen) in 3- bis 4-wöchigen Abständen prospektiv randomisiert behandelt, wobei eine Reihe begleitender Therapiemaßnahmen zur Vermeidung toxischer Nebenwirkungen durchgeführt wurde (Scheulen et al., 1980). In zweiter Linie wurden Ifosfamid/Etoposid (40 mg/kg Ifosfamid i.v. und 120 mg/m² Körperoberfläche Etoposid p.o. täglich an 5 aufeinan-

Tabelle 2. Patientencharakteristik

	Gruppe 1 (1977–78)	Gruppe 2 (1979–81)
Gesamtzahl	71	72
Alter (Jahre): Median (Bereich)	27 (15–50)	27 (16–46)
Primärlokalisation:		
– Hoden	69 (97%)	69 (96%)
– Extragonadal	2 (3%)	3 (4%)
Erkrankungsdauer (Monate): Median (Bereich)	2 (1–64)	1 (1–50)
Chemotherapie-Vorbehandlung	8 (11%)	5 (7%)
Stadium IV A	16 (23%)	20 (28%)
Stadium IV B	28 (39%)	27 (37%)
Stadium IV C	27 (38%)	25 (35%)
– Lebermetastasierung	11 (15%)	12 (17%)
– Skelettmetastasierung	1 (1%)	1 (1%)

derfolgenden Tagen bzw. 100 mg/m² Etoposid i. v. täglich an Tag 1, 3 und 5) eingesetzt. Zum Zeitpunkt maximaler, durch zytostatische Chemotherapie induzierter Tumorreduktion wurden bei einzelnen Patienten mit residueller Erkrankung zusätzlich chirurgische Maßnahmen wie Thorakotomie oder retroperitoneale Lymphadenektomie nach dem "Combined modality"-Konzept durchgeführt.

Verlaufskontrolle

Röntgen-Thoraxaufnahmen, abdominelle Sonogramme und Bestimmungen der Tumormarker α-Fetoprotein (AFP) (RIA, Behringwerke Marburg, Normalwerte bis 10 U/ml) und HCG/beta-HCG (β-HCG) (RIA, Serono Freiburg, Normalwerte bis 10 mU/ml) sowie der routinemäßigen Laborwerte einschließlich Laktatdehydrogenase (LDH) (Normalwerte bis 240 U/l) im Serum erfolgten vor jedem Chemotherapiekurs bzw. bei Patienten in Vollremission ohne Erhaltungstherapie in 6–12wöchigen Abständen. Darüber hinaus wurden zur Verifizierung einer Vollremission (CR), zum Nachweis von Rezidivfreiheit (NED) bzw. bei Verdacht auf einen Rückfall zusätzliche Untersuchungen durchgeführt (z.B. intravenöse Urographie, Leberszintigraphie, Röntgen-Tomographie des Thorax, Computertomographie von Thorax, Abdomen oder kleinem Becken).

Histologie

Es wurde die histologische Klassifizierung von Dixon & Moore (1953) verwendet.

Tumorstadien

In Anlehnung an Samuels und Mitarbeiter (1975) erfolgte eine Zuordnung der Patienten zu den Stadien IVA, IVB oder IVC (Tabelle 3) vor Therapiebeginn in Abhängigkeit von Lokalisation und Ausdehnung der hämatogenen Metastasierung.

Tabelle 3. Stadieneinteilung

Stadium IV A: Minimale pulmonale Metastasierung.
- Pulmonales Tumorvolumen kleiner als 10 cm³.

Stadium IV B: Fortgeschrittene pulmonale Metastasierung.
- Mediastinale bzw. hiläre Tumormassen und/oder
- maligner Pleuraerguß und /oder
- pulmonales Tumorvolumen größer als 10 cm³.

Stadium IV C:
- Fortgeschrittene abdominelle Metastasierung bei Zustand nach palliativer retroperitonealer Lymphadenektomie und/oder
- tastbare retroperitoneale Tumormassen und/oder
- Verlagerung des Ureters mit oder ohne obstruktive Uropathie bei minimaler oder fortgeschrittener pulmonaler Metastasierung und/oder
- extrapulmonale viszerale Metastasierung (Leber, ZNS, Skelett)

Remissionskriterien

Eine objektive Tumorrückbildung wurde folgendermaßen bewertet: Vollremission (CR) bei vollständiger Rückbildung aller meßbaren Tumorparameter einschließlich Normalisierung von AFP, β-HCG und LDH für mindestens zwei Monate. Teilremission bei einer Abnahme des gesamten Tumorvolumens und von AFP, β-HCG und LDH um mindestens 75%.

Statistische Methoden

Die Berechnung der Überlebensraten und der Raten für rezidivfreies Überleben (NED) in Abhängigkeit von der Zeit wurden nach Kaplan & Meier (1958) durchgeführt. Statistische Vergleiche erfolgten nach dem generalisierten Wilcoxon-Test (Breslow) und nach dem generalisierten Savage-Test (Mantel-Cox) (Statistical Analysis System, 1982). Zur Ermittlung der prognostischen Faktoren, die die Dauer der Überlebenszeit bestimmen (Tabelle 4), wurde neben der einfachen Analyse (Cox, 1972; Harrell, 1983) und dem statistischen Vergleich der nach Kaplan & Meier (1958) ermittelten Überlebenskurven (Statistical Analysis System, 1982) die simultane Regressionsmethode von Cox (1972) nach der "Stepwise proportional hazards general linear model procedure" (Harrell, 1983) durchgeführt.

Ergebnisse

Die kombinierte zytostatische Chemotherapie hat bei 41/71 Patienten (58%) der Gruppe 1 und bei 40/72 Patienten (56%) der Gruppe 2 mit hämatogen metastasierten nichtseminomatösen Hodenkarzinomen zu einer Vollremission geführt. Bei weiteren zwei Patienten der Gruppe 1 und fünf Patienten der Gruppe 2 konnten durch zusätzliche chirurgische Maßnahmen wie Thorakotomie oder retroperitoneale Lymphadenektomie nach dem "Combined modality"-Konzept Vollremission erzielt

Tabelle 4. Ergebnisse

I. Einfache Analyse (Cox 1972)

Parameter	χ^2	p
LDH	36,0	0,0000
Tumorstadium	26,7	0,0000
Gesamtmetastasierung	24,7	0,0000
Metastasierungsorte	19,8	0,0000
β-HCG	12,9	0,0003
Pulmonale Metastasierung	10,5	0,0012
Retroperitoneale Metastasierung	9,9	0,0016
AFP	7,0	0,0080
Pulmonales Tumorvolumen	5,7	0,0167
Choriale Anteile	5,3	0,0213
Anzahl pulmonaler Metastasen	3,9	0,0484
Teratogene Anteile	2,3	0,1287
Embryonale Anteile	0,5	0,4677

II. Simultane Regressionsmethode (Harrell 1983)
A. Mit Berücksichtigung des Tumorstadiums

Parameter	χ^2	p
LDH	6,7	0,0096
Tumorstadium	6,8	0,0090
Teratogene Anteile	6,8	0,0091
Metastasierungsorte	5,0	0,0254

B. Ohne Berücksichtigung des Tumorstadiums

Parameter	χ^2	p
LDH	9,9	0,0016
Metastasierungsorte	13,5	0,0002
Teratogene Anteile	8,0	0,0048
AFP	4,7	0,0305

werden, so daß die Vollremissionsraten insgesamt 61% in der Gruppe 1 und 63% in der Gruppe 2 betragen.

Bei einer mittleren Beobachtungszeit von 87 Monaten (74–101 Monate) leben noch 26/71 Patienten (37%) der Gruppe 1 und bei einer mittleren Beobachtungszeit von 56 Monaten (33–67 Monate) noch 29/72 Patienten (40%) der Gruppe 2 in anhaltender erster Vollremission (NED). Außerdem sind noch ein Patient der Gruppe 1 in zweiter, schließlich durch retroperitoneale Lymphadenektomie induzierter Vollremission und drei Patienten der Gruppe 2 am Leben: Ein Patient in zweiter Vollremission nach Thorakotomie und zytostatischer Chemotherapie, ein Patient mit residuellem intrapulmonalem reifzelligem Teratom und ein Patient mit einem 40 Monate nach der ersten Vollremission aufgetretenen dritten Rezidiv im Mediastinum.

Zwei Patienten der Gruppe 1 sind in zytostatisch induzierter Vollremission nach 9 bzw. 11 Monaten an einer Septikämie nach Behandlung mit Vinblastin/Bleomycin gestorben. Vier Patienten der Gruppe 2 starben ohne Anzeichen der malignen Grunderkrankung (NED): Ein Patient durch eine bleomycinbedingte Lungenfibrose; ein weiterer Patient durch eine akute myeloische Leukämie 34 Monate nach Aufnahme in die Studie und 38 Monate nach Radiotherapie; ein dritter Patient durch eine akute myelomonozytäre Leukämie 28 Monate nach Aufnahme in die Studie und 68 Monate nach zytostatischer Vorbehandlung mit Alkylantien; der vierte Patient im Zusammenhang mit einer chronischen Alkoholkrankheit.

Ermittlung prognostischer Faktoren

In Tabelle 3 sind die Parameter aufgeführt und definiert, die auf ihre prognostische Bedeutung hin untersucht wurden. Die Parameter gliedern sich in das Tumorstadium, das sich komplex aus verschiedenen Lokalisations- und Volumenparametern zusammensetzt, die Tumormarker AFP und β-HCG, die LDH und Größen, die das Tumorvolumen, die Tumorlokalisation und die Tumorhistologie charakterisieren. Als Endpunkt wurde die Überlebenszeit ab Therapiebeginn gewählt.

Die Ergebnisse der einfachen Analyse nach Cox (1972) sind in Tabelle 4 dargestellt. Danach haben die LDH, das Tumorstadium, die Gesamtmetastasierung und die Metastasierungsorte die größte prognostische Bedeutung. Die Analyse mit der simultanen Regressionsmethode (Harrell 1983) wurde mit und ohne Berücksichtigung des Tumorstadiums durchgeführt (Tabelle 4). Im ersten Fall hatten die LDH, das Tumorstadium und das Vorhandensein teratogener Anteile unabhängig voneinander etwa denselben hochsignifikanten prognostischen Wert ($p < 0,01$), gefolgt von den Metastasierungsorten ($p < 0,05$). Wurde das Tumorstadium von der Analyse ausgeschlossen, war der Einfluß der Metastasierungsorte auf die Prognose am wichtigsten ($p = 0,0002$), gefolgt von der LDH, dem Vorhandensein teratogener Anteile ($p < 0,005$) und AFP ($p < 0,05$).

Überlebensraten in Abhängigkeit vom Tumorstadium

Abbildung 1 zeigt die Überlebenskurven in Abhängigkeit vom Tumorstadium (Tabelle 2) für die beiden Patientenkollektive. Die kombinierte zytostatische Behandlung führt, wie der Vergleich der Ergebnisse in den beiden Gruppen zeigt, zu reproduzierbaren Überlebenskurven, wobei die Überlebensraten für die einzelnen Tumorstadien statistisch hochsignifikant voneinander verschieden sind ($p < 0,001$).

Überlebensraten in Abhängigkeit von der LDH

Abbildung 2 zeigt die Überlebenskurven in Abhängigkeit von der LDH für die beiden Patientenkollektive. Auch hierbei führt der Vergleich beider Gruppen zu reproduzierbaren Behandlungsergebnissen, wobei sich statistisch hochsignifikante Unterschiede bei den Überlebensraten in Abhängigkeit vom initialen LDH-Serumtiter ergeben ($p < 0,001$).

Prognostische Faktoren mit nichtseminomatösen Hodenkarzinomen 103

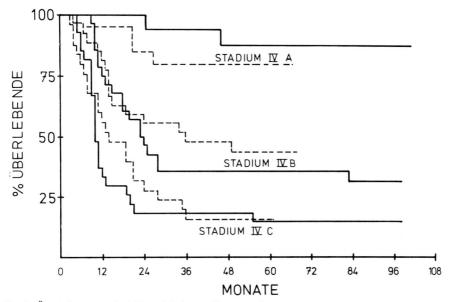

Abb. 1. Überlebensraten in Abhängigkeit vom Tumorstadium
—— Gruppe 1: 71 Patienten, 16 Stadium IV A, 28 Stadium IV B, 27 Stadium IV C
    (Breslow p < 0,0001; Mantel-Cox p < 0,0001)
----- Gruppe 2: 72 Patienten, 25 Stadium IV A, 27 Stadium IV B, 25 Stadium IV C
    (Breslow p < 0,0001; Mantel-Cox p < 0,0001)

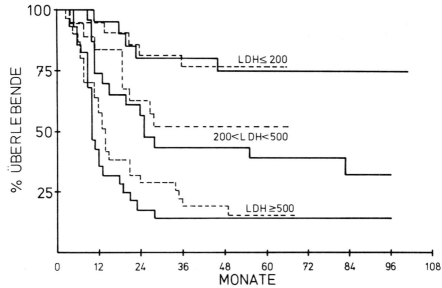

Abb. 2. Überlebensraten in Abhängigkeit von der LDH.
—— Gruppe 1: 71 Patienten, 20 "LDH ≦ 200", 28 "200 < LDH < 500", 28 "LDH ≧ 500"
    (Breslow p < 0,0001; Mantel-Cox p < 0,0001)
----- Gruppe 2: 72 Patienten, 22 "LDH ≦ 200", 19 "200 < LDH < 500", 31 "LDH ≧ 500"
    (Breslow p < 0,0001; Mantel-Cox p < 0,0001)

Rezidivfreies Überleben

Abbildung 3 zeigt das relative Rezidivrisiko für die Patienten der Gruppe 1 in erster Vollremission in Abhängigkeit vom Tumorstadium (Tabelle 2). Die Ergebnisse sind in allen drei Stadien statistisch signifikant voneinander verschieden ($p < 0{,}05$). Rezidive wurden nur innerhalb der ersten 16 Monate beobachtet. Dabei kam es im Stadium IVA bei 2/16 Patienten (13%) zu Rückfällen. In den Stadien IVB und IVC traten dagegen bei etwa der Hälfte der Patienten Rezidive auf.

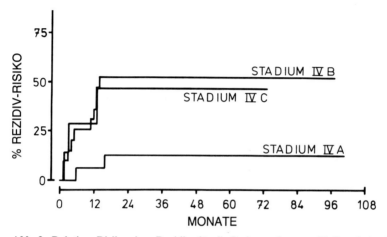

Abb. 3. Relatives Risiko eines Rezidivs für die Patienten in erster Vollremission in Abhängigkeit vom Tumorstadium (Gruppe 1)
71 Patienten, 16 Stadium IV A, 20 Stadium IV B, 7 Stadium IV C (Breslow $p = 0{,}0392$; Mantel-Cox $p = 0{,}0435$)

Zusammenhang zwischen LDH, AFP bzw. β-HCG und dem pulmonalen Tumorvolumen

Bei 26 Patienten der Gruppe 1, bei denen keine extrapulmonale Metastasierung nachweisbar war (Stadium IV A und IV B ohne Anhalt für retroperitoneale Metastasierung), wurde der Zusammenhang zwischen LDH, AFP bzw. β-HCG und dem pulmonalen Tumorvolumen untersucht. Dabei zeigte sich eine statistisch hochsignifikante Korrelation zwischen LDH und Tumorvolumen (Korrelationskoeffizient nach Spearman: 0,83; $p = 0{,}0001$) (Abb. 4). Im Gegensatz dazu korrelierten bei diesen Patienten weder AFP noch β-HCG signifikant mit dem Tumorvolumen, auch dann nicht, wenn die AFP- bzw. β-HCG-negativen Patienten unberücksichtigt blieben.

Diskussion

Zur Ermittlung der prognostischen Faktoren wurde der Einfluß verschiedener Parameter auf die Überlebenszeit durch die simultane Regressionsmethode von Cox

(1972) untersucht. Sie hat gegenüber der einfachen Analyse (Cox, 1972) und der Bewertung der Überlebenszeiten nach der "Product limit"-Methode (Kaplan & Meier 1958) den Vorteil, daß bei der Ermittlung der prognostischen Bedeutung jedes Parameters mögliche Einflüsse durch die anderen untersuchten Parameter ausgeschlossen werden.

Die Ergebnisse bestätigen, daß die dieser Untersuchung zugrundegelegte Stadieneinteilung (Tabelle 2) prognostisch signifikant voneinander verschiedene Tumorstadien definiert. Darüber hinaus erwiesen sich die initial vorliegenden LDH-Titer, das Vorhandensein teratogener Anteile und die Metastasierungsorte als prognostische Faktoren von signifikanter Bedeutung (Tabelle 4).

Die prognostische Bedeutung der LDH wurde schon von anderen Untersuchern vermutet (van Eyben 1978; Friedman et al. 1980; Lippert & Javadpour 1981; Taylor et al. 1981, Taylor et al. 1986). Ihr besonderer Wert besteht darin, daß sie im Gegensatz zu den Tumormarkern AFP und β-HCG bei einem Spearman-Korrelationskoeffizienten von 0,83 statistisch hochsignifikant mit dem Tumorvolumen korreliert (Abb. 4). Damit stellt die LDH, wie Abbildung 5 im Zusammenhang zeigt, im Gegensatz zu AFP und β-HCG einen unabhängigen quantitativen Parameter für das Tumorvolumen dar, der reproduzierbar zur Ermittlung der Prognose herangezogen werden kann (Abb. 2).

Die erste Untersuchung prognostischer Faktoren bei Patienten mit fortgeschrittenen nichtseminomatösen Hodenkarzinomen mit Hilfe der Multivarianzanalyse ist 1983 am Memorial Sloan-Kettering Cancer Center durchgeführt worden (Bosl et al. 1983). Die Studie ist in Tabelle 5 beschrieben. Die Parameter LDH, β-HCG und Metastasierungsorte TOTMET waren statistisch hochsignifikant für die Prognose

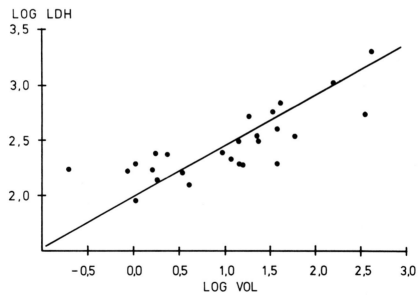

Abb. 4. Korrelation von LDH und pulmonalem Tumorvolumen bei 26 Patienten, bei denen nur eine pulmonale Metastasierung nachweisbar war (Stadien IV A und IV B ohne minimale retroperitoneale Metastasierung)
log VOL = 2,17; log LDH − 4,30; Spearman 0,83; p = 0,0001

(p < 0,001) (Tabelle 6). In Tabelle 7 sind einige Beispiele für die Kombination dieser prognostischen Faktoren für Patienten mit schlechter Prognose dargestellt, d. h. für Patienten, bei denen die Wahrscheinlichkeit für das Erreichen einer Vollremission geringer als 50% ist. Die Überprüfung der Ergebnisse an einem "Model validation sample" von 49 Patienten ergab eine richtige Gesamtvoraussage von 81% bei richtiger Voraussage für das Erreichen einer Vollremission von 86% und dafür, daß keine Vollremission erreicht wird, von 71% (Tabelle 8).

Seit der Studie am Memorial Sloan-Kettering Cancer Center sind inzwischen an fünf weiteren Instituten vergleichbare Untersuchungen durchgeführt worden (Vogelzang 1987). Ihre Ergebnisse sind in Tabelle 9 den Befunden am Westdeutschen Tumorzentrum gegenübergestellt. Danach ergibt sich, daß die Tumormarker β-HCG und AFP und die LDH die größte prognostische Bedeutung haben. Sie wurden bei 71–86% der Untersuchungen als entscheidende prognostische Faktoren identifiziert. Dabei ist zur LDH einschränkend zu sagen, daß sie nur in vier der sieben Untersuchungen als Parameter bei der Analyse berücksichtigt und dabei nur in der EORTC-Studie bezüglich ihrer prognostischen Bedeutung negativ bewertet wurde. Die Analyse von β-HCG war in allen sieben Untersuchungen bis auf die hier vorliegende Studie positiv. Bei der Untersuchung der einzelnen Tumorlokalisationen hatte eine Lungenbeteiligung bei 57% der Untersuchungen prognostische Bedeutung. Im Gegensatz dazu war der Befall anderer Organe für die Prognose von untergeordnetem Wert. Eine semiquantitative Bewertung der Gesamtheit der Metastasenlokalisationen wurde nur in der Studie vom Memorial Sloan-Kettering Cancer Center und in der vorliegenden Untersuchung durchgeführt und war in beiden Fällen statistisch hochsignifikant positiv. Bei der Untersuchung der Pathohistologie, die in allen Stu-

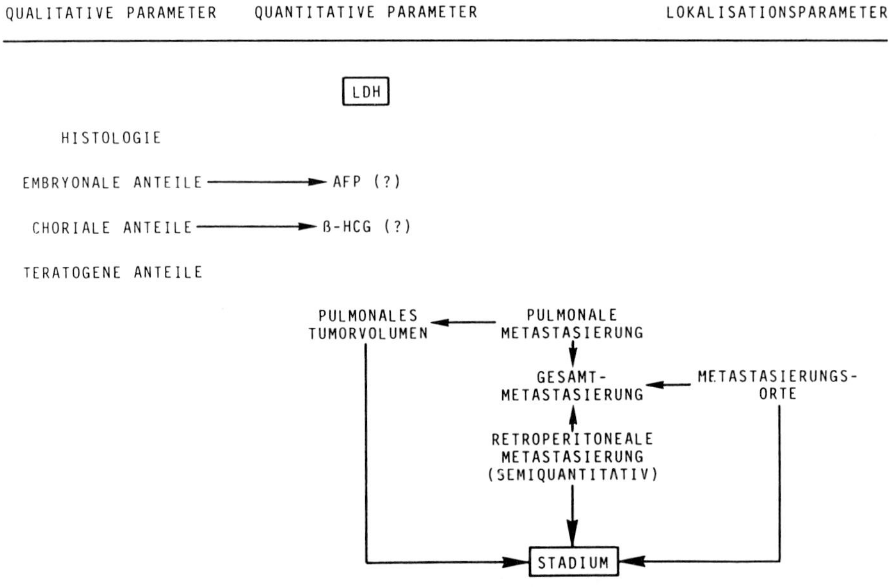

Abb. 5. Zusammenhang zwischen den auf ihre prognostische Bedeutung hin untersuchten Parametern

Tabelle 5. Untersuchung am Memorial Sloan-Kettering Cancer Center (Bosl et al. 1983): Beschreibung der Untersuchung

Model development sample:	171 Patienten mit metastasierten nichtseminomatösen Hodenkarzinomen
Therapie:	VAB 3, VAB 4, VAB 6
Endpunkt:	CR (+/−)
Parameter:	AFP, HCG, CEA (log(TuM + 1)) LDH (log(LDH + 1)) Metastasierungsorte (semiquantitativ): TOTMET = ABDMET + SUMMET (n = 0, 1, 2) Histopathologie Therapieprotokoll Vorbehandlung
Methode:	Logistic regression (Anderson et al. 1980)
Model validation sample:	49 Patienten (University of Minnesota Hospital)

Tabelle 6. Untersuchung am Memorial Sloan-Kettering Cancer Center (Bosl et al. 1983): Ergebnisse

Parameter	χ^2	p
1. log(LDH + 1)	28,7	< 0,001
2. log(HCG + 1)	14,7	< 0,001
3. TOTMET	9,1	< 0,001

Wahrscheinlichkeit für CR bei dem Patienten i:

$$p_i = \frac{e^{h_i}}{(1 + e^{h_i})}$$

mit h_i als linearer Funktion der ermittelten Faktoren für den Patienten i:

$h_i = 8.514 \quad - 1{,}973 \log(LDH + 1)$
$ \quad - 0{,}530 \log(HCG + 1)$
$ \quad - 1{,}111 \text{ TOTMET}$

Tabelle 7. Untersuchung am Memorial Sloan-Kettering Cancer Center (Bosl et al. 1983): Beispiele für die Kombination prognostischer Parameter bei "Poor prognosis" (Wahrscheinlichkeit für CR < 0,5)

LDH (U/L)	HCG (mU/ml)	TOTMET (n = 1,2)
> 4700	i.N.	1
i.N.	> 1 240 000	1
> 970	> 3 500	1
> 1280	i.N.	2
i.N.	> 9 900	2
> 510	< 310	2

Tabelle 8. Untersuchung am Memorial Sloan-Kettering Cancer Center (Bosl et al. 1983): Überprüfung der Ergebnisse an einem "Model validation sample" von 49 Patienten

Therapieergebnis	Vorausgesagte Wahrscheinlichkeit für CR	
	< 0.5	≧ 0,5
≠ CR	5	2
CR	6	36

Richtige Gesamtvoraussage   = 41/49 = 0,84
Richtige Voraussage von ≠ CR   = 5/ 7 = 0,71
Richtige Voraussage von CR   = 36/42 = 0,86

Tabelle 9. Übersicht über Multivarianzanalysen bei Patienten mit nichtseminomatösen Hodenkarzinomen (modifiziert nach Vogelzang 1987)

Parameter	Institut							Gesamt	
	MSK-CC[§]	MRC-TT*	SECS-G[§]	EOR-TC[§]	MDA[§]	IGR[§]	WGT-C*		
"Tumormarker"									
HCG	++	+	++	++	++	++	−	6/7	86%
LDH	++	nb	+	−	nb	nb	++	3/4	75%
AFP	−	+	+	++	−	++	+	5/7	71%
Metastasierungsorte									
Lunge	−	+	+	++	+	−	−	4/7	57%
ZNS	−	+	+	nb	−	−	−	2/6	33%
Retroperitoneum	−	−	+	−	+	−	−	2/7	29%
Leber	−	+	+	−	−	−	−	2/7	29%
Skelett	−	+	+	−	−	−	−	2/7	29%
TOTMET	++	nb	nb	nb	nb	nb	++	2/2	
Pathohistologie									
Choriokarzinom	−	−	−	++	−	−	−	1/7	14%

++ = hochsignifikant, + = signifikant, nb = nicht bestimmt
Endpunkt: [§] CR, * Überlebenszeit
MSKCC: Memorial Sloan-Kettering Cancer Center (Bosl et al. 1983)
MRCTT: Medical Research Council Working Party on Testicular Tumors (1985)
SECSG: Southeastern Cancer Study Group and Indiana University (Birch et al. 1986)
EORTC: European Organization for Research on Treatment of Cancer (Stoter et al. 1987)
MDA: M. D. Anderson Hospital (Logothetis et al. 1986)
IGR: Institute Gustave-Roussy (Droz et al. 1986)
WGTC: West German Tumor Center (Scheulen et al. 1984; diese Untersuchung)

dien bewertet wurde, war nur in der EORTC-Studie das Vorhandensein chorialer Anteile prognostisch wichtig.

Insgesamt führt die vorliegende Untersuchung in weitgehender Übereinstimmung mit den in Tabelle 9 dargestellten Studien zu dem Schluß, daß der LDH bei Patienten mit fortgeschrittenen nichtseminomatösen Hodenkarzinomen große prognostische Bedeutung zukommt. Das ist am ehesten darauf zurückzuführen, daß die LDH im Gegensatz zu AFP und β-HCG statistisch hochsignifikant mit dem Tumorvolumen korreliert (Abb. 4). Sie ist deswegen unter den untersuchten Parametern als einziger quantitativer Parameter anzusehen (Abb. 5). Große prognostische Bedeutung hat unter den Lokalisationsparametern in Übereinstimmung mit der Untersuchung am

Memorial Sloan-Kettering Cancer Center die Gesamtmetastasierung, die sich zusammensetzt aus der semiquantitativen Beschreibung der pulmonalen und der retroperitonealen Metastasierung und der Summe weiterer Metastasierungsorte (Tabelle 3). Während AFP als prognostischer Faktor identifiziert wurde, ergab sich im Gegensatz zu allen anderen Untersuchungen keine signifikante prognostische Bedeutung für β-HCG. Die Ursachen für diese Diskrepanz sind nicht bekannt.

Die simultane Regressionsanalyse stellt, wie hier am Beispiel des nichtseminomatösen Hodenkarzinoms im fortgeschrittenen Stadium dargestellt, eine Methode dar, mit der prognostische Faktoren unabhängig voneinander reproduzierbar ermittelt werden können. Für weitere Untersuchungen erscheint es wichtig, auf einige Punkte besonders hinzuweisen:

1. Für die Vergleichbarkeit verschiedener Untersuchungen ist eine Standardisierung der Regressionsmethode und der untersuchten Parameter notwendig.
2. Die richtige Wahl des Endpunktes ist von großer Bedeutung. Unter Berücksichtigung des unterschiedlichen Rezidivrisikos (Abb. 3) erscheint die Überlebenszeit dem Eintritt der Vollremission – vorausgesetzt, daß eine ausreichend lange Beobachtungszeit vorliegt – überlegen. Zusätzlich besteht ein Vorteil der Wahl der Überlebenszeit als Endpunkt darin, daß die Ermittlung prognostischer Faktoren auch bei malignen Erkrankungen möglich ist, die nicht kurativ behandelt werden können.
3. Das "Model development sample" sollte ausreichend groß sein (Harrell et al. 1985).
4. Die ermittelten prognostischen Faktoren müssen an einem "Model validation sample" überprüft werden (Harrell et al. 1985).
5. Die prognostische Bedeutung der untersuchten Parameter ist von der Behandlung abhängig. Die Anwendbarkeit der Ergebnisse ist bei Änderung der Therapie fraglich.

Zusammenfassend ist die simultane Regressionsanalyse eine Methode zur Ermittlung prognostischer Faktoren, die die prätherapeutische Festlegung des optimalen Behandlungsplans individuell ermöglicht. Sie sollte deswegen bei jeder standardisierten Tumortherapie durchgeführt werden, um die lokalen und systemischen Behandlungsmaßnahmen für jeden einzelnen Patienten so festlegen zu können, daß sie zu einer Maximierung des Therapieerfolgs bei gleichzeitiger Minimierung der subjektiven und objektiven Nebenwirkungen führen.

Literatur

Anderson S, Auquier A, Hauck WW, Oakes D, Vandaele W, Weisburg HI (1980) Logit analysis. In: Statistical Methods for Comparative Studies, John Wiley, New York. pp 161–273

Birch R, Williams S, Cone A, Einhorn L, Roark P, Turner S, Greco FA (1986) Prognostic factors for favorable outcome in disseminated germ cell tumors. J Clin Oncol 4: 400–407

Bosl GJ, Geller NL, Cirrincione C, Vogelzang NJ, Kennedy BJ, Whitmore WF Jr, Vugrin D, Scher H, Nisselbaum J, Golbey RB (1983) Multivariate analysis of prognostic variables in patients with metastatic testicular cancer. Cancer Res 43: 3403–3407

Cox DR (1972) Regression models and life tables (with discussion). J R Stat Soc (Series B) 34: 187–220

Dixon FJ, Moore RA (1953) Testicular tumors: A clinico-pathological study. Cancer 6: 427–454

Droz JP, Kramar A, Piot G, Caillaud JM, Bellet D, Pico JL, Sancho-Garnier H (1986) Multivariate logistic regression analysis of prognostic factors in patients with advanced stage nonseminomatous germ cell tumors of the testis. Proc Am Soc Clin Oncol 5: 98

Harrell FE (1983) The PHGLM procedure. In: Supplemental Library User's Guide. SAS Institute, Cary, North Carolina, pp 267–294

Harrell FE Jr, Lee KL, Matchar DB, Reichert TA (1985) Regression models for prognostic prediction: Advantages, problems, and suggested solutions. Cancer Treat Rep 69: 1071–1077

Kaplan EL, Meier P (1958) Nonparametric estimation from incomplete observations. J Am Stat Assoc 53: 457–481

Lippert MC, Javadpour N (1981) Lactic dehydrogenase in the monitoring and prognosis of testicular cancer. Cancer 48: 2274–2278

Logothetis CJ, Samuels ML, Selig DE, Ogden S, Dexeus F, Swanson D, Johnson D, von Eschenbach A (1986) Cyclic chemotherapy with cyclophosphamide, doxorubicin, and cisplatin plus vinblastine and bleomycin in advanced germinal tumors. Results with 100 patients. Am J Med 81: 219–228

Medical Research Council Working Party on Testicular Tumours (1985) Prognostic factors in advanced non-seminomatous germ-cell testicular tumours: Results of a multicentre study. Lancet i: 8–11

Samuels ML, Johnson DE, Holoye PY (1975) Continuous intravenous bleomycin therapy with vinblastine in stage III testicular neoplasia. Cancer Chemother Rep (Pt 1) 59: 563–570

Scheulen ME, Higi M, Schilcher RB, Meier CR, Seeber S, Schmidt CG (1980) Sequentiell alternierende Chemotherapie nichtseminomatöser Hodentumoren mit Velbe/Bleomycin und Adriamycin/Cisplatin. I. Ergebnisse einer randomisierten Studie bei 71 Patienten mit pulmonaler Metastasierung (Stadium IV). Klin Wochenschr 58: 811–821

Scheulen ME, Pfeiffer R, Höffken K, Niederle N, Seeber S, Schmidt CG (1984) Long-term survival and prognostic factors in patients with disseminated testicular cancer. Proc Am Soc Clin Oncol 3: 163

Simon R (1984) Importance of prognostic factors in cancer clinical trials. Cancer Treat Rep 68: 185–192

Statistical Analysis System (1982) User's Guide. SAS Institute, Cary, North Carolina

Stoter G, Sylvester R, Sleijfer DT, ten Bokkel Huinink WW, Kaye SB, Jones WG, van Oosterom AT, Vendrik CPJ, Spaander P, de Pauw M (1987) Multivariate analysis of prognostic factors in patients with disseminated nonseminomatous testicular cancer: Results from a European Organization for Research on Treatment of Cancer multiinstitutional phase III study. Cancer Res 47: 2714–2718

Taylor HG, Brown AW Jr, Butler WM, Weltz MD, Berenberg JL, McLeod DG, Fowler JE Jr, Stutzman RE, Blom J (1981) Treatment experience with nonseminomatous testicular cancer inpatients with stage II and stage III disease. Cancer 48: 1110–1115

Taylor RE, Duncan W, Horn SB (1986): Lactate dehydrogenase as a marker for testicular germ cell tumours. Eur J Cancer Clin Oncol 22: 647–653

von Eyben E (1978) Biochemical markers in advanced testicular tumors. Serum lactate dehydrogenase, urinary chorionic gonadotropin and total urinary estrogens. Cancer 41: 648–652

Vogelzang NJ (1987) Prognostic factors in metastatic testicular cancer. Int J Androl 10: 225–237

*Prognostische Kriterien
bei nichtseminomatösen Hodenkarzinomen:
Retrospektive Analyse 1979 bis 1985*

R. Hartenstein, C. Clemm, R. Jäckel und W. Wilmanns

Abstract

Presented is a retrospective analysis of 103 patients with nonseminomatous testicular cancer stages IIC to IIIB treated uniformly with PVB between 1979 and 1985 concerning tumor and host characteristics as possible factors of prognostic value. The variables evaluated were: patient's age, histology of primary tumor, tumor markers AFP and β-HCG, LDH, α_2-globulin, ESR, tumor burden, site of metastases, and histology on secondary surgery. The statistical evaluation included the chi-square test and exact Fisher test. The Kaplan Meier survival curves were checked with the logrank Test. The statistical endpoint was disease-free survival of a patient over follow-up of at least 2 years.

The results showed tumor burden, site of metastases, and AFP, β-HCG, and LDH to be the major determinants in predicting the outcome of the disease. Differences in α_2-globulin levels and ESR were also found but were less significant.

Finding residual malignant tissue on secondary surgery indicates a poor prognosis.

A highly significant high-risk group of patients is those with bulky disease (> 5 lung metastases > 2 cm in diameter, and/or retroperitoneal lymph nodes > 5 cm in diameter) and with high levels of AFP (> 1000 ng/ml), β-HCG (> 10000 IU/ml), and/or (LHD > 480 U/l).

Zusammenfassung

Retrospektiv wurden bei 103 in den Jahren 1979 bis 1985 einheitlich behandelten Patienten mit nichtseminomatösen Hodenkarzinomen der Stadien IIC bis IIIB, das Alter der Patienten, die Histologie, die Tumormarker AFP und Beta-HCG, LDH, Alpha-2-Globulin, BKS, die Tumormasse und -lokalisation sowie Tumormarker und Histologie im Rahmen sekundärchirurgischer Maßnahmen bezüglich ihrer prognostischen Wertigkeit geprüft.

Statistische Vergleiche innerhalb der verschiedenen Gruppen erfolgen im 4-Felder-Chi-Quadrat-Test und durch den exakten Fisher-Test. Die Gleichheit mehrerer nach der Kaplan-Meier-Methode erstellter Überlebenskurven wurde mit Hilfe des Logrank-Tests geprüft.

Tumormasse und -lokalisation sowie AFP, Beta-HCG und LDH sind am aussagekräftigsten. Geringere Bedeutung haben BKS und Alpha-2-Globulin. Ohne sichere prognostische Relevanz sind Alter und Histologie. Bei sekundärer Operation nach primärer Chemotherapie sind erhöhte Tumormarker vor dem Eingriff und Residualkarzinom prognostisch ungünstig.

Als hochsignifikante Risikogruppe wurden Patienten mit großer Tumormasse (> 5 Lungenmetastasen, eine oder mehr > 2 cm im Durchmesser und/oder retroperitoneale Lymphknoten > 5 cm im Durchmesser) und Patienten mit Tumormarker-Erhöhung AFP > 1000 ng/ml und/oder Beta-HCG > 10000 IU/l bzw. LDH > 480 U/l definiert.

Einleitung

Die Chemotherapie der malignen Hodentumoren wurde zum Meilenstein in der Onkologie seit der Einführung von Cisplatin vor etwa 10 Jahren. Erstmalig war es möglich geworden, eine Krebserkrankung selbst in fortgeschrittenem Stadium einer Heilung zuzuführen. Während zu Beginn der Chemotherapie-Ära weniger als 5% der Patienten in fortgeschrittenem Krankheitsstadium langfristig als krankheitsfrei galten, können heute nahezu alle Patienten im frühen Stadium der Erkrankung und 50% bis 85% der Patienten bei fortgeschrittener Erkrankung eine Heilung erwarten (Einhorn 1981). Etwa ein Drittel der Patienten in fortgeschrittenen, prognostisch ungünstigen Tumorstadien mit großer Tumormasse profitiert jedoch nicht von den Segnungen der modernen Medizin. Sie geben zu differentialtherapeutischen Erwägungen Anlaß, deren Grundlage, die Ermittlung von Faktoren mit krankheitsprognostischer Relevanz ist.

Zahlreiche Untersuchungen belegen den prognostischen Wert von Tumormasse, Lokalisation der Metastasen, Primärhistologie, Serumspiegel der Tumormarker AFP und β-HCG, Abfallgeschwindigkeit der Tumormarker, LDH-Spiegel und Allgemeinzustand des Patienten (Anderson et al. 1979, Carter und Torti 1980, Samson et al. 1980, Peckham et al. 1981, Levi et al. 1982, Logothetis et al. 1982, Whitmore et al. 1982, Bosl et al. 1983, Picozzi et al. 1984, Vugrin et al. 1984).

Wir haben einige Variablen geprüft, denen eine prognostische Aussagekraft zugesprochen wird.

Material und Methoden

An 103 Patienten mit metastasiertem nichtseminomatösem Hodenkarzinom der Stadien II C bis III B der Medizinischen Klinik III im Klinikum Großhadern der Universität München aus den Jahren 1979 bis 1985, die einheitlich mit dem PVB-Schema nach Einhorn (1977) chemotherapiert worden sind, wurde eine retrospektive Analyse präsumptiver prognostischer Faktoren durchgeführt.

Das Alter der Patienten lag zwischen 17 und 49 Jahren, median 28 Jahre (Tabelle 1). Die histologische Klassifizierung erfolgte entsprechend den Kriterien des britischen Testicular Tumour Panel (Pugh 1979) in undifferenzierte (MTU), intermediäre (MTI) und trophoblastische (MTT) Teratome ohne oder mit Seminomanteil. Differenzierte Teratome und reine Seminome werden nicht berücksichtigt. Die Stadien-

Tabelle 1. Charakterisierung der Patienten

Gesamtzahl der Patienten		103
Alter in Jahren	Durchschnitt	29
	Median	28
	Bereich	17–49
Primärtumor	links	51
	rechts	52
Histologie	Primärtumor	
	MTU ± S	56
	MTI ± S	35
	MTT ± S	12
	Anzahl der Kombinationstumoren	32
Stadium	II C	15
	III A	17
	III B	71
Tumorstatus		
Minimal forgeschrittene Metastasierung		57
Fortgeschrittene Metastasierung		31
Weit fortgeschrittene Metastasierung		15

einteilung folgte der Empfehlung des American Joint Comittee for Testicular Tumors (De Wys et al. 1980):

II C Lymphknotenmetastasen unterhalb des Zwerchfells, inoperabel bzw. radikale Resektion nicht möglich,

III A Metastasierung oberhalb des Zwerchfells, aber nur Befall des Lymphsystems,

III B Metastasierung über das Lymphabflußsystem hinaus, Organmetastasen.

Zur Beschreibung der Ausdehnung der Erkrankung wurde die Klassifikation von Samuels et al. (1975) herangezogen:
1. Minimaler pulmonaler Befall: = < 5 Metastasen = < 2 cm Durchmesser
2. Minimaler abdominaler Befall: Lymphknoten < 5 cm Durchmesser, ohne Ureterverdrängung.
3. Fortgeschrittener pulmonaler Befall: > 5 Metastasen > 2 cm Durchmesser.
4. Fortgeschrittener abdominaler Befall: Lymphknoten > 5 cm oder inoperabel bzw. nicht völlig resezierbar.
5. Weit fortgeschrittener Befall: 3 + 4.

Im Therapieergebnis entsprechen die 103 Patienten den üblicherweise erreichbaren Resultaten:

61 Patienten (59%) erlangten eine komplette Remission allein durch Chemotherapie. Durch zusätzliche chirurgische Maßnahmen in Form einer retroperitonealen Lymphadenektomie und/oder Thorakotomie wurden weitere 21 Patienten (20%) krankheitsfrei bei einer Beobachtungszeit von mindestens 2 Jahren. Bei 21 Patienten (20%) konnte weder durch chemotherapeutisches noch chirurgisches Vorgehen eine komplette Remission erzielt werden. 8 der 82 Patienten erlitten ein Tumorrezidiv, 4 Patienten erlagen in der Zwischenzeit dem Rezidiv. Z. Zt. sind noch 78 der 103

Patienten (76%) krankheitsfrei. 5 nicht mit eingeschlossenene Patienten starben an therapieinduzierter Sepsis (3 Patienten) und an Bleomycin-induzierter Lungenfibrose (2 Patienten).

Folgende Variablen wurden in jeweils 2 bis 3 Subgruppen geprüft:
1. Alter des Patienten (17–25 vs. 26–30 vs. > 30 Jahre).
2. Histologie des Primärtumors (MTU vs. MTI vs. MTT).
3. Tumormasse (minimal vs. fortgeschritten vs. weit fortgeschritten).
4. Metastasenlokalisation (regional vs. mehrregional vs. Leber/ZNS).
5. AFP (bis 15 vs. 16–1000 vs. > 1000 ng/ml).
6. β-HCG (bis 10 vs. 11–10000 vs. > 10000 U/l).
7. LDH ($\leq$ 480 vs. > 480 U/l).
8. BKS ($\leq$ 60 vs. > 60 mm 1-Stundenwert).
9. Alpha-2-Globulin ($\leq$ 6 vs. > 6 g/l).
10. Histologie bei Sekundäroperation (Fibrose/Nekrose vs. differenziertes Teratom vs. Karzinom).

Die statistische Berechnung durch Vergleich innerhalb der Subgruppen erfolgte mit dem 4-Felder-Chi-Quadrattest und durch den exakten Fisher-Test. Die Gleichheit mehrerer nach der Kaplan-Meier-Methode erstellter Überlebenskurven wurde mit Hilfe des Logrank-Tests geprüft.

Statistisches Zielereignis ist das krankheitsfreie Überleben nach einer Beobachtungszeit von mindestens 2 Jahren.

Ergebnisse

Im folgenden werden die Ergebnisse der Prüfung von Alter, Histologie, Tumormasse, Tumorlokalisation, Tumormarker, LDH, BKS, Alpha-2-Globulin und Histologie bei Sekundäroperation als Krankheitsvariable hinsichtlich ihrer prognostischen Aussagekraft zur Risikoeinschätzung der Erkrankung im statistischen Vergleich von Untergruppen dargestellt.

Alter

In den Altersgruppen von 17–25 und von 26–30 Jahren ist die Krankheitsfreiheitsrate von 70% bzw. 71% gleich. Die Altersgruppe mit mehr als 30 Jahren liegt mit 88% Krankheitsfreiheit günstiger. Der Unterschied ist jedoch statistisch nicht signifikant (Abb. 1).

Patienten mit über 30 Lebensjahren hatten auch insgesamt eine geringere Tumormasse bei Therapiebeginn: 72% mit minimalem Tumorbefall gegenüber 47% bei Patienten bis zu 30 Lebensjahren.

Histologie des Primärtumors

Patienten mit MTU (n = 56) konnten zu 82%, mit MTI (n = 35) zu 71% und MTT (n = 12) zu 58% in einen tumorfreien Zustand gebracht werden. Das etwas ungünstigere

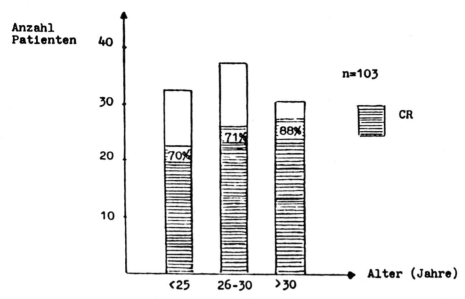

Abb. 1. Therapieergebnis (CR = Krankheitsfreiheit) unter Berücksichtigung des Alters der Patienten

therapeutische Resultat bei MTT ließ sich statistisch nicht absichern, wobei die kleine Fallzahl der MTT-Gruppe berücksichtigt werden muß.

Patienten mit Kombinationstumor (n = 32) hatten eine Krankheitsfreiheitsrate von 66%. Waren keine Seminomanteile (n = 71) nachzuweisen, so wurden 80% erreicht. Auch diese Differenz war statistisch nicht signifikant.

Bei 56% der Patienten mit einem Kombinationstumor war die Erkrankung bereits weit fortgeschritten, dagegen nur bei 39% in der Gruppe ohne Seminomanteil.

Tumormasse

Die Tumormasse erwies sich hinsichtlich des zu erwartenden Therapieresultats als besonders aussagekräftig. Entsprechend dem Volumen der Metastasierung erfolgte eine Unterteilung in drei Gruppen mit minimaler, fortgeschrittener und weit fortgeschrittener Erkrankung.

Ein minimaler abdominaler und/oder pulmonaler Befall konnte zu 100% in einen krankheitsfreien Status überführt werden. Waren Lunge oder Abdomen bei Therapiebeginn fortgeschritten befallen, sank die Krankheitsfreiheitsrate auf 61%. Ohne Bedeutung war die Region der Hauptmanifestation des metastatischen Befalls (Lunge 58%, Abdomen 63% krankheitsfrei). Die weitaus schlechteste Aussicht auf Heilung zeigte sich, wenn Lunge *und* Abdomen in fortgeschrittenem Stadium waren (Krankheitsfreiheit bei 13%). Die Unterschiede der Überlebensraten zwischen Patienten mit minimalem, fortgeschrittenem und weit fortgeschrittenem Tumorbefall sind hoch signifikant (Abb. 2).

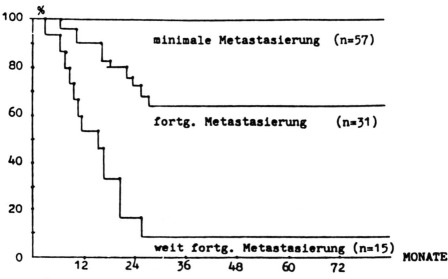

Abb. 2. Überlebenszeit in Abhängigkeit von der Tumormasse (p < 0,001)

Metastasenlokalisation

Bei 55 Patienten war nur eine Region (Lunge oder Abdomen) nachweislich befallen, bei 41 Patienten fand sich eine mehrregionale Ausbreitung (Lunge und Abdomen ± Leber ± Gehirn ± Knochen ± Haut). Der Vergleich der beiden Gruppen zeigt ein signifikant besseres Ergebnis zugunsten der monoregionalen Tumorausbreitung (Abb. 3). Zwei Patienten, die bereits zu Beginn der Chemotherapie Hirnmetastasen aufwiesen, starben, ebenso 6 von 7 Patienten mit primärem Leberbefall.

Tumormarker

Unter dem Begriff Tumormarker werden spezifische Marker, wie Alpha-Fetoprotein, Beta-Humanchoriongonadotropin (β-HCG) und tumorunspezifische serologische Parameter, wie LDH, Blutkörperchensenkungsgeschwindigkeit (BKS) und Alpha-2-Globulin subsumiert. Die Therapieergebnisse korrelieren eng mit der Höhe dieser Tumormarker.

Alpha-Fetoprotein (AFP)

Bei 99 Patienten war der prätherapeutische AFP-Spiegel bekannt. Bei 55 Patienten (56%) lag der Marker-Spiegel oberhalb des Normbereichs.

Patienten mit AFP im Normbereich schneiden prognostisch am günstigsten ab: Nur 9% (4 von 44 Patienten) zeigten eine Progression der Erkrankung. Deutlich schlechter schneiden Patienten mit AFP zwischen 16 und 1000 ng/ml ab: 26% (10 von 39

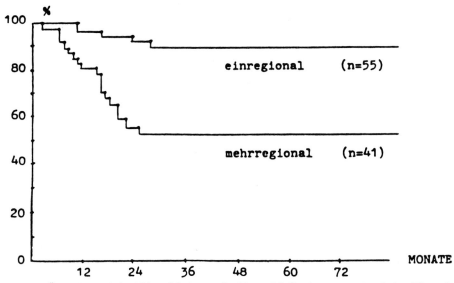

Abb. 3. Überlebenszeit in Abhängigkeit von der Tumorlokalisation vor zytostatischer Therapie ($p < 0{,}001$)

Patienten) sprachen auf die Behandlung nur ungenügend an. Die schlechtesten Aussichten auf Heilung hatten erwartungsgemäß Patienten mit AFP-Werten über 1000 ng/ml: Hier lag die Progressionsrate bei 63% (10 von 16 Patienten). Die Differenz der Ergebnisse ist statistisch hoch signifikant (Abb. 4).

Humanes Choriongonadotropin (β-HCG)

β-HCG war bei 99 Patienten bekannt, bei 61 Patienten (62%) erhöht. Die Höhe des β-HCG im Serum korreliert eng mit der Aussicht auf einen tumorfreien Zustand. Bei normalem β-HCG im Serum beträgt die Krankheitsfreiheitsrate 95%. Bei β-HCG-Werten über 10000 IU/l sinkt diese Rate auf 36% ab. Dieser Unterschied im krankheitsfreien Überleben ist hoch signifikant (Abb. 5).

Laktat-Dehydrogenase (LDH)

Von 87 Patienten, bei denen die LDH prätherapeutisch bestimmt wurde, zeigten 54 Patienten (62%) eine Erhöhung dieses Markers. Während sich ein normaler LDH-Spiegel (bis 240 U/l) von einem mäßig erhöhten (241 bis 480 U/l) in der Prognose kaum unterscheidet, erweist sich eine stark erhöhte Konzentration von mehr als 480 U/l als hoch signifikant ungünstig in Bezug auf die Überlebensrate (Abb. 6).

Der Bedeutung der LDH als prognostischem Kriterium kommt noch mehr Gewicht zu, betrachtet man die Patienten, die nicht krankheitsfrei wurden, genauer. 42% hatten einen stark erhöhten AFP-Spiegel von über 1000 ng/ml, 38% einen stark

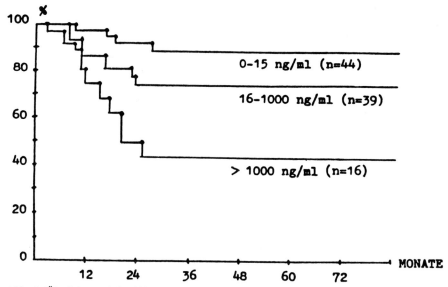

Abb. 4. Überlebenszeit in Abhängigkeit von der Serumkonzentration des AFP vor zytostatischer Therapie ($p < 0{,}001$)

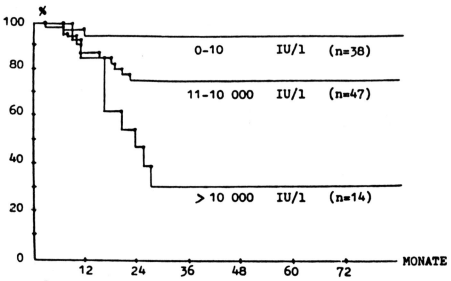

Abb. 5. Überlebenszeit in Abhängigkeit von der Serumkonzentration des HCG vor zytostatischer Therapie ($p < 0{,}001$)

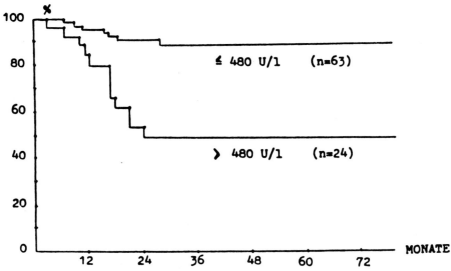

Abb. 6. Überlebenszeit in Abhängigkeit von der Serumkonzentration der LDH vor zytostatischer Therapie ($p < 0{,}001$)

erhöhten β-HCG-Spiegel von über 10000 IU/l und 62% einen stark erhöhten LDH-Spiegel von über 480 IU/l. Bei 71% dieser Patienten waren AFP und/oder β HCG stark erhöht.

Im Vergleich dazu hatten in der krankheitsfreien Gruppe nur 8% der Patienten einen stark erhöhten AFP-Spiegel, 7% einen stark erhöhten β-HCG-Spiegel und 17% einen stark erhöhten LDH-Spiegel im Serum. Bei 17% der nicht krankheitsfreien Patienten wies allein eine exzessive LDH-Erhöhung auf die prognostisch ungünstigen Aussichten der Erkrankung hin.

Die Kombination aller drei Marker-Werte läßt folgende Aussage zu: Krankheitsfreiheit bei Normbereich oder nur mäßiger Erhöhung in 96%, bei starker Erhöhung nur eines Wertes bei 56%, sind zwei Marker weit über dem Normbereich bei 36%.

Alpha-2-Globulin

Bei 66 Patienten war Alpha-2-Globulin prätherapeutisch bekannt. 34 Patienten hatten einen Ausgangswert von unter 6 g/l, 15 Patienten zwischen 6,1 und 8 g/l und 17 Patienten mehr als 8 g/l. Die Patientengruppe bis 6 g/l hatte eine Krankheitsfreiheitsrate von 94%, die Gruppe mit mehr als 6 g/l von 59%. Das Signifikanzniveau des Unterschieds liegt bei $p < 0{,}01$ (Abb. 7).

Blutkörperchensenkungsgeschwindigkeit (BKS)

Bei 92 Patienten war die BKS vor Therapie bekannt. Verglichen wurde der 1-Stundenwert nach Westergren. Normale und leicht erhöhte 1-Stundenwerte waren nicht aussagekräftig. Stärker erhöhte Werte von über 60 mm in der ersten Stunde

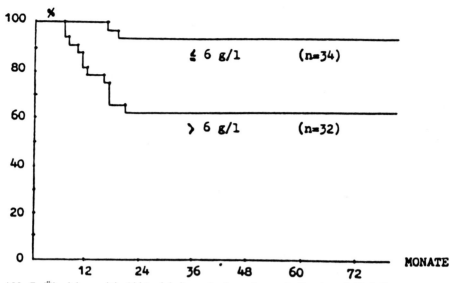

Abb. 7. Überlebenszeit in Abhängigkeit von der Serumkonzentration des α-2-Globulins vor zytostatischer Therapie ($p < 0{,}01$)

wiesen jedoch eine deutlich geringere Krankheitsfreiheitsrate von 52% ($p < 0{,}01$) und damit eine signifikant geringere Überlebenswahrscheinlichkeit auf (Abb. 8).

Der Vergleich von erhöhten Tumormarkern mit der Tumormasse weist auf eine enge Korrelation zwischen der Höhe der Tumormarker und der Tumormasse hin. Patienten mit großer Tumormasse bei weit fortgeschrittener Erkrankung haben in einem höheren Prozentsatz (49,3%) stark erhöhte Serumspiegel von AFP, β-HCG, LDH, Alpha-2-Globulin und stark erhöhte BKS. Patienten mit geringer Tumormasse bei minimaler Ausdehnung der Erkrankung zeigen starke Erhöhungen der spezifischen und unspezifischen Tumormarker nur in 8,1%.

Histologie bei Sekundäroperation

Bei nahezu der Hälfte aller Patienten (49%) war die Indikation zu sekundär-chirurgischen Maßnahmen im Anschluß an die Induktions-Chemotherapie wegen residuellen Gewebsinfiltraten gegeben. Bei 28 Patienten wurde eine sekundäre retroperitoneale Lymphadenektomie, bei 14 Patienten eine sekundäre Thorakotomie und bei 8 Patienten beide Maßnahmen durchgeführt. 18 Patienten wiesen histologisch eine Fibrose oder Nekrose auf, 18 Patienten ein differenziertes Teratom (MTD) und 14 Patienten ein Residualkarzinom (MTU, MTI oder MTT). Während sich die Patienten mit Fibrose/Nekrose oder MTD in der Prognose mit Krankheitsfreiheit in 78 bzw. 83% kaum unterscheiden, ist die Aussicht bei Patienten mit noch nachgewiesenen undifferenzierten, intermediären oder trophoblastischen Tumoranteilen deutlich schlechter. Die Krankheitsfreiheitsrate beträgt bei ihnen 43% (Abb. 9).

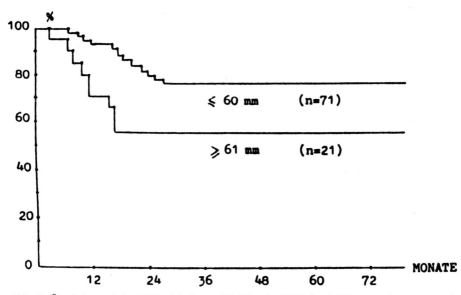

Abb. 8. Überlebenszeit in Abhängigkeit von 1-h-Wert der BKS (nach Westergren) vor zytostatischer Therapie ($p < 0{,}01$)

In der Gruppe mit Residualkarzinom hatten 8 Patienten zum Zeitpunkt der Sekundäroperation noch erhöhte AFP- oder β-HCG-Serumspiegel. Von diesen 8 Patienten überlebte nur ein Patient (Krankheitsfreiheitsrate 12,5%).

Diskussion

Die Erkrankung an nichtseminomatösem Hodentumor gilt heutzutage auch im fortgeschrittenen Stadium als heilbar. Dennoch ist etwa ein Drittel der Patienten mit standardisierter Kombinations-Chemotherapie nicht längerfristig krankheitsfrei. Diese Gruppe von Patienten galt es hinsichtlich ihrer Risikofaktoren zu definieren, um sie einer intensiveren Primärbehandlung zuzuführen.

Bezüglich des Alters der Patienten als mögliche prognostische Variable scheinen Patienten über 30 Jahre eine etwas günstigere Prognose zu haben. Dies steht im Gegensatz zur Beobachtung von Peckham (1985), der das Alter als unabhängigen Faktor bezeichnete, das trendmäßig mit zunehmenden Jahren prognostisch eher ungünstiger ist. Bei unserem Patientengut kann man eine Beziehung zur Tumormasse erkennen. Bei einem Alter über 30 Jahre ist der Anteil der Patienten mit minimaler Ausdehnung der Erkrankung höher als in der Gruppe jüngerer Patienten.

Die Seite des Primärtumors ist ohne Relevanz. Auch die Primärhistologie läßt keine statistisch signifikante Aussage zu. Trendmäßig jedoch schneiden undifferenzierte Teratome besser ab als intermediäre und diese wiederum besser als trophoblastische Teratome. Dieses Ergebnis findet sich in der Literatur bestätigt (Einhorn und Williams 1980, Bosl et al. 1983, Newlands et al. 1983).

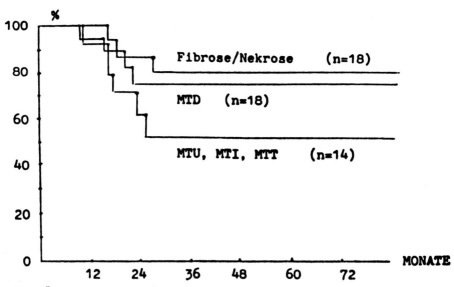

Abb. 9. Überlebenszeit in Abhängigkeit von der Histologie bei Sekundärchirurgie

Interessanterweise haben Patienten mit einem Kombinationstumor eine schlechtere Prognose als Patienten ohne Seminomanteil. Der Anteil der Patienten mit großer Tumormasse ist aber in der Gruppe der Kombinationstumoren deutlich stärker vertreten.

Die beiden wichtigsten Tumormarker beim nichtseminomatösen Hodenkarzinom sind AFP und β-HCG. Die besten Therapieergebnisse finden sich bei Patienten, die keine Marker produzieren. Mit steigender Konzentration der Marker sinkt die Überlebensrate. Diese prognostische Wertigkeit wird von den meisten Autoren bestätigt (Samson et al. 1981, Bosl et al. 1983, Peckham et al. 1985).

Allerdings bestehen enge Beziehungen zwischen den Tumormarkern AFP und β-HCG einerseits und der Tumormasse andererseits, so daß hohe Marker per se ohne zusätzliche prognostische Aussage bei großer Tumormasse zu sein scheinen (Peckham et al. 1981, Bosl et al. 1983).

Als relativ tumorunspezifisches intrazelluläres Enzym bietet sich die LDH an. Ihr kommt eine prognostische Bedeutung als Parameter der Risikoabschätzung zu (Lippert und Javadpour 1981, Samson et al. 1980, Bosl et al. 1983). Bei unserer Analyse ist eine mäßige Erhöhung der LDH ohne Aussagekraft. Erst ein Serumspiegel von mehr als dem Doppelten des Normalwertes zeigte prognosebestimmende Signifikanz. Auch hier finden sich Korrelationen zwischen Serum-LDH und der Tumormasse bzw. dem Stadium der Erkrankung. Bei 17% der Patienten, die keine Krankheitsfreiheit durch die Therapie erlangten, wies von den Tumormarkern allein eine exzessive LDH-Erhöhung auf das hohe Risiko der Erkrankung hin.

Alpha-2-Globulin und BKS gelten im Vergleich zur LDH als unspezifischer in der prognostischen Aussagekraft.

Als Hauptdeterminante zur Bestimmung der Prognose bei nichtseminomatösen Hodentumoren gilt die Tumormasse (Samuels et al. 1975, Einhorn und Williams

1980, Samson et al. 1980, Bosl et al. 1983, Newlands et al. 1983, Peckham et al. 1985).

Unsere retrospektive Analyse zeigt langfristige Krankheitsfreiheit bei geringer Lungen- und/oder Abdominalbeteiligung in 100%. Dieser Anteil sinkt auf 61% ab, wenn eine dieser beiden Regionen stärker befallen ist. Bei weit fortgeschrittener Erkrankung in Lunge *und* Abdomen beträgt die Krankheitsfreiheitsrate nur 13%. Besonders ungünstig sind primäre Hirnmetastasen (Schold et al. 1979, Vugrin et al. 1979, Higi et al. 1981) und primäre Lebermetastasen (Vaeth et al. 1984), keiner bzw. 14% der Patienten unseres Krankengutes überlebten langfristig.

Bei mehrregionaler Ausbreitung kam der Lokalisation Lunge oder Abdomen keine Bedeutung zu, obwohl der fortgeschrittene abdominale Befall als prognostisch ungünstiger im Vergleich zum fortgeschrittenen pulmonalen Befall angesehen wird (Vugrin et al. 1984, Newlands et al. 1983).

Bei sekundärer Operation nach Induktions-Chemotherapie ist der histologische Befund von Fibrose bzw. Nekrose und von differenziertem Teratom prognostisch günstig. Beide Befunde sind Indikation zur Beendigung der Behandlung. Bei Nachweis residueller Karzinomanteile beträgt die Aussicht auf Heilung unter 50%. In diesen Fällen ist eine chemotherapeutische Nachbehandlung indiziert (salvage therapy). Äußerst ungünstig ist eine präoperativ persistierende Marker-Erhöhung von AFP und/oder β-HCG (Vugrin et al. 1981, Stahel et al. 1982), so daß unter diesen Umständen keine chirurgische Resektion mehr durchgeführt werden sollte (Mandelbaum et al. 1983).

Von den in dieser retrospektiven Analyse geprüften Faktoren waren die Tumormasse und die Tumorausbreitung sowie die Marker AFP, β-HCG und LDH in Bezug auf ihre prognostische Relevanz statistisch hoch signifikant. Eine grenzwertige Signifikanz erlangten Alpha-2-Globulin und BKS. Eine Tendenz ließ sich beim Alter und der Histologie des Primärtumors erkennen. Keine Signifikanz-Berechnungen wurden bei der Histologie im Rahmen der Sekundärchirurgie und bei der Marker-Erhöhung zum Zeitpunkt sekundärchirurgischer Maßnahmen wegen zu kleiner Fallzahlen durchgeführt, obwohl auch hierbei sich deutliche Unterschiede abzeichneten.

Es hat sich gezeigt, daß bei allen Parametern, denen eine prognostische Bedeutung zukommt, die große Tumormasse in den prognostisch ungünstigen Gruppen deutlich stärker vertreten ist. Somit kommt der Tumormasse eine dominierende Rolle als prognostischer Faktor bei Hochrisiko-Patienten mit nichtseminomatösen Keimzelltumoren zu.

Literatur

Anderson T, Waldmann TA, Javadpour N, Glatstein E (1979) Testicular germ cell neoplasms: recent advances in diagnosis and therapy. Ann intern Med 90: 373–385

Bosl GJ, Geller NL, Cirrincione C, Vogelzang NJ, Kennedy BJ, Whitmore WF, Vugrin D, Scher H. Nisselbaum J, Golbey RB (1983) Multivariate analysis of prognostic variables in patients with metastatic testicular cancer. Cancer Res 43: 3403–3407

Bosl GJ, Geller NL, Cirrincione C, Hajdu SI, Whitmore W, Nisselbaum J, Vugrin D, Golbey RB (1983) Interrelationship of histopathology and other clinical variables in patients with germ cell tumors of the testis. Cancer 51: 2121–2125

Carter SK, Torti FM (1980) Commentary: combination chemotherapy of nonseminomatous testicular cancer. Cancer Chemother 4: 71–77

De Wys WD, Muggia FM, Jacobs EM (1980) Staging of testicular cancer: a proposed clinical surgical schema. Cancer Treat Rep 64: 669–674

De Wys WD, Green SB, Hahn RG, Einhorn LH, Whitmore WF, Paulson D, Spaulding J, Jacobs EW (1984) Selection of testicular cancer patients for a protocol omitting retroperitoneal node detection. Proc Amer Soc Clin Oncol 3: 157

Einhorn LH, Donohue J (1977) Cis-diamminedichloroplatinum, vinblastine and bleomycin combination chemotherapy in disseminated testicular cancer. Ann intern Med 87: 293–298

Einhorn LH, Williams SD (1980) Chemotherapy of disseminated testicular Cancer. A random prospective study. Cancer 46: 1339–1344

Einhorn LH (1981) Testicular cancer as a model for a curable neoplasm. The Richard and Hinda Rosenthal Foundation Award Lecture. Cancer Res 41: 3275–3280

Higi M, Scheulen ME, Schmidt CG, Seeber S (2/1981) Hirnmetastasen bei malignen Hodenteratomen. Onkologie 4: 84–86

Levi JA, Aroney RS, Dalley DN (1982) Significant factors in the optimal management of advanced stage germ cell carcinoma. Aust NZJ Med 12: 147–152

Lippert CM, Javadpour N (1981) Lactic dehydrogenase in the monitoring and prognosis of testicular cancer. Cancer 48: 2274–2278

Logothetis C, Samuels ML, Grant C, Gomez L, Ayala A (1982) The prognostic significance of endodermal sinus tumor elements (EST) among patients treated for stage III mixed germ cell tumors of the testes (MGCTT). Proc Amer Soc Clin Oncol 1: 106

Mandelbaum I, Yaw PB, Einhorn LH, Williams SD, Rowland RG, Donohue JP (1983) The importance of one-stage median sternotomy and retroperitoneal node dissection in disseminated testicular cancer. Ann Thorac Swg 36: 524–528

Newlands ES, Begent RHJ, Rustin GJS, Parker D, Bagshawe KB (1983) Further advances in the management of malignant teratomas of the testis and other sites. Lancet II: 948–951

Peckham MJ, Barrett A, McElwain TJ, Hendry WF, Raghavan D (1981) Nonseminoma germ cell tumors (malignant teratoma) of the testes. Results of treatment and an analysis of prognostic factors. Brit J Urol 53: 162–172

Peckham MJ et al. (1985) Prognostic factors in advanced nonseminomatous germ cell testicular tumours: Results of a multicentre study. Report from the Medical Research Council Working Party on testicular tumours. Lancet II: 8–11

Picozzi VJ, Freiha FS, Hannigen JF, Torti FM (1984) Prognostic significance of a decline in serum human chorionic gonadotropin levels after initial chemotherapy for advanced germ cell carcinoma. Ann intern Med 100: 183–186

Pugh RCB (1976) Pathology of the testes. Blackwell, Oxford London Edinburgh Melbourne

Samson MK, Fisher R, Stephens RL, Riskin S, Opipari M, Maloni T, Groppe CW (1980) Vinblastine, bleomycin and cis-diammine-dichloroplatinum in disseminated testicular cancer: response to treatment and prognostic correlations. Europ J Cancer 16: 1359–1366

Samuels ML, Johnson DE, Holoye PY (1975) Continuous intravenous bleomycin therapy with vinblastine in stage III testicular neoplasia. Cancer Chemother Rep 59: 563–570

Vaeth M, Schultz HP, von der Maase H, Engelholm SA, Jacobsen GK, Norgaard-Pedersen B (The Dateca Study Group) (1984) Prognostic factors in testicular germ cell tumours. Acta Radiol Oncol 23: 271–285

Hat die impulszytophotometrische DNS-Bestimmung bei Hodentumoren prognostische Bedeutung?

G. Kleinhans und U. Hacker-Klom

Abstract

The cellular DNA content of 111 malignant testicular germ cell tumors has been determined by flow cytometry. The following parameters were investigated: aneuploidy, heterogeneity, DNA index, and relative S-phase percentage. Aneuploidy is a good tumor marker, being found in 97.7% of cases. Heterogeneity was found in 19.6%. The modal value of the DNA index was around 3 c (triploidy).

None of these parameters is of importance for the prognosis of testicular cancer, in contrast to their prognostic value in many other solid tumors.

Zusammenfassung

An 111 malignen Hodentumoren wurden impulszytophotometrische Zellkern-DNS-Bestimmungen durchgeführt und die Parameter Aneuploidie, Heterogenität, DNA-Index und relativer S-Phase-Anteil untersucht. Die Aneuploidierate lag bei 97,7%, die Heterogenitätsrate bei 19,6%. Ferner zeigte sich eine Häufung der Tumorstammlinien um den dreifachen DNS-Gehalt (Triploidie).

Keinem der Parameter kommt jedoch beim Hodentumor im Gegensatz zu anderen soliden Tumoren prognostische Bedeutung zu.

Einleitung

Die impulszytophotometrische DNS-Bestimmung ermöglicht Aussagen über Ploidie, DNA-Index, Heterogenität und Proliferationskinetik maligner Geschwülste.

Für die malignen Hodentumoren liegen bisher nur wenige Arbeiten über die Wertigkeit dieser Parameter vor. In den zusammenfassenden Arbeiten von Barlogie et al. (1983) sowie Büchner et al. (1985 a, b) werden 74 bzw. 83 Hodentumoren analysiert. Die Aneuploidierate liegt bei 93 bzw. 94%. Arbeiten von Zimmermann und Truss (1980 a, b) sowie Zimmermann (1980 u. 1981) bestätigen diese hohe Aneuploidierate ebenso wie Fossa et al. (1985). Auch in eigenen Untersuchungen (Kleinhans et al., 1985; 1986) wurden die o. g. Parameter für Hodentumoren untersucht. Die Aneuploidierate lag ebenfalls bei über 90%. Eine Häufung der DNA-Indices um den dreifachen DNS-Gehalt (Triploidie) wird von allen Autoren festgestellt und damit die früheren Ergebnisse von Atkin (1973) bestätigt, der aufgrund von Chromosomenanalysen und Feulgen-DNS-Analysen bei 103 Hodentumoren vornehmlich triploide Verteilungsmuster beschrieb.

Heterogenität wurde lediglich von Fossa et al. (1985) in 4 von 20 Fällen beim Hodentumor beschrieben.

Obwohl Zimmermann und Truss (1980) aufgrund eines unterschiedlichen relativen S-Phase-Anteils zwischen Seminomen und Nicht-Seminomen diskriminieren zu können glaubten, bestätigten sich diese Hoffnungen nicht (Zimmermann, 1981; Kleinhans et al., 1985, 1986).

In keiner der bisher zitierten Arbeiten wurden Aussagen über die prognostische Relevanz der impulszytophotometrischen Parameter beim Hodentumor gemacht.

Für eine Vielzahl von soliden Tumoren und Leukämien ist die Bedeutung der Parameter für die Prognose belegt (Übersicht bei Barlogie et al., 1983; Büchner et al., 1985 a, b; Hiddemann et al.; 1985). Aus dem urologischen Bereich seien stellvertretend die Untersuchungen von Tribukait (1984), Tribukait und Gustafson (1980) sowie Tribukait et al. (1982) für das Blasen- und Prostata-Karzinom sowie eigene Untersuchungen (Kleinhans et al., 1987 a, b) für das Nierenzell-Karzinom angegeben.

Ziel dieser Arbeit war es, die Bedeutung der impulszytophotometrischen Parameter beim Hodentumor für die Prognose zu untersuchen.

Material und Methode

Methode

Aus dem makroskopisch tumorverdächtigen Areal wurde intraoperativ eine Probe für die impulszytophotometrische Messung entnommen. Aus diesem Material wurde eine Einzelzellsuspension hergestellt. Danach wurde die Probe in 96%igem Alkohol aufgeschwemmt und pepsiniert. Die DNS-spezifische Fluorochromierung erfolgte mit Ethidium bromide/Mithramycin und RNase (Zante et al., 1976). Die Messung der selektiv fluorochromierten DNS erfolgte mit einem selbst konstruierten Pulszytophotometer, dem Gerät der Fa. Partec AG & Co., Bottmingen, Schweiz, entsprechend. Das Ergebnis der Messung, welches aus der Untersuchung von 10000 bis 100000 Einzelzellen berechnet wurde, wurde als Histogramm ausgedruckt.

Material

Zwischen Oktober 1977 und Oktober 1986 wurden von 111 Patienten mit malignen Hodentumoren Proben aus dem Primärtumor (n = 86), von Lymphknotenmetastasen (n = 23) oder Lungenmetastasen (n = 2) mittels impulszytophotometrischer DNS-Analyse untersucht. Bei 28 Patienten lagen Seminome, bei 83 Nicht-Seminome vor.

Der Nachbeobachtungszeitraum betrug 12 Monate. Die Parameter Aneuploidie, DNA-Index, Heterogenität und relativer S-Phase-Anteil wurden untersucht und die Gruppe der im Beobachtungszeitraum am Tumor verstorbenen Patienten mit der Gruppe der überlebenden Patienten verglichen.

Interpretation der Histogramme

Abb. 1 zeigt die Zuordnung der verschiedenen Zellen eines nicht malignen, fertilen Hodens zum DNS-Histogramm. Proben eines malignen Hodentumors zeigen in aller Regel keine Spermatogenese und somit keine Zellen bei 1c. Treten zu den Gipfeln bei 2c und 4c deutliche Zusatzgipfel auf, besteht eine Aneuploidie. Der DNA-Index ist auf der Abszisse ablesbar. Die Berechnung des relativen DNS-Phase-Anteils wurde nach der von Meier (1983) angegebenen Summenhäufigkeitsmethode durchgeführt. Tumorfreie Proben unterschiedlicher Gewebe weisen höchstens einen Satz von 10% Zellen in der S-Phase auf. Eine deutliche Erhöhung spricht für eine erhöhte Proliferationskinetik des Gewebes und ist als Malignitätskriterium anzusehen. Eine Auswertung des relativen S-Phase-Zellanteils erfolgte nur bei den Histogrammen, bei denen keine Überschneidungen aufgrund Heterogenität oder Überschneidungen der Tumorzellpopulation mit der Normalzellpopulation vorlagen.

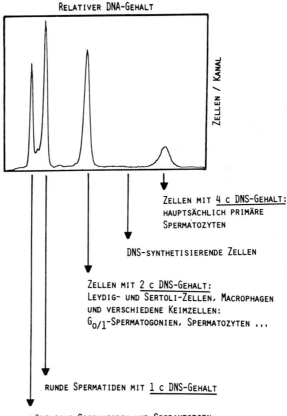

Abb. 1. Zusammensetzung eines normalen DNS-Histogramms eines fertilen Hodens

Ergebnisse

Malignitätsdiagnostik

Bei 109 von 111 Patienten konnte mittels der Impulszytophotometrie ein maligner Tumor diagnostiziert werden (98,2%), da entweder eine Aneuploidie bestand oder der relative S-Phase-Anteil bei diploidem Histogramm deutlich die 10%-Marke überstieg. Lediglich 2 nichtseminomatöse Tumoren konnten nicht als maligne klassifiziert werden, obwohl die Proben aus dem makroskopisch tumorverdächtigen Areal des Primärtumors entnommen waren.

Aneuploidie

Die Aneuploidierate lag bei 97,7%, d. h. 107 von 111 Proben zeigten eine aneuploide Tumorstammlinie. Zweimal waren Proben aus dem Primärtumor diploid, zweimal Proben aus Lymphknotenmetastasen. Letztere zeigten jedoch eine hohe S-Phase-Rate und waren somit als maligne, jedoch nicht aneuploid klassifiziert.

Heterogenität

Tabelle 1 zeigt den Anteil der aneuploiden Tumoren und den Anteil der heterogenen Tumoren. Die Rate der Tumoren mit mehreren Tumorstammlinien betrug insgesamt 19,6% aller aneuploiden Tumoren. Seminome und Nicht-Seminome unterscheiden sich in der Heterogenitätsrate nicht signifikant. Die Heterogenitätsrate bei Nicht-Seminomen war jedoch im Primärtumor deutlich höher (23,2%) als in Lymphknotenmetastasen (9,5%) oder Lungenmetastasen (0,0%).

Tabelle 1. Heterogenitätsrate

	n	Aneupl.	Heterogen	Heterogen % d. Aneupl.
Seminom	28	28	6	21,4
Nicht-Seminom	83	79	15	18,9
Hoden	58	56	13	23,2
LK-Meta	23	21	2	9,5
Lungen-Meta	2	2	0	0,0
	111	107	21	19,6

S-Phase-Anteil

Der relative Anteil der Zellen in der S-Phase war nur bei 31 von 107 aneuploiden Proben zu berechnen (Tabelle 2). Bei heterogenen Tumoren (Abb. 2c) ist durch

Tabelle 2. S-Phase-Anteil

Histologie	n	S-Phase-Anteil %	
		von – bis	Mittelwert
Seminom	9	15,7–38,5	29,2
Nicht-Seminom	22	15,8–48,9	35,9
Hoden	16	15,8–48,9	34,4
LK	6	35,2–45,2	39,9
Primär-Tu.	25	15,7–48,9	32,5
Metastasen	6	35,2–45,2	39,9
gesamt	31	15,7–48,9	33,9

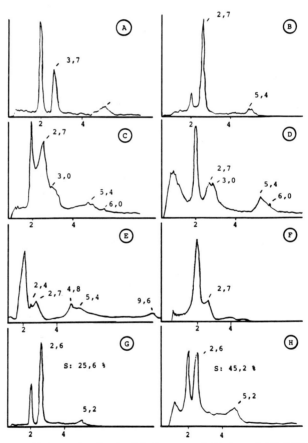

Abb. 2. Terato-Ca: 4 Proben aus verschiedenen Arealen des Primärtumors; A, B: Aneuploidie 2,76 c; C, D: Aneuploidie 2,7 und 3,0 c. Terato-Ca: E: Primärtumor, Aneuploidie: 2,4; 2,7; 4,8 c. F: LK-Metastase, Aneuploidie: 2,7 c (nach 6 Monaten Zytostase). Terato-Ca: G: Primärtumor, Aneuploidie 2,6 c; S-Phase 25,6%. H: LK-Metastase, Aneuploidie 2,6 c; S-Phase 45,2%

Überlappung der verschiedenen Tumorzellinien eine Trennung der S-Phase-Anteile nicht sicher möglich. Eine Berechnung erfolgte allerdings, wenn bei hypotetraploidem Tumor die Tumor-S-Phase so hoch war, daß die dadurch überdeckte G 2-Phase der Normalzellpopulation nur eine unwesentliche Erhöhung der Tumor-S-Phase bewirkt (Abb. 2g, h und Abb. 3c). Tabelle 2 zeigt, daß die S-Phase beim Nicht-Seminom höher liegt als beim Seminom und bei Metastasen höher als beim Primärtumor. Diese Unterschiede sind jedoch aufgrund der breiten Streuung nicht signifikant.

DNA-Index

Die DNA-Indices der Tumorstammlinien sind in Abb. 4 dargestellt. Deutlich wird die Häufung um 3 c sowohl für Seminome wie auch für Nicht-Seminome. Der Prozentsatz

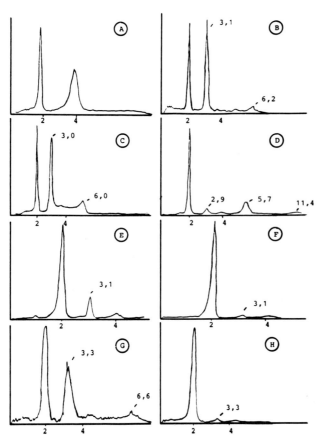

Abb. 3. A = Terato-Ca; Aneuploidie 4,0 c.. B = Seminom; Aneuploidie 3,1 c. C = Terato-Ca; A: 3,0c; hohe S-Phase. D = Terato-Ca; heterogen; A: 2,9 und 5,7 c. Terato-Ca: E = Tumorzentrum; F = Tumorrand. Terrato-Ca. G = Tumorzentrum; Hv = makroskopisch unauffälliger Hoden

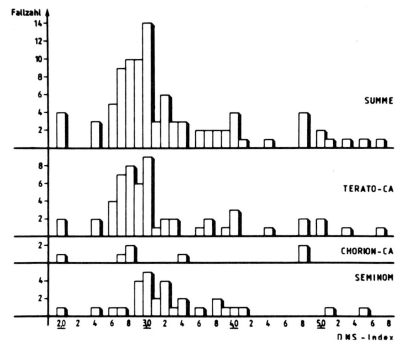

Abb. 4. DNA-Indices der Tumorstammlinien

der hypertetraploiden Tumorstammlinien ist gering. Eine Unterscheidung der histologischen Tumorgruppen beim Hodentumor ist aufgrund eines unterschiedlichen DNA-Index nicht möglich.

Prognose

In den ersten 12 Monaten nach Diagnosestellung verstarben 28 von 111 Patienten (25,2% und zwar 3 von 28 Patienten mit Seminom (10,7%) und 25 von 83 Patienten mit Nicht-Seminom (30,1%).

In Tabelle 3 sind Aneuploidie, Heterogenität, S-Phase-Gehalt und das TNM-Stadium der Tumoren dargestellt, die innerhalb von 12 Monaten nach Diagnosestellung zum Tod des Patienten geführt haben. Die impulszytophotometrischen Parameter dieser Patientengruppe unterscheiden sich nicht signifikant von der Gruppe der überlebenden Patienten. Der Anteil der heterogenen Tumoren beträgt am Gesamtkollektiv aller Tumorpatienten 19,6%, am Kollektiv der verstorbenen Patienten 17,8%. Die S-Phase der Tumoren im Kollektiv der verstorbenen Patienten liegt hoch, unterscheidet sich jedoch nicht signifikant von den Tumoren der Gruppe der überlebenden Patienten.

Während 28,4% aller Patienten zum Diagnosezeitpunkt eine Organmetastasierung zeigten, lag dieser Prozentsatz im Kollektiv der am Tumor verstorbenen Patienten bei

Tabelle 3. Darstellung von Histologie, DNA-Gehalt, Heterogenität und prozentualem S-Phase-Anteil sowie TNM-Stadien bei allen im Beobachtungszeitraum am Hodentumor verstorbenen Patienten

Histologie		Probeentn.	DNA-Gehalt	S-Phase	TNM-Stad.
Seminom		Hoden	3,0	—	1 0 0
		Hoden	4,0	—	3 2 1
		Hoden	3,2	36,8	4 1 0
Nicht-Sem.		Hoden	2,8	—	1 2 0
		Hoden	4,8	—	2 2 1
		Hoden	2,6/4,8	—	3 2 1
		Hoden	2,9/6,3/6,7	33,0	2 2 1
		Hoden	3,0	—	1 2 1
		Hoden	3,0	—	4 2 1
		Hoden	2,7	—	4 2 1
		Hoden	2,8	—	3 2 1
		Hoden	2,8	—	1 4 0
		Hoden	2,9/3,7/4,8	—	2 2 1
		Hoden	2,8	—	3 2 1
		Hoden	5,0	—	4 1 1
		Hoden	3,2	—	2 3 1
		Hoden	2,9	43,2	4 3 1
		Hoden	3,2	42,4	4 1 0
		Hoden	4,0	45,6	4 2 1
		Hoden	2,7	33,8	4 2 1
		Hoden	3,0	—	4 2 1
		Hoden	2,8/5,0	—	3 3 1
	(	Hoden	2,6	25,6	2 4 1
1 Pat.	(	LK	2,6	35,2	2 4 1
	(	LK	2,6	45,2	2 4 1
		LK	4,9	44,4	3 3 1
		LK	2,0	—	4 0 1
	(	LK	2,8/4,3	39,0	1 4 1
1. Pat.	(	LK	4,3	38,7	1 4 1
	(	LK	4,3	37,0	1 4 1
		Lunge	2,5	—	2 1 1
		Lunge	3,4	—	3 2 1

82,1%. Das bedeutet, daß beim Hodentumor nicht den impulszytophotometrisch bestimmten Parametern, sondern der histologischen Klassifizierung und dem Vorhandensein bzw. Nichtvorhandensein von Organmetastasen eine prognostische Bedeutung zukommt.

Diskussion

Die bisher in der Literatur mitgeteilten Ergebnisse über die Aneuploidierate, Heterogenitätsrate, relativen S-Phase-Anteil und die DNA-Indices bei malignen Hodentumoren konnten in der vorliegenden Arbeit bestätigt werden. Die Aneuploidierate ist mit 97,7% die höchste bisher in der Literatur angegebene. Aneuploidie ist somit als sicherer Tumormarker anzusehen.

Die Bedeutung der Aneuploidie für die Prognose ist für einzelne Tumoren sehr unterschiedlich. So korrelieren z. B. beim Melanom Aneuploidie und Tumordicke, Aneuploidie und Tumoroberflächengröße (Büchner et al., 1985 a,b). Die Metastasierungsrate aneuploider Melanome ist ca. dreimal höher als euploider (Schumann et al., 1981).

Aneuploidie korreliert mit schlechter Prognose beim Mamma-Karzinom (Olszewski et al., 1981), beim Colon-Karzinom (Wolley et al., 1982), bei Hirntumoren (Frederiksen u. Bichel, 1980).

Beim Nieren-Karzinom spricht Aneuploidie für höhere Metastasierungstendenz und schlechtere Prognose (Otto et al., 1984; Chin et al., 1985; Ljungberg et al., 1986). Ähnliche Aussagen machte Tribukait (1984) für das Blasen-Karzinom und das Prostata-Karzinom.

Aufgrund der fast 100%igen Aneuploidierate beim Hodentumor kann der Aneuploidie keine prognostische Bedeutung zukommen.

Die Rate von ca. 20% heterogenen Tumoren entspricht der von Fossa et al. (1985). angegebenen Zahl. Wie Untersuchungen in anderen Organen zeigen, ist die Rate der heterogenen Tumoren abhängig von der Zahl der untersuchten Proben (Ljungberg et al., 1985). Es ist zu erwarten, daß bei systematischer Analyse des Gesamttumors eine höhere Rate heterogener Tumoren erzielt werden kann. Dieser Schluß wird bestätigt durch die Tatsache, daß in Lymphknotenmetastasen DNA-Stammlinien gefunden wurden, die im Primärtumor nicht entdeckt werden konnten.

Während Hiddemann et al., (1985) weder bei colorektalen Karzinomen noch beim Lungenkarzinom und Mamma-Karzinom eine prognostische Bedeutung der Heterogenität fanden, definiert Tribukait (1984) das Vorhandensein mehrerer Tumorzelllinien beim Blasen-Karzinom als Zeichen hoher Aggressivität und schlechter Prognose.

Für die Hodentumoren liegt hierüber bisher keine Aussage vor. Die jetzt vorgelegten Ergebnisse scheinen der Heterogenität keine prognostische Bedeutung zuzusprechen.

Die ausführlichste Untersuchung zur prognostischen Bedeutung des relativen S-Phase-Anteils liegt beim Blasen-Karzinom vor. Tribukait und Gustafson (1980), Gustafson et al. (1982 a, b, c) und Tribukait et al. (1979) fanden eine enge Korrelation zwischen der S-Phasenhöhe und dem Tumorstadium sowie dem Tumorgrading. Tribukait konnte zudem 1984 einen Zusammenhang zwischen S-Phase-Anteil und Ploidiegrad feststellen, in der Art, daß nahe diploide und nahe tetraploide Blasen-Karzinome eine niedrigere S-Phase aufwiesen als triploide oder hexaploide Karzinome.

Die insgesamt sehr hohen S-Phase-Anteile bei Hodentumoren könnten mit dem Überwiegen der Triploidie in Zusammenhang stehen. Die eigenen Ergebnisse (31 berechenbare S-Phase-Anteile) reichen jedoch nicht aus, um den für das Blasen-Karzinom beschriebenen Zusammenhang für die Hodentumoren zu bestätigen.

Das Überwiegen triploider Tumoren beim Hodentumor ist erstmals von Atkin (1973) beschrieben und besonders durch die Daten von Schumann verdeutlicht worden (Hacker-Klom et al., 1984; Büchner et al., 1985a, b). Auch die jetzt vorgelegten Daten machen die Häufung der Tumorstammlinien um 3 c deutlich. Die für viele solide Tumoren gültigen Aussagen über die prognostische Bedeutung der Parameter Aneuploidie, Heterogenität, S-Phase-Anteil und DNA-Index scheinen für die Hodentumoren keine Bedeutung zu haben, so daß dieser Methode z. Zt. nur wissenschaftliche, jedoch keine klinische Bedeutung zukommt.

Ob eine Bedeutung zur Klärung von Spezialfragen – wie z. B. Zusatztherapie im Stadium A der nichtseminomatösen Tumoren oder Diagnose des Carcinoma in situ (Skakkebaek, 1984) oder Definierung des aggressiven Seminoms (Tentschner et al., 1982) – besteht ist bisher unklar.

Literatur

Atkin NB (1973) High chromosome numbers of seminomata and malignant teratomata of the testis: a review of data on 103 tumours. The British journal of cancer 28: 275

Barlogie B, Raber NM, Schumann J, Johson TS, Drewinko B, Swartzendruber DE, Göhde W, Andreef M, Freireich EJ (1983) Flow cytometry in clinical cancer research. Cancer Research 43: 3982

Büchner TH, Hiddemann W, Schumann J, Göhde W, Wörmann B, Ritter J, Kleinemeier B, von Bassewitz DB, Roessner A, Müller KM, Grundmann E (1985a) DNA-Aneuploidy – A common cell marker in human malignancies and its correlation to grade, stage and prognosis. In: Büchner TH, Bloomfield CD, Hiddemann W, Hossfeld DK, Schumann J (eds) Tumor – Aneuploidy. Springer, Berlin Heidelberg New York Tokyo, pp 41

Büchner TH, Hiddemann W, Wörmann B, Kleinemeier B, Schumann J, Göhde W, Ritter J, Müller KM, von Bassewitz DB, Roessner A, Grundmann E (1985b) Differential pattern of DNA-aneuploidy in human malignancies. Path Res Pract 179: 310

Chin, JL, Pontes JE, Frankfurt OS (1985) Flow cytometric deoxyribonucleic acid analysis of primary and metastatic human renal cell carcinoma. J Urol 133: 582

Fossa SD, Pettersen EO, Thorud E, Meluck JE, Ous S (1985) DNA-Flow cytometry in human testicular cancer. Cancer Letters Elsevier Scientific Publishers Ireland 28: 55

Frederiksen P, Bichel P (1980) Sequential Flow Cytometric analysis of the single cell DNA content in recurrent human brain tumors. In: Laerum OD, Lundmo T, Thorud E (eds) Flow Cytometry IV. Universitetsforlaget, Oslo pp 398

Gustafson H, Tribukait B, Esposti PL (1982a) DNA profile and tumour progression in patients with superficial bladder tumours. Urol Res 10: 13

Gustafson H, Tribukait B, Esposti PL (1982b) DNA pattern, histological grade and multiplicity related to recurrence rate in superficial bladder tumours. Scand J Urol Nephrol 16: 135

Gustafson H, Tribukait B, Esposti PL (1982c) The prognostic value of DNA analysis in primary carcinoma in situ of the urinary bladder. Scand J Urol Nephrol 16: 141

Hacker-Klom U, Kleinhans G, Göhde W, Körner F, Schumann J (1984) Flow cytometric analysis of testicular tumors. 13th European Congress of Cytology 27–29 September, Varna, Bulgaria

Hiddemann W, Büchner TH, Wörmann B, von Bassewitz DB, Müller KM, Ritter J, Hauss J, Kleinemeier HJ, Grundmann E (1985) Incidence and heterogeneity of DNA aneuploidies in solid tumors and acute leukemias. In: Büchner TH, Bloomfield CD, Hiddemann W, Hossfeld DK, Schumann J (eds) Tumor Aneuploidy. Springer, Berlin Heidelberg New York Tokyo, pp 71

Kleinhans G, Hacker-Klom U, Göhde W, Körner F, Schumann J (1985) Messung der DNS-Verteilungsmuster von menschlichen Hodentumoren. Acta chir Helv 52: 425

Kleinhans G, Hacker-Klom U, Göhde W, Körner F, Schumann J (1986) Zellkinetische Untersuchungen menschlicher maligner Hodentumoren. Urologe A 25: 294

Kleinhans G, Langer EM, Hemmer J, Holzknecht A (1987) Zur Bedeutung der Aneuploidie beim Nierenzellkarzinom. Akt Urol 18: 142

Kleinhans G, Langer EM, Pohl J, Leusmann DB (1987) Aneuploidie und Prognose beim Nierenzellkarzinom. Tumor Diagnostik u. Therapie 8: 97

Ljungberg B, Forsslund G, Stenling R, Zetterberg A (1986) Prognostic significance of the DNA content in renal cell carcinoma. J Urol 135: 422

Ljungberg B, Stenling R, Roos G (1985) DNA content in renal cell carcinoma with reference to tumour heterogeneity. Cancer 56: 503

Meier EM (1983) Zellbiologischer Informationsgehalt der DNS-Verteilungen von Säugetierzellen und menschlichen Spontantumoren. Med Dissertation Universität Münster

Olszewski W, Darzynkiewicz Z, Rosen PP, Schwartz MK, Melamed MR (1981) Flow Cytometry of Breast Carcinoma: I. Relation of DNA ploidy level to histology and estrogen receptor. Cancer 48: 980

Otto U, Baisch H, Huland H, Klöppel G (1984) Tumor cell deoxyribonucleic acid content and prognosis in human renal cell carcinoma. J Urol 132: 237

Schumann J, Tilkorn H, Göhde W, Ehring F, Straub C (1981) Zytogenetik maligner Melanome. Verh d Dtsch Dermatol Ges. Der Hautarzt Suppl V 32: 62

Skakkebaek NE (1984) Microkarzinome und atypische Keimzellen des Hodens: Pathologie Vortrag 40. Jahresversammlung der Schweizer Gesellschaft für Urologie Lugano, 8. – 10. 11. 1984

Tentscher M, Helpap B, Hildenbrand G, Weißbach L (1982) Das aggressive Seminom – Klinische und morphologische Untersuchungen. In: Weißbach L, Hildenbrand G (Hrsg) Register und Verbundstudie für Hodentumoren – Bonn: Ergebnisse einer prospektiven Untersuchung. Zuckschwerdt München: 287

Tribukait B (1984) Flow cytometry in surgical pathology and cytology of tumors of the genitourinary tract. In: Koss LG, Colemann DV Masson Publ USA Inc: p 163

Tribukait B, Gustafson H (1980) Impulscytophotometrische DNS-Untersuchungen bei Blasenkarzinomen. Onkologie 6: 278

Tribukait B, Gustafson H, Esposti P (1979) Ploidy and proliferation in human bladder tumors as measured by flow-cytofluormetric DNA-analysis and its relations to histopathology and cytology. Cancer 43: 1742

Tribukait B, Gustafson H, Esposti PL (1982) The significance of ploidy and proliferation in the clinical and biological evaluation of bladder tumours: a study of 100 untreated cases. Br J Urol 54: 130

Wolley RC, Schreiber K, Koss LG, Karas M, Sherman A (1982) DNA Distribution in human colon carcinoma and its relationship to clinical behavior. J Natl Cancer Inst 69: 15

Zante J, Schumann J, Barlogie B, Göhde W, Büchner TH (1976) New preparation and staining procedures for specific and rapid analysis of DNA distributions. In: Göhde W, Schumann J, Büchner TH (eds) II. International Symposion on Pulse Cytophotometry. European Press, Ghent pp 97

Zimmermann A (1980) Aneuploidie bei malignen Hodentumoren und ihren Lymphknotenmetastasen. Urologe A 19: 391

Zimmermann A (1981) Die Bedeutung der durchflußzytophotometrischen Zellkern-DNS-Bestimmung für die Diagnostik urologischer Erkrankungen. Habilitationsschrift, Universität Göttingen

Zimmermann A, Truss F (1980) Die DNS-Bestimmung bei der Diagnostik von Hodenerkrankungen. Verh Ber Dtsch Ges Urol, 31 Tgg, München 1979, Springer, Berlin Heidelberg New York pp 362

Zimmermann A, Truss F (1980) The prognostic power of flow-through cytophotometric DNA determinations for testicular diseases. Analytical and Quantitative Cytology 2: 247

Einfluß der diagnostischen Verzögerung bei Hodentumoren auf das Tumorstadium

J. Anagnou, Ch. Schöber, H.-J. Wilke und H.-J. Schmoll

Abstract

The prognosis and the aggressiveness of treatment required for testicular germ cell tumors are both related to stage at presentation. Delay in diagnosis may affect the stage and prognosis. We therefore undertook a partly prospective study to measure the delay(s) in diagnosing testicular cancer among 125 patients (age 27.6 years, range 16–57) with testicular cancer (20 seminomas, 105 nonseminomas) currently attending our in- and out-patient clinic. All patients have been interviewed personally by one of us. The mean patient delay was 4.31 months (median 2.5), the mean physician delay was 30 days (median 7), and the mean total delay was 4.95 months (median 2.5). The delay caused by the hospital (first attendance to orchidectomy) was negligible. We found further a correlation between length of delay and tumor stage at presentation. The total mean delay in stage I patients was 2.75 months, in stage II 4.16 months, and in stage III 6.75 months. A review of the literature revealed that a long diagnostic delay is a significant prognostic factor only for patients with nonseminomas.

Zusammenfassung

Prognose und Therapieintensität der Hodentumoren sind vom Stadium bei der Diagnose abhängig. In dieser Studie wurden die Verzögerung und ihr Einfluß auf das Tumorstadium bei der Diagnose des Hodentumors bei 125 Patienten (mittleres Alter 28 J. (16–57 J) mit Hodentumoren (20 Seminome, 105 Nicht-Seminome) untersucht. Der mittlere Wert der durch die Patienten verursachten diagnostischen Verzögerung war 4,31 Monate (median 2,5). Die mittlere Verzögerung durch die Hausärzte betrug 30 Tage (median 7), die Verzögerung durch das Krankenhaus war gering. Die mittlere Gesamtverzögerung (durch Patienten, Hausärzte, und Krankenhausärzte) war 4,95 Monate (median 2,5). Wir fanden ferner eine deutliche Korrelation zwischen Länge der Verzögerung und Tumorstadium bei der Diagnosestellung: So war die mittlere Gesamtverzögerung, ungeachtet des Tumortyps, bei Patienten mit Stadium I 2,75, mit Stadium II 4,16, und mit Stadium III 6,75 Monate. Anhand der eigenen Ergebnisse und des Literaturvergleichs scheint die diagnostische Verzögerung ein wichtiger prognostischer Faktor nur bei Nicht-Seminomen zu sein.

Einleitung

Die Prognose und Therapieintensität der Hodentumoren sind beide vom Stadium bei der Diagnosestellung abhängig [1, 3, 8, 14, 15]. Die Verzögerung der Diagnose kann das Stadium [3, 15] und somit die Therapieintensität und Prognose beeinflussen. Wir haben deshalb eine teilweise prospektive Umfrage bei 125 Patienten mit Hodentumoren durchgeführt, um die Verzögerung und ihre Ursachen bei der Diagnose der Hodentumoren zu ermitteln. Derartige Untersuchungen sind bereits in Australien [13], England [11], Amerika [3, 14], und in jünster Zeit auch in der Bundesrepublik Deutschland [7, 12, 15] durchgeführt worden. Die Ergebnisse dieser Arbeiten stammen allerdings aus retrospektiven Auswertungen der Krankenakten von Patienten, während alle Patienten in der vorliegenden Untersuchung von einem der Autoren persönlich interviewt wurden. Außerdem wurden die Daten aus der Untersuchung von Patientenkollektiven erhoben, die sich hinsichtlich des Prozentanteils an Seminomen und Nicht-Seminomen sowie der zurückliegenden Zeit der Diagnose erheblich unterschieden. Dadurch erschwert sich der Vergleich der berichteten Zeiten der diagnostischen Verzögerung, und die erworbenen Erkenntnisse können nicht ohne weiteres auf andere Patientenkollektive übertragen werden.

Krankengut – Methodik

Unsere Untersuchung wurde in Form einer Befragung bei 125 bereits an Hodenkrebs (20 Seminome, 105 Nicht-Seminome) erkrankten, ambulanten und stationären, jungen Männern (Durchschnittsalter 28 Jahre (16–57)) durchgeführt. Der Zeitpunkt der Diagnose lag im Durchschnitt 4,1 Jahre zurück (1977–1987), wobei 108 von den 125 befragten Patienten nach 1980 und 64 erst nach 1984 diagnostiziert worden waren. Dies ist ein wichtiger Punkt, da sich Maßnahmen zur Prävention und Früherkennung an aktuellen Zahlen orientieren müssen [15]. Jeder dieser Patienten wurde befragt nach dem Zeitpunkt des Auftretens bzw. der Beobachtung von ersten Symptomen und klinischen Anzeichen, der ersten ärztlichen Konsultation, der Verdachtsdiagnose bzw. der Sicherung der Diagnose Hodentumor, sowie der Einweisung und Orchiektomie. Anhand dieser Zeitpunkte konnten – von wenigen Ausnahmen abgesehen – mit einem hohen Maß an Genauigkeit die Zeit zwischen der Beobachtung erster verdächtiger Anzeichen einer Hodenerkrankung und der Erstkonsultation (Verzögerung durch die Patienten), zwischen Erstkonsultation und Diagnosestellung vom Hausarzt bzw. Urologen und Einweisung ins Krankenhaus (Verzögerung durch die Hausärzte), zwischen der Einweisung und der Durchführung der Orchiektomie (Verzögerung durch die Krankenhausärzte) sowie schließlich zwischen der Beobachtung der ersten Symptome und der Orchiektomie (Gesamtverzögerung) ermittelt werden. Alle Patienten wurden im Rahmen eines Gesprächs in der Ambulanz oder am Krankenbett von einem der Autoren persönlich gefragt. Über alle 125 Patienten lagen komplette Unterlagen vor. Die Befragten sind nur ein kleiner Teil der Patienten mit Hodentumor, die während der Untersuchungszeit in unserer Klinik stationär behandelt bzw. ambulant nachgesorgt wurden.

Ergebnisse

Die Ergebnisse im Hinblick auf die Verzögerung(en) sind in der Tabelle 1 zusammengefaßt. Die Verzögerung wurde hauptsächlich durch die Patienten verursacht. Für alle 125 Patienten betrug der mediane Wert der Anamnesedauer (Gesamtverzögerung) 2,50 Monate, der durchschnittliche Wert 4,95 Monate.

Die Ergebnisse hinsichtlich des Einflusses der Länge der Verzögerung auf das Stadium der Hodenerkrankung werden in der Tabelle 2 wiedergegeben. Wir fanden in Übereinstimmung mit anderen Autoren [3, 7, 15] eine eindeutige Korrelation zwischen der Länge der Verzögerung und dem Tumorstadium. Diese Angabe bezieht sich allerdings auf die Gesamtverzögerung und das gesamte Patientenkollektiv ungeachtet des histologischen Tumortyps.

Tabelle 1. Zeit der diagnostischen Verzögerung bei 125 Patienten mit Hodentumoren, die von den Patienten, den Hausärzten, und den Krankenhausärzten verursacht wurde

Verzögerung durch	Patienten	Hausärzte	Krankenhausärzte	Gesamtverzögerung
mittlere	4,31 M	29,7 T	3,6 T	4,95 M
mediane	2,50 M	1 W	1 T	2,50 M
Bereich	1 T–3 J	1 T–9 M	1 T–5 W	1 T–3 J

T Tag, W Woche, M Monat, J Jahr

Tabelle 2. Einfluß der Verzögerung auf das Tumorstadium zum Zeitpunkt der Diagnosestellung. (Eigene Ergebnisse im Vergleich zu denen von Bosl [3], Dieckmann [7], und Weißbach [15]

	Stadium I	Stadium II	Stadium III	Autor
Verzögerung (Monate)				
Mittlere*	2,75	4,16	6,75	(Studie)
Mediane**	2,50	3,30	4,40	(Bosl [3])
Mittlere (mediane)*	6,30(2,50)	4,50(2,00)	6,80(3,00)	(Dieckmann [7])
Mittlere (mediane)*	4,00(1,50)	4,50(1,80)	5,00(3,00)	(Weißbach [15])

* Durch Patienten + Hausärzte + Krankenhaus ** Durch Patienten + Hausärzte

In der Tabelle 3 werden schließlich zum besseren Überblick und Vergleich die diagnostischen Verzögerungszeiten bei Hodentumoren aufgelistet, die aus größeren Kollektiven von Patienten mit Hodentumoren aus verschiedenen Ländern ermittelt wurden. Ein direkter Vergleich ist nicht ohne weiteres möglich, da die Angaben über die Verzögerung nicht einheitlich sind (die Verzögerung wird angegeben als mittlerer oder medianer Wert in Monaten, Wochen oder Tagen, getrennt nach der Tumorhistologie und Tumorstadium usw., außerdem variiert der Anteil an Seminomen und Nicht-Seminomen in den verschiedenen Studien erheblich).

Tabelle 3. Berichtete Zeiten der diagnostischen Verzögerung bei Hodentumoren. Literaturübersicht

Autor/ Jahr(Lit.) (Zeitraum)	Pat.Zahl	Tumor-Typ Sem.	N. Sem.	Verzögerung/Kommentare
Sandemann 1979 [13] (1933–1975)	411	221	191	Erste Konsultation: Bis zu 1 Monat 35%, 2–4 Monate 18%, 5–9 Monate 11%
Batata 1980 [2] (1934–1975)	125	54	71	2 Monate (mediane)
Ware 1980 [14] (1965–1977)	100	51	49	17,3 Wochen (mittlere)
Bosl 1981 [3] (1941–1978)	335	84	251	36 Tage (mediane, alle Patienten) 2,5 Mo (St. I), 3,3 Mo (St.II), 4,4 Mo (St.III) (mediane Patient + Hausarztverzögerung)
Weißbach 1984 [15] (1976–1981)	1220*	415	583	136 Tage (mittlere) 52 Tage (mediane)
Jones 1985 [11] (1976–1982)	120	60	61	19,6 Wochen (mittlere) 6,0 Wochen (mediane)
Leyh 1984 [12] (1971–1982	125	30	95	21,8 Wochen (mittlere)
Alderdice 1985 [1] (1974–1983)	51	—	51	Erste Konsultation: Bei 44,9% der Fälle nach 2 Monaten
Anagnou (1977–1987)	125	20	105	4,95 Monate (mittlere) 2,50 Monate (mediane)
Dieckmann 1987 [7] (1969–1986)	156	77	79	170 Tage (mittlere) 61 Tage (mediane)

*Inklusive 102 nicht-germinale Tumoren

Die Hauptursache (90%) für die durch die Patienten verursachte Verzögerung lag in ihrer Unkenntnis über das Vorkommen überhaupt und das gehäufte Vorkommen in ihrem Alter von Hodentumoren und damit in einer Fehldeutung der Frühsymptome und klinischen Anzeichen (Knoten, Schwellung, Verhärtung, Schmerzen, ziehendes Gefühl im Scrotalbereich, Schmerzen/ „Prellung", „vorübergehende Schwellung", „banale Entzündung", „Folge einer engen Hose" usw.). So wußten 90% der Befragten nicht, daß Hodentumoren überhaupt vorkommen. Nur 10% der Patienten hatten darüber etwas gehört oder gelesen. Die Angst scheint keine große Rolle zu spielen: nur einige Patienten hatten gedacht, daß sie einen Tumor haben könnten und aus gewisser Angst die erste Konsultation hinausgeschoben.

Die Verzögerung durch die Hausärzte (im Durchschnitt 1 Monat) wurde in den meisten Fällen durch Verkennung oder Fehldiagnose mit langer antibiotischer und antiphlogistischer Therapie verursacht. Die Verzögerung durch das Krankenhaus war gering (im Durchschnitt 3,6 Tage), die Orchiektomie erfolgte meist am ersten Tag.

Diskussion

Die Fortschritte in der Therapie der Hodentumoren haben dazu geführt, daß 90–100% der Patienten geheilt werden können [8, 15]. Die Heilung wird allerdings oft durch eine hohe Toxizität infolge wiederholter aggressiver Chemotherapiekurse, Radiotherapie, und operativer Eingriffe (retroperitoneale Lymphadenektomie, Thorakotomie zur Resektion von Metastasen etc.) erkauft. Da nach im wesentlichen übereinstimmenden Ergebnissen die Intensität und Dauer der Therapie vom Stadium und Ausdehnung der Erkrankung zum Zeitpunkt der Diagnosestellung abhängig ist [3, 8, 15], haben wir die Verzögerung und ihre Ursachen sowie den Einfluß der Verzögerung auf das Stadium untersucht.

Unsere Umfrage wurde bei 125 Patienten mit Hodentumoren durchgeführt und hat nachgewiesen, daß die diagnostische Verzögerung hauptsächlich auf die Patienten zurückzuführen ist. Die durch die Patienten verursachte Verzögerung betrug in unserer Studie im Durchschnitt 4,31 Monate (131 Tage). Bei unserem Patientenkollektiv betrug ferner die Gesamtverzögerung (durch Patienten, Hausärzte (Urologen), Krankenhausärzte) im Durchschnitt 4,95 Monate (148 Tage). Diese Zeit ist vergleichbar mit der von Weißbach [15] bzw. von Dieckmann et al. [7] berichteten mittleren Symptomdauer von 136 bzw. 170 Tagen. Die von uns ermittelte mediane Gesamtverzögerung von 2,5 Monaten (für alle Patienten und alle 3 Tumorstadien zusammen) korrespondiert mit der von Dieckmann et al. berichteten von 2,0 Monaten [7]. Die mediane Zeit der Gesamtverzögerung für das ganze Kollektiv in unserer Studie (2,5 Monate = 75 Tage) ist hingegen doppelt so hoch wie die von Bosl [3] berichtete (36 Tage) und wesentlich höher als die von Weißbach [15] (52 Tage). Ein direkter Vergleich der von Autoren aus verschiedenen Ländern berichteten Verzögerung ist allerdings nicht ohne weiteres möglich, da der Anteil an Seminomen und Nicht-Seminomen bei den verschiedenen Studien zum Teil recht unterschiedlich war (Tabelle 3). Außerdem lag die Diagnose sehr unterschiedlich lange Zeiten zurück (siehe Tabelle 3, „Zeitraum"). Der direkte Vergleich der Verzögerung erschwert sich ferner dadurch, daß oft nicht beide Zeiten, sondern entweder die mittlere oder die mediane Zeit der Verzögerung ermittelt wurde. Oft wurde auch nicht die Gesamtverzögerung für das gesamte Kollektiv, sondern die Zeit der Gesamtverzögerung nur getrennt nach histologischem Typ angegeben. In der Literatur werden schließlich nur vage Angaben wie etwa „40% der Patienten suchten den Hausarzt erst nach 3 Monaten auf" [7] oder „35% der Patienten konsultierten einen Arzt nach 4 Wochen" [3] usw. gemacht (siehe auch Tabelle 3).

Die Symptomdauer war bei Seminomen am längsten im Stadium I [7], bei Nicht-Seminomen hingegen im Stadium III [7]. Daraus wird gefolgert, daß die diagnostische Verzögerung nur bei Nicht-Seminomen einen Einfluß auf das Stadium und die

Prognose hat [7]. Auch Ware et al. fanden für Seminome keine Korrelation zwischen Verzögerung und Stadium bei der Diagnosestellung [14]. Sandemann stellte schließlich ebenfalls keine Korrelation zwischen diagnostischer Verzögerung und Tumorstadium bzw. Überlebensrate bei Patienten mit Seminom fest [13]. Die oben erwähnten Autoren fanden, daß Seminompatienten trotz langer Anamnesedauer und Verzögerung häufig ein Stadium I bei der Diagnosestellung hatten [7, 13, 14]. Sie erklären diese zunächst paradox erscheinende Feststellung folgendermaßen: Bei Patienten mit Stadium I trotz einer langen Verzögerung wird ein langsames, bei Patienten mit Stadium II und III trotz einer kurzen diagnostischen Verzögerung ein schnelles Tumorwachstum angenommen.

Dieckmann et al., die sich in der Diskussion ihrer kürzlich publizierten Arbeit mit dem Einfluß der Verzögerung auf das Tumorstadium eingehend beschäftigen [7], konnten im Gegensatz zu anderen Autoren [3, 15] die (erwartete) positive lineare Korrelation zwischen Anamnesedauer (Verzögerung) und Tumorstadium nicht feststellen. So war die mittlere Verzögerung sowohl bei Seminomen als auch bei Nicht-Seminomen länger für das Stadium I als für das Stadium II. Nur für Nicht-Seminome im Stadium III wurde eine Korrelation zwischen Verzögerung und Tumorstadium festgestellt [7]. Alderdice et al. fanden keine signifikante Korrelation zwischen Symptomdauer und pathologischem Stadium bei Hodenteratomen [1]. Die Zeit zwischen ersten Symptomen und Diagnose war kein Faktor, der das Überleben signifikant beeinflußte. Ihrer Meinung nach scheint das klinische und pathologische Tumorstadium eher von der Aggressivität des Tumorwachstums als von der Länge der Zeit, seit der Tumor existiert hat, abhängig zu sein [1].

Wegen des kleinen relativen (16%) Anteils von Seminomen in unserer Studie haben wir eine Auswertung getrennt nach Seminomen und Nicht-Seminomen nicht durchgeführt. Aufgrund aber der eigenen Gesamtergebnisse und des Literaturvergleichs läßt sich zusammenfassend sagen, daß die diagnostische Verzögerung bei Nicht-Seminomen in der Regel mit höherem klinischem bzw. pathologischem Stadium korreliert und als ungünstiger prognostischer Faktor betrachtet werden muß. Dies trifft für Patienten mit Seminomen nicht zu. Schließlich sei erwähnt, daß in der überwiegenden Mehrzahl der Patienten typische Beschwerden und/oder klinische Anzeichen einer Hodenerkrankung (lokalisierte oder generalisierte Vergrößerung des Hodens, Verhärtung, Knoten, lokale Schmerzen usw.) beobachtet worden waren, so daß eine Verkürzung der diagnostischen Verzögerung durch eine frühzeitige und richtige Interpretation möglich gewesen wäre.

Als Ursache für die Verzögerung durch die Patienten fanden wir bei 90% der Befragten die Unkenntnis, daß Hodentumoren überhaupt und in ihrem Alter gehäuft auftreten. Diese Unkenntnis führte offensichtlich dazu, daß die ersten Symptome und klinischen Anzeichen von den Patienten bagatellisiert bzw. fehlgedeutet wurden. Hier sei erwähnt, daß die meisten Patienten (90%) wie bei anderen diesbezüglichen Studien [7, 13, 15] über verschiedene Beschwerden wie Schmerzen im Scrotalbereich geklagt oder typische klinische Anzeichen wie Hodenschwellung, Hodenknoten usw. beobachtet hatten. Die Ursache für die Verzögerung durch die Hausärzte lag in einer Fehldiagnose mit konsekutiver, gelegentlich auffällig langer antibiotischer, analgetischer und ähnlicher Behandlung, oder in der Verkennung des Risikos und Empfehlung eines exspektativen Verhaltens. Hingegen wurde die Diagnose – von zwei Ausnahmen von Fernmetastasen bzw. extragonadalem Befall abgesehen – im Krankenhaus rasch bestätigt bzw. primär gestellt und die Orchiektomie ohne nennenswerten Zeitverlust durchgeführt.

Die Aufklärung der jungen Männer über das Vorkommen von Hodentumoren überhaupt und in ihrem Alter gehäuft, mit der sie alle im Alter ab etwa 15 Jahren im Rahmen unserer Umfrage einverstanden waren, könnte deshalb zur Verkürzung der Verzögerungszeit beitragen [5]. Angesichts der sehr niedrigen Inzidenz von 1–2 neuen Hodenerkrankungen/100000/Jahr scheint uns hingegen die von amerikanischen [4, 9, 10], aber auch von deutschen Autoren [6, 12, 15] geforderte monatliche scrotale Selbstuntersuchung in Analogie zur Selbstuntersuchung der weiblichen Brust (Inzidenz: 70–80/100000/Jahr) weniger realistisch, sinnvoll aber für Risikogruppen wie z. B. Patienten mit Maldescensus testis zu sein.

Literatur

1. Alderdice JM, Merrett JD (1985) Factors influencing the survival of patients with testicular teratom. J Clin Pathol 38: 791–796
2. Batata MA, Whitmore WF Jr, Chu FCH, Hilaris BS, Loh J, Grabstald H, Golbey R (1980) Cryptorchidism and testicular cancer. J Urol 124: 382–387
3. Bosl GJ, Goldmann A, Lange PH, Vogelzang NJ, Braley EE, Lewitt SH (1981) Effect of delay in diagnosis on clinical stage of testicular cancer. Lancet ii: 970–973
4. Conklin M, Klint K, Morway A, Sawyer JR, Shepard R (1978) Should health teaching include self-examination of the testis? Amer J Urol 78: 2073–2074
5. Cummings KM, Lampone D, Mettlin C, Pontest JE (1983) What young men know about testicular cancer. Prev Med 12: 326–330
6. Dieckmann KP, Becker T, Dexl AM, Bauer HW (1987) Frühdiagnostik bei Hodentumoren. Ergebnisse einer Umfrage. Med Klinik 82: 602–605
7. Dieckmann KP, Becker T, Bauer HW (1987) Testicular tumors: Presentation and the role of diagnostic delay. Urol int. 42: 241–247
8. Einhorn LH (1985) Chemotherapy of extended testicular cancer. Prog Clin Biol Res 203: 411–435
9. Garnick MB, Mayer RJ, Richie JP (1980) Testicular self-examination. New Engl J Med 302: 297
10. Goldering JM, Puntell E (1984) Knowledge of testicular cancer risk and need for self-examination in college students: A call for equal time for men in teaching of early cancer detection techniques. Pediatrics 74: 1093–1096
11. Jones WG, Appleyard I (1985) Delay in diagnosing testicular tumours. Brit Med J 290: 1550
12. Leyh H (1984) Anamnese und Tastbefund sind die Basis der Frühdiagnostik von Hodentumoren. Med Klin 79: 612–615
13. Sandeman TF (1979) Symptoms and early management of germinal tumours of the testis. Med J Aust 2: 281–284
14. Ware SM, Al Askari S, Morales P (1980) Testicular germ cell tumors: Prognostic factors. Urology 15: 348–352
15. Weißbach L, Hildenbrand G (1984) Register und Verbundstudie für Hodentumoren. Z Allg Med 60: 156–163

Nichtseminomatöse Hodentumoren –
Operable Stadien

Stadium I

"Wait and see"-Strategie im klinischen Stadium I nichtseminomatöser Hodentumoren

P. Kloppe, E. Seidel, E. Schindler, H.-J. Schmoll und U. Jonas

Abstract

84 patients with nonseminomatous testicular cancer and clinical stage I have been followed from 1981–1987 by orchiectomy alone without diagnostic lymphadenectomy. The median follow up time is 3 years (7–67 mos.) The relapse rate is 31% with a median interval of 5 (1–29) mos. 85% of the relapses were detected within the first year after orchiectomy. There have been slight differences in histology with a less relapse rate in differentiated teratoma and particularly a longer interval to relapse in this histologic category. The pT-stage or marker elevation before orchiectomy had no influence on the relapse rate. In differentiated teratoma only retroperitoneal metastases developed whereas 4/10 patients with embryonal carcinoma and 5/12 patients with intermediate teratoma had lung metastases. 34% had only lung metastases, 62% only retroperitoneal metastases, 2% retroperitoneal and lung metastases and 1 patient (2%) only alpha-fetoprotein elevation. 17/26 patients underwent lymphadenectomy, in stage IIB cases followed by adjuvant chemotherapy; 9 patients had primary chemotherapy. 1 patient died from an accident without relapse, a second patient died from salvage chemotherapy after he had suffered from a relapse from the first CR of a lung metastasis. 57 are living without relapse, 25 patients are living tumor free after lymphadenectomy and/or chemotherapy with 82/84 patients living without tumor. This surveillance strategy offers the patients in clinical stage I nonseminoma the same cure rate but less therapeutic activity and morbidity.

Zusammenfassung

Von 1981 bis April 1987 wurden in der MHH 84 Patienten mit nichtseminomatösen Hodentumoren im klinischen Stadium I primär durch alleinige Orchiektomie behandelt. Nach einem Beobachtungszeitraum von 3 Jahren (7–67 Monate) ergab sich eine Rezidivrate von 31%. Das Intervall bis zum Rezidiv betrug 5 Monate (1–29). 85% der Rezidive traten innerhalb des ersten Jahres nach Orchiektomie auf. Beim differenzierten Teratom war die Rezidivrate mit 25% etwas niedriger als beim embryonalen Karzinom (31%) und Teratokarzinom (32%). Das Intervall bis zum Rezidiv war beim differenzierten Teratom mit 15 (6–17) Monaten größer als beim embryonalen Karzinom mit 4 (2–29) Monaten und Teratokarzinom mit 5 (1–12) Monaten. pT-Stadium oder Tumormarkererhöhung vor Orchiektomie waren keine Prognosefaktoren. Beim differenzierten Teratom wurden ausschließlich retroperitoneale Metastasen gefunden; 4/10 Patienten mit MTU und 5/12 Patienten mit MTI hatten Lungenmetastasen beim Rezidiv. Von insgesamt 26 Patienten mit Rezidiven hatten 8 (34%) ausschließlich Lungenmetastasen, 16 (62%) nur retroperitoneale Lymphknotenmetastasen, 1 Patient (2%) retroperitoneale Lymphknoten und Lungenmetastasen, 1 Patient (2%) eine isolierte Alphafetoproteinerhöhung. 17/26 Patienten wurden lymphadenektomiert, und 14 Patienten erhielten zusätzlich eine adjuvante Chemotherapie; 8 Patienten wurden wegen Lungenmetastasen, 1 Patient wegen isolierter Alphafetoproteinerhöhung ausschließlich chemotherapiert. Ein Patient mit isolierter Lungenmetastasierung und Rezidiv nach primär kompletter Remission verstarb an den Folgen der Salvage-Chemotherapie in kompletter Remission, ein Patient verstarb rezidivfrei nach einem Verkehrsunfall. 57 Patienten leben derzeit rezidivfrei, 25 Patienten sind nach RLA und/oder Chemotherapie tumorfrei, d. h. insgesamt sind 82/84 Patienten tumorfrei am Leben.

Einleitung

Die Standardtherapie für Patienten mit nichtseminomatösen Hodentumoren im klinischen Stadium I war die Orchiektomie, gefolgt von der diagnostischen Lymphadenektomie (RLA) oder – in angelsächsischen Ländern – der Radiatio der paraaortalen Lymphknoten. Die Entwicklung der modernen Kombinationstherapie mit ihrer hohen Heilungschance bei metastasierenden Hodentumoren von ca. 70%, insbesondere aber einer hohen Heilungschance bei Patienten mit minimaler Tumormasse von nahezu 100% ermöglichte, daß dieses Standardtherapiekonzept überdacht wurde.

Die Lymphadenektomie ist – auch bei ejakulationsprotektiven Verfahren – mit einer Morbidität belastet, insbesondere mit dem Risiko eines Verlustes der Ejakulationsfähigkeit von 20–70%, je nach Operationstechnik. Die prophylaktische Radiotherapie kann problematisch werden bei später notwendiger Chemotherapie auf Grund der Reduktion der Knochenmarkreserve; darüberhinaus gibt es sehr wenige, aber dann sehr problematische Fälle von radiogener Myelopathie und Ileus. Mehr noch aber haben die modernen Staging-Techniken mit Sonographie, Computertomographie und Markerbestimmung ermöglicht, daß ein klinisches Stadium I mit einer relativ hohen Wahrscheinlichkeit richtig als Stadium I eingeschätzt werden kann.

Mit den Standardtherapieverfahren Lymphadenektomie oder paraaortale Radiatio wird lediglich der retroperitoneale Raum behandelt; eine Fernmetastasierung tritt – unabhängig von dieser diagnostischen und/oder therapeutischen Maßnahme – bei 12–15% aller Patienten nach RLA auf, so daß in diesen Fällen eine Chemotherapie notwendig wird, auch im pathologischen Stadium I. Auf Grund der guten chemotherapeutischen Möglichkeiten für den Fall des Rezidives nicht nur im Bereich der Lunge, sondern auch der retroperitonealen Lymphknoten einerseits, und den guten Staging-Techniken, andererseits erschien es attraktiv, sich auf das klinische Staging zu verlassen und bei Patienten mit klinischem Stadium I keine diagnostische Lymphadenektomie mehr durchzuführen, sondern die Patienten regelmäßig zu überwachen ("Wait and see"-Strategie, besser noch "Surveillance"-Strategie genannt).

Nach dem "Konsensus-Meeting der WHO und EORTC on Staging and Treatment of Testicular Cancer" in Lugano 1979 wurden alle Patienten mit nichtseminomatösem Hodentumor und klinischem Stadium I an der MHH in das Surveillance-Protokoll aufgenommen.

Material und Methoden

Von 1981 bis April 1987 wurden 84 Patienten mit nichtseminomatösen Hodentumoren im klinischen Stadium I durch alleinige Orchiektomie behandelt. Voraussetzung für dieses Vorgehen war das Einverständnis des umfassend aufgeklärten Patienten sowie Gewährleistung engmaschiger Kontrollen (in 4-wöchigen Abständen im 1. und 6-wöchigen Abständen im 2. Jahr, sowie alle 2 Monate im 3.–5. Jahr (s. Tabelle 1). Weitere Bedingungen waren normalisierte Werte für die Tumormarker Alpha-Fetoprotein, Beta-HCG und LDH sowie keine metastasenverdächtigen Befunde im Computertomogramm des Abdomens, Sonogramm des Abdomens und Computertomogramm des Thorax. Eine Lymphographie war keine essentielle Voraussetzung.

Tabelle 1. Untersuchungsprogramm bei "Wait and see"-Strategie im Stadium CSI des nichtseminomatösen Hodentumors (MHH)

	1. Jahr	2. Jahr	3.–5. Jahr	ab 6. Jahr
Marker (αFP, β-HCG, LDH)	q 4 Wo	q 6 Wo	q 2 Mon	q 6 Mon
Sonographie im Wechsel mit CT-Abdomen	q 4 Wo	q 6 Wo	q 2 Mon	
Thorax-Röntgen	q 4 Wo	q 6 Wo	q 2 Mon	
körperliche Untersuchung	q 2–3 Mon	q 2–3 Mon	q 4 Mon	

Beim Auftreten retroperitonealer Lymphknotenmetastasen wurde eine retroperitoneale Lymphadenektomie durchgeführt; betrug der Lymphknotendurchmesser mehr als 2 cm, entsprechend dem Stadium IIB der Lugano Klassifikation von 1979, erfolgte anschließend eine adjuvante Chemotherapie mit 2 Zyklen PVB oder PEB. Bei alleiniger Markererhöhung (Stadium IIIO) oder Manifestation außerhalb der retroperitonealen Lymphknoten (in der Regel Lungenmetastasen) wurde eine Chemotherapie mit 3–4 Zyklen PEB eingeleitet.

Ergebnisse

Von 1981 bis April 1987 wurden 84 Patienten in das Programm aufgenommen. Die mediane Beobachtungszeit beträgt 34 Monate, die längste Beobachtungszeit 67 Monate und kein Patient wurde kürzer als 6 Monate beobachtet. 26/84 Patienten hatten in diesem Zeitraum einen Progreß entsprechend einer Rezidivrate von 31%.

Lokalisation des Rezidivs und Prozedere

Bei 16/26 (62%) Patienten trat das Rezidiv im Bereich der retroperitonealen Lymphknoten auf ohne Metastasierung außerhalb der Lymphknoten; diese Patienten wurden alle lymphadenektomiert. 8 Patienten (34%) hatten ausschließlich Lungenmetastasen als Rezidivlokalisation, 1 Patient hatte retroperitoneale Lymphknotenmetastasen plus Lungenmetastasen (2%), und ein weiterer Patient hatte eine isolierte Alpha-Fetoprotein-Erhöhung (2%).

Die Patienten mit Lymphknotenmetastasierung wurden operiert: 2 Patienten im Stadium IIA (Lymphknoten unter 2 cm) erhielten keine adjuvante Chemotherapie, 13 Patienten im Stadium IIB (Lymphknoten über 2 cm) erhielten eine adjuvante Chemotherapie nach der radikalen retroperitonealen Lymphadenektomie; bei einem Patienten mit einem reinen Seminom in der Lymphknotenhistologie wurde auf eine adjuvante Chemotherapie verzichtet.

Die Patienten mit Lungenmetastasen und der Patient mit isolierter Alpha-Fetoproteinerhöhung erhielten eine Chemotherapie (PVB bzw. PEB), 3–4 Zyklen. Bei allen Patienten wurde eine komplette Remission erreicht. Ein Patient mit einer isolierten Lungenmetastase von 2 cm Durchmesser hatte nach einem Intervall von 15 Monaten eine erneute Lungenmetastase an gleicher Lokalisation; auf Grund eines ärztlichen Miß-Managements verstarb der Patient an einer Chemotherapie-bedingten Sepsis im ersten Zyklus der Salvage-Therapie, in pathologisch nachgewiesener kompletter Remission. Die anderen 8 Patienten hatten kein Rezidiv und sind weiterhin tumorfrei. Von den insgesamt 84 Patienten sind 82 Patienten ohne Tumor, 1 Patient verstarb 9 Monate nach Orchiektomie rezidivfrei an den Folgen eines Verkehrsunfalles, der zweite Patient war der oben genannte Patient mit Chemotherapiebedingtem Todesfall bei der Salvage-Chemotherapie nach Rezidiv. Die Kurven für das rezidivfreie und das Gesamtüberleben sind in Abb. 1 dargestellt.

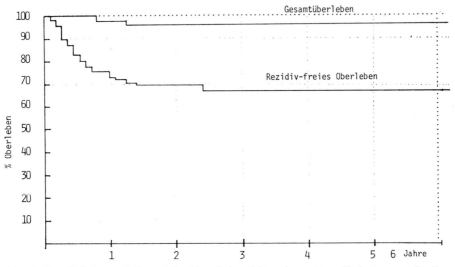

Abb. 1. Rezidivfreies- und Gesamtüberleben beim nichtseminomatösen Hodentumor – Stadium CSI; "wait and see"-Strategie (MHH, 84 Patienten)

Zeit bis Rezidiv

85% der 26 Rezidive traten innerhalb des ersten Jahres nach Orchiektomie auf; das späteste Rezidiv trat nach 29 Monaten auf; hierbei handelte es sich um eine retroperitoneale Metastase eines embryonalen Karzinoms. Die mediane Zeit bis zum Rezidiv betrug 15 Monate (6–17 Monate) beim differenzierten Teratom, 4 Monate (2–29 Monate) beim embryonalen Karzinom sowie 5 Monate (112 Monate) beim intermediären Teratom. Bei der Histologie eines differenzierten Teratoms (+/− Seminom) ist das Invervall somit deutlich länger als beim intermediären oder undifferenzierten Teratom; wegen der geringen Fallzahl (3 Rezidive von 12 Patienten) ist dieser Unterschied aber statistisch nicht signifikant.

Die Lungenmetastasierung trat signifikant schneller auf mit 3 Monaten im Median (1–7 Monate) als die retroperitoneale Metastasierung mit 6 Monaten (2–29 Monate). Die Rate an Lungenmetastasen war beim undifferenzierten Teratom etwas größer, während beim intermediären Teratom etwas häufiger Lymphknotenmetastasen auftraten (?).

Insgesamt zeigt sich im Vergleich zu anderen Studien, daß nach Ablauf von 12 Monaten die meisten Rezidive aufgetreten sind, und daß nach 2 Jahren sich am Gesamtergebnis nichts mehr verändern wird, d.h. daß nur noch ein ganz geringer Prozentsatz der Patienten eine Spätmetastasierung bekommen wird.

Prognosefaktoren

In dem hier untersuchten Patientengut wurden keine wesentlichen prognostischen Faktoren nachgewiesen. Beim differenzierten Teratom war die Rezidivrate mit 25% (3/12) etwas niedriger als beim embryonalen Karzinom mit 31% und dem intermediären Teratom mit 32% (s. Tabelle 2). Dieser Unterschied ist aber statistisch nicht signifikant. Das pT-Stadium (Tabelle 3) hat in unserem Patientengut keinen signifikanten prognostischen Einfluß. Desgleichen war die Tatsache eines erhöhten Tumormarkers vor Orchiektomie ohne Bedeutung für die Rezidivwahrscheinlichkeit: Bei Patienten mit Markererhöhung vor Orchiektomie betrug die Rezidivrate 27% gegenüber 37% bei Patienten ohne Markererhöhung. Im übrigen sagte der Markerstatus vor Orchiektomie nichts aus über den Markerstatus bei Rezidiv; allerdings war nur bei 58% der Patienten das Rezidiv auch von einer Markererhöhung begleitet.

Tabelle 2. Rezidivraten in Abhängigkeit von der Primärhistologie bei "Wait and see"-Strategien des nichtseminomatösen Hodentumors Stadium CSI (MHH-Ergebnisse)

Histologie	N Pat.	Rezidive
MTU +/− Sem.	32	10 (31%)
MTD +/− Sem.	12	3 (25%)
MTI +/− Sem.	38	12 (32%)
HCG pos. Seminom	1	–
Hodenatrophie	1	1
Gesamt	84	26 (31%)

Tabelle 3. Rezidivraten in Abhängigkeit von Histologie und PT-Stadium bei "Wait and see"-Strategie des nichtseminomatösen Hodentumors im Stadium CSI (MHH-Ergebnisse)

Histologie pT-Stadium	pT1	pT2	pT3	Gesamt
MTU +/− Sem.	5/13 (38%)	2/ 4 (50%)	3/15 (20%)	10/32 (31%)
MTD +/− Sem.	2/ 9 (22%)	1/ 2 (50%)	0/ 1 −	3/12 (25%)
MTI +/− Sem.	5/22 (23%)	2/ 5 (40%)	5/11 (45%)	12/38 (32%)
HCG pos.-Sem.			0/ 1 −	0/ 1 −
Gesamt	12/44 (27%)	5/11 (45%)	8/28 (29%)	25/83 (31%)

Diskussion

Die Heilungsrate mit 97% beim Hodenkarzinom im Stadium CSI entspricht derjenigen nach Standardtherapie mit diagnostischer Lymphadenektomie oder auch prophylaktischer Strahlentherapie. Durch das Vorgehen der "Wait and see"-Strategie mit Lymphadenektomie beim Progreß im Bereich der retroperitonealen Lymphome, gefolgt von adjuvanter Chemotherapie, oder mit primärer Chemotherapie bei Metastasierung außerhalb der retroperitonealen Lymphknoten (Lungenmetastasen; isolierte Markererhöhung) haben nur 16 der 84 Patienten eine Lymphadenektomie erhalten und nur − zieht man adjuvante und therapeutische Chemotherapie zusammen − 22 Patienten eine Chemotherapie. Insgesamt war eine therapeutische Intervention erforderlich bei nur 26 der 84 Patienten. Bei primärer diagnostischer Lymphadenektomie hätten alle 84 Patienten eine Lymphadenektomie gehabt und weitere ca. 12 Patienten eine Chemotherapie wegen Metastasen außerhalb der Lymphknoten. Rechnet man den Therapieteil insgesamt auf, so ist bei diesem Verfahren der "Wait and see"-Strategie das Ausmaß der Therapie, und damit auch das Ausmaß der Morbidität, deutlich geringer als bei einer primären diagnostischen retroperitonealen Lymphadenektomie und einer Chemotherapie im Falle des extraretroperitonealen Rezidives. Problematisch ist in dieser Serie der Patient, der nach einer Salvage-Chemotherapie verstorben war; allerdings handelte es sich bei diesem Patienten um einen Sonderfall, der in jeder Serie vorkommen kann: nach der initialen Chemotherapie bei Auftreten der Lungenmetastase wurde schnell eine komplette Remission erreicht; trotzdem kam es nach kurzer Zeit zu einem erneuten Rezidiv in der Lunge, weswegen eine Salvage-Chemotherapie begonnen wurde, die auf Grund ihrer Toxizität und zusätzlich eines Miß-Managementes der behandelnden Ärzte zum Tode führte. Bei der Sektion zeigte sich eine komplette Remission in der Metastase (Nekrosen). Mit solchen Fällen ist bei jeder Serie zu rechnen [2].

In dieser Studie konnte kein eindeutiger Prognosefaktor gefunden werden; allerdings wurde in der Studie von Freedman der Testicular Tumor Working Party in Großbritannien bei 259 Patienten ein Risikoindex errechnet unter Einschluß der Kriterien „vaskuläre Infiltration", „lymphatische Infiltration", „Abwesenheit von Yolk-sac-Elementen" und „Anwesenheit von undifferenziertem embryonalen Karzinom". Mit Hilfe einer Regressionsanalyse wurde eine Formel errechnet unter Einschluß dieser vier Faktoren, die die einfache und eindeutige Zuordnung des Patienten nach Orchiektomie − eine sorgfältige Analyse des Hodentumorpräparates vorausgesetzt – der entsprechenden Risikogruppe 1–4 zuläßt: Patienten mit einem Wert von ≧ 3 (bei vier möglichen Werten von 1–4) stellen 21% aller Patienten und nahezu die Hälfte der potentiellen Rezidivpatienten dar [2].

In einer prospektiven Studie des Medical Research Council wird dieser Index auf seine Wertigkeit geprüft, die Gruppe der Patienten im klinischen Stadium I vorherzusagen, bei denen eine adjuvante Chemotherapie indiziert wäre. Das zukünftige therapeutische Vorgehen wäre folgendermaßen denkbar: Patienten im klinischen Stadium I würden auf Grund einer sorgfältigen Analyse des Hodentumorpräparates den Risikogruppen 1–4 zugeordnet. Ergibt sich ein Wert von 1–3, so ist eine "Wait and see"-Strategie möglich mit einem geringen Rezidivrisiko von ca. 5%. Die Patienten, die der Gruppe 4 (Index 3–4) zugeordnet sind (mit einer Rezidivrate von ca. 58%), würden 2 Zyklen einer Kombinationschemotherapie mit Cisplatin/VP 16/ Bleomycin erhalten; bei diesen Patienten kann davon ausgegangen werden, daß die 2 Zyklen der adjuvanten Chemotherapie das Rezidiv komplett verhüten werden, wie es auch nach retroperitonealer Lymphadenektomie im Stadium IIA/B demonstriert worden war. Dieses Vorgehen muß in prospektiven Studien überprüft werden.

Literatur

1. Freedman LS, Parkinson MC, Jones WG, Oliver RTD, Peckham MJ, Read G, Newlands ES, Williams CJ (1987) Histopathology in the Prediction of relapse of patients with stage I Testicular Teratoma treated by orchiectomy alone. The Lancet, August 8: 294–298
2. Oliver RTD, Hope-Stone HF, Blandy JP (1983) Justification of the use of surveillance in the management of stage I germ cell tumors of the testis. Br J Urol 55: 760–763
3. Sogani PC, Whitmore WF Jr, Herr H, et al. (1983) Orchiectomy alone in treatment of clinical stage I nonseminomatous germ cell tumour of testis (abstr. C-547). Proc Am Soc Clin Oncol 2: 140
4. Jewett MAS, Comisarow RH, Herman JG, et al. (1984) Results with orchiectomy only for stage I nonseminomatous testis tumor J Urol 131: 224A (abstr 483)
5. Schrafford Koops H, Sleijfer DTh, Oosterhuis JW, de Bruijn HWA, Marrink J, Oldhoff JH (1986) Orchiectomy alone in clinical stage I nonseminomatous testicular tumours. In: Jones WG, Milford-Ward A, Anderson CK (eds.) Germ cell tumours II. Pergamon Press, Oxford, pp 425–430

*Der Einfluß der Histopathologie auf die
Rezidivwahrscheinlichkeit bei Patienten mit
nichtseminomatösen Hodenkarzinomen im Stadium I
nach alleiniger Orchiektomie*

M. J. Peckham, L. S. Freedman, W. G. Jones, E. S. Newlands,
M. C. Parkinson, R. T. D. Oliver, G. Read und C. J. Williams

Einleitung

Bislang bestand die Standardtherapie für nichtseminomatöse Hodentumoren im Stadium I in Orchiektomie, gefolgt von entweder retroperitonealer Lymphknotendissektion oder Bestrahlung der retroperitonealen Lymphknoten [1. 2]. Mit der Entwicklung kurativer Chemotherapieprotokolle für metastasierte Stadien wurde allerdings die Notwendigkeit der routinemäßigen Lymphknotendissektion mit ihrer hohen Rate an Ejakulationsverlust sowie die prophylaktische Radiotherapie zunehmend in Frage gestellt [3–5]. In ersten, kleinen klinischen Studien, in denen Patienten im Stadium I nach Orchiektomie lediglich engmaschig überwacht wurden, betrug die Rezidivrate 17%–41% [6–11]. Die meisten Rezidive wurden früh genug erkannt und konnten durch Chemotherapie kurativ behandelt werden. Allerdings blieb noch unklar, wie sich die Rezidivhäufigkeit nach einem längeren Nachbeobachtungszeitraum (mehr als 18 Monate) entwickelt, und ob es Untergruppen von Patienten gibt, die ein besonders hohes Rezidivrisiko haben. Im Januar 1984 begann daher das Medical Research Council eine prospektive multizentrische Studie für Patienten mit nichtseminomatösen Hodentumor im Stadium I mit engmaschiger Nachbeobachtung nach alleiniger Orchiektomie. Gleichzeitig wurden alle Patienten, die vor Januar 1984 mit alleiniger Orchiektomie behandelt worden waren, in einer retrospektiven Studie hinsichtlich ihrer Risikofaktoren für ein Rezidiv analysiert. Im nachfolgenden werden die Ergebnisse dieser retrospektiven Studie dargestellt.

Patienten und Methoden

In die Studie wurden 259 Patienten von 10 Kliniken eingebracht, die zwischen Januar 1979 und Dezember 1983 bei histologisch gesichertem nichtseminomatösen Hodentumor durch alleinige Orchiektomie behandelt worden waren. Es wurden nur Patienten im klinischen Stadium I entsprechend der Royal Marsden-Klassifikation [6] aufgenommen, d. h. ohne klinischen oder radiologischen Hinweis auf Metastasen und normalen Tumormarkern postoperativ. Die Orchiektomiepräparate von 233 Patienten wurden histologisch aufgearbeitet und vom Referenzpathologen (M.C.P.) ohne Kenntnis des klinischen Verlaufes beurteilt. Die Präparate wurden nach folgenden Gesichtspunkten ausgewertet: Tumorinfiltration von Tunica albuginea, Rete testis,

Epididymis, Venen, Lymphgefäße. Die histologische Klassifikation erfolgte nach den Richtlinien des Britsh Testicular Tumor Panels sowie der WHO (12, 14).

Das rezidivfreie Intervall wurde vom Tag der Orchiektomie an gemessen. Der mediane follow up betrug 30 Monate (10–63 Monate).

Ergebnisse

Im Beobachtungszeitraum erlitten insgesamt 70 Patienten ein Rezidiv, davon 53 innerhalb der ersten 12 Monate nach Orchiektomie (Tabelle 1). Abbildung 1 zeigt die rezidivfreie Überlebenskurve. Nach 18 Monaten fällt die Rezidivwahrscheinlichkeit auf 4% pro Jahr. Insgesamt überleben 68% rezidivfrei nach einer Beobachtungszeit von 4 Jahren. (95% Konfidenzintervall 60–70%). Tabelle 2 zeigt das klinische Stadium zum Zeitpunkt des Rezidivs. 17 Patienten befanden sich im Stadium I M, 27 im Stadium II, 4 im Stadium III und 22 im Stadium IV entsprechend der Royal

Tabelle 1. Zeitpunkt des Rezidivs (gemessen vom Datum der Orchiektomie)

Zeit (Monate)	Anzahl der Rezidive	Anzahl der rezidivgefährdeten Patienten pro Zeiteinheit	Jährliche Rezidivrate (%)	Rate rezidivfreier Patienten (%)
0–6	36	248.7	28	86
6–12	17	208.3	16	79
12–18	9	174.6	10	76
18–24	3	137.7	4	74
24–36	3	91.5	3	71
36–48	2	40.3	5	68
48–60	0	10.0	..	68

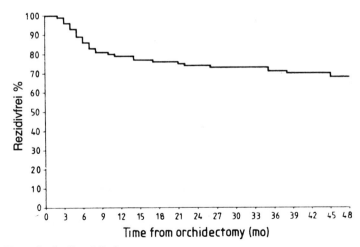

Abb. 1. Rezidivfreie Kurve für Stadium I-Patienten

Tabelle 2. Lokalisation der Rezidive

Lokalisation	nicht befallen	befallen
Abdomen	32	38 (8A; 26B; 3C; e unklass.)
Mediastinum	65	5 (3B; 2 unbeh.)
supraclavikulär	67	3 (1A; 1B; 1 unbeh.)
Lunge	48	22 (10L_1; 8L_2; 2L_3; 2 unklass.)
Leber, Hirn	69	1

39 Rezidive hatten normale; 31 erhöhte AFP-Werte
39 Rezidive hatten normale; 31 erhöhte β-HCG-Werte

Marsden-Klassifikation [6]. Nach 4 Jahren beträgt die Überlebensrate 98%. 3 Patienten verstarben 24, 112 und 123 Wochen nach Orchiektomie. 2 Patienten hatten ein Marker-negatives Rezidiv im Stadium II und zunächst eine komplette Remission nach Chemotherapie, verstarben dann jedoch an einem zweiten Rezidiv. Der dritte Patient verstarb an multiplen Organmetastasen, einschließlich Leber- und ZNS-Filiae, 5 Monate nach Orchiektomie.

Innerhalb der kooperierenden Kliniken gab es erhebliche Unterschiede hinsichtlich der Intensität der Nachsorgeuntersuchungen. So lag die Häufigkeit der computertomographischen Untersuchungen zwischen 0–1 pro Jahr (Southampton, Manchester, New York, Sheffield) und 3–5 pro Jahr (Burmingham, Royal Marsden). Dennoch zeigte sich keine Tendenz, daß Rezidive an Kliniken, die CT-Untersuchungen häufiger durchführten, früher oder in einem weniger fortgeschrittenen Stadium entdeckt wurden (Tabelle 3).

Tabelle 3. Anzahl, Zeitpunkt und Stadium der Rezidive in Relation zur jährlichen CT-Frequenz

	Anzahl der CT's pro Jahr		
	3–5	1–2	0–1
N (Patienten)	96	70	93
N (Rezidive)	27 (28%)	21 (30%)	22 (24%)
Intervall bis zum Rezidiv (median)	25 Wo.	26 Wo.	24 Wo.
Stadium I	6 (22%)	7 (33%)	4 (19%)
Stadium II	10 (37%)	9 (43%)	8 (38%)
Stadium III + IV	1+10 (41%)	0+5 (24%)	3+6 (43%)

Tabelle 4 zeigt den Einfluß von insgesamt 27 histologischen Merkmalen auf die rezidivfreie 2-Jahres-Überlebensrate. Die Rezidivhäufigkeit korrelierte am stärksten mit dem histologischen Nachweis von Tumorinfiltration in Lymphgefäße oder Venen. Die Anwesenheit undifferenzierter Tumorelemente sowie das Fehlen von muskulärer Differenzierung korrelierte ebenfalls mit einer hohen Rezidivrate. Um die Rezidivwahrscheinlichkeit mit Hilfe eines Multivarianz-Indexes errechnen zu können, wurden 15 histologische Variable, die auf einem statistisch signifikanten Niveau (0,1) mit der Rezidivwahrscheinlichkeit assoziiert waren, (Tabelle 4) in eine Multivarianzanalyse eingebracht [18]. Die einzelnen Variablen wurden nach einer schrittweisen Vorwärtsselektion in die Berechnung des Indexes eingebracht [19]. Die

Tabelle 4. Einfluß histologischer Charakteristika auf die Rezidivrate

Variable	n(Pat)	2 Jahresrate rezidivfrei	x^2(logrank)	P(logrank)
Pathologisches Staging				
Tunica albuginea				
Befallen	45	56		
Nicht befallen	175	78	6,0	0,01
Rete; interstitiell				
Befallen	30	52		
Nicht befallen	95	83	13,5	< 0,001
Rete; Lumen				
Befallen	15	39		
Nicht befallen	110	80	15,6	< 0,001
Epididymis				
Befallen	71	29		
Nicht befallen	30	73	10,1	0,001
Samenstrang				
Befallen	16	50		
Nicht befallen	128	74	6,4	0,01
Testikuläre Lymphgefäße				
Befallen	43	45		
Nicht befallen	187	80	30,2	< 0,001
Venen des Samenstranges				
Befallen	118	57		
Nicht befallen	115	90	30,0	< 0,001
TTP-Stadium				
P1	192	75		
P2	16	50		
P3	1	–		
PX	24	77	3,6	0,06
UICC-Stadium [13]				
pT1	172	78		
pT2	2	–		
pT3	19	52		
pT4	21	55		
pTX	19	79	10,0	0,002
Histologische Charakteristika				
Yolk sac				
Nicht vorhanden	71	67		
vorhanden	159	77	3,4	0,07
unbestimmt	1			
Entdifferenziert (EC)				
vorhanden	31	97		
nicht vorhanden	199	70	6,7	0,01
unbestimmt	1			
Knorpel/Knochen				
vorhanden	140	69		
nicht vorhanden	93	80	3,2	0,08

Tabelle 4. Fortsetzung

Variable	n(Pat)	2 Jahresrate rezidivfrei	x^2(logrank)	P(logrank)
Muskel				
vorhanden	117	65		
nicht vorhanden	115	83	8,2	0,004
Klassifikation				
TD	11	100		
MTI	153	75		
MTU	59	66		
MTT	8	60	4,3	0,04

größte Voraussagekraft für ein Rezidiv hatte der histologische Nachweis eines Tumoreinbruchs in testikuläre Venen, gefolgt vom histologischen Nachweis einer Tumorinvasion in testikuläre Lymphgefäße. An dritter Stelle folgte die Abwesenheit von Yolk Sac-Elementen, gefolgt vom Vorhandensein von undifferenzierten Tumorelementen (Tabelle 5). Das Hinzufügen weiterer histologischer Variablen führte zu keiner Verbesserung der Voraussagekraft dieses Modells. Der prädiktive Index für ein Rezidiv berechnet sich nach folgender Formel:

Index = 1,5 × Vene + 0.9 × Lymph − 0,8 × Yolk + 1,4 × undiff.

Tabelle 5. Ergebnisse der schrittweisen Auswahl von histologischen Variablen für den prädiktiven Index

Schritt	Variable	x^2 für Einschluß	p	Regressionskoeffizient
1	Veneninfiltration	30,7	0,001	1,5
2	Lymphatische Infiltration	12,3	0,001	0,9
3	Yolk Sac	7,2	0,007	−0,8
4	undifferenziert	5,7	0,02	1,4

Jede Variable kann den Wert 0 oder 1 annehmen. Für „Vene" und „Lymph" bezeichnet eine 0 eine fehlende Invasion und 1 eine nachgewiesene Invasion der betreffenden Struktur. Für „Yolk" und „undiff." steht eine 0 für das Fehlen und eine 1 für das Vorhandensein der entsprechenden Histologie. Einen im klinischen Alltag einfacher zu verwendenden Index erhält man, wenn man anstelle des Regressionskoeffizienten für jede Variable die Gewichtung 1 einsetzt (Index S). Die Unterschiede zwischen dem Index berechnet nach der Regressionsgleichung und dem vereinfachten Index hinsichtlich ihrer Voraussagekraft sind nur gering (Tabelle 6). Somit wird die Rezidivwahrscheinlichkeit vor allem durch das Vorhandensein von 4 pathologischen Variablen determiniert: a) Invasion der testikulären Venen, b) Invasion der testikulären Lymphgefäße, c) Abwesenheit von Yolk Sac-Elementen und d) Anwesenheit von undifferenziertem Tumor. Mit Hilfe dieser 4 Variablen lassen sich Patien-

Tabelle 6. Vergleich von Index und Index-S hinsichtlich der Vorhersagekraft von Rezidivrate und Rezidivfreiheit

Gruppe	Pat (N)	Rezidive (N)	rezidivfrei (%)		
			6*	12*	24*
Index					
Gruppe 1	83	8	95	93	92
Gruppe 2	34	3	94	91	91
Gruppe 3	67	19	87	81	69
Gruppe 4	49	31	65	46	37
Index-S					
Gruppe 1	8	0	100	100	100
Gruppe 2	81	8	95	93	91
Gruppe 3	89	21	88	83	75
Gruppe 4	55	32	69	51	42
Gesamt	259	70	86	79	74

*Monate nach Orchiektomie

ten mit einem geringen Rezidivrisiko (Gruppe 1 und 2) von Patienten mit einem hohen Rezidivrisiko (Gruppe 4) unterscheiden. Abbildung 2 zeigt das rezidivfreie Überleben der verschiedenen Subgruppen.

Diskussion

In frühen Studien von Patienten mit nichtseminomatösen Hodentumoren im Stadium I, die nur durch Orchiektomie behandelt worden waren, wurde die Rezidivrate auf

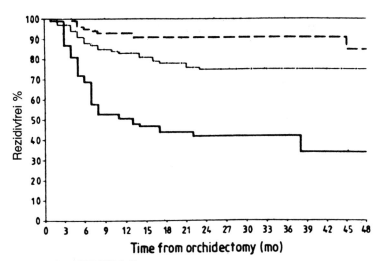

Abb. 2. Rezidivfreie Kurve für 4 INDEX-S-Gruppen
——— Gruppe 1 (8 Patienten); – – – Gruppe 2 (81 Patienten); · – · – · Gruppe 3 (89 Patienten); ——— Gruppe 4 (55 Patienten)

20% geschätzt [6, 9, 10]. Eine neuere Publikation berichtet über eine Rezidivrate von 28% [21]. In unserer eigenen Follow up-Studie von 59 Patienten lag die Rezidivrate nach 2 Jahren bei 26% und stieg nach 4 Jahren auf 32%. Eine längere Nachbeobachtungszeit führt somit zu einem Anstieg der Rezidivrate. Nichts desto trotz konnte gezeigt werden, daß die meisten Rezidive innerhalb der ersten 18 Monate auftreten und somit die 2-Jahres-Rezidivrate eine gute Einschätzung der Gesamtrezidivrate erlaubt. Von 259 Patienten sind 3 verstorben, was einer 4-Jahres-Überlebensrate von 98% entspricht. Diese Daten entsprechen den besten Ergebnissen, die mit adjuvanter Radiotherapie [22, 23] oder Lymphadenektomie [24] oder der Kombination von beiden [25, 26] erreichbar sind. 2 Patienten hatten ein retroperitoneales Rezidiv mit normalen Serummarkern. Obwohl beide Patienten nach BEP-Chemotherapie zunächst in eine komplette Remission kamen, verstarben sie später an einem zweiten Rezidiv. Der dritte Patient wies eine miliare Metastasierung in ZNS, Lunge, Leber, Nebennieren und Nieren auf und verstarb an einer Blutung in einer Hirnmetastase. Die Autopsie zeigte, daß die paraaortalen Lymphknoten nicht befallen waren, so daß eine adjuvante Radiotherapie oder Lymphadenektomie den Krankheitsverlauf wahrscheinlich nicht beeinflußt hätte. Die Intensität der Nachuntersuchungen, insbesondere die Häufigkeit der computertomographischen Untersuchungen schwankte erheblich zwischen den an der Studie beteiligten Kliniken. Diese Unterschiede schienen allerdings ohne Einfluß auf das Stadium, in dem das Rezidiv diagnostiziert wird, zu sein. Da die Studie nicht angelegt war, um unterschiedliche Nachsorgestrategien zu vergleichen, kann letztendlich nicht geklärt werden, warum diese Unterschiede ohne Einfluß auf Zeitpunkt und Stadium des Rezidivs blieben.

Das wichtigste Ergebnis dieser Studie ist, daß eine Subgruppe von ungefähr 20% der Patienten mit nichtseminomatösen Hodentumoren im Stadium I mit einem extrem hohen Rezidivrisiko aufgrund histologischer Charakteristika identifiziert werden kann. 4 unabhängige Variable sind mit einem hohen Rezidivrisiko assoziiert: Tumoreinbruch in testikuläre Venen, Tumoreinbruch in testikuläre Lymphgefäße, Fehlen von Yolk Sac-Elementen und Vorhandensein von undifferenzierten Zellen. In einer Studie, in der die Patienten zusätzlich eine adjuvante Lymphadenektomie erhielten, haben sich die beiden ersten Variablen als Risikofaktoren für eine Invasion der retroperitonealen Lymphknoten als auch für eine spätere systemische Metastasierung erwiesen [27]. Hoskin konnte zeigen, daß sowohl eine lymphatische als auch eine venöse Invasion mit einer hohen Rezidivrate assoziiert sind. In einer Multivarianzanalyse erwies sich allerdings lediglich die lymphatische Invasion als unabhängige Variable [21]. In unserer Studie, die erheblich mehr Patienten enthält, erwiesen sich beide Variablen als unabhängige Risikofaktoren für ein Rezidiv. Das Vorhandensein von undifferenzierten Tumorzellen war ebenfalls als unabhängige Variable mit einer hohen Rezidivwahrscheinlichkeit assoziiert. Undifferenzierte Elemente ließen sich in der großen Mehrheit (85%) der Präparate nachweisen. Die Häufigkeit undifferenzierter Tumorelemente war in MTI-Tumoren (141/153, 92%) und in MTU-Tumoren (51/59, 86%) gleich. Somit stimmen diese Ergebnisse nicht mit den Beobachtungen anderer Autoren überein, daß MTU-Tumoren ein größeres Rezidivrisiko als MTI-Tumoren haben [6, 21]. Vielmehr wurde durch das Fehlen von undifferenzierten Zellen eine kleine Gruppe von 11 Patienten mit differenziertem Teratom sowie von 8 Patienten mit MTU-Tumoren, die lediglich Yolk Sac-Elemente enthielten, identifiziert. Keiner dieser Patienten hatte ein Rezidiv. Die Beobachtung, daß das Fehlen von Yolk Sac-Elementen mit einem erhöhten Rezidivrisiko einhergeht, ist unseres Wissens neu. Da das Vorhandensein von Yolk Sac-Strukturen mit erhöhten Serumwerten von Alpha-Fetoprotein assoziiert ist, sind unsere Beobachtung in Übereinstimmung mit Ergebnissen von Hoskin, der nachweisen konnte, daß erhöhte Serum AFP-Werte vor Orchiektomie mit einem verminderten Rezidivrisiko einhergehen [21]. Mit Hilfe des anhand einer Multivarianzanalyse entwickelten prädiktiven Indexes kann eine Gruppe von Patienten im klinischen Stadium I identifiziert werden, die ein hohes Rezidivrisiko trägt und somit von einer adjuvanten Therapie möglicherweise profitiert. Das Vorhandensein von mindestens 3 der 4 histologischen Risikofaktoren war in dieser Studie mit einem Rezidivrisiko von 58% 2 Jahre nach Orchiektomie assoziiert. Bevor allerdings Änderungen in der Theapiestrategie aufgrund solcher Risikoberechnungen befürwortet werden können, muß die Validität dieses Modells zunächst an einem unabhängigen Patientenkollektiv überprüft werden. Die zur Zeit laufende prospektive Studie des Medical Research Councils wird weiteren Aufschluß über die Validität dieser Daten geben.

Literatur

1. Peckham MJ, Barrett A, McElwain TJ, Hendry WF (1979) Combined management of malignant teratoma of the testis. Lancet pp 267–270
2. Fraley EE, Lange PH, Kennedy BJ (1979) Germ cell testicular cancer in adults. N Engl J Med 301; 1370–1377 and 1420–1426
3. Einhorn LH, Donohue J (1977) Cis-diamminedichloroplatinum, vinblastine and bleomycin in combination chemotherapy in disseminated testicular cancer. Ann Intern Med 87: 293–298
4. Lange PH, Narayan P, Fraley EE (1984) Fertility issues following therapy for testicular cancer. Sem Urol 2: 264–274
5. Oliver RTD, Read G, Jones WG et al. (1984) Justification for a policy od surveillance in the management of stage I testicular teratoma. In: Denis L, Murphy GP, Prout GR, Schröder F, eds. Controlled clinical trials in urologic oncology. New York: Raven Press, 73–78
6. Peckham MJ, Barrett A, Husband JE, Hendry WF (1982) Orchiectomy alone in testicular stage I nonseminomatous germ cell tumours. Lancet pp 678–680
7. Read G, Johnson RJ, Wilkinson PM, Eddleston B (1983) Prospective study of follow-up alone in stage I teratoma of the testis. Br Med J 287: 1503–1505
8. Oliver RTD, Hope-Stone HF, Blandy JP (1983) Justification of the use of surveillance in the management of stage I germ cell tumours of the testis. Br J Urol 55: 760–763
9. Sogani PC, Whitmore WF Jr, Herr H et al. (1983) Orchiectomy alone in treatment of clinical stage I nonseminomatous germ cell tumour of the testis (abstr C-547). Proc Am Soc Clin Oncol 2: 140
10. Jewett MAS, Comisarow RH, Herman JG et al. (1984) Results with orchiectomy only for stage I nonseminomatous testis tumor (abstr 483). J Urol; 131: 224A
11. Schrafford Koops H, Sleijfer DTh, Oosterhuis JW, de Bruijn HWA, Marrink J, Oldhoff JH (1986) Orchiectomy alone in clinical stage I nonseminomatous testicular tumours. In: Jones WG, Milford-Ward A, Anderson CK, eds. Germ cell tumours II. Oxford: Pergamon Press
12. Pugh RCB, Cameron KM (1976) In: Pugh RGB, ed Pathology of the testis. Oxford: Blackwell, 199–244
13. Harmer MH (1978) TNM-claissification of malignant tumours. Geneva: Union Internationale Contre le Cancer
14. Mostofi FK, Sobin JH (1977) Histological typing of testis tumours. International Histological Classification of Tumours. No 16. Geneva: World Health Organisation
15. Armitage P (1971) Statistical methods in medical research. Oxford: Blackwell, 408–414

16. Medical Research Council Working Party on Testicular Tumours (1985). Prognostic factors in advanced nonseminomatous germ cell testicular tumours: Results of a multicentre study. Lancet i: 8–11
17. Peto R, Pike MC, Armitage P et al. (1977) Design and analysis of randomized clinical trials requiring prolonged observation of each patient. II Analysis. Br J Cancer; 35: 1–39
18. Cox DR (1972) Regression models and life tables (with discussion). J R Statist Soc (Series B); 34: 187–220
19. Draper N, Smith H (1981) Applied regression analysis. New York: John Wiley, chapter 64: 307–311
20. Raghavan D (1984) Expectant therapy for clinical stage A nonseminomatous germ cell cancers of the testis? A qualified "Yes". World J Urol 2: 59–63
21. Hoskin P, Dilly S, Easton D, Horwich A, Hendry A, Peckham MJ (1986) Prognostic factors in stage I nonseminomatous germ cell testicular tumours managed by orchiectomy and surveillance: implications for adjuvant chemotherapy. J Clin Oncol 4: 1031–1036
22. Peckham MJ, Barrett A, McElwain TJ, Hendry WF, Raghavan D (1981) Nonseminomatous germ cell tumours (malignant teratoma) of the testis: Results of treatment and an analysis of prognostic factors. Br J Urol; 53: 162–172
23. van der Werf-Messing B, Hop WCJ (1982) Radiation therapy of testicular nonseminomas. Int J Rad Oncol Biol Physics; 8: 175–178
24. Donohue JP, Einhorn LH, Perez JM (1978) Improved management of nonseminomatous testis tumours. Cancer; 42: 2903–2908
25. Walsh PC, Kaufman JJ, Coulson WF, Goodwin WE (1976) Retroperitoneal lymphadenectomy for testicular tumours. JAMA; 217: 309–312
26. Skinner DG, Scardino PT (1980) Relevance of biochemical tumor markers and lymphadenectomy in management of nonseminomatous testis tumours: Current perspective. J Urol; 123: 378–382
27. Moriyama N, Daly JJ, Keating MA et al. (1985) Vascular invasion as a prognosticator of metastatic desease in nonseminomatous germ cell tumours of the testis. Cancer; 56: 2492–2498

"Wait and see"-Strategie versus Lymphadenektomie im klinischen Stadium I nichtseminomatöser Hodentumoren

L. Weißbach und R. Bussar-Maatz

Abstract

In clinical stage I of testicular germ cell tumors, we are able to achieve survival rates up to 99% using modified lymphadenectomy (LA) or surveillance. Retroperitoneal lymph node metastases that are overlooked by clinical examination methods are detected by LA. Under surveillance about 17% of these patients relapse, making aggressive chemotherapy necessary. Pulmonary metastases develop with both strategies. Under surveillance there are no surgical complications, and all patients retain the ability to ejaculate, whereas modified LA causes ejaculation loss in 15%. After surgery follow-up every 3 months for 2 years by a local practitioner is sufficient. Follow-ups under surveillance should take place at much shorter intervals in an oncology unit. Therefore, modified LA must remain the standard therapy for stage I tumors until reliable risk factors for metastasizing are found and stage I can thus be better defined.

Zusammenfassung

Im klinischen Stadium I des Hodentumors erreichen modifizierte Lymphadenektomie (LA) und die Surveillance-Strategie Überlebensraten bis zu 99%. Durch die modifizierte LA werden die von der klinischen Diagnostik übersehenen retroperitonealen Metastasen sicher nachgewiesen. Unter Surveillance erleiden diese Patienten einen Progreß (17%), der eine aggressive Therapie erfordert. Etwa 15% der Patienten entwickeln bei beiden Strategien Lungenmetastasen. Unter Surveillance bleiben dem Patienten allgemeine Operationskomplikationen (12%) erspart; 100% haben eine erhaltene Ejakulation, während durch die mod. LA etwa 15% einen Ejakulationsverlust erleiden. Nach modifizierter LA reichen dreimonatliche Kontrolluntersuchungen über 2 Jahre beim niedergelassenen Urologen aus. Die Überwachung der Surveillance-Strategie muß in sehr viel engeren Abständen an einem onkologischen Zentrum erfolgen. Bis verläßliche Risikofaktoren für eine Metastasierung gefunden sind und damit das Stadium I besser definiert werden kann, bleibt die modifizierte LA Standardtherapie im Stadium I.

Einleitung

Die guten Ergebnisse bei der Behandlung von Hodentumoren in den frühen Stadien fordern dazu heraus, die Therapie und die mit ihr verbundenen Nebenwirkungen auf ein Minimum zu beschränken. Prädestinierte Zielgruppe sind hierbei Patienten im Stadium I. Hat der Patient keine Metastasen, ist jeder Eingriff nach Ablatio testis eine Überbehandlung. Gäbe es keine Diskrepanz zwischen klinischem und pathohistologischem Stadium I, müßte dessen „Therapie" nicht diskutiert werden. Die mangelhafte Sensitivität aller klinischen Untersuchungsmethoden und die sich daraus ergebende Unsicherheit des Metastasennachweises führen jedoch zu einer breiten Diskussion der Vorgehensweisen [7, 9, 19].

Vor 5 Jahren war die Standardtherapie für nichtseminomatöse Hodentumoren im Stadium I die radikale Lymphadenektomie (LA) [6, 28, 33]. Nachteile dieser Strategie sind die allgemeinen Operationskomplikationen von etwa 12% [1, 15, 27, 32], der Ejakulationsverlust bei dem überwiegenden Teil der Patienten [10, 11, 25, 28] sowie der in 10 bis 15% eintretende systemische Progreß. Da bei etwa 80% der Patienten, die klinisch dem Stadium I zugeordnet werden, auch pathohistologisch keine Metastasen nachweisbar sind [6, 15], entwickelten sich zwei Strategien, um die Übertherapie zu vermeiden. Wesentlicher Aspekt hierbei ist die Erhaltung der Fertilität der zumeist jungen Patienten.

Wait and see- bzw. Surveillance-Strategie

Hierbei wird nach der Ablatio testis zugunsten einer engmaschigen Überwachung auf weitere Maßnahmen verzichtet. Nach den ersten Ergebnissen erlitten die Patienten in nur 17% einen Progreß; die Überlebensrate war mit der nach radikaler LA vergleichbar [13].

Modifizierte LA

Von zahlreichen Arbeitsgruppen wurden modifizierte Operationsverfahren mit dem Ziel entwickelt, die sympathischen Nervenfasern zu schonen und dadurch die Ejakulation zu erhalten (Übersicht bei 30). Es werden daher nur die Areale der ersten Metastasenstationen entnommen und per Schnellschnittdiagnose beurteilt. Bei diesem Verfahren kann der Stagingirrtum der klinischen Diagnostik korrigiert und gleichzeitig die Therapiemorbidität verringert werden.

1982 initiierten wir eine prospektive multizentrische BMFT-Studie (FKZ 01 ZP 051), in der die radikale und die modifizierte LA verglichen wurden. Innerhalb von 3 Jahren wurden 235 Patienten rekrutiert. Im Mai dieses Jahres waren die Patienten im Mittel 23 Monate nach radikaler LA und 21 Monate nach modifizierter LA nachbeobachtet.

Die Ergebnisse beider Strategien müssen verglichen und die Vor- bzw. Nachteile gegeneinander abgewogen werden. Die Bewertungskriterien sind dabei Operationskomplikationen, Wert des klinischen Staging, Progreßrate, Lokalisation und Therapie der Progresse, Intensität und Qualität der Nachsorge, Arzt- und Patientencompliance sowie psychologische Faktoren. Die Überlebensrate ist für beide Gruppen exzellent (fast 100%) und kann nicht herangezogen werden.

Operationskomplikationen

Die allgemeine Komplikationsrate der radikalen LA kann durch das modifizierte Verfahren nicht gesenkt werden [29]. Die Ejakulation bleibt jedoch bei der eingeschränkten Lymphknotendissektion signifikant häufiger erhalten (Tabelle 1); bei guter Operationstechnik ist sie bei etwa 90% der Patienten normal [20, 29]. Auf der Basis einer weiteren Studie, in der solitäre Metastasen topographisch lokalisiert wurden, veränderten wir das Dissektionsgebiet [31] (Abb. 1). Dadurch kann die diagnostische Sicherheit verbessert und die Ejakulation noch häufiger erhalten werden.

Tabelle 1. Ejakulation nach radikaler bzw. modifizierter Lymphadenektomie [29]

Ejakulation	rad. LA (n = 53)	mod. LA (n = 135)
normal	25%	70%
gestört	6%	3%
retrograd	13%	10%
fehlt	57%	16%

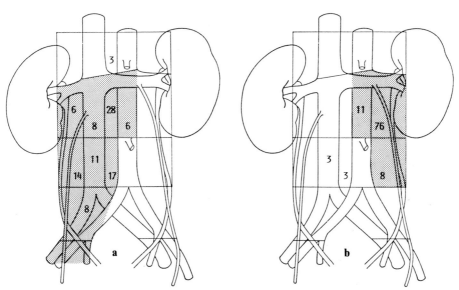

Abb. 1a, b. Dissektionsgebiet der modifizierten Lymphadenektomie im Stadium I (gerastert) mit prozentualer Verteilung solitärer Metastasen. **a)** re. Hodentumor (n = 36), **b)** li. Hodentumor (n = 38)

Wert des klinischen Staging

Als die Surveillance-Studien initiiert wurden, erhoffte man sich durch die Sonographie und die Computertomographie eine ausreichend sichere Beurteilbarkeit der klinischen Tumorstadien. Diese Hoffnung erfüllte sich jedoch nur für retroperitoneale Tumoren, die eine gewisse Grenzgröße überschritten. Bei kleinen Metastasen versagen Sonographie und Computertomographie aus methodischen Gründen. Nach den Ergebnissen einer prospektiven multizentrischen BMFT-Studie (FKZ 070 1096 6) werden kleine Metastasen erst dann ausreichend häufig entdeckt, wenn die Lymphographie hinzugezogen wird (Tabelle 2). Diagnostizieren die Methoden ein klinisches Stadium I, so wird dieses – sofern alle verfügbaren Methoden eingesetzt werden – histologisch nur in 83% bestätigt (Tabelle 3). Bei 17% der Patienten werden die Metastasen klinisch nicht erkannt. Es handelt sich dabei in der Regel um kleine Absiedlungen, jedoch werden auch Metastasen von mehr als 5 cm von allen Methoden übersehen [22].

Tabelle 2. Sensitivität der diagnostischen Methoden bei der Beurteilung des Retroperitoneums (n = 84) – abhängig von der Größe der Metastasen – [22]

Methoden	Sensitivität (%)			
	< 2 cm (n = 35)	2–5 cm (n = 33)	> 5 cm (n = 16)	Gesamt
Sonographie	15	28	73	31
Computertomographie	18	50	75	41
Tumormarker	27	39	58	37
Lymphographie	63	72	85	71

Tabelle 3. Prädiktiver Wert der negativen Diagnose (klinisches Stadium I) [22]

Methode	klin. Stad. I n	präd. Wert % (path. Stad. I)
Sonographie	145	61
Computertomographie	144	67
Tumormarker	126	65
Lymphographie	77	73
S + CT + TM	99	74
S + CT + TM + L	52	83

Progreßrate

Nach einer Auswertung von 504 Surveillance-Patienten aus der Literatur hatten im Nachsorgezeitraum von 3 bis 84 Monaten 26% einen Progreß, der in 2/3 der Fälle im Retroperitoneum lokalisiert war (Tabelle 4). Gravierend ist die Tatsache, daß von der Mailänder Arbeitsgruppe 6/13 retroperitonealen Rezidiven erst entdeckt wurden, als sie bereits eine Größe von 5 cm überschritten hatten [18].

Tabelle 4. Ergebnisse der Surveillance-Studien (Literaturauswertung) n = 504

Autor/Jahr	Pat.	Rezidive gesamt		Rezidive im Retroperitoneum		Beobachtungsdauer (Mon.)	
	n	n	%	n	%	x̄	(von-bis)
Jewett 1984	30	12	40	8	27	17	3-33
Waegner 1984	30	4	13	4	13	23	6-75
Freiha 1985	17	1	6	-	-	28	6-44
Pizzocaro 1985	71	21	30	11	15	27	12-46
Sogani 1985	45	10	22	8	18	37	20-63
Swanson 1985	46	11	24	6	13	22	12-≥ 18
DATECA 1987	79	24	30	16	20	41	
Geldermann 1987	54	11	20	8	15	29	12-48
Peckham 1987	132	35	27	21	16	43	12-84
Gesamt	504	129	26	82	16	3-84 Mon.	

Nach modifizierter LA wurde bei 17% der Patienten ein Progreß beobachtet, der nahezu ausschließlich in der Lunge lokalisiert war. Nur in 2% trat ein retroperitoneales Rezidiv auf [29].

Therapie der Progresse

Während Lungenmetastasen früh entdeckt und mit wenigen Zytostatika-Kursen erfolgreich behandelt werden können, zeigen sich retroperitoneale Rezidive oft erst in einem fortgeschrittenen Stadium und verlangen dann eine aggressive Chemotherapie und evtl. eine Salvage-Operation. Verschiedene Autoren haben nachgewiesen, daß das Behandlungsergebnis (komplette Remissionen) sowohl von der Lokalisation als auch von der Größe der Metastasen abhängt. Dabei zeigen große retroperitoneale Tumoren eine schlechtere Ansprechrate als kleine Lungenmetastasen [3, 12]. Somit sind Patienten mit einem retroperitonealen Progreß unter Surveillance-Strategie stärker gefährdet als solche mit einem pulmonalen Rezidiv nach modifizierter LA.

Überlebensrate

Nach modifizierter LA überleben 99% der Patienten. Trotz des ungünstigen Rezidivmusters erreicht die Surveillance-Strategie eine vergleichbare Überlebensrate von 95 bis 99% [4, 5, 8, 14, 16, 21, 23, 24, 26].

Intensität und Qualität der Nachsorge

Nach modifizierter LA werden in 3-monatigen Abständen über 2 Jahre Kontrolluntersuchungen durchgeführt. Ein späterer Progreß ist bei Nichtseminomen außergewöhnlich, und es reichen daher jährliche Untersuchungen aus. Unter Surveillance müssen die Patienten im ersten Jahr monatlich, im zweiten Jahr zweimonatlich und im dritten Jahr alle drei Monate untersucht werden [13, 17], die nach modifizierter LA häufigere pulmonale Metastase ist leicht durch die Röntgenuntersuchung des Thorax in 2 Ebenen zu diagnostizieren; die Nachuntersuchung kann in der Praxis erfolgen. Demgegenüber bereitet der Nachweis des retroperitonealen Progresses durch bildgebende Verfahren die bekannten Schwierigkeiten. Somit stellt der Surveillance-Patient höchste Anforderungen an die Qualität der klinischen Diagnostik. Wegen der Häufigkeit und der Lokalisation des Progresses hat er als Hochrisikopatient zu gelten und muß in einem onkologischen Zentrum nachgesorgt werden.

Arzt- und Patientencompliance

Bei der Surveillance-Strategie muß sichergestellt sein, daß die Nachuntersuchungen in den vorgeschriebenen Zeiträumen und mit entsprechender Sorgfalt durchgeführt werden. Insbesondere, wenn der Patient in sein Berufsleben zurückgekehrt ist, wird er durch die engmaschigen Nachuntersuchungen an einem oft weit entfernten Zentrum erheblich belastet. Er muß weiterhin dazu bereit sein, sich einer eventuellen Rezidivtherapie zu unterziehen. Nicht zu vernachlässigen ist das Gefühl der Unsicherheit und Angst des Patienten, da er sein genaues Krankheitsstadium nicht kennt [2].

Schlußfolgerungen

Fassen wir alle Kriterien zusammen, so ist der Vorteil der Surveillance-Strategie gegenüber der Operation durch Etablierung der modifizierten LA deutlich kleiner geworden. Unbestritten bleibt die Tatsache, daß – eine gute Diagnostik vorausgesetzt – etwa 80% der Patienten im klinischen Stadium I umsonst operiert werden. Es stellt sich jedoch die Frage, ob die Vermeidung allgemeiner Operationskomplikationen (12%) und des Ejakulationsverlustes (11–15%) die höhere Progreßrate, die aggressivere Rezidivtherapie, die intensivere Nachsorge an einem Zentrum und die psychologische Belastung des Patienten rechtfertigen. Um die Überlegenheit einer der beiden geschilderten Vorgehensweisen zu eruieren, wäre eine randomisierte Studie zu fordern. Sie könnte sich nicht an der Überlebensrate orientieren, da sie in beiden Gruppen nahezu identisch ist. Bei minimalem Unterschied wären nicht erreichbare große Fallzahlen erforderlich. Eine solche Studie hätte sich an der subjektiven Verarbeitung aller mit der Nachsorge und Therapie in Zusammenhang stehenden Einflüsse sowie an den objektivierbaren Nebenwirkungen zu orientieren. Lebensqualität läßt sich aber bisher nur sehr schwer messen und werten, so daß der Einzelfall zur Grundlage der Entscheidung gemacht werden muß.

Literatur

1. Babaian RJ, Bracken RB, Johnson DE (1981) Complications of transabdominal retroperitoneal lymphadenectomy. Urology 17: 126–128
2. Donohue JP (1987) Selecting Initial Therapy. Cancer 60: 490–495

3. Einhorn LH, Donohue J (1977) Cis-diamminedichloroplatinum, vinblastine, and bleomycin combination chemotherapy in disseminated testicular cancer. Ann intern Med 87: 293–298
4. Freiha FS, Shortliffe LD, Picozzi VJ, Torti FM, Alto P (1985) Stage I nonseminomatous testis tumors: Is retroperitoneal lymph node dissection always necessary? J Urol 133: 244A, Abstr Nr 524
5. Gelderman WA, Schrafford-Koops H, Sleijfer DT, Oosterhuis JW, Marrink J, de Bruijn HW, Oldhoff J (1987) Orchidectomy alone in stage I nonseminomatous testicular germ cell tumors. Cancer 59: 578–580
6. Glatstein E (1982) Optimal management of clinical stage I nonseminomatous testicular carcinoma: One oncologist's view. Cancer Treat Rep 66: 11–44
7. Jewett MAS, Herman JG, Sturgeon JFG, Comisarow RH, Alison RE, Gospodarowicz MK (1984) Expectant therapy for clinical stage A nonseminomatous germ cell testicular cancer? Maybe. World J Urol 2: 57–58
8. Jewett MAS, Comisarow RH, Herman JG, Sturgeon JFG, Alison RE, Gospodarowicz MK (1984) Results with orchidectomy only for stage I nonseminomatous testis tumor. J Urol 131: 224A, Abstr Nr 483
9. Lieskovsky G, Skinner DG (1984) Expectant therapy for clinical stage A nonseminomatous germ cell tumors of the testis? No. World J Urol 2: 53–56
10. Narayan P, Lange PH, Fraley EE (1982) Ejaculation and fertility after extended retroperitoneal lymph node dissection for testicular cancer. J Urol 127: 685–688
11. Nijman JM, Jager S, Boer PW, Kremer J, Oldhoff J, Schraffordt-Koops H (1982) The treatment of ejaculation disorders after retroperitoneal lymph node dissection. Cancer 50: 2967–2971
12. Oliver RTD, Read G, Jones WG, Williams CJH, Peckham MJ (1984) Justification for a policy of surveillance in the management of stage I testicular teratoma. In: Denis L, Murphy GP, Schröder F (Eds) Controlled Clinical Trials in Urologic Oncology. Raven Press, New York, pp 73–78
13. Peckham MJ, Husband JE, Barrett A, Hendry WF (1982) Orchidectomy alone in testicular stage I nonseminomatous germ cell tumours. Lancet ii: 678–680
14. Peckham MJ, Brada M (1987) Surveillance following orchiectomy for stage I testicular cancer. Int J Androl 10: 247–254
15. Pizzocaro G, Durand JC, Fuchs WA, Merrin CE, Musumeci R, Schmucki O, Vahlensieck W, Whitmore WF, Zvara VL (1981) Staging and surgery in testicular cancer. Eur Urol 7: 1–10
16. Pizzocaro G, Zanoni F, Salvioni R, Milani A, Piva L (1985) Surveillance or lymph node dissection in clinical stage I nonseminomatous germinal testis cancer? Br J Urol 57: 759–762
17. Pizzocaro G, Zanoni F, Milani A, Salvioni R, Piva L, Pilotti S, Bombardieri E, Tesoro-Tess JD, Musumeci R (1986) Orchiectomy alone in clinical stage I nonseminomatous testis cancer: A critical appraisal. J Clin Oncol 4: 35–40
18. Pizzocaro G, Zanoni F (1987) Difficulties of a Surveillance Study in Clinical Stage I Nonseminomatous Testicular Cancer. J Urol 137: 211A, Nr 431
19. Raghavan D (1984) Expectant therapy for clinical stage A nonseminomatous germ cell cancers of the testis? A qualified "Yes". World J Urol 2: 59–63
20. Richie JP, Garnick MB (1987) Modified Retroperitoneal Lymphadenectomy for Patients with Clinical Stage I Testicular Tumor. J Urol 137, 4: 212, Nr 433
21. Rørth M, von der Maase H, Nielsen ES, Pedersen M, Schultz H (1987) Orchidectomy alone vs orchidectomy plus radiotherapy in stage I nonseminomatous testicular cancer: A randomized study by the Danish Testicular Carcinoma Study Group. Int J Androl 10: 255–262
22. Seppelt U (1988) Validierung verschiedener diagnostischer Methoden zur Beurteilung des Lymphknotenstatus. In: Weißbach L, Bussar-Maatz R (Hrsg) Die Diagnostik des Hodentumors und seiner Metastasen. Ergebnisse einer TNM-Validierungsstudie. Karger, Basel, S. 154–169
23. Sogani PC, Whitmore WF, Herr HW, Morse MJ, Bosl G, Fair W (1985) Long term experience with orchiectomy alone in treatment of clinical stage I nonseminomatous germ cell tumor of testis. J Urol 133: 246A, Nr 532
24. Swanson D, Johnson D (1985) Orchiectomy alone for clinical stage I nonseminomatous germ cell testicular tumors (NSGCTT): 46 patients with a minimum 12 month follow-up. XX. Kongreß der Internationalen Gesellschaft für Urologie Wien, p 113, Abstr Nr 177
25. Thüroff JW (1982) Fertilitätsstörungen nach retroperitonealer Lymphadenektomie. Dtsch med Wschr 107: 834

26. Waegner W, Schmoll HJ, Schwedler T, Schindler E, Kolle P (1984) Management of stage I nonseminomatous testicular cancer (NSGCT) in 104 patients with or without lymphadenectomy. Verh Dtsch KrebsGes 5: 658, Gustav Fischer Verlag, Stuttgart New York
27. Waters WB, Garnick MB, Richie JP (1982) Complications of retroperitoneal lymphadenectomy in the management of nonseminomatous tumors of the testis. Surg Gynec Obstet 154: 501–504
28. Weißbach L, Jaeger N, Adolphs H-D, Vahlensieck W (1981) Die operative Behandlung germinaler Hodentumoren. Radiologe 21: 403–413
29. Weißbach L (1987) Vor- und Nachteile einer modifizierten Lymphadenektomie im Stadium I – Abschlußbericht eines Protokolls. VI. Arbeitstreffen der Therapiestudien Hodentumoren, Bonn
30. Weißbach L, Bussar-Maatz R (1987) Pathohistologische Grundlagen der modifizierten Lymphadenektomie beim Hodentumor im Stadium I. In: Verh Ber Dtsch Ges Urol 3. Tagung, Springer, Berlin Heidelberg, S 143–144
31. Weißbach L, Boedefeld EA for the Testicular Tumor Study Group (1987) Localization of Solitary and Multiple Metastases in Stage II Nonseminomatous Testis Tumor as Basis for a Modified Staging Lymph Node Dissection in Stage I. J Urol 138: 77–82
32. Whitmore WF (1982) Surgical treatment of clinical stage I nonseminomatous germ cell tumors of the testis. Cancer Treat Rep 66: 5–10
33. Williams SD, Einhorn LH (1982) Clinical stage I testis tumors: The medical oncologist's view. Cancer Treat Rep 66: 15–18

"Watch and wait" im Stadium I nichtseminomatöser Hodentumoren und "Watch and wait" im Stadium II nach Chemotherapie

E. Schäfer und L. Hoffmann

Abstract

Since 1978 we have treated 132 patients with testicular cancer, 89 with nonseminomatous germ cell tumors (NST) and 43 with seminomas. In 22 of 37 NST we employed a "watch and wait" strategy (before 1983 in patients who refused therapy and from 1983 on, following informed consent). Twenty cases were followed; five patients relapsed (25%). In these patients we intiated a curative treatment protocol (PVB); all are in complete remission. After a median patient follow-up of 29 months we expect a cure rate of up to 100%. In 16 patients with stage II disease (no bulky disease) we found no vital tumor tissue during RLA after polychemotherapy. A single lymph node with a very small differentiated teratoma was found in each of two patients. Our experience is that about 75% of stage I NST patients may be cured by orchiectomy alone, thus avoiding the adverse effects of RLA, chemotherapy, or radiotherapy and the rest are still curable. A study should be initiated of patients with stage II nonbulky disease to find out if there is a subgroup which can be cured by chemotherapy alone.

Zusammenfassung

Seit 1978 wurden 132 Patienten mit Hodentumor behandelt, davon 89 mit nichtseminomatösem Tumor (NST) und 43 mit Seminom. 22 von 37 NST-Patienten wurden nach Semikastration nicht weiter behandelt, sondern nur beobachtet ("Watch and wait"), bis 1983 wegen Therapieverweigerung, ab 1983 nach Aufklärung und Zustimmung.

5 von 20 ausreichend lange beobachteten Patienten hatten ein Rezidiv (25%). Durch Behandlung mit PVB wurde in allen Fällen komplette Remission erzielt. Bei einer medianen Nachsorge von 29 Monaten ist die erwartete Heilungsrate annähernd 100%.

Bei keinem von 16 Stadium II-Patienten (ohne Bulky-Tumor) wurde bei RLA nach Polychemotherapie vitales Tumorgewebe gefunden, bei 2 Patienten fand sich in je einem Lymphknoten hochdifferenziertes, reifes Teratom. Nach unserer Erfahrung sind 75% der NST-Patienten im Stadium I mit der Orchiektomie geheilt, so daß nachteilige Effekte der RLA, der Chemotherapie oder der Strahlentherapie vermieden werden können. Die restlichen Patienten können durch Rezidivbehandlung mit Polychemotherapie geheilt werden. Im Stadim II (ohne Bulky-Tumor) sollte eine

Studie durchgeführt werden, um Kriterien für eine alleinige Chemotherapie zu ermitteln.

Ergebnisse

Seit 1978 wurden 132 Patienten mit Hodentumoren behandelt, davon 89 Nichtseminome (NST) und 43 Seminome. Von 37 Stadium I-Patienten der NST wurde bei 22 Patienten keine primäre Chemotherapie oder Lymphadenektomie (RLA), sondern eine intensive Beobachtungsphase nach Diagnose angeschlossen. Bis 1983 bei Therapieverweigerern, nach 1983 regelmäßig nach Aufklärung und Sicherstellung der kurzfristigen Nachsorge. Dieses "Watch and wait"-Vorgehen wurde eingeführt, da es trotz modifizierter RLA immer noch zu bleibenden Störungen der Ejakulation kommt. Diese werden auch bei modifizierter RLA immer noch zu einem Prozentsatz von 55%–19% angegeben [1, 2, 3, 4]. Bei dem überwiegend jugendlichen Alter und noch häufigem Kinderwunsch der Patienten ist diese Störung der Sexualfunktion eine zusätzliche Belastung.

Bei der Kombination der modernen bildgebenden Maßnahmen mit körperlicher Untersuchung und Bestimmung von LDH, α-Fetoprotein und β-HCG ist die Sicherheit, ein Rezidiv noch im potentiell kurativen Stadium zu erfassen, sehr hoch. In den vorliegenden Arbeiten über das reine kontrollierte Beobachten im Stadium I liegt die Rezidivquote bei 20–30%. In diesen Arbeiten konnte bei den Rezidivpatienten eine kurative Behandlung mit konsekutiver Heilung eingeleitet werden [5, 6, 7].

Einer unserer 22 Patienten starb wenige Monate nach Diagnose des Hodentumors an einer cerebralen Aneurysmablutung. Ein weiterer Patient aus der Zeit vor 1983 (Therapieverweigerer) konnte trotz intensiver Bemühung nicht nachverfolgt werden. Alle unsere Patienten wurden im 1. Jahr monatlich, im 2. und 3. Jahr alle zwei Monate nachgesorgt. Von unseren 20 auswertbaren Patienten rezidivierten 5 (25%) (Tabelle 1). Die Patientencharakteristika finden sich in (Tabelle 2). Bei allen diesen Patienten konnte eine kurative Therapie angeschlossen werden. Alle befinden sich z. Zt. in Vollremission, bei einem ist die Behandlung noch nicht ganz abgeschlossen. Bei einer mittleren Nachbeobachtungszeit von 61 Monaten ist von einer Heilungsrate an die 100% auszugehen.

Bei insgesamt 16 Patienten bis Stadium II B (keine bulky disease) wurde bei keinem bei der RLA nach der Polychemotherapie vitales Tumorgewebe gefunden. Bei 2 Patienten fand sich an einer einzigen Stelle im Resektionsmaterial hochdifferenziertes reifzelliges Teratom.

Tabelle 1. T-Stadium I "Watch and wait" Rezidivpatienten

T-Stadium	Patienten-Zahl	Rezidive
T 1	12	2
T 2	2	0
T 3	8	3
	*22 (20)	5

* 1 Patient gestorben an Aneurysmablutung
  1 Patient lost to follow up

Tabelle 2. Patientencharakteristika *Rezidive* "Watch and wait" im Stadium I
Gesamt 22 Patienten. 5 Rezidive bei 20 auswertbaren Patienten (*25%*)
(1 Patient gestorben an Aneurysmablutung, 1 Patient lost to follow up)

	Alter	Histologie	Rezidiv n. Monaten	Rezidivfrei-Überl. in Mo. nach Diagn.	Rezidiverkennung durch:	T-Stad.
1.	31	Embryon. Ca	2 (1. Rez.) 22 (2. Rez.)	103 +	alpha-Feto	1
2.	27	Misch.-Tu	8	13 + z.Zt. Behandl.	LDH	1
3.	21	Embryon.Ca	4	51 +	alpha-Feto	3
4.	29	Embryon.Ca	11	48 +	alpha-Feto	3
5.	31	Misch.-Tu	7	58 +	Sono	3

Pat. 1., 3., 4., 5. sind mit großer Wahrscheinlichkeit geheilt. Pat. 2. wird zur Zeit unter kurativem Aspekt behandelt

Nach unserer Erfahrung und Ansicht, die von anderen Autoren geteilt wird [8, 9, 10, 11], kann ungefähr 75% der Patienten im Stadium I eine Chemotherapie und/oder RLA erspart werden, da bei einem Rezidiv immer noch eine kurative Therapie zur Verfügung steht. Hierbei muß aber auf die strenge klinische Kontrolle in ausschließlich spezialisierten Zentren verwiesen werden. Auch ist dieses Vorgehen nur möglich bei sichergestellter Patientencompliance [8, 9, 10, 12]. Notwendigerweise müssen noch bestimmte Risikogruppen im Stadium I durch weitere Studien herausgearbeitet werden. Bisher hat sich ausschließlich die Histologie und lymphatische Invasion als Kriterium zur Abgrenzung von Risikogruppen herausgestellt [13]. Es finden sich aber auch kritische Autoren, die vor einem abwartendem Vorgehen zum jetzigen Zeitpunkt warnen [14, 15].

Auch im Stadium II (keine bulky disease) sollte in einer Studie überprüft werden, ob nicht einem Teil der Patienten die RLA nach der Polychemotherapie erspart werden kann.

Resümee

Einem großen Prozentsatz unserer Hodentumorpatienten können wir bei kritischer, kontrollierter Nachsorge die Chemotherapie und/oder RLA und damit die erheblichen Folge- und Langzeitnebenwirkungen ersparen, ohne ihnen bei einem Rezidiv die kurative Chance zu nehmen. Risikogruppen müssen durch weitere Untersuchungen aber herausgearbeitet werden, so daß alle Hodentumorpatienten weiterhin in Studien eingeschleust werden sollten.

Literatur

1. Fossa SD, Ous S, Abyholm T, Loeb M (1985) Posttreatment fertility in patients with testicular cancer: Influence of retroperitoneal lymph node dissection on ejaculatory potency. Br J Urol 57: 204–209

2. Narayan P, Lange PH, Fraley EE (1982) Ejaculation and fertility after extended retroperitoneal lymphnode dissection for testicular cancer. J Urol 127: 685–688
3. Fritz K, Weißbach L (1985) Sperm parameters and ejaculation before and after operative treatment of patients with germ cell testicular cancer. Fertil Steril 43: 451–554
4. Leslie R, Schover (1987) Sexuality and Fertility in Urologic Cancer Patients. Cancer 60: 553–558
5. Geldermann WAH, Heimen Schraffordt Koops P, Sleijfer DTh, Oosterhuis JW, Marrink J, DeBruijn HWA Oldhoff J (1987) Orchiectomy Alone in Stage I Nonseminomatous Testicular Germ Cell Tumors. Cancer 59: 578–580
6. Read G, Johnson RJ, Wilkinson PM, Eddleston B (1983) Prospective Study of follow up alone in stage I teratoma of the testis. Br Med J 287: 1503–1505
7. Peckham MJ (1985) Orchiectomy for clinical stage I testicular cancer: progress report of the Royal Marsden Hospital study. J of the Royal Society of Medicine Supplement No 6 Vol 78: 41–42
8. Leibundgut U, Biedermann C, Landmann CH, Obrecht J (1984) Orchiektomie allein beim malignen Hodenteratom Stadium I? Schweiz med Wschr 114: 820–826
9. Jewett MAS, Herrmann JG, Sturgeon JFG, Comisarow RH, Alison RE, Gospodarowicz M.K. (1984) Expectant Therapy for Clinical stage A Nonseminomatous Germ Cell Testicular Cancer? Maybe. World J Urol 2: 57–58
10. Raghavan Derek (1984) Expectant Therapy for Clinical Stage A Nonseminomatous Germ Cell Cancer of Testis? A Qualified "Yes" World J Urol 2: 59–63
11. Javadpour N, Moley J (1985) Alternative to Retroperitoneal Lymphadenectomy with Preservation of Ejaculation and Fertility in Stage I Nonseminomatous Testicular Cancer. A prospective study. Cancer 55: 1604–1606
12. Garnick MB, Richie JP (1986) Toward More Rational Management for Stage I Testis Cancer: Watch Out for "Watch and wait"! Editorial. J. Clin Oncol 4: 1021–1023
13. Hoskin P, Dilly S, Easton D, Horwich A, Hendry W, Peckham MJ (1986) Prognostic Factors in Stage I Nonseminomatous Germ Cell Testicular Tumors Managed by Orchiectomy and Surveillance: Implications for Adjuvant Chemotherapy. J Clin Oncol 4: 1031–1036
14. Lange PH, Fraley EE (1984) Orchiectomy Alone in Clinical Stage A Disease. Editorial Comments. World J Urol 2: 64–67
15. Lieskowsky G, Skinner DG (1984) Expectant Therapy for Clinical Stage A Nonseminomatous Germ Cell Tumors of the Testis? No. World J Urol 2: 53–56

Organisatorische und psychologische Probleme bei "Wait and see"-Strategie

H. Kaulen

Abstract

We started to use a "wait-and-see" strategy in clinical stage I nonseminomatous testicular tumors in 1984. In our experience the patients' compliance with this policy is not as good as it could be due to problems involving organization and psychological disorders of importance are the high costs, incompetence, carelessness, and fear of bad news. The subject is discussed in terms of how to reduce failures of "wait-and-see" strategy.

Zusammenfassung

Unabhängig von der Frage der Sicherheit der Behandlungsform stellt die "Wait and see"-Strategie hohe Anforderungen an Aufklärung, Verständnis – Kontrolle und Sicherstellung der Überwachung.

Einleitung

Einer unserer Hodentumor-Patienten, bei dem wir uns für "wait and see" entschieden hatten, ist im Frühjahr in den süddeutschen Raum umgezogen. Wenige Monate später wurde er lymphadenektomiert, histologisch waren Metastasen nicht nachweisbar. Es gibt theoretische Überlegungen, klinisch-praktische Erfahrungen und persönliche Präferenzen, "wait and see" nicht zu praktizieren, primär und im Verlaufe der Erkrankung. Diesen Standpunkt muß man respektieren, da der Patient einer adäquaten Behandlung zugeführt wird.

Patienten und Methoden

In der Zeit vom 1.1.1986 bis zum 15.11.1987 wurden 58 neue Patienten wegen eines Hodentumors stationär betreut (Seminome, Nicht-Seminome). Davon wurden 32 primär in eine "Wait and see"-Überwachung genommen.
  Im Verlaufe der Beobachtungszeit sahen wir in einigen Fällen Schwierigkeiten, die zu einer verzögerten Einleitung oder Nichtdurchführung einer adäquaten Therapie führten.

Die Probleme sollen an drei Einzelbeispielen dargestellt werden:

Beispiel 1

Der Sohn eines bremischen Unternehmers mit vielfältigen beruflichen Kontakten in der gesamten Bundesrepublik stellt sich zwar den regelmäßigen Kontrollen, aber, als eine beginnende Metastasierung diagnostiziert wird, weicht er aus und beauftragt Herrn Hackethal mit der weiteren Behandlung.

Beispiel 2

Über mehr als 12 Monate werden die erforderlichen Kontrollen sorgfältig und pünktlich durchgeführt. Dann modifiziert der verantwortliche niedergelassene Arzt die Nachsorge und verzichtet für mehr als ein halbes Jahr auf eine Computertomographie. Wiederum 7 Monate später finden wir ein bulky disease und multiple Lungenmetastasen.

Beispiel 3

Nach dem Tod eines Patienten bittet uns die Verlobte um einen Gesprächstermin, weil sie sich den schlimmen Verlauf nicht erklären könne. Sie habe zwar von der Diagnose Hodenkrebs erfahren; dem Hinweis, ob nicht Nachuntersuchungen erforderlich seien, wurde mit dem Argument begegnet: „Es war nichts und es wird sicherlich nichts sein".

Ergebnisse

Führt man eine systematische Analyse durch, so sind die Ursachen für das Ausscheren aus der wait and see-Strategie sowohl beim Arzt, als auch beim Patienten, oder bei beiden gleichermaßen zu suchen.

Ausscheren aus "Wait and see"	
Arzt	Patient
fehlende Sachkenntnis	Angst vor
hohe Kosten	schlechten
Nachlässigkeit	Nachrichten
Sorglosigkeit	

Obwohl nie offen darüber gesprochen wird, scheinen wirtschaftliche Überlegungen im Hinblick auf die vermeintlich hohen Kosten der immer wiederkehrenden Kontrolluntersuchungen nach wie vor eine Rolle zu spielen. In diesem Zusammenhang sollte den Kostenträgern klargemacht werden, was "Wait and see" bedeutet, und es sollte darauf hingewirkt werden, daß alle erforderlichen Untersuchungen (ggf. auch Kernspintomographie) anstandslos bezahlt werden.

Sieht man einmal von Besserwissern und wirklich Unbelehrbaren ab, gibt es dennoch sicherlich in unterschiedlichem Ausmaß ein Defizit an Wissen über "Wait and see"-Strategie und wie sie zu handhaben ist. Überreaktion auf der einen Seite, Unsicherheit auf der anderen, Nachlässigkeit und Sorglosigkeit sind die Folge. Geradezu meßbar werden Kompetenz oder Inkompetenz, wenn es darum geht, Lymphknotenmetastasen sonographisch nachzuweisen oder auszuschließen. Auf diesem Sektor besteht hinsichtlich eines systematischen Trainings ein Nachholbedarf. Die Qualität der CT-Untersuchungen läßt teilweise ebenfalls zu wünschen übrig (Dünndarm, Thymus!).

Naturgemäß ist auch das Verhalten des Patienten an Erfolg oder Mißerfolg beteiligt: "a policy of surveillance will require patient compliance that is not always achieved" [1].

Ist der erste Schock, Eröffnung der Diagnose Hodentumor und operative Exstirpation, überwunden, werden die guten Vorsätze allmählich über Bord geworfen. Unschwer ist eine ähnliche Konstellation erkennbar, wie sie häufig – noch allzu häufig – zu einer verspäteten Primärdiagnose führt: es ist jene fatale Mischung aus Sorglosigkeit, Nichtwahrhabenwollen, Verdrängung und Angst.

Wie kann man die oben skizzierten Probleme vermeiden?
1. Kritische Einstellung zur eigenen ärztlichen Sachkompetenz.
2. Kontinuität in der Führung der Patienten. In der Regel sind mehrere Ärzte in Klinik und Praxis beteiligt, aber einer muß die Führung übernehmen und auch über die gesamte Distanz der Erkrankung beibehalten. Wird ein Patient z.B. lymphadenektomiert, oder muß er sich einer zytostatischen Therapie unterziehen, resultiert hier eine äußerst enge Arzt-Patienten-Bindung.

Bei dem simplen operativen Eingriff einer inguinalen Exstirpation eines Hodentumors und während des Follow-up sehen sich Patient und verantwortlicher Arzt nur kurze Zeit, zum Teil nur flüchtig. Eine computergesteuerte Erinnerung an erforderliche Kontrolluntersuchungen reicht nicht. Der Arzt muß bewußt und aktiv auf den Patienten zugehen.
3. Allzu besorgte, ängstliche und überkritische Patienten sind a priori nicht geeignet.

Literatur

1. Javadpour N and Young J Jr: "Prognostic factors in nonseminomatous testicular cancer". The Journal of Urology, Vol 135, 497

Stadium II A/B

Therapie nichtseminomatöser Hodentumoren im Stadium II A/B: Lymphadenektomie +/− adjuvante Chemotherapie vs. primäre Chemotherapie

J. H. Hartlapp und L. Weißbach

Abstract

With the advent of highly effective chemotherapy, the prognosis for patients with testicular cancer has been considerably improved. Therefore, the main goal is to decrease the morbidity of current treatment regimens. At present, patients with stage II A/B nonseminomatous testicular tumor are treated initially with three different modalities:
1. Radical retroperitoneal lymph node dissection (RPLND) plus adjuvant chemotherapy (standard therapy).
2. RPLND, followed by chemotherapy only in the event of relapse.
3. Primary chemotherapy, followed by RPLND surgery (salvage RPLND), only in case of partial remission.

Comparing the results published by different study groups, it becomes evident that with any of these approaches virtually all patients can be cured. Consequently, the question of therapy-related morbidity has an impact on the initial selection of therapy. The standard treatment is most effective and provides the patient with an early chance of cure. However, patients must undergo two aggressive treatments, RPLND, with loss of antegrade ejaculation as a major side effect in 60%−100% of cases, and aggressive chemotherapy.

RPLND produces cure rates of 50%, with all patients being submitted to surgery and many developing problems of ejaculation. The other 50% will relapse and are then subjected to rigorous and aggressive chemotherapeutic programs. In order to achieve a high cure rate, careful follow-up must be guaranteed to make early detection of relapse practicable.

Omitting RPLND avoids ejaculatory dysfunction in 75% of patients; only 25% of patients require RPLND surgery for residual tumor after primary chemotherapy. Taking into account the false-positive rate in clinical staging, some patients undergo unnecessary chemotherapy.

Prospective randomized trials are required to determine arguments for and against the therapeutic approaches mentioned above. It will then be possible to decide the initial therapy for each patient.

Abstrakt

Durch die Entwicklung der Chemotherapie wurde die Prognose für Patienten mit Hodentumoren entscheidend verbessert. Daher ist das Ziel aktueller Forschungen eine Verringerung der therapiebedingten Morbidität. Bei nichtseminomatösen Hodentumoren im Stadium II A/B bestehen heute drei verschiedene Behandlungskonzepte:
1. die radikale retroperitoneale Lymphadenektomie + adjuvante Chemotherapie (Standardtherapie)
2. die Lymphadenektomie, an die sich nur bei Auftreten eines Rezidivs eine Chemotherapie anschließt
3. die primäre Chemotherapie, an die sich nur im Falle einer partiellen Remission eine Salvage-Lymphadenektomie anschließt.

Ein Vergleich der Ergebnisse großer Therapiestudien zeigt, daß mit jedem der drei Therapieverfahren nahezu alle Patienten geheilt werden. Entscheidend für die Beurteilung gleichwertiger Behandlungsverfahren ist daher die therapiebedingte Morbidität.

Die Standardtherapie bedeutet für den Patienten eine hohe und frühe Sicherheit der Heilung; jedoch ist dies nur mit zwei aggressiven Therapieverfahren möglich, die mit einem Verlust der Ejakulationsfähigkeit (60%–100%) und der Belastung durch Zytostatika verbunden sind.

Durch die Lymphadenektomie werden 50% der Patienten geheilt; der Nachteil liegt in einem bleibenden Ejakulationsverlust. Die Hälfte der Patienten erlebt einen Progreß, der dann eine intensivere und längere Chemotherapie erfordert. Voraussetzung für eine hohe Heilungsrate ist eine engmaschige Nachsorge, die das frühzeitige Erfassen des Rezidivs gewährleistet.

Der Verzicht auf die primäre Lymphadenektomie bedeutet für 75% der Patienten das Vermeiden der Operation und den damit verbundenen Ejakulationsverlust – nur 25% der Patienten müssen nach primärer Chemotherapie bei residueller Raumforderung operiert werden. Es ist zu berücksichtigen, daß durch den Anteil falsch-positiver Diagnosen beim klinischen Staging ein Teil der Patienten unnötigerweise chemotherapiert wird.

Um eine gesicherte Aussage über Vor- und Nachteile der jeweiligen Therapiestrategie zu treffen, sind prospektiv randomisierte Studien notwendig. Dadurch wird es möglich, die für den einzelnen Patienten günstigste Therapie anzuwenden.

Einführung

Mit Einführung einer hochwirksamen aber aggressiven Polychemotherapie konnte die Prognose für Patienten mit Hodentumoren in den letzten 10 Jahren entscheidend verbessert werden. In den frühen Metastasierungsstadien werden heute nahezu alle Patienten geheilt. Das Ziel aktueller Forschungen ist übereinstimmend eine Verringerung der Therapiemorbidität bei gleichgutem Therapieerfolg.

Bei nichtseminomatösen Hodentumoren im Stadium II A/B bestehen heute drei unterschiedliche Ansichten bezüglich der Therapie nach Semikastration: Bisher wurden diese Patienten mit resektabler retroperitonealer Lymphknotenmetastasierung radikal lymphadenektomiert. Daran schloß sich eine adjuvante Chemotherapie. Andere Therapeuten verzichteten auf die adjuvante Chemotherapie und behandelten nur die Patienten, die ein Rezidiv entwickelten. In den letzten Jahren wurde die primäre Chemotherapie, die sich in fortgeschrittenen Stadien bewährt hat, auch bei dieser frühen Metastasierung angewendet. Im Gegensatz zu der bisher üblichen Standardtherapie (Lymphadenektomie und adjuvante Chemotherapie) wird hier nur bei Vorliegen einer partiellen Remission die Operation angeschlossen.

Anhand der vorliegenden Ergebnisse großer Therapiestudien im Stadium II wird im folgenden ein kurzer Überblick zu den einzelnen Therapieverfahren gegeben, anhanddessen die jeweiligen Vor- und Nachteile aufgezeigt werden.

Therapiekonzepte bei nichtseminomatösen Hodentumoren im Stadium II A/B

Standardtherapie (Lymphadenektomie + adjuvante Chemotherapie)

Die Projektgruppe Hodentumoren überprüft in einer multizentrischen prospektiven randomisierten Studie die Frage, ob im Stadium II B (solitäre Metastase von 2–5 cm oder multiple Metastasen ≦ 5 cm) eine Verringerung der Therapie von 4 auf 2 Zyklen Cisplatin, Velbe, Bleomycin (PVB) möglich ist, ohne die günstige Prognose der Patienten zu trüben (Hartlapp et al. 1987). 225 Patienten wurden in das Protokoll eingebracht, von denen derzeit 219 Patienten bei einer mittleren Nachsorgedauer von 21 Monaten auswertbar sind. Innerhalb eines Jahres nach Chemotherapie rezidivierten 5 Patienten (4%) in dem Arm mit 2 Kursen und 2 Patienten (2%) in dem Arm mit 4 Kursen PVB (Tabelle 1). Durch nachfolgende Therapie erreichten 5 der 7 Rezidivpatienten eine Vollremission; ein weiterer Patient, der ursprünglich mit 2 Zyklen behandelt wurde, befindet sich derzeit noch unter Therapie. Der verbleibende Rezidivpatient, der in den Arm mit 4 Zyklen randomisiert wurde, verstarb an den Folgen eines Tumorprogresses. Zwei Patienten verstarben vor Abschluß der vorgesehenen Chemotherapie. Ein signifikanter Unterschied der Rezidivraten wurde bisher nicht ermittelt; die Compliance der Patienten nahm bei zunehmender Dauer der Therapie deutlich ab. Die Ergebnisse belegen, daß Patienten im Stadium IIB nach Lymphadenektomie mit 2 Zyklen adjuvanter Chemotherapie ausreichend behandelt sind.

Tabelle 1. Therapieergebnisse nach Lymphadenektomie und adjuvanter Chemotherapie im Stadium II B

	2 Zyklen	4 Zyklen
Patientenzahl	113	106
Rezidive	5 (4%)	2 (2%)
Verstorben	–	3
CR/NED	112 (99%)	103 (97%)

Verzicht auf eine adjuvante Chemotherapie

Mit dem Ziel, die Therapiemorbidität zu reduzieren, ermittelte Pizzocaro den Wert einer alleinigen Lymphadenektomie im klinischen Stadium II A und II B (II A: maximal 5 retroperitoneale Lymphknotenmetastasen, keine Metastase > 2 cm; II B: mehr als 5 Metastasen, Durchmesser 2–5 cm) (Pizzocaro 1987). Der Vergleich von klinischem und pathologischem bzw. postoperativem Staging ergab, daß nur 45% der Erkrankungen klinisch richtig diagnostiziert wurden. Die Rate falsch-positiver Diagnosen betrug 22%, während bei 33% der Patienten das Ausmaß der Erkrankung zu niedrig eingestuft wurde. Bei insgesamt 52% der Patienten wurde eine Chemotherapie erforderlich, weil ein höheres pathohistologisches Stadium vorlag (II C, III – 33%) bzw. ein Rezidiv auftrat (19%). Bei einer medianen Nachsorgedauer von 5 Jahren beträgt die Heilungsrate 98%.

Bei einer Differenzierung des Stadium II zeigt sich, daß im klinischen Stadium II A in 40% ein pathohistologisches Stadium I vorlag und lediglich in 32% eine Chemotherapie notwendig wurde. Dagegen befanden sich nur 8% der Patienten im klinischen Stadium II B im pathologischen Stadium I; der Anteil chemotherapierter Patienten stieg im Vergleich zum klinischen Stadium II A auf 67% an. Daher wird empfohlen, im klinischen Stadium II A eine primäre Lymphadenektomie durchzuführen und nur bei Vorliegen eines höheren pathohistologischen Stadiums bzw. eines Rezidivs eine adjuvante Chemotherapie anzuschließen – im klinischen Stadium II B erscheint hingegen eine primäre Chemotherapie angebracht.

Die Testicular Cancer Intergroup Study prüfte in einer prospektiven randomisierten Studie bei Patienten mit resektabler retroperitonealer Metastasierung (Stadium II) die Notwendigkeit einer adjuvanten Chemotherapie nach Lymphadenektomie (Williams et al. 1987). Die Rezidivrate nach 2 Zyklen VAB-6 oder PVB wird mit der einer Kontrollgruppe ohne adjuvante Chemotherapie verglichen. Es wurden 213 Patienten aufgenommen, von denen bei einer medianen Nachsorgedauer von 3 Jahren 193 Patienten auswertbar sind. Von 96 Patienten in der Chemotherapiegruppe entwickelten 6 (6%) ein Rezidiv; 5 dieser 6 Patienten erhielten nicht die vorgesehene adjuvante Chemotherapie. Ohne adjuvante Chemotherapie rezidivierten 47 der 97 Patienten (48%). Nach adjuvanter Chemotherapie beträgt die Überlebensrate 98%, in der Vergleichsgruppe ohne Chemotherapie 96%.

Durch eine adjuvante Cisplatin-haltige Chemotherapie werden mit 2 Zyklen nahezu alle Patienten geheilt. Verzichtet man auf die adjuvante Therapie, wird durch eine engmaschige Nachsorge das meist pulmonal auftretende Rezidiv frühzeitig erfaßt – durch eine erst dann einsetzende Chemotherapie können ähnlich gute Langzeitergebnisse wie mit der Standardtherapie erreicht werden.

Verzicht auf die primäre Lymphadenektomie

Mit dem Ziel, die Therapie zu minimieren und unter dem Eindruck der Erfolge beim disseminierten Hodentumor, überprüften andere Autoren die Effektivität einer alleinigen Chemotherapie im klinischen Stadium II (Peckham u. Hendry 1985, Rørth et al. 1985, Logothetis et al. 1987). In Tabelle 2 sind die Ergebnisse nach primärer Chemotherapie im klinischen Stadium II (A, B, C) zusammengefaßt. Von insgesamt

Tabelle 2. Therapieergebnisse nach primärer Chemotherapie im Stadium II

Autoren	Patientenzahl	Rezidiv		CR/NED		davon mit Salvage-LA	
		n	%	n	%	n	%
Logothetis et al. (1987)	50	2	4	48	96	11	22
Peckham u. Hendry (1985)	92	9	10	80	87	34	37
Rørth et al. (1985)	73	6	8	66	90	9	12
Gesamt	215	17	8	194	90	54	25

215 Patienten, die mit unterschiedlichen Therapieregimen behandelt wurden, mußten durchschnittlich 25% (12%–37%) lymphadenektomiert werden. Bei einer medianen Nachsorge von 34 Monaten (28–44 Monate) wurde eine Heilungsrate von 90% (87%–96%) erreicht.

Im klinischen Stadium II A/B (II A: retroperitoneale Metastasen < 2 cm; II B: Metastasen 2–5 cm) wurde bei 22% (12/54) der Patienten nach primärer Chemotherapie eine Salvage-LA erforderlich (Peckham u. Hendry 1985). Bei einer medianen Nachsorgedauer von 2 Jahren wurde eine Heilungsrate von 96% ermittelt. Für 78% dieser Patienten bedeutet die primäre Chemotherapie ein Vermeiden des operationsbedingten Ejakulationsverlustes.

Wie bei den fortgeschrittenen Hodentumoren konnte auch im Stadium II eine Korrelation zwischen der Histologie des Primärtumors und der Häufigkeit einer Salvage-Lymphadenektomie beobachtet werden. Bei Vorliegen eines embryonalen Karzinoms erfolgte nach Chemotherapie in 8% bzw. 26% der Fälle eine Lymphadenektomie – bei einem Teratokarzinom wurde bei 36% bzw. 51% der Patienten eine Resektion des Residualtumors vorgenommen (Peckham u. Hendry 1985, Logothetis et al. 1987). Aufgrund dieser Ergebnisse wird empfohlen, entsprechend der Histologie des Primärtumors zu therapieren: Bei Vorliegen eines embryonalen Karzinoms sollte eine primäre Chemotherapie, bei einem Teratokarzinom eine primäre Lymphadenektomie durchgeführt werden.

Gegenüberstellung der Therapiekonzepte im Stadium II A/B

Ein Vergleich der Therapieergebnisse zeigt, daß sowohl die Lymphadenektomie +/– adjuvante Chemotherapie als auch die primäre Chemotherapie nahezu alle Patienten im Stadium II A/B heilen. Entscheidend für die Beurteilung gleichwertiger Behandlungsverfahren ist daher die therapiebedingte Morbidität. Die unterschiedlichen Nebenwirkungen der Lymphadenektomie und der Chemotherapie sind so gravierend, daß a priori die Überlegenheit eines Verfahrens nicht zu erkennen ist. Pro und Kontra der angeführten Behandlungskonzepte sind in Tabelle 3 aufgeführt.

Die Kombination von Lymphadenektomie und adjuvanter Chemotherapie ist das primär effektivste und sicherste Verfahren: Durch das zuverlässige pathologische

Tabelle 3. Pro und Kontra der Therapien im Stadium II A/B

	Pro	Kontra
Lymphadenektomie + adjuvante Chemotherapie	Genauigkeit des pathologischen Stagings Minimale Rezidivrate	Ejakulationsverlust (60–100%) Belastung durch 2 aggressive Therapien
Lymphadenektomie o. adjuvante Chemotherapie	Genauigkeit des pathologischen Stagings Nur 50% postop. Chemotherapie	Ejakulationsverlust (60–100%) Hohe Rezidivrate (Compliance!)
Primäre Chemotherapie	nur 25% Salvage-LA Geringe Rezidivrate	Schwäche des klin. Stagings Toxizität der Chemotherapie

Staging, an das 2 Chemotherapiezyklen anknüpfen, ist die Rezidivrate minimal. Demgegenüber steht der Ejakulationsverlust, von dem 57%–100% der meist jungen Patienten bleibend betroffen sind (Donohue 1987, Weißbach et al. 1987). Die Belastung durch 2 aggressive Therapieverfahren bedeutet für die Hälfte der Patienten eine Übertherapie.

Die Lymphadenektomie als alleinige Therapie nach Semikastration ist eine kurative Maßnahme für ca. 50% der Patienten. Ihr größter Nachteil ist der Ejakulationsverlust. Voraussetzung für eine hohe Heilungsrate bei Verzicht auf eine adjuvante Chemotherapie ist eine optimale Compliance, die das frühzeitige Erfassen eines Rezidivs gewährleistet.

Durch eine alleinige Chemotherapie können ca. 75% der Patienten im klinischen Stadium II A/B geheilt werden; lediglich 25% müssen nach primärer Chemotherapie lymphadenektomiert werden. Die histologische Untersuchung des Residualtumors ist notwendig, da es keine klinische Methode gibt, die zwischen Fibrose, Nekrose, reifem Teratom und vitalem Tumor unterscheiden kann.

Bei dieser Strategie müssen sich nur wenige Patienten beiden Therapieverfahren unterziehen. Die fehlende Spezifität der klinischen Untersuchungsverfahren hat jedoch zur Folge, daß im klinischen Stadium II auch falsch-positive Diagnosen gestellt werden (Seppelt 1988). Diese Patienten werden unnötigerweise einer Chemotherapie unterzogen.

Zusammenfassung

Bei dem jetzigen Kenntnisstand kann keinem der angeführten Therapieverfahren der Vorzug gegeben werden. Die Ergebnisse der vorgestellten Studien sind aufgrund differierender Stadienklassifikationen und unterschiedlicher Chemotherapien auch nur bedingt vergleichbar. Ein Vergleich wird dann möglich, wenn die Progreßraten und die unterschiedlichen Nebenwirkungen der heute durchgeführten Therapien (Lymphadenektomie +/− adjuvante Chemotherapie vs. primäre Chemotherapie) im Rahmen prospektiv randomisierter Studien erfaßt werden. Dabei sind insbesondere unter dem Aspekt der „Lebensqualität" die unterschiedlichen therapiebedingten Morbiditäten zu berücksichtigen. Erst die Ergebnisse solcher Untersuchungen können die für den einzelnen Patienten günstigere Therapie aufzeigen.

Literatur

Donohue JP (1987) Selecting intitial therapy. Cancer 60: 490–495
Hartlapp JH, Weißbach L, Horstmann-Dubral B (1987) Stage II nonseminomatous testicular tumours: Necessity and extent of adjuvant chemotherapy. In: Salmon SE (ed) Adjuvant Therapy of Cancer V. Grune and Stratton Inc Orlando pp 603–612
Logothetis CJ, Swanson DA, Dexeus F et al. (1987) Primary chemotherapy for clinical stage II nonseminomatous germ cell tumors of the testis: a follow-up of 50 patients. J Clin Oncol 5: 906–911
Peckham MJ, Hendry WF (1985) Clinical stage II nonseminomatous germ cell testicular tumours. Results of management by primary chemotherapy. Br J Urol 57: 763–768
Pizzocaro G (1987) Retroperitoneal lymph node dissection in clinical stage II A and II B nonseminomatous germ cell tumours of the testis. Int J Androl 10: 269–275
Rørth M, von der Maase H, Sandberg Nielsen E, Schultz H, Pedersen M (1985) Treatment of nonseminomatous testicular germ cell tumors in Denmark since 1979. In: Khoury S, Küss R, Murphy GP, Chatelain C, Karr JP (eds) Testicular Cancer. Alan R Liss Inc New York pp 539–551
Seppelt U (1988) Validierung verschiedener diagnostischer Methoden zur Beurteilung des Lymphknotenstatus. Beitr Onkol 28: 154–169, Karger Basel
Weißbach L, Boedefeld EA, Bussar-Maatz R, Kleinschmidt K (1988) Is there still a place for lymphadenectomy in clinical stage I nonseminoma? In: Schroeder FH, Klijn JGM, Kurth KH, Pinedo HM, Splinter TAW, de Voogt HJ (eds) EORTC Genitourinary Group Monograph 5. Progress and Controversies in Oncological Urology II. Alan R. Liss Inc New York pp 407–416
Williams S, Stablein D, Muggia F et al. (1987) Early stage testis cancer. The Testicular Cancer Intergroup Studies. In: Salmon SE (ed) Adjuvant Therapy of Cancer V. Grune and Stratton Inc Orlando pp 587–592

Primäre Chemotherapie und elektive Operation bei Patienten mit nichtseminomatösen Hodenkarzinomen

K.-H. Pflüger, J. Mack, B. Ulshöfer, A. von Keitz, K. Havemann und G. Rodeck

Zusammenfassung

37 Patienten mit nichtseminomatösen metastasierten Hodentumoren (Altersmedian 28 Jahre) – davon 12 im Stadium II a/b – wurden primär chemotherapiert. Nach 4 Zyklen PVB bzw. PEB bzw. IVP hatten 19 noch einen Resttumor. Dieser war in 2 Fällen inoperabel; beide Patienten wurden lediglich nachgesorgt und leben 18 bzw. 5 Monate ohne Zeichen der Progression. 2 weitere Patienten waren auch unter einer Second-line-Chemotherapie progredient. 16 Patienten wurden einer Operation unterzogen: davon einer wegen eines Rezidivs nach kompletter Remission. Histologisch fanden sich 9 reifzellige Teratome, 7mal nekrotisches Gewebe, 3mal vitaler Resttumor (3 Patienten hatten mehrere Lokalisationen mit unterschiedlicher Histologie). Alle 3 Patienten mit vitalem Tumorgewebe wurden progredient. Alle Patienten (n = 6) mit primär oder sekundär progredienter Erkrankung verstarben. Aus der Gruppe der 18 Patienten mit kompletter Remission nach primärer Chemotherapie hatten 2 ein progredientes Rezidiv. Von den 12 Patienten im klinischen Stadium II a und b starb keiner am Tumor (mediane Remissionsdauer 28 Monate), 8 hatten allein durch Chemotherapie eine stabile komplette Remission, 4 wurden operiert und hatten ein reifes Teratom. Die Ergebnisse zeigen, daß mit primärer Chemotherapie und – wenn notwendig – nachfolgender Operation gleich gute Resultate wie mit dem konventionellen Behandlungsregime erzielt werden; es stellt sich jedoch bei weniger Patienten die Indikation zur Operation.

Einleitung

Das nichtseminomatöse Hodenkarzinom steht bei Männern im Alter zwischen 15 und 35 Jahren an erster Stelle in der Häufigkeit der bösartigen Erkrankungen. Dieser Tumor zeigt eine hohe Sensibilität gegenüber Chemotherapie und gehört zu der Gruppe von Tumorkrankheiten, die in hohem Prozentsatz auch in fortgeschrittenen Krankheitsstadien heilbar sind. Es ist bemerkenswert, daß partielle Remissionen nach einer Polychemotherapie häufig durch eine anschließende Operation in stabile komplette Remissionen überführt werden können. Das Ziel aller Therapiemaßnahmen beim nichtseminomatösen Hodenkarzinom selbst in fortgeschrittenen Erkrankungsstadien ist daher die vollständige Beseitigung aller Tumorzellen. Die zur Zeit allgemein anerkannte Sequenz der Therapiemaßnahmen beinhaltet nach Diagnose-

stellung durch die inguinale Orchiektomie, die retroperitoneale Lymphadenektomie (RLA), gefolgt von Polychemotherapie und bei verbliebenen Tumormassen fakultativ einer erneuten Operation [1, 2]. Mit dieser Behandlungsstrategie erreichen unter Einschluß auch der weit fortgeschrittenen Tumorstadien etwa 80% aller Patienten eine komplette Remission mit über 70% Langzeitüberlebern. Von den zur Zeit noch offenen Fragen zur Behandlung nichtseminomatöser Hodenkarzinompatienten werden folgende Fragestellungen vorrangig diskutiert und zum Teil in kontrollierten Studien geprüft:
1. Die Reduktion der Therapiemaßnahmen und damit der Nebenwirkungen bei Patienten mit guter Prognose und
2. die Intensität und Sequenz der Behandlungsmaßnahmen bei Patienten mit "bulky disease" und schlechter Prognose.

Die primäre RLA hat neben dem akuten Operationsrisiko für den Patienten in hohem Maße Komplikationen, wie z. B. retrograde Ejakulation und Lymphozelen bzw. -fisteln. In der vorliegenden Studie wurden die Patienten daher unabhängig vom Krankheitsstadium primär chemotherapiert und nach max. vier Polychemotherapiezyklen, falls erforderlich, operiert.

Patienten und Methoden

Es wurden bis jetzt 37 Patienten mit nichtseminomatösen Hodenkarzinomen in diese Studie aufgenommen. Einige wichtige Daten zur Prognose und Krankheitsausbreitung sind in Tabelle 1 dargestellt. Die Abb. 1 stellt in Form eines Flußdiagramms die Sequenz der diagnostischen und therapeutischen Maßnahmen dar. Die Eingruppierung der Patienten in die Gruppe mit niedrigem und hohem Risiko wurde in Anlehnung an die Kriterien der AIO-Protokolle vorgenommen. In der Tabelle 2 sind diese Kriterien tabellarisch zusammengefaßt. Bis zum Jahre 1985 erhielten alle Patienten eine Polychemotherapie nach dem PVB-Protokoll. Ab 1985 wurde Vinblastin durch Etoposid ersetzt (PEB). Patienten mit primären oder sekundären Kontraindikationen gegenüber Cisplatin und/oder Bleomycin wurden mit dem IVP-Protokoll behandelt. Die Dosierung der einzelnen Medikamente dieser Protokolle finden sich in Tabelle 3. Eine komplette Remission war definiert als vollständiges Verschwinden aller Krankheitszeichen für länger als drei Monate. Patienten mit nichtoperablen

Tabelle 1. Patientendaten

N = 37		*Histologie:*	
Altersmedian:	28 J. (17–41)	Embryonal CA	9
klin. Stadium[1]	IIa : 7	Terato CA	4
	IIb : 5	Chorion CA	2
	IIc : 3	Komb. mit Chorion CA	17
	III : 22	Komb. ohne Chorion CA	5
niedriges Risiko[2]	: 24	*primäre Tumormanifestation*	
hohes Risiko	: 13	Hoden	35
		Retroperitoneum	2

[1] nach Lugano 1979
[2] nach AIO-Protokollen

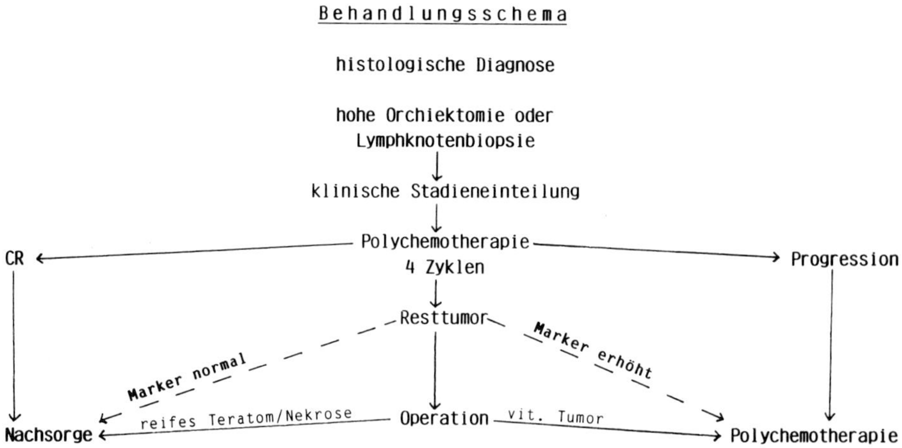

Behandlungsschema

histologische Diagnose

hohe Orchiektomie oder Lymphknotenbiopsie

klinische Stadieneinteilung

Polychemotherapie 4 Zyklen

CR ← ... → Progression

Resttumor

Marker normal — reifes Teratom/Nekrose — Operation — vit. Tumor — Marker erhöht

Nachsorge ← ... → Polychemotherapie

Abb. 1. Flußdiagramm der diagnostischen und therapeutischen Maßnahmen bei Patienten mit nichtseminomatösem Hodenkarzinom

Tabelle 2. Risikogruppen in Anlehnung an die Kriterien der AIO-Protokolle (2)

niedriges Risiko	Lungenmetastasen	$N < 20$, max. $\varnothing < 2$ cm
	Lungenmetastasen	$\varnothing > 2$ cm ≤ 5 cm, $N < 5$
	mediastinale RF	$\varnothing \leq 5$ cm
	retroperitoneale RF	$\varnothing \leq 10$ cm
	keine viszeralen, Knochen- oder ZNS-Metastasen	
hohes Risiko	Lungenmetastasen	$N \geq 5$ kleinster $\varnothing \geq 2$ cm
	Lungenmetastasen	$N_X \varnothing \geq 5$ cm
	Lungenmetastasen	$N \geq 20$
	mediastinale RF	$\varnothing > 5$ cm
	retroperitoneale RF	$\varnothing > 10$ cm
	jegliche viszerale, Knochen- und ZNS-Metastasierung	

Tabelle 3. Polychemotherapieprotokolle

a) PVB		
Cisplatin	100 mg/m^2	d 1
Vinblastin	6 mg/m^2	d 1 + 2
Bleomycin	15 mg/m^2	d 1, 4, 7
b) PEB		
Cisplatin	60 mg/m^2	d 1 + 2
Etoposid	120 mg/m^2	d 1–3
Bleomycin	15 mg/m^2	d 1, 4, 7
c) IVP		
Iphosphamid	1500 mg/m^2	d 1–5
Etoposid	120 mg/m^2	d 3–5

Resttumormassen ohne Zeichen für eine aktive Tumorkrankheit (stationärer Befund des Resttumors und negative Tumormarker) wurden als partielle Remission ohne Tumornachweis (PR-NED) klassifiziert. Bei unverändertem Befund wurde in diesen Fällen nach 12 Monaten eine komplette Remission (CR) angenommen.

Ergebnisse

Der Verlauf und die Behandlungsergebnisse aller 37 Patienten sind in Abb. 2 und Tabelle 4 dargestellt. Achtzehn der 37 Patienten erreichten allein durch Chemotherapie eine komplette Remission. Bei 19 Patienten fand sich nach 4 Zyklen Polychemotherapie noch ein Resttumor.

Zwei dieser Patienten hatten inoperable Resttumormassen bei normalem Markerbefund. In der engmaschig durchgeführten Nachsorge zeigen beide Patienten in den bildgebenden Verfahren stabile bis rückläufige Befunde bei konstant negativem Markerbefund. Einer der beiden Patienten befindet sich zur Zeit seit 18 Monaten in

Tabelle 4. Behandlungsergebnisse

Patienten	37	PR	4
auswertbar	37	Rezidiv	2
CR, Chemoth. allein	19 (51%)	z. Zt. lebend	30
CR, Chemoth. und OP	32 (86%)	verstorben (1 an Leberzirrhose)	7
PR (NED)	1		

der Nachsorge und wurde als komplette Remission eingestuft, der zweite Patient wird seit 5 Monaten beobachtet und ist als partielle Remission (NED) klassifiziert (Abb. 2). Zwei weitere Patienten konnten ebenfalls nicht operiert werden und waren auch

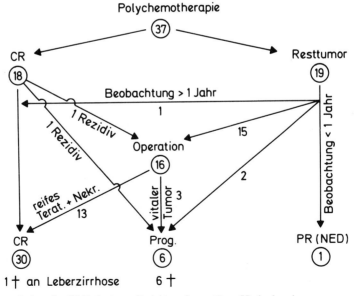

Abb. 2. Behandlungsergebnisse der 37 Patienten mit nichtseminomatösen Hodenkarzinomen

unter der Polychemotherapie mit Versagerprotokollen progredient. Fünfzehn Patienten wurden einer elektiven Operation zugeführt.

Aus der Gruppe der 18 Patienten, die nach primärer Polychemotherapie eine komplette Remission erzielt hatten, traten bisher zwei Rezidive auf. Einer dieser Patienten wurde operiert, es fand sich hierbei Tumorgewebe, und der Patient war auch unter fortgesetzter Chemotherapie progredient. Der zweite Patient erreichte unter erneuter Polychemotherapie lediglich eine partielle Remission und war später ebenfalls progredient.

Es wurden somit 16 Patienten operiert. Bei diesen Patienten, die nach primärer Chemotherapie oder im Rezidiv nachoperiert wurden, fanden sich bei 13 reifzellige Teratome und/oder nekrotisches Gewebe (Tabelle 5). Alle diese 13 Patienten sind zur Zeit in stabiler kompletter Remission. Bei drei Patienten lag noch vitales Tumorgewebe vor. Diese drei Patienten sind auch unter nachfolgender Polychemotherapie mit unterschiedlichen Versagerprotokollen letztlich progredient gewesen und verstorben. Die Ergebnisse der histologischen Untersuchungen bei den 16 Patienten sind in Tabelle 5 zusammengefaßt. Es sind somit inzwischen alle 6 Patienten mit primär oder sekundär progredienter Erkrankung verstorben. Ein weiterer Patient verstarb aus stabiler kompletter Remission an einer Ösophagusvarizenblutung bei bekannter Leberzirrhose.

Tabelle 5. Histologiebefunde nach elektiver retroperitonealer Lymphadenektomie (RLA)

	n
RLA	16*
reifes Teratom	9
Nekrose	7
vit. Resttumor	3

* Drei Patienten hatten bei mehreren Lokalisationen unterschiedliche Histologien

Zusammenfassend wurde insgesamt bei 32 von 37 Patienten (86%) eine komplette Remission nach 4 Zyklen Polychemotherapie und fakultativer Operation erzielt (Tabelle 4). Ein Patient lebt zur Zeit in stabiler Remission ohne Hinweis für noch vorhandenen vitalen Tumor (PR-NED). Bei zwei Patienten traten Rezidive auf, vier Patienten erzielten lediglich eine partielle Remission. Diese 6 Patienten sind, wie oben beschrieben, trotz Operation und fortgesetzter Polychemotherapie mit progredienter Erkrankung verstorben.

Die Ergebnisse der 12 Patienten in den klinischen Stadien IIa und IIb sind in Tabelle 6 zusammengefaßt. Nach Polychemotherapie allein erreichten 8 der 12 Patienten eine stabile komplette Remission. Die 4 Patienten in partieller Remission wurden nachoperiert. Es fanden sich bei allen 4 Patienten reife Teratome ohne Hinweis für vitales Tumorgewebe. Somit wurde bei allen 12 Patienten eine komplette Remission erzielt. Die mediane Remissionsdauer beträgt z. Zt. 28 Monate (6–61 Monate). Rezidive sind in dieser Gruppe bisher nicht aufgetreten, ein Patient im Stadium IIa verstarb in stabiler kompletter Remission an den Folgen einer alkoholischen Leberzirrhose.

Tabelle 6. Ergebnisse bei Patienten im Stadium IIa und IIb

N = 12	
CR Chemotherapie allein	: 8/12
CR Chemotherapie und OP	: 12/12
OP Stadium IIa	: 2/7
OP Stadium IIb	: 2/5
Histologie	: 4 × reifes Teratom
Rezidiv	: 0/12
Dauer der CR	: 6-61 mo (median 28 mo)
verstorben	: 1 an Leberzirrhose in CR

Diskussion

Das z. Zt. allgemein akzeptierte Behandlungskonzept für Patienten mit nichtseminomatösen Hodenkarzinomen beinhaltet in den lokalisierten Stadien mit retroperitonealen Lymphknotenmetastasen die primäre retroperitoneale Lymphadenektomie. Es handelt sich hierbei um einen großen und zeitaufwendigen operativen Eingriff, der häufig eine Sterilität wegen retrograder Ejakulation nach sich zieht. Über die Hälfte der Patienten muß nach diesem ausgedehnten operativen Eingriff zusätzlich noch polychemotherapeutisch nachbehandelt werden. In der vorliegenden Untersuchung wurde das noch nicht als Standard anzusehende Konzept einer primären Polychemotherapie mit elektiver Operation verfolgt. Die oben dargestellten Behandlungsergebnisse mit 86% kompletten Remissionen unter Einschluß aller Patienten und 100% kompletten Remissionen in den Stadien IIa und IIb zeigen, daß mit diesem Vorgehen gleich gute Ergebnisse wie mit dem konventionellen Behandlungsregime erzielt werden können. In der Gesamtgruppe wurde lediglich bei 16 der 37 Patienten eine Operation durchgeführt. In 13 Fällen fanden sich histologisch reife Teratome und/oder Nekrosen. Aus der Gruppe der Patienten im klinischen Stadium IIa und IIb war bei zwei Dritteln der Patienten eine Nachoperation überflüssig. Bei den vier nachoperierten Patienten fanden sich nach im Vergleich zur RLA kleineren Eingriffen reife Teratome.

Insbesondere die Ergebnisse der relativ kleinen Gruppe im klinischen Stadium IIa und IIb lassen vermuten, daß auf eine routinemäßige Durchführung der retroperitonealen Lymphadenektomie zu Gunsten der primären Polychemotherapie verzichtet werden kann. Lediglich ein Drittel dieser Patienten mußte dem vergleichsweise kleinen Eingriff einer elektiven Lymphadenektomie zugeführt werden. Die Ergebnisse ermutigen zur Durchführung einer multizentrischen kontrollierten Studie unter Anwendung der hier vorgestellten Strategie.

Literatur

1. Einhorn LH, Williams StD, Donohue JP, Loehrer PJ, Peckham MJ (1985) Cancer of the testes. In: De Vita VT, Hellmann S, Rosenberg StA, eds Cancer, Principles and Practice of Oncology, 2nd edition. Philadelphia: Lippincott 979–1011
2. Schmoll HJ, Fink U (1987) Therapiekonzepte, maligne Keimzelltumoren des Mannes. In: Schmoll HJ, Peters H-D, Fink U, eds Kompendium Internistische Onkologie Teil 2. Berlin Heidelberg New York London Paris Tokyo: Springer-Verlag 419–460

*Nichtseminomatöse Hodentumoren –
nichtoperable Stadien*

Present Status of Chemotherapy for Testicular Cancer

L.H. Einhorn

Abstract

Significant advances have been made in the treatment of advanced testicular cancer. These advances have centered upon better staging techniques with procedures such as computerized tomography and use of reliable serum markers. Based on these techniques, patients can be assigned to primary surgical therapy or to systemic therapy. Cisplatin combination chemotherapy can be expected to cure approximately 80% of all patients with advanced disease. Currently, cisplatin plus etoposide plus bleomycin is the standard treatment for patients with advanced disease. Newer trials are currently addressing the role of more aggressive therapy in patients with poor prognosis while parallel trials concern minimizing toxicity in patients with low-risk disease.

Zusammenfassung

Bedeutende Fortschritte in der Behandlung des fortgeschrittenen Hodenkarzinoms konnten mit der Entwicklung moderner bildgebender Verfahren (CT) und der Markerbestimmungen erzielt werden.

Hierauf beruht eine stadiengerechte Behandlung, die zwischen primär operativer oder systemischer Therapie zu entscheiden hat. Die Cisplatin-haltigen Zytostatikatherapien können annähernd 80% aller Patienten mit fortgeschrittenen Stadien heilen.

Zur Zeit ist das Cisplatin/Etoposid/Bleomycin-Regime die Standardtherapie der metastasierten Stadien.

Neuere Forschungsziele bestehen in der aggressiveren Therapie prognostisch schlechter Stadien und in Chemotherapien mit abgeschwächter Toxizität zur Behandlung von prognostisch günstig einzustufenden Patienten. Die bisher repräsentativen Studien zur induktiven, adjuvanten und "Salvage"-Chemotherapie werden in ihrer Entwicklung, Anwendung und Effektivität erläutert.

Introduction

For no solid tumor have more significant advances in systemic therapy occurred than for testicular cancer. This is a result of a carefully directed multidisciplinary approach to clinical investigation of this disease. This paper discusses the current status of chemotherapy in disseminated testicular cancer and highlights new directions in research.

In order to better understand the rationale of current regimens, it is important to have an historical perspective on treatment of patients with disseminated germ cell tumors. During the late 1960s and early 1970s, a variety of single agents, including actinomycin D, methotrexate, chlorambucil, vinblastine, and bleomycin, demonstrated activity. These early phase II trials demonstrated that complete remissions occurred in approximately 10–20% of patients, but more importantly, that long-term remissions were possible in occasional patients [1].

A significant advance was made when the synergy of vinblastine and bleomycin found in preclinical trials was confirmed in clinical trials with patients with disseminated testicular cancer. Samuels reported complete remissions in 17 of 51 (33%) patients; howerer a 23% relapse rate was noted [2]. In the 1970s, cisplatin was found to have marked single agent activity in testicular cancer [3]. As a consequence, several institutions embarked on trials using cisplatin, vinblastine, and bleomycin, with or without other agents.

PVB Chemotherapy

From 1974 to 1976, a trial of cisplatin plus vinblastine plus bleomycin (PVB) was undertaken at Indiana University [4]. The treatment regimen is shown in Table 1. One should note that the vinblastine dosage used in this study was 0.4 mg/kg, and patients received this drug as maintenance therapy for 2 years. Additionally, patients received a fourth cycle of cisplatin only if they had not yet attained complete remission. In this original study, 27 of 47 evaluable patients remained disease-free for over 5 years.

Table 1. Cisplatin plus vinblastine plus Bleomycin

Platinum 20 mg/m^2 IV for 5 days every 3 weeks (3–4 courses) Vinblastine 0.2 mg/kg IV, X 2 every 3 weeks (4 courses) Bleomycin 30 units IV push weekly X 12	Remission induction therapy
Vinblastine 0.3 mg/kg monthly X 21	Maintenance therapy

The results of this first trial were striking. Nonetheless, the major toxic effect, myelosuppression, resulted in neutropenic fevers and sepsis in several patients. Accordingly, the second trial performed at Indiana University was a prospective one comparing the original PVB regimen to the same drugs with a reduced dosage of vinblastine (0.3 mg/kg) [5]. A third arm of this study evaluated the potential therapeutic advantage of the addition of doxorubicin to PVB (PVBA). The results of this trial demonstrated identical therapeutic efficacy but with significantly fewer episodes of granuloctyopenic fevers accompanying the lower dosage of vinblastine.

Subsequently, the Southeast Cancer Study Group (SECSG) performed a comparable trial to evaluate the role of doxorubicin [6]. In addition, patients who were rendered free of disease with chemotherapy alone or after resection of teratoma were randomized to receive or to not receive maintenance therapy with vinblastine. No differences were noted in the induction regimen or in those patients receiving maintenance therapy. The results of have been subsequently confirmed by others.

Long-term complications from PVB chemotherapy have been relatively mild. From 1974 to 1979, 207 patients with disseminated germ cell tumors were treated with either PVB or PVBA at Indiana University [7]. With a minimal follow-up of 5 years (a median of 79 months), 114 remained continuously free of disease. Ten additional patients were lost to follow-up but were disease-free for a minimum of 2 years while 11 other patients were free of disease after salvage chemotherapy. Thus, 65% of all patients with disseminated testicular cancer were felt to be cured with cisplatin-based combination chemotherapy. Of note is that the indicence of late recurrences beyond 2 years was low (i.e., 2.6%).

The Memorial Experience

In the mid 1970s, investigators at the Memorial Sloan-Kettering Cancer Center also employed cisplatin in their treatment regimens with vinblastine, actinomycin D, and cyclophosphamide (VAB). Through a series of protocols (VAB-1 to VAB-6), these investigators examined the role of shortening intervals between cisplatin courses as well as of shortening the total duration of treatment. Their most recent regimen, VAB-6, yielded results comparable with those achieved with PVB [8]. Whether the inclusion of actinomycin-D plus cyclophosphamide improves the therapeutic index is uncertain. Recently concerns regarding the long-term side effects of alkylating agents have been raised [9].

The Etoposide Era

Although the previously described cisplatin regimens bring about complete remission in up to 80% of treated patients, the remaining patients, as well as those relapsing, are candidates for salvage therapy. Prior to etoposide, no drug had been demonstrated to produce remission in patients refractory to cisplatin. In 1977, etoposide was first noted to demonstrate activity in germ cell tumors. Subsequent trials by several investigators demonstrated an overall response rate of approximately 35% in drug-refractory patients, but unfortunately complete remissions were rare and there were only anecdotal reports of long-term remissions [14].

Since cisplatin and etoposide demonstrated synergy in preclinical models, these drugs were combined in salvage therapy for patients with recurrent germ cell tumors. Between 1978 and 1980, 45 such patients were treated at Indiana and Vanderbilt Universities with these two drugs alone or combined with bleomycin and/or doxorubicin [15]. Overall, 24 (53%) achieved disease-free status (11 complete remission; 13 no evidence of disease after surgery). Similarly, other investigators have had comparable results with approximately 20%–25% durable complete remissions.

Based on these data, it was logical to evaluate the use of etoposide in first-line therapy. In 1982, the SECSG initiated a trial comparing PVB to cisplatin plus etoposide plus bleomycin (PVp16B) [16]. Patients were stratified by extent of disease and randomly assigned to one of these two arms. Cisplatin was given in a dosage of 20 mg/m^2 daily for 5 days; 30 units of bleomycin was given weekly, and the etoposide dosage was 100 mg/m^2 daily for 5 days. The vinblastine dosage was as described previously (0.3 mg/kg). Each course was repeated every 3 weeks for four courses in total. From 1982 through 1984, 258 patients were entered on this study; 244 were fully evaluable for response. Of the 121 patients treated with PVB, 89 (74%) achieved disease-free status compared to 102 of 123 (83%) treated with PVp16B. Although the overall therapeutic results were comparable, the etoposide regimen was felt to be superior because of statistically-significant lower neuromuscular toxicity. Of the 244 evaluable patients, 157 had high tumor volume based upon the M.D. Anderson staging criteria. Using this classification, 77% became disease-free with PVp16B compared to 61% treated with PVB. Additionally, these data also translated into improved survival for those patients treated with etoposide ($p = 0.022$). Using the Indiana staging system (Table 2), 72 of the 244 evaluable patients were classified as having advanced disease. Similarly to with the M.D. Anderson staging system, both complete remission rate ($p = 0.06$) and survival rate ($p = 0.019$) were superior in the etoposide arm. Thus, PVp16B has become the preferred regimen because of an improvement of the therapeutic index.

Several trials have recently questioned the necessity of bleomycin in favorable-prognosis patients. In a study of the Australian Germ Cell Neoplasm Trial Group, 104 patients were randomly assigned to receive cisplatin plus vinblastine, alone or with weekly bleomycin [17]. Although no statistical difference in the complete remission rate was noted between the two arms, significantly greater hematologic and pulmonary toxicity was observed in those patients receiving bleomycin.

In another trial by the Southwest Oncology Group, 115 patients with disseminated testicular cancer were randomized to receive cisplatin (120 mg/m^2 day 3) and vinblas-

Table 2. Indiana University staging system

Minimal extent
1. Elevated markers only
2. Cervical nodes (± nonpalpable retroperitoneal nodes)
3. Unresectable nonpalpable retroperitoneal disease
4. Less that 5 pulmonary metastases per lung field and largest < 2 cm (± nonpalpable retroperitoneal nodes)

Moderate extent
5. Palpable abdominal mass only (no supradiaphragmatic disease)
6. Moderate pulmonary metastases: 5–10 metastases per lung field and largest < 3 cm, or solitary pulmonary metastasis of any size greater than 2 cm (± nonpalpable retroperitoneal disease)

Advanced extent
7. Advanced pulmonary metastases: Primary mediastinal germ cell tumor or > 10 pulmonary metastases per lung field, or multiple pulmonary metastases with largest greater than 3 cm (± nonpalpable retroperitoneal disease)
8. Palpable abdominal mass plus supradiaphragmatic disease
9. Liver, bone, or CNS metastases

tine (12 mg/m² day 1), with either bleomycin (15 units/m² twice weekly to a total dosage of 200 units/m²; (PVB) or etoposide (50 mg/m² on days 2–5) [18]. Thirty of 41 (73%) patients treated with PVB had a favorable response compared to 32 of 41 (78%) treated with the etoposide regimen. Unfortunately, this study was reported with a median follow-up of only 23 weeks. In light of decreased pulmonary and dermatologic toxicities, the etoposide arm was felt to be preferable by the authors. Of note, however is that the twice weekly administration of bleomycin makes it difficult to compare its toxicity to that of the weekly administration used in the previously mentioned PVB regimens.

Similarly, Bosl and his colleagues at Memorial recently reported results of a trial of 140 "low risk" patients with germ cell tumors who were randomized to VAB-6 or cisplatin-etoposide (PE) [19]. Of 55 evaluable patients treated with PE, 51 (91%) achieved complete remission status compared to 55 of 58 (95%) treated with VAB-6. Of these patients, however, 75% and 86% remained continuously free of disease in the PE and VAB-6 arms, respectively. As expected, those patients receiving PE had significantly less clinical toxicity related to chemotherapy.

These studies tentatively suggest that the omission of bleomycin might be possible without compromising therapeutic efficacy in low risk patients. These results, however, are from studies with limited follow-up. They obviously need to be carefully reviewed and confirmed by other investigators before firm conclusions can be drawn.

Prognostic Factors

Although cisplatin-based combination chemotherapy has remained the standard treatment, the results of several of the more recently proposed regimens have caused confusion in some clinicians [20]. Some investigators have claimed superior success rates in small institutional trials where historical controls were used. With the success of PVB and VAB-6, several other investigators published or presented results of alternative regimens which attempt to improve the response rate or minimize toxicity. Wettlaufer and his colleagues have reported 93% complete remission in 29 patients (20 patients had no evidence of disease after surgery) treated with a regimen employing weekly cisplatin, vincristine, and bleomycin [10]. Overall, 83% remained disease-free from 18 to 47 months. However, 14 patients had stage B_3 (bulky abdominal) disease while the remainder had stage C disease.

Logothetis and his associates have recently published their results with $CISCA._{II}/VB_{IV}$ in patients with disseminated testicular cancer [11]. Although patients with extragonadal germ cell tumors were not included in the series, 37 of 48 (77%) had advanced disease using the M.D. Anderson staging system. Forty-four (92%) patients achieved a disease-free status. Toxicity was substantial, however, with 45% of the courses involving granulocytopenic fever and over 25% of patients having documented septicemia or fungemia.

Newlands et al. from Charing Cross recently published results from a complicated seven-drug regimen, POMB/ACE, which included intrathecal administration of methotrexate [12]. The average duration of therapy for all patients was 6 months. Of 69 patients treated with this regimen from 1979 to 1982 (mean duration of follow-up was 16 months), 83% survived. The results of this series, however, were not felt to be

Table 3. Sequential PVB studies at Indiana University

Study	No. of Patients	C x R		NED after surgery		Presently NED	
		(n)	(%)	(n)	(%)	(n)	(%)
1974–1976	47	3	70	5	11	27	57
1976–1978	78	51	65	13	17	57	73
1978–1981	147	92	63	31	21	117	80

CR, Complete remission; NED, no evidence of disease

Table 4. Multicentre British study

Year(s)	No. of patients	3-year survival rate (%)
1976–1978	110	68
1979	102	72
1980	101	81
1981–1982	145	89

superior to results obtained in other British institutions where more conventional PVB or etoposide-containing regimens were used (Table 4) [13].

Although these latter three regimens cause formidable patient morbidity, the response rates are notable. Unfortunately, none of these regimens has yet been tested against standard therapy in a prospective randomized trial. The importance of stratifying patients according to prognostic factors in such trials will be discussed in detail later in this paper. In three successive series of trials at a single institution (Indiana University) which examined PVB alone or with adriamycin, improvements in the complete remission rate were observed over time (Table 3). This occurred despite the fact that two of these series were part of randomized trials which demonstrated no superiority in the study arms. Similar improvements over time have also been reported by a multicenter British study (Table 4) and are accredited to improvements in supportive care and staging techniques, and better insight into the role of surgical resection of residual disease [13]. Treatment delays may also adversely affect therapeutic efficacy [21]; the minimization of these delays in more recent times may also serve to improve results compared with historic controls.

The delineation of prognostic factors which can assist in the therapeutic decision process is of obvious importance. Stratification of patients into low and high risk groups has recently been clarified by the SECSG. As mentioned previously, from 1978 through 1982, 180 patients were randomized on the SECSG protocol comparing PVB alone and with doxorubicin. Using a logistic regression model, several factors were examined for prognostic influence [22]. Two clinical staging systems were examined: a modification of the M.D. Anderson system (Table 5) and the Indiana classification (Table 2). Additionally, several other factors were examined for prognostic significance including histologic subtype, primary site (testis or extragonadal), age, performance status, prior radiotherapy, treatment regimen (PVB vs PVBA), and serum markers (LDH, HCG, alpha-fetoprotein). Upon analysis, the extent of

Table 5. M.D. Anderson classification of extent of disease

A. Minimal pulmonary disease; no more than 5 lesions per lung field, none more than 2 cm
B. Pulmonary disease more advanced than A; includes hilar and mediastinal involvement
C. Minimal abdominal ± minimal pulmonary disease (abdominal involvement less than D)
D. Advanced abdominal ± pulmonary disease; palpable abdominal mass, obstructive uropathy, lateral ureteral deviation, liver metastases
E. Elevated marker only
F. CNS, bond and extraabdominal lymph node involvement

A, C, or E, minimal disease
B, D, or F, advanced disease

disease based upon the Indiana classification and the number of elevated serum markers were found to be statistically significant for prediction of the outcome of therapy. The Indiana classification was then successfully tested prospectively to confirm these results. In summary, these classifications allow patients to be divided into three groups (minimal, moderate, advanced) with the likelihood of a favorable outcome being 99%, 90%, and 58%, respectively.

Several other investigators have proposed regimens with improved response rates in patients with "advanced" disease. Patients with a large abdominal mass but no visceral or pulmonary metastases are often classified by these investigators as having advanced disease [20]. It is important to note, however, that over 90% of these patients have a favorable outcome with PVB (± A) or PVp16B therapy. Thus, reports of "new and improved" regimens must be carefully scrutinized to ensure that the tumor volume is described well enough to allow the therapeutic superiority to be assessed accurately.

Future Directions

Whether further advances with cisplatin plus etoposide can be made remains to be determined. Ozols and his colleagues recently reported results with ultra high dose cisplatin (40 mg/m^2 daily for 5 days), together with etoposide plus bleomycin and vinblastine [23]. The results of this trial also appear to be superior to those of conventional PVB therapy. Whether they reflect a dose-response relationship for cisplatin or merely reflect the superiority of etoposide regimens remains to be determined. A prospective randomized trial is currently being performed by the SECSG and the Southwest Oncology Group to test etoposide plus bleomycin with either conventional-dose cisplatin (20 mg/m^2 on days 1–5) or high-dose cisplatin (40 mg/m^2 on days 1–5).

Similarly, minimizing the side effects of chemotherapy should be the goal of clinical trials of those patients with low risk disease. Accordingly, several trials are under way to examine this possibility, including one by the EORTC which is studying cisplatin plus etoposide with or without bleomycin. Additionally, a trial being performed by the SECSG ist comparing PVp16B over four cycles (12 weeks) with PVpB over three cycles (9 weeks).

Salvage Chemotherapy

Despite the demonstration of activity of numerous drugs in the primary treatment of metastatic germ cell tumors, few drugs have shown activity in cisplatin-refractory patients. With the exception of etoposide, only ifosfamide, in our experience, has demonstrated significant activity in such patients [24]. Ifosfamide is an analog of cyclophosphamide which has less myelosuppressive potential than its parent compound. While ifosfamide has greater urothelial toxicity, this has been ameliorated with protective agents such as n-acetylcysteine and mesna [25, 26]. In a phase II study of ifosfamide in 30 patients with refractory testicular cancer, six achieved partial remission and one achieved complete remission (total 23%) [24].

Based on these results, we began a trial in 1983 of VP-16 with ifosfamide and cisplatin (VIP) as salvage therapy [27]. Of 48 evaluable patients with either an unresectable partial remission, a brief response (less than 2 months), or prior exposure to PVB and PE therapy, 16 (33%) achieved a complete remission. Twenty-three (48%) had had two or more previous treatment regimens. Seven patients in this series have remained continuously free of disease. The Eastern Cooperative Oncology Group will be examining the role of ifosfamide in first-line therapy in patients with moderate or advanced disease in a study comparing cisplatin plus etoposide with either bleomycin or ifosfamide.

Adjuvant Chemotherapy

For those patients who present either no or minimal roentgenographic evidence of retroperitoneal lymphadenopathy, retroperitoneal lymphadenectomy (RPLND) has been the standard therapy. In resectable stage B disease, RPLND alone cures approximately 50% of patients. With the advent of successful cisplatin-based combination chemotherapy for metastatic disease, it became appropriate to consider adjuvant chemotherapy.

From May 1979 through October 1984, the Testicular Cancer Intergroup Study randomized 213 patients with resected stage II nonseminomatous germ cell tumors (NSGCT) either to receive two courses of adjuvant therapy (PVB or a modified VAB or to be observed [28]. Of these, 195 were fully evaluable (98 observation; 97 adjuvant therapy). Of the patients assigned to receive adjuvant chemotherapy, six (6 %) had recurrences, but five of these never received their assigned treatment. As expected, 48 (49%) patients randomized to observation later had relapses of germ cell tumor. These patients were treated with four cycles of PVB or VAB-6. In total, five patients died: four patients in the observation arm (two chemotherapy failures, one suicide while disease-free, one refused therapy), and one patient in the adjuvant arm. In summary, survival in resected stage II patients is excellent. Whether patients should receive two postoperative courses of adjuvant therapy in this setting should be decided individually in each case. For those patients who are reliable attending follow-up examinations, relapses will be discovered with minimal tumor volume, and in this situation, appropriately administered cisplatin combination chemotherapy should have a 99% cure rate. Alternatively, adjuvant chemotherapy affords excellent assurance of relapse-free survival, but if it is used routinely 50% of patients treated would never have had cancer recurrence anyway.

The data from the Testicular Cancer Intergroup study clearly do not support the idea that two courses of adjuvant chemotherapy should supplant a carefully performed RPLND. In patients in whom an incomplete RPLND is performed (i.e., gross disease remaining), therapy should be directed as one would do with more advanced testicular cancer (i.e., three or four cycles of chemotherapy). Ultimately, decisions regarding adjuvant chemotherapy should be made carefully by patients themselves, but they should be reassured that the cure rate for testicular cancer is excellent with either option.

Postchemotherapy Surgery

Following chemotherapy, approximately 10%–15% of patients have surgically resectable residual disease. Resection of this residual disease reveals either necrosis (40%), teratoma (40%), or persistent viable carcinoma (20%) [29]. For the latter, two additonal cycles of chemotherapy have been the standard course of therapy. In 120 of 534 patients treated on SECSG trials from 1978 through 1984, residual disease was surgically excised (22%) [30]. Residual carcinoma was resected from 27 (23%) patients and resection was complete in 18 of these. There was one postoperative death (0.08%). Eleven of the remaining 17 patients (65%) remained disease-free. These results are generally considered to reflect the patients advanced tumor burden, and it remains uncertain whether or not improved response rates could be attained with alternative postoperative regimens.

As mentioned previously, teratoma alone following chemotherapy occurs in approximately 40% of patients after induction chemotherapy, and in approximately 50% of patients after salvage chemotherapy. Our philosophy has been to rely on a surgical rather than a chemotherapeutic approach to the situation. Some confusion has resulted, however as regards the significance of various histologic subtypes of teratoma (mature, immature, and immature teratoma associated with non-germ cell elements).

Of 51 patients with primary testicular (46) or mediastinal (5) germ cell tumors who underwent resection of residual teratoma following cisplatin-based induction or salvage chemotherapy, 20 had recurrence of teratoma (10) or carcinoma (10) [31]. One additional patient who had had extensive abdominal radiotherapy developed, and ultimately succumbed to, a second malignancy (angiosarcoma). Overall, 82% of patients were alive and disease-free after treatment. Although no difference in relapse-free survival was observed for those patients with mature (61%) or immature (80%) teratoma, patients with non-germ cell elements had a significantly shorter ($p < 0.01$) relapse-free survival (14%). Associated risk factors in this group of patients were high tumor burden and having the primary tumor in the mediastinum. It is noteworthy that four patients in this series had a recurrence of carcinoma more than 2 years after chemotherapy. This suggests that residual "benign" teratoma is able to de-differentiate into malignant germ cell tumors. These data underscore the importance of careful, meticulous dissection of residual disease after induction chemotherapy.

Summary

Significant advances have been made in the treatment of advanced testicular cancer. These advances have been centered upon better staging techniques using procedures such as computerized tomography and reliable serum markers. With these techniques, patients can be assigned to primary surgical therapy or to systemic therapy. Cisplatin combination chemotherapy can be expected to cure approximately 80% of all patients with advanced disease. Currently, cisplatin plus etoposide plus bleomycin is the standard treatment for patients with advanced disease. Trials are currently underway of more aggressive therapy in patients with a poor prognosis while parallel trials are examining the effect of minimizing toxicity in those patients with low risk disease.

References

1. Einhorn LH (1981) Testicular cancer as a model for curable neoplasm: the Richard and Hinda Rosenthal Foundation Award Lecture. Cancer Red 41: 3275–3280
2. Samuels ML, Lazotti VJ, Holoye PY et al. (1976) Combination Chemotherapy in germinal cell tumors. Cancer Treat Rev 3: 185–204
3. Higby DJ, Wallace HJ, Albert DJ et al.(1974) Diamminodichloroplatinum: a phase I study showing responses in testicular and other tumors. Cancer 33: 1219–1225
4. Einhorn LH, Donohue JP (1977) Cis-diamminedichloroplatinum; vinblastine; and bleomycin-combination chemotherapy in disseminated testicular cancer. Ann Intern Med 87: 293–298
5. Einhorn LH, Williams SD (1980) Chemotherapy of disseminated testicular cancer. Cancer 46: 1339–1344
6. Einhorn LH, Williams SD, Troner M et al. (1981) The role of maintenance therapy in disseminated testicular cancer. N Engl J Med 305: 727–731
7. Greist A, Roth B, Einhorn L, Williams S. (1985) Cisplatin-combination chemotherapy for disseminated germ cell tumors: long term follow-up. Proc Am Soc Clin Oncol 4: 100
8. Vugrin D, Whitmore WF, Golbey RB (1983) VAB-6 combination chemotherapy without maintenance in treatment of disseminated cancer of the testis. Cancer 51: 211–215
9. Redman JR, Vugrin D, Arlin ZA et al. (1984) Leukemia following treatment of germ cell tumors in men. J Clin Oncol 2: 1080–1087
10. Wettlaufer JN, Feiner AS, Robinson WA (1984) Vincristine, cisplatin, and bleomycin with surgery in the management of advanced metastatic nonseminomatous testis tumors. Cancer 53: 203–209
11. Logothetis CJ, Samuels MS, Selig D et al. (1985) Improved survival with cyclic chemotherapy for nonseminomatous germ cell tumors of the testis. J Clin Oncol 3: 326–335
12. Newlands ES, Begent RHJ, Rustin GJS, Parker D, Bagshawe KD (1983) Further advances in the management of malignant teratoma of the testis and other sites. Lancet i: 948–951
13. Peckham MJ, Oliver RTD, Bagshawe KD et al. (1985) Prognostic factors in advanced nonseminomatous germ cell testicular tumours: results of a multicentre study. Lancet ii: 8–11
14. Williams SD, Einhorn LH (1982) Etoposide salvage therapy for refractory germ cell tumors: an update. Cancer Treat Rev (Suppl A) (67–71)
15. Hainsworth JD, Williams SD, Einhorn LH et al. (1985) Successful treatment of resistant germinal neoplasms with VP-16 and cisplatin: results of a Southeastern Cancer Study Group Trial. J Clin Oncol 3: 666–671
16. Williams SD, Birch R, Irwin L, Greco FA, Loehrer PJ, Einhorn LH. Disseminated germ cell tumors: chemotherapy with cisplatin plus bleomycin plus either vinblastine or etoposide. A trial of the Southeastern Cancer Study Group. (Submitted for publication).
17. Raghavan A, Harvey V, Thomson D et al. (1986) Deletion of bleomycin from therapy for good prognosis of advanced testicular cancer: a prospective randomized trial. Proc Am Soc Clin Oncol 5: 97

18. Samson MK, Crawford ED, Natale R et al. (1986) A randomized comparison of cisplatin, vinblastine, plus either bleomycin or VP-16 in patients with advanced testicular cancer. Proc Am Soc Clin Oncol 5: 96
19. Bosl GJ, Bajorin D, Leitner S (1986) A randomized trial of etoposide plus cisplatin and VAB-6 in the treatment of "good risk" patients with germ cell tumors. Proc Am Soc clin Oncol 5: 105
20. Einhorn LH (1986) Have new aggressive chemotherapy regimens improved results in advanced germ cell tumors? Eur J Clin Oncol 22: 1289–1293
21. Birch R, Loehrer P, Williams S et al. (1986) The effect of delay of therapy on response to cisplatin chemotherapy in disseminated germ cell tumors. The Southeastern Cancer Study Group Experience. Proc Am Soc Clin Oncol 5: 105
22. Birch R, Williams SD, Cone A et al. (1986) Prognostic factors for favorable outcome in disseminated germ cell tumors. J Clin Oncol 4: 400–407
23. Ozols RF, Deisseroth AB, Javadpour N et al. (1983) Treatment of poor prognosis nonseminatous testicular cancer with a "high-risk" platinum combination chemotherapy regimen. Cancer 51: 1803–1807
24. Wheeler BM, Loehrer PJ, Williams SD et al. (1986) Ifosfamide in refractory male germ cell tumors. J Clin Oncol 4: 28–34
25. Morgan LR, Donley PJ, Harrison EF et al. (1982) Protective effect of n-acetylcysteine on urotoxicity produced by oxazaphosphorine without interference with anti-cancer activity. Eur J Cancer Clin Oncol 18: 113–114
26. Brock N, Hilgard P, Pohl J et al. (1984) Pharmacokinetics and mechanism of action of detoxifying low-molecular weight thiols. J Cancer Res Clin Oncol 108: 87–97
27. Loehrer PJ, Einhorn LH, Williams SD (1986) VP-16 plus ifosfamide plus cisplatin as salvage therapy in refractory germ cell cancer. J Clin Oncol 4: 528–536
28. Williams S, Muggia F, Einhorn L et al. (1986) Resected stage II testicular cancer: immediate adjuvant chemotherapy versus observation. Proc Am Soc Clin Oncol 5: 98
29. Donohue JP, Rowland RG (1984) The role of surgery in advanced testicular cancer. Cancer 54: 2716–2721
30. Nichols C, Gupta S, Loehrer P et al. (1987) Outcome in patients with residual germ cell cancer after post-chemotherapy surgery. Proc Am Soc Clin Oncol 6: 390
31. Loehrer PJ, Hui S, Clark S et al. (1986) Teratoma following cisplatin-based combination chemotherapy for nonseminomatous germ cell tumors: a clinical-pathologic correlation. J Urol 135: 1183–1189

Behandlung prognostisch ungünstiger nichtseminomatöser Hodenkarzinome mit Cisplatin, Ifosfamid und Bleomycin (PIB)

U. Wandl, G. Schumacher, K. Günzel, N. Niederle, M. E. Scheulen, K. Höffken und C. G. Schmidt

Zusammenfassung

Achtundzwanzig Patienten mit weit fortgeschrittenem nicht-seminomatösem Hodenkarzinom (Stadium II C: 29%, III C: 7%, IV C: 21% und IV D: 43%) wurden nach Orchiektomie in einem Pilotprojekt behandelt. Die zytostatische Kombinationstherapie mit Cisplatin (40 mg/m^2 an Tag 2–4), Ifosfamid (5 g/m^2 an Tag 1 und 5) und Bleomycin (30 mg an Tag 1, 8 und 15) hat bei 14 (50%) der Patienten zur Tumorfreiheit geführt. Acht (28%) erreichten eine tumormarker-negative partielle Remission. Die Residualtumoren sind nicht operativ zugänglich. Bei der bisherigen mittleren Beobachtungszeit von 11 Monaten leben noch 23 Patienten (82%).

Alle Patienten hatten Nausea und Vomitus sowie Alopezie als Nebenwirkungen. Bei 7 Patienten (25%) trat eine reversible Nephrotoxizität auf; 7 Patienten hatten eine Myelosuppression WHO Grad IV; 2 Patienten verstarben (1 Lungenfibrose, 1 Septikämie). Die Überlegenheit solcher mit hoher Toxizität belasteter Therapieprotokolle muß durch prospektiv randomisierte Untersuchungen belegt werden.

Einleitung

Remissionsraten und Überlebenszeiten von Patienten mit nichtseminomatösen Hodenkarzinomen werden durch die primäre Tumormasse beeinflußt [1, 3, 5]. Bei Patienten im Stadium IIC, IVC und IVD [7] werden je nach Behandlungsprotokoll und Tumormasse in 30 bis 70% komplette Remissionen erreicht [2, 6, 8]. Im Westdeutschen Tumorzentrum Essen betragen die Langzeitüberlebensraten im Stadium IVC 50–60% und im Stadium IVD 20% nach sequentiell alternierender kombinierter Chemotherapie [4, 5, 7].

Im folgenden berichten wir über erste Ergebnisse einer Pilotstudie zur intensiven Chemotherapie bei Patienten mit massiver Tumorausbreitung ("bulky disease"). Appliziert wurden die Substanzen Cisplatin, Ifosfamid und Bleomycin (PIB).

Patienten und Behandlung

Patienten

Achtundzwanzig Patienten mit nichtseminomatösen Hodentumoren und ausgedehnter Tumormasse (Stadien IIC, III, IVC und IVD) wurden im Rahmen einer Pilotstudie mit Cisplatin, Ifosfamid und Bleomycin (PIB) behandelt. Kein Patient war chemotherapeutisch vorbehandelt. Einundzwanzig Patienten waren einseitig orchiektomiert und ein Patient orchiektomiert und retroperitoneal lymphadenektomiert (Tabelle 1). Die Histologiegewinnung erfolgte bei zwei Patienten durch Mediastinoskopie, bei weiteren zwei durch Lymphknotenbiopsien. Bei einem Patienten wurde eine Lungenbiopsie durchgeführt. Bei einem Patienten konnte zunächst keine feingewebliche Untersuchung durchgeführt werden.

Tabelle 1. Charakterisierung der Patienten

Patienten	28	
– auswertbar	28	
Alter	19–47 (Median 30)	
Performance status		
– Karnofsky 90–100%	17	(61%)
– Karnofsky 60– 80%	6	(21%)
– Karnofsky 20– 50%	5	(18%)
Primärtumor		
– Hoden	26	(93%)
– Extragonadal	2	(7%)
Vorbehandlung		
– Chemotherapie	0	(0%)
– Orchiektomie	21	(75%)
– Orchiektomie + RLA	1	(4%)
Tumorlokalisation		
– Lunge/Mediastinum	2	(7%)
– Abdomen	8	(29%)
– Lunge/Mediastinum + Abdomen	13	(46%)
– Andere	5	(18%)
Tumorstatus		
– II C	8	(29%)
– III C	2	(7%)
– IV C	6	(21%)
– IV D	12	(43%)

Behandlungsplan

Die PIB-Kombination besteht aus Cisplatin 40 mg/m^2 2h-Infusion an den Tagen 2–4, Ifosfamid 5 g/m^2 als 4h-Infusion an den Tagen 1 + 5 und Bleomycin 30 mg i. v. an den Tagen 1, 8 und 15 (Tabelle 2). Zur Vermeidung nephrotoxischer Nebenwirkungen wurde eine forcierte Diurese durch Dauerinfusion von 2500 ml physiologischer Kochsalzlösung an den Tagen 2–4 durchgeführt. Zur Verminderung von Übelkeit und

Tabelle 2. Behandlungsplan

Cisplatin	40 mg/m²	Tage 2–4
Ifosfamid	5 g/m²	Tage 1 + 5
Bleomycin	30 mg	Tage 1, 8, 15
	q 21 Tage	
	Anzahl der Chemotherapiekurse:	
	Bereich 1–11	
	Median 3	

Erbrechen wurden Decadronphosphat, Dimenhydrinat (Vomex A) und/oder Metoclopramid (Paspertin) gegeben. Zur Vermeidung einer ifosfamidbedingten hämorrhagischen Zystitis wurde eine Dauerinfusion mit 1500 ml Kochsalzlösung täglich und 4 × 2 g Natrium-2-Mercaptoäthan-Sulfonat (Uromitexan) verabreicht. Zur Verringerung der Bleomycinnebenwirkungen wurde zusätzlich an den Tagen 1, 8 und 15 100 mg Prednisolon-21-hemisuccinat-Natrium (Solu-Decortin-H) i. v. appliziert.

Tumorstadium

Prätherapeutisch wurden die Patienten in Abhängigkeit von der Ausdehnung und Lokalisation der Metastasierung den in Tabelle 3 aufgeführten Tumorstadien zugeordnet. Dazu wurden folgende Untersuchungen durchgeführt:

Tumormarker AFP und β-HCG vor jedem Therapiekurs, bzw. bei Patienten in Vollremission in 6–12wöchigen Abständen. Darüber hinaus wurden zur Verifizierung einer Vollremission zusätzlich Computer-Tomographien von Thorax, Abdomen und Becken durchgeführt, alternativ Röntgen-Thorax-Aufnahmen und Ultraschalluntersuchungen von Abdomen und Becken.

Tabelle 3. Definition der Tumorstadien

	II C	III C	IV C	IV D
Retroperitoneale Tumormasse	> 5 cm	> 5 cm	< 5 cm	> 5 cm
Supradiaphragmale Lymphknotenbeteiligung	0	und + oder > 5 cm	+/−	+/−
Lungenmetastasen	0	0	< 10 cm	> 10 cm
Andere Lokalisation(en) (Leber/ZNS/Skelett)	0	0	0	und/oder

Tabelle 4. Ergebnisse

Behandlungsergebnis	Patientenzahl	
	(N)	(%)
CR	12	(43)
NED	2	(7)
PR – markernegativ	8	(28)
PR – markerpositiv	4	(14)
MR	2	(7)
Rezidive	0	(0)
	Dauer	(Monate)
Mittlere Beobachtungszeit: Median (Bereich)	11	(2–26)

Remissionskriterien

Eine objektive Tumorrückbildung wurde folgendermaßen bewertet: Vollremission (CR) bei einer vollständigen Rückbildung aller meßbaren Tumorparameter einschließlich der Tumormarker AFP und β-HCG für mindestens acht Wochen. Teilremission (PR) bei einer Abnahme des gesamten Tumorvolumens um mindestens 50%.

Ergebnisse

Bei einer Ansprechrate von 100% wurde bei 12 von 28 Patienten (42%) eine CR erreicht (Tabelle 4). Im Durchschnitt mußten drei Chemotherapiekurse bis zur Vollremission gegeben werden. Zusätzlich wurden zwei Patienten in Teilremission durch eine operative Entfernung von residuellem vitalem Tumorgewebe in eine Vollremission überführt, so daß die NED-Rate bei kombiniertem Vorgehen 50% beträgt.

Bei 8 (28%) Patienten ist eine tumormarker-negative partielle Remission eingetreten. Fünf dieser Patienten befinden sich bei Inoperabilität der residuellen Tumormanifestation in einer anhaltenden Remission (3+, 8+, 8+, 10+, 14+ Monate) ohne weitere therapeutische Maßnahmen. Zwei Patienten werden noch behandelt und zeigen gutes Ansprechen. Ein Patient hat sich weiteren Kontrollen entzogen.

Am Stichtag (15.11.87) lebten 23 Patienten (82%) bei einer medianen Beobachtungszeit von 11 Monaten (2–26+). Bis zu diesem Zeitpunkt ist kein Rezidiv aufgetreten.

Zur besseren Standardisierung des Tumorstadiums wurde unter Berücksichtigung der LDH, des β-HCG und der Anzahl der betroffenen Organe die Wahrscheinlichkeit für das Erreichen einer CR nach der Formel von Bosl [1] berechnet (Tabelle 5). Danach betrug die Wahrscheinlichkeit für das Erreichen einer Vollremission bei unseren Patienten 53%. Die Hälfte der Patienten hat tatsächlich eine CR erreicht; für diese Patientengruppe bestand nach der Formel von Bosl eine Wahrscheinlichkeit von 0,704, während die Wahrscheinlichkeit für das Nichterreichen einer CR für die Patienten, die keine CR erreicht haben, 0,164 betrug. Diese Werte sind allerdings statistisch nicht signifikant voneinander verschieden.

Tabelle 5. Wahrscheinlichkeit für das Erreichen einer kompletten Remission bzw. NED

	Median	Bereich
Alle Patienten	0,536	0,004−0,952
− CR (N = 14)	0,704*	0,152−0,952
∓ CR (N = 14)	0,164*	0,004−0,885

* P > 0,05

Nebenwirkungen

Die Kombination der drei Zytostatika führte bei allen Patienten zu einer reversiblen totalen Alopezie, Übelkeit und Erbrechen und einer reversiblen Myelosuppression mit einem Nadir zwischen den Tagen 10−15. In der Phase der Myelosuppression trat bei drei Patienten eine Retinablutung auf. Ein Patient starb an einer Septikämie, ein weiterer an einer bleomycininduzierten Lungenfibrose. Zwei Patienten litten an einer Psychose; bei sieben Patienten trat eine reversible Nephrotoxizität auf (Tabelle 6).

Tabelle 6. Toxizität

Alopezie (WHO III)	28/28	(100%)
Übelkeit und Erbrechen (WHO III−IV)	28/28	(100%)
Myelosuppression (Nadir Tag 10−15)	28/28	(100%)
− im ersten Chemotherapiekurs:		
− WHO I	1/28	(4%)
− WHO II	4/28	(14%)
− WHO III	3/28	(11%)
− WHO IV	4/28	(14%)
Reversible Nephrotoxizität (WHO I)	7/28	(25%)
Psychose	2/28	(7%)
Retinablutung	3/28	(11%)
Letale Lungenfibrose	1/28	(4%)
Letale Septikämie	1/28	(4%)

Zusammenfassung

Die zytostatische Kombinationschemotherapie mit Cisplatin, Ifosfamid und Bleomycin hat bei 14 von 28 Patienten (50%) mit nichtseminomatösen Teratokarzinomen in fortgeschrittenem Stadium zur Tumorfreiheit geführt. Acht Patienten erreichten eine tumormarker-negative partielle Remission, wobei das residuelle Gewebe bei keinem Patienten operativ zugänglich ist. Mit großer Wahrscheinlichkeit dürfte es sich zumindest bei einem Teil der Residuen um reifzellige Teratome handeln. Bei einer mittleren Beobachtungszeit von 11 Monaten leben noch 23 Patienten (82%). Bisher ist noch kein Rezidiv aufgetreten, so daß hohe Langzeitüberlebensraten erwartet werden dürfen. Die Überlegenheit solcher mit hoher Toxizität belasteter Therapieprotokolle muß allerdings durch prospektiv randomisierte Untersuchungen belegt werden.

Literatur

1. Bosl GJ, Geller NL, Cirrincione C, Vogelzang NJ, Kennedy BJ, Whitmore WF Jr, Vugrin D, Scher H, Nisselbaum J, Golbey RB (1983) Multivariate analysis of prognostic variables in patients with metastatic testicular cancer. Cancer Res 43: 3403-3407
2. Einhorn LH, Williams SD, Mandelbaum I, Donohue JP (1981) Surgical resection in disseminated testicular cancer following chemotherapeutic cytoreduction. Cancer 48: 904-908
3. Niederle N, Seeber S (1984) Nichtseminomatöse Hodentumoren. Therapiemöglichkeiten und Behandlungsergebnisse bei lokoregionaler Metastasierung (Stadium II). Therapiewoche 34: 3311-3321
4. Niederle N, Scheulen ME, Cremer M, Schütte J, Schmidt CG Seeber S (1983) Ifosfamide in combination chemotherapy for sarcomas and testicular carcinomas. Cancer Treat Rev 10 [Suppl A]: 129-135
5. Scheulen ME, Higi M, Schilcher RB, Meier CR, Seeber S, Schmidt CG (1980) Sequentiell alternierende Chemotherapie nichtseminomatöser Hodentumoren mit Velbe/Bleomycin und Adriamycin/Cisplatin. 1. Ergebnisse einer randomisierten Studie bei 71 Patienten mit pulmonaler Metastasierung (Stadium IV). Klin Wochenschr 58: 811-821
6. Schmoll H-J, Diehl V, Hartlapp J, Illiger J, Mitrou PS, Bergmann L, Hoffmann L, Bombick BM, Graubner M, Queisser W, Sterry K, Haselberger H, Douwes FW, Schnaidt U, Hecker H (1983) PVB +/- Ifosfamid bei disseminierten Hodentumoren: Ergebnisse einer prospektiv randomisierten Studie. Verh dtsch KrebsGes 4: 703-711
7. Schütte J, Bremer K, Niederle N, Schoetensack B, Schmidt CG, Seeber S (1983) Sequentiell-alternierende Chemotherapie nichtseminomatöser Hodentumoren mit Adriamycin/Cisplatin und Bleomycin/Vinblastin. Therapieansprechen und -versagen in Abhängigkeit von Histologie und Tumorstadium. Onkologie 6: 16-20
8. Stoter G, Vendrik CPJ, Struyvenberg A, Sleyfer DT, Vriesendorp R, Schraffordt Koops H, Van Oosterom AT, ten Bokkel Huinink WW, Pinedo HM (1984) Five-year survival of patients with disseminated nonseminomatous testicular cancer treated with cisplatin, vinblastine, and bleomycin. Cancer 54: 1521-1524

Vierfach-Kombination beim nichtseminomatösen Hodentumor mit ungünstiger Prognose

C. Clemm, R. Hartenstein, W. Mair, M. Wiesel und G. Ledderose

Abstract

In spite of good results with PVB and PEB chemotherapy in NSGCT (nonseminomatous germ cell tumor), the remission rate in "bulky" NSGCT is too low. Late intensification of treatment does not improve the cure rate. We therefore treated patients with bulky NSGCT initially with a four-drug regimen (ECBC) consisting of etoposide 120 mg/m^2, cisplatin 30 mg/m^2, bleomycin 12 mg/m^2, and cyclophosphamide 300 mg/m^2, on days 1–4 and 15 mg bleomycin push injection on day 1.

Up until now 28 patients have been treated; 15 had stage IV disease with lung metastases exceeding 5 cm or large abdominopulmonary manifestations, four with liver, and two with CNS-metastases. Four patients had stage III disease with mediastinal lymph nodes and three had stage IIC disease with abdominal lymph nodes exceeding 10 cm. In 22 cases tumor marker levels were extremely elevated: AFP > 1000 ng/ml, HCG > 10000 U/l.

Five patients are still being treated. Of 23 evaluable patients, one died during the first cycle due to pulmonary and hepatic failure caused by metastases. Two patients initially had progressive disease, and one reached PR (partial remission) with elevated tumor markers; in total four of 23 patients, or 17%. Of the remaining 19 patients, nine reached CR (complete remission) through chemotherapy alone (39%); eight, NED (no evidence of disease) with surgery (35%); and two, PR with marker normalization (9%; total 83%). Three of these 19 had relapses; two died and one reached NED status for a second time. At present 17 of 23 (73%) currently reveal NED, the remission duration being 3 to 51 months (median 11). Bone marrow toxicity is remarkable with leuko- and/or thrombopenia of WHO grade 3 and 4 in all cases.

In spite of the high toxicity, the results with ECBC are encouraging for these patients, who have an extremely poor prognosis.

Zusammenfassung

Obwohl mit PVB und PEB Chemotherapie gute Resultate beim nichtseminomatösen Hodentumor erzielt werden, sind die Erfolge beim "bulky" Tumor noch keineswegs befriedigend. Da eine spätere Intensivierung der Therapie zu keiner Ergebnisverbesserung führt, behandelten wir solche Patienten *initial* mit einem Vierer-Schema *(ECBC)* bestehend aus Etoposid 120 mg/m^2, Cisplatin 30 mg/m^2, Cyclophosphamid

300 mg/m² und Bleomycin 12 mg/m² Tag 1–4, sowie 15 mg Bleomycin Tag 1. Von den 28 Patienten befanden sich 15 im Stadium IV mit Lungenmetastasen > 5 cm oder abdomino-pulmonalen Manifestationen, 4 mit Leber- und 2 mit ZNS-Metastasen. 4 Patienten hatten ein Stadium III mit mediastinalen Lymphknoten > 10 cm, 3 ein Stadium IIC mit abdominellen Lymphknoten > 10 cm. In 22 Fällen waren die Tumormarker stark erhöht: AFP > 1000 ng/ml, HCG > 10000 U/l.

Von den 28 Patienten werden 5 noch therapiert und sind nicht auswertbar. Von den 23 auswertbaren Patienten verstarb 1 Patient im ersten Zyklus an Lungen- und Leberversagen aufgrund großer Metastasen, 2 weitere Patienten waren initial progredient, einer erreichte eine partielle Remission mit erhöhten Tumormarkern – insgesamt 17%. Von den übrigen 19 Patienten war bei 9 eine komplette Remission durch Chemotherapie erzielbar (39%), bei 8 NED durch zusätzliche Chirurgie (35%), und in 2 Fällen eine partielle Remission (9%) mit Markernegativität – insgesamt 83%.

Von diesen 19 Patienten haben 3 ein Rezidiv erlitten, woran 2 verstarben, 1 Patient erreichte eine erneute Remission (NED). Derzeit leben noch 17/23 Patienten (73%), die Remissionsdauer liegt zwischen 3+ und 51+ Monaten (Median 11 + Monate). Die Knochenmarktoxizität war erheblich mit Leuko- und/oder Thrombopenie Grad 3 und 4 (WHO) bei allen Patienten.

Trotz der hohen Toxizität sind die Ergebnisse mit ECBC sehr vielversprechend für diese Hochrisiko Patientengruppe mit bisher schlechter Prognose.

Einleitung

Durch die Einführung von Cisplatin in die Kombinationstherapie ist der nichtseminomatöse Hodentumor in einem hohen Prozentsatz heilbar geworden [6]. Sowohl die Standardkombination aus Cisplatin, Vinblastin und Bleomycin als auch die neuerdings favorisierte Kombination von Cisplatin, Etoposid und Bleomycin führen in über 70% der Patienten zu einer anhaltenden kompletten Remission [7, 18]. Die Langzeitüberlebensraten liegen dabei deutlich über 60%. Betrachtet man die minimalen und moderaten Tumorstadien, so liegen diese Zahlen sogar über 80–90%. In der Gruppe der ausgedehnten Tumorstadien, sog. "bulky" Tumoren, sind jedoch die Heilungsraten deutlich niedriger – 30–60% – je nach Definition von "bulky" [3, 7, 16, 17]. Deshalb wurde bei diesen ausgedehnten Tumoren mit großen Lymphknoten- und/oder Organmetastasen schon frühzeitig eine Intensivierung der Chemotherapie versucht. Neben einer Steigerung der Cisplatin-Dosis [13, 14] wurden hohe Dosen von Etoposid angewendet [5, 12]. Auch sind erweiterte Schemata mit zusätzlicher Gabe von Alkylantien beschrieben worden [8, 10, 11, 16].

Auch wir haben ein sog. Vierfach-Schema mit Cisplatin, Etoposid, Bleomycin und zusätzlich Cyclophosphamid etabliert [9]. Dabei ist die Cisplatin-Dosis höher als im Normalschema, Etoposid und Bleomycin vergleichbar hoch, wobei für Bleomycin die Dauerinfusion gewählt wurde [15]. Zusätzlich wurde Cyclophosphamid gegeben, da es bereits in Protokollen mit autologer Knochenmarktransplantation geprüft war [1].

Als wir sahen, daß eine spätere Intensivierung der Chemotherapie nach vorausgegangener „Standard" Therapie keinen wesentlichen Erfolg brachte, haben wir ab 1983 dieses Schema *initial* bei ausgedehnten Tumorstadien angewendet.

Material und Methode

Definition der großen Tumormasse

Wie in Tabelle 1 zu sehen, hatten die Patienten Lymphknotenmetastasen über 10 cm Durchmesser im Abdomen und/oder Mediastinum, Lungenmetastasen über 5 cm Durchmesser, bzw. mehr als 10 Metastasen pro Lungenseite. Ebenso qualifizierten Leber- und Hirnmetastasen für die Aufnahme in das Protokoll, während wir keinen Patienten mit Skelettmetastasen hatten. Der primär extragonadale Befall war nicht automatisch mit großer Tumormasse vergesellschaftet. Jedoch handelte es sich bei 7 unserer Patienten um solche mit primär extragonadalen Keimzelltumoren, was wir auf die schwierige, meist verzögerte Diagnosestellung in dieser Patientengruppe zurückführen.

Tabelle 1. Definition "bulky". Definition der Patienten mit großer Tumormasse

Lymphknotenmetastasen	abdominell ≥ 10 cm
	mediastinal ≥ 10 cm
Lungenmetastasen	≥ 5 cm im Durchmesser
	> 20 Metastasen
Lebermetastasen	
Hirnmetastasen	
(Skelettfiliae)	

Chemotherapieprotokoll

Tabelle 2 zeigt das Chemotherapie-Schema bestehend aus 4 Substanzen, die an vier aufeinanderfolgenden Tagen gegeben werden, wobei Etoposid (fraktioniert in zwei Einzeldosen pro Tag), Cyclophosphamid und Cisplatin als einstündige Infusion verabreicht werden, während Bleomycin nach einer Push-Injektion am 1. Tag über vier Tage hinweg als Dauerinfusion gegeben wird. Diese Therapie findet unter kontinuierlicher intravenöser Wässerung statt, die 12 Stunden vor der ersten Therapie begonnen und 24 Stunden nach der 4. beendet wird. Zur Cystitis-Prophylaxe wird Mesna verabreicht. Neben den üblichen Untersuchungen wie Röntgen-Thorax, EKG, Labor mit Tumormarkerkontrollen werden vor jedem Zyklus ein Audiogramm, Jod-Hippuran-Clearance sowie eine Lungenfunktion durchgeführt. Ab dem 5. Zyklus, also nach insgesamt 400 mg, wird die Bleomycin-Gabe gestoppt. Im weiteren Verlauf wird dann nur mit den 3 Substanzen Etoposid, Cisplatin und Cyclophosphamid weiterbehandelt. Die meisten Patienten haben 4–6 Zyklen erhalten, in einzelnen Fällen sind bis zu 9 Zyklen insgesamt verabreicht worden.

Die Therapie ist am Tag 22, bei unzureichenden Leuko- und Thrombozytenwerten spätestens am Tag 28, wiederholt worden.

Tabelle 2. Chemotherapieprotokoll (ECBC)

Etoposid	120 mg/m^2	Tag 1–4
Cisplatin	30 mg/m^2	Tag 1–4
Bleomycin	12 mg/m^2	Tag 1–4
+		
	15 mg i.v.	Tag 1
Cyclophosphamid	300 mg/m^2	Tag 1–4
Hyperhydration	6 l/24h	Tag 0–5
Mesna 3 × tägl.	300 mg/m^2	Tag 1–4
Wiederholung Tag 22 (bis 28)		
Anzahl der Zyklen: 1–9 Zyklen (ab 5. ohne Bleomycin)		

Patientencharakteristika

Insgesamt sind 28 Patienten mit diesem Schema bisher behandelt worden (Tabelle 3). Während 4 Patienten einen rein pulmonalen, bzw. mediastinalen Befall, 3 einen abdominellen Befall hatten, war bei 15 Patienten ein kombinierter Befall von Thorax und Abdomen zu verzeichnen. 4 hatten einen Leber- und 2 einen ZNS-Befall. Erhöhte Tumormarker mit einem AFP über 1000 ng/ml zeigten 7 und HCG über 10000 U/l zeigten 15 Patienten, während HCG über 100000 noch bei 10 Patienten zu beobachten war.

Dies weist auf die enge Korrelation dieser Werte mit der Tumormasse hin. Jedoch sind auch einige Patienten erwähnenswert, die weder AFP- noch HCG- noch LDH-Erhöhung vorwiesen und einen großen, aggressiv wachsenden Tumor hatten.

Tabelle 3. Patientencharakteristika

Anzahl aufgenommener Patienten 28	
Karnofsky-Index 10–60 median 50%	
Nur pulmonal (mediastinal)	4 = 14%
Nur abdominelle Lymphknoten	3 = 11%
Lunge (Mediastinum) + abd. LK	15 = 54%
< abd. LK > 10 cm	8
< Lunge > 5 cm	7
ZNS (+ bulky Lunge)	2 = 7%
Leberfiliae (+ bulky Lu/Abd)	4 = 14%
AFP > 1000 ng/ml	
HCG > 10000 U/l	$\frac{7}{15} = 79\%$
(> 100000 U/l	10)

Ergebnisse

Da sich noch 5 Patienten in Behandlung befinden (darunter die 2 Patienten mit ZNS-Befall sowie ein Patient mit Leber-Befall), sind bisher 23 Patienten auswertbar (Tabelle 4). Von diesen Patienten waren 9 durch alleinige Chemotherapie in eine komplette Remission (CR) zu bringen, 8 durch zusätzliche operative Maßnahmen (NED). 2 Patienten zeigten eine partielle Remission (PR) mit Marker-Negativität, 1 Patient eine partielle Remission mit positivem Marker und 3 Patienten verstarben an einem primär progredienten Tumor (PD). Von den 19 Patienten mit CR, NED und PR bei Marker-Negativität (entsprechend 83%) erlitten 3 Patienten ein Rezidiv, in 2 Fällen intra zerebral und in einem Fall abdominell. 2 dieser Patienten verstarben, bei 1 Patienten mit ZNS-Rezidiv konnte durch operative und strahlen-therapeutische Maßnahmen eine erneute Remission erzielt werden, die jetzt über 6 Monate andauert.

Tabelle 4. Ergebnisse

Auswertbare Patienten	23	
– noch in Behandlung	5	
CR	9	
NED	8	19/23 = 83%
PR (Marker ∅)	2	
PR (Marker +)	1	
PD	3	4/23 = 17%
Rezidive	3	(nach 3, 3, 9 Mon. 2 × ZNS, 1 × Abd. 1 Pat 2. NED)
Sekundäre Chirurgie RLA	13 ×	bei 17 Patienten
TT	9 ×	
currently NED		17/23 = 73%
median follow up		11 Monate

Bei 17 Patienten waren sekundär chirurgische Maßnahmen durchgeführt worden, überwiegend handelte es sich hierbei um eine retroperitoneale Lymphadenektomie, in 4 Fällen wurden konsekutiv Lymphadenektomie und Thorakotomie veranlaßt.

Derzeit sind 17 von 23 Patienten, entsprechend 73%, tumorfrei. Die Beobachtungszeit liegt zwischen 3+ und 51+ Monaten, im Median 11+ Monate.

Die Kurve für das rezidiv-freie Überleben der 23 Patienten ist in Abb. 1 dargestellt. Sie zeigt für die auswertbaren 23 Patienten ein "relapse free survival" von 68%. Wie wichtig dabei die Definition der "bulky" Tumormasse ist, beweist eine oben eingezeichnete Überlebenskurve von 5 anderen Patienten, bei denen bereits Lymphknotentumoren größer als 5 cm als "bulky" definiert wurden, und die sämtliche rezidivfrei überlebten. Sie sind in der weiteren Auswertung nicht berücksichtigt.

Bei der Auswertung der Gesamtüberlebensraten ergeben sich für unser Patientenkollektiv derzeit 73% (Abb. 2). Schlüsselt man nun einzelne Untergruppen getrennt

Vierfach-Kombination beim nichtseminomatösen Hodentumor mit ungünstiger Prognose 217

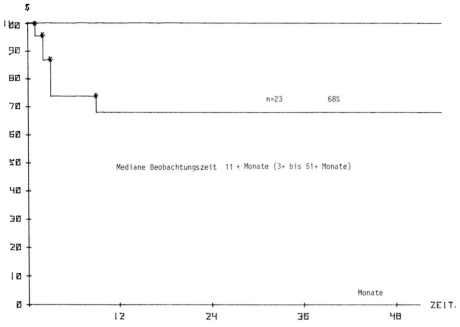

Abb. 1. Bulky NSGCT Releapse-Free Survival

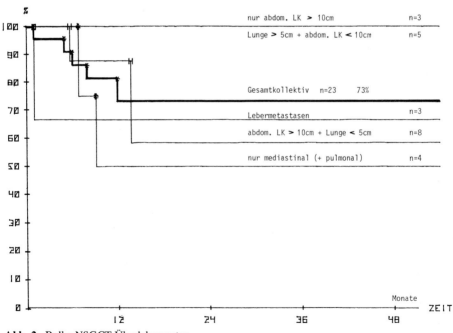

Abb. 2. Bulky NSGCT Überlebensraten

auf, so ergeben sich die dargestellten Überlebensraten. Dabei scheinen die Patienten mit nur abdominellem Befall ebenso wie die Patienten mit sehr großen Lungenmetastasen und kleinen abdominellen Metastasen eine günstigere Prognose zu haben. Dagegen sind sehr große abdominelle Lymphknotenmetastasen mit kleineren Lungenmetastasen ungünstig, ebenso wie ein rein mediastinaler Befall bei primär extragonadalen Keimzelltumoren. Von diesen 4 Patienten sind 2 primär progredient verstorben. Die Patienten mit Lebermetastasen, die bisher auswertbar waren, zeigen eine Überlebensrate, welche sich vom Gesamtkollektiv nicht wesentlich unterscheidet. Die beiden Patienten mit ZNS-Metastasen sind bisher noch nicht auswertbar.

Betrachtet man nun die Patienten mit erhöhten Tumormarkern, so ergibt sich kein wesentlicher Unterschied zwischen Patienten mit extrem erhöhten AFP- und HCG-Werten, während die Patienten mit niedrigerem Beta-HCG etwas günstiger abzuschneiden scheinen – was bei der noch kleinen Fallzahl nicht signifikant sein dürfte. Da die meisten der Patienten diese hohen Tumormarkerwerte hatten, errechnet sich eine Überlebensrate im Bereich des Gesamtkollektivs (Abb. 3).

Auch wir haben versucht, unsere Patienten nach der von Bosl et al. publizierten Formel [2] zu berechnen, und haben dabei für das Gesamtkollektiv eine vorhergesagte Überlebensrate von 33% errechnet – bei einem "range" von 4–94%. Im Einzelfall waren die Abweichungen sehr kraß. So wurde bei den primär extragonadalen Keimzelltumoren des Mediastinums, die keine weiteren Organmetastasen, keine erhöhten LDH- oder HCG-Werte hatten, eine Überlebenswahrscheinlichkeit von 94% errechnet, jedoch nur von 50% erzielt. Umgekehrt waren Patienten mit Leber-

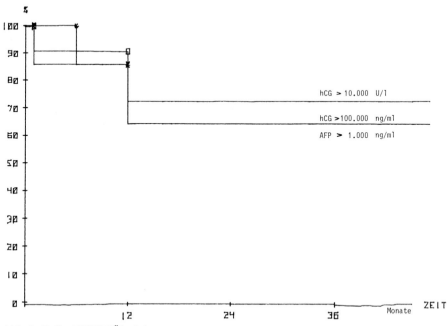

Abb. 3. Bulky NSGCT Überlebensraten

metastasen, die eine errechnete Überlebenswahrscheinlichkeit von 20% hatten, in über 60% in eine Remission zu bringen. Dies zeigt die Schwierigkeit eine vergleichbare Standard-Einteilung für die "bulky" Tumoren zu finden. Trotzdem läßt sich bei Vorliegen von Organmetastasen und Tumormarkern mit dieser Formel ein Richtwert erzielen, der möglicherweise bessere Vergleiche zuläßt als die divergierenden Stadieneinteilungen nach Organbefall und Metastasengröße.

Toxizität

1 Patient verstarb in der ersten Woche nach Abschluß der Therapie an ausgedehnten Lungen- und Lebermetastasen, weswegen er bereits beatmet worden war, an einem akuten Lungenversagen. Ansonsten traten unter der Therapie keine letalen Komplikationen auf. Bei einem 46-jährigen Patienten entwickelte sich unter der Chemotherapie nach dem 4. Zyklus eine pulmonale Infektion, nach deren Abklingen eine sekundäre Thorakotomie wegen Restmetastasen durchgeführt wurde. Diese ergab neben differenziertem Resttumor das Bild einer frischen Aspergillose, weswegen eine Pneumektomie linksseitig erforderlich wurde. Postoperativ kam es nach einer dreimonatigen Remission zu einem abdominellen Rezidiv, an dem der Patient verstarb. Zu diesem Zeitpunkt lagen keine Zeichen einer persistierenden Aspergillose in der anderen Lunge oder anderen Organen vor. Bei den anderen Patienten fanden sich lediglich radiologische Veränderungen, vor allem im Computer-Tomogramm der basalen Lungenschichten, die nach Absetzen von Bleomycin in der Regel reversibel waren. Neben ausgeprägter Knochenmarktoxizität – WHO Grad 3 und 4 in allen Fällen (Thrombozytensubstitution in 20% der Fälle) – traten in letzter Zeit zunehmend schwere Polyneuropathien auf mit Parästhesien und z. T. motorischen Paresen (Tabelle 5). Dies führen wir auf die hohe Cisplatin-Dosis zurück, die bei den erwähnten Patienten über insgesamt 1400 mg lag.

Tabelle 5. Toxität

Knochenmark	WHO Grad 3	11/27 = 41%
	Grad 4	16/27 = 59%
Pulmo	1 × Aspergillose, sonst nur radiologische Veränderungen	
Niere/Gehör	keine wesentliche Toxität	
Neuropathie	WHO Grad 1/2	7/27 = 26%
	Grad 3	5/27 = 19%

Keine letale Toxizität (1 early death: Lungenfiliae)

Diskussion

Die Ergebnisse zeigen bei einer noch relativ kleinen Patientengruppe mit über 80% kompletten Remissionen (CR), NED und PR mit Markernegativität sowie einer Gesamtüberlebensrate von über 70% ein vielversprechendes Ergebnis in dieser ungünstigen Patientengruppe. Erfreulich erscheint, daß auch Patienten mit sehr schlechter primärer Prognose, wie Lebermetastasen oder sehr großen Lungenmetastasen, eine Überlebenschance von deutlich über 50% haben, was mit der Standardtherapie nicht so zu erwarten wäre [3, 7, 16, 17].

Die Rezidivrate erscheint bisher nicht wesentlich erhöht, jedoch muß dabei der weitere Verlauf noch abgewartet werden. Um eine gegenüber der „Standardtherapie" gesteigerte Effektivität nachzuweisen, empfiehlt es sich, dieses Schema an einer größeren Patientengruppe anzuwenden, und eine längere Beobachtungszeit abzuwarten. Dies wäre z. B. im Rahmen einer multizentrischen Studie möglich.

Dabei ist erwähnenswert, daß die bisherige Toxizität verglichen mit anderen Studien nicht auffallend hoch ist [5, 16]. Bei fehlender letaler Toxizität ist jedoch das hohe Maß an schwerer Knochenmarkdepression zu erwähnen, was logistische Probleme verursachen dürfte. Es empfiehlt sich deshalb, diese Patienten engmaschig zu überwachen und gegebenenfalls bei Thrombozytenwerten unter 20000/mm^3 mit Konzentraten zu substituieren. Auf mögliche pulmonale Toxizität durch Bleomycin ist ebenso zu achten [4], wie auf Polyneuropathie bei hoher Cisplatin-Dosis. Insgesamt erscheint uns jedoch das Schema praktikabel und von der Toxizität wäre es vertretbar, dieses Schema auch multizentrisch zu prüfen.

Literatur

1. Blijham G, Spitzer G, Litam J et al. (1981) The Treatment of Advanced Testicular Carcinoma with High Dose Chemotherapy and Autologous Marrow Support. Europ J of Cancer 17: 433–441
2. Bosl GJ, Geller NL, Cirrincione C, et al. (1983) Multivariate Analysis of Prognostic Variables in Patiens with Metastatic Testicular Cancer. Cancer Research 43: 3403–3407
3. Bosl GJ, Geller NL, Vogelzang NJ et al. (1987) Alternating Cycles of Etoposide Plus Cisplatin and VAB-6 in the Treatment of Poor-Risk Patients with Germ Cell Tumors. J of Clin Oncology 5: 436–440
4. Clemm Ch, Hartenstein R, Mayr B, Wilmanns W (1984) Bleomycin-induzierte Lungeninfiltrate bei der Behandlung von Hodenkarzinomen. Klin Wochenschr 62: 138–144
5. Daugaard G, Rorth M (1986) High-dose Cisplatin and VP-16 with Bleomycin in the Management of Advanced Metastatic Germ Cell Tumors. Eur J Cancer Clin Oncol 22: 477–485
6. Einhorn LH (1981) Testicular Cancer as a Model for a Curable Neoplasm: The Richard and Hinda Rosenthal Foundation Award Lecture. Cancer Research 41: 3275–3280
7. Einhorn LH (1987) Chemotherapy of Disseminated Germ Cell Tumors. Cancer 60: 570–573
8. Hartenstein R, Jaeckel R, Clemm Ch et al. (1984) Vinblastine-Ifosfamide-Platinum Combination in Connection with Platinum-Vinblastine-Bleomycin Treatment in Advanced Testicular Cancer. In: Denis L, Murphy GP, Prout GR, Schröder F, eds. Controlled Clinical Trials in Urologic Oncology. New York Raven Press pp 57–63
9. Hartenstein R, Clemm Ch, Wilmanns W (1985) Intensified Chemotherapy with Etoposide/Cisplatinum/Bleomycin/Cyclophosphamide (ECBC) in Nonseminomatous Germ Cell Tumors (NSGCT) with Poor Prognosis. ECCO 3 Stockholm, Abstract 671: p 174
10. Logothetis CJ, Samuels ML, Selig D, et al. (1985) Improved Survival with Cyclic Chemotherapy for Nonseminomatous Germ Cell Tumors of the Testis. J Clin Oncol 3: 326–335
11. Newlands ES, Begent RIIJ, Rustin GJS et al (1983) Further Advances in the Management of Malignant Teratomas of the Testis and other Sites. Lancet i: 948–951
12. Newlands ES (1985) VP-16 in Combinations for First-Line Treatment of Malignant Germ Cell Tumors and Gestational Choriocarcinoma. Semin Oncol XII, 1: 37–41
13. Ozols RF, Deisseroth AB, Javadpour N et al. (1983) Treatment of Poor Prognosis Nonseminomatous Testicular Cancer with a "high dose" Platinum Combination Chemotherapy Regimen. Cancer 51: 1803–1807
14. Samson MK, Rivkin SE, Jones SE et al (1984) Dose Response and Survival Advantage for high versus low-dose Cisplatin Combined with Vinblastine and Bleomycin in Disseminated Testicular Cancer. Cancer 53: 1029–1035

15. Samuels ML, Johnson DE, Holoye PY (1975) Continuous Intravenous Bleomycin Therapy with Vinblastine in Stage III Testicular Neoplasia. Cancer Chemother Rep 59: 563–570
16. Schmoll HJ (1987) Die Chemotherapie von Hodentumoren. In: Engelhardt D, Mann K (Hrsg) Endokrin-aktive maligne Tumoren. Springer-Verlag Berlin Heidelberg New York London Paris Tokyo S 158–166
17. Vugrin D, Whitmore WF, Golbey RB (1983) VAB-5 Combination Chemotherapy in Prognostically Poor Risk Patients with Germ Cell Tumors. Cancer 51: 1072–1075
18. Williams SD, Birch R, Einhorn LH et al. (1987) Treatment of Disseminated Germ Cell Tumors with Cisplatin, Bleomycin, and either Vinblastine or Etoposide. N Engl J Med 316: 1435–1440

*Doppeldosis-Cisplatin/Etoposid/Bleomycin („PHDEB")
bei Hodentumoren mit großer Tumormasse.
Ergebnis einer kooperativen AIO-Studie*

H.-J. Schmoll, I. Schubert, A. Arnold, G. Dölken, Th. Hecht,
L. Bergmann, J. Illiger, U. Fink, J. Preiß, M. Pfreundschuh,
H. Kaulen, B. Bonfert, A. D. Ho, C. Manegold, A. Mayr, L. Hoffmann,
Ch. Wittekind und H. Hecker

Abstract

116 patients with testicular cancer and bulky metastatic disease entered a phase-II-trial with double dose-cisplatin/etoposide/bleomycin for 3 to 4 cycles in four week intervals, followed by surgery in case of residual tumor and additional two cycles of chemotherapy if residual malignant tumor was found in the resected specimen. Of 108 evaluable patients 46% achieved a CR, 25% NED (CR + NED 72%) and 10% a PR with markernormalization, with an overall "favourable response"-rate of 82%. The relapse rate is 12% with a median time to relapse of 9 (2–24) mos. after a median follow up of 46 mos. Presently 63% are CR/NED and the calculated survival including early and toxic death is 69%. This seems not to be superior to standard dose cisplatinum/etoposide/bleomycin. The possible beneficial effect of double-dose-cisplatinum in patients with advanced disease will be elucidated by an ongoing SECSG-trial.

Zusammenfassung

In einer Phase-II-Studie wurde die Toxizität und Antitumoraktivität von Doppeldosis-Cisplatin/Etoposid/Bleomycin bei Patienten mit weit fortgeschrittenem Hodentumor untersucht, die die Kriterien für "advanced disease" erfüllen. Von 116 in die Studie aufgenommenen Patienten sind 108 auswertbar: CR 46%, NED 26%, CR + NED 72%, PR mit Markernormalisierung 10%, entsprechend 82% "favourable response", 12% PR ohne Markernormalisierung, 2% NC, 4% P. Die Rezidivrate beträgt 12% nach einer medianen Zeit von 9 (2–24) Monaten. Nach einem minimalen Follow up für jeden Patienten von 2 Jahren und einem medianen Follow up von 46 Monaten beträgt die CR/NED-Rate zur Zeit 63% und die errechnete Überlebensrate 69%. Die Toxizität dieses Regimes ist erheblich. Ob die höhere Toxizität durch die hohe Cisplatindosis durch eine höhere Wirksamkeit gerechtfertigt ist, ist von dieser Phase-II-Studie nicht ableitbar; diese Frage wird durch eine laufende SECSG-Studie beantwortet sein. Unabhängig hiervon ist die Therapie von Patienten mit "advanced disease" dringend verbesserungsbedürftig.

Einführung

Obwohl das metastasierte Hodenkarzinom ein außerordentlich chemotherapiesensibler Tumor ist und verschiedene cisplatinhaltige Chemotherapieregime hohe Heilungsraten induzieren, sterben immer noch 20% der behandelten Patientenpopulation [3, 16]. Die Tumormasse zu Beginn der Behandlung ist der entscheidende Parameter für die Prognose unter Standardtherapie, neben dem biologischen Verhalten, das zur Zeit am einfachsten erfaßt wird durch die initiale Höhe der Tumormarker [2]: Patienten mit minimaler und moderater Tumorausdehnung haben eine komplette Remissions- und Heilungsrate von 90–100% mit Chemotherapie allein [16]; Patienten mit massiver Tumorausdehnung hingegen erreichen eine komplette Remissionsrate zwischen 30 und 78%, je nach Chemotherapieregime, und eine Heilungsrate von 30–70% [5, 6, 7, 8, 9, 10, 13, 14, 15, 16]. Für diese Patientengruppe sind aggressivere und wirksamere Therapieregime erforderlich.

In einer früheren Studie der SWOG wurde eine klare Dosis-Wirkungsbeziehung für Cisplatin beim metastasierten Hodentumor gezeigt [11]; eine Dosis-Wirkungsbeziehung ist – nimmt man die Daten der Hochdosischemotherapie mit autologer Knochenmarksubstitution – auch für Etoposid nachgewiesen. Cisplatin und Etoposid sind zudem zumindest im Tiermodell synergistisch. Aus diesem Grunde wurde in der Hodentumor-Studiengruppe der AIO 1982 eine Phase II-Studie begonnen bei Patienten mit metastasiertem Hodentumor und "Bulky Disease" mit einer Kombination aus ultrahochdosiertem Cisplatin/ hochdosiertem VP 16/Bleomycin ("PHDEB"). Die Ergebnisse der Studie werden im folgenden berichtet.

Patienten und Methode

116 Patienten wurden in die Studie aufgenommen. Die Patientencharakteristika gehen aus Tabelle 1 hervor. 108 der 116 aufgenommenen Patienten sind evaluierbar für die Tumorresponse (Tabelle 1): 2 Patienten sind nicht auswertbar wegen eines frühen toxischen Todes, 2 wegen eines frühen Todes durch Tumor, 3 wegen Protokollabbruches infolge Toxizität, 1 Patient wegen lost to follow up. Bei 6 Patienten war eine Strahlentherapie vorangegangen (Seminome). Der überwiegende Anteil der

Tabelle 1. AIO Prot. HK I 82/83 beim metastasierten Hodenkarzinom – Patientencharakteristika

N Pat. aufgenommen	116
Alter (Jahre)	28 (17–64)
N Pat. evaluierbar für Response	108
N Pat. vorbehandelt (Strahlenth.)	6
Karnofsky-PS	80 (50–100)
Lokalisation	
– nur pulmonal	8%
– nur abdominal	24%
– gemischt	68%
Lebermetastasen	18%
Skelettmetastasen	4%
Chance für CR/NED (Bosl' 83)	55% (2–96)
Medianes Follow up	39 (23–60) Mon.

Tabelle 2. Prot. AIO HK I 82/83 – Verteilung der Histologien (ohne Einschluß der Referenzhistologie)

	Gonadaler Tumor (96 Pat.)	Extragonadaler Tumor (20 Pat.)
MTU +/− Sem.	35%	40%
MTI +/− Sem.	16%	5%
MTD +/− Sem.	10%	–
MTT	15%	30%
Seminom	18%	25%
Mischtumor + Sem.	4%	–
Yolk-Sac-Tu.	1%	–

Patienten (68%) hatte eine sowohl pulmonale als auch abdominale Metastasierung, 18% hatten Lebermetastasen und 4% Skelettmetastasen. Die mittlere Chance auf eine komplette Remission bzw. NED (errechnet nach der Formel von Bosl, 1983) betrug 55 (2–96)%. Die Verteilung der Histologie – ohne Einschluß der Referenzhistologie – geht aus Tabelle 2 hervor. 20 Tumoren waren extragonadal und 96 gonadal. Ca. ein Fünftel der Patienten hatte ein Seminom.

Die Kriterien für "Bulky Disease" waren: Abdominaltumor über 10 cm Durchmesser, Lungenmetastasen mehr als 5 von mindestens 2 cm Durchmesser oder mehr als 20 jeder Größe oder eine einzelne Metastase mit mehr als 5 cm Durchmesser, mediastinaler Tumor über 5 cm Durchmesser, viscerale, Skelett- oder ZNS-Metastasen. Die Patienten durften nicht chemotherapeutisch vorbehandelt sein und mußten einen Karnofsky-Index von über 50% haben.

Es wurden 4 Zyklen der Induktionschemotherapie gegeben mit folgender Dosierung: Cisplatin 35 mg/m^2 i.v. Tag 1–5 (2-h Infusion), VP 16 120 mg/m^2 i.v. Tag 1–5 (Dosis aufgeteilt in 2 Dosen, morgens und abends), Bleomycin 15 mg/m^2 i.v. Tag 1, 8, 15. Die Zyklen wurden wiederholt ab Tag 22, wenn die Leukozyten über 3000/µl bzw. die Thrombozyten über 100000/µl waren. Minimal 2 Zyklen waren erforderlich für die Evaluation der Tumorresponse. Bei Ansprechen nach 2 Zyklen wurden insgesamt 4 Zyklen gegeben; lag nach 4 Zyklen noch residueller Tumor vor und hatten sich primär erhöhte Tumormarker normalisiert, wurde die radikale sekundäre Resektion sämtlicher residueller Tumorläsionen angestrebt. Fand sich im Resektat noch maligner Tumor, wurden 2 weitere Induktionszyklen als Konsolidierungstherapie gegeben, mit 50% Cisplatindosis und 100% VP 16-Dosis, ohne Bleomycin. Die Supportiv-Therapie bestand neben prophylaktischen Antiemetikagaben inklusive Dexamethason aus einer forcierten Diurese mit 2500 ml/m^2 NaCl/Glucose 5%/Ringer-Lactat und Furosemid. Cisplatin wurde gelöst in 250 ml 3% NaCl [1, 4].

Ergebnisse

108 Patienten sind auswertbar für das Tumoransprechen (minimal 2 Zyklen Chemotherapie). Die Ergebnisse sind in Tabelle 3 dargestellt: 72% wurden tumorfrei durch Chemotherapie +/− sekundäre Chirurgie; eine partielle Remission mit Markernormalisierung erreichten 10%; eine partielle Remission ohne Markernormalisierung hatten 12%, No Change 2%, Progression 4%. 88% der Patienten, die tumorfrei (CR/

Tabelle 3. Prot. HK I 82/83 – Ergebnisse

CR	46%	⎫
NED	26%	⎬ 82% "favourable response"
CR + NED	72%	
PR Marker normalisiert	10%	⎭
PR Marker nicht normalisiert	12%	⎫
NC	2%	⎬ 18% "infavourable response"
P	4%	⎭
Rezidivrate	12%	
mediane Zeit bis Rezidiv	9 Mon. (2–24)	
medianes Follow up	46 Mon. (24–67)	
CR/NED z. Zt.	63%	
Kalkul. Überleben z. Zt.	69%	

NED) wurden, sind am Leben (Abb. 1) und 80% der Patienten mit "favourable response" (Abb. 2). Nach einer medianen Beobachtungszeit von über 3 Jahren (Minimum 2 Jahre, Maximum 5½ Jahre) sind zur Zeit 63% tumorfrei und am Leben; die errechnete Überlebensrate nach 5 Jahren beträgt 69% (Abb. 3).

Die hier angewendete Definition für "Bulky Disease" ist nicht in Übereinstimmung mit der Klassifikation der South East Cancer Study Group (SECSG) und der Einteilung des Memorial Sloan Kettering Cancer Instituts, bei denen die Definition für "Advanced Disease" etwas strikter ist [2, 16]. Aus diesem Grunde wurden die Patienten entsprechend der Indiana-Klassifikation der SECSG [16] eingeteilt (Tabelle 4): 30% der Patienten waren nach dieser Aufteilung "Moderate Disease", 70% "Advanced Disease". 91% der 34 evaluierbaren Patienten mit moderater Tumorausdehnung wurden tumorfrei, hingegen nur 64% der Patienten in der Kategorie "Advanced Disease" (Tabelle 4). Will man die Daten dieser Studie vergleichen mit denen der SECSG oder anderer Studiengruppen, die die Indiana-Klassifikation zur Unterteilung in "Advanced Disease" benutzen, muß man diese CR/NED-Rate von 64% zugrunde legen, nicht diejenige der Gesamtgruppe von 72%.

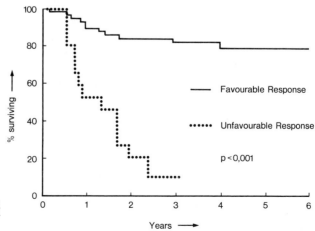

Abb. 1. Überlebensrate vs. Response (Prot. AIO HK I 82/83; 8/88)

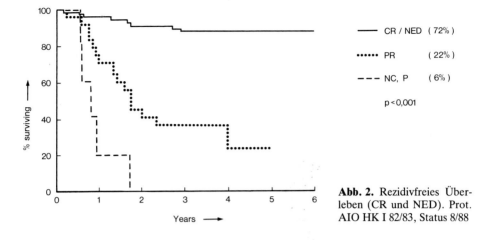

Abb. 2. Rezidivfreies Überleben (CR und NED). Prot. AIO HK I 82/83, Status 8/88

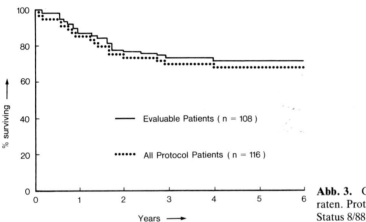

Abb. 3. Gesamtüberlebensraten. Prot. AIO HK I 82/83; Status 8/88

Ein weiterer Faktor, der die Ergebnisse dieser Studie hätte verbessern können, könnte der hohe Anteil von Seminomen gewesen sein. Seminome gelten als besonders chemotherapiesensibel, zumindest solange sie sich nicht im massiv fortgeschrittenen Stadium befinden. Von den 21 evaluierbaren Seminompatienten hatten 11 eine moderate Tumorausdehnung und 10 eine fortgeschrittene Tumorausdehnung, entsprechend der Indiana-Klassifikation. Die Remissionsraten CR/NED sind nahezu

Tabelle 4. Verteilung der Patienten mit unterschiedlicher Tumorlast (Indiana-Klassifikation)

	alle Patienten		eval. Patienten	
	N	% CR/NED	N	% CR/NED
"moderate"	35	(30%)	34	91%
"advanced"	81	(70%)	74	64%
total	116		108	

Tabelle 5. Remission, Histologie und Tumormasse (Indiana-Klassifikation; eval. Pat.)

	"moderate"		"advanced"		mod. + advanced	
	NPat.	CR/NED	NPat.	CR/NED	NPat.	CR/NED
Nichtseminome	23	91%	64	64%	87	71%
Seminome	11	91%	10	60%	21	76%
alle Histologien	34	91%	74	64%	108	72%

identisch für Nichtseminome und Seminome (Tabelle 5); die Seminome mit massiver Tumorausdehnung haben in dieser Studie keine höhere Heilungschance als Patienten mit Nichtseminomen (60% versus 64% CR/NED). Insofern ist das Gesamtergebnis nicht durch den Anteil der Seminompatienten beeinflußt.

Die Rezidivrate (Tabelle 6) beträgt 12% (9 Patienten), mit einer medianen Zeit bis zum Rezidiv von 9 Monaten (Abb. 2). 2 Rezidive traten in der Gruppe mit moderater Tumorausdehnung auf (6%), 7 Fälle in der Gruppe mit fortgeschrittener Tumormasse (15%); 3 Rezidiv-Patienten sind tumorfrei am Leben, 6 durch den Tumor verstorben. 2/9 Progressionen waren sog. Pseudoprogressionen mit lediglich Vergrößerung residueller, differenzierter Teratome ohne Tumormarkeranstieg, die durch eine Operation tumorfrei wurden, ohne einer Chemotherapie zu bedürfen.

Tabelle 6. Rezidivrate

	N Rezidive	Verlauf
"moderate"	2 (6%)	2/2 tot durch Tumor
"advanced"	7 (15%)	4/7 tot durch Tumor; 3 NED (2/3 Pseudoprogression)
alle	9 (12%)	6/9 tot durch Tumor; 3 NED lebend

Die Toxizität war erheblich, insbesondere die Knochenmarkstoxizität (Tabelle 7) mit einem Leukozytennadir von 1250 (100–1600) und einem Thrombozytennadir von 72000 (4000–865000; letzteres wohl ein Fall mit reaktiver, vorzeitiger Thrombozytose). 35 Patienten hatten Fieber und/oder Infektionen und 15% eine dokumentierte Sepsis. Bei 2 Patienten war die Sepsis letal. 1 Patient verstarb an Pneumonie. Die Nierentoxizität war relativ gering (Tabelle 8): 2 Patienten hatten einen Nierentoxizität WHO Grad 3 und 1 Patient Grad 4. Diese beiden Patienten hatten ein letales Nierenversagen, in einem Fall nach vorbestehender Nierenschädigung, der andere Fall im Rahmen einer Sepsis nach Salvage-Chemotherapie, trotz Reduktion der Cisplatindosis. Ein wesentliches Problem war die Neurotoxizität: 2 Patienten hatten eine Neurotoxizität Grad 3 und 8 Patienten Grad 4 mit Polyneuropathie und Gangstö-

Tabelle 7. Hämatologische Toxizität

	Nadir	Range
Leukozyten	1250	(100– 8600)
Thrombozyten	72000	(4000–865000?)

Tabelle 8. Prot. HK I 82/83 – nicht-hämatologische Toxizität (N = 116)

Toxizität	WHO-Grad	1	2	3	4
Übelkeit/Erbrechen		7	3	91	4
Alopezie		–	–	116	–
Pulmo		5	26	11	2
Niere		22	5	2	8
Leber		47	10	2	–
Periphere Nerven		22	20	11	–
Ototoxizität		8	10	2	–
Haut		3	30	5	2
Kardiale Toxizität		5	2	1	1

rungen. Sämtliche neurotoxischen Veränderungen sind nach längerer Zeit reversibel; die °4 Toxizitäten sind aber bis heute noch nicht komplett rückläufig. Ein weiteres Problem ist die Lungentoxizität, kontrolliert durch Lungenfunktionstest und CO-Diffusionskapazität: 11 Patienten hatten °3 Toxizität nach WHO; 2 Patienten verstarben an einer letalen Bleomycin-Pneumonitis: 1 Patient starb nach chronischem Lungenversagen in kompletter Remission nach 4 Zyklen, der andere Patient verstarb nach akuter Pneumonitis, möglicherweise induziert durch einen zu hohen Sauerstoffpartialdruck in der Narkose während der Chirurgie von residuellem Tumor. 5% der Patienten hatten eine kardiale Toxizität, eingeschlossen 1 Patient, der an einem akuten kardiorespiratorischen Versagen unbekannten Ursprungs verstarb. 1 Patient verstarb mit Myokardinfarkt nach 3 Zyklen; die Autopsie zeigte eine schwere Koronarsklerose. Dieses Ereignis wurde nicht als kardiale Toxizität gewertet. Alopezie, Übelkeit, Erbrechen sind häufig, das Raynaudphänomen selten. Insgesamt sind die Nebenwirkungen beträchtlich, – mit Ausnahme der Neuropathie, des seltenen Nierenversagen und des seltenen Lungenversagens aber nicht schwerwiegender Natur.

Insgesamt verstarben 19% der Patienten durch Tumor, 5% durch Toxizität und 4% durch andere Ursachen (Tabelle 9). Die letale Toxizität und die anderen Ursachen für nicht tumorbedingten Tod sind in Tabelle 10 bzw. 11 dargestellt.

Tabelle 9. Prot. HK I 82/83 – Todesfälle (alle 116 Pat.) (Status 4/88)

Tod durch Tumor	19%
Tod durch Toxizität	5%
Tod durch andere Ursachen	4%
Total	28%

Tabelle 10. Prot. HK I 82/83 – letale Toxizität

Septicämie	2 (1., 2. Zyklus)
Bleomycin-Lunge	2 (3., 4. Mon. in CR)
Niereninsuffizienz bei Salvage-Tx	1 (nach Progreß)
unklarer Tod nach Bleomycin	1 (3. Zyklus, PR)

Tabelle 11. Prot.HK I 82/83 – Tod durch andere Ursachen

Unfall	1 (in CR)
Zweittumor (Bronchial-Ca.)	1 (in CR)
Postop. paralyt. Ileus	1 (in NED)
Akuter Koronartod	1 (in CR, 3. Zykl.)
Vd. a. Lungenembolie	1 (in Progreß)

Diskussion

Patienten mit disseminiertem Hodenkarzinom und minimaler oder moderater Tumorausdehnung haben eine exzellente Überlebenschance von 95% nach Behandlung mit Standardchemotherapie wie PVB oder PEB [16] sowie vergleichbaren Chemotherapieregimen. Hingegen ist sie bei Patienten mit "Bulky Disease", entsprechend der "Advanced Disease" Kategorie der Indiana Klassifikation oder der Memorial Sloan Kettering Cancer Klassifikation, deutlich geringer mit 30–70%, je nach Definition von "Bulky Disease", dem eingesetzten Chemotherapieregime und der Anzahl Protokollpatienten in nicht randomisierten Studien [5–16]. Die besten Ergebnisse in einer kontrollierten Studie werden berichtet mit der Kombination Cisplatin/Etoposid/Bleomycin (PEB) dem derzeitigen Standardregime für die disseminierten Hodentumoren: Die Überlebensrate nach 2 Jahren bei Patienten mit "Advanced Disease" (Indiana Klassifikation) beträgt ca. 70% [16]. Höhere Raten werden auch von aggressiveren Protokollen in den publizierten Phase II-Studien nicht erreicht; andererseits muß bedacht werden, daß auch ein protokollgemäß durchgeführtes PEB-Regime als aggressives Regime eingestuft werden kann, da gefordert wird, daß die Zyklen alle 22 Tage wiederholt werden, unabhängig vom Leukozytenwert, mit Ausnahme von Fieber zum Zeitpunkt von Tag 22. Die strikte Einhaltung des Protokolls führt zu einer relativ hohen Cisplatindosis pro Zeiteinheit bzw. zu einer höheren Dosis-Intensität. Dies ist sicher auch der Schlüssel zum optimalen Chemotherapieergebnis bei disseminierten Hodentumoren: der maximale Therapieeffekt muß in den ersten 8 bis 12 Wochen der Therapie erreicht sein.

In der vorliegenden Studie sind die Remissions- und Überlebensraten vergleichbar mit den Ergebnissen der SECSG-Studie mit standard-dosiertem Cisplatin/Etoposid/Bleomycin, legt man die Patienten mit "Advanced Disease" entsprechend der Indiana-Kategorie zugrunde. Die letale Toxizität von 5% ist hoch, entspricht aber der letalen Toxizität der SECSG-Kooperativstudie (4, 7%). Angesichts der allerdings hohen Neurotoxizität mit dem hier benutzen Hochdosis-Platinprotokoll muß sorgfältig überdacht werden, ob die hohe Cisplatindosis wirklich erforderlich ist; nach dem derzeitigem Kenntnisstand ist dies eher nicht der Fall. Zur Zeit wird diese Frage in einer randomisierten Studie der SECSG untersucht, in der Standard-Dosis-Cisplatin versus Doppel-Dosis-Cisplatin zusammen mit Standard-Dosis VP 16/Bleomycin verglichen werden. Die Ergebnisse dieser Studie liegen zur Zeit noch nicht vor.

Sämtliche anderen, komplizierteren oder auch toxischeren Therapieprotokolle, die in der Literatur publiziert sind, bieten Patienten mit "Advanced Disease" keine besseren Heilungschancen. Hingegen werden mit den Therapieprotokollen der 2. Generation (PVB; „Essener Schema") weitaus schlechtere Heilungschancen bei dieser Patientengruppe erreicht [16]; diese Therapieregime sollten für diese Patienten auf keinen Fall mehr angewendet werden. Derzeitige Standardtherapie für Patienten mit "Advanced Disease" außerhalb von Protokollen ist das Protokoll PEB mit Standard-Cisplatin-Dosis. Ob die derzeitige AIO Pilotstudie mit "PEBOI" (s. S. 231 ff.) effektiver für diese Patientengruppe ist als die derzeitigen Protokolle, ist offen und bedarf der Prüfung in einer randomisierten Studie.

Literatur

1. Blayney DW, Goldberg DA, Leong LA (1986) High risk germ cell tumors (GCT): Severe toxicity with high dose (HP) platinum (P), Vinblastine (Ve), Bleomycin (B), and VP-16 (V). Proc Am Soc Clin Oncol 5: 361
2. Bosl GJ, Geller NL (1983) Multivariate analysis of prognostic variables in patients with metastatic testicular cancer. Cancer Research 43: 3403–3407
3. Einhorn LH & Williams SD (1980) Chemotherapy of disseminated testicular cancer. A randomized prospective study. Cancer 46: 1339–1344
4. Litterst CL (1981) Alterations in the toxicity of cisdichlorodiammineplatinum and in tissue localization of platinum as a function of NaCl concentration in the vehicle of administration. Toxicology and Applied Pharmacology 61: 99
5. Logothetis CJ (1985) Improved survival with cyclic chemotherapy for nonseminomatous germ cell tumors of the testis. J Clin Oncol 3: 326–335
6. Logothetis, CJ, Samuels MD et al. (1986) Cyclic chemotherapy with Cyclophosphamide, Doxorubicin and Cisplatin plus Vinblastine and Bleomycin in advanced germinal tumors. The Am J of Med 81: 219–228
7. Newlands ES (1985) VP-16 in combinations for first-line treatment of malignant germ cell tumors and gestational choriocarcinoma. Sem in Oncol 12: 37–41
8. Newlands ES, Bagshawe D, Begent HJ, Rustin GJS, Crawford SM, Holden L (1986) Current optimum management of anaplastic germ cell tumours of the testis and other sites. Br J of Urol 58: 307–314
9. Ozols FR, Javadpour N, Messerschmidt GL & Young RC (1982) Poor prognosis nonseminomatous testicular cancer: an effective high dose cisplatinum regimen without increased renal toxicity Proc Am Soc Clin Oncol 1: 113
10. Peckham MJ, Barrett A (1983) The treatment of metastatic germ cell testicular tumors with Bleomycin, etoposide and cisplatin (BEP) Brit J Cancer, 47: 613–619
11. Samson MK, Rivken SE, Jones SE (1984) Dose response and survival advantage for high versus low-dose cisplatin combined with vinblastine and bleomycin in disseminated testicular cancer. Cancer 53: 1029–1035
12. Schmoll H-J, Diehl V, Hartlapp J, Illiger J et al (1984) Results of a prospective randomized trial: Platinum, vinblastine, bleomycin +/− ifosfamide in advanced testicular cancer. Controlled Clinical Trials in Urologic Oncology (ed by Murphy, Denis, Prout, & Schröder), pp 29–38, Raven Press New York
13. Stoter G, Kaye S, Sleyfer D (1986) Preliminary results of BEP (Bleomycin, Etoposide, Cisplatin) versus an alternating regimen of BEP and PVB (Cisplatin, Vinblastine, Bleomycin) in high volume metastatic (HVM) testicular carcinoma. An EORTC-study. Proc Am Soc Clin Oncol 5: 413
14. Vugrin D, Herr HW, Whitmorc WF Jr (1981) VAB-6 combination chemotherapy in disseminated cancer of testis. Annals of Intern Med 95: 59–61
15. Wettlaufer JN, Feiner AS, Robinson WA (1984) Vincristine, cisplatin, and bleomycin with surgery in the management of advanced metastatic nonseminomatous testicular tumors. Cancer 53: 203–209
16. Williams SD, Birch R, Einhorn LH, Irwin L, Greco AFB, Loehrer PJ (1987) Treatment of Disseminated Germ Cell Tumors with Cisplatin, Bleomycin, and either Vinblastine or Etoposide. N Engl J Med 23: 1435–1440

("PEBOI") beim disseminierten Hodenkarzinom mit ungünstiger Prognose
Cisplatin/Etoposid/Bleomycin/Vincristin/Ifosfamid

A. Harstrick, H.-J. Schmoll, H. Wilke, T. Hecht, W. Siegert, A. Mayr,
L. Bergmann, F. Natt, P. Reichardt, M. Klee, U. Lammers, U. Räth,
J. Hohnloser, J. Preiß, H.P. Lohrmann, K. Gutberlett, M. Brandtner,
G. Wegener, Ch. Wittekind, U. Jonas und H. Poliwoda

Abstract

Though the majority of patients with nonseminomatous germ cell tumors can be cured with Cisplatin-containing chemotherapy, patients with advanced disease still have a bad prognosis. Thus the AIO-Study Group for Testicular Cancer conducted a new protocol for these patients consisting of two alternatively given blocs of chemotherapy. Bloc I: Cisplatin 50 mg/m² d 1–3, Etoposide 170 mg/m² d 1–3, Bleomycin 15 mg/m² d 1 + 8, Vincristin 1,4 mg/m² d 1, 8; Bloc II: (To be given on day 15 if granulocytes were above 500 per µl) Ifosfamide 5 g/m² 24 h cont. infusion, Bleomycin 15 mg/m² d 1, 8, Vincristin 1,4 mg/m² d 1, 8); q 28 days. Until February 1988 54 patients have been treated according to this protocol. 9 patients have had previous chemotherapy, 3 patients did not fit to the definition of "bulky disease". Thus 42 eligible patients remained of whom 5 were not evaluable for response because of pure seminoma [3], early death [1] or protocol violation [1]. Of 37 evaluable patients 4 are still in therapy. 18/33 (54%) were rendered tumorfree by chemotherapy +/− surgical resection of residual masses. 10/33 (31%) achieved a partial remission with normalization of tumor markers but unresectable residual disease. Thus 85% had a favourable response. After a median observation time of 12 months, 3 patients have relapsed, 29/33 (88%) are still alive, 25/33 (76%) are alive without signs of tumor progression, 15/33 (48%) are continuously free of tumor. Toxicity consisted mainly of myelosupression and was tolerable with 1 therapy-associated death. These results are comparable with those achievable with other high risk protocols. For patients with very advanced disease these results are still unsatisfactory and warrant the development of new therapy strategies.

Zusammenfassung

Obwohl die Mehrzahl der Patienten mit nichtseminomatösen Hodentumoren durch cisplatinhaltige Kombinationsprotokolle geheilt werden können, haben Patienten mit weit fortgeschrittener Erkrankung nach wie vor eine schlechte Prognose. Im Oktober 1985 entwickelte daher die AIO-Studiengruppe für Hodentumoren ein neues 5er-Regime bestehend aus zwei alternierenden Blöcken für diese Hochrisikopatienten. Therapieplan: Block I: Cisplatin 50 mg/m² Tag 1–3; Etoposid 170 mg/m² Tag 1–3; Bleomycin 15 mg/m² Tag 1, 8; Vincristin 1,4 mg/m² Tag 1, 8; Block II: Tag

15, vorausgesetzt Granulozyten größer 500/µl; Ifosfamid 5 g/m² 24 Stunden kontinuierliche Infusion; Bleomycin 15 mg/m² Tag 1, 8; Vincristin 1,4 mg/m² Tag 1,8; q 28 Tage. Bis Februar 1988 wurden 54 Patienten nach diesem Protokoll behandelt, 9 davon waren chemotherapeutisch vorbehandelt, 3 erfüllten nicht die Definition für weit fortgeschrittene Erkrankung. Von den verbleibenden 42 Patienten wurden 5 für die Auswertung hinsichtlich des Ansprechens ausgeschlossen (3 × reines Seminom, 1 Frühtodesfall, 1 × Protokollverletzung). Von 37 auswertbaren Patienten befinden sich 4 noch in Therapie, 18/33 (54%) wurden tumorfrei durch Chemotherapie +/− Operation, 10/33 (31%) erreichten eine partielle Remission mit Normalisierung der Tumormarker. Nach einer medianen Beobachtungsdauer von 12 Monaten haben 3 Patienten ein Rezidiv erlitten; 29/33 (88%) Patienten leben, 25/33 (76%) ohne Hinweis auf Tumorprogreß und 15/33 (48%) tumorfrei. Die Toxizität bestand hauptsächlich in einer ausgeprägten Myelosuppression, war aber insgesamt tolerabel mit einem Therapie-assoziierten Todesfall. Insgesamt sind diese Ergebnisse mit denen anderer Hochrisikoprotokolle vergleichbar. Für Patienten mit weit fortgeschrittener Erkrankung sind die Resultate unbefriedigend und erfordern die Entwicklung neuer Therapiestrategien.

Einleitung

Durch moderne cisplatinhaltige Kombinationschemotherapieprotokolle können heute 70–80% aller Patienten mit metastasierten, nichtseminomatösen Hodentumoren geheilt werden [14, 20]. Diese guten Heilungschancen gelten allerdings nicht für Patienten mit bereits weit fortgeschrittener Erkrankung. Bei diesen Hochrisikopatienten ist mit den gebräuchlichen Standardtherapieprotokollen nur noch in 40–60% dauerhafte Tumorfreiheit und somit Langzeitüberleben zu erzielen [9, 14, 19, 20]. Risikofaktoren für ein schlechtes Ansprechen auf Standardtherapien sind große abdominelle Tumoren, weit fortgeschrittene pulmonale Metastasierung, viszerale Metastasierung und sehr hohe Werte von AFP, Beta-HCG und LDH [1, 4, 9]. Aufbauend auf diesen Risikofaktoren sind mehrere Definitionen für "Bulky-Disease" vorgeschlagen worden, und verschiedene Arbeitsgruppen haben neue, intensivere Chemotherapieprotokolle für diese prognostisch ungünstige Patientengruppe entwickelt [5, 12, 13, 19].

Im Oktober 1985 startete die AIO-Studiengruppe für Hodentumoren eine Pilotstudie für die Behandlung von nichtseminomatösen Hodentumoren mit schlechter Prognose mit einer 5er-Kombination bestehend aus Cisplatin, Etoposid, Bleomycin, Vincristin und Ifosfamid. Ziel des Therapieplanes war es, neben den drei Standardsubstanzen Cisplatin, Etoposid und Bleomycin zusätzlich mit Ifosfamid eine vierte Substanz mit erwiesener Wirksamkeit bereits in der Induktionsphase einzusetzen.

Um keine Dosisreduktionen der Einzelsubstanzen vornehmen zu müssen, sollte Ifosfamid nadiradaptiert gegeben werden. Aufgrund ausgezeichneter Ergebnisse gegenüber heterotransplantierten humanen Hodenkarzinomzellinien (eigene, unpublizierte Daten) und nur geringer Knochenmarktoxizität wurde zusätzlich Vincristin in das Therapieprotokoll aufgenommen. Die ersten vorläufigen Ergebnisse dieses neuen, jetzt seit zwei Jahren laufenden Protokolls werden vorgestellt und vor dem

Hintergrund der Resultate anderer Studien für weit fortgeschrittene Hodentumoren diskutiert.

Methoden

Zwischen Oktober 1985 und Januar 1988 wurden insgesamt 54 Patienten von 13 teilnehmenden Kliniken der Studienzentrale gemeldet. 9 der 54 Patienten waren chemotherapeutisch vorbehandelt; 3 Patienten entsprachen nicht der im Studienprotokoll angegebenen Definition für "bulky disease". Von den verbleibenden 42 Patienten wurden 5 von einer Auswertung hinsichtlich des Ansprechens ausgeschlossen, 3 Patienten, weil sie histologisch ein reines Seminom aufwiesen (s. Diskussion), 1 Patient wegen schwerer Protokollverletzung, 1 Patient wegen eines nicht tumorbedingten Frühtodesfalles. 37 Patienten entsprachen der u. a. Definition für "bulky disease" und sind somit hinsichtlich des Ansprechens auswertbar. Die Patientencharakteristika sind in den Tabellen 1–3 zusammengefaßt. Die im Protokoll definierten Kriterien für "bulky disease" waren:
– Abdominaltumor > 10 cm Durchmesser
– Mediastinaltumor > 5 cm Durchmesser
– Lungenmetastasen
   a) weniger als fünf Lungenmetastasen, aber mindestens eine Metastase > 5 cm Durchmesser
   b) fünf oder mehr Lungenmetastasen, jede mindestens > 2 cm Durchmesser
   c) mehr als 20 Lungenmetastasen, unabhängig von der Größe
– Leber-, Knochen- oder ZNS-Metastasen

Tabelle 1. Patienten-Charakteristika I

Patienten gemeldet	54	
vorbehandelt		9
nicht "bulky disease"		3
Patienten aufgenommen	42	
– Nicht auswertbar für Response	5	
– reines Seminom		3
– Frühtod (nicht tumorbedingt)		1
– Protokollverletzung		1
Patienten auswertbar für Response	37	

Tabelle 2. Patienten-Charakteristika II

Alter	27 (17–49) Jahre
Karnofsky-Status	70% (20–90%)
Wahrscheinlichkeit für CR/NED unter Standardtherapie (VAB IV + VI; Bosl 1983)	0,415 (0,03–0,86)

Tabelle 3. Tumorlokalisation und Histologie

Histologie	
MTU	12 (33%)
MTI	18 (50%)
MTT	6 (17%)
Tumorlokalisation	
– nur abd.	6
– abd. + pul.	5
– abd. + mediast.	1
– abd. + visc.	5
– nur med.	2
– pul. + mediast.	3
– abd. + pul. + med.	2
– abd. + pul. + visc.	8
– abd. + pul. + med. + visc.	5

Patienten mit histologisch reinem Seminom wurden zunächst protokollgemäß in die Studie aufgenommen und behandelt. Retrospektiv haben wir diese Patienten allerdings von der Auswertung hinsichtlich des Ansprechens ausgeschlossen, da Patienten mit reinem Seminom unter dieser Therapie eine signifikant bessere Prognose zu haben scheinen, als Patienten mit nichtseminomatösen Tumoren (3/3 komplette Remissionen). Der Ausschluß der Patienten mit reinem Seminom erfolgte, um nicht eine artifiziell zu hohe Ansprechrate zu erreichen.

Das Therapieprotokoll besteht aus zwei alternierenden Blöcken:

Block I: Cisplatin   50 mg/m^2 i.v. Tag 1–3
          Etoposid   170 mg/m^2 i.v. Tag 1–3
          Bleomycin   15 mg/m^2 i.v. Tag 1, 8
          Vincristin   1,4 mg/m^2 i.v. Tag 1, 8 (max. 2 mg)

Block II: Ifosfamid   5000 mg/m^2 i.v. Tag 1
          Bleomycin   15 mg/m^2 i.v. Tag 1, 8
          Vincristin   1,4 mg/m^2 i.v. Tag 1, 8 (max. 2 mg)

Block II wurde nach Wiederanstieg der Granulozyten über 500/μl, frühestens Tag 15 gegeben. An Tag 29 wurde der Zyklus erneut mit Block I begonnen.

Nach jedem Block erfolgte eine Evaluation der Haupttumormanifestation sowie eine Bestimmung der Tumormarker. Die Therapie wurde fortgesetzt, bis kein weiterer Tumorrückgang bzw. -markerabfall zu erreichen war. Bei CR wurden die Patienten nur nachbeobachtet, bei persistierendem Tumor und Normalisierung der Tumormarker wurde – wo immer möglich – eine Resektion der Tumoren angestrebt. Bei nicht normalisierbaren Tumormarkern nach mindestens drei Zyklen bzw. Progreß unter Therapie war das Vorgehen freigestellt. Es wurden im Median 4 Zyklen (1,5–6) gegeben.

Ergebnisse

Vorbehandelte Patienten: Neun chemotherapeutisch vorbehandelte Patienten wurden gemäß dem Studienprotokoll behandelt. 7 Patienten waren mit einer Cisplatin-haltigen Kombinationschemotherapie vorbehandelt, 2 Patienten hatten eine nicht-platinhaltige Therapie erhalten. Eine detaillierte Auswertung hinsichtlich des Ansprechens bei den Cisplatin-vorbehandelten Patienten ist nicht möglich, da nur 2/7 Patienten überhaupt mehr als einen kompletten Zyklus erhielten. Dreimal wurde die Therapie auf Wunsch des Patienten nach dem 1. Zyklus beendet, zweimal wegen nicht beeinflußbarem Tumorprogreß. Von den beiden Cisplatin-vorbehandelten Patienten, die mehr als einen kompletten Zyklus erhielten, erreichte einer eine partielle Remission nach 2 Zyklen, zeigte jedoch dann trotz fortgeführter Therapie eine erneute Tumorprogression. Der zweite Patient wurde nach 2 Zyklen tumorfrei, verstarb jedoch in kompletter Remission an einer nicht erkannten und nicht adäquat behandelten Sepsis. Von den beiden mit nicht-Cisplatin-haltigen Schemata vorbehandelten Patienten erreichte 1 Patient mit reinem Seminom und Progreß unter JM8-Monotherapie eine komplette Remission; der zweite Patient hatte die Therapie nach Resektion eines primären Mediastinaltumors nur adjuvant erhalten, und ist hinsichtlich des Ansprechens somit nicht auswertbar.

Unvorbehandelte Patienten

Von 37 Patienten befinden sich 4 zur Zeit noch in Therapie, 33 sind zur Zeit hinsichtlich des Ansprechens auswertbar. 18/33 (54%) der Patienten wurden tumorfrei, 5 durch Chemotherapie, 13 durch Chemotherapie und nachfolgende Resektion residueller Tumormassen. In den Resektaten fanden sich 10 × ausschließlich Nekrose +/− Fibrose, dreimal reifes Teratom. 10/33 (31%) Patienten erreichten eine partielle Remission mit zusätzlicher Normalisierung der zuvor pathologischen Tumormarker. Bei 6 dieser Patienten sind die residuellen Tumoren inoperabel, 1 Patient hat die Operation verweigert, weitere 3 Patienten stehen zur Resektion der residuellen Tumoren an. Bei 4/33 (12%) Patienten konnte eine partielle Remission [3] oder zumindest ein "No Change" [1] erreicht werden, ohne daß es zu einer Normalisierung der Tumormarker kam. Aus dieser Patientengruppe sind 2 Patienten inzwischen an progredientem Tumor verstorben, 2 leben zur Zeit mit progredientem Tumor. Nur 1/33 (3%) Patienten war unter der Chemotherapie primär progredient und verstarb an progredientem Tumor 5 Wochen nach Therapiebeginn.

Die mediane Nachbeobachtungszeit beträgt jetzt 12 (2–26) Monate. In diesem Zeitraum haben 3/18 (17%) Patienten ein Rezidiv aus CR/NED erlitten; 2 dieser Patienten leben mit Tumor, der dritte ist durch "Salvage"-Chemotherapie erneut tumorfrei. Zur Zeit leben 29/33 (88%) Patienten, davon 25/33 (76%) ohne Hinweis auf Tumorprogreß; 15/33 (48%) sind tumorfrei. Die Therapieergebnisse sind in Tabelle 4 zusammengefaßt.

Tabelle 4. Ergebnisse

Patienten auswertbar	37		
– noch in Therapie	4		
Patienten z. Z. auswertbar für response	33		
CR	15/33 (45%)		
– nur Chemotherapie	5		
– Chemotherapie + Resektion von Nekrose / Fibrose	10	54% CR/NED	85% "favorable response"
NED (Resektion v. reifem Teratom)	3/33 (9%)		
PRm-(Normale Tu.-Marker)	10/33 (31%)		
– inoperabel	6		
– OP verweigert	1		
– Op geplant	3		
PR/NC m+ (persistierend path. Tu.-Marker)	4/33 (12%)		
Progression	1/33 (3%)		
Mediane Beobachtungsdauer	12 Monate (2–26)		
Rezidive aus CR/NED	3/18 (17%) n. 7; 9; 14 Monaten		
– lebend mit Tumor	2		
– lebend in erneutem NED	1		
Patienten lebend ohne Tumor	15/33 (48%)		
Patienten lebend ohne Progreß	25/33 (76%)		
Patienten lebend	29/33 (88%)		
– Tod durch Tumorprogreß	3		
– Tod durch Therapiekomplikation	1		

Toxizität

Die dosislimitierende Toxizität war die ausgeprägte Myelosuppression. Tabelle 5 zeigt das Ausmaß der Knochenmarktoxizität. Wegen ausgeprägter Leukopenie, vor allem nach Block I, konnte die Therapie in den meisten Fällen nicht protokollgemäß an Tag 15 fortgesetzt werden. Das mediane Intervall zwischen Block I und Block II betrug 20 Tage, zwischen Block II und Block I 17 Tage. Die Dauer eines gesamten Zyklus betrug somit nicht wie im Protokoll geplant 29, sondern im Median 37 Tage.

Tabelle 6 faßt die nichthämatologische Toxizität zusammen. Neben den erwarteten Nebenwirkungen wie Übelkeit, Erbrechen und Alopecie stand vor allem die Neuropathie im Vordergrund, die bei 77% der Patienten dazu zwang, Vincristin vorzeitig aus dem Therapieregime zu nehmen. In den meisten Fällen war die Neuropathie reversibel. Trotz hoher Platindosen spielte die Nephrotoxizität bei prophylaktischer forcierter Diurese keine Rolle. Bleomycininduzierte Einschränkungen der Lungenfunktion waren zwar in 43% der Patienten meßtechnisch durch serielle Bestimmung der Diffusionskapazität nachweisbar, sie führten jedoch nur in 5% zu klinisch faßbaren Symptomen. Es trat ein Therapie-assoziierter Todesfall auf: der Patient verstarb an massiven intrapulmonalen Blutungen im Anschluß an eine Resektion von multiplen residuellen Lungenmetastasen.

Tabelle 5. Hodentumor-Pilot "Bulky disease": Hämatologische Toxizität (WHO) (% aller Zyklen)

		0°	1°	2°	3°	4°
Block I	Leukozyten	4%	4%	25%	51%	16%
	Thrombozyten	53%	11%	27%	11%	4%
Block II	Leukozyten	28%	28%	21%	18%	11%
	Thrombozyten	89%	11%	0%	0%	0%
Intervalle	Block I/Block II	20 (15–28) Tage				
	Block II/Block I	17 (15–22) Tage				

Tabelle 6. Hodentumor-Pilot "bulky-disease"

Toxizität (WHO)	1°	2°	3°	4°
Übelkeit/Erbrechen	0%	34%	52%	14%
Alopezie	0%	0%	100%	0%
Lunge	43%	5%	0%	0%
Neurotoxizität	48%	24%	5%	0%
Fieber/Infektion	0%	29%	24%	0%
Diarrhoe	8%	19%	0%	0%
Leber	19%	0%	0%	4%
Niere	19%	0%	0%	0%
Obstipation/Ileus	0%	0%	0%	4%

1 Therapiebedingter Todesfall (intrapulmonale Blutung nach Lungenmetastasen-Resektion)

Diskussion

Durch moderne cisplatinhaltige Kombinationschemotherapieprotokolle können heute 70–80% aller Patienten mit metastasierten, nichtseminomatösen Hodentumoren geheilt werden [14, 20]. Allerdings stellen Patienten mit metastasierten, nichtseminomatösen Hodentumoren ein hinsichtlich der Prognose sehr heterogenes Krankengut dar. Auf der einen Seite stehen Patienten mit geringer oder mittlerer Tumormasse und einer Heilungschance unter Standardtherapieprotokollen von 90% [9, 14, 20]. Bei dieser Patientengruppe wird es kaum möglich sein, die Überlegenheit neuer Therapieprotokolle statistisch nachzuweisen, so daß sich neue Studien hier vor allem auf eine Reduktion der immer noch beträchtlichen Akut- und Langzeittoxizität der Standardtherapien bei gleicher Wirksamkeit konzentrieren. Anders ist die Situation bei Patienten mit weit fortgeschrittener Erkrankung, von denen nur 40–70% mit Standardprotokollen kurativ behandelt werden können [9, 19, 20]. Durch retrospektive Analyse großer Behandlungsserien sind von mehreren Arbeitsgruppen Risikofaktoren, die mit einer schlechten Prognose assoziiert sind, identifiziert worden [1, 4, 9]. Der wichtigste Prognoseparameter ist bei allen Analysen die Tumormasse, definiert als weitfortgeschrittene abdominelle Metastasierung (10 cm Durchmesser) oder massive pulmonale Metastasierung. Einen weiteren wichtigen Einfluß auf die Prognose haben exzessiv erhöhte Werte von AFP, β-HCG und LDH, die zwar häufig, aber nicht zwangsläufig mit dem klinisch meßbaren Ausmaß der Erkrankung korrelieren. Im Gegensatz zu diesen Prognosefaktoren ist die prognostische Signifikanz weiterer Merkmale wie "Yolk-Sac"-Histologie oder primär extragonadaler Tumor, die von einigen Arbeitsgruppen mit schlechter Prognose assoziiert wurden, nicht allgemein anerkannt [8]. Bedauerlicherweise haben diese detaillierten Untersuchungen über die prognostische Relevanz einzelner Merkmale nicht zu einer einheitlichen, allgemein akzeptierten Definition für „Hoch-Risiko"-Patienten geführt. So wird ein Vergleich verschiedener Therapieprotokolle für Patienten mit weit fortgeschrittenen, nichtseminomatösen Hodentumoren nach wie vor durch die unterschiedlichen Definitionen für „Hoch-Risiko"-Patienten erschwert.

Die in dieser Studie verwendeten Eingangskriterien entsprechen weitgehend den Risikofaktoren, die von der britischen Medical Research Working Party on Testicular Tumors entwickelt wurden, mit der Ausnahme, daß die Grenze für weitfortgeschrittene abdominelle Erkrankung bei 10 cm und nicht – wie von der britischen Arbeitsgruppe vorschlagen – bei 8 cm angesetzt wurde [9]. Für die britische Studie ergab sich bei der Patientengruppe mit weitfortgeschrittener Erkrankung unter Standardtherapie (PVB, PEB) eine Überlebensrate von 47% nach drei Jahren. Ein Vergleich ist bei der kurzen Beobachtungszeit der jetzigen Studie noch nicht möglich, jedoch scheinen die zur Zeit erreichten 48% CR/NED nach einer medianen Beobachtungszeit von zwölf Monaten keinen eindeutigen Vorteil gegenüber der Standardtherapie anzudeuten. Problematisch für die Einschätzung der Langzeitergebnisse der Pilotstudie sind die 31% der Patienten, die zwar eine Normalisierung der Tumormarker erreicht haben, aber immer noch nicht-resezierbare Metastasen aufweisen. Wie die Daten der Vorläuferstudie HK I 82/83 gezeigt haben, befinden sich in diesem Kollektiv viele Patienten mit hinsichtlich des progressionsfreien Überlebens günstiger Prognose [16]. Faßt man diese Patienten mit denen, die tatsächlich tumorfrei geworden sind, in einer Gruppe zusammen ("favorable response"), so leben nach im Median 12 Monaten 76% ohne Hinweis auf Tumorprogreß. Diese Daten sind durchaus mit den besten Ergebnissen, die unter PEB-Standartherapie bei Patienten mit "bulky diseae" von Williams et al. berichtet wurden, vergleichbar [20]. Allerdings war die therapiebedingte Mortalität bei konsequenter, d. h. ohne Dosis- oder Schedule-Modifikation durchgeführter PEB-Therapie mit fast 5% therapiebedingten Todesfällen relativ hoch.

In den letzten Jahren ist auch von anderen Arbeitsgruppen versucht worden, durch Intensivierung der Induktionstherapie die Resultate bei „Hoch-Risiko"-Patienten zu verbessern. Erste Ergebnisse für zwei dieser Studien, bei denen die Eingangskriterien denen unserer Studie vergleichbar waren, liegen vor. Daugaard et al. erreichten durch ein Induktionsprotokoll mit hochdosiertem Cisplatin (40 mg/m^2 × 5) und Etoposid (200 mg/m^2 × 5) plus Standard-Bleomycin bei 33 nicht vorbehandelten Patienten 85% CR/NED und ein tumorfreies Überleben von 73% nach 18,5 Monaten [5]. Die guten Ergebnisse dieser Studien werden allerdings getrübt durch sechs therapieassoziierte Todesfälle. Ein weiterer Nachteil dieser dänischen Studie ist die Tatsache, daß neben nichtseminomatösen Hodentumoren auch 13 Seminome in die Studie aufgenommen wurde, was die Vergleichbarkeit erschwert. Nach den Erfahrungen der Pilotstudie, in der auch drei Patienten mit weitfortgeschrittenem Seminom behandelt wurden, die allerdings nicht in die Auswertung eingegangen sind, ist das Seminom erheblich chemotherapiesensibler (3/3 komplette Remissionen).

Ozols entwickelte am NCI ein Protokoll für „Hoch-Risiko"-Patienten PVeBV. Mit diesem Regime aus Cisplatin (40 mg/m^2 × 5), Vinblastin (0,2 mg/kg × 1), Etoposid (100 mg/m^2 × 5) und Bleomycin (30 mg wöchentlich) wurde bei 26/30 (87%) der Patienten eine komplette Remission induziert; nach 26+ Monaten sind 21/30 Patienten (70%) tumorfrei. Auch bei diesem Protokoll war die Toxizität erheblich, mit vier therapieassoziierten Todesfällen [12, 13]. Setzt man für das Pilotprotokoll als Maßstab für die Langzeitprognose 72% progressionsfrei lebende Patienten an, so scheinen sich auch hier hinsichtlich der Langzeitprognose keine substantiellen Unterschiede anzudeuten.

Ein gemeinsames Charakteristikum der Studie von Daugaard und Ozols ist, daß ungeachtet der hämatologischen Toxizität keinerlei Dosis- oder Schedule-Modifikationen vorgenommen wurden. Hierin scheint auch, zumindestens zum Teil, der Schlüssel zum Erfolg dieser Protokolle als auch zu den relativ enttäuschenden Ergebnissen der AIO-Pilotstudie zu liegen. Samson konnte in einer randomisierten Studie eine deutliche Dosis-Wirkbeziehung für Cisplatin zeigen [15]; die Ergebnisse mit den konsekutiv entwickelten VAB-Protokollen am Memorial Sloan-Kettering Cancer Center sowie Ergebnisse von Einhorn legen außerdem den Schluß nahe, daß neben der absoluten Cisplatindosis auch die Zeitspanne, in der diese Dosis appliziert wird, einen deutlichen Einfluß auf die Ansprechrate hat [6, 17, 18]. Bei der Planung der Pilotstudie schien eine Dosierung von 150 mg/m^2 Cisplatin alle vier Wochen eine ausreichende Dosis zu sein. Eine Analyse der Therapieintervalle zeigt jedoch, daß dieses zeitliche Intervall so gut wie nie eingehalten wurde, sondern wegen hämatologischer Toxizität die folgenden Therapiezyklen – protokollgemäß – um im Median eine Woche verschoben wurden, so daß der tatsächliche Abstand zwischen den Cisplatinzyklen im Median nicht 29, sondern 37 Tage beträgt. Dieser weite zeitliche Abstand zwischen den cisplatinhaltigen Blöcken ist möglicherweise verantwortlich dafür, daß die Therapieresultate nicht eindeutig besser als die der Standardtherapie PEB sind. Die intermittierende Gabe von Ifosfamid, obgleich eine wirksame Substanz in der Therapie nichtseminomatöser Hodentumoren, scheint nicht in der Lage, diesen Nachteil wettzumachen.

Da praktisch alle Patienten, die nach einer cisplatinhaltigen Polychemotherapie nicht tumorfrei werden, in relativ kurzer Zeit an ihrem Tumor sterben [3, 7, 10], erscheint es gerechtfertigt und indiziert, bei Patienten mit weit fortgeschrittener Tumorerkrankung und demzufolge schlechter Prognose unter Standardtherapie hochaggressive Induktionsprotokolle selbst auf Kosten einer höheren therapiebedingten Morbidität und Mortalität einzusetzen. Erste Daten mit solch hochaggressiven Therapieprotokollen weisen darauf hin, daß sich die Langzeitüberlebensraten für Patienten mit weitfortgeschrittenen Hodentumoren durch Intensivierung der Induktion unter Einschluß der gleichen supportiven Maßnahmen wie bei hämatologischen Systemerkrankungen verbessern lassen [11]. Um allerdings eine Übertherapie von Patienten mit guter Prognose auch unter Standardtherapie zu vermeiden, müssen die Risikofaktoren noch exakter definiert werden. Für die Einschätzung des einzelnen Patienten stellt dabei die individuelle Risikoberechnung anhand mathematischer Modelle eine geeignetere Methode als eine Gruppierung in starre Stadieneinteilungen dar [1, 4, 9].

Danksagung: Wir danken Frau Carmen Schwabe-Perro und Frau Birgit Lentmann für die Erstellung des Manuskripts und die ausführliche Dokumentation der Patientendaten

Literatur

1. Birch R, Williams S, Cone A, Einhorn L, Roark P, Turner S, Greco FA (1986) Prognostic factors for favorable outcome in disseminated germ cell tumors. J Clin Oncol 4: 400–407
2. Bosl GJ, Kwong R, Lange PH, Fraley EE, Kennedy BJ (1980) Vinblastine intermittend bleomycin and single dose cisplatin in the management of stage III testicular cancer. Cancer Treat Rep 64: 331–334
3. Bosl GJ, Yagoda A, Vogelzang NJ, Whitmore WF, Golbey R (1983) VP-16 plus cisplatin "salvage" chemotherapy for patients with germ cell tumors who fail to achieve a complete remission. Proceedings AACR 594
4. Bosl GJ, Geller NL, Cirrincione C, Vogelzang NJ, Kennedy BJ, Whitmore WF, Vugrin D, Scher H, Nisselbaum J, Golbey RB (1983) Multivariate analysis of prognostic variables in patients with metastatic testicular cancer. Cancer Research 43: 3402–3407
5. Daugaard G, Hansen HH, Rørth M (1987) Management of advanced metastatic germ cell tumors. Int J Androl 10: 391–324
6. Einhorn LH, Williams SD (1980) Chemotherapy of disseminated testicular cancer. Cancer 46: 1339–1344
7. Loehrer PJ, Einhorn LH, Williams SD (1986) VP-16 plus ifosfamide plus cisplatin as salvage therapy in refractory germ cell cancer. J Clin Oncol 4: 528–536
8. Logothetis CJ, Samuels ML, Trindade A, Grant C, Gomez L, Ayala A (1984) The prognostic significance of endodermal sinus tumor histology among patients treated for stage III nonseminomatous germ cell tumors of the testis. Cancer 53: 122–128
9. Medical Research Council Working Party on Testicular Tumors (1985) Prognostic factors in advanced nonseminomatous germ cell tumors: results of a multicenter study. Lancet I 8–11
10. Mortimer J, Bukowski RM, Montier J, Hewlett JS, Livingstone RB (1982) VP 16–213, cisplatinum and adriamycin salvage therapy of refractory and/or recurrent nonseminomatous germ cell neoplasms. Ca Chem Pharm 7: 215–218
11. Nichols CR, Williams SD, Loehrer PJ, Tricot G, Jansen J, Einhorn LH (1987) Phase I of high dose CBDCA/VP-16 with autologous bone marrow transplant in patients with refractory germ cell neoplasm. Eastern Cooperative Oncology Group Meeting, Denver
12. Ozols RF, Deisseroth AB, Javadpour N, Barlock A, Messerschmidt GC, Young RC (1983) Treatment of poor prognosis nonseminomatous testicular cancer with a high dose platinum combination chemotherapy regimen. Cancer 51: 1803–1807
13. Ozols RF (1987) Treatment of poor prognosis germ cell tumors with high dose cisplatin regimes. Int J Androl 10: 291–300
14. Peckham MJ, Barrett A, Liew KH, Horwich A, Robinson B, Dobbs HJ, McElwain TJ, Hendry WF (1983) The treatment of metastatic germ cell testicular tumors with bleomycin, etoposide and cisplatin (BEP). Br J Cancer 47: 613–619
15. Samson SK, Rivkin SE, Jones SE, Costanzi JJ, Lobuglio AF, Stephens RL, Gehan EA, Cummings GD (1984) Dose response and dose survival advantage for high versus low dose cisplatin combined with vinblastine and bleomycin in disseminated testicular cancer.
16. Schmoll HJ, Schubert I, Arnold H, Dölken G, Hecht T, Bergmann L, Illiger J, Fink U, Preiß J, Pfreundschuh M, Kaulen H, Bonfert B, Ho AD, Manegold C, Mayr A, Hoffmann L, Weiss J, Hecker H (1987) Disseminated testicular cancer with bulky disease: results of a phase II study with cisplatin ultra high dose/V-16/bleomycin. Int J Androl 10: 311–317
17. Vugrin D, Critkovic E, Whitmore WF, Cheng E, Golbey RB (1981) VAB 4 combination chemotherapy in metastatic testis tumors. Cancer 47: 833–839
18. Vugrin D, Whitmore WF, Golbey RB (1983) VAB-6 combination chemotherapy without maintenance in treatment of disseminated cancer of the testis. Cancer 51: 211–215
19. Vugrin D, Whitmore WF, Golbey RB (1983) VAB-5 combination chemotherapy in prognostically poor risk patients with germ cell tumors. Cancer 51: 1072–1075
20. Williams SD, Birch R, Einhorn LH, Irwin L, Greco FA, Loehrer PJ (1987) Treatment of disseminated germ cell tumors with cisplatin, bleomycin and either vinblastine or etoposide. New Eng J Med 316: 1435–1440

Vergleich einer Standard-Chemotherapie (BVP) mit einem sequentiell alternierenden Therapieprotokoll (BVP/EIP) bei Patienten mit Hodentumoren und weit fortgeschrittener Metastasierung ("Bulky Disease")

R. Kuzmits, H. Ludwig und P. Aiginger

Abstract

42 patients with testicular cancer and "bulky disease" were treated with a standard-chemotherapy (BVP, 20 patients) or with a sequential alternating therapy-protocol (BVP/EIP, 22 patients). All patients received no prior chemotherapy.

With the standard-BVP-therapy 10 (50%) patients reached a CR, one patient is in PR/NED. The sequential alternating BVP/EIP-therapy resulted in 16 (73%) patients in a CR, 4 patients reached a PR/NED.

The median follow-up of the BVP-treated patients is 44 months, and 1 relapse occured; 10 (50%) patients are in CR. After a median follow-up of 21 months 4 relapses were observed in the BVP/EIP-treated patients group, 16 (73%) patients are in CR or in PR/NED.

The sequential alternating BVP/EIP-therapy seems to be superior to a standard-BVP-chemotherapy and might represent an attractive form of therapy in patients with testicular cancer and "bulky disease".

Zusammenfassung

42 Patienten mit ausgedehnt metastasierten Hodentumoren ("bulky disease") wurden entweder mit einem Standard-Chemotherapieprotokoll (BVP, 20 Patienten) oder sequentiell alternierend mit BVP/EIP (22 Patienten) behandelt. Alle Patienten waren chemotherapeutisch nicht vorbehandelt.

Mit der Standard-BVP-Therapie wurde bei 10 (50%) Patienten eine CR und bei einem eine PR/NED erzielt. Die sequentiell alternierende BVP/EIP-Therapie führte bei 16 (73%) Patienten zu einer CR, 4 Patienten erzielten eine PR/NED.

Das mediane follow-up der mit BVP-behandelten Patienten beträgt 44 Monate, wobei bisher 1 Rezidiv aufgetreten ist; derzeit befinden sich 10 (50%) Patienten in CR. Nach einer medianen Beobachtungszeit von 21 Monaten sind in der mit BVP/EIP behandelten Gruppe bisher 4 Rezidive aufgetreten, 16 (73%) Patienten befinden sich in CR oder PR/NED.

Die sequentiell alternierende BVP/EIP-Therapie scheint einer monophasischen BVP-Therapie überlegen zu sein und könnte bei Patienten mit Hodentumoren und "bulky disease" eine attraktive Form der Primärtherapie darstellen.

Einleitung

Der Einsatz aggressiver Chemotherapieprotokolle in der Behandlung maligner Hodentumore hat zu dramatischen Erfolgen geführt, sodaß heute gut 90% der Patienten mit Keimzelltumoren geheilt werden können [4, 12]. Nach wie vor stellen aber Patienten, bei denen eine weit fortgeschrittene Metastasierung, eine sogenannte "bulky disease", vorliegt, ein therapeutisches Problem dar. Die Therapie mit einem Standard-Chemotherapieprotokoll [3] führt bei einem Großteil dieser Patienten im weiteren Behandlungsverlauf zu einer Therapieresistenz und damit zu einer wesentlichen Verschlechterung der Prognose [13, 17].

Im Rahmen der vorliegenden Studie werden die Therapieergebnisse bei Patienten mit malignen Hodentumoren und weit fortgeschrittener Metastasierung ("bulky disease") unter einer Standard-Chemotherapie mit Bleomycin/Vinblastin/cis-Platinum (BVP) [3] dargestellt. Zusätzlich werden die Ergebnisse eines sequentiell alternierenden Chemotherapieprotokolls, das aus einem modifizierten BVP-Protokoll und einer Chemotherapiekombination aus Etoposid/Ifosfamid/cis-Platinum (EIP) besteht, bei Patienten mit "bulky disease" berichtet.

Patienten und Methoden

Patienten

44 Patienten mit Hodentumoren und weit fortgeschrittenem Tumorstadium ("bulky disease") wurden in die Studie einbezogen (Tabelle 1).

Die histologische Klassifizierung der Tumore erfolgte nach Pugh [11]. Die Stadieneinteilung wurde nach der "Royal Marsden Hospital Staging Classification" [9] vorgenommen, wobei zur Stadieneinteilung radiologische Methoden inklusive Ganzlungentomografie, Computertomografie der Lunge und des Abdomens, Ultraschall der

Tabelle 1. Klinische Daten der Patienten mit Hodentumoren und "Bulky Disease"

Therapie	BVP	BVP/EIP
Patientenanzahl	20	24
Patienten auswertbar	20	22
Alter (median)	29 (19–50)	30 (19–47)
Histologie		
MTI	4	2
MTU	9	11
MTT	5	6
S	2	3
Tumormasse		
nur pulmonal	2	5
nur abdominal	9	6
pulmon. + abdominal	9	11
Lebermetastasen	0	2
Skelettmetastasen	0	1

MTI: malignes intermediäres Teratom; MTU: malignes undifferenziertes Teratom; MTT: malignes trophoblastisches Teratom; S: Seminom

Leber und des Retroperitoneums, Knochenszintigrafie und die Tumormarker alpha-Fetoprotein (AFP), humanes Choriongonadotropin (HCG) und die neuronspezifische Enolase (NSE) herangezogen wurden.

Therapie

20 chemotherapeutisch nicht vorbehandelte Patienten wurden nach der Orchiektomie mit einer Kombinationschemotherapie bestehend aus Bleomycin/Vinblastin und cis-Platinum (BVP) [3] behandelt. Bei Auftreten einer Therapieresistenz wurden die Patienten alternativen Therapieprotokollen unter Einbeziehung von Etoposid, Ifosfamid, Dactinomycin and Adriamycin unterzogen.

24 chemotherapeutisch nicht vorbehandelte Patienten wurden einer sequentiell alternierenden Chemotherapie zugeführt. Nach 2 Zyklen eines modifizierten Therapieprotokolls mit BVP wurden 2 Zyklen einer Etoposid/Ifosfamid/cis-Platinum (EIP)-Kombinationschemotherapie verabreicht (Tabelle 2).

War eine weitere Therapie erforderlich, so wurde wieder ein Zyklus BVP und falls erforderlich ein weiterer Zyklus mit EIP angeschlossen.

Therapeutische Strategie

Die Patienten wurden bis zur Erzielung einer kompletten Remission und danach "adjuvant" mit 2 zusätzlichen Therapiezyklen behandelt. Als Kriterien der kompletten Remission wurden definiert: Normalisierung der Tumormarker AFP, HCG und

Tabelle 2. Therapieprotokolle bei Patienten mit Hodentumoren und "Bulky Disease"

BVP (3)		
Bleomycin	30 mg	Tag 1, 9 und 16
Vinblastin	0,15 mg/kg KG	Tag 1 und 2
Cisplatin	20 mg/m^2	Tag 1–5
BVP/EIP		
BVP (modifiziert)		
Bleomycin	30 mg	Tag 1, 3, 5
Vinblastin	0,15 mg/kg KG	Tag 1 und 2
Cisplatin	20 mg/m^2	Tag 1–5
EIP		
Etoposid	100 mg/m^2 (120 mg/m^2)	Tag 1–5 (Tag 1–3)*
Ifosfamid	1,5 g/m^2 (max. 2,5 g)	Tag 1–5
Cisplatin	20 mg/m^2	Tag 1–5

Die Therapiezyklen wurden alle 21 Tage verabreicht

* Bei den letzten 5 Patienten, die mit BVP/EIP behandelt wurden, erfolgte eine Dosisreduktion des Etoposid (120 mg/m^2 Tag 1–3), zusätzlich wurden die ersten 2 Therapiezyklen leukozytennadiradaptiert appliziert

NSE sowie fehlender Nachweis von Resttumormassen mittels bildgebender Verfahren (Computertomografie, Ultraschall).

Bestanden trotz Normalisierung der Tumormarker noch Resttumormassen, so wurde die radikale chirurgische Sanierung aller Resttumorformationen durchgeführt [2, 14]. Waren im resezierten Resttumor noch aktive Tumorformationen nachweisbar, so wurden noch 2 weitere Chemotherapiezyklen verabreicht; ließ sich jedoch kein aktives Tumorgewebe mehr nachweisen, so wurde der Patient lediglich weiter regelmäßig kontrolliert.

Tumormarker

Vor und nach jedem Therapiezyklus wurden die Serumkonzentrationen der Tumormarker AFP und HCG sowie der NSE bestimmt. AFP wurde mittels Enzymimmunoassays (AFP-EIA Diagnostik Kit, Abbott Laboratories, North Chicago, U.S.A.) und HCG radioimmunologisch (HCG-RIA, Serono, Milano, Italien) gemessen. Die Aktivität der NSE im Serum wurde mit einem Radioimmunoassay (NSE RIA 100, Pharmacia AB, Uppsala, Schweden) bestimmt [7].

Beurteilungskriterien

Komplette Remission (KR): Normalisierung der Tumormarker AFP und HCG sowie der NSE und fehlender Nachweis von Resttumorformationen mittels bildgebender Verfahren (Röntgen, Ultraschall, Computertomografie). Als KR wurde auch eine vollständige chirurgische Sanierung aller nach Chemotherapie eventuell verbleibender Resttumormanifestationen bezeichnet.

Partielle Remission/no evidence of disease (PR/NED): Normalisierung der Tumormarker, jedoch mittels bildgebender Verfahren nachweisbare Resttumorformationen ohne Hinweis auf Progredienz. Hier handelte es sich um Patienten mit nichtseminomatösen Hodentumoren, bei denen eine chirurgische Entfernung des Resttumors nicht möglich war, sowie um Patienten mit Seminomen mit bulky disease im Abdomen, bei denen nach Chemotherapie Resttumorgewebe verblieben war, jedoch auf eine chirurgische Resektion verzichtet wurde.

Partielle Remission: Abfall der Konzentrationen der Tumormarker im Serum, wobei jedoch durch die Chemotherapie ein Abfall der Tumormarker bis in den Normbereich nicht erreicht werden konnte.

Ergebnisse

Von 20 Patienten, die mit dem Standard-Chemotherapieprotokoll BVP [3] behandelt wurden, konnte bei 10 (50%) eine KR erzielt werden, ein Patient mit einem Seminom erreichte eine PR/NED. Nach einer medianen Beobachtungszeit von 44 Monaten (26–76 Monate) ist bei einem Patienten ein Rezidiv aufgetreten, die Remissionsdauer betrug bei diesem Patienten 3 Monate; der Patient verstarb in der Folge an seiner Erkrankung (Tabelle 3). Um eine KR zu erreichen, war bei 6 der 10 Patienten

Tabelle 3. Therapieergebnisse bei Patienten mit Hodentumoren und "Bulky Disease"

Therapie	BVP	BVP/EIP
Patientenanzahl	20	22
KR	4 ⎫	3 ⎫
KR (nach chirurgischer Resektion von Resttumorformationen)	6 ⎬ 11 (55%)	13 ⎬ 20 (90%)
PR/NED	1 ⎭	4 ⎭
PR	9	2
Rezidive	1	4
Mediane Zeit bis Rezidiv (Mo.)	3	3 (3–7)
Medianes follow-up (Mo.)	44 (26–76)	21 (2–59)

eine chirurgische Intervention im Sinne einer Entfernung von Resttumorgewebe erforderlich. Bei 3 Patienten wurde histologisch aktives Tumorgewebe im Resttumor verifiziert, bei 3 Patienten fand sich lediglich eine Fibrose.

Bei 9 Patienten (45%), die mit dem Standard-Chemotherapieprotokoll BVP behandelt wurden, kam es im Verlauf der Therapie zur Entwicklung einer Zytostatikaresistenz. Es wurde zwar ein Abfall der Tumormarkerkonzentrationen im Serum sowie eine Verringerung der Tumormasse beobachtet, die Patienten wurden aber nicht Tumormarker-negativ. Diese Patienten erhielten, nachdem die Resistenz offensichtlich war, alternative Chemotherapieprotokolle mit Kombinationen bestehend aus Etoposid, Ifosfamid, Dactinomycin und Adriamycin. Trotz Umstellung auf alternative Therapieprotokolle ist es in keinem Fall gelungen, noch eine KR zu erzielen; alle Patienten verstarben an ihrer Erkrankung. Die mediane Überlebenszeit seit Therapiebeginn betrug bei diesen Patienten 16 Monate (5–25 Monate). Die Resistenzentwicklung wurde nach 2 oder 3 Zyklen (im Mittel nach 2,5 Zyklen) des Standardchemotherapieprotokolls [3] beobachtet.

Von den 24 Patienten, die mit der sequentiell alternierenden BVP/EIP-Chemotherapie behandelt wurden, konnten 22 Patienten bezüglich des Therapieerfolges evaluiert werden (ein Patient verweigerte im 3. Behandlungszyklus jede weitere Therapie, ein Patient erschien nur unregelmäßig zu der erforderlichen Chemotherapie). Bei 16 (73%) von diesen 22 Patienten wurde eine KR erzielt, allerdings war dazu bei 13 Patienten die chirurgische Sanierung von Resttumorformationen erforderlich (Tabelle 3). Aktives Tumorgewebe wurde in den Resttumorformationen von 9 dieser Patienten nachgewiesen. Eine PR/NED wurde bei 4 Patienten erzielt, 2 Patienten erreichten nur eine PR. Insgesamt konnte mit der sequentiell alternierenden BVP/EIP-Chemotherapie bei 20 (90%) der 22 Patienten eine „serologische Remission", das heißt ein Abfall der Tumormarker bis in den Normbereich, erzielt werden. Nach einer medianen Beobachtungszeit von 21 Monaten (2–59 Monate) sind in dieser Patientengruppe bisher 4 Rezidive (bei 3 Patienten nach 3 Monaten, bei einem Patienten nach 7 Monaten) aufgetreten. 4 Patienten in dieser Gruppe sind bisher an ihrer Erkrankung verstorben.

Nebenwirkungen der Chemotherapie

Die Chemotherapie mit BVP führte bei allen Patienten zu einer Alopezie. 85% der Patienten klagten über Übelkeit und Erbrechen, bei 20% kam es zum Auftreten eines Vinblastin-induzierten Subileus. Bei allen Patienten wurde eine hämatologische Toxizität Grad III–IV WHO beobachtet, aber nur 10% der Patienten mußten aufgrund eines fieberhaften Infektes in der leukozytopenischen Phase stationär aufgenommen werden.

Im Rahmen des EIP-Protokolles traten prinzipiell dieselben Nebenwirkungen wie bei der BVP-Therapie auf, eine Subileussymptomatik wurde unter dieser Therapie aber nicht beobachtet. Hervorzuheben ist jedoch eine um den 14. Tag nach Therapiebeginn einsetzende Hämatotoxizität Grad IV WHO, die bei 70% der Patienten zu einer Thrombozytopenie unter 20000/µl führte und eine Substitution mit Thrombozyten erforderlich machte.

Diskussion

Die Behandlung von Patienten mit malignen Hodentumoren und weit fortgeschrittener Metastasierung mit einem Standard-Chemotherapieprotokoll allein [3] führt in etwa 50% der Fälle zur Entwicklung einer Tumorresistenz [13, 17]. Im Rahmen der vorliegenden Studie wurde bei 45% der monophasisch mit dem BVP-Protokoll behandelten Patienten eine Chemotherapieresistenz beobachtet, jeder zweite Patient starb an seiner Erkrankung. Retrospektiv ließ sich das Auftreten einer Resistenzentwicklung auf den 2.–3. (im Mittel 2,5) Therapiezyklus zurückführen. Prinzipiell kann allerdings die Entwicklung einer Therapieresistenz jeweils erst einen Zyklus zu spät erkannt werden, da erst der ausbleibende Therapieerfolg des zuletzt verabreichten Zyklus evident werden muß. In unserem Patientenkollektiv, das nach der Standard-Chemotherapie mit BVP behandelt wurde, war dies der 3. oder 4. Therapiezyklus. In dieser Situation gestaltet sich die weitere Therapie mit alternativen Therapieprotokollen schwierig, komplette Remissionen sind nur selten zu erreichen [8, 15, 16].

Die Applikation einer sequentiell alternierenden Therapie soll durch frühzeitigen Wechsel der Zytostatikakombinationen eine Resistenzentwicklung im Tumor verhindern. Voraussetzung dafür ist die Existenz von 2 gleichermaßen effektiven Therapieprotokollen, wobei aufgrund theoretischer Denkmodelle zu erwarten wäre, daß die Applikation alternierender Chemotherapiezyklen einem sequentiellen Einsatz zweier Therapieformen überlegen sein müßte [6]. Die Überlegenheit sequentiell alternierender Chemotherapieprotokolle in der Behandlung des M. Hodgkin [1] und des kleinzelligen Bronchuskarzinoms [5] wurde auch in klinischen Studien gezeigt.

Durch die sequentiell alternierende Therapie mit BVP/EIP konnte bei 16 der 22 Patienten mit malignen Hodentumoren und weit fortgeschrittener Metastasierung eine komplette Remission erzielt werden, bei 20 (90%) Patienten kam es zu einem Abfall der Tumormarker bis in den Normbereich. Vergleicht man die Überlebenskurven der monophasisch mit BVP behandelten Patienten mit jenen, die sequentiell alternierend mit BVP/EIP behandelt wurden, so zeigt sich ein deutlicher Trend zur Überlegenheit der sequentiell alternierenden Therapieform (Abb. 1), aufgrund der relativ kürzeren Beobachtungszeit dieser Patienten war der Unterschied statistisch

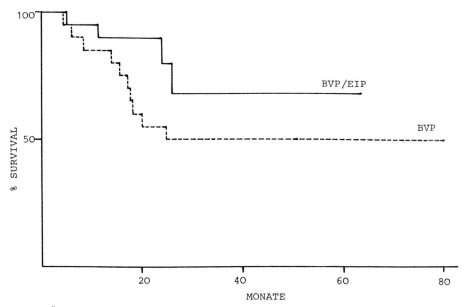

Abb. 1. Überlebenskurven bei Patienten mit Hodentumoren und "bulky disease". BVP vs. BVP/EIP (p < 0,122); die statistische Auswertung erfolgte mittels des Wilcoxon-Tests. ——— BVP/EIP; - - - BVP

noch nicht signifikant (p < 0.122). An Nebenwirkungen ist vor allem die schwere Knochenmarkstoxizität im Rahmen des EIP-Protokolls zu erwähnen. Eine Dosisreduktion des Etoposid schien uns in diesem Zusammenhang vorteilhaft, zumal Peckham et al. [10] nach einer Dosisreduktion des Etoposid im Rahmen des BEP-Protokolls keine Verminderung der Raten an KR beobachten konnte. Wir haben deshalb bei den 5 zuletzt in die Studie eingegangen Patienten die Etoposiddosis auf 120 mg/m^2 durch 3 Tage (Tag 1–3) reduziert.

Die sequentiell alternierende Therapie mit BVP/EIP scheint einer monophasischen Therapie mit dem Standard-Chemotherapieprotokoll BVP deutlich überlegen zu sein und könnte bei Patienten mit Hodentumoren und weit fortgeschrittener Metastasierung eine attraktive Form der Primärtherapie darstellen.

Literatur

1. Bonadonna G, Valagussa P, Santoro A (1986) Alternating noncrossresistant combination chemotherapy or MOPP in stage IV Hodgkin's disease. Ann Intern Med 104: 739–746.
2. Donohue JP, Einhorn LH, Williams SD (1980) Cytoreductive surgery for metastatic testis cancer: considerations of timing and extent. J Urol 123: 876–880
3. Einhorn LH, Donohue JP (1977) Cis-diamminedichloroplatinum, vinblastine, and bleomycin combination chemotherapy in disseminated testicular cancer. Ann Intern Med 87: 293–298
4. Einhorn LH, Williams SD (1980) Chmotherapy of disseminated testicular cancer – a random prospective study. Cancer 46: 1339–1344

5. Evans WK, Feld R, Murray N, Willan A, Coy P, Osoba D, Shepherd A, Clark DA, Levitt M, MacDonald D, Wilson K, Shelley W, Pater J (1987) Superiority of alternating noncrossresistant chemotherapy in extensive small cell lung cancer. Ann Intern Med 107: 451–458
6. Goldie JH, Coldman AJ (1982) Rationale for the use of alternating noncrossresistant chemotherapy. Cancer Treat Rep 66: 439–449
7. Kuzmits R, Schernthaner G, Krisch K (1987) Serum neuron-specific enolase. A marker for response to therapy in seminoma. Cancer 60: 1017–1021
8. Niederle N, Höffken K, Schütte J, Seeber S, Schmidt CG (1985) Ifosfamide / MESNA (IF/M) alone or in combination with etoposide (IF/M+E): Salvage therapy for patients with metastasized nonseminomatous testicular cancer (NSTC), Proc ASCO Vol 4: C–379
9. Peckham MJ (1981) Investigation and staging: General aspects and staging classification. In: Peckham MJ (ed) The management of testicular tumours. Edward Arnold, London
10. Peckham MJ, Barrett A, Liew KH, Horwich A, Robinson B, Dobbs HJ, McElwain TJ, Hendry WF (1983) The treatment of metastatic germ cell testicular tumours with bleomycin, etoposide and cisplatin (BEP). Br J Cancer 47: 613–619
11. Pugh RCB (1976) Testicular tumours – the panel classification. In: Pugh RCB (ed) Pathology of the testis. Blackwell Scientific Publications, London
12. Report from the Medical Research Council Working Party on Testicular Tumours: Prognostic factors in advanced nonseminomatous germ cell testicular tumours: results of a multicenter study (1985) Lancet i: 8–11
13. Samson MK, Fischer RL, Stephens RL, Rivkin S, Opipari M, Maloney T, Groppe C (1981) Vinblastine, bleomycin and cisdiamminedichloroplatinum in disseminated testicular cancer: response to treatment and prognostic correlations – a SWOG study. Eur J Cancer 16: 1359–1366
14. Tiffany P, Morse MJ, Bosl G, Vaughan ED, Sogani PC, Herr HW, Whitmore WF (1986) Sequential excision of residual thoracic and retroperitoneal masses after chemotherapy for stage III germ cell tumors. Cancer 57: 978–983
15. Trump DL, Hortvet L (1985) Etoposide and very high dose cisplatin: salvage therapy for patients with advanced germ cell neoplasms. Cancer Treat Rep 69: 259–261
16. Wheeler BM, Loehrer PJ, Williams SD, Einhorn LH (1986) Ifosfamide in refractory male germ cell tumors. J Clin Oncol 4: 28–34
17. Williams S, Einhorn L, Greco A, Birch R, Irwin L (1985) Disseminated germ cell tumors: A comparison of cisplatin plus bleomycin plus either vinblastine (PVB) or VP-16 (BEP). Proc ASCO Vol 4: C-390

Resistenz-adaptierte Induktionschemotherapie bei Patienten mit nichtseminomatösen Hodentumoren und ungünstiger Prognose

E.D. Kreuser, H.P.H. Eberhard, F. Porzsolt, R. Hautmann, W. Gaus, B. Heymer und E. Kurrle

Zusammenfassung

23 Patienten mit nichtseminomatösen Hodentumoren in fortgeschrittenen Stadien erhielten eine Induktionschemotherapie nach dem P(MH)VB-Schema mit Cisplatin 30 mg/m^2 i.v. Tag 1–5, Bleomycin 12 mg/m^2 i.v. Tag 1–5 und Vinblastin 6 mg/m^2 i.v. Tag 1 + 2. Trat unter dieser Therapie eine Resistenz auf, erfolgte eine weitere Induktionschemotherapie nach dem P(MH)EI-Regime mit Cisplatin 30 mg/m^2 i.v. Tag 1–5, Etoposid 120 mg/m^2 i.v. Tag 1–3 und Ifosfamid 1,5 g/m^2 i.v. Tag 1–5. Bei 18/23 (78%) Patienten konnte durch Chemotherapie und chirurgische Maßnahmen eine komplette Remission erzielt werden. 2/23 Patienten kamen in eine partielle Remission, bei 3/23 Patienten lag eine Progression vor. 1 Patient erlitt ein Rezidiv. Kein Patient verstarb an Therapiefolgen. Bei 10/23 Patienten wurde aufgrund einer Resistenz nach 2–4 Stößen P(MH)VB auf eine Chemotherapie mit dem P(MH)EI-Regime umgestellt. Die vorläufigen Ergebnisse dieser Studie zeigen, daß bei Patienten mit nichtseminomatösen Hodentumoren und ungünstiger Prognose durch eine Resistenz-adaptierte Chemotherapie mit mittelhoher Cisplatin-Dosierung eine hohe Remissions- und Überlebensrate bei nur mittelgradiger Toxizität erzielt werden kann.

Einleitung

Durch die Einführung von Cisplatin in die Polychemotherapie bei Patienten mit Keimzelltumoren gelang einer der bedeutendsten therapeutischen Fortschritte bei der Behandlung maligner Erkrankungen. Während Patienten mit nur geringer hämatogener Metastasierung durch eine Standard-Chemotherapie mit Cisplatin, Bleomycin und Vinblastin in 90–100% geheilt werden können, liegen die Heilungsraten in fortgeschrittenen Stadien mit dieser Therapie lediglich zwischen 30% und 50%. Durch aggressivere Chemotherapie-Regime konnten die kompletten Remissionsraten erhöht werden und liegen zwischen 50% und 80%, die allerdings häufig mit einer erheblichen Toxizität einhergingen [1, 4, 9, 12–14, 18, 19, 23].

Die Tumormasse gehört zu den wichtigsten prognostischen Faktoren bei Patienten mit Keimzelltumoren [2, 5, 10, 23, 24]. Je größer die Tumormasse, desto höher ist die Anzahl mutierter und damit potentiell resistenter Zellen [3, 6]. Daß der Resistenzentwicklung bei Patienten mit hoher Tumorbeladung eine klinische Bedeutung zukommt, kann daraus abgeleitet werden, daß in bis zu 49% dieser Fälle eine Resistenz beobachtet wird [1, 7, 16]. Etoposid und Ifosfamid zeigen die höchste Wirksamkeit bei therapierefraktären Hodentumoren [7, 11, 16, 17, 21, 26]. Darüber hinaus konnte im Tiermodell ein Synergismus zwischen Cisplatin und Etoposid nachgewiesen werden [15].

Aus diesen Gründen wurde in der vorliegenden Studie bei Patienten mit ungünstiger Prognose aufgrund hoher Tumormasse eine Resistenz-adaptierte Chemotherapie durchgeführt. Es sollte geprüft werden, ob durch eine nur mittelhohe Cisplatin-Dosierung und frühzeitigen Wechsel der Chemotherapie die Nebenwirkungsrate im Vergleich zu aggressiveren Regimen bei ähnlicher Remissionsqualität verringert werden kann.

Tabelle 1. Patientencharakteristika

	n	%
Anzahl	23	100
Alter		
Median: 26		
Range: 21–43		
Primärlokalisation		
Testis	21	91
Retroperitoneum	2	9
Tumoren eines Zelltyps		
Embryonales Karzinom	3	13
Dottersacktumor	0	0
Malignes Teratom	4	17
Chorionkarzinom	0	0
Tumoren mehrerer Zelltypen		
Teratom + Embryonales Karzinom	7	30
Teratom + Dottersacktumor	2	9
Teratom + Seminom	4	18
Chorionkarzinom mit weiteren Zellelementen	3	13
Staging-Klassifikation		
II C/II D	10	48
L	1	4
II C/II D, IV A	2	8
II C, IV B/IV C	2	8
II C, IV A/IV C, L	2	8
II C, III B, L	1	4
IV B, H	1	4
IV B, III B	1	4
IV C, II B	1	4
IV C, L	1	4
S, II B	1	4
Karnofsky-Index		
80–100	18	78
50– 70	5	22
10– 40	0	0

Patienten und Therapie

Zwischen 12/84 und 12/86 wurden 23 Patienten in die Studie aufgenommen. Die Patienten-Charakteristika, Histologie, Stadienklassifikation und Karnofsky-Index der Patienten sind in Tabelle 1 zusammengefaßt.

Alle Patienten wurden primär nach dem P(MH)VB-Schema (Tabelle 3) behandelt. Bei Vorliegen einer Progression, eines no change oder einer partiellen Remission mit positiven Tumormarkern nach 2 Stößen wurden die Patienten nach dem P(MH)EI-Schema weiterbehandelt (Tabelle 3). Bei beiden Schemata erfolgte die Wiederholung des Stoßes an Tag 21. Alle Patienten wiesen ein fortgeschrittenes Stadium auf: II C, II D, III C, III D, IV B, IV C, L, S (Tabelle 2). Vor jedem Chemotherapiestoß wurde eine Tumorvolumetrie durchgeführt [8], um eine Resistenz möglichst frühzeitig zu erkennen. Bei Vorliegen einer kompletten Remission erfolgte ein weiterer Stoß zur Konsolidierung. Waren die Tumormarker negativ und konnte unter dem P(MH)VB- bzw. P(MH)EI-Schema keine weitere Tumorregression erzielt werden, erfolgte die Exstirpation des residualen Tumors (Tabelle 4). Die Remissionsbeurteilung erfolgte entsprechend den WHO-Kriterien [25].

An supportiven Therapiemaßnahmen erfolgte eine Hyperhydratation von 200 ml/Std., prophylaktische antiemetische Therapie, Prednison zur Prophylaxe pulmonaler Nebenwirkungen von Bleomycin, Lactulose 3 × 1 Eßlöffel und Schonkost zur Ileusprophylaxe.

Tabelle 2. Stadienklassifikation (8)

Stadium	Definition			Metastasen-Volumen (cm^3)
I	Tumor auf Hoden beschränkt			
IS	kein klinischer Anhalt für Metastasen, aber persistierende Erhöhung der Serumspiegel von AFP und/oder β-HCG nach Orchiektomie			
II	Retroperitoneale LK-Metastasen			
II A	N = ≤ 2 (∅ = 1 cm)			≤ 1
II B	N = ≤15 (∅ = 2 cm)	oder	1 (∅ = 5 cm)	> 1–60
II C	N = 2–8 (∅ = 5 cm)	oder	1 (∅ = 10 cm)	> 60–500
II D	N = ≥ 1 (∅ > 10 cm)	oder	> 8 (∅ = 5 cm)	> 500
III	Mediastinale LK-Metastasen Klassifikation wie im Stadium II			
IV	Pulmonale Metastasen			
IV A	N = ≤ 40 (∅ = 1 cm)	oder	≤5 (∅ = 2 cm)	1–20
IV B	N = 41–200 (∅ = 1 cm)	oder	5–25 (∅ = 2 cm) oder 1 (∅ = 5 cm)	21–100
IV C	N = >200 (∅ = 1 cm)	oder	> 25 (∅ = 2 cm) oder ≥ 1 (∅ = 5 cm)	> 100
E	Primär extragonadale Lokalisation			
L	Lebermetastasen			
S	Skelettmetastasen			
H	Hirnmetastasen			

N = Anzahl der Metastasen
∅ = Durchmesser

Tabelle 3. Resistenz-adaptierte Induktionschemotherapie bei Patienten mit Keimzelltumoren und ungünstiger Prognose

P(MH)VB-Schema[1]	
Cisplatin	30 mg/m² i.v. Tag 1−5 (1 Stunde)
Bleomycin	12 mg/m² i.v. Tag 1−5 (24 Stunden)
Vinblastin	6 mg/m² i.v. Tag 1+2 (Bolus)
P(MH)EI-Schema[1]	
Cisplatin	30 mg/m² i.v. Tag 1−5 (1 Stunde)
Etoposid	120 mg/m² i.v. Tag 1−3 (4 Stunden)
Ifosfamid	1,5 g/m² i.v. Tag 1−5 (4 Stunden)

[1] MH: Mittelhohe Dosis

Vor Beginn der Chemotherapie wurden folgende Untersuchungen durchgeführt: Thorax in zwei Ebenen, CT des Abdomens, Oberbauchsonogramm, CT des Gehirns bei neurologischer Symptomatik, großes Blutbild, BSG, Quickwert, Gesamteiweiß, alpha-Fetoprotein, beta-HCG, LDH, GOT, GPT, alkalische Phosphatase, gamma-GT, Kreatinin, Kreatinin-Clearance, Elektrolyte, Urinstatus, EKG, Spirometrie Audiometrie und Spermiogramm.

Die Überlebenswahrscheinlichkeit wurde nach der Methode von Kaplan-Meier berechnet. Unterschiede der Toxizitätsgrade wurden auf ihre statistische Signifikanz mit Hilfe des Likelihood chi²-Testes (2 I-Statistik) geprüft.

Ergebnisse

Remissionen

Alle 23 Patienten waren bezüglich Remission und Toxizität auswertbar. 8/23 (35%) Patienten kamen durch Chemotherapie alleine in eine komplette Remission (Tabelle 5). 10/23 (43%) erreichten eine komplette Remission durch zusätzliche operative Maßnahmen, wobei eine Thorakotomie bei 2 Patienten und eine verzögerte retroperitoneale Lymphadenektomie bei 8 Patienten durchgeführt wurde (Tabelle 4). Demnach lag bei 18/23 (78%) Patienten eine komplette Remission vor. 2/23 (9%) Patienten erreichten nur eine partielle Remission und 3/23 (13%) wurden unter Chemotherapie progredient und verstarben. 1 Patient (4%) erlitt ein Rezidiv 3 Monate nach Beendigung der Induktionschemotherapie und verstarb an einer Meningiosis carcinomatosa. Nach einer medianen Nachbeobachtungszeit von 24 Monaten (3−33) sind

Tabelle 4. Chirurgische Therapiemaßnahmen

	n	%
Orchiektomie	21	91
Verzögerte retroperitoneale Lymphadenektomie	11	48
Resektion von pulmonalen Metastasen	3	13
Resektion von Lebermetastasen	1	4
Resektion von Knochenmetastasen	2	9
Resektion von Gehirnmetastasen	1	4

83% der Patienten am Leben. Zwei Patienten verweigerten die verzögerte retroperitoneale Lymphadenektomie, wovon ein Patient seit 2 1/2 Jahren ohne Progression ist, während der zweite Patient nach kurzzeitiger partieller Remission progredient wurde. Die kumulative Überlebenswahrscheinlichkeit der Patienten ist in Abbildung 1 dargestellt.

Histologie nach Chemotherapie

Die chirurgischen Maßnahmen nach Induktionschemotherapie sind in Tabelle 4 dargestellt. Bei 3/16 (19%) Patienten zeigte die residuale Histologie eine Fibrose, bei 5/16 (31%) eine Nekrose, bei 3/16 (19%) ein adultes Teratom und bei 5/16 (31%) noch vitale Tumorzellen.

Toxizität

Bezüglich der Toxizität waren 70 Stöße nach dem P(MH)VB-Schema und 16 Stöße nach dem P(MH)EI-Regime auswertbar (Tabelle 3). Für das P(MH)VB-Schema lag der Leukozyten-Nadir bei $1,7 \pm 1,1 \times 10^9/l$ ($\bar{x} \pm SD$) und für das P(MH)EI-Schema

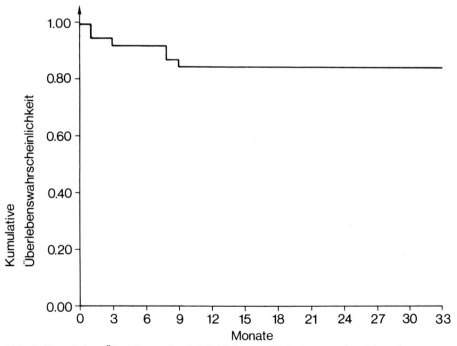

Abb. 1. Kumulative Überlebenswahrscheinlichkeit von 23 Patienten mit nichtseminomatösen Hodentumoren
Nach einer medianen Nachbeobachtungszeit von 24 Monaten sind 19/23 der Patienten am Leben und 17/23 in kompletter Remission

Tabelle 5. Remissionen

	n	%
Komplette Remission	8	35
NED[1]	10	43
Rezidive	1	4
Partielle Remission	2	9
Progression	3	13
Total	23	100

[1] No Evidence of Disease
(Komplette Remission nach chirurgischer Intervention)

bei $1,3 \pm 1,2 \times 10^9/l$. Der Thrombozyten-Nadir war nahezu identisch und lag für das P(MH)VB-Schema bei $142 \pm 66 \times 10^9/l$ und für das P(MH)EI-Schema bei $141 \pm 119 \times 10^9/l$. Für das P(MH)VB-Schema wurde ein Hämoglobin-Nadir von $11,2 \pm 2,1$ g/dl und für das P(MH)EI-Schema von $9,7 \pm 1,5$ g/dl ermittelt. Demnach lag eine Anämie Grad IV entsprechend den WHO-Kriterien bei beiden Regimen nicht vor, dagegen eine Leukopenie Grad III und IV in 70% unter dem P(MH)VB-Schema und in 81% unter dem P(MH)EI-Schema. Eine Thrombopenie Grad III und IV wurde unter dem P/MH)VB-Schema lediglich in 5%, dagegen unter dem P(MH)EI-Schema in 43% der Chemotherapiestöße beobachtet. Eine renale Toxizität Grad II, III und IV wurde unter beiden Chemotherapieregimen nicht beobachtet. Eine pulmonale Toxizität Grad I + II trat bei 7/23 (30%) und Grad III und IV bei keinem Patienten auf. Grad I und II einer Polyneuropathie wurde unter dem P(MH)VB-Schema in 30% und unter dem P(MH)EI-Schema in 31% festgestellt. Eine Polyneuropathie Grad III und IV wurde nach beiden Regimen nicht beobachtet. Ein paralytischer Ileus Grad I und II wurde unter dem P(MH)VB-Schema in 24%, dagegen unter dem P(MH)EI-Schema nur in 6% festgestellt. Leberenzymerhöhungen Grad II, III und IV wurden unter beiden Therapieschemata nicht beobachtet. Übelkeit und Erbrechen waren unter dem P(MH)VB-Regime Grad I in 13%, Grad II in 52%, Grad III in 21% und Grad IV in 0% beobachtet worden; unter dem P(MH)EI-Schema wurde Grad I in 6%, Grad II in 69%, Grad III in 19% und Grad IV in 0% festgestellt. Mukositis Grad I wurden unter dem P(MH)VB-Schema in 21% und Grad II in 6% bzw. Grad I in 13% und Grad II in 25% unter dem P(MH)VB-Schema beobachtet. Infektionen Grad I wurde unter dem P(MH)VB-Schema in 29%, Grad II in 0% und Grad III 1% festgestellt, dagegen unter dem P(MH)EI-Schema häufiger: Grad I in 43%, Grad II in 0% und Grad III in 25%. Unter beiden Regimen entwickelten alle Patienten eine komplette Alopezie. Eine kardiogene Toxizität wurde bei keinem Patienten beobachtet. Eine Audiotoxizität Grad I wurde unter dem P(MH)VB-Schema in 31% und unter dem P(MH)EI-Schema in 36% beobachtet. Chemotherapieinduzierte Todesfälle traten nicht auf.

Diskussion

Bei Patienten mit nichtseminomatösen Keimzelltumoren und geringer hämatogener Metastasierung können mit Standard-Chemotherapien wie dem PVB- (Cisplatin,

Vinblastin, Bleomycin) oder dem PEB-Schema (Cisplatin, Etoposid, Bleomycin) Heilungsraten in 90–100% erzielt werden. Dagegen können Patienten mit großvolumigen Metastasen nur in 30% bis 50% mit diesen Standardtherapien geheilt werden, während mit aggressiveren Therapien deutlich höhere Heilungsraten erzielt werden können [1, 4, 9, 12–14, 18, 19, 23].

Obwohl die Tumormasse neben den Tumormarkern bei Patienten mit Keimzelltumoren als wichtigster prognostischer Faktor gilt [2, 5, 10, 23, 24], liegen keine Untersuchungen zur Bestimmung der Metastasenvolumina in der Literatur vor. Dies hatte zur Folge, daß bislang das exakte Tumorvolumen nicht Bestandteil der Stadienklassifikationen war, obgleich es in allen Klassifikationen mit Hilfe der Anzahl und/ oder der Durchmesser der Metastasen geschätzt wurde. [Übersichten bei 9 und 20]. Deshalb wurde in der vorliegenden Studie mit Hilfe radiologischer Methoden das Volumen der Metastasen bestimmt und als Kriterium für die Stadienklassifikation und Remissionsbeurteilung eingesetzt (8; vergl. Tabelle 2).

Da eine Dosis-Wirkungs-Beziehung für Cisplatin nachgewiesen werden konnte [14], wurde bei Patienten mit großer Tumormasse die Cisplatin-Dosis erhöht, teilweise auf das doppelte der Standarddosierung [13, 19]. Durch diese Erhöhung der Cisplatindosis konnten die Remissionsraten gesteigert werden. Allerdings kam es dadurch auch zur Erhöhung der Toxizität. In der vorliegenden Studie wurde deshalb die Cisplatin-Dosis nur mittelgradig gesteigert, und zwar auf 150% der Standarddosis mit 30 mg/m^2 i. v. Tag 1–5, wobei Vinblastin und Bleomycin gegenüber der Standarddosierung nicht verändert wurden. Darüber hinaus wurde ein Resistenz-adaptiertes Vorgehen insofern gewählt, als bei frühzeitigem Auftreten einer Resistenz, die durch wiederholte Bestimmungen des Tumorvolumens objektiviert werden konnte [8], ein Therapiewechsel von dem P(MH)VB- auf das P(MH)EI-Schema durchgeführt wurde (Tabelle 3).

Mit einer kompletten Remissionsrate von 78% und einer Langzeitüberlebensrate von 83% sind die in der vorliegenden Studie erzielten Ergebnisse mit aggressiveren Theraperegimen vergleichbar [13, 18, 19]. Alle 23 Patienten bekamen 2 Stöße nach dem P(MH)VB-Schema. Danach erfolgte eine Evaluation. 2/23 Patienten wiesen zu diesem Zeitpunkt eine Resistenz auf und wurden mit dem P(MH)EI-Schema weiterbehandelt. Nach dem 3. bzw. 4. Chemotherapiestoß zeigten jeweils 4 Patienten eine Resistenz und wurden ebenfalls auf das P(MH)EI-Schema umgestellt. Insgesamt haben 10/23 (43%) aufgrund einer Resistenz nach dem P(MH)VB-Schema das P(MH)EI-Regime erhalten. Bei 8/10 (80%) dieser Patienten konnte durch das P(MH)EI-Schema noch eine partielle oder komplette Remission erzielt werden. Daß bei 8/10 Patienten unter dem Sekundär-Regime noch eine Tumorrückbildung erzielt werden konnte, ist dadurch erklärt, daß Etoposid und Ifosfamid zu den wirksamsten Substanzen bei therapierefraktären Hodentumoren zählen [7, 11, 16, 17, 21, 26].

Ein Vergleich der Toxizität der in der vorliegenden Studie verwendeten Resistenz-adaptierten Polychemotherapie mit aggressiveren Therapieschemata [13, 18, 19] zeigt eine vergleichsweise niedrigere pulmonale und neurologische Toxizität. Dies könnte einerseits durch die nur mittelhohe Dosierung von Cisplatin bedingt sein, andererseits durch den frühzeitigen Wechsel auf das P(MH)EI-Schema bei 43% der Patienten, so daß eine kumulative Bleomycin-Gesamtdosis von 400 mg Bleomycin in der Regel nicht erreicht wurde.

Zusammenfassend läßt sich festhalten, daß eine Resistenz-adaptierte Chemotherapie bei Patienten mit nichtseminomatösen Hodentumoren mit dem P(MH)VB- und P(MH)EI-Schema zu einer hohen Remissions- und Heilungsrate führt. Mittels Tumorvolumetrie kann eine exakte Stadienklassifikation erfolgen und eine Resistenz frühzeitig erkannt werden. Durch die nur mittelhohe Cisplatin-Dosierung im P(MH)VB-Schema und frühzeitige Umstellung auf das P(MH)EI-Schema konnte die pulmonale und neurologische Toxizität vergleichsweise niedrig gehalten werden.

Literatur

1. Aiginger P, Frass M, Kühböck J, Kuzmits R, Schwarz HP (1982) Therapy in far advanced testicular cancer. Blut 45: 222–223
2. Bosl GJ, Geller NL, Cirrincione C, Vogelzang NJ, Kennedy BJ, Whitmore WF, Vugrin D, Scher H, Nisselbaum J, Golbey RB (1983) Multivariate analysis of prognostic variables in patients with metastatic testicular cancer. Cancer Res 43: 3403–3407
3. De Vita V (1983) The relationship between tumor mass and resistance to chemotherapy – implications for surgical adjuvant treatment of cancer. Cancer 51: 1209–1219
4. Einhorn LH, Williams SD (1980) Chemotherapy of disseminated testicular cancer – A random prospective study. Cancer 45: 1339–1344
5. Germa-Lluch JR, Begent RHJ, Bagshawe KD (1980) Tumormarker. Levels and prognosis in malignant teratoma of the testis. Br J Cancer 42: 850–855
6. Goldie JH, Coldman AJ (1983) Quantitative Model for multiple levels of drug resistance in clinical tumors. Cancer Treat Reg 67: 923–931
7. Hainsworth JP, Williams SD, Einhorn LH, Birch R, Greco FA (1985) Successful treatment of resistant germinal neoplasms with VP-16 and cisplatin: Results of a Southeastern Cancer Study Group Trial. J Clin Oncol 3: 666–671
8. Kreuser ED, Wellert M, Eberhard HPH, Porzsolt F, Weidenmaier W, Bargon G, Wolff H. (1988) Tumorvolumetrie: Praktikabilität und Relevanz zur Stadienklassifikation In: Schmoll HJ, Weißbach L (Hrsg) Diagnostik und Therapie von Hodentumoren, Springer-Verlag, Berlin, pp 39–49
9. Kreuser ED, Jaeger N, Altwein JE, Egghart G, Hartlapp J, Gaus W, Schreml W (1985) Bulky germinal tumors: comparison of different induction regimens and significance of residual disease. Eur Urol 11: 163–169
10. Levi JA, Aroney RS, Dalley DN (1982) Significant factors in the optimal management of advanced stage germ cell carcinoma. Aust N Z J Med 12: 147–152
11. Loehrer PJ, Einhorn LH, Williams SD (1986) VP-16 plus ifosfamide plus cisplatin as salvage therapy in refractory germ cell cancer. J Clin Oncol 4: 528–536
12. Logothetis CJ Samuels ML, Selig D, Swanson D, Johnson DE, von Eschenbach AC (1985) Improved survival with cyclic chemotherapy for nonseminomatous germ cell tumors of the testis. J Clin Oncol 3: 326–339
13. Ozols RF, Deisseroth AB, Javadpour N, Barlock A, Messerschmiedt GL, Young RC (1983) Treatment of poor prognosis nonseminomatous testicular cancer with a "high-dose" Platinum combination chemotherapy regimen. Cancer 51: 1803–1807
14. Samson MK, Stephens RL, Klugo RD (1981) Positive dose-response of high (h) versus low (l) dose cisplatinum (DDP), vinblastine (VBL), and bleomycin (BLEO) in disseminated germ cell neoplasm of the testis. Proc Am Soc Clin Oncol 2: 470
15. Schabel FM, Trader MW, Laster WR, Corbett TH, Griswold DP (1979) Cis-Dichlorodiammineplatinum (II): Combination chemotherapy and cross-resistance studies with tumors of mice. Cancer Treat Rep 63: 1459–1473
16. Scheulen ME, Bremer K, Niederle N, Krischke W, Higi M, Seeber S, Schmidt CG (1981) Ifosfamide and etoposide in refractory testicular tumors. UICC Conference on Clinical Oncology, October 28–31, Lausanne p 131 (Abstract)

17. Scheulen ME, Niederle N, Bremer K, Schuette J, Seeber S (1983) Efficacy of ifosfamide in refractory malignant diseases and uroprotection by mesna: results of a clinical phase II-study with 151 patients. Cancer Treat Rev 10: 93–101
18. Schmoll HJ, Schubert I, Arnold H, Dölken G, Hecht T, Bergmann L, Illiger J, Fink U, Preiss J, Pfreundschuh M, Kaulen H, Bonfert B, Ho AD, Manegold C, Mayr A, Hoffmann L, Weiss J, Hecker H (1987) Disseminated testicular cancer with bulky disease: results of a phase II-study with cisplatin ultra-high dose/VP-16/bleomycin. Int J Androl 10: 311–317
19. Schmoll HJ, Arnold H, Mayr T, Dölken G, Hossfeld DK, Hoffmann L (1984) Platinum – ultra high dose/etoposide/bleomycin (DDP-HDVP-16/BLM): An effective regimen for testicular cancer with poor prognosis. Proc Am Soc of Clin Oncol 3: 639
20. Schmoll HJ, Peters HD, Fink U (1987) Kompendium Internistische Onkologie, Teil II. Springer-Verlag, Berlin, S. 422–423
21. Seeber S, Niederle N, Osicka R, Schütt J, Dimitriadis K, Schmidt CG (1984) Experimentelle und klinische Untersuchungen zur Wirksamkeit von Ifosfamid bei refraktären Neoplasien. Tumor Diagnostik & Therapie 5: 39–43
22. Sommerhoff C (1982) Altersverteilung. In: Weißbach L, Hildenbrand G (Hrsg) Register und Verbundstudie für Hodentumoren. Bonn. Zuckschwerdt Verlag, München: 209–214
23. Stoter G, Kay S, Jones W, Huinink W, Sleyfer D, Splinter T, van Oosterom A, Harris A, Boven E, de Pauw M, Sylvester R (1987) Cisplatin (P) and VP 16 (E) +/− Bleomycin (B) (BEP vs EP). 4th European Conference on Clinical Oncology and Cancer Nursing (Abstract), 681
24. The Medical Research Council Working Party on Testicular Tumors (1985) Prognostic factors in advanced nonseminomatous germ cell testicular tumors: Results of a multicentre study. Lancet i: 8–11
25. WHO (1979) Handbook for reporting results of cancer treatment. WHO Offset publication No. 48, Geneva 14–21
26. Williams SD, Einhorn LH, Greco FA, Oldham R, Fletcher R (1980) VP 16–213 salvage therapy for refractory germinal neoplasms. Cancer 46: 2154–2158

Effektivität und Toxizität der Leukozyten-Nadir-adaptierten Polychemotherapie beim nichtseminomatösen Hodentumor

J. Rassweiler, U. Rüther, P. Bub, F. Eisenberger, P. Jipp und C. G. Schmidt

Abstract

From July 1984 to March 1987, 31 patients with nonseminomatous malignant testicular tumors in the disseminated stage were studied. For this investigation, chemotherapy with a sequentially alternating, non-cross-resistant combination of cytostatic agent was employed (velbe/bleomycin-adriamycin/cisplatin, ifosfamid/VP 16–213; leucocyte nadir adapted; the intervals between therapy were reduced from the usual 21–28 days to 12 +/− 2 days). The rate of response was 90.3%. Complete remissions were observed in 89.3% of cases, and the recurrence-free time is now 25 months.

The efficacy of this procedure can be compared with that of other combinations of cytostatics used in treating the above-mentioned patients. Complete remission, however, is obtained in the short-interval system after an average of 2.5 cycles. Moreover, this medication has relatively low toxicity. Preliminary results on the lowest white blood cell count with sequentially alternating short-interval chemotherapy are encouraging. This may present a new form of treatment for metastazing testicular tumors.

Zusammenfassung

Von Juli 1984 bis März 1987 wurde bei 31 Patienten mit nichtseminomatösen malignen Hodentumoren im disseminierten Stadium eine Chemotherapiestudie mit einer sequentiell alternierenden, nichtkreuzresistenten Zytostatika-Kombination durchgeführt (Velbe/Bleomycin-Adriamycin/Cisplatin-Ifosfamid/VP 16–213; Leukozyten-Nadir-adaptiert: Verkürzung des therapiefreien Intervalls von herkömmlich 21–28 Tage auf 12 +/− 2 Tage). Dabei konnte eine Gesamtansprechrate von 90,3% erreicht werden. Komplette Remissionen wurden in 89,3% der Fälle beobachtet. Die rezidivfreie Überlebenszeit beträgt derzeit 25 Monate. Die Effektivität dieses Therapieschemas ist mit anderen bei diesen Kranken eingesetzten Zytostatika-Kombinationen vergleichbar, jedoch kommt es bereits im Mittel nach 2,5 Zyklen zur kompletten Remission. Darüber hinaus ist die Toxizität relativ gering. Aufgrund der bisherigen Ergebnisse halten wir die sequentiell alternierende, am Leukozytentiefstwert orientierte, intervallverkürzte Chemotherapie für eine Bereicherung in der Behandlung des metastasierten Hodentumors.

Patientengut

Vom Juli 1984 bis März 1987 wurden im Katharinenhospital Stuttgart 83 Patienten mit malignen Hodentumoren behandelt. Bei 32 Kranken (39%) fand sich ein reines Seminom (Durchschnittsalter 38,9 Jahre), während in 51 Fällen (61%) nicht seminomatöse maligne Hodentumoren vorlagen (Durchschnittsalter 31,5 Jahre). Hierbei handelte es sich ausschließlich um Mischtumoren, die Anteile eines Seminoms, eines embryonalen Karzinoms, Chorionkarzinoms, Dottersacktumors oder Teratoms aufwiesen (Tabelle 1).

Der Primärtumor lag bei den Seminompatienten 21 mal im rechten und 10 mal im linken Hoden, 1 Kranker hatte ein extragonadales retroperitoneal gelegenes Seminom. Bei den Patienten mit Mischtumoren fanden sich 24 mal rechtsseitige und 26 mal linksseitige Hodentumoren. In einem Fall wurde ein extragonadal im kleinen Becken lokalisierter Keimzelltumor gefunden (Tabelle 1).

Die 32 Patienten mit reinem Seminom wurden nach Semikastratio und klinischem Staging einer Strahlentherapie zugeführt. Bei den 51 Patienten mit nichtseminomatösen Hodentumoren erfolgte im Stadium I eine fertilitätsprotektive bzw. im Stadium II A und II B eine radikale retroperitoneale Lymphadenektomie.

Tabelle 1. Histologische Klassifikation und Lokalisation des Primärtumors bei 83 Patienten mit malignen Hodentumoren (Juli 1984–März 1987, Urologische Klinik Katharinenhospital Stuttgart)

Tumorklassifikation	N	Lokalisation		
		rechter Hoden	linker Hoden	extragonadal
Seminom	32	21	10	1
Mischtumoren	51	24	26	1
Teratom (reif o. unreif)	12			
Embryonales Karzinom mit Teratom	6			
Embryonales Karzinom	5			
Teratom und Chorionkarzinom	1			
Kombinationstumoren (Embryonal-Teratom-Chorion- und Dottersackanteile)	27			

Stadieneinteilung

Unsere klinische Stadieneinteilung basiert auf der von Seeber und Mitarbeiter [20] angegebenen Klassifikation (Tabelle 2):

Von den 51 Patienten mit nichtseminomatösen malignen Hodentumoren fanden sich nach Orchiektomie und Lymphadenektomie 18 im Stadium I, 5 im Stadium II A, 9 im Stadium II B, 5 im Stadium II C, 1 Patient im Stadium II und 1 Patient im Stadium IV. Hinzu kommt ein Patient mit extragonadalem Keimzelltumor.

Im weiteren Beobachtungszeitraum zeigten 4 Patienten eine Progression: 2 Patienten wechselten von Stadium I ins Stadium II B, bei einem Patient im Primärstadium I

Tabelle 2. Stadieneinteilung beim Hodentumor (nach Seeber 1980)

Stadium	Kriterien
I	Tumor auf den Hoden beschränkt
II A	Komplette Resektion der retroperitonealen LK; HCG, AFP, LDH normal nach RLA
II B	Nicht komplette Lymphadenektomie (Resttumor < 2 cm)
II C	Nur partielle Lymphadenektomie (Resttumor > 2 cm). Nicht resezierbare Tumoren ("bulky disease")
III	Lymphknotenmetastasen beiderseits des Diaphragmas
IV A	Pulmonale Metastasierung im Frühstadium (< 5 Metastasen/Lunge < 2 cm Durchmesser)
IV B	Ausgedehnte viszerale Metastasierung (> 5 Metastasen/Lunge, > 2 cm Durchmesser) Pleuritis carcinomatosa; Leber-, Hirn-, Skelettmetastasen
IV C	Lungenmetastasen mit retroperitonealem Befall
IV D	Lungenmetastasen und/oder zusätzlichem Befall der Leber bzw. anderer Metastasierung
E	Primär extragonadale Lokalisation

fand sich nach 1½ Jahren ein retroperitonealer Keimzelltumor und 1 Patient wechselte von Stadium II B nach Stadium III.

Da im Stadium I und II A primär keine Chemotherapie erfolgte, verblieben somit 30 Patienten in den Stadien II B bis IV soweit ein Patient mit extragonadalem Keimzelltumor, bei denen eine Zytostase durchgeführt wurde (Tabelle 3).

Therapieschema

In Anlehnung an das Therapieschema der Essener Klinik [16, 17, 20] wurde eine sequentiell alternierende Therapie mit den Substanzen Velbe/Bleomycin im 1. und 2. Zyklus und Adriamycin/Cisplatin im 3. und 4. Zyklus durchgeführt. Die Kombination von Ifosfamid und VP 16–213 wurde nur dann eingesetzt, wenn sich nach 4 Zyklen

Tabelle 3. Stadienverteilung von 51 malignen nichtseminomatösen Hodentumoren nach Orchiektomie und retroperitonealer Lymphadenektomie, vor Einsetzen der Chemotherapie. Im Stadium I und II A wurde primär keine Chemotherapie durchgeführt. Die 3 progredienten Kranken mit dem Primärstadium I wurden chemotherapiert. 1 Patient mit Stadium E ist in Vollremission

Stadium	N	CR	PR	Progress
I	15	n. b.	n. b.	–
II A	5	n. b.	n. b.	–
II B	11	11	–	–
II C	5	4	1	1
III	1	1	–	–
IV	13	10	1	2

Tabelle 4a. Therapieplan der sequentiell alternierenden Polychemotherapie zur Behandlung fortgeschrittener nichtseminomatöser maligner Hodentumoren

Kombination A	1.	2.	3.	4.	5. Tag
Velbe (0,2 mg/kg)	+	+	–	–	–
Bleomycin (30 E)	+	+	+	+	+
Kombination B	1.	2.	3.	4.	5. Tag
Adriamycin (60 mg/m^2)	+	–	–	–	–
Cisplatin (20 mg/m^2)	+	+	+	+	+
Kombination C	1.	2.	3.	4.	5. Tag
Ifosfamid (40 mg/kg)	+	+	+	+	+
VP 16–213 (120 mg/m^2)	+	+	+	+	+

Tabelle 4b

Zyklus	Kombination	Intervall
1	A	12 +/– 2 Tage
2	A	12 +/– 2 Tage
3	B	12 +/– 2 Tage
4	B	12 +/– 2 Tage

Bei kompletter Remission: 2 Erhaltungszyklen mit der wirksamsten Kombination (A oder B)
Bei Versagen: Zyklen mit Kombination C (12 +/– 2 Tage)

zumindest keine Partialremission erzielen ließ. Im Falle einer Remission erfolgten nach den vorausgegangenen Zyklen zwei konsolidierende Chemotherapieabschnitte mit der zuvor jeweils wirksamsten Kombination. Die Dosierung, Behandlungsplan und Therapieintervalle sind in Tabelle 4 dargestellt.

Vor jedem neuen Therapiezyklus wurden folgende Kontrolluntersuchungen durchgeführt: Röntgen-Thorax, Abdominalsonographie, Blutbild, Retentionswerte, Transaminasen, LDH und die Tumormarker AFP, β-HCG, CEA und TPA. Vor dem 1., 3., und 5. Zyklus erfolgte eine Computertomographie der Thorax, Abdominal- und Beckenorgane.

Voraussetzung für den Beginn eines neuen Therapiezyklus war eine Gesamtleukozytenzahl von mindestens 2500 mm^3 nach Durchlaufen des Leukozyten-Nadirs.

Damit wurden die Zyklen 1–4 nach einem Intervall von durchschnittlich 12 Tagen [2] appliziert. Das Therapieergebnis wurde nach den Remissionskriterien der WHO [23] beurteilt, das heißt, daß als Therapieerfolg nur eine Vollremission und Partialremission mit Tumorrückbildung von mehr als 50% für die Dauer von mindestens 1 Monat gewertet wurde.

Ergebnisse

Ansprechraten: Die Remissionsrate bezogen auf das Ausgangsstadium vor Beginn der Therapie ist in der Tabelle 3 dargestellt. Von den 31 Patienten befanden sich 2 nach dem 1. Therapiezyklus, 13 nach dem 2. Zyklus, 9 nach dem 3. Zyklus, 1 Patient nach dem 4. und 1 weiterer Patient nach dem 7. Zyklus in Vollremission. Die Vollremission trat im Durchschnitt nach 2,5 Zyklen ein. Wir haben somit bei 26 von 31 Patienten (83,9 %) eine komplette Remission beobachtet, bei 2 Patienten (6,4%) kam es zu einer Partialremission und bei 3 (9,3%) sprach die Chemotherapie nicht an. Somit findet sich eine Gesamtansprechrate nach sequentiell alternierender Leukozyten-Nadir-adaptierter Polychemotherapie von 90,3% bei einer mittleren rezidivfreien Überlebenszeit von gegenwärtig 25 Monaten.

Bei den Therapieversagern handelte es sich in 2 Fällen um Patienten mit einem riesigen Primärtumor (700 bzw. 800 g schweres Orchiektomiepräparat), bei gleichzeitiger Bulky disease in Abdomen und Thorax sowie einer Cerebralmetastase in 1 Fall. Ein weiterer Patient hatte kleinere pleurale Metastasen zu Beginn der Behandlung, die sich unter Chemotherapie ständig vergrößerten; der Patient überlebte 13 Monate.

Nebenwirkungen: die Kombination A wurde von allen Patienten ohne Nebenwirkungen vertragen, beim Zyklus B fand sich bei allen Patienten Nausea und Vomitus, die sich jedoch mit der üblichen Medikation (Paspertin, Vomex A und Neurocil) ausreichend therapieren ließ. Die Myelosuppression stellte bei keinem Patienten ein entscheidendes Problem dar, weder hinsichtlich einer Fortführung der Chemotherapie (progredientes Intervall) noch bezüglich einer Nadir-Sepsis. Eine chemotherapieinduzierte Mortalität wurde ebenfalls nicht beobachtet.

Diskussion

Durch gezielte Kombination von Operation, Polychemotherapie und Radiatio konnte ein deutlicher Fortschritt in der Behandlung des metastasierten Hodentumors mit Ansprechraten um 70% erzielt werden [4–7, 12–16, 18]. Trotz der beachtlichen Erfolge der Polychemotherapie nach dem Einhornschema [5], stellt die relativ hohe Toxizität dieses Therapieregimes einen limitierenden Faktor dar.

Demgegenüber konnten Seeber und Mitarbeiter zeigen, daß durch eine sequentiell alternierende Chemotherapie unter Verwendung nicht kreuzresistenter Zytostatika eine deutliche Reduktion der Toxizität zu erzielen war bei gleichbleibender therapeutischer Effektivität [18, 19, 21]. Hinzu kommt, daß die Autoren darüber hinaus eine Verkürzung der Therapieintervalle zwischen den einzelnen Zyklen erzielen konnten. Dies war dadurch möglich, daß der Therapiebeginn am Leukozyten-Nadir orientiert wurde: Nach Durchlaufung des Leukozyten-Nadirs wird schon mit dem nächsten Zyklus begonnen. Damit läßt sich eine Intervallverkürzung von bisher 21–28 [5] Tagen auf im Mittel 12 Tage erzielen [17]. Unsere Erfahrungen haben erneut bestätigt, daß ein solch frühzeitiges Einsetzen der Chemotherapie nach Durchlaufen von dem Leukozytentiefwertes, also bei in Erholung begriffener Myelosuppression, nicht von einem erhöhten therapeutischen Risiko mit der Gefahr einer Sepsis begleitet ist. Allerdings scheint die natürliche Grenze der Belastbarkeit des Knochenmarks auch bei der sequentiell alternierenden Chemotherapie auf maximal 6 Zyklen beschränkt zu sein. Ist nach dieser Zeit keine komplette Remission erreicht, muß die Polychemotherapie als gescheitert angesehen werden, und es verbleiben nur noch palliative Maßnahmen, wie der Einsatz von Zytostatika 3. Wahl oder eine Kombination mit Radiotherapie.

Unsere eigenen Erfahrungen mit einer Gesamtansprechrate 90,3% (bei 83,9% kompletten Remissionen an einem vergleichbar kleineren Kollektiv) konnten die Reproduzierbarkeit der Ergebnisse der Essener Tumorklinik bestätigen. Ebenfalls beobachteten wir auch nur eine geringe Toxizität des Therapieregimes. Allerdings müssen weitere Verlaufskontrollen zeigen, ob sich diese günstigen Ergebnisse auch langfristig bestätigen werden. Angesichts der bisher hohen therapeutischen Effektivität bei geringer Toxizität sehen wir die sequentiell alternierende Polychemotherapie mit verkürztem Intervall durch einen am Leukozyten-Nadir orientierten Zyklusbeginn als eine wertvolle Bereicherung der Behandlung des metastasierten Hodentumors an.

Literatur

1. Bär W, Hedinger Ch (1908) Ausgebrannte (okkulte) Hodentumoren. Virchows Arch Path Anat 377: 67–78
2. Bremer K, Niederle N, Krischeke W, Higi M, Scheulen ME, Schmidt CG, Seeber S (1981) Etoposid- u. Etoposid/Ifosfamid-Therapie refraktärer Hodentumoren, in: Seeber, Nagel GA Achterrath W, Schmidt CG und Raetig R (Hrsg) Etoposid. Derzeitiger Stand und neue Entwicklungen in der Chemotherapie maligner Neoplasien. Akt Onkol 4: 191–197
3. Collins DH, Pugh RCB (1964) The pathology of testicular tumor. Brit J Urol 36: 1–112
4. Einhorn LH, Donohue J (1977) Cisdiamminodichloroplatinum, Vinblastine and Bleomycin combination chemotherapy in disseminated testicular cancer. Ann Intern Med 87: 293–298
5. Einhorn LH, Williams SD (1980) The management of disseminated testicular cancer. In Einhorn LH (ed) Testicular tumors. Masson, New York 117–149
6. Golbey RB, Reynold TF, Vugrin D (1979) Chemotherapy in metastatic germ cell tumors. Semin Oncol 6: 82–86
7. Hartenstein R, Clemm Ch, Wilmanns W (1985) Nichtseminomatöses Hodenkarzinom: Eine heilbare Krebserkrankung. Münch med Wschr 127: 432–437
8. Javadpour N (1986) Overview of testicular cancer. in 4: principles and management of testicular cancer, Thieme pp 1–12
9. Javadpour N (1986) Clinical features and Natural History. In Principles and Management of testicular cancer, Thieme pp 173–175
10. Li MC (1960) Effects of combined drug therapy on metastatic cancer of the testis. J Amer Med Ass 174: 1291–1299
11. Mann K (1982) Bedeutung der Tumormarker bei Diagnostik und Therapie der Hodenkarzinome. Beitr Onkol 13: 335–342
12. Mostofi F, Sesterhenn IA, Davis CJ Jr. (1986) Pathology of testicular tumors. In Principles and management of testicular cancer, Thieme Stuttgart New York pp
13. Ringert RH, Eickenberg H-U (1982) Die Topographie der Lymphknotenmetastasen bei germinalen Hodentumoren. Beitr Onkol 8: 41–48
14. Samuels ML, Howe CD (1970) Vinblastine in the management of testicular cancer. Cancer 25: 1009–1017
15. Samuels ML, Johnson DE, Holoye PY (1975) Continuous intravenous bleomycin (NSC 125066) therapy mit vinblastine (NSC-49842) in Stage III testicular neoplasia. Cancer Chemother Rep 59: 563–575
16. Scheulen ME, Higi M, Schilcher RB, Meier CR, Seeber S, Schmidt CG (1980) Sequentiell alternierende Chemotherapie nichtseminomatöser Hodentumoren mit Velbe/Bleomycin und Adriamycin/Cisplatin. I. Ergebnisse einer randomisierten Studie bei 71 Patienten mit pulmonaler Metastasierung (Stadium IV). Klin Wschr 58: 811–821
17. Scheulen ME, Bierbaum W, Niederle N, Eickenberg H-U, Hollfeld H, Seeber S, Schmidt CG (1980) Sequentiell alternierende Chemotherapie nichtseminomatöser Hodentumoren mit Velbe/Bleomycin und Adriamycin/Cisplatin. II. Langzeitergebnisse einer Studie bei 140 Patienten mit retroperitonealer Metastasierung (Stadium II). Klin Wschr 58: 823–828

18. Schütte J, Bremer K, Niederle N, Schoetensack B, Schmidt CG, Seeber S (1983) Sequentiell-alternierende Chemotherapie nichtseminomatöser Hodentumoren mit Adriamycin/Cisplatin und Bleomycin/Vinblastin. Therapieansprechen- und Versagen in Abhängigkeit von Histologie und Tumorstadium. Onkologie 6: 16–20
19. Seeber S, Scheulen ME, Osieka, Höffken R, Schmidt CG (1978) Development of chemotherapy programs containing vinblastine, bleomycin, adriamycin and cis-diamminochloroplatin. In: (Eds Carter SK, Crooke ST, Umezawa H) Bleomycin, current status and new developments Academic Press New York, pp 215–226
20. Seeber S, Scheulen ME, Schilcher RB, Higi M, Niederle N, Mouratidou D, Bierbaum W, Schmidt CG (1980) Sequential combination chemotherapy with vinblastine-bleomycin and adriamycin-cisplatin (II) in early and late testicular cancer. In: Prestakayko AW, Carter SK, Crooke ST (eds) Current status and new Developments, academic press New York, pp 329–344
21. Seeber S, Higi M, Niederle N, Schmidt CG (1981) Intervallverkürzung bei der chemotherapeutischen Induktionsbehandlung solider Tumoren. Dtsch med Wschr 106: 1741–1744
22. Seeber S, Schütte J, Niederle N, Schmidt CG (1983) Neue Ergebnisse der Behandlung metastasierter Hodentumoren im Früh- und Spätstadium. Tumordiagnostik und Therapie 4: 45–54
23. Handbook for reporting results of cancer treatment (1979) WHO offset publication No 48, WHO, Geneve

Chemotherapie bei Nierentransplantat (NTPL)-Empfängern mit Seminom Stadium IV B-Panzytopenie bei megaloblastärer Ausreifungsstörung des Knochenmarks durch okkulten Folsäuremangel

E. Wandel, R. Klingel, M. Weber, M. Marx, H.J. Rumpelt, H. Klose und H. Köhler

Abstract

Treatment of renal transplant patients with neoplastic disease requiring chemotherapy has been poorly reported. The case of a 31-year-old renal transplant patient with neoplastic disease is presented. He developed a classical seminoma (stage I, T3 N1 MO, Beta-HCG negative and alpha-1-fetoprotein negative, immunohistological cytoceratine positive after 7 years of hemodialysis therapy and 1 year after renal transplantation and immunosuppressive therapy with azathioprin and methylprednisolone. He was treated by semicastration and conventional radiotherapy with 40 Gy. Fulminant metastases of the former seminoma appeared 3 years after renal transplantation. Aggressive chemotherapy with platinum, bleomycin, and etoposide was started and led to complete remission. Function of the transplanted kidney remained stable. Subsequent severe pancytopenia was due to lack of folic acid, diagnosed by bone marrow biopsy and serum folic acid levels, caused by the earlier immunosuppressive therapy with azathioprin and lack of substitution during intravenous nutrition. After sufficient substitution with folic acid the pancytopenia vanished. CMV infection of the lung led to death.

Zusammenfassung

Über die cytostatische Therapie von NTPL-Empfängern mit Neoplasien gibt es nur spärliche Berichte. Es wird über einen 31jährigen nierentransplantierten Patienten berichtet, der nach 7jähriger Hämodialysetherapie transplantiert wurde, ein Jahr nach NTPL unter Dauerimmunsuppression mit Imurek und Urbason ein Seminom entwickelte (Tumormarker negativ, immunhistologisch Cytokeratin positiv). Die Therapie des Seminoms bestand in einer linksseitigen Semikastration (T3 N1 MO) und in einer typischen Radiatio mit 40 Gy GHD. 3 Jahre nach NTPL kam es zu einer generalisierten Metastasierung. Die aus den Metastasen gewonnene Histologie bestätigte die Diagnose des vor 3 Jahren therapierten Primärtumors vom Cytokeratin-positiven Typ, jetzt klinisches Stadium IVB. Eine aggressive Therapie mit Bleomycin, Etoposid und Cisplatin in ultrahoher Dosis führte zu einer kompletten Remission der Tumorerkrankung bei erhaltener Transplantatfunktion. Die langanhaltende Panzytopenie hatte ihre Ursache nicht allein in der aggressiven Chemotherapie, sondern in einer ausgeprägten megaloblastären Ausreifungsstörung des Knochenmarks, bedingt durch einen Folsäuremangel, ausgelöst durch die folsäurehemmende vorangegangene Behandlung mit Imurek und mangelnde Substitution unter parenteraler Ernährung. Durch adäquate Substitution mit Leucovorin normaliserte sich das Blutbild. Der Krankheitsverlauf wurde durch eine letale CMV-Infektion terminiert.

Einleitung

Über die zytostatische Therapie von NTPL-Empfängern mit Neoplasien gibt es nur vereinzelte Berichte (Osiason u. Polackwich 1986, Schmid et al. 1984). Bei NTPL Patienten treten maligne Tumoren 10 mal bis 100 mal häufiger als bei gleichaltrigen Individuen der Gesamtbevölkerung (Penn 1977, EDTA Proc. 1984, Sheil et al. 1985) auf. Bei Hämodialysepatienten findet sich eine um 1,4–5% höhere Tumorinzidenz gegenüber der Normalbevölkerung (Penn 1977, EDTA Proc. 1982, Sheil 1985). Die mittlere Zeit für die Entwicklung von Malignomen bei NTPL-Patienten beträgt 4,5 Jahre, bei Hämodialysepatienten im Mittel 22 Monate (3 Monate bis 10 Jahre) (Sheil et al. 1985). Begünstigend wirkt die Immunsuppression bei NTPL-Empfängern mit Imurek, neuerdings auch mit Cyclosporin A (EDTA Proc. 1985, West et al. 1985, Castro et al. 1985), ebenso wie der sekundäre Immundefekt bei urämischen Patienten.

Wir berichten über den ungewöhnlichen Krankheitsverlauf eines 31jährigen NTPL-Patienten, bei dem nach 7jähriger Hämodialysetherapie eine NTPL erfolgte, und der 1 Jahr nach NTPL einen malignen Hodentumor entwickelte.

Kasuistik

Familiäre Vorbelastung durch Nierenkrankheiten und Malignom. 1974 histologische Sicherung der hereditären Nephropathie (Alport Syndrom) durch Nierenbiopsie. 1977–1984 wurde aufgrund der terminalen Niereninsuffizienz eine Hämodialysebehandlung durchgeführt. 5/84 erfolgte eine Leichennierentransplantation. Die Dauerimmunsuppression bestand in Imurek 100 mg und Urbason 4 mg. 7/85 kam es zu einer linksseitigen Hodenschwellung (Abb. 1). Die durchgeführte linksseitige Semikastra-

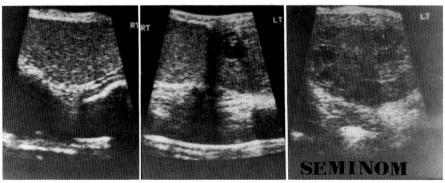

Abb. 1. Ultraschallbefund des Hodens

tio ergab die Diagnose eines Seminoms, klinisches Stadium IA, pathologisches Stadium T3N1MO (Abb. 2). Die Tumormarker β-HCG und α-Fetoprotein waren negativ. Eine Radiatio mit 40 Gy Gesamtherd-Dosis (5 × 2 Gy/Woche) erfolgte über ein paraaortales und parailiacales Feld linksseitig, unter Schonung der Transplantatniere. 2/87 trat eine tumoröse Schwellung der linksseitigen Parotis auf, die zu einer Beeinträchtigung der Funktion des linken Kiefergelenkes führte. Die gewonnene Histologie wurde als Metastase des seit 7/85 bekannten Seminoms diagnostiziert, Cytokeratin positiv (Abb. 3). Eine diffuse Knochenmetastasierung (Abb. 4), eine ausgedehnte Destruktion des linksseitigen Kiefergelenkköpfchens (Abb. 5) sowie eine paravertebrale Weichteilmetastasierung (Abb. 6) dokumentierten den foudroyanten Krankheitsverlauf. Wegen der raschen Befundprogredienz und der ausgedehnten Metastasierung leiteten wir am 22. Krankheitstag eine aggressive Chemotherapie ein mit Bleomycin 15 mg/m^2 Tag 1, 8, 15 i.v., Vepesid 120 mg/m^2 Tag 1–5 i.v., Platinex 35 mg/m^2 Tag 1–5 i.v. (Schmoll et al. 1985, Einhorn 1987) (Abb. 7). Am 40. Tag kam es zum Auftreten einer Panzytopenie mit schwersten Schleimhautulzerationen (Abb. 8), die bis zum 90. Tag anhielt, bei unverändert normaler Funktion des NTPL. Aufgrund einer ausgeprägten Anämie, deren Ursachen überwiegend Tumorinduziert war, wurden wiederholte Bluttransfusion verabreicht. Die durchgeführte Knochenmarkspunktion (Abb. 9) ergab eine ausgeprägte megaloblastäre Ausreifungsstörung der Erythro- und Granulopoese als Ursache für die Panzytopenie. Die gemessenen Folsäurespiegel im Serum lagen bei 0,8 mg/ml (Norm 2,5–17,5 mg/ml). Über 15 Tage wurde eine Therapie mit Leucovorin 15 mg durchgeführt, die eine Normalisierung des Blutbildes erbrachte. Am 105. Tag entwickelte sich eine CMV-Pneumonie, die am 126. Tag den Krankheitsverlauf letal terminierte. Die durchge-

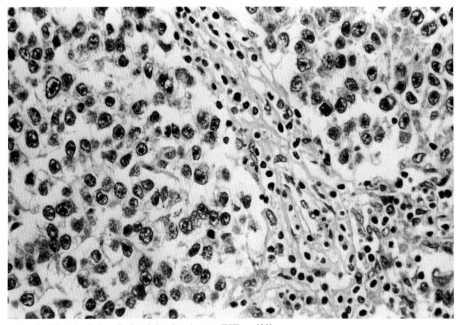

Abb. 2. Histologischer Befund des Seminoms (HE × 600)

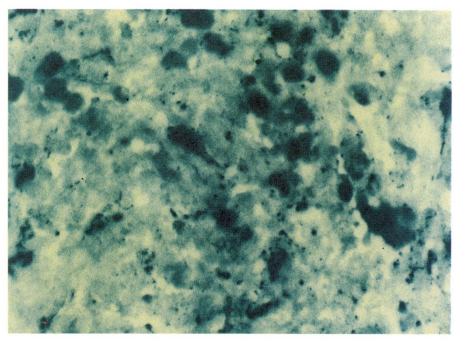

Abb. 3. Histologischer Befund der Metastase des Cytokeratin positiven Seminoms, immunhistochemische Antikeratin Darstellung Rhodamin Floreszenz × 1500

führte Sektion ergab keinen Metastasenhinweis, ein unauffälliges NTPL, bestätigte die ausgeprägte CMV-Infektion mit Lungen- (Abb. 10) und Leberbefall (Abb. 11).

Diskussion

Unser 31jähriger Patient litt gleichzeitig an 2 seltenen Krankheitsbildern, an einem Alport-Syndrom, was zu einer 7jährigen Hämodialysetherapie führte mit nachfolgender Nierentransplantation, und an einem ausgedehnt metastasierenden Seminom. Hodentumoren machen 1% aller männlichen Malignome aus (Einhorn 1987). Eine erhöhte Tumorinzidenz bei Alportsyndrom ist nicht bekannt. Zwischen NTPL und immunsuppressiver Therapie und dem Auftreten des Seminoms lag eine Latenz von einem Jahr, so daß diesbezüglich eine Koinzidenz zwar möglich erscheint (Sheil et al. 1985), aber ebenso der sekundäre Immundefekt bei Hämodialysepatienten begünstigend sein könnte. Am häufigsten werden nach Immunsuppression maligne Lymphome beobachtet (Sheil et al. 1985, Penn 1977, Kyle 1982, Castro et al. 1985, EDTA Proc. 1985). Der histologische Befund des Primärtumors und der Metastase ergeben ein Cytokeratin-positives Seminom (Tumormarker negativ). Cytokeratin ist in epithelialen Zellen als Protein enthalten (sog. *„intermediate filament protein"*) und läßt sich immunhistochemisch mit Peroxidasefärbung darstellen (Miettinen et al. 1985). Seminome sind in 30% positiv, Chorionkarzinome in 100%. Inwieweit der

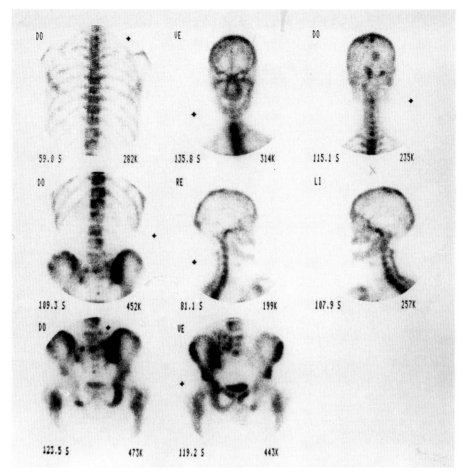

Abb. 4. Knochenszintigramm

klinische Verlauf eines Seminoms durch den Cytokeratingehalt beeinflußt wird, ist unbekannt. Im Falle unseres Patienten wäre der klinische Verlauf eher mit einem Chorionkarzinom vereinbar, obwohl die Histologie eindeutig einem Seminom entspricht. Wegen des hochmalignen Verlaufes wurde eine aggressive Chemotherapie unter Einbeziehung von Cisplatin eingeleitet. Eine potentielle Beeinträchtigung der Nierenfunktion erschien uns in dieser Situation von zweitrangiger Bedeutung. Osiason et al. 1986 behandelten ebenfalls mit einer 3er Kombination, die Tag 1–5 Cisplatin 20 mg/m^2 enthielt, wobei das NTPL keine Funktionsverschlechterung zeigte.

Die über 40 Tage anhaltende Panzytopenie im peripheren Blutbild hatte ihre Ursache nicht in der zytostatischen Behandlung, sondern in einer ausgeprägten megaloblastären Ausreifungsstörung des Knochenmarks, welche aus dem Blutbild

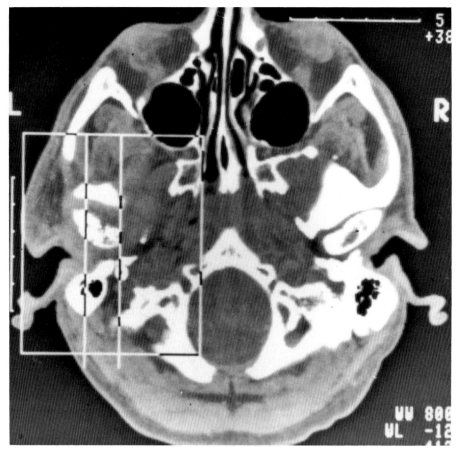

Abb. 5. Schädel-CT mit metastatischer Destruktion des linken Kiefergelenkes

wegen der multiplen Transfusionen nicht erkennbar war. Die vorangegangene folsäurehemmende Therapie mit Imurek (Goodman u. Gilman 1985) sowie die ungenügende Zufuhr von Folsäure während 80 Tagen parenteraler Ernährung dürften von kausaler Bedeutung sein.

Der letale Krankheitsverlauf basiert auf einer generalisierten CMV-Infektion mit respiratorischer Insuffizienz. Bei NTPL-Patienten unter Imurek-Therapie beträgt die CMV-Infektionsrate nach NTPL 8,4% für primäre Infektionen, 28% für sekundäre Infektionen. (Castro et al. 1984, Grundmann et al. 1987). Unter und nach immunsuppressiver Therapie bei NTPL muß mit CMV-Infektionen gerechnet werden, die im vorliegenden Fall wegen der aggressiven zytostatischen Therapie besonders foudroyant abgelaufen sein dürfte. Die Sektion ergab keinen Metastasenhinweis, was für die hohe Remissionsquote von 60–70% auch bei fortgeschrittener Tumorerkrankung unter diesem Therapieprotokoll spricht (Schmoll et al. 1985; Einhorn 1987).

Chemotherapie bei Nierentransplantat-Empfängern mit Seminom Stadium IV 271

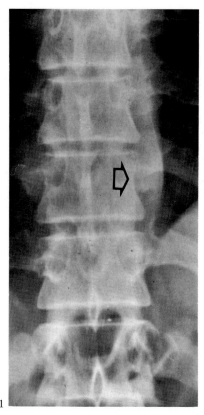

Abb. 6. Weichteilmetastasen paravertebral BWK 8–11

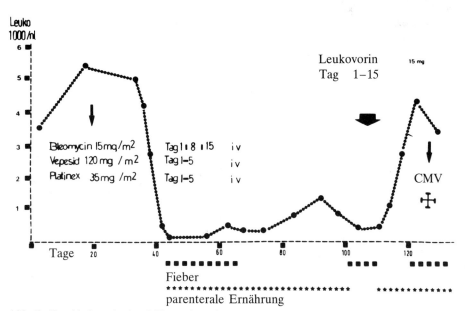

Abb. 7. Krankheitsverlauf und Chemotherapie

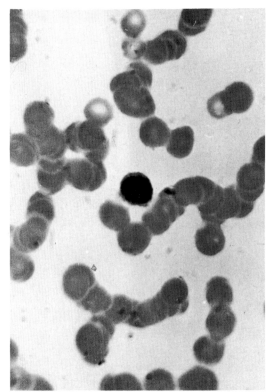

Abb. 8. Panzytopenie im Blutbild (Pappenheim × 1000)

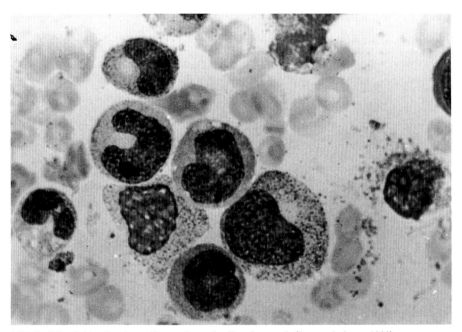

Abb. 9. Megaloblastäre Ausreifungsstörung im Knochenmark (Pappenheim × 1000)

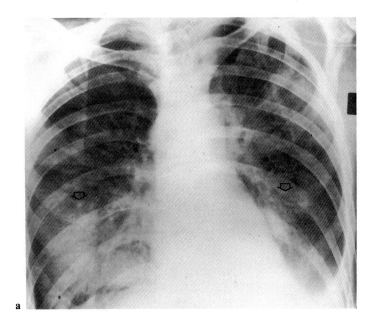

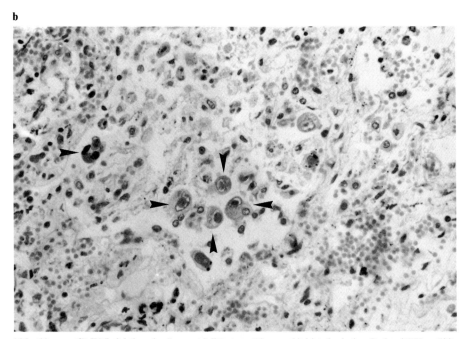

Abb. 10a–c. CMV-Infektion der Lunge **a)** Röntgen-Thorax, **b)** histologischer Befund HE × 600, **c)** histologischer Befund HE × 3000

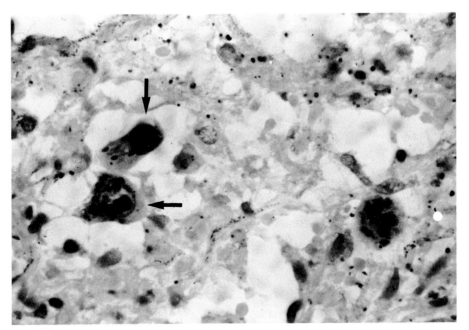

Abb. 10c

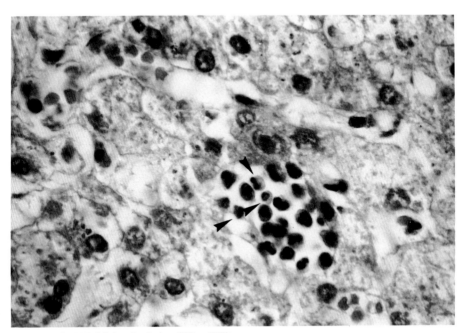

Abb. 11. CMV-Infektion der Leber HE × 3000

Zusammenfassung

1. Bei NTPL Empfängern ist eine erfolgreiche zytostatische Therapie mit nephrotoxischen Substanzen wie Cisplatin in hoher Dosierung möglich. Sofern die üblichen Vorsichtsmaßnahmen berücksichtigt werden, kann die Tansplantatfunktion unbeeinträchtigt bleiben.
2. Hinter einer Panzytopenie im peripheren Blutbild kann sich eine megaloblastäre Ausreifungsstörung verbergen, insbesondere wenn eine folsäurehemmende Therapie durchgeführt wurde und eine ungenügende Substitution erfolgte.

Literatur

Castro CJ, Klimo P, Worth A (1985) Multifocal aggressive lymphoma of the gastrointestinal tract in a renal transplant patient treated with cyclosporin A and prednisone. Cancer 55: 1665–1667

Castro LA, Land W, Schleibner S (1984) Inzidenz und klinische Bedeutung der Cytomegalovirus (CMV) Infektion unter Cyclosporin Therapie. In: Hornhuber B. (Hrsg) Patienten-Infektion-Immunglobulin. Springer, Berlin Heidelberg New York Tokyo, S 82

Einhorn LH (1987) Chemotherapy of disseminated germ cell tumors. Cancer 60: 570–573

Combined report on regular dialysis and transplantation, 1982 EDTA Proc

Combined report on regular dialysis and transpantation, 1984 EDTA Proc

Combined report on regular dialysis and transplantation, 1985 EDTA Proc

Goodman LS, Gilman A (1985) The pharmacological basis of therapeutics. Macmillian New York

Miettinen M, Virtanen J, Talerman A (1985) Intermediate filament proteins in human testis and testicular germ cell tumors. Am J Path 3: 402–410

Osiason AW, Polackwich RJ (1986) Curative, platinum-based cytotoxic drug therapy in a renal transplant recipient with metastatic testicular cancer. Cancer 58: 850–851

Penn J (1977) Malignancies associated with renal transplantation Urology 10: 57–63

Sheil AGR, Disney APS, Mathew TH (1985) Cancer in dialysis and transplant patients. Transplant Proc 1: 195–198

Schmid L, Bandhauer K, Reutter FW, Schmid U (1984) Zytostatisch behandelter maligner Hodentumor bei Nierentransplantation wegen familärer Zystennieren. Schweiz med Wschr 114: 1767–1768

Schmoll HJ, Weiß J, Arnold H, Dölken G, Mayr A, Hoffman L (1985) Platinum ultra high dose/ etoposide/bleomycin in testicular cancer with high tumor burden. 14th Intern Congress of Chemo-Therapy, Kyoto, Japan, Abstract 571–572

West JC, Becker K, Kelley S, Pezzi C (1985) Cyclosporin-induced lymphomas – controversies in diagnosis and treatment. ESAO München Abstract p 112

Spätmetastasen bei Hodentumoren

L. Hoffmann, E. Schäfer, M. Dietel und C. Wiederhold

Einleitung

Rezidive eines Hodentumors jenseits des dritten Jahres nach Diagnose bzw. Primärtherapie sind selten. Ziel dieser Arbeit ist die Darstellung einer Kasuistik. Darüber hinaus sollen Rezidivhäufigkeit und Zeitpunkt eines Rezidivs für die Fälle des eigenen Klinikums innerhalb einer 10-Jahres-Periode angegeben werden.

Kasuistik

41jähriger Patient, keine Vorerkrankungen, Raucher.
- 7/79 Hodentumor links. Stadium T1NOMO Histologie: Teratom vom intermediären Typ (MTI).
  Tumormarker: präoperativ AFP 320 ng/ml, Beta-HCG 4,2 U/ml.
  Therapie: Ablatio testis links, RLA.
- 4/80 2 Lungenmetastasen:
  linker Oberlappen, Durchmesser 40 mm,
  linker Unterlappen, Durchmesser 12 mm.
  Tumormarker: AFP: 342 ng/ml
  HCG: normal.
  Therapie: 4 Kurse PVB-IFO (AIO-Studie).
- 10/80 Resektion der Lungenrestherde.
  Histologie: Narbengewebe.
  Weitere Therapie: 12 × Erhaltungschemotherapie mit Vinblastin / Actinomycin D/Chlorambucil/Methotrexat.
  Regelmäßige Nachsorge.
- 6/86 Husten über 8 Wochen. Befund bei körperlicher Untersuchung und Röntgen-Thorax: Lymphknotenpaket supraklavikulär rechts und im hinteren oberen Mediastinum rechts.
  Probeexzision.
  Histologie: Malignes Teratom (MTI).
  Immunhistochemie: AFP und HCG negativ.
  Serummarker: CEA 39 µg/l, AFP und HCG normal.
  Therapie: 4 Zyklen Cis-Platin, Etoposid, Bleomycin.
  Ergebnis: Partielle Remission.
- 4/87 Tod durch Tumorprogreß.

Sektionsergebnis: Unauffälliger rechter Hoden. Metastasen in mediastinalen und abdominellen Lymphknoten, Perikard, Pleura, Knochen, Nebenniere, Schilddrüse, Leber. Histologie der Metastasen: Teratom vom intermediären Typ.

Zusammenfassung des Verlaufs: Operative Primärtherapie eines Hodentumors im Stadium I. 9 Monate später Lungenmetastasen. Vier Chemotherapiezyklen, danach CR. Sieben Jahre nach Primärdiagnose Lymphknotenmetastasen vom gleichen Tumortyp. Die Differentialdiagnose eines Bronchialkarzinoms scheidet nach der Histologie (Kontrolle durch Referenz-Pathologie) aus.

Innerhalb eines Zeitraums von 10 Jahren wurden in unserem Klinikum 135 Patienten mit Hodentumoren behandelt. Bei insgesamt 17 Patienten wurden 20 Rezidive beobachtet, die im Median nach 10,5 Monaten auftraten. In 5 Fällen (25%) waren diese Rezidive nach mehr als 24 Monaten zu beobachten. Unter diesen Patienten befand sich der oben geschilderte mit einem zeitlichen Intervall von 74 Monaten und ein weiterer Patient, der abdominelle Lymphknotenmetastasen 66 Monate nach einer Operation an einem Seminom entwickelte (Abb. 1).

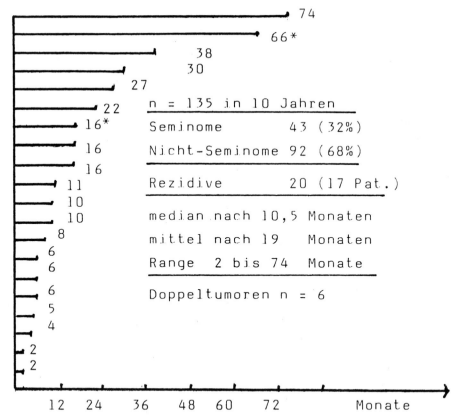

Abb. 1. Rezidive bei Hodentumor-Patienten des Allgemeinen Krankenhauses Barmbek innerhalb einer 10-Jahres-Periode. * (Patienten mit Rezidiven eines Seminoms)

Diskussion

Eine Spätmetastasierung wie die beschriebene ist bei einem Hodentumor selten. Wird bei Patienten mit nichtseminomatösen Hodentumoren im Stadium I keine RLA vorgenommen, tritt eine Metastasierung nach median 5 bis 6 Monaten auf [1]. Im Rahmen der AIO-Studie für Patienten mit großer Tumormasse fanden sich Rezidive nach median 9 Monaten. Diese und ähnliche Beobachtungen haben zu dem Eindruck geführt, daß jenseits der ersten 24 Monate eine Metastasierung sehr unwahrscheinlich ist. Wenn dem im Grunde auch nicht widersprochen werden kann, so ist doch, wie die eigenen Beobachtungen zeigen, dem Problem der Spätmetastasierung eine größere Aufmerksamkeit zu schenken. Die Beobachtung eines weiteren Patienten, der mehr als 5 Jahre nach der Diagnose eines Seminoms abdominelle Metastasen entwickelt hatte und die Beschreibung einer weiteren Kasuistik [2], veranlaßten uns zu einer Umfrage unter mehr als 500 Urologen, Internistischen Onkologen und Strahlentherapeuten in der Schweiz, Österreich und der Bundesrepublik. Bisher wurden 12 Patienten gemeldet, bei denen median nach 6 Jahren (Range 4–6 Jahre) nach Therapie des Primärtumors Metastasen gefunden wurden. Die Auswertung dieser Untersuchung ist noch nicht abgeschlossen [3].

Wenn auch nach solchen Einzelbeobachtungen kein Grund besteht, das Nachsorge-Schema für Patienten mit Hodentumoren grundsätzlich zu ändern, sollte jedoch bei Symptomen eines ehemaligen Hodentumor-Patienten auch nach vielen Jahren diese Erkrankung in die Differentialdiagnose einbezogen werden.

Zusammenfassung

Spätmetastasen bei Hodentumoren sind seltene Ereignisse. Es wird über einen Patienten mit einem Teratom vom intermediären Typ berichtet, der 74 Monate nach der Primärdiagnose Lymphknotenmetastasen entwickelt hat. Unter 135 Patienten mit Hodentumoren des Klinikums fanden sich 20 Rezidive, von denen 5 nach mehr als 24 Monaten auftraten. Darunter war ein Patient, der 66 Monate nach der Diagnose eines Seminoms abdominelle Lymphknotenmetastasen bekam.

Literatur

1. Peckham MJ, Barett A, Horwich A, Hendry WF (1983) Orchiectomy alone for stage I testicular nonseminoma. Br J Urol 55: 754–759
2. Warhol M, Nickoloff B, Weinberg D (1983) Seminoma Metastasis to the Terminal Ileum after a 17 Year Disease-Free Interval. Cancer 52: 1957–1958
3. Wiederhold C, Hoffmann L (1988) Late Relapse in Seminoma of the testes. J of Cancer Res and Clin Oncol (im Druck)

Ungewöhnliches Rezidiv eines nichtseminomatösen Hodentumors bei HIV-Infektion

R. Weiß, R. Herrmann, J. Oertel, B. Fessler und D. Huhn

Abstract

Certain neoplasias show an increased incidence in HIV patients, commonly with unusual clinical presentations.

A 29-year-old HIV-positive drug addict was diagnosed as having a stage II nonseminomatous germ cell tumor in September 1986. Following orchiectomy and lymphadenectomy, he refused further treatment. In February 1987 he was admitted with multiple lung metastases, β-HCG of 1950 U/l, and AFP of 328 U/ml. Abdominal CT scan appeared normal. He received three cycles of cisplatin, etoposide, and bleomycin. Complete remission was archieved after two cycles. The patient was then lost to follow-up and was readmitted in August 1987 because of abdominal pain. The patient's β-HCG was 6750 U/l and AFP was 11 100 U/ml. CT scan showed a peculiar hypodense tumor of up to 2.5 cm covering the surface of the liver and the spleen without clearly infiltrating these organs. There were no lung metastases.

Immuncytology of tumor cells obtained by fine needle aspiration was positive for β-HCG. Shortly after initiation of high-dose cisplatin chemotherapy, the abdominal pain disappeared.

HIV-related neoplasias tend to present and behave atypically. It is not known whether HIV infection alters the biology of malignant tumors or the response of the host. This case, revealing an unusual relapse of a germ cell tumor, suggests the possibility of modulation of tumor biology or host response by HIV in other neoplasias as well.

Therefore, close observation of HIV-infected patients suffering from tumors not typically HIV related seems to be indicated.

Einleitung

Bei nachgewiesener HIV-Infektion sind bestimmte Neoplasien wie z. B. maligne Lymphome und Kaposi-Sarkome gehäuft zu erwarten [1]. Unklar ist, ob der Verlauf anderer, nicht HIV-assoziierter Malignome durch die Immunsuppression beeinflußt wird [2].

Behandlungsmonat	0	1	2	7	8
BEP (Cyclus)	I	II	III		
Hochrisikoschema				I$_{A/B}$	II$_{A/B}$
AFP (U/ml)	328	8		11100	35
β-HCG (U/l)	1950	2.5		6750	2
T$_4$ (abs.)	470			320	

Abb. 1. Darstellung der Chemotherapiezyklen, der Tumormarker AFP und β-HCG sowie der absoluten Zahl von T4 Lymphozyten/µl im zeitlichen Verlauf

Kasuistik

Bei einem 29 Jahre alten HIV-positiven Patienten mit Lymphadenopathiesyndrom (bisher keine opportunistische Infektion) wurde ein nichtseminomatöser Hodentumor im Stadium IIB (09/86) diagnostiziert. Wegen retroperitonealer Lymphome wurde nach hoher Orchiektomie eine retroperitoneale Lymphadenektomie durchgeführt. AFP und β-HCG waren postoperativ (11/86) nicht erhöht (Abb. 1). Von einer adjuvanten Chemotherapie wurde wegen der HIV-Infektion und der bereits erniedrigten absoluten Zahl an T4-Lymphozyten/ml Abstand genommen.

02/87 fanden sich bei ansteigenden AFP und β-HCG Werten (Abb. 1) in der Röntgenaufnahme des Thorax multiple Lungenmetastasen bis 2,5 cm Größe. Die Computertomographie des Abdomens war unauffällig. Es erfolgte eine Behandlung nach dem BEP-Schema (Bleomycin, Etoposid, Cisplatin). Nach zwei Zyklen wurde eine komplette Remission erreicht. Die Tumormarker kehrten in den Normbereich zurück. Pulmonale Metastasen waren röntgenologisch nicht mehr nachweisbar. Zum 4. Zyklus erschien der Patient nicht mehr.

08/87 erfolgte eine Wiederaufnahme wegen abdomineller Beschwerden. Im CT-Abdomen imponierte eine bis zu 2,5 cm dicke homogene Schicht, welche die Oberfläche von Leber und Milz ohne eindeutige Infiltration bedeckte (Abb. 2). Pulmonale Metastasen waren röntgenologisch nicht nachweisbar. Die Tumormarker waren massiv erhöht (Abb. 1). Immunzytologisch gelang der Nachweis von β-HCG in der die Leber umgebenden Schicht (CT-kontrollierte Punktion). Da die erste Chemotherapie die Abwehrlage des Patienten nicht wesentlich beeinflußt hatte und die absolute Zahl der T4-Lymphozyten/µl nicht abgesunken war, erfolgte die Therapie nach einem Hochrisikoprotokoll mit Hochdosis-Cisplatin, Etoposid, Bleomycin, Vincristin und Ifosfamid. Schon während des ersten Behandlungszyklus wurde der Patient beschwerdefrei. Eine partielle Remission fand sich bereits vor dem 2. Zyklus (AFP 35 U/ml, β-HCG < 2 U/l). Gegen Ende des 2. Zyklus wurde eine komplette Remission erreicht. Die Leberoberfläche war jetzt sonographisch unauffällig.

Diskussion

HIV-assoziierte Neoplasien zeigen ein ungewöhnliches Auftreten und einen atypischen Verlauf. Es ist unklar, ob eine HIV-Infektion das biologische Verhalten des

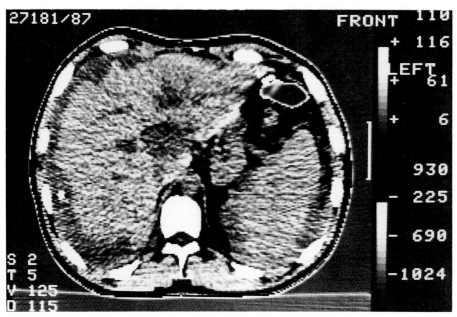

Abb. 2. Computertomographie des Abdomens zum Zeitpunkt des Rezidivs (8/87). Leber und Milz sind von einer bis zu 2,5 cm dicken homogenen Schicht bedeckt. Rechts im Bild (bei 8 Uhr) die Spitze der Punktionskanüle

Tumors ändert oder die alterierte Immunantwort des Wirtes im Vordergrund steht. Im Verlauf der ersten Chemotherapie kam es nicht zu zusätzlichen HIV-bedingten Krankheitszeichen. Diese Beobachtung scheint die bei HIV-infizierten Patienten mit hochmalignem Non-Hodgkin-Lymphom gewonnene Erfahrung zu unterstützen, daß eine Chemotherapie bei T4-Lymphozytenzahlen von mehr als 250/µl ohne zusätzliches Risiko möglich ist [3].

Bemerkenswert bei diesem Fall ist, daß zum Zeitpunkt des Rezidivs sich offenbar die Tumorbiologie im Vergleich zur Erstmanifestation geändert hat: Zum Zeitpunkt des Rezidivs wächst der Tumor ausschließlich intraabdominell und die Tumormarkersekretion hat sich zugunsten des AFP verschoben. Dies gibt Anlaß zur Überlegung, ob auch andere als die üblichen HIV-assoziierten Neoplasien in ihrem biologischen Verhalten und Auftreten im Rahmen dieser Infektion geändert werden.

Eine Dokumentation und Registrierung aller nicht üblicherweise HIV-assoziierten Neoplasien erscheint unter diesem Aspekt wünschenswert.

Literatur

1. Groopman JE (1987) Neoplasms in the acquired immune deficiency syndrome: The multidisciplinary approach to treatment. Semin Oncol 14 No 2, Suppl 3: 1–6
2. Levi JA (1987) Consequences of HIV-infection: Autoimmunity and cancer. Proc AACR 28: 474–475
3. Parkash SG et al. (1987) AIDS-related malignant Lymphoma: Results of prospective treatment trials. J Clin Oncol 5: 1322–1328

Salvage Chemotherapie

Salvage–Chemotherapie

H.-J. Schmoll

Summary

Patients who respond to cisplatin and in whom there is an interval of more than 2 months before relapse have a good chance of a second remission; however, only 15%–20% remain disease-free for more than 1 year after combination chemotherapy with Cisplatin/VP 16/Ifosfamide. Patients refractory to cisplatin have no real chance of being cured and only a poor chance of remission with salvage chemotherapy using ifosfamide and VP 16 or vinblastine. These patients should not be retreated with cisplatin combinations. Since salvage chemotherapy does not significantly reduce the proportion of patients dying of disseminated testicular cancer (20%–25%), our efforts must be directed more towards improving induction chemotherapy so that salvage chemotherapy should not even be necessary. New possibilities are being opened up with the use of G(M)-CSF and the option of a higher-dosage chemotherapy.

Zusammenfassung

Patienten mit einer guten Remission unter einer Cisplatin-haltigen Induktionstherapie und mit einem Intervall von mehr als 6–8 Wochen bis zum Rezidiv haben eine gute Chance für eine zweite Remission; allerdings sind nur 15–20% nach 1 Jahr auch noch tumorfrei am Leben. Die wirksamste Kombination ist möglicherweise Cisplatin/VP-16/Ifosfamid. Patienten mit Progression unter Cisplatin-haltiger Chemotherapie (Cisplatin-refraktär) haben keine substantielle Chance auf eine Heilung und nur eine geringe Chance auf eine Remission unter Salvage-Chemotherapie unter Einschluß von Ifosfamid + VP 16 oder Vinblastin. Solche Patienten sollten nur im Einzelfall erneut mit einer Cisplatin-haltigen Kombination behandelt werden. Da die Salvage-Chemotherapie insgesamt keine signifikante Wirksamkeit auf den Anteil der Patienten hat, die auch heute noch am Hodentumor sterben (20–25%), müssen sich unsere Bemühungen noch mehr auf die Verbesserung der Induktionstherapie richten, wodurch eine Salvage-Chemotherapie nach Möglichkeit gar nicht erst erforderlich sein sollte. Neue Möglichkeiten bahnen sich an durch den Einsatz von G(M)-CSF mit der Option einer höher dosierten Chemotherapie.

Tabelle 1. Definition für „günstiges" und „ungünstiges" Ansprechen auf die Primärtherapie

"Favourable Response"	
CR	Komplette Remission
NED	Partielle Remission; NED durch Resektion von residuellem Karzinom oder differenziertem Teratom
PR/NED m−	inoperable partiale Remission/No Change; Marker normalisiert
P m−	Pseudoprogression, Marker normalisiert ("growing differentiated teratoma syndrome")
"Unfavourable Response"	
PR m+	Partiale Remission, Marker noch erhöht (Plateau oder wieder ansteigend)
NC m+	No Change, Marker nicht normalisiert (Plateau oder wieder ansteigend)
P m+	Progression unter Cisplatin-haltiger Therapie

Trotz der exzellenten chemotherapeutischen Wirksamkeit beim disseminierten Hodenkarzinom sterben rund 20% der gesamten Patientenpopulation letztendlich an ihrer Erkrankung [2, 10, 11]. Dies sind Patienten, die unter der Induktionstherapie eine inkomplette Remission hatten (20% aller Patienten; 20–65% der Patienten mit "bulky, advanced disease") sowie 5–10% Patienten mit Rezidiv nach CR/NED. Insgesamt sind ca. 25% (− 30%) aller Patienten Kandidaten für eine Salvage-Chemotherapie. Diese Patienten stellen eine sehr heterogene Gruppe dar mit unterschiedlicher Vortherapie von unterschiedlicher Qualität und Quantität und unterschiedlicher Remissionsqualität; letztere kann eingeteilt werden (Tabelle 1) in

− "favourable" Response: komplette Remission, NED; partielle Remission/No change mit Markernormalisierung; „Pseudoprogression" mit Markernormalisierung; und
− "unfavourable" Response: partielle Remission/No change ohne Markernormalisierung; Progression ohne Markernormalisierung.

Der Effekt einer Salvage-Chemotherapie ist nicht nur von der Art der Salvage-Therapie selbst, sondern überwiegend beeinflußt von der Qualität der primären Remission ("favourable" vs. "unfavourable" Response; s. Tabelle 1) sowie ebenso – bei Rezidiv nach CR/NED – von dem Zeitintervall zwischen maximaler Remission und Rezidiv/Progression. Dies wird deutlich aus der Aufschlüsselung der Daten von 47 Patienten mit Salvage-Chemotherapie, die an der MHH von 1978 bis 1985 behandelt worden sind (Tabelle 2). Die Patienten sind hier 3 verschiedenen prognostischen Gruppen zugeteilt [34]:

− Gruppe 1: CR, NED, stabile, markernegative partielle Remission; rezidivfreies Intervall im Median 6 bis 8 Wochen, mit einer hohen Remissionsrate von 77%;
− Gruppe 2: CR, NED oder markerpositive partielle Remission mit einem rezidiv-/progressionsfreien Intervall unter 6–8 Wochen, mit einer Remissionsrate von 46%; im Gegensatz dazu steht
− Gruppe 3: Progression unter der Induktionschemotherapie (Cisplatin refraktär): trotz aggressiver Salvage-Chemotherapie ist kein Patient tumorfrei geworden; alle Patienten sind verstorben.

Tabelle 2. Remissionsraten bei rezidivierten oder refraktären Patienten mit Hodenkarzinom (MHH 1978–1985)

	NPat.	CR/NED	PR	lebend > 2 Jahre
Gruppe I	22	18%	59%	18% (CR 2; PR 1; P 1)
		77%		
Gruppe II	15	13%	33%	20% (CR 1; NED 1; PR 1)
		46%		
Gruppe III	10	–	3/10	–

Gruppe I   CR, NED, stabile PR (Marker negativ); Progressionsfreies Intervall > 6–8 Wochen
Gruppe II CR, NED, Progressionsfreies Intervall < 6–8 Wochen; PR, Marker positiv
Gruppe III Keine Remission/Progression unter 1° CTx

Diese Daten zeigen, daß Ergebnisse von Salvage-Chemotherapieprotokollen für eine endgültige Bewertung in diese Subgruppen stratifiziert werden müssen, da der größte prognostische Faktor für die Wahrscheinlichkeit einer Remission unter Salvage-Chemotherapie nicht der Typ der Salvage-Chemotherapie selbst, sondern vielmehr das Ausmaß der Resistenz des Tumors gegenüber der primären, Cisplatin-haltigen Induktionstherapie ist.

Da hierzu die Angaben in den meisten Publikationen nicht ausreichend sind, fällt eine Bewertung der einzelnen Ergebnisse ebenso wie eine summarische Wertung der Literaturdaten zur Salvage-Chemotherapie schwer. Darüberhinaus beeinflussen weitere Variablen die Chance für eine zweite Remission unter Salvage-Therapie (Tabelle 3); insbesondere beeinflußt die Art der Vortherapie (PVB oder das wirksamere PEB-Regime?) das Ergebnis der Salvage-Chemotherapie ebenso wie der Karnofsky-Index des Patienten und seine Knochenmarksreserve, seine Nierenfunktion sowie das Ausmaß der Tumormasse zum Zeitpunkt der Rezidivtherapie. Fraglich ist der negative Einfluß der Raucheranamnese und eines Karzinoms in der Familie. Daten früherer Studien sind sicher auch deswegen nicht eindeutig zu bewerten, da die Salvage-Therapie direkt im Anschluß an die Induktionstherapie bei residuellen Herden gegeben worden war, ohne auf den Markerstatus zu achten, in der Annahme, es handele sich bei den residuellen Herden um malignen, aktiven und progredienten Tumor; diese Herde können – wenn es sich um Nekrose/Fibrose gehandelt hat – spontan „heilen" im Sinne einer „Spontanremission", ohne daß dieses Ergebnis der

Tabelle 3. Variablen für den Effekt der Salvage-Chemotherapie

- Qualität der 1. Remission ("favourable" vs. "unfavourable" response)
- Vorbehandlung mit PVB oder mit wirksameren Protokollen (z. B. PEB)?
- Können volle Zytostatika-Dosierungen vertragen werden?
- Karnofsky-Index
- Nieren- oder Knochenmarksfunktion
- Tumormasse (fraglich)
- Spontane, späte Rückbildung (Nekrose, Fibrose) nach Induktionstherapie
- „Pseudoprogression" (differenziertes Teratom, Chemotherapie-refraktär) nach Induktionstherapie
- Raucheranamnese (fraglich)
- Krebs-Anamnese in der Familie (Eltern; fraglich)

Tabelle 4. Monoaktivität einzelner Substanzen bei Cisplatin-refraktären Patienten

	N Pat.	CR/NED	CR/NED + PR	Rem.-Dauer (Med., Mon.)	Literatur
Etoposid	103	4%	25%	3–6	2, 4, 5, 13, 34, 39
Ifosfamid	117*	2%	22%	3,5	32, 40
Carboplatin	20*	–	10%	3	19, 24
Iproplatin	20	–	–	n. d.	8
Cyclohexan-Platin (DACCP)	9	–	–	–	7
4-Epidoxorubicin	20	–	15%	–	36
Vindesin	19*	–	16%	n. d.	28
Mitoguazon (Methyl-GAG)	14	–	–	–	6
Mitoxantron (wöchentlich)	14	–	–	–	43
Alpha-2-INF	10	–	–	–	30

* nicht alle Pat. refraktär

Salvage-Chemotherapie zuzuordnen gewesen wäre. Ebenso ist die Behandlung eines progredienten, differenzierten Teratoms (Pseudoprogression) mit einer Salvage-Chemotherapie ineffektiv und kann das Ergebnis wiederum verfälschen; wenn diese Herde im Anschluß an die Salvage-Chemotherapie rezeziert werden, könnte das Ergebnis eines differenzierten Teratoms als Erfolg der Salvage-Chemotherapie angesehen worden sein, und nicht der Induktionschemotherapie.

In Tabelle 4 sind die Substanzen aufgeführt, die bei Cisplatin-„refraktären" Patienten geprüft worden sind. Lediglich Etoposid und Ifosfamid können komplette Remissionen (4% und 2%) sowie eine substantielle Rate von partiellen Remissionen mit einer Remissionsrate von insgesamt 25% induzieren. Die Remissionsdauer ist sehr kurz. Die Remissionsrate von 18% für Carboplatin ist vermutlich überschätzt, da nicht alle Patienten wirklich Cisplatinrefraktär gewesen waren. Iproplatin war komplett unwirksam als Hinweis für eine Kreuzresistenz zwischen Cisplatin und seinen Derivaten. Eine geringe Aktivität wurde berichtet für Vindesin und Epidoxorubicin; allerdings waren die mit Vindesin behandelten Patienten auch nicht eindeutig Cisplatin-refraktär gewesen. Adriamycin war in Kombination mit Vincristin unwirksam bei effektiv vorbehandelten (Vinblastin/Bleomycin) Patienten. Nach Ifosfamid-Vorbehandlung ohne Einschluß von Cisplatin ist Cisplatin noch eine sehr wirksame Substanz (Tabelle 5). Zwischen Ifosfamid und Cisplatin scheint somit zumindest keine komplette Kreuzresistenz zu bestehen, was diese beiden Substanzen zu den wichtigsten Medikamenten für eine Salvage-Chemotherapie macht, zusammen mit VP 16, dessen Synergismus mit Cisplatin nachgewiesen ist.

Die Salvage-Chemotherapie mit Protokollen auf der Basis von Cisplatin/VP-16 bei Patienten, die nicht refraktär auf die Cisplatin-Induktionstherapie waren (Gruppe I und II), ermöglicht eine CR-Rate von ca. 27%, bzw. eine CR/NED-Rate von 35% bis 44% und eine Ansprechrate insgesamt zwischen 67% und 83% (s. Tabelle 6). Aller-

Tabelle 5. Wirkung von Cisplatinum nach Ifosfamid-Vorbehandlung (MHH-Daten)

N Pat.	CR	PR	CR + PR
15	7% (4 Mon.)	60% (4,5 Mon.)	67%

dings sind nach 1 Jahr nur noch ca. 17% (7–33%) tumorfrei am Leben; nur diese Patienten haben eine zweite definitive Heilungschance. Wenn auch die Remissions- und Überlebensraten keine eindeutigen Unterschiede zwischen den Protokollen erkennen lassen, so muß der Kombination Cisplatin/VP-16/Ifosfamid doch die größte Wirksamkeit zugerechnet werden [18], da die – gegenüber den anderen Protokollen – äquivalenten Ergebnisse bei Patienten erhoben worden sind, die schon ein oder mehrmals mit Cisplatin/VP-16 enthaltenden Regimen behandelt worden sind; dies war bei den Patienten aus den anderen Studien nicht der Fall gewesen. Offenbar kommt Ifosfamid in der Dreierkombination Cisplatin/VP-16/Ifosfamid ("PIV") eine wesentliche Bedeutung zu, möglicherweise durch eine teilweise Überwindung der Cisplatin- und Etoposidresistenz durch die Kombination dieser drei Substanzen. Dies zeigt sich auch bei den Patienten, die Cisplatin-refraktär waren (s. Tabelle 7): mit der Kombination Doppeldosis – Cisplatin/VP-16/Ifosfamid haben immerhin 16% der Patienten mehr als ein Jahr definitiv profitiert [14], was für die Kombination Cisplatin/VP-16 ohne Ifosfamid oder mit den Kombinationen ohne Einschluß von Cisplatin nicht erreicht wurde. Insgesamt ist allerdings die Heilungschance der Cisplatin-refraktären Patienten außerordentlich gering.

Wegen dieser unbefriedigenden Ergebnisse sollten diese Patienten nach Möglichkeit in innovativen Phase-I-II-Studien mit neuen Substanzen oder neuen Kombinationen behandelt werden, möglicherweise auch unter Einschluß einer extrem hochdosierten Therapie mit autologer Knochenmarkstransplantation; wie die Daten der Indiana-University-Gruppe zeigen [22], kamen einige absolut therapierefraktäre Patienten mit 2 Zyklen einer Kombination aus hochdosiertem Carboplatin und

Tabelle 6. DDP/VP-16 – basierende Salvage-Chemotherapie bei Patienten, die nicht Cisplatin-refraktär sind (Gruppen I + II)

	N Pat.	CR	CR +NED	CR/NED + PR	tumorfrei lebend > 1 Jahr	Literatur
DDP/VP16±ADM±BLM	139	25%	38%	70%	22%	15, 16, 17, 20
DDP/VP-16 ± BLM	55	31%	44%	67%	33%	40, 42
DDP 200 mg/VP16	12	25%	42%	83%	8%	39
DDP/VP16/IPP	59	25%	39%	72%	22%	18, 35
High Dose-CTX + ABMT	61	25%	25%	n. d.	ca. 7%	1, 26, 37, 44
Total	326	27%	36%	ca. 62%	ca. 17%	

Tabelle 7. Salvage-Chemotherapie bei Cisplatin-refraktären Patienten mit Hodenkarzinom (Gruppe III)

	N Pat.	CR	NED	PR	NED 1 Jahr	Literatur
DDP(HD)/VP16/IPP*	31	16%	10%	n. d.	16%	14
DDP/VP16	29	–	–	17%	–	2
IPP/VP16*	63*	6%	–	23%	2%	23, 33
IPP/VBl(VCR) ± Act.D	8	–	–	3/8	–	34

* nicht alle refraktär (?)   HD = Hochdosis

hochdosiertem VP-16 und autologem Knochenmark-Rescue in eine anhaltende komplette Remission. Allerdings war die letale Toxizität mit 21% bei diesem hochaggressiven Protokoll sehr hoch. Dieses Regime wird zur Zeit in einer Phase-II-Studie in den USA überprüft.

Vorgehen

Außerhalb von Studien sollte folgendermaßen vorgegangen werden (s. auch Tabelle 8):
- Bei Rezidiv nach gutem Ansprechen unter der Induktionstherapie, d. h. CR, NED oder markernegative PR, und einem therapiefreien Intervall von mehr als 8 Wochen sollte ein Therapieversuch mit Cisplatin/Ifosfamid/Etoposid („PIV") gemacht werden; bei Ansprechen auf diese Therapie sollten 3–4 Zyklen gegeben werden. Bei einem therapiefreien Intervall unter 8 Wochen sollte desgleichen „PIV"-Therapie gewählt werden, bei Ansprechen nach 1–2 Zyklen aber die Möglichkeit einer Hochdosistherapie mit autologem Knochenmarkrescue überdacht werden, da diese Patienten bei standarddosierten Therapieprotokollen in der Regel keine langanhaltende komplette Remission bekommen können.
- Bei „schlechtem" Ansprechen unter der Induktionstherapie (PR oder NC ohne Markernormalisierung oder Progression zwischen den Therapiezyklen mit Mar-

Tabelle 8. Vorgehen bei Salvage-Chemotherapie

Ergebnis Induktionstherapie	Salvage-Therapie
Rezidiv nach „guter" Remission (CR/NED, markernegative PR)	
– Therapiefreies Intervall > 8 Wochen	→ Cisplatin/Ifosfamid/VP-16 („PIV") × 3–4
– Therapiefreies Intervall < 8 Wochen	→ Cisplatin/Ifosfamid/VP-16 × 1–2; bei Ansprechen evtl. Hochdosistherapie (z. B. Carboplatin/VP-16/± Ifosfamid + ABMT)
„Schlechtes" Ansprechen (PR, NC ohne Markernormalisierung; Progression im therapiefreien Intervall) unter	
– Protokollen der 1. Generation (PVB; „Essener Schema", etc.)	→ Cisplatin/Ifosfamid/VP-16 („PIV")
– Cisplatin/VP-16/Bleomycin („PEB")	→ Cisplatin/Ifosfamid/Vinblastin (bei ausgeprägter KM-Problematik: VCR anstelle VBL)
– Cisplatin/VP-16/Ifosfamid („PIV" bzw. „PEI")	→ Vinblastin/Bleomycin (cont. Perf.) ± Act. D; bei Ansprechen → Hochdosis CTx ± ABMT
Primäre Progression ohne signifikante Markerreduktion (cave Pseudoprogression, bes. beim Teratoca.) unter	
– Protokollen der 1. Generation (PVB, AP-VB; etc.)	→ Ifosfamid/VP-16 ± Act.D
– Cisplatin/VP-16/Bleomycin (PEB)	→ Ifosfamid/VBL (VCR) ± Act.D
– Cisplatin/VP-16/Ifosfamid (PIV)	→ Vinblastin/Bleomycin ± Act.D; bei Ansprechen → Eskalation und Hochdosistherapie + ABMT
Möglichkeiten bei nicht ausreichendem Ansprechen unter Salvage-Therapie	→ Phase-II-Protokolle (4-Epidoxorubicin; HD-MTX; Navelbine)

Tabelle 9. Cisplatin/Ifosfamid/VP-16 (Etoposid)-Protokoll („PIV"; Synonym „PEI")

P Cisplatin	20 mg/m^2	i.v.	Kurzinf.	Tag 1–5
I Ifosfamid	1,2-(1,5*) g/m^2	i.v.	1-h-Inf.	Tag 1–5
V Etoposid (VP-16)	75-(100*) mg/m^2	i.v.	1-h-Inf.	Tag 1–5

Wiederholung Tag 22–29
* nur bei ausreichender Knochenmarksreserve

Tabelle 10. Cisplatin/Ifosfamid/Vinblastin-Protokoll

Cisplatin	20 mg/m^2	i.v.	Kurzinf.	Tag 1–5
Ifosfamid	1,2 g/m^2	i.v.	1-h-Inf.	Tag 1–5
Vinblastin	0,11 mg/kg	i.v.	Bolus	Tag 1, 2

Wiederholung Tag 22–29

Tabelle 11. Ifosfamid/Vinblastin ± Actinomycin D-Protokoll

Ifosfamid	1,2 (-1,5*) g/m^2	i.v.	Kurzinf.	Tag 1–5
Vinblastin	0,1 mg/kg	i.v.	Bolus	Tag 1, 2
Actinomycin D*	0,5 mg	i.v.	1-h-Inf.	Tag 1, 2, (3*)
Mesna	je 400 mg/m^2	i.v.	Kurzinf.	Tag 1–5
	Std. 0, 4, 8 nach Ifosfamid			

Wiederholung Tag 29
* nur bei ausreichender Knochenmarksreserve

keranstieg) hängt das weitere Vorgehen von der primären Induktionstherapie ab. Bei Therapie mit Protokollen der ersten Generation wie PVB wäre die sinnvollste Salvage-Chemotherapie die PIV-Kombination, bei Vorbehandlung mit PEB die Kombination Cisplatin/Ifosfamid/Vinblastin (bei Patienten mit ausgeprägter Knochenmarksproblematik kann Vincristin anstatt Vinblastin gewählt werden, in der Dosis von 2 mg i.v. Tag 1, 8, 15): bei Vorbehandlung mit Cisplatin/VP-16/Ifosfamid („PIV" bzw. „PEI") bietet sich ein Versuch mit Vinblastin/Bleomycin entsprechend dem Samuels-Schema, aber zusätzlich Actinomycin D an; auch bei letzteren Patienten ist zu überlegen, ob bei Ansprechen auf eine Hochdosischemotherapie mit autologem Knochenmarkrescue übergegangen werden kann.
- Bei primärer Progression ohne signifikante Markerreduktion unter Protokollen der 1. Generation sollte Ifosfamid/VP-16 ± Actinomycin D gegeben werden, bei Progression unter PEB hingegen Ifosfamid/Vinblastin ± Actinomycin D; bei Progression unter PIV sollte die Kombination Vinblastin/Bleomycin ± Actinomycin gegeben werden. Bei allen diesen Patienten mit primärer Progression sollte die Möglichkeit einer Hochdosischemotherapie nur dann erwogen werden, wenn sich ein deutliches Ansprechen auf die Salvage-Therapie zeigt.
- Bei nicht ausreichendem Ansprechen unter der Salvage-Therapie bleiben nur noch Phase-II-Protokolle übrig (Epidoxorubicin, Hochdosis-Methotrexat etc.).

Insgesamt zeigen die Ergebnisse der Salvage-Chemotherapie eindeutig, daß es beim Hodenkarzinom nicht sinnvoll ist, mit einer milden Induktionschemotherapie zu beginnen und – bei nicht ausreichender Remission oder gar bei Rezidiv – auf die Möglichkeit der Salvage-Chemotherapie zu hoffen, sondern, daß es vielmehr wichtig ist, die maximal erreichbare Remission mit der maximal wirksamen Therapie in der ersten Phase der Induktionstherapie zu erzielen – damit eine Salvage-Chemotherapie erst gar nicht nötig werden muß.

Literatur

1. Blijhan G, Spitzer G et al. (1981) The treatment of advanced testicular carcinoma with high dose chemotherapy and autologous marrow support. Europ J Cancer 17, 4: 433–441
2. Bosl GJ, Yagoda A, Golbey RP et al. (1985) Role of Etoposide-based chemotherapy in the treatment of patients with refractory or relapsing germ cell tumors. The American Journal of Medicine: 423–428
3. Bosl GJ, Tauer K et al. (1985) A phase II trial of Cis-diamine-1,1-cyclobutane-dicarboxilate-Platinum (II) (CBDCA) in patients (pts) with Cisplatinum (DDP) resistent germ cell tumors (GCT) Proc Am Soc Clin Oncol 4: C-406
4. Bremer K, Niederle N et al. (1982) Etoposide and Ifosfamide therapy for refractory testicular tumors. Cancer Treatment Rev 9, Supp A: 79–84
5. Cavalli F, Klepp O et al. (1981) A phase II study of oral VP-16-213 in non-seminomatous testicular cancer. Europ J Cancer 17: 245–249
6. Chun H, Bosl GJ (1985) Phase II trial of Mitoguazone in patients with refractory germ cell tumors. Cancer Treat Rep 69, 4: 461–462
7. Chun H, Bosl GJ, Golbey RB (1985) Phase II trial of 1,2-Diaminocyclohexane-(4-carboxyphtalato) Platinum (II) in patients with refractory germ cell tumors. Cancer treat Rep 69, 4: 459–460
8. Clavel M, Monfardini S et al. (1986) Phase II trial of CHIP in previously treated testicular cancer. Proc Am Soc Clin Oncol 5: 420
9. Crispino S, Pizzocaro G, Marchini S, Monfardini S (1986) Chemotherapy with Adriamycin and Vincristin alternating with Cyclophosphamide and Actinomycin D in testicular germ cell tumors refractory to Cisplatin, Vinblastin and Bleomycin. Europ J Cancer & Clin Oncol 22: 251–256
10. Einhorn LH (1981) Testicular cancer as a model for a curable neoplasm: The Richard and Hinda Rosenthal Foundation Award Lecture. Cancer Res 41: 3275–3280
11. Einhorn LH (1987) Treatment strategies of testicular cancer in the USA. Intern J Androl 10: 399–405
12. Einhorn LH, Williams SD (1978) Combination chemotherapy with cis-Dichlorodiammineplatinum (II) and Adriamycin for testicular cancer refractory to Vinblastine plus Bleomycin. Cancer Treat Rep 62, 9: 1351–1353
13. Fitzharris BM, Kaye SG et al. (1980) VP-16-213 as a single agent in advanced testicular tumors. Europ J Cancer 16: 1493–1497
14. Ghosn M, Droz JP et al. (1988) Salvage Chemotherapy in refractory Germ Cell Tumors with Etoposide, (VP-16) plus Ifosfamide plus High-dose Cisplatin. A VIhP Regimen. Cancer 62: 24–27
15. Hainsworth JE, Williams SD, Einhorn LH et al. (1985) Success in treatment of resistant germinal neoplasms with VP-16 and Cisplatinum: Results of a Southeastern Cancer Study Group Trial. J Clin Oncol 3: 666–671
16. Ledermann GS, Garnick MD, Canellos GGP, Richie JP (1983) Chemotherapy of refractory germ cell cancer with Etoposide. J Clin Oncol 11: 796–799
17. Ledermann GS, Garnick MB, Harrington D (1986) Possible benefit of doxorubicin treatment in refractory germ cell cancer. Proc Am Soc Clin Oncol 5: 387
18. Loehrer PJ, Einhorn LH, Williams SD (1986) VP-16 plus Ifosfamide plus Cisplatinum as salvage therapy in refractory germ cell cancer. J Clin Oncol 4: 528–536
19. Motzer R, Bosl GJ et al. (1987) Phase-II Trial of Carboplatin in Patients with advanced Germ Cell Tumors Refractory to Cisplatin. Cancer Treat Rep 71: 197–198
20. Mortimer J, Bukowski AM et al. (1981) Adriamycin (Adria), Cisplatinum (CDDP) and VP-16 salvage therapy for metastatic testicular cancer. Proc AACR and Am Soc Clin Oncol: 642

21. Newlands ES, Bagshawe RD (1977) Epipodophyllotoxin derivative (VP-16-213) in malignant teratomas and chorioncarcinomas. Lancet 2: 87
22. Nichols C, Williams S et al. (1988) Phase I Study of High Dose VP-16 Plus Carboplatin (CBDCA) with Autologous Bone Marrow Rescue. Proc Am Soc Clin Oncol 7: 454
23. Niederle N, Scheulen ME et al. (1983) Ifosfamide in combination chemotherapy for sarcomas and testicular carcinomas. Cancer Treat Rev 10 (Suppl A): 129–135
24. Peckham NJ, Horwich A et al. (1985) Cis-Diamine-1,-cyclobutane-dicarboxilate Platinum II (carboplatin) in the treatment of testicular germ-cell tumors: A preliminary report. Cancer Treat Rev 12 (Suppl A): 101–110
25. Pico JL, Droz JP et al. (1986) High dose chemotherapy regimens followed by autologous bone marrow transplantation (ABMT) in refractory or relapsed non seminomatous germ cell tumors (NSBCT). Proc Am Soc Clin Oncol 5: 430
26. Pizzocaro G, Pasi M et al. (1985) Cisplatinum and Etoposide salvage therapy and resection of the residual tumor in pretreated germ cell testicular cancer. Cancer 56: 2399–2403
27. Postmus PE, Mulder NH et al. (1984) High dose Etoposide for refractory malignancies: A phase I study. Cancer Treat Rep 68: 1471–1474
28. Reynolds THF, Vugrin D et al. (1979) Phase II trial of Vindesine in patients with germ cell tumors. Cancer Treat Rep 63: 1399–1490
29. Roth B, Einhorn LH et al. (1985) Alpha-II-Interferon (INF) in the treatment of refractory malignant germ cell tumors. Proc Am Soc Clin Oncol 4: C–391
30. Sanfilippo O, Pizzocaro G et al. (1986) Use of in vitro chemosensitivity data from a short ferm assay for salvage chemotherapy in germ cell testicular tumors (GCTT). Proc ASCO 5: 428
31. Scheulen ME, Niederle N et al. (1983) Efficacy of Ifosfamide in refractory malignant diseases and uroprotection by Mesna: Results of a clinical phase II study with 151 pts. Cancer Treat Rev 10, (Suppl A): 93–101
32. Scheulen ME, Niederle N et al. (1985) Ifosfamide/Mesna (IFM) alone or in combination with Etoposide (IF/M+E): Salvage therapy for patients with metastasized non-seminomatous testicular cancer. Proc Am Clin Soc Oncol 4: C–379
33. Schmoll H-J (1987) The Role of Ifosfamide in Testicular Cancer. In W Brade, GA Nagel, S Seeber (eds) Ifosfamide in Tumor Therapy, S. Karger, München, pp 234–254
34. Schmoll H-J, Knoblauch Th (1986) Salvage Chemotherapy in disseminated testicular cancer: Effectivity depending on response to and type of prior response. J Cancer Res Clin Oncol (Suppl S): 144
35. Schmoll H-J, Hartlapp J, Bergmann L, Hoffmann M, Graubner L, Douwes FW (1981) VP 16 Mono- und Kombinationschemotherapie beim therapierefraktären Hodenkarzinom. In: Seeber, Nagel, Achterrath, Schmidt, Raettig (Hrsg): Etoposid. Zuckerschwerdt-Verlag, München, pp. 178–190
36. Schultz S, Loehrer P et al. (1987) A Phase II trial of Epirubicin (Epi) in the salvage therapy of germ cell tumors. Proc Am Soc Clin Oncol 6: 388
37. Sleijfer DT, De Vries EGE et al. (1986) Ablative chemotherapy followed by autologous bone marrow transplantation for the treatment of germ cell tumors. Proc Am Soc Clin Oncol 5: 375
38. Torti FM, Lum BL (1986) Management of disseminated testicular cancer. In: Javadpour N (ed) Principles and management of testicular cancer. Thieme Incorp New York, pp 258–294
39. Trump DL, Hortvet L (1985) Etoposide and very high dose Cisplatinum: Salvage therapy for patients with advanced germ cell neoplasms. Cancer Treat Rep 69, 3: 259–261
40. Vogelzang NJ, Kennedy BJ (1981) "Salvage" chemotherapy for refractory germ cell tumors. Proc Am Soc Clin Oncol C–540
41. Wheeler BM, Loehrer PJ et al. (1986) Ifosfamide in refractory male germ cell tumors. J Clin Oncol 4: 28–34
42. Williams SD, Einhorn LH et al. (1980) VP-16-213 salvage therapy for refractory germinal neoplasms. Cancer 46: 2154–2158
43. Williams SD, Birch R, Gams R, Irvin L (1985) Phase II trial of Mitoxantrone in refractory germ cell tumors: A trial of the South Eastern Cancer Study Group. Cancer Treat Rep 69, 12: 1455–1456
44. Wolf SN, Johnson DH, Hainsworth JD, Greco FA (1984) High dose VP-16-213 monotherapy for refractory germinal malignancies: A phase II study. J Clin Oncol 12, 4: 271–274

Therapie von malignen Hodentumoren im Kindesalter

Ergebnisse der kooperativen Studie MAHO 82 der GPO zur Therapie maligner Hodentumoren im Kindesalter

R. J. Haas, P. Schmidt, D. Harms, U. Göbel und L. Weißbach

Abstract

The German Society of Pediatric Oncology (GPO) designed a cooperative study in 1982 to determine the outlook for patients with malignant testicular germ cell tumors. Different surgical approaches to retroperitoneal lymphadenectomy are indicated, depending on the stage and histology of the tumor. Local radiotherapy is not recommended. Adjuvant chemotherapy is given with vinblastine, bleomycin, and cisplatin, depending on stage of disease, histology, and age. For nonresponders or patients with only a partial response, alternative chemotherapy with VP 16, ifosfamide, and cisplatis is proposed.

Up to 1987, 27 cases of YST, 3 of MTI, 6 of MTU, 1 of MTT and 9 of TD were treated. Only one patient with YST had a relapse; one patient died from candida septicemia. The alternative chemotherapy was given three times. Overall toxicity from treatment was mild. So far the combined modality therapy was found to be effective in increasing the relapse-free survival.

Zusammenfassung

In den Jahren 1982 bis 1. 9. 1987 wurden 46 Kinder aus 31 Kliniken in der Bundesrepublik in die kooperative Studie der Gesellschaft für Pädiatrische Onkologie „Maligne Hodentumoren im Kindesalter (MAHO 82)" aufgenommen. Es handelte sich in 27 Fällen um Dottersacktumoren ($\bar{x}$ $1^{16}/_{12}$ Jahre bei Diagnose), in 6 Fällen um MTU ($\bar{x}$ 12 J.), in 3 Fällen um MTI ($\bar{x}$ 10 $^{3}/_{12}$ J.) und in 9 Fällen um differenzierte Teratome ($\bar{x}$ $^{4}/_{12}$ J.). Die Therapie gestaltet sich Alters-, Stadien- und Histologiegerecht und bestand entweder aus alleiniger Orchiektomie oder Operation kombiniert mit einer Chemotherapie unter bewußter Auslassung einer Strahlentherapie. Die Standardchemotherapie wurde in Anlehnung an das Einhorn-Schema mit 4 Kursen Velbe, Bleomycin und Cisplatin gestaltet. Bei Nichtansprechen ist eine Alternativtherapie unter Verwendung von Ifosfamid und VP 16 vorgesehen. Die Ergebnisse sind als sehr gut zu bezeichnen: Während des Beobachtungszeitraumes verstarb ein einziger Patient an einer interkurrenten Infektion. Bei Protokollpatienten kam es zu einem Rezidiv. Die Alternativtherapie mußte dreimal angewandt werden. Die Chemotherapie wurde gut toleriert. Schwere Toxizität wurde nicht beobachtet.

Einleitung

Adjuvante Chemotherapie bei malignen testikulären Tumoren hat die Prognose signifikant verbessert. Vor 1956 existierte kein kurativer Therapieansatz für nicht radikal operierte Patienten. 1980 wurde in 80% ein rezidivfreies Überleben berichtet [17]. Beginnend 1960 mit der Kombination Methotrexat, Adriamycin, Chlorambucil und Actinomycin [10], wurden in den siebziger Jahren vor allem Vinblastin, Bleomycin und Cis-Platin angewandt [1, 2, 4, 5, 8, 13, 14]. Es konnte gezeigt werden, daß bei intensiven Chemotherapieprotokollen eine Erhaltungstherapie keine zusätzlichen Verbesserungen erbrachte [4, 5]. Disseminierte testikuläre Tumoren, die der oben erwähnten Therapie gegenüber sich refraktär verhielten, konnten durch den Einsatz von VP 16 und/oder Ifosfamid erfolgreich behandelt werden [16].

Für den in der Pädiatrie am häufigsten vorkommenden Dottersacktumor ergab sich eine streng altersabhängige Prognose beim Stadium I: Bei Kindern über 2 Jahren wurde ohne Chemotherapie nur ein rezidivfreies Überleben von 33% erzielt gegenüber 86% wenn die Patienten nach der Orchiektomie Chemotherapie erhielten [6]. Die Deutsche Gesellschaft für Pädiatrische Onkologie (GPO) erstellte aufgrund dieser Überlegungen 1982 eine kooperative Therapiestudie, die Stadium-, Alters- und Histologie-gerecht vorgeht [6]. Mit diesem Protokoll wurden bisher 46 Kinder mit testikulären Keimzelltumoren behandelt, über die hier berichtet werden soll.

Patienten und Methoden

Die Klassifikation der testikulären Keimzelltumoren erfolgte durch Modifikation [7] der Einteilung von Pugh und Cameron [12]. Nach dieser histologischen Einteilung wurden 27 Patienten mit Dottersacktumor, endodermaler Sinustumor, YST behandelt.

- 9 Patienten mit differenziertem Teratom: TD, darunter 1 Patient vom immaturen Subtyp.
- 3 Patienten mit malignem intermediärem Teratom; MTI
- 6 Patienten mit malignem undifferenziertem Teratom; MTU
- 1 Patient mit malignem trophoblastischem Teratom; MTT

Ziele der Studie

- Bestimmung der Remissionsraten und Dauer der Remission bei Kindern und Jugendlichen nach operativer Therapie entsprechend der Histologie und dem Stadium.
- Bestimmung der Toxizität der Remissionsraten und der Dauer der Remission bei Patienten, die eine adjuvante Chemotherapie mit Cisplatin, Bleomycin und Velbe erhielten.

Patientenauswahl

Unbehandelte Patienten 16 Jahre oder jünger mit Keimzelltumoren des Hodens der Stadien I–III vom Typ: YST, TD, MTI, MTU, MTT wurden in die Studie aufgenommen.

Stadieneinteilung [9]

Grundlage für die Stadieneinteilung sind die aufgrund pathologisch-anatomischer Untersuchung erhobenen Befunde des Operationsmaterials

Stadium I		Auf Hoden beschränkt
Stadium II	A	Einzelne retroperitoneale Metastasen bis 2 cm Durchmesser, operativ entfernbar.
	B	Solitäre Metastase bis 5 cm oder mehrere retroperitoneale Metastasen, operativ entfernbar.
	C	Operativ partiell entfernte peritoneale Metastasen und/oder große palpable abdominale Masse.
Stadium III		Generalisiert
Stadium E		Primär extragonadale Lokalisation

Falls sich nach operativer Therapie eines Stadiums, bei dem der Tumor oder retroperitoneale Metastasen komplett resezierbar sind, dennoch kein kontinuierlicher Abfall der Tumormarker ergibt, wird ein höheres Stadium angenommen.

Zur Stadieneinteilung und Verlaufskontrolle dienen zusätzlich: alpha-Fetoprotein und beta-HCG [15, 19]; zusätzlich Computer-Tomogramm des Abdomens, Sonographie, Thorax, Röntgen und Knochenszintigraphie.

Operation

Die unilaterale Orchiektomie wird nach histologischer Schnellschnittuntersuchung durchgeführt. Eine Probebiopsie ist generell untersagt. In jedem Fall hohes Absetzen des Samenstranges.

Zweiseitige, modifizierte retroperitoneale Lymphadenektomie (RLA) vom transperitonealen Zugang [18]: Diese modifizierte Operationstechnik zur Entnahme der retroperitonealen Lymphknoten ist dann angezeigt, wenn die intraoperative Schnellschnittuntersuchung der entnommenen Lymphknoten Metastasen ausschließt.

Eine radikale Lymphadenektomie ist dann vorzunehmen, wenn durch intraoperative Schnellschnittuntersuchung ein Metastasennachweis geführt wurde. Findet sich bei der Schnellschnittuntersuchung lediglich *eine* solitäre Metastase, so kann das kontralaterale iliakale Feld ausgespart werden.

Therapie-Stratifikation

Die Therapie-Stratifikation aufgrund der Histologie, des Stadiums und Alter des Kindes zeigt Tabelle 1.

Chemotherapie

Die Standardtherapie besteht aus einer Kombination von Vinblastin, Bleomycin und Cisplatin.

Tabelle 1

Unilaterale Orchiektomie	MLA/RLA	verzögerte explorative Laparotomie	Chemotherapie
Differenziertes Teratom	– / –	–	–
Dottersacktumor Stad. I Alter unter 24 Monaten	– / –	–	–
Dottersacktumor Stad. I Alter über 24 Monaten	– / –	–	+
Dottersacktumor Stad. II	– / +	(+)	+
Dottersacktumor Stad. III	– / –	(+)	+
Teratokarzinom (MTI, MTU, MTT-Mischtumor) Stad. I	+ / –	–	–
Teratokarzinom Stad. II	– / +	(+)	+
Teratokarzinom Stad. III	– / –	(+)	+
Chorionkarzinom rein (MTT)	– / –	(+)	+
Seminom rein	Bestrahlung Internistische Protokolle		

Standardtherapie (Protokoll A)

Vinblastin	3,0 mg/m² bzw. 0,15 mg/kg, Tag 1 + 2 i.v.
Bleomycin	15,0 mg/m², Tag 1–3 als Dauerinfusion
(Cisplatin	20,0 mg/m², Tag 4–8 als 15 Min.-Inf.)
	jeweils Wiederholung nach 3 Wochen
	(insgesamt 4 Zyklen)

Anmerkung: Vinblastin wird sowohl pro m² als auch pro kg Körpergewicht berechnet und die jeweils kleinere Dosis appliziert.

Chemotherapie B

1. Induktion

VP 16 (Vepesid)	i.v. 100 mg/m² / Tag 30 min
	Tag 1–3
Ifosfamid (Holoxan)	i.v. 1500 mg/m² / Tag 30 min
(+ Uromitexan)	Tag 1–5
Cisplatin (Platinex)	i.v. 20 mg/m² / Tag 15 min
	Tag 1–5
	jeweils Wiederholung nach 3 Wochen (insgesamt 3 Zyklen)

2. Erhaltungstherapie

VP 16   300 mg/m² über 1–2 Stunden alle 3 Wochen

Wenn sich nach 2 Kursen keine Vollremission ergibt, jedoch klinisch ein gesichertes Ansprechen auf die Standardtherapie besteht, wird die Standardtherapie weiter bis Kurs 4 geführt und dann die Chemotherapie B angeschlossen (Protokoll B).

Wenn sich nach 2 Kursen Standardtherapie klinisch keinerlei Ansprechen oder sogar eine Progression zeigt, wird sofort die Zusatztherapie durchgeführt (Chemotherapie B).

Ergebnisse

In Abb. 1 ist die relative Häufigkeit nach Histologie von 46 Patienten der Studie angegeben. Etwa 60% aller Tumoren sind endodermale Sinustumoren (YST), etwa 40% Teratome, meist vom differenzierten Typ.

Abb. 2 zeigt die Altersverteilung nach Histologie: 70% aller Dottersacktumoren kamen bei Kindern unter 2 Jahren vor. Alle differenzierten Teratome (TD) wurden bei Patienten unter 3 Jahren beobachtet. Demgegenüber ist unübersehbar, daß maligne Teratome MTI, MTU und MTT eher bei größeren Kindern angetroffen werden. Die relativ kleine Anzahl behandelter Patienten der laufenden Studie verwundert nicht, wenn man sich die Inzidenz maligner Keimzelltumoren ins Gedächtnis zurückruft: Sie beträgt 0,22 pro 100 000 Kinder und Jugendlichen. Die Lokalisation Hoden findet sich dabei nur zu etwa 6% [3]. Seminome wurden bisher nicht gemeldet. In der parallel laufenden Studie der GPO zur Therapie nicht testikulärer maligner Keimzelltumoren wurden bisher 199 Patienten gemeldet.

Abb. 3 vermittelt exemplarisch typische AFP-Serumspiegel in Abhängigkeit von der Zeit von 11 Patienten mit YST. Derartige AFP-Spiegel wurden bei allen Patien-

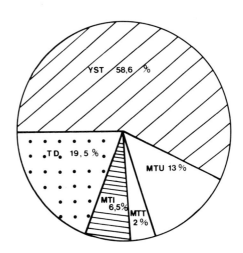

Abb. 1. Relative Häufigkeit nach Histologie von 46 Patienten der Studie

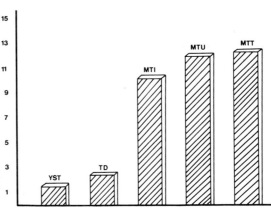

Abb. 2. Altersverteilung nach Histologie von 46 Patienten der Studie

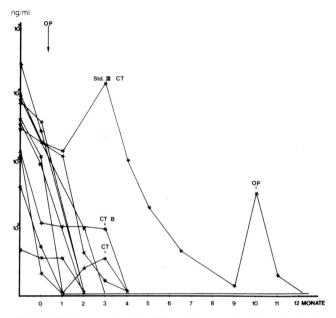

Abb. 3. AFP-Serumspiegel in Abhängigkeit von der Zeit von 11 Patienten mit Dottersacktumor. Bei einem Patienten konnte aufgrund des AFP-Anstiegs die ursprünglich fälschliche Annahme eines Stadium I revidiert werden. Der Patient erhielt Chemotherapie, eine Second look-Operation und befindet sich in Remission. Bei 2 weiteren Patienten führte die Verlaufsbeobachtung der AFP-Spiegel zum Einsatz von Chemotherapie

ten gemessen. Wie erkennbar, konnte durch Verlaufsbeobachtung des AFP bei 3 Patienten ein Persistieren des Tumors frühzeitig erkannt werden. Die daraufhin eingeleitete Chemotherapie bzw. "Second look"-Operation führte bei allen Patienten zum Remissionserfolg. In Tabelle 2 sind die bisherigen Therapieergebnisse von 46 Patienten zusammengefaßt. Es wurden 27 Dottersacktumoren behandelt. Der älteste Patient war 14 Jahre alt. 25 Patienten hatten ein Stadium I, 2 Patienten ein Stadium III. AFP war bei allen Patienten vor Operation deutlich erhöht. 6 Patienten des Stadium I erhielten, da sie über 2 Jahre alt waren, Chemotherapie, ebenso die 2 Patienten des Stadiums III. Ein Patient, der keine Chemotherapie erhielt, da er unter 2 Jahre alt war, erlitt ein Rezidiv im Sinne von pulmonalen Metastasen. Das Verhalten des AFP bei diesem Patienten wurde bereits demonstriert. Alle anderen Patienten überlebten bisher rezidivfrei.

9 Patienten mit differenziertem Teratom wurden nur operativ behandelt. Einer dieser Patienten hatte den immaturen Subtyp. 3 Patienten mit malignem intdermediärem Teratom erhielten Chemotherapie. Der jüngste Patient war vier Jahre alt. Die Stadien waren I, IIb und IIc. Beide Tumormarker waren nur in einem Fall vor der Operation leicht erhöht. Der Patient mit Stadium I erhielt fälschlich keine modifizierte Lymphadenektomie und fälschlich Chemotherapie. Rezidive wurden bei diesem Patienten bisher nicht beobachtet.

Tabelle 2. Diagnose, Stadium, Alter bei Diagnose, Seitenlokalisation, gewählte Therapiemodalität und Anzahl von Rezidiven von 46 Patienten der Studie

Diagnose	Stadium	ñ	Alter bei Diagnose	Seitenlokalisation re/li	Chemotherapie	Lymphadenektomie	Rez.	NED
YST	STD I	25	$1^{5}/_{12}$	21/6	6	radik. 2	1	27
	STD III	2	–	–	2	modif. 4	–	–
TD	STD I	9	$2^{4}/_{12}$	5/4	–	–	–	9
MTU	STD I	4	12 J	4/2	3	3	1	5
	STD III	2			2	2		
MTI	STD I	1	$10^{3}/_{12}$	2/1	1	–	–	3
	STD II	2			2	2		
MTT	STD III	1	$12^{5}/_{12}$	1	1	–	–	1

6 Patienten mit malignem undifferenziertem Teratom wurden behandelt, 4 Patienten hatten ein Stadium I, 2 ein Stadium III. 5 Patienten erhielten Chemotherapie, davon 1 Patient, der ein Jahr nach Diagnosestellung ein Rezidiv erlitt.

Tabelle 3 vermittelt einen Überblick über die bisher beobachtete Toxizität von 9 Patienten mit Dottersacktumor. Von diesen Patienten erhielten 9 Protokoll A, 2 zusätzlich Chemotherapie B. Es kam zu keiner Protokollverletzung. In drei Fällen wurde eine schwerwiegende Thrombozytopenie, in einem Fall zusätzlich Leukopenie beobachtet. Einer der Fälle hatte einen Kreatinin- und Bilirubinanstieg. Alle Nebenwirkungen waren reversibel. Beachtenswert ist ein Kind, das röntgenologisch ein interstitielles Muster der Lunge, das als Bleomycinlunge gedeutet wurde, jedoch nach Absetzen der Therapie verschwand, zeigte. Der gleiche Patient hatte einen Bilirubinanstieg zwischen dem Zyklus 1 und 3.

Tabelle 3. Toxizität bei 9 Patienten mit Dottersacktumor, die Therapie A oder Therapie A und B erhielten

Stadium	Alter	Chemotherapie A/B	KM	Organtox.	Klinik
I	$3^{1}/_{12}$	+/–	Leukopenie Thrombopenie	–	+
I	$3^{2}/_{12}$	+/–	Anämie Thrombopenie	Subileus	–
I	$2^{5}/_{12}$	+/–	–	–	Staphylokokkensepsis
I	$3^{5}/_{12}$	+/–	Thrombopenie	Kreatinin ↑ Bilirubin ↑	Stomatitis Interst. Pneumonie
III	$1^{10}/_{12}$	+/+	–	–	–
III	$1^{10}/_{12}$	+/+	–	Reflexausfälle (PSR + ASR)	–
I	$2^{10}/_{12}$	+/–	–	–	–
I	$2^{1}/_{12}$	+/–	–	–	–
I	$9^{7}/_{12}$	+/–	–	–	Pneumonie

Tabelle 4. Toxizität der Chemotherapie bei 8 Patienten mit malignem Teratom

Diagnose	Alter	Chemotherapie A	Chemotherapie B	KM	Organ-tox.	Fieber/Sepsis	Sonstiges
1 MTI II	12 8/12	+	–	–	–	–	–
2 MTI I	3 1/12	+	–	–	–	–	–
3 MTI II	14 7/12	+	–	–	–	–	–
4 MTU I	2 10/12	+	–	–	–	–	–
5 MTU III	3 11/12	+	+	Thrombopenie	Krea ↑	Candidasepsis ✝	
6 MTU Rez.	15 2/12	+	–	Thrombopenie	Krea ↑	3 × FUO	Stomatitis
7 MTU (Zweittu.)	20 7/12	+	–	–	–	–	–
8 MTU III	15 2/12	+	–	–	–	–	–

7 Patienten mit MTI oder MTU erhielten Protokoll A, ein Patient Protokoll B (Tabelle 4). In zwei Fällen kam es zu einer therapiebedingten Leuko- und Thrombozytopenie mit Werten unter 1000 bzw. 50000 pro mm^3. Eines dieser Kinder verstarb an einer Candidasepsis. Beide Patienten hatten zusätzlich eine eingeschränkte Kreatininclearance. 1 Patient mit MTT des Stadiums III erhielt Protokoll A ohne bemerkenswerte Toxizität. In Tabelle 5 sind die testikulären Vorerkrankungen der 46 Patienten zusammengestellt. Sie wurden bei 24% der Patienten beobachtet. Die relative Häufigkeit bestätigt somit das in der Literatur Bekannte [11]. Bemerkenswert jedoch ist die Dauer des Zeitintervalls, das bis nahezu sechs Jahre betrug.

Schlußfolgerungen

Obwohl die bisherigen Ergebnisse als vorläufig zu bezeichnen sind, ergibt sich zusammenfassend eine milde Toxizität und eine hohe Effektivität der gewählten Therapiemodalitäten. Maligne Hodentumoren sind zweifelsfrei ein gutes Beispiel für den Nutzen einer adjuvanten Chemotherapie. Besonders erfreulich ist, daß aufgrund der Stratifikation des Protokolls nur 9 von 27 Patienten mit Dottersacktumor chemotherapeutisch behandelt werden mußten. Nur 6 Patienten mußten einer Lymphadenektomie unterzogen werden, davon immerhin 4 einer modifizierten Lymphadenektomie. Kein einziger Patient der Studie erhielt eine Strahlentherapie. Bisher wurden therapiebedingte Spätschäden nicht beobachtet. Zwei Rezidive insgesamt konnten durch Chemotherapie beherrscht werden. Eins der Rezidive war bei einem Patienten aufgetreten, der aufgrund des AFP-Verlaufes nicht dem Stadium I eines Dottersacktumors angehörte. Das bedeutet, daß bei protokollgerecht behandelten Patienten nur 1 Rezidiv insgesamt auftrat. 45 Patienten haben nach Absetzen der Chemotherapie bisher keinen Hinweis für das Vorliegen eines Rezidivs. Ein Kind verstarb interkurrent an einer Candidasepsis.

Es muß jedoch warnend darauf hingewiesen werden, daß die vorgeschlagene Chemotherapie nur für Institutionen geeignet ist, die Erfahrung mit der Behandlung

Tabelle 5. Häufigkeit testikulärer Vorerkrankungen von 46 Patienten der Studie

Vorerkrankung	Alter	Zeitintervall	Diagnose	Stadium	Alter
1 Hydrocele	2 5/12	1 J	YST re	I	3 5/12
2 Hydrocele	seit Geburt	5 11/12	YST re	I	5 11/12
3 Hydrocele	6 3/12	3 J	YST re	I	9 8/12
4 Hodenvergrößerung	seit Geburt	11 Monate	YST re	I	11 Monate
5 Scrotale Vorop.	2 Monate	1 5/12	YST li	I	1 7/12
6 Maldescensus	1 J	5/12	YST re	I	1 5/12
7 Hydrocele	7 Monate	5 Monate	YST re	I	1
8 Hydrocele	2 Monate	4 J	TD re	I	4 2/12
9 Pubertas Präcox	2 1/12	2,5 J	TD li	I	4 9/12
10 MTI	15 J	5 J	MTU li	I	20 7/12
11 Maldescensus	9 J	5 J	MTU re	III	13 11/12

maligner Erkrankungen aufweisen. Dosis und Protokollmodifikationen können jederzeit für Patienten notwendig werden, die gastrointestinale, hämatologische, neurologische oder biochemische (renal, hepatisch) Toxizität unter der Chemotherapie entwickeln. Die Studienkommission sollte daher in jedem Fall vor Anwendung des Protokolls konsultiert werden.

Literatur

1. Blum RH, Carter S (1973) A clinical review of bleomycin – a new antineoplastic agent. Cancer 31: 903–906
2. Cvitkovic E, Wittes R, Golbey RB (1975) Primary combination chemotherapy (VAB II) for metastatic unresectable germ cell tumors. Proc Am Ass. Cancer Res. 16: 695–701
3. Dehner LP (1981) Neoplasms of the fetus and neonate; in Neaye, Kissane, Kaufman; Perinatal diseases, p 286 (Williams & Wilkins, Baltimore 1981)
4. Einhorn LH, Donohue JP (1979) Combination chemotherapy in disseminated testicular cancer. Semin Oncol 6: 87–91
5. Göbel U, Weißbach L (1983) Chemotherapie maligner germinaler Hodentumoren: Bestandsaufnahme bei Kindern und Erwachsenen. Klin Pädiat 195: 190–195
6. Haas RJ, Brämswig J, Göbel U, Harms D, Janka G, Weißbach L (1983) Maligne Hodentumoren bei Kindern und Jugendlichen. Klin Pädiat 195: 196–200
7. Harms D, Gottschalk J, Jänig U (1983) Pathologische Anatomie der Keimzelltumoren (besonders Hodentumoren) bei Kindern. Klin Pädiat 195: 181–189
8. Higby DJ, Wallace HJ, Albert D et al. (1974) Diaminodichloro-platinum in chemotherapy of testicular tumors. J Urol 112: 100–105
9. Javadpour N (1980) The role of biologic tumour markers in testicular tumors. Cancer 45: 1755–1761
10. Li MC, Whitmore WF, Golbey RB et al. (1960) Effects of combined drug therapy in treatment of testicular tumors. J Am med Ass 174: 245–251
11. Morrison AS (1976) Cryptorchism, hernia and cancer in the testis. Cancer 37: 20–26
12. Pugh RCB, Cameron KM (1976) Teratoma, in Pugh, Pathology of the testis, pp 199–244 (Blackwell, Oxford)
13. Samuels ML, Howe CD (1970) Vinblastine in the management of testicular cancer. Cancer 25: 1009–1013

14. Samuels ML, Johnson DE, Holoye PY (1975) Continuous intravenous bleomycin therapy with vinblastine in stage III testicular neoplasie. Cancer Chemother Rep 59: 563–569
15. Scheulen ME, Niederle N, Bierbaum W, Pfeiffer R, Schmidt CG (1982) Bedeutung der Tumormarker alpha Fetoprotein und β-HCG bei der Stadieneinteilung maligner Hodentumoren; in Illiger, Sack, Seeber, Weißbach. Nichtseminomatöse Hodentumoren. Karger, Basel pp 30–37
16. Schmoll HJ, Diehl V, Hartlapp J, Illiger J, Mitrou PS, Hoffmann L, Schmitz D, Bombik BM, Beyer JH, Queisser W, Haselberger H, Sterry K, Douwes FW, Schnaidt U (1982) Vorläufige Ergebnisse der Phase III Studie bei disseminierten Hodentumoren; in Illiger, Sack, Seeber, Weißbach. Nichtseminomatöse Hodentumoren. Karger, Basel pp 209–216
17. Williams SO, Einhorn LH, Greco A et al. (1980) VP-16-213 salvage therapy for refractory germinal neoplasms. Cancer 46: 2154–2159
18. Weißbach L (1982) Die modifizierte Lymphadenektomie zur Protektion der Ejakulation; in Illiger, Sack, Seeber, Weißbach. Nichtseminomatöse Hodentumoren. Karger, Basel pp 133–138
19. Wu JT, Book L, Sudar K (1981) Serum alpha-fetoprotein (AFP) levels in normal infants. Pediat. Res 15: 50–52

Sekundäre Chirurgie

Morphologische und topographische Grundlagen der postzytostatischen Debulking-Operation regionär metastasierender Hoden-Karzinome

J. Weißmüller und A. Sigel

Abstract

Correct surgical treatment of testicular cancer with retroperitoneal metastatic bulky tumor depends on having basic oncological, morphological, and topographical knowledge.
1. The pathogenetic mechanisms of these secondary lymphatic tumors must be known.
2. The kind of metastatic tumor growth surrounding the retroperitoneal vessels (aorta, vena cava, renal artery and vein) must be known.
3. One must be aware that fibrosis of the perivascular and vascular tissues can be caused by polychemotherapy.
4. The importance of operative exposure of the retroperitoneum should be realized.
5. One must know the oncologically correct and vasoprotective en bloc dissection.
6. The methods for preparing the way for restoration of lymphatic drainage must be known.

Zusammenfassung

Pakethafte retroperitoneale Metastasierung testiculärer Malignome optimal zu handhaben, setzt voraus, die cancerologischen, die morphologischen und die topographischen Grundlagen zu kennen. Sie sind zusammengesetzt aus
1. Formalgenese dieses lymphotropen Zweit-Tumors
2. Vergegenwärtigung der Ummauerung der Vena cava, der Aorta und der Nierenarterien
3. dem Fibrotisierungseffekt der Polychemotherapie auf die umwachsenen Hauptgefäße
4. operativer retroperitonealer Exposition des Lymphtumors
5. der cancerologisch und vasal korrekten en bloc Dissektion
6. der Wegbereitung der Regeneration des Lymphflusses

Formalgenese des Lymph-Tumors – pN3

Hervorgegangen aus N 1 Metastasierung entlang der Vasa testicularia wächst er anfänglich appositionell durch Nachschub von der Muttergeschwulst, der auch bekkenwärts tendiert, nicht nur kranialwärts. Mit der Zeit wächst der Metastasen-Tumor auch eigenständig, erwiesen darin, daß er nach der Entfernung der Muttergeschwulst noch weiterwächst. Die pakethafte retroperitoneale Absiedelung des Hoden-Karzinoms verhält sich mithin wie ein selbständig gewordener Tumor.

Das tumoröse Lymphpaket produziert eigenen Abstrom in die vorgegebenen Lymphbahnen nach mediastinal und über den Ductus thoracicus in die linke Vena subclavia. Der physiologische Lymphstrom aus den unteren Extremitäten und den Intestina bahnt sich paratumoral seinen Weg, um weiter oben subphrenisch in das normale Lymphnetz einzumünden. Die früher üblichen Lymphogramme haben solche Umwege dargestellt.

Verdrängung und Einmauerung vitaler retroperitonealer Strukturen

Die Topik des Lymphknoten-Tumors ist vorgezeichnet durch die Netzstruktur des Lymphsystems (Abb. 1). Es umgarnt gleichsam die beiden großen Gefäßstämme, die Aorta und die Vena cava samt deren Abgängen und Zuflüssen, in erster Linie die Nierenarterien und die Lumbalgefäße, in geringerem Grade auch die Nierenvenen. Da das Lymphnetz sich nicht nur vor den großen Stammgefäßen ausdehnt, sondern auch dazwischen und dahinter, sind Aorta und Cava oft regelrecht allseitig eingemauert, wiederum die Aorta oft mehr als die Cava, weil generell eine Linksdrift des Lymphstroms besteht, zurückzuführen auf den Umstand, daß die Zysterna chyli und der Ductus thoracicus mehr links und weniger median oder gar rechts verlaufen.

Am meisten wächst der Tumor nach ventral, wohin er sich ausdehnen kann und vor sich her verdrängt, was im Wege steht, mithin die Intestina. Das dazwischenliegende dorsale Peritoneum (Plica duodenojejunalis) wird nicht oder selten infiltriert. Die dorsale Umwachsung der Hauptstämme bleibt oft in 1–2 cm Durchmesser, kann aber auch das mehrfache betragen, wie die Abb. 2 und 3 anzeigen.

Die einvernommene Umflechtung der Arteria renalis oder ihrer Aberrantia geschieht oft intensiv. Außerdem: Je stäkervolumig das Paket, umsomehr ist auch der seitenzugehörige Harnleiter verdrängt (Abb. 3a). Wenn die Niere Schaden nimmt,

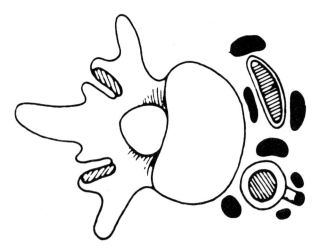

Abb. 1. Querschnitt-Darstellung des retroperitonealen Lymphgewebes, Aorta und Vena cava zirkulär umgebend (aus Toendury 1970)

beruht es mehr auf Obstruktion des Harnstroms als auf Einengung des Blutzuflusses. Infiltration des Duodenums kommt selten vor. An die Arteria mesenterica superior reicht der Tumor ebenfalls selten unmittelbar heran. Sie kam bisher nie in Gefahr. Extremfälle tendieren auch oberhalb der Nierengefäße, dies dann bis unmittelbar an die Zwerchfellpfeiler heran.

Verkleinerungs- und Fibrose-Effekt der Polychemotherapie

Die Polychemotherapie verkleinert bekannterweise die pakethafte Metastasierung. Dieser Prozess des lytischen Schwundes ist verbunden mit Fibrotisierung. Der Tumor verbäckt regelrecht mit den großen Stammgefäßen, der Aorta wiederum oft mehr als mit der Vena cava und besonders auch mit den seitenzugehörigen Nierenarterien und -Venen (Abb. 2a). Damit wird die Debulking-Operation schwieriger als bei den nicht behandelten. Der Effekt der Chemotherapie beweist Durchblutung des tumorösen Lymphpaketes, obgleich solche nicht sichtbar ist und auch angiographisch nicht erscheint.

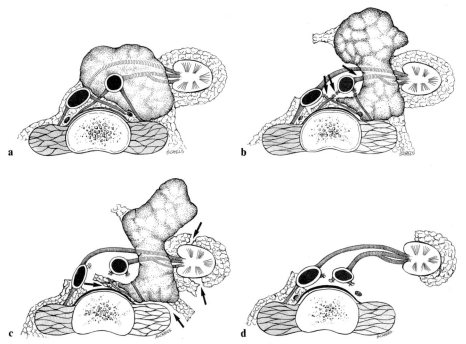

Abb. 2a–d. Schema der operativen Methodik bei der Debulking-RLA nach Polychemotherapie (linksseitiges Tumorpaket bis interaortocaval, durch Schnellschnitt-Grenzproben belegt). **a)** Ausgangsbefund (CT-analoger Querschnitt); **b)** Einspalten im Gesunden über der Vena cava, Wegklappen des Tumors unter Aushülsen der Gefäße und Durchtrennung der Lumbalgefäße; **c)** Abheben vom Lig. longitudinale anterius, Auslösen des Nierengefäßstieles und des Nierenhilus mit Ureter, teilweise Mitnahme der Nierenfettkapsel; **d)** Endzustand nach Entfernen des Präparates

Äußere Exposition des Operationsfeldes

Weil der Tumor potentiell das gesamte Retroperitoneum zwischen den beiden Harnleitern von oben bis unten einnimmt, ist die komplette Laparotomie vom Schwertfortsatz bis zur Symphyse der bestgeeignete Zugang [1, 2]. Platzenge kann nur am oberen Rand entstehen, und nur bei suprahilärer Ausdehnung. Mittels unserer Thorax-Aperturhaken läßt sich auch diese Platznot auflösen.

Innere Exposition

Mediocolische Präparation verdient den Vorzug gegenüber der laterokolischen. Das setzt aber die exakte Mobilisierung der Intestina voraus, mithin das korrekte Kocher-Manöver, die Mobilisierung der Radix mesenterii, zu erreichen mittels Incision der Plica duodeno jejunalis bis zum Coecum und rechts laterocolisch fortgesetzt nach cranial bis zum Foramen Winslowi. Damit liegt das Retroperitoneum frei von der A. mesenterica superior bis ins kleine Becken [3, 4].

En-bloc-Lymphadenektomie

Für das Vollbild des Bulky-disease, gekennzeichnet von doppelter Ummauerung der Cava wie der Aorta gilt, daß nur eine doppelte ventrale Aufspaltung des Paketes es erlaubt, die beiden vasalen Hauptstämme auszuhülsen, dies der Hauptzweck der Operation, weil nur auf diese Weise das tumoröse Mauerwerk zu handhaben und zu entfernen ist (Abb. 2, 3, 4, 5). Das Aushülsen kann nur schrittweise vor sich gehen, weil eine Reihe von querverlaufenden Lumbalgefäßen, Arterien wie Venen, doppelt zu durchtrennen und zu ligieren sind, was nicht einfach ist und exakte Ligaturtechnik verlangt, damit Nachblutungen ausbleiben. Besonders problematisch ist das Auslö-

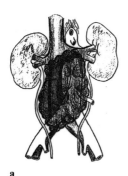
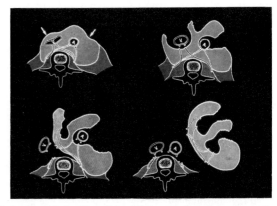

Abb. 3a–e. Schema der operativen Methodik bei der Debulking-RLA nach Polychemotherapie (bilaterales Tumorpaket, Resektion Grenzproben-gesichert). **a)** Ausgangsbefund (Situs-Skizze); **b)** Ausgangsbefund (CT-analoger Querschnitt); **c–d)** Methodische Schritte der bilateralen en bloc-Dissektion; **e)** Endzustand mit entferntem en bloc-Dissektat

Morphologische und topographische Grundlagen 313

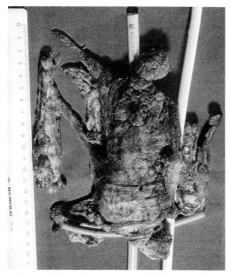
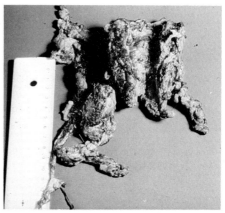

Abb. 4. Bilaterales und suprahiläres en bloc-Dissektat bei Linkstumor (OP-Methodik entsprechend Abb. 2). Aorta und Nierenarterien rot, V. cava gelb nachgeahmt

Abb. 5. Bilaterales en bloc-Dissektat bei Rechtstumor (OP-Methodik entsprechend Abb. 3)

sen der Nierenarterien. Nicht nur Verletzungen muß man vermeiden und sie notfalls wieder gut vernähen, die Nieren-Arterien reagieren auch ungünstig auf länger anhaltenden Hakenzug oder Druck. Auch beide Harnleiter sind Gefahrenstellen. Man löst sie am besten aus ihrer Umgebung aus und schlingt sie an, damit sie jederzeit im Blickfeld und der Kontrolle zugänglich sind [5].

Der Plexus hypogastrius superior, Teil des sympathischen Systems, das die Ejakulation steuert, ist unentwirrbar mit dem Bulky-Feld verbunden. Rücksicht kann nur bei N1 Fällen genommen werden, dies mittels eingeschränkter Felddissektion.

Suprahiläre Ausdehnung des tumorösen Lymphpaketes, nicht häufiges Vorkommnis, erschwert die Dissektion erheblich. Sie erfordert, die seitenzugehörige Niere zu mobilisieren, fast immer die linke. Die Zuflüsse der linken Vena renalis müssen planmäßig unterbunden werden. Die Nebenniere verbleibt dabei im Dissektat. Hakendruck kann die Milz gefährden.

Der Eingriff insgesamt verlangt viel an abdominal- und gefäßchirurgischer Vertrautheit, daneben zugehöriges Instrumentarium, besonders das große Rahmen-Spekulum und unverzichtbar die Thorax-Aperturhaken. Drei Assistenten helfen besser als nur zwei.

Lymphstrom post Debulking-OP

Das zwangsläufig nach der Dissektion lädierte Lymphsystem produziert in großer Quantität Lymphe, die vorerst führungslos den Retroperitonealraum überflutet. Bewußt offen gelassene Lücken nach intraperitoneal vermitteln hier die Resorption solange bis das Lymphsystem sich regeneriert hat. Mitunter funktioniert die peritoneale Aufresorption nicht, und es entstehen dann voluminöse Lymphozelen oder langdauernde Massenproduktionen aus blutvermischter Lymphe über die Drainagen. Solche Komplikationen (5%) sind in einer zweiten Operation beherrschbar.

Histologie des Resektates

Das variable Verhältnis zwischen vitalem Rest-Tumor, abgemilderter Graduierung zu reifem Teratom und kompletter Tumornekrose kann der Operateur nicht voraussehen. Topographische Morphologie und Operationsmethodik bleiben davon unberührt, auch im nachhinein.

Literatur

1. Donohue JP, Einhorn LH, Williams SD (1980) Cytoreductive surgery for metastatic testis cancer: consideratious of timing and extent. J Urol 123: 876
2. Donohue JP, Roth LM, Jackary IM, Rowland RG, Einhorn LH, Williams SG (1983) Cytoreduktive Chirurgie beim metastasierenden Hodenkarzinom: Histologie retroperitonealer Residualmetastasen nach Chemotherapie. Akt Urol 14: 86
3. Sigel A, Herrlinger A (1983) Die retroperitoneale Lymphdissektion des Hodenkarzinoms. Chirurg 54: 569–573
4. Sigel A, Schrott KM, Herrlinger A (1984) Germinales Hodenkarzinom. Münch med Wschr 126 Nr 2: 19–24
5. (Genitourinary cancer surgery) Wise HA, Crooks KK (1982) Anterior transabdominal approach for radical retroperitoneal lymphadenectomy. In: II. Hrsg: ED Crawford, TA Borden, Lea & Febiger, Philadelphia, Chapter 30
6. Toendury G (1970) Angewandte und topographische Anatomie. Thieme, Stuttgart, S 251

Indikation, Zeitpunkt und Ergebnisse der sekundären chirurgischen Entfernung von Residualtumoren beim Nichtseminom und Seminom

N. Jaeger, L. Weißbach und J. H. Hartlapp

Abstract

Thanks to the development of novel cytostatic agents, inductive polychemotherapy has displaced the unsatisfactory surgery of metastases as the initial measure in stages of advanced, disseminative germ cell tumors. Depending on tumor volume, organ involvement, and histological composition of the tumor, complete remissions can be attained in 80% of cases and more. Any further operation is unnecessary in these patients; on the other hand, in cases of partial remission, metastasis surgery still has diagnostic, therapeutic, and prognostic value. The question as to whether the exploration can be dispensed with in special situations (pure seminoma or teratoma-free primary tumor) will be clarified by prospective studies.

In view of the finding that the tumor marker profile normalizes as early as after the second or third cycle of chemotherapy, surgical resection of residual tumor should be formed as early as possible. Additional cycles evidently lead to increased fibrosis in the retroperitoneum and, thus to increased difficulty of operation.

Comparison of results of multimodal therapy (inductive chemotherapy plus secondary salvage operation) is only possible when subclasses of the advanced tumor stage are taken into consideration. The data show that patients with a large tumor volume ("advanced disease", according to the Indiana classification) have poor prospects of healing. This is a stage of the disease in which the prognosis can evidently be improved by intensification of inductive chemotherapy.

Zusammenfassung

Dank der Entwicklung neuartiger zytostatischer Substanzen hat die induktive Polychemotherapie die unbefriedigende Metastasenchirurgie als Initialmaßnahme in den Stadien des fortgeschritten disseminierten Keimzelltumors abgelöst. In Abhängigkeit von Tumorvolumen, Organbefall und histologischer Zusammensetzung der Geschwulst können Vollremissionen in 80% der Fälle und mehr erzielt werden. Für diese Patienten erübrigt sich jede weitere Operation; in Fällen einer Teilremission hat die Metastasenchirurgie dagegen nach wie vor diagnostischen, therapeutischen und prognostischen Stellenwert. Die Frage, ob in besonderen Situationen (reines Seminom bzw. teratomfreier Primärtumor) auf die Exploration verzichtet werden kann, wird sich durch prospektive Studien klären lassen.

Angesichts der Erfahrung, daß sich das Tumormarkerprofil häufig bereits nach dem 2. oder 3. chemotherapeutischen Zyklus normalisiert, sollte die operative Entfernung von Residuen so früh wie möglich vorgenommen werden. Offensichtlich führen zusätzliche Zyklen zu einer verstärkten Fibrosierung im Retroperitoneum und damit zum erhöhten Schwierigkeitsgrad des Eingriffs.

Der Vergleich von Ergebnissen einer multimodalen Therapie (induktive Chemotherapie + sekundäre Salvage-Operation) ist nur unter Berücksichtigung einer Subklassifikation des fortgeschrittenen Tumorstadiums zulässig. Vorgezeigte Daten zeigen, daß Patienten mit großem Tumorvolumen ("Advanced Disease" nach der Indiana-Klassifikation) schlechte Heilungsaussichten haben. Es handelt sich um ein Erkrankungsstadium, dessen Prognose offensichtlich durch Intensivierung der induktiven Chemotherapie verbessert werden kann.

Einleitung

Keine Organgeschwulst des Mannes bietet derzeitig annähernd so gute Heilungsaussichten wie der maligne Keimzelltumor. Auch in den Spätstadien IIC und III (Tabelle 1) [41] mit retroperitonealen Lymphknotenabsiedlungen > 5 cm und/oder Fernmetastasen kann noch Heilung erzielt werden. Die Verbesserung in der Prognose gegenüber früheren Jahren ist zweifellos der enormen Entwicklung neuer Chemotherapeutika zu verdanken. Prinzip unserer Behandlung ist der induktive Einsatz einer Kombination dieser Substanzen. Dieses auch als pharmakologische Zytoreduktion bezeichnete Vorgehen hat die in den früheren Jahren favorisierte primäre chirurgische Intervention abgelöst [17]. Trotzdem bleibt die operative Exploration der Metastasen Bestandteil eines multimodalen Therapie-Konzepts.

Bei 25–30% unserer Patienten im fortgeschrittenen Tumorstadium müssen wir nach Zytostase mit Residuen rechnen [8, 14]. Die Wirkung dieser Medikation läßt sich weniger an der radioskopisch und sonographisch erfaßbaren Tumorvolumen-Reduktion als an der patho-histologischen Aufarbeitung nach Dissektion ermessen.

Tabelle 1. Stadieneinteilung germinaler Hodentumoren (Weißbach et al. – 1985)

Stadium I =	Tumor auf den Skrotalinhalt beschränkt (entspricht $T_{1-4}N_0M_0$)
Stadium II =	Tumor mit lymphogener Metastasierung unterhalb des Diaphragmas A (entspricht $T_xN_1M_0$) = Solitäre Lymphknotenmetastase ≤ 2 cm oder mikroskopische Lymphknotenmetastasen oder ≤ 5 Lymphknotenmetastasen ≤ 2 cm B (entspricht $T_xN_2M_0$) = Solitäre oder multiple Lymphknotenmetastasen 2–5 cm C (entspricht $T_xN_3M_0$) = Lymphknotenmetastase > 5 cm (Bulky disease)
Stadium III =	Lymphknotenmetastase oberhalb des Diaphragmas oder extranodale Metastasen (Lunge, Leber, Gehirn, Knochen) (entspricht $T_xN_4M_0$ oder $T_xN_xM_1$)

Somit hat die einer primär induktiven Polychemotherapie folgende chirurgische Intervention neben einer therapeutischen auch eine diagnostische Bedeutung. Der Eingriff dient der Beseitigung eines in seiner Dignität und in seinem späteren biologischen Verhalten nicht abschätzbaren Tumorrestes.

Behandlungsstrategie des fortgeschrittenen Seminoms

Eine patho-histologische Differenzierung des germinalen Hodentumors in Seminome und Nichtseminome hat grundlegende Bedeutung in der Wahl therapeutischer Maßnahmen für die Initialstadien I, IIa und b (Abb. 1). Bei fortgeschrittener Dissemination (Stadien IIc und III) liegen die Verhältnisse jedoch anders; denn, wie für das Nichtseminom so gilt auch für das Seminom: Der Befund retroperitonealer Absiedlungen mit einem Durchmesser > 5 cm sollte induktiv chemotherapiert werden, seit bekannt ist, daß auch dieser histologische Typ erfolgreich auf eine Kombinationsbehandlung mit Cisplatin anspricht [2, 6, 30, 35, 42]. Die primäre Strahlentherapie hat ihren früheren Stellenwert für diese fortgeschrittenen Stadien des Seminoms eingebüßt; Überlebensquoten von 22% bzw. 28% nach Radiotherapie (Tabelle 2) stehen Vollremissionsraten von 63–92% nach Chemotherapie (Tabelle 3) gegenüber.

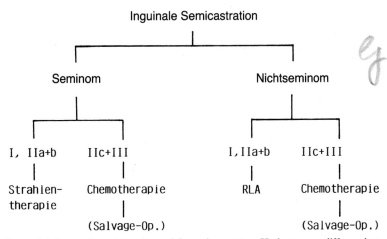

Abb. 1. Behandlungsplan des seminomatösen bzw. nichtseminomatösen Hodentumors differenziert nach Initialstadium bzw. fortgeschrittenem Stadium

Tabelle 2. Ergebnisse der Radiotherapie des fortgeschritten metastasierten Seminoms (IIc + III)

Autor	n	Überlebensrate
Smith et al. (1979)	154	22,1%
Caldwell et al. (1980)	130	28,4%
eigene Patienten	15	60,0%

Tabelle 3. Vollremission nach induktiver Chemotherapie des fortgeschritten metastasierten Seminoms (IIc + III)

Autor	n	Vollremissionsrate
Einhorn u. Williams (1980)	19	63%
Schuette et al. (1985)	28	82%
Peckham et al. (1985)	44	91%
Stanton et al. (1985)	28	84%
Friedman (1985)	20	90%
Loehrer et al. (1986)	44	62%
Wettlaufer (1984)	12	92%
eigene Patienten	11	91%*

*nach Chemotherapie + Salvage-Operation

Bei 11 eigenen Patienten im fortgeschrittenen Stadium des Seminoms erzielten wir eine Vollremissionsrate von 91% durch induktive Zytostase und sekundäre Resektion in 8 Fällen (Tabelle 3). Patho-histologisch fand sich bei 7 dieser Patienten lediglich Nekrose/Fibrose und in einem Fall überraschenderweise ein adultes Teratom.

Das gute Ansprechen des Seminoms auf Chemotherapeutika wird auch von anderen Autoren bestätigt [9, 14]. Die geringe Inzidenz einer malignen Histologie im Dissektat hat infolgedessen Wettlaufer (1984) sowie Daniels (1985) veranlaßt, generell bei einer Teilremission (Reduktion des Tumorvolumens auf < 50% für die Dauer von mindestens 4 Wochen) auf die sekundäre Operation zu verzichten [6, 42]. Handelt es sich um eine residuelle Fibrose, wird sich diese im weiteren Verlauf zurückbilden.

Indikation zur sekundären Chirurgie beim Nichtseminom

Chemotherapeutische Vollremission

Behandlungserfolge der induktiven Chemotherapie in fortgeschrittenen Stadien des Keimzelltumors lassen sich an der Rate erzielter Vollremissionen (Tabelle 4) ermessen. Nach Donohue (1987) handelt es sich bei diesen Patienten definitionsgemäß um: eine Normalisierung des Röntgen-Thorax- und/oder CT-Befundes (Thorax und/oder Abdomen) sowie Normalisierung des Markerprofils für die Dauer von 4 Wochen. Als Kriterium der Vollremission von Lymphknotenmetastasen gilt der Befund des Lymphknoten-Durchmessers < 1,5 cm bzw. des Lymphknotenvolumens < 20 cm^3 [10].

Angesichts radiologisch diagnostischer Unsicherheiten haben Garnick et al. (1980) und Skinner et al. (1982) in früheren Jahren trotzdem eine operative Exploration entsprechender Regionen der vormaligen Tumorlokalisation – auch bei kompletter Remission – vorgenommen und nicht selten maligne Tumorresiduen dissezieren können [15, 32]. Moderne bildgebende Verfahren (Computertomographie, Immunszintigraphie) haben jedoch die Sensitivität der Abklärung von Metastasen erheblich

Tabelle 4. Behandlungsergebnisse beim fortgeschrittenen Keimzell-Tumor

Autor	n	CR durch Chemotherapie (%)	NED durch Salvage-Operation (%)	Gesamt-CR-Rate %
Bosl et al. (1980)	28	71	11	82
Einhorn u. Williams (1980)	78	68	14	82
Vugrin et al. (1982)	25	68	24	92
Peckham et al. (1983)	43	72	14	86
Crawford (1984)	114	53	36	89
Prenger et al. (1984)	28	43	36	79
Wettlaufer et al. (1984)	29	31	62	93
Pizzocaro et al. (1985)	60	58	30	88
Vugrin u. Whitmore (1985)	66	38	38	76
Logothetis et al. (1986)	100	85	4	89

CR = complette Remission; NED = no evidence of disease

gesteigert, so daß bei ihrem Einsatz in Fällen einer Vollremission auf die chirurgische Exploration verzichtet werden kann [8, 10].

Geldermann et al. (1986) sowie Vugrin und Whitmore (1985) sehen eine derartige "wait and see"-Strategie nur dann vor, wenn es sich um einen teratomfreien Primärtumor (beispielsweise dem reinen embryonalen Karzinom) gehandelt hat [16, 40]. Im Fall eines teratomhaltigen Primärtumors operieren sie nach wie vor auch bei chemotherapeutischer Vollremission. Das Argument für dieses differenzierte Vorgehen bietet die bekanntermaßen schlechtere Ansprechbarkeit der Teratome auf zytostatische Substanzen.

Chemotherapeutische Teilremission bei normalisiertem Markerprofil

Für den Fall einer Teilremission mit normalisiertem Markerprofil haben Donohue et al. (1987) das bislang vorgeschriebene Konzept der Salvage-Operation abgeändert: Unter Berücksichtigung der Primär-Tumor-Histologie wird von den Autoren – wie in der Situation eines suffizient regressiven Seminoms – von der operativen Intervention abgesehen, wenn die Konstellation „teratomfreier Primär-Tumor" plus „Remission der Metastasen um mindestens 90% ihres Volumens" gegeben ist, da ihrer Erfahrung nach sodann nicht mehr mit einer malignen Histologie zu rechnen ist [10].

Nach wie vor jedoch bleibt die Indikation zum Eingriff bei einer Remission < 90% des ursprünglichen Metastasenvolumens sowie in jedem Fall einer Partialremission bei teratomhaltigen Primärtumor bestehen (Abb. 2).

Unzureichende Tumorregression mit pathologischem Markerprofil

Bei pathologischem Markerbefund ist jegliche Resektion eines Residualtumors als Verzweiflungstat zu werten und damit kontraindiziert. In einer eigenen Untersuchung von 59 Patienten konnten wir zeigen, daß 8 von 9 Patienten mit pathologi-

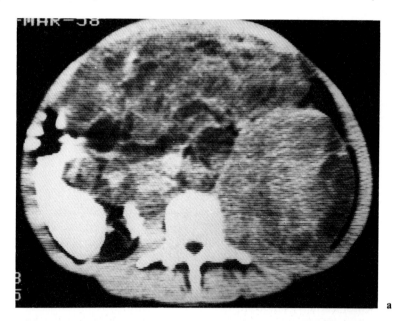

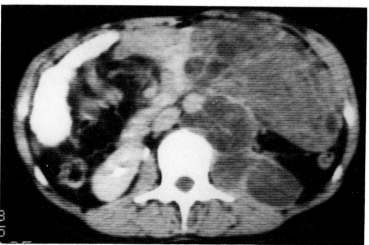

Abb. 2a–c. Ausgedehnte retroperitoneale Metastasierung ("bulky-tumor") vor **(a)** bzw. nach **(b)** induktiver Polychemotherapie (Vinblastin, Bleomycin, Cisplatin und Ifosfamid); entsprechendes Dissektat der Salvage-Lymphadenektomie **(c)**

schem Markerprofil nach der Salvage-Operation an den Folgen eines späteren Tumorprogresses verstorben sind [19]. Entsprechende Erfahrungen machten auch Logothetis et al. (1984), Crawford (1984), Bosl et al. (1986) sowie Donohue und Rowland (1984) [3, 5, 8, 22]. Statt einer Operation vermag ein alternatives Chemotherapie-Konzept noch effektive Tumorregressionen herbeiführen und somit reelle Heilungschancen für den Patienten bieten [12].

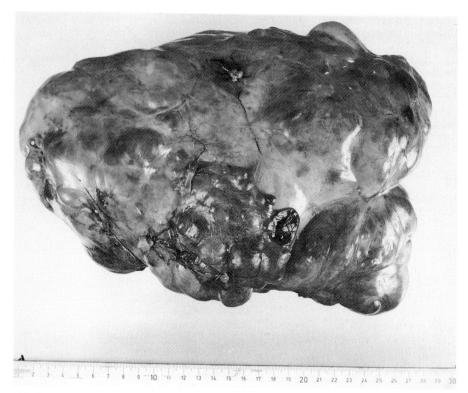

Abb. 2c

Zeitpunkt der Operation

Angaben über den Zeitpunkt der Salvage-Operation finden sich in der Literatur nur spärlich. Pizzocaro et al. (1985) warnen vor zytostatisch induzierten Fibrosen des Retroperitoneums, die in ihrer Ausdehnung vor allem nach einem 4. und 5. Behandlungskurs deutlich zunehmen und die Präparation der großen Gefäße erheblich erschweren [28].

Der Frage nach dem optimalen Zeitpunkt der chirurgischen Intervention bzw. nach der optimal notwendigen Anzahl chemotherapeutischer Kurse sind wir in einer retrospektiven Untersuchung [20] nachgegangen: Eindeutige Regressionszeichen im CT sowie die Normalisierung des Markerprofils waren für uns die Indikation, 14 Patienten bereits nach dem 3. Zyklus zu operieren; 68 Patienten konnten unter den gestellten Voraussetzungen erst nach dem 4., 54 erst nach dem 5. bzw. 6. Zyklus exploriert werden (Tabelle 5). In einer statistisch ermittelten graphischen Darstellung (Abb. 3) der persistierenden NED-Raten ist ersichtlich, daß ein promptes und wirksames Ansprechen auf die zytostatische Behandlung und damit eine relativ frühzeitige durchführbare Operation offensichtlich die besten Heilungschancen bietet. Die entsprechenden Daten sind nach 3 und 4 chemotherapeutischen Zyklen sowie folgender Operation bedeutend günstiger, als bei Patienten, die aufgrund der schlechten Ansprechbarkeit einen 5. bzw. 6. Behandlungszyklus benötigen.

Tabelle 5. Normalisierung der Tumormarker AFP und/oder HCG unter induktiver Polychemotherapie und Zeitpunkt der Salvage-Operation

	pathologisch (n)	normwertig (n)	OP (n)
vor Chemotherapie	128	8	–
nach 2. Zyklus	113	23	–
nach 3. Zyklus	53	83	14
nach 4. Zyklus	35	87	68
nach 5. Zyklus	21	33	25
nach 6. Zyklus	16	13	29

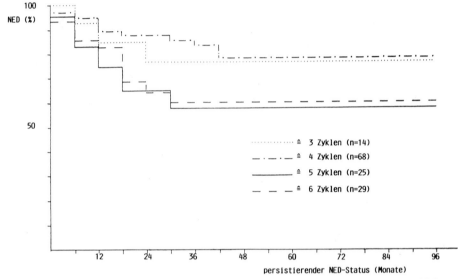

Abb. 3. Heilungs- (NED-)Raten nach 3, 4, 5 bzw. 6 polychemotherapeutischen Zyklen und folgender Operation (n = 136). (NED = no evidence of disease)

Behandlungsergebnisse

Die induktive Polychemotherapie von Keimzelltumoren gehört zu den erfolgreichsten systemischen Maßnahmen in der Krebsbehandlung. Bei dem größten Teil der Patienten im fortgeschrittenen disseminierten Stadium ist innerhalb von 2–5 Monaten die klinische Vollremission mit Rückbildung aller nachweisbaren Herde und Normalisierung pathologischer Tumormarker möglich (Tabelle 4). Das betrifft u. U. auch größere Tumorvolumen und sogar ungünstige Absiedlungsorte wie beispielsweise den Leberbefall (Abb. 4). Nach Seeber (1982) liegen die Rückfallquoten für Patienten mit einer Vollremission bei nur etwa 8% [31]. Donohue et al. (1980) verzichteten in dieser Situation mit radiologischem Ausschluß von Geschwulstresten und normalen Tumormarkern bei 28 Patienten auf die Salvage-Operation; in 4 Fällen

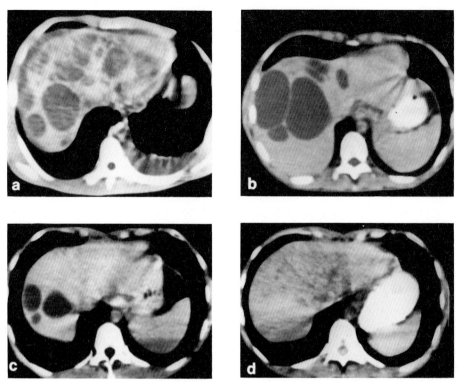

Abb. 4a–d. Lebermetastasen eines Hodenmischtumors (**a**); Teilremission während (**b, c**) bzw. Vollremission nach (**d**) induktiver Polychemotherapie mit Vinblastin, Bleomycin und Cisplatin

kam es späterhin zu einem pulmonalen Progreß, der jeweils eine reinduktive (Salvage-) Chemotherapie erforderlich machte, eine Maßnahme, die Dank ansehnlicher Erfolge die "wait and see"-Strategie bei chemotherapeutischer Vollremission absichert [7].

Als Ergebnis einer Analyse von Vugrin und Whitmore (1985) ist es unausweichlich, zur Gegenüberstellung der Ansprechraten Patienten mit einer fortgeschrittenen Keimzellgeschwulst gemäß ihres Tumorvolumens und auch der Tumorlokalisation eingehender zu differenzieren [40]. Aus Tabelle 6 ist ersichtlich, daß die Remissionen

Tabelle 6. Prognostische Faktoren der chemotherapeutischen Vollremissionsrate (CR) beim fortgeschrittenen Keimzell-Tumor (Vugrin und Whitmore – 1985)

Faktor	CR-Rate
Minimal Disease (abdom.)	76%
Minimal Disease (thorak.)	86%
Advanced Disease (abdom.)	24%
Advanced Disease (thorak.)	68%
Primär-Tumor mit Teratom	23%
Primär-Tumor ohne Teratom	55%

Indiana-Klassifikation	NED	AWD	DOD	DoTh
Minimal	31	-	1	1
Moderate	44	2	3	2
Advanced	16	3	24	1
Total	91 (71%)	5	28 (22%)	4

NED = no evidence of disease DOD = dead of disease
AWD = alive with disease DoTh = dead of therapy

Abb. 5. Behandlungsergebnisse der multimodalen Therapie (induktive Chemotherapie + Salvage-Operation) beim fortgeschrittenen Keimzell-Tumor (n = 128) unter Berücksichtigung der „Indiana"-Klassifikation (nach Birch et al. – 1986) [1]

in erster Linie vom Volumen der retroperitonealen Metastasen abhängig sind. – Infolgedessen haben wir in einer retrospektiven Analyse von 128 Patienten (Abb. 5) eine Einteilung nach dem System der Indiana-Klassifikation (Tabelle 7) vorgenommen [1]. Die Daten belegen die schlechte Prognose für Fälle der Kategorie "Advanced Disease"; 24 von 44 dieser Patienten verstarben an den Folgen eines Tumorprogresses. Mit Hilfe dieses Systems identifizierbare Patienten sind für uns eine Herausforderung, das Behandlungskonzept zu optimieren (Intensivierung der Chemotherapie), um auch bei prognostisch schlechter Ausgangslage bessere Heilungschancen bieten zu können [20].

Tabelle 7. „Indiana"-Klassifikation des fortgeschritten metastasierten Keimzelltumors [1]

Minimal:	1. nur HCG und/oder AFP erhöht
	2. supraclaviculäre Metastase (mit/ohne nicht-palpablen retroperitonealen Metastasen)
	3. nicht dissezierbare, nicht-palpable retroperitoneale Metastasen
	4. weniger als 5 Lungenmetastasen (< 2 cm) pro Lungenfeld (mit/ohne nicht-palpablen retroperitonealen Metastasen)
Moderate:	5. lediglich palpabler retroperitonealer "Bulky"-Tumor
	6. 5–10 Lungenmetastasen (< 3 cm) pro Lungenfeld oder mediastinale Lymphknoten-Metastase (< 50% des Intrathorakal-Durchmessers) oder solitäre Lungenmetastase > 3 cm (mit/ohne nicht-palpablen retroperitonealen Metastasen)
Advanced:	7. mehr als 10 Lungenmetastasen pro Lungenfeld oder mediastinale Lymphknoten-Metastase bzw. Lungenmetastase (> 50% des Intrathorakal-Durchmessers) oder mehrere Lungenmetastasen > 3 cm (mit/ohne nichtpalpablen retroperitonealen Metastasen)
	8. palpabler retroperitonealer "Bulky"-Tumor mit Lungenmetastasen
	9. Leber-, Knochen- oder Hirnmetastasen

Tabelle 8. Ergebnisse einer Nachuntersuchung von Primär-Tumor und chemotherapierten Metastasen (n = 44)*

	n	Fibrose/ Nekrose	Teratom reif/unreif	vitaler Tumor mit Teratom	vitaler Tumor ohne Teratom
Primär-Tumor ohne Teratom	16	5	9	4	
Primär-Tumor mit Teratom	28	4	17	7	4

* in 6 Fällen liegen Dissektate von pulmonalen und retroperitonealen Absiedlungen vor

Über die Bedeutung des Tumorvolumens hinaus spielt auch das teratomatöse Element im Primärtumor eine wesentliche Rolle im Remissionsverhalten entsprechender Absiedlungen, da man davon ausgehen muß, entsprechende pathohistologische Subtypen auch in der Metastase antreffen zu müssen. Geldermann et al. (1986) und auch Donohue et al. (1987) machten die Erfahrung, daß infolge einer offensichtlich schlechteren Ansprechbarkeit die chemotherapierten Metastasen eines teratomatösen Primärtumors in 50% noch teratomatöse Elemente beinhalten, wohingegen in jedem Fall eines teratomfreien Primärtumors in der Absiedlung jeweils lediglich Narbenreste anzutreffen waren [10, 16]. – In einer eigenen Nachuntersuchung konnten wir jedoch durch Gegenüberstellung von 44 verfügbaren Primärtumoren mit den entsprechenden chemotherapierten Metastasen derartige Befunde nicht bestätigen; denn auch der sorgfältig aufgearbeitete teratomfreie Primärtumor korrelierte in 70% mit teratomhaltigen Metastasen (Tabelle 8).

Trotz zum Teil günstiger Ausgangsbefunde (Seminom, teratomfreier Primärtumor etc.) ist der maligne Charakter eines Residualtumors in keinem Fall gänzlich auszuschließen. Bei radiologischem Nachweis dient uns daher die radikale sekundäre Metastasenchirurgie noch immer als entscheidende Behandlungsmaßnahme, in Fällen der Teilremission den Status der Vollremission mit Aussicht auf Dauerheilung herbeizuführen (Tabelle 4) [18]. Darüberhinaus ist der Befund des Dissektats von besonderer prognostischer Bedeutung und hat u.U. auch weitere therapeutische Konsequenzen (Indikation zur reinduktiven Polychemotherapie bei vital-malignen Tumorresten). Nach Literaturrecherchen (Tabelle 9) ist das Verteilungsmuster der 3 histologischen Subtypen: „Nekrose/Fibrose– adultes Teratom – vitaler Keimzelltumor" uneinheitlich. Einer eigenen retrospektiven Untersuchung zufolge [20] leben 80 von 92 Patienten mit der Histologie einer Nekrose bzw. eines adulten Teratoms ohne Anzeichen der Erkrankung, während nach dem Dissektat eines unreifen Malignoms 19 von 44 Patienten am Erkrankungsprogreß verstorben sind (Tabelle 10).

Schlußfolgerungen und Beurteilung

Führt die induktive Polychemotherapie bei fortgeschrittenen, disseminierten Keimzelltumoren zur Vollremission, so kann nach den vorliegenden Erkenntnissen auf eine sekundäre chirurgische Exploration von Regionen vormaliger Metastasierung

Tabelle 9. Histologie des Dissektats nach induktiver Polychemotherapie beim fortgeschrittenen Keimzell-Tumor

Autor	n	vit. Tumor (%)	Nekrose (%	diff. Teratom (%)
Donohue u. Rowland (1984)	123	35	28	37
Vugrin et al. (1981)	37	30	49	22
Wettlaufer et al. (1984)	20	20	45	35
Stoter et al. (1984)	41	12	59	29
Surmeijer et al. (1984)	49	6	53	41
Neidhart et al. (1980)	8	25	25	50
Logothetis et al. (1985)	24	0	38	62
Williams et al. (1985)	25	4	20	76
Jaeger et al. (1987)	136	32	30	38
Total	463	24	36	39

Tabelle 10. Histologie der chemotherapeutisch behandelten Metastasen und Verlauf (n = 136) [20]

Histologie	n	NED (n)	AWD (n)	DOD (n)	DoTh (n)
Nekrose/Fibrose	41	36 (88%)	–	4	1
adultes Teratom	51	44 (86%)	1	6	–
aktiv-unreifes Malignom	44	21 (48%)	3	19	1
Total	136	101 (74%)	4	29	2

NED = no evidence of disease, AWD = alive with disease, DOD = dead of disease, DoTh = dead of therapy

(Retroperitoneum, Mediastinum, Lunge etc.) verzichtet werden. Bei normalem Markerprofil sollten eindeutig definierbare Tumorresiduen entfernt werden. Diese sekundäre Metastasenchirurgie sichert eine histologische Vollremission (Nekrose/Fibrose). Im Falle eines adulten Teratoms führt sie zur Heilung. Bei Patienten mit unreif-malignem Dissektat muß die Indikation zur reinduktiven Polychemotherapie gestellt werden. Nur Langzeitbeobachtungen können zeigen, ob eine "wait and see"-Strategie in Fällen einer Teilremission bei primär „reinem Seminom" und „teratomfreiem" Primärtumor zu rechtfertigen sind.

Eine sekundäre chirurgische Exploration einer Residualgeschwulst erfordert ein normales Markerprofil, das häufig schon nach dem 2. chemotherapeutischen Behandlungskurs vorliegen kann. In entsprechenden Fällen sollte die Operation nach einem 3. weiteren Kurs angestrebt werden.

Beim Vergleich von Ansprechraten müssen die entsprechenden Daten mit Vorsicht interpretiert werden. Unter den verschiedenen Ursachen, die wesentlichen Einfluß auf die Prognose besitzen, ist die Gesamttumormasse vor Chemotherapie der wichtigste Faktor, der unter optimalen Kautelen in der Indiana-Klassifikation berücksichtigt wird [1]. Zahl, Größe und Lokalisation der Metastasen in fortgeschrittenen Stadien haben das entscheidende Gewicht bei der zytoreduktiven Behandlung. Die Heilungsraten liegen bei minimaler pulmonaler Metastasierung bei 85–100%, bei fortgeschritten abdominalem und pulmonalem Befall bei 40–60% und bei Leber-

sowie Hirnabsiedlungen zwischen 0–20% [14]. – Im Gegensatz zur Tumormasse hat die histologische Differenzierung des zugehörigen Primärtumors nur einen sekundären prognostischen Wert.

Bei der Diskussion der Behandlungsaussichten ist der ärztlichen Strategie ganz besondere Aufmerksamkeit zu schenken [14]. Diesem Faktor ist zweifellos ein wesentlicher Teil unserer Behandlungsverluste anzulasten, wenn:
1. eine fehlindizierte operative Erstbehandlung im fortgeschrittenen Tumorstadium vorgenommen worden ist,
2. die Chemotherapie zeitlich verzögert wurde,
3. die Verabfolgung unterdosiert wurde,
4. erforderliche supportive Maßnahmen ausblieben,
5. die Technik der verzögerten Resektion von Residuen ohne Berücksichtigung gewisser Leitschemen erfolgte,
6. die sekundäre Metastasenchirurgie bei pathologischem Markerprofil vorgenommen wurde.

Literatur

1. Birch R, Williams SD, Cone A, Einhorn L, Roark P, Turner S, Greco FA (1986) Prognostic Factors for favourable Outcome in Disseminated Germ Cell Tumors. J Clin Oncol 4: 400–407
2. Ball D, Barett A, Peckham MJ (1982) The Management of Metastatic Seminoma Testis. Cancer 50: 2289–2294
3. Bosl GJ, Gluckman R, Geller NL, Golbey RB, Whitmore WF, Herr H, Sogani P, Morse M, Martini N, Bains M, McCormick P (1986) VAB-6: An Effective Chemotherapy Regimen for Patients with Germ Cell Tumors. J Clin Oncol 4: 1493–1499
4. Caldwell CWL, Kademian MT, Frias Z, Davis E (1980) The Management of Testicular Seminomas. Cancer 45: 1768–1774
5. Crawford ED (1984) The Southwest Oncology Group Study for Advanced Testicular Cancer. Sem Urol 2: 244–253
6. Daniels JR (1985) Chemotherapy in Seminoma: When is it Appropriate Initial Treatment? J Clin Oncol 3: 1294–1295
7. Donohue JP, Einhorn LH, Williams SD (1980) Cytoreductive Surgery for Metastatic Testis Cancer: Considerations of Timing and Extent. J Urol 123: 876–880
8. Donohue JP, Rowland RG (1984) The Role of Surgery in Advanced Testicular Cancer. Cancer 54: 2716–2721
9. Donohue JP (1987) Selectin Initial Therapy (Seminoma and Nonseminoma). Cancer 60: 490–495
10. Donohue JP, Rowland RG, Kopecky K, Steidle CP, Geier G, Ney KG, Einhorn LH, Williams SD, Loehrer P (1987) Correlation of Computerized Tomographic Changes and Histological Findings in 80 Patients Having Radical Retroperitoneal Lymph Node Dissection after Chemotherapy for Testis Cancer. J Urol 137: 1176–1179
11. Einhorn LH, Williams SD (1980) Chemotherapy of Disseminated Testicular Cancer: A Random Prospective Study. Cancer 46: 1339–1344
12. Einhorn LH (1987) Chemotherapy of Disseminated Germ Cell Tumors. Cancer 60: 570–573
13. Friedman EL, Garnick MB, Stomper PC, Mauch PM, Harrington DP, Richie JP (1985) Therapeutic Guidelines and Results in Advanced Seminoma. J Clin Oncol 3: 1325–1332
14. Gallmeier WM, Kaiser G, Bruntsch U (1984) Chemotherapie bei Nicht-Seminom-Hodenkarzinomen. Münch med Wschr 126: 14–19
15. Garnick MB, Canellos GP, Richie JP (1980) Advanced Testicular Carcinoma: Correlation of Radiographic and Surgical Findings Following Combination Chemotherapy. Proc Am Soc Clin Oncol 21: 422
16. Geldermann WAH, Schraffordt-Koops H, Sleijfer DT, Oosterhuis JW, Oldhoff J (1986) Treatment of Retroperitoneal Residual Tumor after PVB Chemotherapy of Nonseminomatous Testicular Tumors. Cancer 58: 1418–1421

17. Jaeger N, Weißbach L, Altwein JE, Kreuser E (1983) Primary lymphadenectomy or primary chemotherapy in Advanced Metastastic Testicular Cancer. Eur Urol 9: 329–333
18. Jaeger N, Weißbach L, Vahlensieck W (1984) Second-Look Lymphadenectomy in the Treatment of Germ Cell Testis Tumors. Eur Urol 10: 10–16
19. Jaeger N, Vahlensieck W (1985) Diagnostic Value of Markers AFP, HCG and LDH in Advanced Germ Cell Tumors before and after Cytostasis resp. In: Khoury S, Küss R, Murphy GP, Chatelain C, Karr JP (Hrsg) Testicular Cancer, Alain R Liss, Inc. (Progress in Clinical and Biological Research, Volume 203, pp. 107–112)
20. Jaeger N, Kreuser ED, Altwein JE, Vahlensieck W (1987) Zeitpunkt und Ausmaß der verzögerten Resektion beim fortgeschrittenen Keimzelltumor ($T_{0-4}N_{3,4}M_{0,1}$). Akt Urol 18: 171–176
21. Loehrer PJ, Hui S, Clark S, Seal M, Einhorn LH, Williams SD, Ulbright T, Mandelbaum I, Rowland R, Donohue JP (1986) Teratoma following Cisplatin-based combination Chemotherapy for Nonseminomatous Germ Cell Tumors: A Clinicopathological Correlation. J Urol 135: 1183–1189
22. Logothetis CJ, Samuels ML (1984) Surgery in The Management of Stage III Germinal Cell Tumors. Cancer Treat Rev 11: 27–37
23. Logothetis CJ, Samuels ML, Selig D, Swanson D, Johnson DE, von Eschenbach AC (1985) Improved Survival with Cyclic Chemotherapy for Nonseminomatous Germ Cell Tumors of the Testis. J Clin Oncol 3: 326–335
24. Logothetis CJ, Samuels ML, Selig D, Ogden S, Dexeus F, Swanson D, Johnson D, von Eschenbach A (1986) Cyclic Chemotherapy with Cyclophosphamide, Doxorubicin and Cisplatin Plus Vinblastine and Bleomycin in Advanced Germinal Tumors. Am J Med 81: 219–228
25. Neidhart JA, Memo R, Metz EN, Wise H (1980) Probable cure of Metastatic Testicular Tumors treated with Sequential Therapy. Cancer Treat Rep 64: 553–554
26. Peckham MJ, Barrett A, Liew KH, Horwich A, Robinson B, Dobbs HJ, McElwain TJ, Hendry WF (1983) The Treatment of Metastatic Germ Cell Testicular Tumours with Bleomycin, Etoposide and Cisplatin (BEP). Br J Cancer 47: 613–619
27. Peckham MJ, Horwich A, Hendry WF (1985) Treatment with Cisplatinbased combination chemotherapy or Carboplatin. Br J Cancer 52: 7–13
28. Pizzocaro G, Salvioni R, Pasi M, Zanoni F, Milani A, Pilotti S, Monfardini S (1985) Early Resection of Residual Tumor During Cisplatin, Vinblastine, Bleomycin Combination Chemotherapy in Stage III and Bulky Stage II Nonseminomatous Testicular Cancer. Cancer 56: 249–255
29. Prenger K, Eysman L, Homan van der Heide JN, Oldhoff J, Sleijfer DT, Schraffordt-Koops H, Oosterhuis JW (1984) Thoracotomy as a Staging Procedure after Chemotherapy in the Treatment of Stage III Nonseminomatous Carcinoma of the Testis. Ann Thorac Surg 38: 444–446
30. Schuette J, Niederle M, Scheulen ME, Seeber S, Schmidt CG (1985) Chemotherapy of Metastatic Seminoma. Br J Cancer 51: 467–472
31. Seeber S (1982) Fortschritte in der Therapie teratoider Hodentumoren. Wien Med Wschr 13: 329–333
32. Skinner DG, Melamud A, Lieskovsky G (1982) Complications of thoracoabdominal retroperitoneal Lymph Node Dissection. J Urol 127: 1107–1110
33. Smith RB, DeKernion JB, Skinner DB (1979) Management of Advanced Testicular Seminoma. J Urol 121: 429–431
34. Stanton GF, Bosl GJ, Whitmore WF, Herr H, Sogani P, Morse M, Golbey RB (1985) VAB-6 as Initial Treatment of Patients with Advanced Seminoma. J Clin Oncol 3: 336–339
35. Stomper PC, Jochelson MS, Friedman EL, Garnick MB, Richie JP (1986) CT Evaluation of Advanced Seminoma Treated with Chemotherapy. AJR 146: 745–748
36. Stoter G, Vendrick GPJ, Struyvenberg A, Sleijfer DT, Vriesendrop R, Schrafford-Koops H, van Ostertom AT, ten Bokkel-Huinink WW, Pinedo HM (1984) Five year survival of patients with disseminated nonseminomatous testicular cancer treated with cisplatin, vinblastine and bleomycin. Cancer 54: 1521–1526
37. Suurmeijer AJH, Oosterhuis JW, Sleijfer DT, Schrafford-Koops H, Fleuren GJ (1984) Nonseminomatous germ cell tumours of the testis: Morphology of retroperitoneal lymph node metastases after chemotherapy. Eur J Cancer Clin Oncol 20: 727–734
38. Vugrin D, Whitmore WF, Sogani PC, Bains M, Herr HW, Golbey RB (1981) Combined chemotherapy and surgery in treatment of advanced germ cell tumors. Cancer 47: 2228–2234

39. Vugrin D, Whitmore WF, Golbey RB (1982) Vinblastine, Actinomycin-D, Bleomycin, Cyclophosphamide and Cisplatin Combination chemotherapy in metastatic testis cancer – A 1 year program. J Urol 128: 1205–1208
40. Vugrin D, Whitmore WF (1985) The Role of Chemotherapy and Surgery in the Treatment of Retroperitoneal Metastases in Advanced Nonseminomatous Testis Cancer. Cancer 55: 1874–1878
41. Weißbach L, Boedefeld EA, Seeber S (1985) Hodentumoren: Frühzeitige Diagnose und stadiengerechte Therapie sichern den Erfolg. Deutsches Ärzteblatt 82: 1340–1349
42. Wettlaufer JN (1984) The management of Advanced Seminoma. Sem Urol 2: 257–263
43. Wettlaufer JN, Feiner AS, Robinson WA (1984) Vincristine, Cisplatin and Bleomycin with Surgery in the Management of Advanced Metastatic Nonseminomatous Testis Tumors. Cancer 53: 203–209
44. Williams S, Einhorn LH, Greco A, Birch R, Irwin L (1985) Disseminated germ cell tumors: A comparison of Cisplatin plus Bleomycin plus either Vinblastine (PVB) or VP-16 (BEP). Proc Amer Soc Clin Oncol 4: 100

Indikation und prognostische Wertigkeit der sekundären retroperitonealen Lymphadenektomie beim primär fortgeschrittenen Hodentumor

H. Behrendt, S. Bergner, G. Schulte-Mattler und N. Niederle

Zusammenfassung

47 Patienten mit Keimzelltumoren der Stadium IIC bis IV erhielten eine primäre Chemotherapie mit DDP, ADM, VB und BLM (36 hatten einen retroperitonealen Bulky-Tumor). Nach 4 bis 11 Zyklen persistierten in 4 Fällen die Tumormarker; 40 Patienten hatten einen retroperitonealen Residualtumor. Stets wurde eine radikale Lymphadenektomie angestrebt. 24/47 (51%) befanden sich in einer Vollremission, 23/47 (49%) in einer Teilremission (histologisch fand sich dabei in 19% ein differenziertes Teratom und 30% aktiver Tumor). 7 Patienten hatten weder klinisch noch histologisch einen residuellen Tumor. Für Patienten mit tumorfreiem Retroperitoneum beträgt die für 30 Monate kalkulierte Überlebensrate 95,8% und für die mit einem gut differenzierten Teratom 89%. War Karzinomgewebe gesichert, so lag die Überlebensrate nur bei 57%. Die markerpositiven Patienten verstarben alle innerhalb von 18 Monaten, ohne daß der Krankheitsverlauf durch eine weitere Chemotherapie beeinflußbar war. In der Diskussion wird die Zielsetzung der retroperitonealen Intervention nach Chemotherapie verdeutlicht: die partielle Remission soll in eine komplette überführt werden, wobei das residuelle Tumorgewebe komplett zu entfernen ist. Nach heutigem Erkenntnisstand reicht es aus, daß sich dabei die Lymphadenektomie auf den Residualtumor beschränkt.

Einleitung

In den letzten 15 Jahren sind in der Behandlung auch des primär fortgeschrittenen Germinalzelltumors (IIC–IV) enorme Fortschritte erzielt worden. Die Verbesserung der Therapieresultate in diesem früher prognostisch sehr ungünstigen Tumorstadium konnte durch eine primäre platinbasierte kombinierte Chemotherapie, gefolgt von einer sekundären Resektion des residuellen Tumors erreicht werden. Die angegebenen Überlebensraten liegen bei 80% [3, 4, 7, 8, 12, 13, 16, 18].

Es stellt sich somit die Frage, welche Patienten mit einem primär fortgeschrittenen (IIC–IV) Germinalzelltumor nach erfolgter Chemotherapie einer sekundären RLA in welchem Ausmaß unterzogen werden sollen, und welche prognostische Wertigkeit diese Operation hat. Zur Beantwortung beider Fragen können die in den letzten Jahren am Westdeutschen Tumorzentrum Essen gesammelten Erfahrungen einen Beitrag leisten.

Patientengut und Methodik

Von 1976 bis 1987 erfolgte in der hiesigen Urologischen Klinik bei 67 Hodentumorpatienten der primären Stadien II C bis IV nach zum Teil unterschiedlicher Primärtherapie eine sekundäre RLA. Ausgewertet wurden die Verläufe von 47 Patienten, die primär einer einheitlichen sequentiell-alternierenden Chemotherapie mit den Substanzen Cisplatin, Adriamycin und Velbe und Bleomycin [15] erhalten hatten und von denen Verlaufsbeobachtungen von wenigstens 12 Monaten vorlagen. Die Tabelle 1 informiert über die histologischen Befunde des Primärtumors im Hoden bei diesen Patienten. Bei den 5 Patienten mit der histologischen Diagnose eines ausgebrannten Hodentumors (burned-out-Tumor) war die retroperitoneale Metastasierung durch einen Germinalzelltumor bioptisch gesichert.

Tabelle 1. Primärhistologie von 47 Hodentumorpatienten mit sekundärer RLA

Histologie	Anzahl
Terato-Ca.	21
Embryonales Ca.	16
Seminom	4
Diff. Teratom	1
Burned-out-Tumor	5

Die Tabelle 2 gibt eine Übersicht über das bei den 47 Patienten vorgefundene klinische Stadium ihrer Erkrankung in Korrelation zum retroperitonealen Krankheitsstadium. Es ist hervorzuheben, daß 36 der 47 Patienten primär eine bulky-disease im Retroperitoneum aufwiesen. Die Patienten erhielten zwischen 4 und 11, im Mittel 6 Chemotherapiekurse. Angestrebt wurde eine zumindest weitgehende Reduktion des retroperitonealen Tumorvolumens sowie die Rückbildung eventuell vorhandener pulmonaler Filiae bei gleichzeitiger Konversion der ggf. primär erhöhten Tumormarker AFP und β-HCG (Abb 1a und b). Dennoch war trotz intensiver Chemotherapie bei 4 Patienten eine Normalisierung der Tumormarker nicht erreichbar. Bei ihnen erfolgte die retroperitoneale Lymphadenektomie als "Ultima ratio" in dem Bewußtsein, daß andere Therapiemöglichkeiten nicht mehr zur Verfügung standen.

Die präoperative bildgebende Diagnostik umfaßte Urogramm, Röntgen-Thorax, Sonographie des Retroperitoneums sowie ein Thorax- und Abdomen-CT. Bei allen Patienten erfolgte wegen der Vorbehandlung mit Bleomycin eine Blutgasanalyse.

Tabelle 2. Primäres klinisches Tumorstadium und retroperitonealer Befund (n = 47)

Klinisches Stadium	Retroperitonealer Status	
	II a/b	II c bulky disease
II	∅	22
IV	11	14

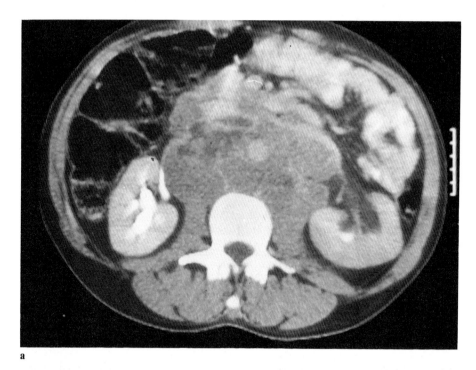

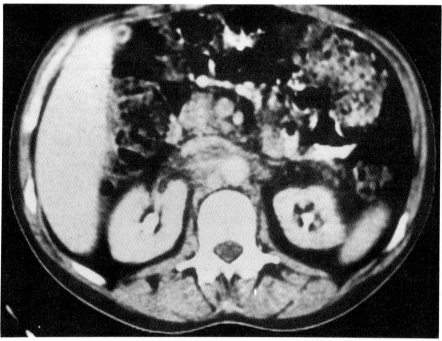

Abb. 1a, b. 19jähriger Patient mit embryonalem Karzinom des linken Hodens. **a)** vor Chemotherapie; **b)** nach 6 Kursen sequentiell-alternierender Chemotherapie

Die sekundäre retroperitoneale Lymphadenektomie erfolgte in aller Regel von einer medianen Laparotomie aus. Lediglich bei 3 Patienten wurde die Operation von einem thorako-abdominalen Zugang aus durchgeführt. Bei allen Patienten wurde eine radikale Lymphadenektomie des Retroperitoneums angestrebt. Die Operationszeiten lagen zwischen 4½ und 10½ Stunden.

Bei allen Patienten mit Karzinomnachweis im Retroperitoneum bei der Operation sowie bei einem Teil der Patienten mit Nachweis von gut differenziertem Teratom erfolgte postoperativ noch eine weitere Chemotherapie. Die tumorfreien Patienten erhielten keine weitere Therapie.

Resultate

Bildgebende Diagnostik und histologische Befunde der sekundären Lymphadenektomie

Bei 40 der 47 Patienten erbrachte die präoperative bildgebende Diagnostik den Nachweis von residuellem retroperitonealen Tumor, dessen Dignität ungewiß war. Lediglich bei 4 Patienten mit anhaltend erhöhten Tumormarkern konnte von der Existenz von Karzinomanteilen ausgegangen werden. Tabelle 3 gibt eine Übersicht über die bei der sekundären retroperitonealen Lymphadenektomie vorgefundenen, bzw. histologisch verifizierten Befunde. 24/47 = 51% der Patienten befanden sich demnach nach der Chemotherapie in einer Vollremission. Ein etwa gleich großer Anteil der Patienten (23/47 = 49%) befand sich in Teilremission, wobei 19% differenziertes Teratom und 30% Karzinomgewebe aufwiesen. Ziel der Operation war es in diesen Fällen, die Teilremission operativ in eine Vollremission zu überführen.

Tabelle 3. Bei sekundärer RLA erhobene histologische Befunde

Histologie	Anzahl
Kein residueller Tumor	7
Fibrosen/Nekrosen	17
Diff. Teratom	9
Karzinom	14

Die 7 Patienten, bei denen kein residueller Tumor zu finden war, sind identisch mit denen, bei denen die präoperative bildgebende Diagnostik und die Bestimmung der Tumormarker keinen Hinweis auf Tumorwachstum erbracht hatte (s. auch: 1).

Überlebensraten

Die Überlebensraten in unserem Patientengut sind in den Abbildungen 2 und 3 dargestellt. Die für 30 Monate kalkulierte Überlebensrate des Gesamtpatientengutes beträgt 83%. Aufgegliedert nach den histologischen Befunden zeigen sich hervorragende tumorfreie Überlebensraten für Patienten mit tumorfreiem Retroperitoneum

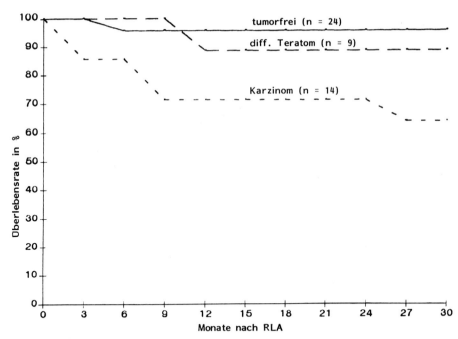

Abb. 2. Überlebensraten nach sekundärer RLA unter Berücksichtigung der retroperitonealen Histologie (n = 47)

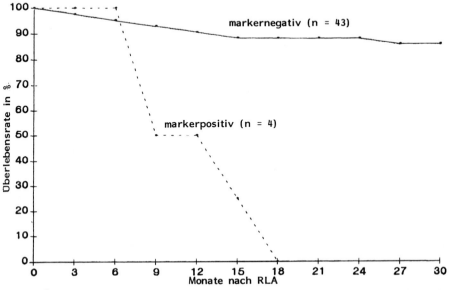

Abb. 3. Überlebensraten nach sekundärer RLA unter Berücksichtigung der Tumormarker (n = 47)

(95,8%) sowie bei alleinigem Nachweis von gut differenziertem Teratom (89%). Von den Patienten mit noch nachweisbarem Karzinomgewebe im Retroperitoneum beträgt die Überlebensrate 57%; d. h. auf der anderen Seite, daß trotz Fortsetzung der Chemotherapie 43% der Patienten aus dieser Gruppe (6 Patienten) an ihrem Tumor verstarben.

Von großer Bedeutung ist auch die Aufschlüsselung des Überlebens in Abhängigkeit zum Befund der Tumormarker zum Zeitpunkt der Operation (Abb. 3). Während von den markernegativen Patienten fast 90% überlebten, starben alle 4 markerpositiven Patienten innerhalb von 18 Monaten nach der sekundären retroperitonealen Lymphadenektomie, ohne daß die Fortsetzung der Chemotherapie einen wesentlichen Einfluß auf den Krankheitsverlauf gehabt hätte.

Diskussion

Die Therapiesequenz – primäre Chemotherapie gefolgt von der sekundären retroperitonealen Lymphadenektomie – hat bei den zum Zeitpunkt der Diagnosestellung fortgeschrittenen Hodentumoren zu einer eindeutigen Prognoseverbesserung geführt. So konnte durch die Chemotherapie allein im eigenen Patientengut bei 51% der Patienten eine Vollremission mit über 90% rezidivfreiem Überleben erzielt werden. Vergleichbare Daten liegen in der Literatur vor [3, 8, 9]. Ähnlich gute Langzeitergebnisse weisen Patienten auf, bei denen bei der sekundären retroperitonealen Lymphadenektomie nur noch reife Teratomanteile vorgefunden werden. In beiden Gruppen ist eine postoperative Chemotherapie nicht erforderlich [5]. Trotz der guten Prognose der Patienten mit reifem Teratom halten wir die Resektion auch dieser gut ausdifferenzierten Teratomanteile für sehr wichtig, da über den natürlichen Verlauf beim Belassen solcher residueller Tumoren nichts bekannt ist. Hinzu kommt, daß sich oft neben reifen auch unreife karzinomatöse Tumoranteile finden. Insofern kann man sich bei diesen Patienten nicht auf eine Biopsie zum Nachweis reifer Teratomanteile begnügen, sondern die sekundäre retroperitoneale Lymphadenektomie hat die Aufgabe, die durch Chemotherapie erreichte partielle Remission in eine komplette Remission zu überführen [19]. Diese Aufgabe stellt sich dem Operateur in besonderem Maße bei noch vorhandenem Karzinom. Auf die große, nicht ersetzbare Bedeutung der sekundären retroperitonealen Lymphadenektomie weist die Tatsache hin, daß immerhin 57% der so behandelten (einschließlich postoperativer Chemotherapie) Patienten dieses Kollektivs rezidivfreie Langzeitüberleber sind [3].

Ziel der sekundären retroperitonealen Lymphadenektomie muß in allen Fällen sein, den residuellen Tumor komplett zu entfernen. Dies sind zum Teil sehr langwierige, bis zu 10 und mehr Stunden in Anspruch nehmende Eingriffe, welche an Zentren mit einschlägiger Erfahrung erfolgen sollten. Der beste Zeitpunkt für die Operation liegt nach unserer und anderer Autoren [4] Erfahrung nach Konversion evtl. primär positiver Tumormarker zur Zeit der maximalen Tumorreduktion im Retroperitoneum. Dieser Zeitpunkt ist im allgemeinen nach etwa 4 Chemotherapiekursen erreicht [4, 19]. Eine Ausdehnung der Chemotherapie führt zu einer Zunahme der fibrotischen Umwandlung des retroperitonealen Gewebes und damit zu einer erheblichen Erschwerung und Verlängerung der Operation. Kann eine Konversion der

Tumormarker durch Chemotherapie nicht erreicht werden, so kann im allgemeinen eine Operation das Schicksal dieser Patienten nicht günstig beeinflussen. Alle 4 operierten Patienten unseres Kollektivs mit positiven Tumormarkern zum Zeitpunkt der Operation starben trotz Fortsetzung der Chemotherapie innerhalb von 18 Monaten. Somit bestätigen auch unsere Daten, daß positive Tumormarker eine Kontraindikation zur sekundären retroperitonealen Lymphadenektomie darstellen [2].

Bezüglich des Ausmaßes der sekundären retroperitonealen Lymphadenektomie hat sich in den letzten Jahren die Meinung durchgesetzt, daß sich die Operation auf die Resektion des residuellen Tumors begrenzen kann und keine radikale Lymphadenektomie angestrebt werden muß [10, 11, 14, 18]. Im Gegensatz zum bisherigen Vorgehen beschränken auch wir uns inzwischen auf eine Resektion des residuellen Tumors, ohne daß wir bisher hierdurch einen negativen Einfluß auf die Prognose beobachtet haben.

Allerdings sollte nach Chemotherapie noch vorhandener residueller Tumor immer komplett entfernt werden, da bisher keine verläßlichen Kriterien zur Dignität dieses Tumors bestehen. Die Dynamik der Tumorreduktion kann in unseren Augen keine Grundlage für eine abwartende Haltung sein, wie sie von Taylor und Mitarb. [17] propagiert wurde. Ob eine Quantifizierung der Tumorreduktion auf weniger als 10% der Ausgangsgröße unter Berücksichtigung der Primärhistologie wirklich wegweisend für die Dignität eines residuellen Tumors ist [6], muß erst in weiteren Untersuchungen geklärt werden. Ein Verzicht auf die sekundäre retroperitoneale Lymphadenektomie scheint uns aufgrund der hier vorgelegten Daten nur dann gerechtfertigt zu sein, wenn die Markerkonversion erreicht ist und die bildgebende Diagnostik ein tumorfreies Retroperitoneum zeigt [18, 19].

Literatur

1. Behrendt H, Bergner S, Schulte-Mattler G, Niederle N (1987) Zur Notwendigkeit der sekundären retroperitonealen Lymphadenektomie nach primärer Chemotherapie des nichtseminomatösen Hodentumors. Ver Ber Dtsch Ges f Urol 38: 158–159
2. Bracken R, Johnson D, Frazier O, Logothetis Ch, Trindade A, Samuels M (1983) The role of surgery following chemotherapy in stage III germ cell neoplasms. J Urol 129: 39–43
3. Carter G, Lieskovsky G, Skinner D, Daniels J (1987) Reassessment of the role of adjunctive surgical therapy in the treatment of advanced germ cell tumors. J Urol 138: 1397–1401
4. Donohue J, Einhorn L, Williams S (1980) Cytoreductive surgery for metastatic testis cancer: considerations of timing and extent. J Urol 123: 876–880
5. Donohue J, Roth L, Zachary J, Rowland R, Einhorn L, Williams S (1982) Cytoreductive surgery for metastatic testis cancer: tissue analysis of retroperitoneal masses after chemotherapy. J Urol 127: 1111–1114
6. Donohue J, Rowland R, Kopecky K, Steidle Ch, Geier G, Ney K, Einhorn L, Williams S, Loehrer P (1987) Correlation of computerized tomographic changes and histological findings in 80 patients having radical retroperitoneal lymph node dissection after chemotherapy for testis cancer. J Urol 137: 1176–1179
7. Einhorn L, Williams S (1980) Chemotherapy of disseminated testicular cancer; a random prospective study. Cancer 46: 1339
8. Einhorn L (1987) Chemotherapy of disseminated germ cell tumors. Cancer 60: 570–573
9. Ewing R, Hetherington W, Jones W, Williams R (1987) Surgical salvage of advanced testicular tumors. Brit J Urol 59: 76–80

10. Gelderman W, Schraffordt Koops H, Sleijfer D, Oosterhuis J, Oldhoff J (1986) Treatment of retroperitoneal residual tumor after PVB chemotherapy of nonseminomatous testicular tumors. Cancer 58: 1418–1421
11. Logothetis Ch, Samuels M, Selig D, Johnson D, Swanson D, von Eschenbach A (1985) Primary chemotherapy followed by a selective retroperitoneal lymphadenectomy in the management of clinical stage II testicular carcinoma: a preliminary report. J Urol 134: 1127–1130
12. Pizzocaro G, Pisa M, Salvioni R, Zanoni F, Milani A (1985) Cisplatin, etoposid, bleomycin first-line therapy and early resection of residual tumor in far-advanced germinal testis cancer. Cancer 56: 2411
13. Ringert R-H, Behrendt H, Niederle N, Seeber S, Hartung R (1984) Primary cytoreductive surgery or adjuvant surgery in metastasizing testicular cancer. In: Denis L (ed) Controlled Clinical Trials in Urologic Oncology. Raven Press, New York, pp 87–90
14. Scher H, Bosl G, Geller N, Cirrione C, Whitmore WF Jr, Golbey R (1983) Longterm follow-up of patients with testicular germ cell tumors achieving complete remission after chemotherapy alone or chemotherapy plus surgery (Abstr.) Proc Am Assoc Cancer Res 24: 157
15. Schütte J, Bremer K, Niederle N, Schoetensack B, Schmidt CG, Seeber S (1983) Sequentiell-alternierende Chemotherapie nichtseminomatöser Hodentumoren mit Adriamycin/Cisplatin und Bleomycin/Vinblastin. Onkologie 6: 16–20
16. Stoter G, Vendrik C, Struyvenberg A, Sleyfer D, Vriesendorp R, Schraffordt Koops H, van Oosterom A, Ten Bokkel Huinink W, Pinedo H (1984) Five-year survival of patients with disseminated nonseminomatous testicular cancer treated with Cisplatin, Vinblastin and Bleomycin. Cancer 54: 1521–1524
17. Taylor R, Duncan W, Duvay P, Munro A, Cornbleet M (1985) Cisplatin Combination Chemotherapy for Advanced Germ Cell Testicular Tumours. Brit J Urol 57: 567–573
18. Tiffany P, Morse M, Bosl G, Vaughan E Jr, Sogani P, Herr H, Whitmore W Jr (1986) Sequential excision of residual thoracic and retroperitoneal masses after chemotherapy for stage III germ cell tumors. Cancer 57: 978–983
19. Vugrin D, Whitmore W Jr (1985) The role of chemotherapy and surgery in the treatment of retroperitoneal metastases in advanced nonseminomatous testis cancer. Cancer 55: 1874–1878

Chemotherapie und nachfolgende Residualtumorentfernung bei Patienten mit fortgeschrittenem Hodentumor

K. Scheiber, W. Schachtner, O. Dietze, G. Salzer und G. Bartsch

Abstract

Thirty-eight patients with testicular tumors at stage IIC or more were treated between 1980 and March 1987.

Three patients had seminoma and 35 patients had nonseminomatous tumors. After combination chemotherapy with vinblastine, bleomycin, and cisplatin (till 1985), and etoposide, bleomycin, cisplatin, with high-dose cisplatin in patients with high tumor volume (since 1985) nine patients had complete remission. In twenty-six patients (three seminoma, and 23 nonseminomatous tumors) with partial remission, residual tumors were resected. Sixteen patients had retroperitoneal lymphadenectomy, and in three patients mediastinal and supraclavicular residual tumors were also resected. In two patients liver metastases were resected at the time of lymphadenectomy and in one patient pulmonary metastases were resected. In two patients residual tumors were only pulmonary. Preoperatively, all patients except four showed negative tumor markers. Of 26 patients who underwent surgery, 12 had necrosis-fibrosis (46%), 10 had mature teratoma (38%), and four had residual cancer (16%). All three seminoma patients had necrosis-fibrosis in the residual tumor.

After a median follow-up period of 42 months, 32 of 38 patients were alive and diease-free.

Zusammenfassung

Zwischen 1980 und März 1987 wurden an der Urologischen Universitätsklinik Innsbruck 38 Patienten mit einem Hodentumor vom Stadium IIc und mehr behandelt.

Bis 1985 wurde die initiale Chemotherapie mit Velbe, Bleomycin und Cisplatin, ab 1985 mit Etoposid, Bleomycin und Cisplatin durchgeführt; Patienten mit großem Tumorvolumen erhielten eine höhere Cisplatindosis.

Bei 9 der 38 Patienten (25%) führte die Chemotherapie allein zur kompletten Remission. 26 Patienten (3-Seminom, 23 Nicht-Seminom) mit partieller Remission wurden einer chirurgischen Residualtumorentfernung unterzogen.

16 Patienten wurden retroperitoneal lymphadenektomiert, bei 3 Patienten wurde zusätzlich auch das Mediastinum und die Supraclaviculärregion ausgeräumt; bei 2 Patienten wurde gleichzeitig auch eine Leberteilresektion und bei einem Patienten eine Thoracotomie zur Entfernung von Lungenmetastasen durchgeführt. 2 Patienten

hatten die Restmetastasen nur pulmonal, je 1 Patient in der Nebenniere und cerebral. Präoperativ waren alle Patienten bis auf 4 markernegativ.

Die histologische Aufarbeitung des Residualtumors zeigte bei 12 Patienten (46%) Nekrose oder Fibrose, ein reifes Teratom hatten 10 Patienten (38%), 4 Patienten (16%) hatten aktiven Tumor. Bei allen 3 Seminompatienten fand sich ein fibrotisch-nekrotischer Residualtumor.

Die Operationsmortalität betrug 0%. Bei einer durchschnittlichen Beobachtungszeit von 3 ½ Jahren, konnte bei 32 der insgesamt 38 Patienten Tumorfreiheit erreicht werden.

Einleitung

Die Prognose des Hodentumors hat sich in den letzten Jahren vor allem durch die Einführung einer sehr effektiven Chemotherapie grundlegend gebessert. Bei fortgeschrittenem Hodentumor hat sich folgendes therapeutisches Vorgehen bewährt: Nach der Semicastratio und Diagnosestellung sofortige Einleitung einer primäreninduktiven Polychemotherapie. Führt die Chemotherapie zu einer kompletten Remission, ist die Therapie abgeschlossen; erreicht man nur eine partielle Remission, so wird der Residualtumor operativ entfernt. Wir stellen die mit dieser Patientengruppe in den letzten 7 Jahren gemachten Erfahrungen vor.

Patientengut

Zwischen 1980 und März 1985 wurden 38 Patienten mit einem Hodentumor vom Stadium IIc und mehr behandelt. 35 Patienten hatten einen nichtseminomatösen Tumor, 3 Patienten hatten ein Seminom. Die genauere histologische Beurteilung erfolgte nach der Britischen Klassifikation.

Die 3 Patienten mit Seminom hatten ein klassisches Seminom. Bei 6 Patienten fand sich ein malignes Teratom vom intermediären Typ, 13 Patienten hatten ein malignes Teratom vom anaplastischen Typ, 8 Patienten ein malignes Teratom vom trophoblastischen Typ. 1 Patient hatte histologisch ein differenziertes malignes Teratom und 7 Patienten hatten Mischtumoren.

Bezüglich der Stadieneinteilung hielten wir uns an die von Peckham angegebene Nomenklatur. Die 3 Seminompatienten hatten ein klinisches Stadium IIc; von den Nichtseminom-Patienten hatten 7 ein Stadium IIc, 4 ein Stadium IIIc und 24 ein Stadium IV. Nach Peckham zählten 28 der Patienten zur Gruppe mit großem Tumorvolumen und 10 Patienten zur Gruppe mit kleinem Tumorvolumen.

Vor primärer Chemotherapie waren 28 Patienten markerpositiv, 7 markernegativ. Von den 28 markerpositiven hatten 16 Patienten sowohl erhöhtes β-HCG und Alpha-Fetoprotein. 12 Patienten hatten nur β-HCG oder Alpha-Fetoprotein erhöht.

Die primäre Chemotherapie wurde von 1980 bis 1985 nach dem Einhornschema, mit Vinblastin, Bleomycin und Cisplatin durchgeführt, von 1985 bis 1987 erfolgte die Chemotherapie mit Vepesid, Bleomycin und Cisplatin, mit gesteigerter Vepesid- und Cisplatindosis bei Patienten mit großem Tumorvolumen.

Patienten mit malignem Tumor oder reifem Teratom im Residualtumor erhielten nach der Sekundärchirurgie eine weitere Chemotherapie in 2 Kursen (Zytostatika: Vepesid, Cisplatin, Ifosfamid).

Ergebnisse

9 der 38 Patienten (25%) hatten nach Chemotherapie eine komplette Remission der Metastasen. 8 dieser 9 Patienten hatten diese primären Metastasen pulmonal. Bei 3 Patienten konnte die geplante Residualtumorentfernung wegen neuerlicher Progression oder Komplikation auf Grund der Chemotherapie (Toxische Pneumonie) nicht durchgeführt werden. Diese 3 Patienten sind verstorben.

26 Patienten wurden einer Residualtumorentfernung unterzogen; 16 Patienten hatten den Residualtumor nur retroperitoneal, bei 3 Patienten fand sich zusätzlich mediastinal und supraclaviculär ein Residuum, bei weiteren 2 Patienten zusätzlich in der Leber und 1 Patient hatte zusätzlich in der Lunge einen Residualtumor.

2 Patienten hatten den Tumor nur pulmonal, je 1 Patient hatte einen Residualtumor cerebral und in der Nebenniere.

Der Zugang zur notwendigen Operation richtete sich nach der Topographie der Residualtumoren. Die Residualtumoren in der Leber wurden im Rahmen der retroperitonealen Lymphadenektomie mitentfernt.

Bei 1 Patient mit retroperitonealem und mediastinalem Befall wurden die Tumorreste in einer Sitzung entfernt. Bei den übrigen Patienten mit dem Metastasensitz an verschiedenen Lokalisationen wurden die Eingriffe sequentiell durchgeführt.

Vor der Sekundärchirurgie hatten 19 Patienten negative Tumormarker. 4 Patienten hatten erhöhte, davon 1 Patient sowohl β-HCG als auch Alpha-Fetoprotein, und bei 3 Patienten waren entweder β-HCG oder Alpha-Fetoprotein erhöht (Tabelle 1). Von diesen 4 Patienten leben 2 tumorfrei, ein Patient ist an einer Progression verstorben, einer hatte vor kurzem einen supraclaviculären Progress.

Die histologische Untersuchung des Residualtumors ergab bei 12 Patienten (46%) Fibrose und Nekrose, bei 10 Patienten (38%) ein reifes Teratom und bei 4 Patienten (16%) vitalen Keimzelltumor (Tabelle 2): Alle 3 Patienten mit Seminom hatten eine Fibrose und Nekrose im Residualtumor. Alle 12 Patienten mit Fibrose und Nekrose im Residualtumor sind am Leben, 1 Patient mit einem differenzierten Teratom im Residualtumor ist verstorben und 2 von den 4 Patienten mit malignem Tumor im Residuum sind bis jetzt tumorfrei (Abb. 1). Eine komplette Resektion des Residualtumors konnte bei 23 Patienten erreicht werden; bei 3 Patienten war nur eine inkomplette Resektion des Residualtumors möglich. 4 von 26 Patienten (15%) entwickelten in einem Abstand von 2–14 Monaten (im Durchschnitt nach 9 Monaten) ein Rezidiv. Davon hatten 2 Patienten in der Histologie ein reifes Teratom und 2 Patienten maligne Zellen im Residualtumor.

Tabelle 1. Markerstatus (3 Seminome Marker negativ; 35 Nichtseminome)

Marker		Primär		Vor Sekundärchirurgie	
Positiv	28	→ 16 βHCG + AFP	4	→ 1 βHCG + AFP	
Negativ	7	→ 12 βHCG oder AFP	19	→ 3 βHCG oder AFP	

Tabelle 2. Histologie des Residualtumors

	n	%
Fibrose/Nekrose	12	46
Reifes Teratom	10	38
Maligner Tumor	4	16

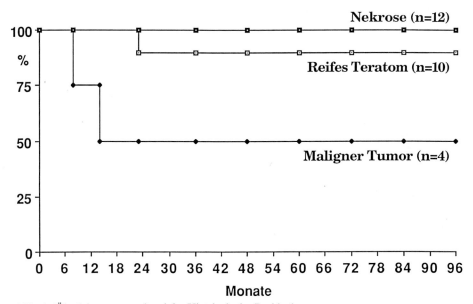

Abb. 1. Überleben entsprechend der Histologie des Residualtumors

Als Spätkomplikation der Chrirurgie kam es bei 2 Patienten zu einem Lymphaszites, der bei beiden erfolgreich konservativ mittels Reduktion der Lymphproduktion durch Eliminierung der langkettigen Triglyceride in der Nahrung bzw. Verringerung der interstitiellen Flüssigkeit beherrscht werden konnte. Bei 1 Patienten kam es im Rahmen der Sekundärchirurgie, möglicherweise narkosebedingt – erhöhter Sauerstoffpartialdruck – zu einer Verschlechterung der chemotherapieinduzierten Lungenfibrose.

Eine passagere Harnabflußstörung bei Einzelniere wegen einer komprimierenden Lymphzyste fand sich bei einem weiteren Patienten. Bei einem Patienten kam es während der Leberteilresektion mit massivem Blutverlust zu einem Herzstillstand, der eine offene Herzmassage erforderte. Trotz eines vorübergehenden hypoxämischen-anoxämischen Komas kam es zu einer Restitutio ad integrum.

Diskussion

Die primäre Chemotherapie des nichtseminomatösen Hodentumors IIc, III und IV führt in einem wechselnd hohen Prozentsatz der Patienten zu einer kompletten Remission; in unserem Patientengut konnte bei einem Viertel der Paitenten eine komplette Remission allein mit der Chemotherapie erreicht werden.

Die früher geübte chirurgische Reduktion der Tumormassen und anschließende Chemotherapie ist vor allem nach dem Vorliegen der Ergebnisse von Donohue et al. 1980, verlassen worden. Die Zahl der zytostatischen Behandlungszyklen muß entsprechend der therapeutischen Ansprechbarkeit des Tumors individuell gehandhabt werden. Das vorrangige Ziel der Chemotherapie ist die Volumenverkleinerung und eine Normalisierung der Tumormarker. Auffällig in unserem Patientengut ist, daß 2 Patienten, die zwar ein deutliches Absinken der Tumormarker zeigen, aber nicht bis in den Normbereich, nach der Residualtumorentfernung und neuerlicheren zytostatischen Therapie tumorfrei am Leben sind. Besteht nur eine Teilremission, d. h. ist nach der Chemotherapie noch ein Tumorrest sichtbar, muß beim nichtseminomatösen Tumor dieser Rest chirurgisch entfernt werden. Nach den Erfahrungen aus der Literatur ist dder Residualtumor zu je einem Drittel nekrotisch-fibrotsch, reifes Teratom und maligner Tumor.

In unserem Patientengut hat sich die Relation vom malignen Tumor zugunsten Nekrose-Fibrose verschoben. Die Prognose hängt wesentlich von der Histologie des Residualtumors ab. Die beim Seminom bis dato gemachten Erfahrungen zeigen, daß in einem hohen Prozentsatz oder fast ausschließlich der Residualtumor nach Chemotherapie nekrotisch-fibrotisch ist; auch in unserem Patientengut hatten die 3 Seminompatienten nur Nekrose und Fibrose im Residualtumor.

Theoretisch könnten somit diese Patienten nach der Chemotherapie nur beobachtet werden; eine endgültige Aussage ist aber noch nicht möglich.

Im Vergleich zur Literatur erreichen relativ wenige unserer Patienten nach der Chemotherapie eine komplette Remission; das hängt damit zusammen, daß 75% unserer Patienten nach Peckham der Gruppe mit großem Tumorvolumen zugeordnet werden müssen. Die Effektivität der Chemotherapie beweist der relativ niedrige Prozentsatz an Tumorzellen im Residualtumor.

Literatur (zum Thema)

Bracken RB, Johnson DE, Frazier OH, Logothetis CJ, Trindade A, Samuels ML (1983) The role of surgery following chemotherapy in stage III germ cell neoplasmas. J Urol 129: 39–43

Brenner J, Vugrin D, Whitmore WF (1982) Cytoreductive Surgery for advanced nonseminomatous germ cell tumors of testis. Urology XIX/6: 571–575

Callery CD, Holmes EC, Vernon S, Huth J, Coulson WF, Skinner DG (1983) Resection of pulmonary metastases from nonseminomatous testicular tumours. Cancer 51: 1152–1158

Donohue JP, Einhorn LH, Williams SD (1980) Cytoreductive surgery for metastatic testis cancer: Considerations of timing and extent. J. Urol. 123: 876–880

Gonnermann D, Huland H, Klosterhalfen H (1987) Sind ausgedehnte operative Eingriffe beim chemotherapieresistenten, metastasierten nichtseminomatösen Hodenkarzinom sinnvoll? Akt Urol 18: 124–126

Jaeger N, Weißbach L, Altwein JE, Kreuser E (1983) Primary Lymphadenectomy of Primary Chemotherapy in Advanced Metastatic Testicular Tumor? Eur Urol 9: 329–333

Jaeger N, Kreuser ED, Altwein JE, Vahlensieck W (1987) Zeitpunkt und Ausmaß der verzögerten Resektion beim fortgeschrittenen Keimzell-Tumor ($T_{0-4}N_{3,4}M_{0,1}$) Akt Urol 18: 171–176

Peckham MI, Barrett A, McElwain TJ, Hendry WF (1979) Combined management of malignant teratoma of the testis. Lancet ii: 267–270

Pizzocaro G, Pasi M, Salvioni R, Zanoni F, Milani A, Piva L (1985) Cisplatin and Etoposide Salvage Therapy and Resection of the Residual Tumor in Pretreated Germ Cell Testicular Cancer. Cancer 56: 2399–2403

Pugh RCB (1986) Testicular tumours. In: Pugh RCB (ed) Pathology of the testis, p 139

Scheiber K, Salzer GM, Bartsch G (1986) Erfahrungen in der Behandlung des fortgeschrittenen nichtseminomatösen Hodentumors Wr Klin Wschr 98/15: 481–486

Taylor HG, Brown AW, Butler WM, Weltz MD, Berenberg JL, McCleod DG, Fowler JE, Stutuman RE, Blom J (1981) Treatment Experience with Nonseminomatous Testicular Cancer in patients with stage II and stage III Disease. Cancer 48: 1110–1115

Sekundäre Lymphadenektomie und Thorakotomie nach Chemotherapie bei nichtseminomatösen Hodentumoren

W. Mair, C. Clemm, L. Sunder-Plassmann, G. Stähler und W. Wilmanns

Abstract

A large percentage of nonseminomatous germ cell tumors (NSCGT) required secondary surgery after chemotherapy because of residual tumor. From 1979 until 1987, 65 patients had such treatment. 22 had thoracotomy, 30 had a retroperitoneal lymphadenectomy, and 13 had both. Primary bulky tumor manifestations (lymph nodes larger than 10 cm, organ metastases larger than 5 cm) were found in 20 patients.

Secondary surgery revealed three types of histology. MTU was found in eight patients, MTD in 27 patients, and fibrotic and necrotic tissue in 30 patients. Of the 35 patients who had had a thoracotomy, two had MTU, 12 had MTD and 21 had necrotic and fibrotic tissue. Of the 43 patients who had had a retroperitoneal lymphadenectomy, 6 had MTU, 18 had MTD, and 19 had necrotic and fibrotic tissue.

Of all 65 patients remained tumor-free after secondary surgery for from 10 to 110 months (median 46 months). Though the relapse-free survival rate was 89%, seven patients reached only a partial remission and relapsed after 2–10 months. Six of them died, one was lost to follow-up. The fact that no patient with only necrotic and fibrotic tissue histology had a relapse shows the poor prognosis for patients with active tumors in secondary surgery.

Zusammenfassung

Nach Abschluß der Chemotherapie beim nichtseminomatösen Hodentumor werden häufig noch Tumorreste im Abdomen oder in der Lunge oder in beiden Organen beobachtet. Um eine komplette Tumorfreiheit zu erreichen, führten wir bei Patienten mit nichtseminomatösem Hodentumor – bei nach Chemotherapie verbliebenen Tumorresiduen – eine sekundäre Operation durch. Von 1979–1987 wurden 65 Patienten mit Tumorresiduen nach Chemotherapie entweder einer retroperitonealen Lymphadenektomie (RLA) oder einer Thorakotomie oder beidem zugeführt. Bei 22 Patienten wurde nur eine Thorakotomie durchgeführt, während bei 13 Patienten zusätzlich eine RLA notwendig war. Bei 30 Patienten wurde mittels alleiniger RLA der verbleibende Tumorrest im Abdomen entfernt. 20 Patienten hatten primär Bulky Tumoren (Lymphknoten > 10 cm, Organmetastasen > 5 cm).

Die sekundären Operationen erbrachten 3 Typen von Histologien: MTU bei 8 Patienten, MTD bei 27 Patienten und nekrotisches Gewebe bei 30 Patienten. Bei den

35 Patienten mit einer sekundären Thorakotomie zeigte die Histologie in 2 Fällen MTU, in 12 Fällen MTD und in 21 Fällen nekrotisches Gewebe. Von den 43 Patienten mit sekundärer RLA hatten 6 Patienten die Histologie MTU, 18 Patienten MTD und bei 19 Patienten war nur mehr nekrotisches Gewebe zu sehen.

Von allen 65 Patienten blieben 58 tumorfrei nach der sekundären Operation bei einer Beobachtungsdauer von 10^+-110^+ Monaten (median 46 Monate). Bei einer rezidivfreien Überlebensrate von 89% erreichten 7 Patienten nur eine partielle Remission und rezidivierten nach 2–10 Monaten. 6 Patienten davon sind verstorben, bei 1 Patienten konnte der Verlauf nicht verfolgt werden. Die Tatsache, daß kein Patient mit der Histologie Nekrose rezidivierte, zeigt die schlechte Prognose von Patienten mit noch aktivem Tumorgewebe bei der sekundären Operation.

Einleitung

Ziel unserer retrospektiven Untersuchung war es, die Indikation für bzw. gegen eine sekundäre Operation nach Polychemotherapie beim nichtseminomatösen Hodentumor zu überprüfen. Analysiert man die Literatur zu diesem Thema, so zeigt sich, daß verschiedene Meinungen zur Wertigkeit der sekundären Operationen vorliegen. Manche Autoren sehen z. B. die Notwendigkeit einer sekundären Thorakotomie nur in 2–5% der Fälle (Vugrin 1982), während andere die sekundäre Operation als wichtige Möglichkeit zur Verbesserung der Heilungsrate betrachten (Lawrence et al. 1981, Mandelbaum et al. 1983). Häufig wird die Indikation zur sekundären Operation bei Teratomen mit großer Tumormasse gestellt (Logothetis et al. 1987). Die hohe Heilungsrate beim nichtseminomatösen Hodentumor ließ in den letzten Jahren die Frage der Toxizität der Behandlung in den Vordergrund treten. Eine stadienadaptierte Therapie wird angestrebt und dabei die Durchführung bzw. der Verzicht jeder Therapiemaßnahme neu überdacht. Eine Verringerung der Toxizität soll jedoch nicht gleichzeitig zur Erhöhung der Rezidivrate führen.

Material und Methode

Stadien

Die Stadieneinteilung unserer Patienten mit nichtseminomatösem Hodentumor erfolgte nach dem Schema der American Intergroup Study, der EORTC oder der Essener Arbeitsgruppe in Anlehnung an Stadieneinteilungen des Walter Reed Army Medical Centers und des M. D. Andersen Hospitals mit Modifikation nach Schmidt und Höffken (Tabelle 1). Besonderes Augenmerk wurde den Patienten mit großer Tumormasse gewidmet. Bulky disease: Lungenmetastasen > 5 cm im Durchmesser und/oder abdominelle Tumormanifestationen > 10 cm im Durchmesser.

Histologie

Die histologische Einteilung erfolgte nach der britischen Klassifizierung (Pugh 1976). Beim Teratom wird unterschieden zwischen differenziertem Teratom – TD, mali-

Tabelle 1. Klinische Stadieneinteilung (modifiziert nach Höffken und Schmidt, 1977)

Stadium	Beschreibung
I	Tumor auf den Hoden beschränkt (einschließlich Befall der Tunica albuginea ohne Infiltration des Samenstrangs oder Scrotums). Tumormarker nach Semicastratio negativ.
II A	Histologisch retroperitoneale (oder inguinale) Lymphknotenmetastasen unterhalb der AA. renales. Tumordurchmesser $\leq$ 2 cm, total entfernt. Tumormarker nach Lymphadenektomie negativ. Primärtumor auf den Hoden beschränkt.
II B	Retroperitoneale (oder inguinale) Lymphknotenmetastasen unterhalb der AA. renales. Durchmesser > 2 cm, total entfernt. Tumormarker nach Lymphadenektomie negativ. Jeder Primärtumor mit Übergriff auf Scrotum oder Samenstrang.
II C	Retroperitoneale Lymphknotenmetastasen primär inoperabel (keine Lymphadenektomie) oder makro- u./o. mikroskopisch nicht total entfernt. Tumormaker nach Lymphadenektomie positiv.
III	Lymphknotenmetastasen beiderseits des Diaphragmas. Lymphknotenmetastasen intraphrenisch cranial der AA. renales. Keine Organmetastasen.
IV A	Organmetastasen in einem Organ im Frühstadium ($\leq$ 5 Metastasen, $\leq$ 2 cm Durchmesser).
IV B	Ausgedehnte viszerale Metastasierung in mehrere Organe, bzw. > 5 Metastasen, > 2 cm Durchmesser in einem Organ. Pleuritis carcinomatosa.
(Stadium$_E$)	Primär extragonadale Lokalisation.

gnem Teratom Intermediärtyp – MTI, malignem undifferenziertem Teratom – MTU, malignem trophoblastischem Teratom MTT, Kombinationstumoren – MTI, MTU, MTT + Seminom und dem Dottersacktumor.

Behandlungsplan

Bei den Patienten erfolgte nach Orchiektomie eine primäre Chemotherapie entweder nach dem PVB-Schema nach Einhorn oder nach dem intensivierten Viererschema ECBC (Hartenstein et al. 1985). Bei noch sichtbaren Tumorresten in den CT-Untersuchungen erfolgte die sekundäre Operation, entweder Thorakotomie oder Lymphadenektomie oder beides.

Patientenkollektiv

Der Zeitraum der retrospektiven Untersuchungen erstreckte sich von 1979–1987. Es wurden insgesamt 224 Patienten im klinischen Stadium I–IV untersucht. 65 Patienten (29%) erhielten eine sekundäre Operation. 159 Patienten (71%) wurden nicht nachoperiert (Abb. 1). Von den 65 Patienten mit sekundärer Operation hatten 20 Patienten primär Bulky disease. Bei 30 Patienten wurde eine retroperitoneale Lymphadenektomie durchgeführt, bei 22 Patienten eine Thorakotomie und bei 13 Patienten

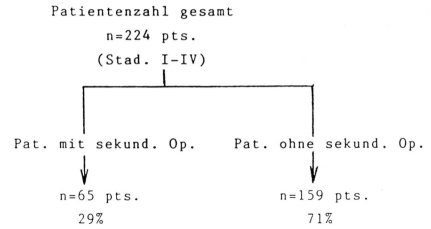

Abb. 1. Gesamtkollektiv der Patienten

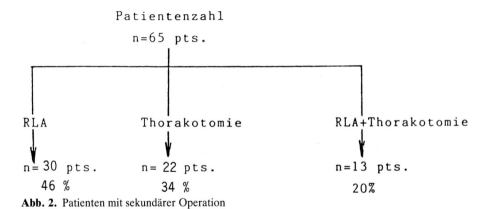

Abb. 2. Patienten mit sekundärer Operation

wurden beide operativen Maßnahmen durchgeführt (Abb. 2). Für den Response waren alle Patienten auswertbar. Für die Rezidivrate bzw. für die Überlebensrate waren 64 der 65 sekundär operierten Patienten auswertbar. 1 Patient konnte im weiteren Verlauf nicht mehr beobachtet werden.

Ergebnisse

65 Patienten wurden einer sekundären Operation zugeführt. Es wurden insgesamt 43 retroperitoneale Lymphadenektomien und 35 Thorakotomien durchgeführt. Die Histologie vor Chemotherapie war bei 31 Patienten MTU, bei 21 Patienten MTI und bei 13 Patienten MTT (Abb. 3). Bei den 78 sekundären Operationen zeigte sich noch in 10% MTU, in 39% TD und in 51% Nekrose. Betrachtet man die Histologie aufgeschlüsselt nach retroperitonealer Lymphadenektomie und Thorakotomie, so zeigt sich, daß bei den Lymphadenektomien mit 14% MTU und 42% TD häufiger

vitales Tumorgewebe gefunden wurde als bei der Thorakotomie (Abb. 4). Nimmt man die Patienten mit Bulky disease aus dem Gesamtkollektiv heraus, so zeigt sich, daß hier signifikant häufiger noch vitales Tumorgewebe bei den sekundären Operationen gefunden wurde – MTU 25% und TD 40% (Abb. 5). Das verdeutlicht das hohe Risiko bei Patienten mit großer Tumormasse. Interessant ist der Wandel der Histologie nach Polychemotherapie. Von den 31 Patienten mit der primären Histologie MTU hatten nach Polychemotherapie 52% Nekrose, 35% TD und 13% MTU. Bei den 21 Patienten mit Primärhistologie MTI zeigte sich nach zytostatischer Therapie in 34% Nekrose, in 52% TD und in 14% MTU. Von 13 Patienten mit MTT zeigten nach zytostatischer Behandlung 62% Nekrose, 31% TD und 7% MTU (Abb. 6). Auffällig ist, daß bei den trophoblastischen Tumoren der geringste Anteil von vitalem Tumor-

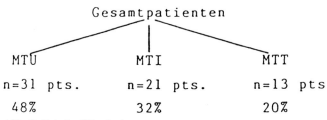

Abb. 3. Primäre Histologie

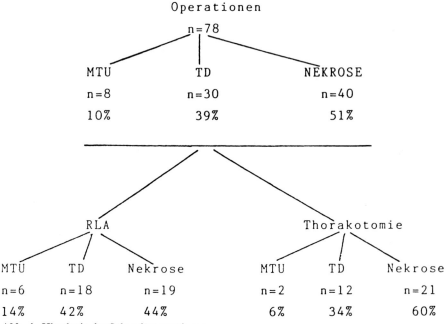

Abb. 4. Histologie der Sekundäroperationen

gewebe nach Chemotherapie gefunden wurde. Von den 65 Patienten mit sekundären Operationen nach Orchiektomie und Chemotherapie erreichten 89% eine komplette Remission. 11% erreichten nur eine partielle Remission. Von den 58 Patienten mit kompletter Remission rezidivierte keiner. Es zeigt sich eine rezidivfreie Überlebensrate im median von 46$^+$ Monaten und im range von 10$^+$–110$^+$ Monaten. Bei den 7 Patienten mit partieller Remission zeigte sich das Rezidiv nach 2–10 Monaten. 6 Patienten sind verstorben. 1 Patient konnte im weiteren Verlauf nicht mehr beobachtet werden (Abb. 7). Die schlechtere Prognose bei Patienten mit hoher Tumorlast, die sich bereits bei der Sekundärhistologie andeutete, zeigt sich auch in der Überlebenskurve. Die rezidivfreie Überlebensrate liegt im Gesamtkollektiv höher als bei Patienten mit Bulky disease (Abb. 8).

Diskussion

Aufgrund unserer retrospektiven Untersuchung zeigt sich die Indikation zur sekundären Operation in den Primärstadien IIC–IV und besonders bei Pateinten mit Bulky diesase. Die Feststellung, daß die Thorakotomie nur in 2–5% der Fälle zur restlosen Beseitigung der thorakalen Metastasen induziert sei (Vugrin et al. 1982) können wir aufgrund unserer Erhebungen nicht nachvollziehen.

Grund für die verschiedenen Ergebnisse dürfte das besonders in der Tumormasse unterschiedliche Patientengut sein. In die Untersuchung von Vugrin gingen sowohl Patienten mit minimal als auch mit extended disease ein. Unsere Ergebnisse korrelieren in etwa mit denen von Mandelbaum et al. 1983, die bei 350 Patienten in 72 Fällen die Thorakotomie und in 24 Fällen die retroperitoneale Lymphadenektomie durch-

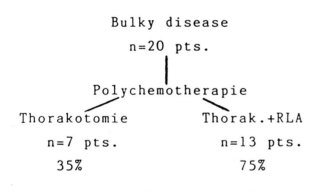

Abb. 5. Sekundäre Histologie bei Patienten mit Bulky disease

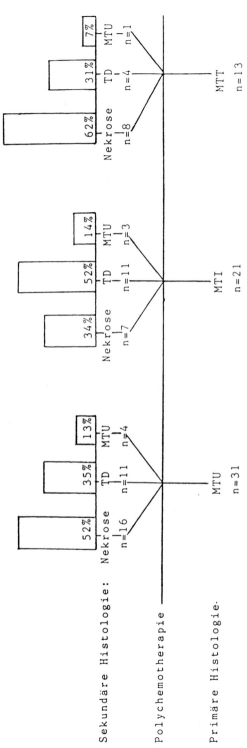

Abb. 6. Sekundäre Histologie nach Chemotherapie

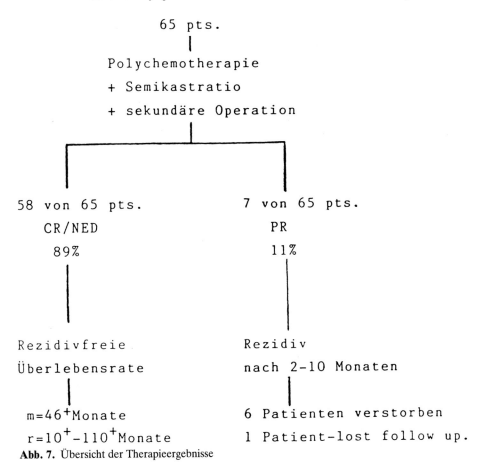

Abb. 7. Übersicht der Therapieergebnisse

führten. Interessant ist, daß bei Mandelbaum von 22 Patienten mit Nekrose nur 19 Langzeitüberlebende waren, während in unserem Patientengut kein Patient mit der sekundären Histologie Nekrose rezidivierte. In unserem Patientengut waren abdominelle Tumorreste häufiger vertreten als bei der Untersuchung von Mandelbaum. Wir kamen ebenso wie andere Autoren (Lawrence et al. 1981) zu der Feststellung, daß im CT festgestellte abdominelle bzw. thorakale Tumorreste eine sekundäre Operation erfordern. Jedoch konnten wir in bezug auf die Histologie kein signifikant erhöhtes Risiko erkennen, so daß die Therapiedifferenzierung, wie sie von Logothetis et al. 1987 angestellt wurde, nur Patienten mit Teratom und Lymphknoten > 5 cm sollten kombiniert mit Chemotherapie und sekundärer Operation behandelt werden, aus unserer Untersuchung nicht hervorgeht.

Gegen eine sekundäre Operation sprechen Komplikationen bei vorher durchgeführter Operation bzw. kein sichtbarer Tumorrest im CT-Abdomen/Thorax. Bei abdominellen und thorakalen Tumorresten kann nach Durchführung einer sekundären Operation mit der Histologie Nekrose auf eine weitere verzichtet werden. Bei Inoperabilität aller Tumorreste, z.B. beidseitigem diffusen Lungenbefall, sollte auf eine sekundäre Operation, unter Umständen zugunsten einer Biopsie verzichtet

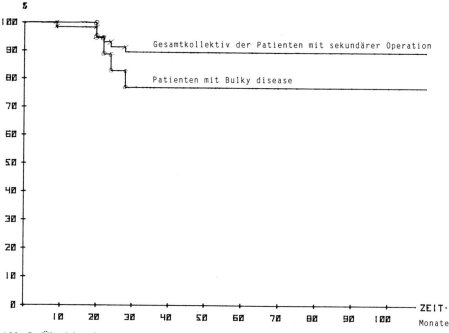

Abb. 8. Überlebenskurven

werden. Festzustellen ist aufgrund unserer Untersuchung, daß besonders Patienten mit großer Tumormasse von der sekundären Operation im Hinblick auf die Möglichkeit einer kurativen Behandlung erheblich profitieren.

Literatur

Hartenstein R et al. (1985) Intensified chemotherapy with Etoposide/Cisplatinum/Bleomycin/Cyclophosphamide (ECBC) in Nonseminomatous Germ Cell Tumors (NSGCT) with poor prognosis. ECCO 3, Stockholm, Abstract 671, p 174

Höffken N, Schmidt CG (1977) Klassifikation und Stadieneinteilung der Hodentumoren. Dtsch Med Wochenschrift, 102, 249

Lawrence H et al. (1981) Surgical resection in disseminated testicular cancer following chemotherapy cytoreduction. Cancer, Vol 48, pp 905–908

Logothetis CJ et al. (1987) Primary chemotherapy for clinical stage II Nonseminomatous Germ Cell Tumors of testis: A follow-up of 50 patients. Journal of Clinical Oncology, Vol 5, No 6, pp 906–908

Mandelbaum I et al. (1983) Aggressive surgical management of testicular carcinoma metastatic to lungs and mediastinum. The Annals of Thoracic Surgery, Vol 30, No 3, pp 524–528

Pugh RCB (1976) Pathology of testis. Blackwell Oxford London Edinburgh Melbourne

Vugrin D et al. (1982) Role of chemotherapy and surgery in the treatment of thoracic metastases from Nonseminomatous Germ Cell Testis Tumor. Cancer 50 : 1057–1060

Ergebnisse nach sekundärer Lymphadenektomie

S. Liedke, H.-J. Schmoll, R. Bading, E. Allhoff und U. Jonas

Abstract

The results of 50 patients with desseminated testicular cancer stage IIc–III and a secundary surgery of the retroperitoneum after induction chemotherapy are analysed. Patients with preoperative normalization of prior elevated tumormarkers and the possibility of radical resection have an excellent survival chance of 81%, in contrast to patients with not radical surgery or preoperative not normalized tumormarkers with 20% surviving and 6% surviving without tumour (this patient had preoperative still declining marker). The indication for a secundary surgery in patients with disseminated testicular cancer is normalization of tumormarkers after induction chemotherapy and clinically identified resectability of the residual tumour. Patients without normalization of tumormarkers and/or resectability should not undergo a secundary surgery with salvage attempt. However the optimal timing of the secundary surgery still has to be determined.

Zusammenfassung

Bei 50 Patienten mit metastasierenden Hodentumoren wurde eine sekundäre Lymphadenektomie nach Induktionschemotherapie durchgeführt. Bei 43 Patienten war dieser Eingriff radikal, bei 7 Patienten nicht radikal. 68% der Patienten sind am Leben, tumorfrei am Leben sind 60%. Die beste Chance haben Patienten mit radikaler Operation und präoperativ normalisierten Tumormarkern (81% am Leben), während Patienten mit präoperativ positiven Tumormarkern trotz radikaler Operation keinen Vorteil durch die sekundäre Chirurgie haben (5/6 verstorben).

Ist die Operation nicht radikal durchführbar, sollte sie nur bei präoperativ normalisierten Tumormarkern versucht werden (2/3 Patienten noch am Leben, aber mit Progress), lediglich aber im Sinne einer „Salvage"-Operation; bei präoperativ nicht normalisierten Tumormarkern ist eine Operation wertlos (9/10 Patienten verstorben), auch dann, wenn sie radikal durchgeführt werden könnte (5/6 Pat. verstorben). Eine Indikation für die sekundäre Lymphadenektomie besteht nur bei präoperativ normalisierten Tumormarkern und Resektabilität.

Einleitung

Mit Einführung der modernen Cisplatin-haltigen Kombinationstherapie wurde die Heilung von Hodentumorpatienten auch im fortgeschrittenen Stadium möglich [2, 3]; bei fortgeschrittenen Stadien [2, 3] ist die primäre Therapieform die Chemotherapie; bei nicht kompletter Remission nach Chemotherapie mit residuellen Lymphknotenmetastasen folgt die sekundäre Lymphadenektomie [1, 2, 4, 5].

Das Ziel der vorliegenden Untersuchungen war die Analyse der Überlebensdaten nach primärer Chemotherapie und sekundärer Resektion retroperitonealer Tumoren bei einem monoinstitutionell und prospektiv behandelten Patientenkollektiv.

Material und Methode

In der Zeit von 1979 bis 1986 wurden in der urologischen Abteilung der Medizinischen Hochschule Hannover 57 Patienten mit nichtseminomatösem Hodentumor in den Stadien IIc und III sekundär lymphadenektomiert. 50 von diesen Patienten konnten über einen Beobachtungszeitraum von 23 Monaten (1–70 Monate) verfolgt werden.

Tabelle 1 zeigt die Chemotherapieregime, die in dieser Zeit angewendet worden sind; seit 1982 wurden die Patienten mit "bulky disease", um die es sich in der Regel bei dem vorliegenden Patientengut handelte, mit hochdosierten Chemotherapieprotokollen behandelt, im Gegensatz zu den Patienten mit niedrigem oder moderatem Risiko, die eine Standardtherapie (PEB) oder eine mit Vincristin erweiterte Standardtherapie (PEBO) bekommen haben. Es wurden 3 bis 4 Zyclen, maximal 6 Zyklen vor Chemotherapie appliziert.

In der Regel wurde die sekundäre Lypmhadenektomie nur angestrebt, wenn die zuvor erhöhten Tumormarker sich normalisiert hatten [1]; im Einzelfall wurde aber auch bei nicht normalisierten Tumormarkern eine sekundäre Chirurgie angestrebt im Sinne einer Salvage-Therapie. 10 der 50 Patienten hatten präoperativ noch erhöhte Tumormarker, 2/10 hatten aber eine absteigende Tendenz vor Operation, die noch im Rahmen der normalen Halbwertzeit lag, womit sich ein gutes therapeutisches Ansprechen angedeutet hatte. Nach Operation wurde entsprechend der Histologie im Resektat verfahren: bei Nekrose, Fibrose oder differenziertem Teratom und radikaler Resektion wurde keine weitere Therapie gegeben; bei Nachweis von maligem Tumor im Resektat wurden 2 Konsolidierungs-Zyklen der gleichen Art wie

Tabelle 1. Art der vorangegangenen Chemotherapie

a) 1979–1981:	"low" and "high"-risk-Patienten: Cisplatin/Vinblastin/Bleomycin +/− Ifosfamid (PVB oder PVBI)
b) ab 1982:	– "low risk"-Patienten: Cisplatin/Etoposid/Bleomycin/ (PEB) – "moderate-risk"-Patienten: Cisplatin/Etoposid/Bleomycin/Vincristin/(PEBO) – "high-risk"-Patienten
c) 1982–1985: 1985–1987	Cisplatin-Hochdosis/Etoposid/Bleomycin (PHDEB) Cisplatin/Etoposid/Bleomycin/Vincristin/Ifosfamid (PEBOI)

bei der Induktionstherapie gegeben; bei nicht radikaler Resektion und weiterhin erhöhten Tumormarkern wurde eine Salvage-Therapie im Anschluß an eine Operation gegeben; bei nicht radikaler Resektion von differenziertem Teratom wurden die Patienten entweder nicht weiter oder mit Alpha-2a-Interferon im Rahmen eines kooperativen Protokolles behandelt (1 Patient).

Ergebnisse

43 der 50 Patienten wurden radikal operiert, 7 konnten nicht radikal reseziert werden. Der weitere Verlauf dieser beiden Patientengruppen ist in Tabelle 3 dargestellt. 6 der 43 (14%) Patienten, bei denen eine Radikaloperation möglich war, hatten präoperativ noch einen erhöhten Tumormarker, bei den 7 nicht radikal operierten Patienten waren dies 4 Patienten.

27 Patienten sind tumorfrei geblieben, 14 hatten einen Progreß, von denen 3 wieder tumorfrei geworden sind durch nachfolgende Salvage-Chemotherapie und/oder Chirurgie. 11 der 14 Patienten mit Progression sind verstorben nach einer sehr kurzen Zeit von 2 Monaten. 2 Patienten sind an den Folgen der Chemotherapie nach der Operation verstorben (Bleomycin-Pneumonitis).

3 der 7 nicht radikal operierten Patienten leben, allerdings in Progression, 4 Patienten sind schon verstorben. Von den nicht radikal operierten Patienten ist kein Patienten tumorfrei.

Somit sind insgesamt 30 von 43 radikal operierten Patienten (70%) gesund nach einer Zeit von 33 (5–70) Monaten; von den nicht radikaloperierten Patienten ist keiner der noch lebenden Patienten tumorfrei, 4 sind verstorben.

Das histologische Ergebnis nach Chemotherapie war in Abhängigkeit von der Aggressivität der Chemotherapie, möglicherweise auch von der Primärausdehnung zu Beginn der Chemotherapie, unterschiedlich (Tabelle 2). Insgesamt hatten 32% Nekrose oder Fibrose, 34% ein differenziertes Teratom und 30% einen malignen Resttumor im Resektat. Es zeigt sich eine Tendenz für eine bessere Wirksamkeit für die Etoposid-haltigen Regime (Gruppe b und c), bei denen nur 22% malignen Tumor hatten, gegenüber 45% bei den PVB- oder PVBI-Protokollen. Das Ergebnis ist allerdings nicht unbedingt ein Erfolg der Etoposid-haltigen Chemotherapie, sonderen möglicherweise auch bedingt durch einen höheren Anteil von Patienten mit Nicht-Radikaloperation bzw. präoperativ noch erhöhten Tumormarkern in der Gruppe a).

Tabelle 2. Histologisches Ergebnis des Resektates nach den verschiedenen Chemotherapien 1979–1987

Therapie-gruppe	N Pat.	Nekrosen/ Fibrose	diff. Teratom	malig. Tumor
a)	18	5/18 (28%)	5/18 (28%)	8/18 (45%)
b)	18	9/18 (50%)	5/18 (28%)	4/18 (22%)
c)	14	4/14 (29%)	7/14 (50%)	3/14 (22%)
Gesamt	50	18/50 (32%)	17/50 (34%)	15/50 (30%)

Tabelle 3. Verlauf nach sekundärer RLA

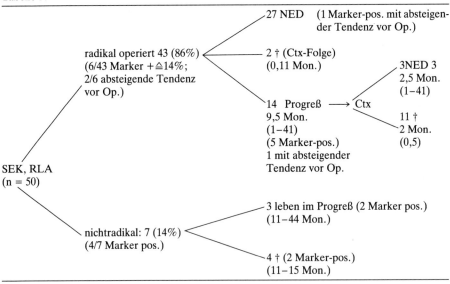

Bei den Patienten mit radikaler Operation zeigte der präoperativ erhöhte Tumormarker an, daß mit einer hohen Wahrscheinlichkeit noch maligner Tumor im Resektat nachweisbar ist: 4 von 6 Fällen mit präoperativ noch erhöhtem Tumormarker hatten einen malignen Tumor nachweisbar, gegenüber 7 von 37 Fällen mit Markernormalisierung (Tabelle 4). Allerdings ist trotz Markernormalisierung bei 7/37 (19%) noch maligner Resttumor nachweisbar. Alle Patienten, die präoperativ noch einen erhöhten Tumormarker hatten, der nicht eine eindeutig abfallende Tendenz zeigte, sind trotz Radikaloperation verstorben nach einer medianen Zeit von 3,5 Monaten. Dies zeigt die eingeschränkte Rolle der Chirurgie: bei nicht ausreichender Effektivität der Chemotherapie ist auch die sekundäre chirurgische Maßnahme unwirksam und sollte deswegen nicht durchgeführt werden. Von den Patienten mit radikaler

Tabelle 4. Überlebensrate in Abhängigkeit vom Markerstatus (Post-Chemotherapie bzw. sek. RLA) und Histologie im Resektat

Histologie	Marker prae. sek. RLA	*Fibrose*		*diff. Teratom*		*malig. Tumor*		*Gesamt*	
		N.	verst.	N.	verst.	N.	verst.	N.	verst.
Radikale Operation	negativ	16	2 (1 Ctx)	14	2 (1 Ctx)	7	3/7	37	7/37 (19%)
	positiv	1	1	1	1/1	4	3/4	6	5/6 (84%)
nichtradikale Operation	negativ	–	–	2	1/2	1	1/1	3	2/3
	positiv	1	1/1	–	–	3	1/3	4	2/4
total		18	22%	17	24%	15	58%	50	32%

Resektion und präoperativer Normalisierung der Tumormarker sind hingegen nur 19% verstorben (Tabelle 4 u. 5).

2/3 Patienten mit nicht-radikaler Operation, aber präoperativ normalisierten Tumormarkern (wohl differenziertes, residuelles Teratom), sind am Leben, gegenüber 2/4 Patienten, bei denen die Marker vor der nicht-radikalen Operation nicht normalisiert waren.

Trotz radikaler Resektion eines noch malignen-Tumoranteil-enthaltenden Resttumors (11 Pat.) kommt es bei ca. der Hälfte der Patienten zu einem Rezidiv innerhalb weniger Monate mit schlechten therapeutischen Chancen: 6 dieser 11 Patienten sind verstorben nach einer Zeit von 7,5 (0–16) Monaten (Tabelle 5). Immerhin sind 5 Patienten gesund nach einer medianen Zeit von 36 (9–70+) Monaten; bei diesen Patienten hatte die sekundäre Lymphadenektomie einen definitiven therapeutischen Wert gehabt, da alle Patienten vermutlich ohne diese sekundäre Operation an ihrem Tumor verstorben wären.

Auch bei radikaler Resektion von differenziertem Teratom kommt es zum Rezidiv: 2/14 Patienten sind verstorben, einer durch Tumor, einer an den Folgen der Chemotherapie. 1 Patient ohne Markernormalisierung vor Operation, aber nur Nachweis von differenziertem Teratom im Resektat, hatte ein Rezidiv und ist daran verstorben. Die Rezidivrate bei Nachweis von lediglich Fibrose oder Nekrose ist desgleichen gering und vergleichbar den Patienten, bei denen ein differenziertes Teratom nachgewiesen wurde: 2/16 Patienten mit präoperativer Markernormalisierung hatten ein Rezidiv, wovon 1 Patient durch Tumor und 1 Patient durch Folgen der Chemotherapie verstorben ist; 1 Patient mit nicht normalisiertem Tumormarker hatte ein Rezidiv und ist verstorben.

Bei nicht-radikaler Resektion von Nekrose, Fibrose, differenziertem Teratom oder malignem Tumor hängt das Schicksal von der Potenz der Salvage-Therapie ab (Tabelle 6): 2/4 Patienten mit malignem Tumorrest und nicht-radikaler Operation

Tabelle 5. Resektat der *radikal* operierten Patienten (n = 43) und Überlebenszeit

Histologie des Resektats	Nekrose/Fibrose		Diff. Teratom		mal. Tumor	
Verteilung	17 (40%)		15 (35%)		11 (26%)	
Status	3 † (18%)	14 leben (82%)	3 † (20%)	12 leben (80%)	6 † (55%)	5 leben (45%)
ÜLZ (Mon.)	12 (0–30)	27 + (13–64+)	11 (4–42+)	33 + (5–65+)	7,5 (0–16)	36 + (9–70+)

Tabelle 6. Resektat der *nicht-radikal* operierten Patienten (n = 7) und Überlebenszeit

Nekrose/Fibrose	Diff. Teratom	mal. Tumor
1 ↓	2	4
1 +	1 + 1 lebt	2 + 2 leben

leben noch nach Salvage-Therapie, allerdings unter Progression; 1 Patient mit differenziertem Teratom lebt mit progredientem Tumor; 1 Patient mit nichtradikaler Resektion von Nekrose oder Fibrose ist an einer Progression verstorben, was darauf hindeutet, daß im nicht-resezierten Anteil maligner Anteil vorgelegen haben muß (Tabelle 4 und 6).

Rezidive nach sekundärer Lymphadenektomie treten fast alle innerhalb von 2 Jahren auf; nach 2 Jahren ist mit keiner wesentlichen Änderung der Ergebnisse mehr zu rechnen, und die bis dahin erreichten Überlebensraten sind als fast endgültig anzusehen (Abb. 1).

Insgesamt sind 32% der 50 Patienten verstorben; die mediane Überlebenszeit (Abb. 2) beträgt 23 Monate nach einer medianen Nachkontrolle von ca. 3 Jahren. Die mediane Überlebenszeit bei Nekrose/Fibrose ist identisch wie bei Patienten mit differenziertem Teratom (68%) und signifikant besser als für Patienten mit aktivem Resttumor (62%) (Abb. 2).

Diskussion

50 Patienten mit sekundärer Lymphadenektomie und ausreichender Möglichkeit der Nachkontrolle werden analysiert; 43 Patienten hatten eine Radikaloperation. Bei 37 Patienten waren vor der radikalen Operation die Tumormarker normalisiert.

Nur 19% dieser Patienten sind verstorben gegenüber 9/13 (69%) der Patienten mit entweder nicht-radikaler Operation oder präoperativ nicht normalisierten Tumormarkern,– trotz Salvage-Chemotherapie. Keiner der Patienten mit präoperativ nicht normalisierten Tumormarkern und/oder nicht radikaler Chirurgie ist tumorfrei am Leben. Dies zeigt die eingeschränkte Rolle der chirurgischen Resektion bei nicht ausreichender Effektivität der Chemotherapie; gelingt es nicht, durch die Chemotherapie die Biologie des Tumors im Sinne eines differenzierten Teratoms oder nicht mehr proliferierenden Resttumors ohne meßbare Markerexpression zu

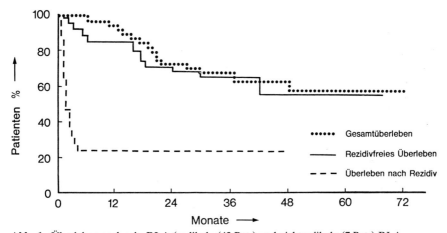

Abb. 1. Überleben nach sek. RLA (radikale (43 Pat.) und nichtradikale (7 Pat.) RLA

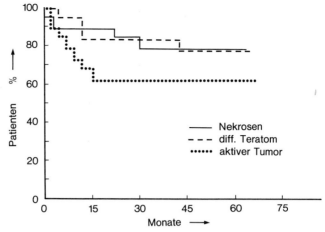

Abb. 2. Überlebensrate in Abhängigkeit von der Histologie des Resektates (n = 50)

verändern oder gar eine Nekrose oder Fibrose zu induzieren, kann auch eine chirurgische Maßnahme nichts Zusätzliches erreichen, – zumindest nicht die Heilungschance verbessern. Dies gilt ebenso in der Regel für Patienten, bei denen der Resttumor aufgrund seiner großen Ausdehnung nicht radikal operierbar ist. Allerdings gibt es hier einige Ausnahmen mit über viele Jahre nachweisbarem Resttumor, bei dem es sich – bei normalisierten Tumormarkern – um differenziertes Teratom handeln muß. Bei Patienten mit nicht normalisierten Tumormarkern, d.h. nicht ausreichend wirksamer Chemotherapie, oder bei Irresekatbilität sollte somit keine sekundäre Lymphadenektomie angestrebt werden, auch nicht im Sinne einer Salvage-Operation, da sie dem Patienten nur unnötige Belastung und keinerlei Überlebensvorteil, erst recht keine Heilungschance bietet.

Eine offene Frage ist der optimale Zeitpunkt der Operation. Von den 3 radikal operierten Patienten mit präoperativer Markererhöhung, aber mit abfallender Tendenz, ist 1 Patient tumorfrei, 2 Patienten sind im Progreß verstorben. Bei diesen 2 Patienten war die Operation zeitgerecht durchgeführt worden. Unwahrscheinlich ist, daß eine weitere präoperative Chemotherapie zu einem besseren Ergebnis hätte führen können, da das Maximum der Chemotherapie nach 4 Zyklen erreicht ist [2, 3, 6]. Möglich wäre es eventuell, die sekundär Chirurgie zu einem früheren Zeitpunkt der Chemotherapie einzusetzen; dies sollte aber in jedem Falle noch geschehen, solange die Tumormarker im Rahmen der Halbwertzeit abfallen [1, 4, 5, 6].

In jedem Falle ist für die sekundäre Lymphadenektomie nach agressiver Chemotherapie eine besonder chirurgische Expertise erforderlich, die diesen komplexen Eingriff für die entsprechend trainierten Zentren reservieren sollte.

Literatur

1. Blandy JP, Oliver RTD, Hope-Stone HF, (1983) "A British approach to management of testis tumors" in: Donohue JP (ed) "Testis Tumors", Williams & Wilkins, Baltimore, pp 210–223
2. Einhorn LH (1987) "Treatment strategies of testicular cancer in the United States" Int J Androl 10: 399–455
3. Einhorn LH, Donohue J (1977) "Cis-diamminedichchloroplatinum, Vinblastine and Bleomycin Combination Chemotherapy in disseminated testicular cancer" Ann Intern Med 87: 293–298
4. Javadpur N (1986) "Management of bulky disseminated nonseminomatous testicular cancer with poor prognostic features" in: Javadpur (ed): Management of Testicular Cancer, Thieme, New York, pp 295 ff
5. Tiffany P, Morse MJ et al (1986) "Sequential excision or residual thoracic and retroperitoneal masses after chemotherapy for stage III germ cell tumors" Cancer 57: 978–983
6. Zöckler H, Schmoll HJ, Schindler E (1982) „Moderne stadiengerechte Therapie maligner Hodentumoren" Therapiewoche 32, 5:557–559

Das maligne Resektat nach Zytostase von Keimzelltumoren, eine morphologische und therapeutische Herausforderung

J. Vogel, K. Warnke und N. Jaeger

Abstract

Since the introduction of inductive polychemotherapy for treatment of germ cell tumors of the testes, regression of metastasis has become evident in many cases. In this investigation the morphology of primary tumors has been compared with the morphology of metastases, and in doing so the frequent presence of mature and immature teratoma in metastasis has been taken particulary into consideration. Especially remarkable is the development of teratomatous elements in metastases of primaries which originally contained no teratoma at all.

Zusammenfassung

Bei Anwendung der induktiven Polychemotherapie ist in vielen Fällen eine deutliche Regression der Metastasen zu verzeichnen. In dieser Untersuchung wurde die Morphologie der Primärtumoren mit der Morphologie der Metastasen verglichen, wobei das gehäufte Vorkommen von reifen und unreifen Teratomanteilen in den Metastasen besondere Berücksichtigung fand. Bemerkenswert ist vor allem die Entstehung von Teratomanteilen in den Metastasen von Primärtumoren, die ursprünglich kein Teratom enthielten.

Fragestellung

Die Anwendung der induktiven Polychemotherapie bei Hodentumoren führt bei einer großen Anzahl von Patienten zu einer eindrucksvollen Regression der Lymphknoten- und Organmetastasen. Bei einem Teil der Patienten muß ausgehend von vitalem Tumorrestgewebe ein Progreß der Erkrankung verzeichnet werden. Die morphologische Analyse kann in diesen Fällen neben dem Effekt der Chemotherapie die Differenzierung und Dignitätsbeurteilung der Tumorreste erfassen und somit die Grundlage für das weitere therapeutische Vorgehen darstellen.

Material und Methoden

Seit 1978 wurden 116 Patienten mit metastasierten Keimzelltumoren primär induktiv chemotherapiert und anschließend operiert. In die morphologische Auswertung gelangten 56 Primärtumoren mit insgesamt 62 untersuchten regionären und juxtaregionären Lymphknotenmetastasen und 12 Lungen- bzw. Lebermetastasen.

Ergebnisse und Diskussion

Neben der Erfassung der Differenzierung der vitalen Tumorreste wurde besonders der Zustand des chemotherapierten Metastasengewebes anhand verschiedener morphologischer Auswertungskriterien erfaßt. Dabei wurde die Morphologie der testikulären Keimzelltumoren mit der Struktur der Lymphknoten- und Organmetastasen nach Chemotherapie verglichen. Von den in der Literatur bekannten Klassifikationen der testikulären Keimzellgeschwülste (Mikuz, 1979; Mostofi and Price 1973; Mostofi and Sobin 1977; Pugh, 1976; Städtler, 1984; Wurster, 1976) haben wir die einzelnen Tumoranteile nach der WHO-Klassifikation aufgeschlüsselt, wie wir es auch in der täglichen Routinediagnostik durchführen. Die Tabellen 1 und 2 lassen erkennen, daß wir dabei besonderen Wert auf die einzelnen unterschiedlich differenzierten Teratomanteile in den Metastasen gelegt haben. Die Primärtumoren entsprechen einem Seminom [12], embryonalem Karzinom, teilweise mit Dottersackstruktur [13], reinem Teratom [3], Teratom, embryonalem Karzinom teilweise mit Dottersacktumor [15], Teratom mit Choriokarzinom und anderen Differenzierungen [5], Teratom, Seminom, embryonalem Karzinom und teilweise Dottersacktumor [2] und Choriocarcinom mit Seminom [1]. In 17 untersuchten Lymphknotenmetastasen lag eine komplette Nekrose bzw. Nekrose und Narbe vor (26,6%). In den anderen 47 Fällen (73,4%) konnte vitaler Tumoranteil in Kombination mit Nekrosen und Narben gefunden werden (Tabelle 2). Die vitalen Tumorreste entsprachen einem Seminom [2], embryonalem Karzinom mit Dottersacktumor [5], Teratom [18 bzw. 27],

Tabelle 1. Pathomorphologie chemotherapierter reg. und juxtareg. Lymphknotenmetastasen von Hodentumoren (n = 64)

		n
I.	Kompl. Nekrose u./o. Narbe	17
II.	Vitaler Tumor mit Nekrose u./o. Narbe	47
	1. Seminom	2
	2. Embr. Karzinom ± Dottersack	5
	3. Teratom, reif	18
	4. Teratom, reif u. unreif	9
	5. Teratom, reif u. unreif + embr. Karzinom ± Dottersack	9
	6. Teratom, unreif + embr. Karzinom	2
	7. Choriokarzinom + embr. Karzinom	1
	8. Keine Angabe	1

Tabelle 2. Pathomorphologischer Vergleich zwischen Primärtumoren und chemotherapierten Lymphknotenmetastasen (n = 62)

Primärtumoren	n=56	Komp. Nekrose u./o. Narbe	Vitaler Tumor mit Nekrose und/oder Narbe					
			Teratom reif	Teratom reif u. unreif	Teratom reif, unreif + embr. Karzinom + Dottersack	Teratom reif + embr. Karzinom	Embr. Karzinom ± Dottersack	Seminom
Seminom	12	8	1	–	–	–	2	1
Embr. Karzinom ± Dottersack	13	4	5	1	4[++]	–	1	–
Teratom	3	1	1	1	–	–	–	–
Teratom + embr. Karzinom ± Dottersack	15	2	6	3	3	2	1	–
Teratom + choriok. + andere	5	1	–	3	2[+]	–	–	–
Teratom + Seminom + embr. Karzinom ± Dottersack	5	–	3	–	–	–	1	1
Embr. Karzinom ± Dottersack + Seminom	2	–	2	1[+]	–	–	–	–
Choriok. + Seminom	1	1	–	–	–	–	–	–
Gesamt		17	18	9	9	2	5	2

[+] Mehrfachuntersuchungen

Teratom und embryonalem Karzinom [9 bzw. 11], Choriokarzinom und embryonalen Karzinom [1], (Tab. 2). In der Tabelle 1 sind die einzelnen Strukturen der vitalen Tumoranteile in den Lymphknotenmetastasen aufgeschlüsselt. Erwartungsgemäß hoch und den Literaturangaben entsprechend ist der Anteil reifer und unreifer Teratome in Metastasen teratomhaltiger Keimzelltumoren. Ebenso häufig finden sich Teratomdifferenzierungen auch in Metastasen teratomfreier Keimzelltumoren [6 bzw. 10 von 13]. Nur differenzierte (reife) Teratomanteile konnten wir in Metastasen eines Seminoms, in 5 von 12 embryonalen Karzinomen, in einem von 3 reinen Teratomen und in 9 von 20 Teratomen in Kombination mit anderen Differenzierungen sowie 2 von 2 embryonalen Karzinomen mit anderen Differenzierungen auffinden. Die Aufschlüsselung der einzelnen Differenzierungsformen im Primärtumor und Metastasen zeigt eine deutliche Überrepräsentierung des Teratoms bei insgesamt geringer nachweisbaren embryonalen Karzinomen (Abb. 1).

Von besonderem Interesse sind maligne Teratomdifferenzierungen bzw. maligne Transformationen im Teratom, die man nach DAVEY et al. (1987) besonders in der morphologischen Diagnostik von der reinen Erfassung differenzierter und undiffe-

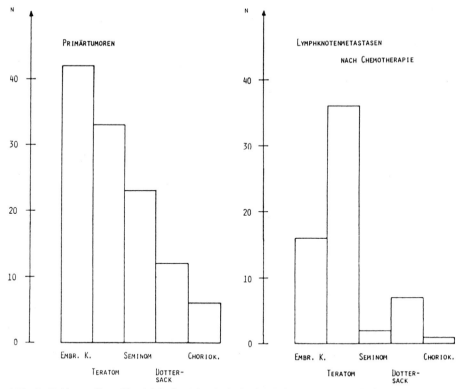

Abb. 1. Zahlenmäßiger Vergleich der Morphologie der Primärtumoren und chemotherapierten Lymphknotenmetastasen

renzierter Teratomstrukturen abgrenzen muß. Sie konnten zwar einen Trend im Zusammenhang zwischen stärkergradig auftretenden Atypien mit einer erhöhten Rezidivfrequenz finden, ohne daß sich ein signifikanter Unterschied zwischen der Prognose von Patienten mit malignen Teratomanteilen und solchen mit blanden Teratomen erkennen ließ. Bei den eigenen Fällen konnten in 4 Untersuchungen maligne Teratomanteile in Metastasen bei insgesamt 36 Teratommetastasen gefunden werden. Diese sind z.T. in Form spärlicher vitaler Tumorreste am Rande der typischen makrophagenreichen Nekrosen zu finden (Abb. 2, 3). In der Nachbarschaft kompletter Nekrosen und vitaler Tumorstrukturen sind auch Tumorthromben mit Strukturen eines Teratokarzinoms zu beobachten (Abb. 4).

Die Frage des Auftretens differenzierter und undifferenzierter Teratomstrukturen in chemotherapierten Lymphknotenmetastasen stand und steht im Mittelpunkt der Diskussion zwischen Urologen und Morphologen. Während einige Autoren annehmen, daß das Auftreten teratomatöser Differenzierungen in chemotherapierten Metastasen eine chemotherapeutisch induzierte Ausreifung von Tumorgewebe darstellt (Ahmed et al. 1985, Tait et al. 1984) kann diese These z.T. von Davey et al. (1987) nicht bestätigt werden. Sie führen das Persistieren von Teratomdifferenzierungen darauf zurück, daß andere Differenzierungen maligner Keimzelltumoren (z.B.

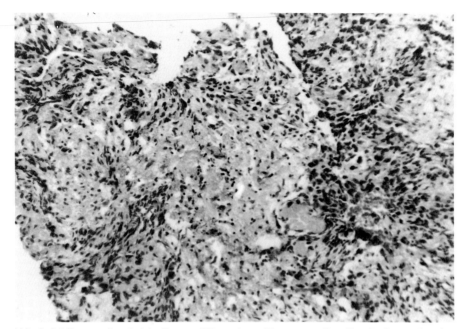

Abb. 2. Maligner, teils spindelzelliger undifferenzierter Teratomanteil am Rande einer makrophagenreichen Tumornekrose

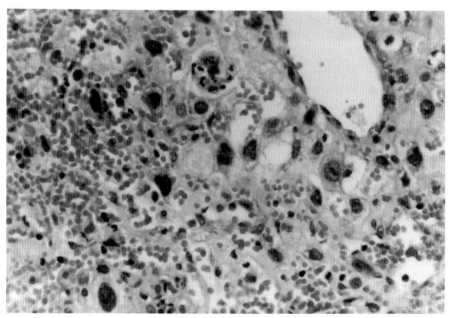

Abb. 3. Pleomorphe, vitale Tumorzellkomplexe perivaskulär inmitten einer fast kompletten hämorrhagischen Nekrose

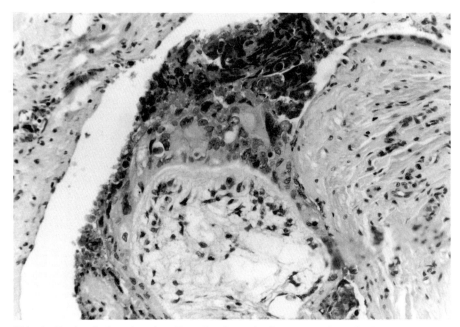

Abb. 4. Geschwulstthrombus eines Teratokarzinoms in einer retroperitonealen Vene

embryonales Karzinom) durch die Therapie beseitigt wird. Nach Mostofi und Sesterhenn (1986) gibt es eine ganze Reihe von Faktoren, die die Morphologie in den Metastasen beeinflussen können. Dies sind: Histologie des Primärtumors, Potenz des embryonalen Karzinoms, Potenz der Keimzelle, Lokalisation der Metastasen und der Effekt sog. Organisatoren.

Im Mittelpunkt der Untersuchungen steht stets die Frage, wie das Teratom in den Metastasen einzustufen ist und wie man sich bei Feststellen derartiger vitaler Tumorstrukturen in chemotherapierten Metastasen verhalten soll. Den Aussagen über eine gute Prognose des reifen Teratoms (Callery et al. 1983; Einhorn et al. 1981; Ki Hong et al. 1977) stehen Untersuchungen gegenüber, die von einem malignen Potential des reifen Teratoms sprechen (Logothetis et al. 1982). In der Regel treten gehäuft Teratomanteile in Tumormetastasen auf, deren Primärtumoren bereits teratomatöse Differenzierungen enthalten und demzufolge man von der Zerstörung anderer Tumoranteile durch die Chemotherapie ausgehen muß (Gelderman et al. 1986; Oosterhuis et al. 1983; Suurmeijer et al. 1984). Es gibt jedoch auch, wie das die eigenen Untersuchungen belegen, Fälle von teratomfreien Primärtumoren mit teratomatösen Differenzierungen in den Metastasen. Diesen Teratomdifferenzierungen in den Metastasen muß eine potentielle Wachstumsfähigkeit und Metastasierungsfähigkeit sowie eine Potenz der malignen Entartung zugesprochen werden (Ahmed et al. 1985; Davey et al. 1987; Ulbright et al. 1984). Dabei ist es wichtig, auch reife Teratome möglichst komplett zu resezieren. (Tait et al. 1984; Tiffany et al. 1986). Eine Markerpersistenz nach Chemotherapie muß als Hinweis auf das Vorliegen eines malignen Tumors gewertet werden (Levitt et al. 1985). Bei der Untersuchung chemotherapierter Lymphknotenmetastasen ist stets der Morphologe gefordert, in seinen

Tabelle 3. Pathomorphologischer Vergleich der Differenzierungstypen in Primärtumoren und chemotherapierten Lymphknotenmetastasen

Differenzierung	Primärtumor Hoden	Metastasen
Seminom	23	2
Embryonales Karzinom	42	16
Dottersack	12	7
Teratom	33	36
Choriokarzinom	6	1
keine Angabe	1	1

Untersuchungen vitale Tumorreste zu erkennen und exakt zu benennen. Der Morphologe muß hier weiter dem Kliniker an der Seite stehen, da es sich gezeigt hat, daß auch eine verbesserte Diagnostik (z.B. Computertomographie) einen malignen Tumorrest oder Teratomanteile nicht sichern kann (Stomper et al. 1985).

Zusammenfassung und Schlußfolgerungen

1. Zwischen der Morphologie des Primärtumors und Lymphknotenmetastasen können erhebliche Unterschiede in der Struktur bestehen. Der Verminderung von embryonalen Karzinomen steht eine deutliche Überrepräsentation von Teratomen in Lymphknoten- und Organmetastasen gegenüber.
2. Bei teratomfreien Primärtumoren liegen etwa 50% teratomatöse Differenzierungen in den Metastasen vor.
3. Vitale Tumorreste können in Form aller Differenzierungen in kleinen Tumorherden vorliegen. Das Auftreten undifferenzierter sarkomatöser Tumoranteile ist sehr selten. In den eigenen Untersuchungen konnte nach der Resektion kein Progreß beobachtet werden.
4. Die hohe Anzahl von Metastasen und Rezidiven differenzierter Teratomstrukturen stellt eine Notwendigkeit zur vollständigen Resektion dar.

Literatur

Ahmed T, Bosl G, Hajdu SJ (1985) Teratoma with malignant transformation in germ cell tumors in men. Cancer 56 : 860–863

Callery CD, Holmes EC, Vernon S, Huth J, Coulson WF, Skinner DG (1983) Resection of pulmonary metastases from nonseminomatous testicular tumors. Cancer 51: 1152–1158

Davey DD, Ulbright TM, Loehrer PJ, Einhorn LH, Donohue JP, Williams SD (1987) The significance of atypia within teratomatous metastases after chemotherapy for malignant germ cell tumors. Cancer 59: 533–539

Einhorn LH, Williams SD, Mandelbaum J, Donohue JP (1981) Surgical resection in disseminated testicular cancer following chemotherapeutic cytoreduction. Cancer 48: 904–908

Geldermann WAH, Schrafford Koops H, Sleijfer DT, Oosterhuis JW, Oldhoff J (1986) Treatment of retroperitoneal residual tumor after PVB chemotherapy of nonseminomatous testicular tumors. Cancer 58: 1418–1421

Ki Hong W, Wittes RE, Hajdu S, Critkovic E, Whitmore WF, Golbey RB (1977) The evolution of mature teratoma from malignant testicular tumors. Cancer 40: 2987–2992

Levitt MD, Reynolds PM, Sheiner HJ, Byrne MJ (1985) Nonseminomatous germ cell testicular tumor: residual masses after chemotherapy. Br J Surg 72: 19–22

Logothetis Ch J, Samuels MC, Trindade A, Johnson DE (1982) The growing teratoma syndrome. Cancer 50: 1629–1635

Mikuz G (1979) Klassifizierungsprobleme der Hodengeschwülste. Pathologe 1: 40–46

Mostofi FK, Price EB (1973) Tumors of the male genital System. Washington, DC, AFIP

Mostofi FK, Sesterhenn IA (1986) Factors that affect the histology of metastases in germ cell tumors of testis. In: Jones WG, Ward AM, Anderson CW (eds.) Germ cell tumours II, Advances in the Biosciences Vol. 55, Pergamon Press 351–368

Mostofi FK, Sobin LH (1977) Histological typing of testis tumors. WHO, Bd. 16, Genf

Oosterhuis JW, Suurmeijer AJH, Sleijfer DTM, Schraffordt Koops H, Oldhoff J, Fleuren G (1983) Effects of multiple-drug chemotherapy (CIS-Diamine-Dichlorplatinum, Bleomycin and Vinblastin) in the maturation of retroperitoneal lymph node metastases of nonseminomatous germ cell tumors of the testis. Cancer 51: 408–416

Pugh RCB (1976) Pathology of the testis. Oxford, London, Edinburgh, Melbourne: Blackwell Scientific Publications.

Suurmeijer AJH, Oosterhuis JW, Sleijfer DTM, Schrafford Koops H, Fleuren GJ (1984) Nonseminomatous germ cell tumors of the testis: Morphology of retroperitoneal lymph node metastases after chemotherapy. Cancer 20: 727–734

Stomper PC, Jochelson MS, Garnick MB, Richie JP (1985) Residual abdominal masses after chemotherapy for nonseminomatous testicular cancer: Correlation of CT and Histology. Amer J Roentg 145: 743–746

Städtler F (1984) Urogenitalorgane. In: Remmele W (Hrsg) Pathologie. 163–179, Bd. 3, Springer, Heidelberg

Tait D, Peckham MJ, Hendry WF, Goldstraw P (1984) Post-chemotherapy surgery in advanced nonseminomatous germ cell testicular tumours: The significance of histology with partial reference to differentiated (mature) teratoma. Br J Cancer 50: 601–609

Tiffany P, Morse MJ, Bosl G, Vaughan ED, Sogani PC, Herr MW, Whitmore MF (1986) Sequential excision of residual thoracic and retroperitoneal masses after chemotherapy for stage III germ cell tumors. Cancer 57: 978–983

Ulbright MM, Loehrer PJ, Roth LM, Einhorn LH, Williams SD, Clark SA (1984) The development of non-germ cell malignancies with germ cell tumors. Cancer 54: 1824–1833

Wurster K (1976) Klassifizierung testikulärer Keimzellgeschwülste. In: Bargmann W, Doerr W (Hrsg): Normale und pathologische Anatomie. Heft 31, Thieme Stuttgart

Tumormarkerverlauf und Metastasenhistologie nach primärer Chemotherapie (PVB) beim fortgeschrittenen Hodentumor ($T_{1-4}N_{1-4}M_{0,1}$)

B. von Heyden und M. Hartmann

Zusammenfassung

35 Patienten der Stadien IIC–III erhielten vor der Salvage-Operation 2–6 Kurse PVB. Nach durchschnittlich 3,2 Kursen zeigten 48% in der Histologie aktiven Tumor und 52% Nekrosen/Narbe. Nach einer mittleren Nachsorgedauer von 36 Monaten (13–65) leben 91% der Patienten ohne Hinweis auf Metastasen. Vor der Salvage-Operation hatten 11 von 17 Patienten mit aktivem Tumor negative Marker. 3 von 18 Patienten mit histologischer Nekrose/Narbe hatten vor der Operation erhöhte Tumormarker, die sich einmal normalisierten; die übrigen 2 Patienten entwickelten einen Progreß. Die Sensitivität der Tumormarker AFP und HCG sinkt nach Chemotherapie auf 35%, so daß sie keine Hilfe bei der Einschätzung der Histologie eines Residualtumors sind. Erhöhte Marker vor Operationen verschlechterten die Überlebenschance nicht. Demnach kann der Residualtumor, sofern er eine risikoarm zu operierende Größe aufweist, auch bei erhöhten (mit fallender Tendenz) Tumormarkern operiert werden. Dadurch können dem Patienten evtl. unnötige Chemotherapiekurse erspart werden.

Einleitung

Beim fortgeschrittenen Hodentumor besteht Einigkeit über das Therapiekonzept der primären Chemotherapie vor der Salvageoperation [1, 2, 3]. Den Zeitpunkt der Salvageoperation zu bestimmen, bereitet Schwierigkeiten, weil man nicht weiß, ob es sich bei den radiologisch nachgewiesenen Lymphknoten – und Fernmetastasen um aktiven Tumor oder um Narbe und Nekrose handelt. Hier kommt den Tumormarkern besondere Bedeutung zu.

In unserem Beitrag wird der histologische Befund dem Tumormarkerverhalten nach Chemotherapie gegenübergestellt und so die Wertigkeit der Tumormarker nach der Chemotherapie bestimmt.

Material und Methoden

35 Patienten der Stadien IIC–III bzw. $T_{1-4}N_{1-4}M_{0,1}$ wurden zwischen Juli 1980 und Dezember 1986 zunächst mit 2–6 Kursen nach dem Einhorn-Schema (PVB) behandelt und dann der Salvageoperation unterzogen.

Im einzelnen wurden die Patienten folgenden Stadien zugeordnet: 14 Patienten (40%) II C, 2 Patienten (6%) III A, 17 Patienten (48%) III B und 2 Rezidiv-Patienten den Stadien IR II B, IR III B. Der Altersdurchschnitt bei Semikastration betrug 25 Jahre (14–59). Der Hauspathologe beurteilte die Histologie des Tumorhodens bei 24, das entfernte Gewebe nach der Salvageoperation bei 34 Patienten. Zur Vereinheitlichung der auswärts vorgenommenen Begutachtung orientierten wir uns an der Systematik der Onkologie [4] und dem ICD-O-DA-Schlüssel [5].

Die Tumormarker AFP, β-HCG und LDH wurden vor und 48 Stunden nach jedem Eingriff, während der Chemotherapie wöchentlich bestimmt.

Ergebnisse

32 Patienten waren im November 1987 tumorfrei. Dies entspricht einer Überlebensrate von 91% nach einer mittleren Nachsorgedauer von 36 Monaten (13–65). 3 Patienten starben am Tumorprogreß. Bei Salvageoperation zeigten 17 (48%) Patienten aktiven Tumor (Gruppe 1) und 18 (52%) Nekrosen oder Narben (Gruppe 2).

Die drei Todesfälle entstammten der Gruppe 2; 2 Patienten hatten Lungen- und 1 Patient Knochenmetastasen, die sich zum Zeitpunkt der Salvageoperation dem Nachweis (CT, Knochenszintigramm, Sonographie, Tumormarker) entzogen hatten.

Vor der Salvageoperation erhielten die Patienten im Durchschnitt 3,2, insgesamt 4,1 Kurse.

Die Zeit, in der AFP und β-HCG vor der Salvageoperation im Normbereich lagen, betrug in Gruppe 1 durchschnittlich 9,2 Wochen (1–16) und in Gruppe 2 12,1 Wochen (4–24). Dieser Unterschied war nicht signifikant.

Abb. 1 stellt die Tumorkomponenten in den Primärtumoren jenen in den chemotherapeutisch behandelten Metastasen gegenüber, wobei das Teratokarzinom als embryonales Karzinom und undifferenziertes Teratom [4] definiert wird. Das embryonale Karzinom und das Seminom sprachen auf PVB besser an als die Teratomkomponente (Abb. 1). Nach Chemotherapie zeigten die Metastasen entweder die gleiche oder eine höhere Differenzierung als der Primärtumor (Tabelle 1).

Tabelle 2 zeigt die Lokalisation der Lymphknotenmetastasen der Gruppe 1 im Vergleich zur Therapiestudie Hodentumoren, Bonn [6]. Unsere Daten stimmen mit den genannten Vergleichszahlen des Stadiums II B überein.

Das Verhalten von AFP und β-HCG zeigt Tabelle 3.

Nach der Chemotherapie ist die Sensitivität der Tumormarker auf 35% vor der Salvageoperation abgesunken, d. h. bei 11 der 17 Patienten mit aktivem Tumor waren die Werte falsch-negativ. Die Spezifität für die o. g. Marker betrug 83%: 3 von 18 Patienten wiesen trotz negativer retroperitonealer Histologie erhöhte Marker auf. Von diesen entwickelten 2 später Fernmetastasen, der dritte Patient war nach Ablauf der Halbwertszeit marker-negativ. Die LDH hatte sich nach der Chemotherapie bei 34 der 35 Patienten normalisiert. Vor der Salvageoperation zeigten alle 17 Patienten mit vitalem Tumor eine unauffällige LDH (Tabelle 4).

Das Tumormarkerverhalten und den Zeitpunkt der Salvageoperation parallel zur Chemotherapie zeigt Abb. 2.

Tumormarkerverlauf und Metastasenhistologie nach primärer Chemotherapie

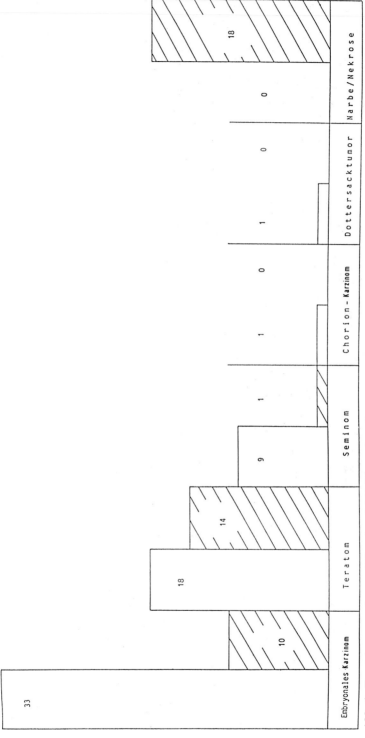

Abb. 1. Tumorkomponenten vor (□) und nach (▨) Chemotherapie

Tabelle 1. Histologie vor und nach Chemotherapie in Gruppe 1 (aktiver Tumor in Lk-Metastase)

Nr. Pat.	Primärtumor	ICD-O-DA	LK-Metastase n. Chemotherapie	ICD-O-DA
1 B.T.	Seminom Embryonal. Karzinom	9061-3 9070-3	undiff. Tumor vereinbar mit embryonal. Karzinom, pleomorph. Nekrosen	9070-3
2 J.U.	Seminom und unkl. Tumor	9061-3 ?	Retroperitoneum: Embryonales Karzinom Leber: Seminometa, regressiv. veränd.	9070-3 9061-3
3 S.F.	Seminom Embryonales Karzinom	9061-3 9070-3	Embryonales Karzinom, beginnende Differenz. i. S. eines Teratokarzinoms	9070-3 (9081-3)
4 B.S.	unreifes Teratom	9080-3*	Teratokarzinom ohne regionäre Veränderungen i. S. einer Chemotherapie	9081-3
5. E.J.	Teratokarzinom Embryonales Karzinom	9081-3 9070-3	malignes Teratom, vital	9080-3
6 J.T.	Teratokarzinom	9081-3	Teratokarzinom	9081-3
7 K.H.	Teratokarzinom	9081-3*	Teratokarzinom mit differenziertem Knorpel und Plattenepithel	9081-3
8 L.D.	Teratokarzinom	9081-3	Teratokarzinom, Knorpel, Nekrose. Die Tumoranteile mit der Tendenz zur hohen Differenzierung metastasieren	9081-3
9 S.M.	Teratokarzinom	9081-3	mal. Teratom, Knorpel- u. Drüsengewebe	9080-3
10 D.W.	Embryonales Karzinom	9070-3	Embryonales Karzinom, gut diff., Knorpel, Zysten, Nekrosen	9070-3
11 P.J.	Embryonales Karzinom	9070-3	Embryonales Karzinom, teratoid diff., vital Nekrosen	9070-3
12 F.H.	Embryonales Karzinom wenig differenz.	9070-3*	Teratokarzinom	9081-3
13 R.J.	Embryonales Karzinom	9070-3*	Teratokarzinom	9081-3
14 S.P.	Embryonales Karzinom	9070-3	Teratokarzinom, Knorpelgewebe	9081-3
15 T.V.	Embryonales Karzinom	9070-3	Teratokarzinom	9081-3
16 B.P.	Embryonales Karzinom	9070-3	Teratokarzinom, Knorpel, Zysten	9081-3
17 F.U.	Embryonales Karzinom Adultes Teratom	9070-3* 9080-1	Teratokarzinom, zerfallend	9081-3

* außerhalb beurteilt

Tabelle 2. Lokalisation der Lymphknotenmetastasen der Gruppe 1 der Studie Bonn [6] gegenübergestellt

Primärtumor	rechts		links	
Lokalisation	Studie Bonn II B n = 101	eig. Daten II–III n = 8	Studie Bonn II B n = 65	eig. Daten II–III n = 9
suprahilär	1	0	4	3
paracaval	25	3	1	0
präcaval	49	4	0	0
inter-a. c.	51	6	6	2
präaortal	21	2	21	5
paraaortal	15	2	56	9
iliacal ipsi	11	3	6	0
iliacal contra	1	1	0	0

Tabelle 3. Verhalten von AFP und/oder HCG während der Therapie

Histologie bei Salvageop.:	Aktiver Tumor, n = 17		Nekrose/Fibrose, n = 18		Gesamt, n = 35	
AFP und/oder HCG:	erhöht	normal	erhöht	normal	erhöht	normal
vor Semikastration	10	1	16	1	26	2
vor Chemotherapie	12	4	13	4	25	8
nach Chemotherapie, vor Salvageoperation	6 (35%)	11 (65%)	3 (17%)	15 (83%)	9 (26%)	26 (74%)
nach Salvageoperation	2 (12%)	15 (88%)	2 (11%)	16 (89%)	4 (11%)	31 (89%)

Tabelle 4. Verhalten von LDH während der Therapie

Histologie bei Salvageop.:	Aktiver Tumor, n = 17		Nekrose/Fibrose, n = 18		Gesamt, n = 35	
LDH	erhöht	normal	erhöht	normal	erhöht	normal
vor Semikastration	4	5	5	4	9	9
vor Chemotherapie	6	10	7	9	13	19
vor Salvageop. nach Chemotherapie	0	17	1	17	1	34

Bereits nach 2 Kursen PVB zeigen 77% der Patienten normwertige Tumormarker und bei 14 Patienten (40%) konnte die Salvageoperation nach ausreichender Tumorverkleinerung durchgeführt werden.

Diskussion

Nach Anwendung des PVB-Regimes (Einhorn) fanden wir in den Tumormetastasen die reiferen Formen gegenüber den Primärtumoren deutlich überrepräsentiert. Dieser Befund wird in der Literatur bestätigt [3, 7–13]. Als Ursache des schlechten

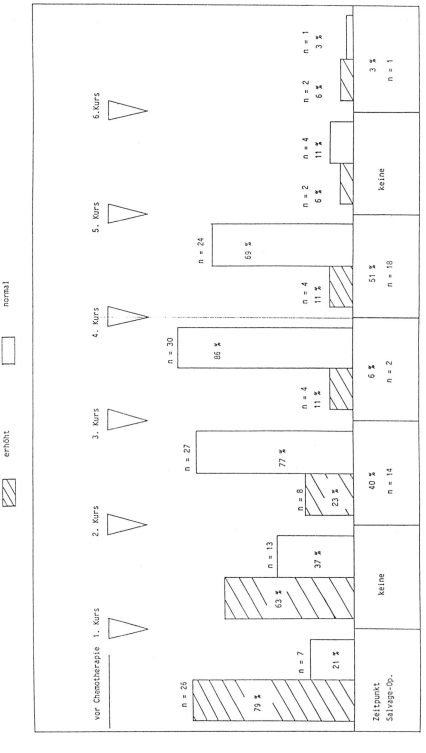

Abb. 2. Normalisierung der Tumormarker (AFP, HCG und/oder LDH) nach Chemotherapie und Zeitpunkt der Salvageoperation (n = 35)

Ansprechens der differenzierten Tumoranteile wird deren geringere Stoffwechselaktivität diskutiert [7, 14]. Diesem Befund entsprechend fanden wir in den Primärtumoren aller drei Therapieversager ein Teratokarzinom als ausschließliche oder Teilkomponente. Für die Prognose entscheidend scheint weniger das Verhalten des Tumors im Retroperitoneum als vielmehr das Ansprechen der Fernmetastasen auf die Chemotherapie zu sein, besonders wenn sie differenzierten Anteilen des Primärtumors entstammen.

Die Wertigkeit der Tumormarker ist nach der Chemotherapie deutlich eingeschränkt. War die LDH vor der Chemotherapie noch ein ergänzender Tumormarker, so kommt ihr nach unseren Daten später keine Bedeutung mehr zu.

Für AFP und β-HCG sinkt die Sensitivität nach Chemotherapie auf 35%, die Spezifität beträgt 83%. Einhorn [10] gibt an, daß 12 von 22 Karzinomträgern nach Chemotherapie seronegativ waren (Sensitivität = 45%). Umgekehrt erklärt sich die nicht 100%ige Spezifität (3 Patienten hatten bei negativer Histologie erhöhte Marker) durch unerkannte Fernmetastasen (2 Patienten) oder histologisch nicht verifizierte Tumornester in der Masse aus Narbe und Nekrose: 1 Patient wurde erst nach der Salvageoperation seronegativ, obwohl sich retroperitoneal nur Narbe und Nekrose fanden.

Angesichts dieser Unsicherheit bei der Bewertung der Tumormarker schlugen Freiha et al. [3] 1984 vor, die Salvageoperation erst dann durchzuführen, wenn während 2 Kursen (PVB) die retroperitoneale Masse nicht weiter abnahm und die Marker negativ blieben. So erhielten bei Freiha vor der Salvageoperation 40 Patienten durchschnittlich 5,2 Kurse, in unserem Kollektiv kamen wir mit 3,2 Kursen aus. Die Überlebensrate nach 2 Jahren wurde mit 85% angegeben.

In den Metastasen allerdings führte die längere Chemotherapie zu einem Rückgang des Karzinomanteils auf 3%, der Anteil der Patienten mit vitalem Tumor jedoch blieb mit 52% unverändert hoch. Eine Einsparung hochtoxischer Chemotherapiekurse erscheint uns daher möglich, ohne die Überlebensrate zu verschlechtern.

Vergleicht man unsere Daten der Abb. 2 mit der Arbeit von Jaeger et al. [1], fällt zum einen auf, daß wir früher eine Markernormalisierung erreichten, und zum anderen, daß wir bereits 40% der Patienten nach dem 2. Kurs der Salvageoperation zuführen konnten, während beim o. g. Kollektiv die ersten 10% der Patienten erst nach dem 3. Kurs (PVBI) operiert wurden, weil mit der Salvageoperation grundsätzlich bis zur Markernormalisierung gewartet wurde. 9 unserer 35 Patienten (26%) wiesen vor Salvageoperation erhöhte Marker auf, ohne daß sich die Überlebensrate dadurch verschlechtert hätte.

So ergeben sich für uns folgende Kriterien zum günstigen Zeitpunkt der Salvageoperation:
1. Retroperitoneale Metastasen müssen in eine risikoarm zu operierende Größe zurückgegangen sein.
2. Fernmetastasen müssen fehlen oder nicht mehr nachweisbar sein. Gegebenenfalls müssen Reste ein- oder zweizeitig entfernt werden.
3. Die Tumormarker AFP bzw. β-HCG sollten fallende Tendenz zeigen. Die absolute Notwendigkeit der Markernormalisierung vor der Operation ergibt sich für uns nicht, sofern Fernmetastasen nicht nachweisbar sind. 65% der Patienten mit histologisch gesichertem vitalem retroperitonealem Tumor waren marker-nega-

tiv. Somit ist ein Verzicht auf die Salvagelymphadenektomie aufgrund negativer Marker nicht gerechtfertigt. Vitaler Tumor läßt sich nach der Chemotherapie durch die Tumormarker nicht sichern. Positive Tumormarker bei histologisch negativem retroperitonealem Befund sind zwar prognoseverschlechternd, weisen auf okkulte Metastasen in anderen Lokalisationen hin, können aber auch bei massiven Nekrosen aus einem histologisch nicht verifizierten Tumoreal stammen.
4. Auf die LDH, die vor der Chemotherapie noch ein ergänzender Tumormarker ist, kann zur späteren Beurteilung der Dignität retroperitonealer Tumoren verzichtet werden.

Die möglichst frühzeitige Salvageoperation führt zu einer erheblich geringeren chemotherapeutischen Belastung des Patienten.

In unserem Klientel konnten neben der Einsparung präoperativer Kurse bei allen Patienten 52% bei Narben- oder Nekrosebefunden weitere Kurse erspart werden. Eine längere Chemotherapie vor dem Eingriff läßt zwar den Anteil undifferenzierten Tumors abnehmen, aber nicht die Menge vitalen Gewebes insgesamt; zudem verbessert sich die Prognose nicht.

Literatur

1. Jaeger N, Kreuser ED, Altwein JE, Vahlensieck W (1978) Akt Urol 18: 171–176
2. Javadpour N (1986) Journal of Urology 135: 879
3. Freiha FS, Shortliffe LD, Rouse RV, Mark JBD, Hannigau JE, Aston D, Spaulding JT, Williams RD, Torti FM (1984) Journal of Urology 132: 915–917
4. Noltenius H (1981) Systematik der Onkologie, Urban & Schwarzenberg, Stuttgart, Bd 2: 1474–1508
5. Baumann RP, Lennert K, Piotrowski W, Posner G, Seifert G, Spiessl B, Stochdorph O (1978) Tumor Histol.-Schlüssel ICD-O-DA: 45–48 Springer Verlag Berlin
6. Therapiestudie Hodentumoren, Bonn, Stand: 8.12.1986
7. Weißbach L, Hildenbrand G (1982) Register und Verbundstudie für Hodentumoren – Bonn, Zuckschwerdt, München, pp 83–91
8. Donohue JP, Roth LM, Zachary JM, Rowland RG, Einhorn LH, Williams SG (1982) Journal of Urology 127: 1111–1114
9. Hendry WF, Goldstraw P, Husband JE, Barrett A, McElwain TJ, Peckham MJ (1982) British Journal of Urology 53: 648–653
10. Einhorn LH, Williams St D, Mandelbaum J, Donohue JP (1981) Cancer 48: 904–908
11. Vugrin, Whitmore WF, Sogani PC, Bains M, Herr HW, Golbey RB (1981) Cancer 47: 2228–2231
12. Johnson DE, Bracken RB, Ayela AG, Samuels ML (1976) Journal of Urology 116: 66–68
13. Merrin C, Takita H, Weber R, Wajsman Z, Baumgartner 6, Murphy GP (1976) Cancer 37: 20–29
14. Steel GG (1977) Growth Kinetics of Tumors, Clarendon Press, Oxford

Mediastinale Raumforderung nach erfolgreicher Chemotherapie – Rezidiv oder Thymushyperplasie?

K.-P. Dieckmann, W. Düe und K. J. Bauknecht

Abstract

Thymic hyperplasia should be considered in the differential diagnosis of mediastinal masses after cessation of chemotherapy for germ cell tumors even in adult patients. The benign lesion is presumed to represent an immunological rebound phenomenon. Oncologists should be aware of this entity because it regresses spontaneously, making surgery unnecessary.

Zusammenfassung

Die Thymushyperplasie ist eine Differentialdiagnose der mediastinalen Raumforderung nach Chemotherapie eines Keimzelltumors. Die Veränderung ist gutartig und wird als immunologisches "rebound"-Phänomen gedeutet. Die Kenntnis dieser Entität ist wichtig, da eine Operation nicht erforderlich ist.

Einleitung

Das Mediastinum ist in bis zu 10% aller Fälle von Keimzelltumoren durch Metastasen betroffen [5]. Tritt daher eine mediastinale Raumforderung nach Abschluß einer Zytostatika-Therapie auf, so muß ein Rezidiv vermutet werden. Selten kann auch eine reaktive benigne Thymushyperplasie (RBTH) die Ursache einer mediastinalen Raumforderung sein [1, 2, 3, 7]. Der Fallbericht soll die Existenz und Gutartigkeit dieser Entität unterstreichen und gleichzeitig die Aufmerksamkeit der Therapeuten für die RBTH vermehren.

Fallbericht

Ein 15jähriger Patient wurde wegen eines nichtseminomatösen Mischtumors des Stadiums IIc semikastriert und einer zytostatischen Therapie mit vier Zyklen PVB (Cisplatin, Vinblastin, Bleomycin) unterzogen. Da im Exzisat der verbliebenen retroperitonealen Lymphknoten noch vitale Tumorzellen nachweisbar waren, wurde eine weitere Chemotherapie mit zwei Zyklen PEB (Cisplatin, Etoposid, Bleomycin) angeschlossen. Dadurch wurde die Vollremission erreicht. Sechs Monate später wurde bei dem inzwischen 16jährigen, erwachsen wirkenden Patienten im Thorax-CT eine neu aufgetretene Raumforderung im vorderen oberen Mediastinum entdeckt (Abb. 1). Der Patient war zu diesem Zeitpunkt beschwerdefrei; klinisch und mit den bildgebenden Verfahren ergab sich kein Hinweis für ein Rezidiv an einer anderen Körperstelle. Die Tumormarker waren im Normalbereich.

Bei der Thorakotomie wurde eine längliche, knapp 3 cm im Durchmesser betragende Masse von den großen intrathorakalen Gefäßen entfernt (Abb. 2, 3). Histologisch handelte es sich ausschließlich um Gewebe einer hyperplastischen Thymusdrüse mit gleichmäßiger Beteiligung von Rinden- und Markanteilen. Immunhistochemisch bestand eine Normalverteilung der zellulären Subpopulationen. Fettgewebe war trotz des Alters des Patienten nur sehr spärlich nachweisbar. Anteile eines Keimzelltumors wurden nicht beobachtet. Der Patient hat den thoraxchirurgischen Eingriff problemlos überstanden und ist weiterhin in der Vollremission (Abb. 4).

Kommentar

Physiologische Größenschwankungen der Thymusdrüse in der Kindheit sind ein bekanntes Phänomen. Thymusvergrößerungen im Erwachsenenalter – wie im vorgestellten Fall – sind dagegen selten, werden aber bei der Myasthenia gravis und bei Thyreotoxikose [6, 8] sowie in der Erholungsphase nach zytostatischer Therapie beobachtet [1, 3, 7].

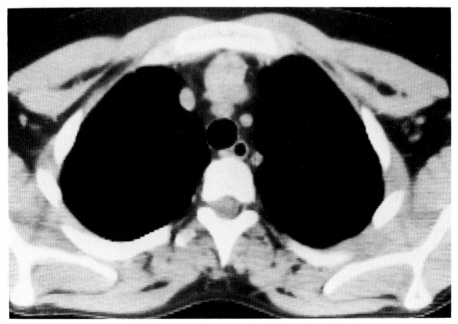

Abb. 1. Computertomographischer Querschnitt im oberen Thoraxbereich. Glatt berandete homogene Raumforderung unmittelbar retrosternal

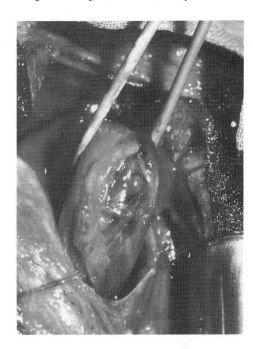

Abb. 2. Intraoperativer Situs während Sternotomie. Angeschlungen die vergrößerte längliche Thymusdrüse. Bds. lateral davon jeweils Pleurarand

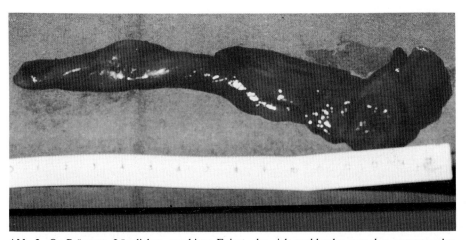

Abb. 3. Op-Präparat. Längliches, markiges Exisat, das sich problemlos von den angrenzenden Strukturen präparieren ließ

Die Thymusveränderung bei Myasthenia gravis kommt in tumorartiger Form oder als homogene Vergrößerung des gesamten Organs vor [6].

Die reaktive benigne Thymushyperplasie nach Chemotherapie wird als immunologisches "rebound"-Phänomen aufgefaßt und stellt histologisch – und entsprechend computertomographisch – eine homogene Vergrößerung sowohl der Rinden- als auch

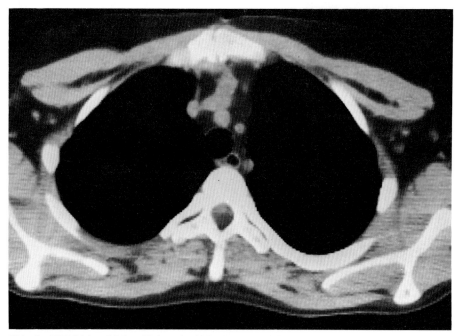

Abb. 4. CT-Bild in gleicher Höhe wie Abb. 1. Zustand 3 Monate nach Sternotomie mit noch sichtbarem Knochendefekt. Fehlen der zuvor beschriebenen retrosternalen Masse

der Markzonen dar. Beim eigenen Fall konnte immunhistochemisch gezeigt werden, daß auch die zellulären Subpopulationen eine Normalverteilung aufweisen. Die RBTH wurde erstmals 1970 beschrieben [2] und wurde seither aufgrund diagnostischer Unsicherheit häufig – wie auch beim eigenen Fall – durch Thorakotomie behandelt [1, 2, 7]. Cohen et al. (1980) beschrieben zwei Fälle, bei denen eine Kortikoidtherapie zu einer raschen Schrumpfung der Thymushyperplasie geführt hatte. In vier anderen Fällen war es auch ohne eine Therapie zur vollständigen Rückbildung gekommen [1].

Die kritische Analyse des eigenen Falles lehrt, daß bei einer neu aufgetretenen Raumforderung im vorderen oberen Mediastinum nach zytostatischer Therapie auch beim erwachsenen Patienten an eine reaktive benigne Thymushyperplasie gedacht werden muß. Die Diagnose ist noninvasiv zu stellen durch CT bei gleichzeitigem Ausschluß eines Rezidivs an anderer Stelle [3, 4, 6, 8]. Gegebenenfalls kann eine probatorische Kortikoidmedikation die Diagnose sichern [1]. Eine Operation der gutartigen und reversiblen Thymushyperplasie ist nicht erforderlich.

Literatur

1. Cohen M, Hill CA, Cangir A, Sullivan MP (1980) Thymic rebound after treatment of childhood tumors. Am J Roentgenol 135: 151–156
2. Hill CA, Dodd GD (1970) Thymic hyperplasia simulating mediastinal metastasis. Texas Med 66: 78–81

3. Kissin CM, Husband JE, Nicholas D, Eversman W (1987) Benign thymic enlargement in adults after chemotherapy: CT demonstration. Radiology 163: 67–70
4. Mori K, Eguchi K, Moriyama H, Miyazawa N, Kodama T (1987) Computed tomography of anterior mediastinal tumors. Acta Radiol 28: 395–398
5. Morse MJ, Whitmore WF (1986) Neoplasms of the testis. In: Walsh PC, Gittes RF, Perlmutter AD, Stamey AD (Hrsg) Campbell's Urology, 5th Edition. Saunders Philadelphia pp 1535–1582
6. Thorvinger B, Lyttkens K, Samuelsson L (1987) Computed tomography of the thymus gland in myasthenia gravis. Acta Radiol 28: 399–401
7. Tobisu KI, Kakizoe T, Takai K, Matsumoto K, Tsuchiya R (1987) Thymic enlargement following treatment for a metastatic germ cell tumor: A case report. J Urol 137: 520–521
8. Schnyder P, Candardjis G (1987) Computed tomography of thymic abnormalities. Europ J Radiol 7: 107–113

Umwandlung von Lungenmetastasen in Zysten unter Chemotherapie bei einem Patienten mit malignem nichtseminalem Hodentumor

S. Ritter

Abstract

A 22-year-old patient with a malignant embryonic teratoma had an orchiectomy. He had stage T2, N2, M1 disease with strong pain in the lower abdomen, multiple lung metastases, and a clear increase in tumor markers. With chemotherapy, analgesia and normalization of tumor markers, and of the general state of health were achieved. However, X-ray examination showed that the round foci in the lung were nearly unchanged. Computer tomography and thoracotomy revealed these foci to be lung cysts filled with fluid and free from any tumor residue. An X-ray examination done 1 year before the diagnosis of the malignant tumor showed an entirely normal picture of the lung.

Zusammenfassung

Ein 22jähriger Patient mit malignem embryonalen Teratom hatte bei der Orchiektomie ein Stadium T2, N2, M1 mit starken Unterbauchschmerzen, multiplen Lungenmetastasen und deutlicher Erhöhung der Tumormarker. Unter der Chemotherapie wurde Schmerzfreiheit, Normalisierung der Tumormarker und des Allgemeinzustandes erreicht. Die Rundherde blieben röntgenologisch fast unbeeinflußt. Sie erwiesen sich dann im CT und bei der Thorakotomie als flüssigkeitsgefüllte Lungenzysten ohne Tumorreste. Kongenitale Lungenzysten haben nicht vorgelegen, eine 1 Jahr vor der Tumordiagnose angefertigte Röntgen-Thorax-Aufnahme zeigt noch ein völlig normales Lungenbild.

Kasuistik

Bei dem knapp 21jährigen Mann (W. D.) wurde der linke Hoden ab August 1980 allmählich größer. Kurz vorher war aus anderer Ursache am 15. 7. 1980 eine Thoraxaufnahme angefertigt worden (Abb. 1).

1 Jahr später, im Juli 1981, erkrankte er mit Husten, Gewichtsabnahme und starken Schmerzen im linken Unterbauch. Bei der Krankenhausaufnahme[1] war der linke

---

[1] Innere Abteilung des Jakobi-Krankenhauses Rheine (Chefarzt Dr. med. D. Bauer)

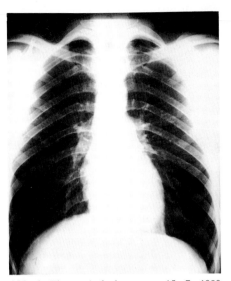 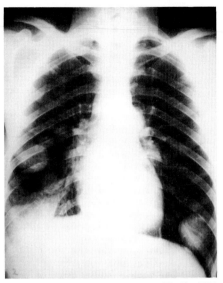

Abb. 1. Thorax-Aufnahme vom 15. 7. 1980. Kurz vor Krankheitsbeginn

Abb. 2. Thorax-Aufnahme vom 27. 7. 1981. Zum Zeitpunkt der Diagnosestellung

Hoden tennisballgroß und der Unterbauch druckschmerzhaft. Sonographisch fanden sich paraaortal Lymphknotenvergrößerungen und im Thoraxbild Rundherde in beiden Lungen und eine Segmentatelektase rechts basal (Abb. 2). Die BSG war mit 64/104 mm n. W. stark beschleunigt. Der Alpha-Feto-Protein-Wert war mit 6.550 ng/ml massiv, der β-HCG-Wert mit 60 mIU/ml leicht erhöht. Histologisch ergab sich nach der Orchiektomie ein malignes embryonales Teratom mit Befall der Tunica albuginea. Das Stadium war also pT2, N2, M1.

Der Patient erhielt Chemotherapie, zunächst mit einer Kombination von Cisplatin, Bleomycin, Adriamycin und Ifosfamid alternierend mit Bleomycin und Vinblastin, später Etoposid und Ifosfamid. Nach 3 Zyklen wies ein Rundherd in der Lunge eine Aufhellung auf (Abb. 3). Die BSG und die Tumormarker waren normal. Der Patient war beschwerdefrei und nahm an Gewicht zu. Im Computertomogramm des Abdomens waren keine Metastasen mehr erkennbar.

Da im Röntenbild aber große Rundherde persistierten, wurde die Chemotherapie fortgesetzt, schließlich ergab das Thorax-Computertomogramm das Bild von Lungenzysten. Dieser Befund wurde noch mittels Thorakotomie gesichert[2]. Histologisch wurden congenitale Lungenzysten ohne Tumoranteile beschrieben.

Der Patient blieb dann ohne weitere Therapie in der Nachsorge (Abb. 4). Die Tumormarker haben bis zuletzt im Normalbereich gelegen.

---

[2] Chirurgische Klinik und Poliklinik der Westfälischen Wilhelms-Universität Münster, Direktor Prof. Dr. med. H. Dittrich

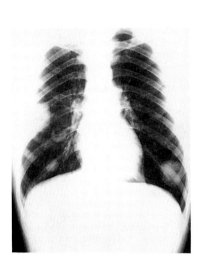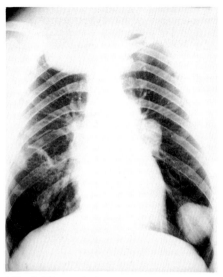

Abb. 3. Thorax-Aufnahme vom 30. 11. 1981. Nach 3 Chemotherapiezyklen

Abb. 4. Thorax-Aufnahme vom 22. 8. 1984. Bei der letzten Nachsorgeuntersuchung, 1 Jahr nach Thorakotomie mit Sicherung der Lungenzysten

Patient H. D. erkrankte im November 1984 mit Husten und Schmerzen an der linken Thoraxseite. Es entwickelte sich bei tumorbedingtem Verschluß des linken Hauptbronchus eine Totalatelektase der linken Lunge. Bronchoskopisch wurde überwiegend hochdifferenziertes teratoides Tumorgewebe gefunden. Die endobronchiale Lasertherapie scheiterte an einer massiven Blutung.

Am 28. 1. 1985 ist der Patient unter dem klinischen Bild einer schweren Pneumonie verstorben.

Diese kasuistische Darstellung soll auf die seltene Möglichkeit einer Umwandlung von Lungenmetastasen in röntgenologisch weiterhin als Rundschatten imponierende flüssigkeitsgefüllte Lungenzysten hinweisen. Bei Persistieren von Rundherden unter Chemotherapie ist eine Abklärung mittels Computertomogramm und ggf. thoraxchirurgischem Eingriff (eventuell Punktion) angezeigt.

Über Aufhellungen innerhalb und in der Umgebung von Tumorverschattungen hat Reinhardt [1] berichtet, allerdings im wesentlichen nur über das Vorkommen beim Bronchialkarzinom.

Literatur

Reinhardt K (1971) Radiologe 11: 179–186

Kasuistischer Beitrag eines Patienten mit Teratokarzinom des Hodens

R. Schwab und C. Stambolis

Zusammenfassung

Fallbericht einer solitären Lungenmetastase 21 Monate nach Semikastration und unilateraler Lymphadenektomie. Bei folgenden Risikofaktoren sollte wegen der Gefahr des Krankheitsprogresses die Nachsorge intensiviert werden:
- Gefäßinvasion im Primärtumor
- skrotale Semikastration
- Samenstranginfiltration
- embryonales Karzinom

Kasuistik

Bei einem 17jährigen Patienten mit Teratokarzinom des Hodens ($pT_2N_0M_0$) tritt 21 Monate nach erfolgter Semicastratio und unilateraler Lymphadenektomie eine Solitärmetastase im linken Lungenoberlappen auf. Trotz vier Chemotherapie-Zyklen (Einhorn-Schema) muß wegen unvollständiger Remission eine Oberlappenteilresektion durchgeführt werden. Histologisch handelt es sich um ein reifes Teratom.

In der Literatur der letzten 10 Jahre spricht nur ein Patient mit Lungenmetastase bei nichtseminomatösem Hodentumor nach retroperitonealer Lymphadenektomie nur teilweise auf Chemotherapie an. Im Gegensatz hierzu ist der Anteil von "Nonrespondern" bei anderweitig lokalisierten Metastasen deutlich höher (Tabelle 1).

Aufgrund angeführter Literatur halten wir in Ergänzung zu den allgemeinen Empfehlungen der ATO eine intensivere Nachsorge nach Höppner für indiziert bei Vorliegen folgender Risikofaktoren:

1. Gefäßinvasivität im histologischen Primärpräparat
2. Skrotale Semicastratio
3. Samenstranginfiltration
4. embryonales Karzinom

Tabelle 1. Analyse des Rezidivverhaltens bei nichtseminomatösen Hodentumoren im pathologischen Stadium I. (n. u. = nicht untersucht)

1	2	3	4	5 Risikofaktoren				6 „Nonresponder" nach Chemotherapie	
Autor	Jahr	n	Rezidivrate (%) insgesamt (Lunge)	Zeitintervall (Monate)	vaskulare Invasion	embryonales Ca.	scrotale OP.	Samenstranginfiltration	insgesamt	bei Lungenmetastasen
Johnson	1976	72	13,9 (50)	– (2–38)	n.u.	(+)	+	n.u.	n.u.	(n.u.)
Bredael	1983	138	8,6 (75)	9 (2–21)	n.u.	+	(+)	(+)	5/12	(0/9)
Pizzocaro	1985	102	10,8 (64)	6 (3–35)	n.u.	(+)	+	n.u.	3/11	(1/11?)
Fraley	1985	57	15,8 (67?)	– (5–11)	n.u.	n.u.	n.u.	n.u.	0/9	(0/6)
Javadpour	1986	60	16,7 (40)	– (– – –)	+	+	n.u.	+	0/10	(0/4)
Höppner	1987	60	15,0 (44)	– (2–36)	n.u.	+	n.u.	n.u.	0/9	(0/4)

Literatur

Bredael J, Vugrin D, Whitmore W (1983) Recurrences in surgical stage I nonseminomatous germ cell tumors of the testis. J Urol 130:476–478

Donohue J, Roth L, Zachary J, Rowland R, Einhorn L, Williams S (1983) Zytoreduktive Chirurgie beim metastasierenden Hodenkarzinom: Histologie retroperitonealer Residualmetastasen nach Chemotherapie. Akt Urol 14: 86–89

Donohue J, Rowland R, Kopecky K, Steidle Ch, Geier G, Ney K, Einhorn L, Williams S, Loehrer P (1987) Correlation of computerized tomographic changes and histological findings in 80 patients having radical retroperitoneal lymph node dissection after chemotherapy for testis cancer. J Urol 137: 1176–1179

Fraley E, Narayan P, Vogelzang N, Kennedy B, Lange P (1985) Surgical treatment of patients with stages I and II nonseminomatous testicular cancer. J Urol 134: 70–73

Höppner W, Hartmann M (1987) Besonderheiten in der Nachsorge maligner Hodentumoren. Urologe B 27: 33–37

Javadpour N, Young J (1986) Prognostic factors in nonseminomatous testicular cancer. J Urol 135: 497–499

Johnson D, Bracken R, Blight E (1976) Prognosis for pathological stage I nonseminomatous germ cell tumors of the testis managed by retroperitoneal lymphadenectomy. J Urol 116: 63–65

Pizzocaro G, Pasi M, Zanoni F, Salvioni R, Milani A, Pilotti S (1985) Relapse pattern of pathologic stage I nonseminomatous germ cell tumors of the testis following orchiectomy and lymphadenectomy. Eur Urol II: 79–82

Pizzocaro G, Salvioni R, Zanoni F (1985) Unilateral lymphadenectomy in intraoperative stage I nonseminomatous germinal testis cancer. J Urol 134: 485–489

Therapie des Seminoms – Stadium I

Adjuvante Strahlentherapie der Seminome im Stadium I

M. Wannenmacher, E. L. Pfannmüller-Schurr und G. Bruggmoser

Abstract

In stage I of the disease, irradiation of the paraortal lymph nodes is still an established procedure. Even though some patients are overtreated, abandoning this treatment was not generally accepted. Treatment results in 5-year survival rates of over 95% with low morbidity and abandoning such an effective treatment regimen is scarcely justified. Despite this, within the framework of a clinical trial using strict criteria, a "wait and see" strategy should be adopted. Radiotherapy under optimal conditions has no important side effects; the scattered radiation stress to the remaining testicle is minimal and long-term fertility will certainly not be crucially affected.

Zusammenfassung

Die Bestrahlung der Lymphknotenstationen der Paraaortalregion im Stadium I ist zur Zeit ein noch etabliertes Verfahren. Auch unter Einschätzung der Tatsache, daß sicherlich ein bestimmter Teil der Patienten überbehandelt wird, konnte sich ein genereller Verzicht auf diese Maßnahme bisher nicht durchsetzen. Behandlungsergebnisse von über 95% 5-Jahresheilungen bei geringer Morbidität rechtfertigen natürlich nur schwer den Verzicht auf eine in sich effektive Behandlungsmethode. Ungeachtet dessen sollte unter strengen Kriterien, also im Rahmen von Studien, eine "wait and see"-Taktik vertreten werden.

Die Bestrahlung unter optimalen Bedingungen durchgeführt, hat keine wesentlichen Nebenwirkungen, wobei auch die Streustrahlenbelastung am verbliebenen Hoden minimal ist und die Fertilität langfristig sicherlich nicht entscheidend eingeschränkt wird.

Adjuvante Strahlentherapie der Seminome im Stadium I

Die hohe Strahlenempfindlichkeit der Seminome und ihrer Metastasen ist seit langem bekannt, konnte jedoch in der Frühzeit mittels konventioneller Röntgenstrahlen nur bedingt ausgenutzt werden. Erst durch die Einführung der Hochvolttherapie ist eine effektive tumorvernichtende und nebenwirkungsarme Behandlung möglich. Zur Strahlentherapie stehen uns heute Strahlenqualitäten zur Verfügung, die es ermöglichen, jede gewünschte Dosis an jeder entsprechenden Stelle des Organismus einzustrahlen, ohne das umgebende gesunde Gewebe unnötig zu belasten. Für tiefliegende Tumoren wie auch die retroperitonealen Lymphknotenstationen hat sich die Anwendung ultraharter Röntgenstrahlen des Linearbeschleunigers bewährt. Während die Kombination verschiedener Strahlenqualitäten speziell bei der Behandlung des Seminoms gewisse Vorteile in Bezug auf die Gonadenbelastung erbringt, bevorzugen wir die sog. Großfeld- oder Satellitentechnik, bei der eine homogene Bestrahlung sämtlicher Lymphknotenstationen ohne die Gefahr von Lückenbildungen möglich ist. Wenn auch eine grundsätzliche Standardisierung unumgänglich ist, so muß doch die Bestrahlungsplanung individuell durchgeführt werden.

Die hohe Strahlensensibilität der Seminome erlaubt es, mit relativ niederen Herddosen auszukommen und überschreitet 36 Gy in den nachweislich befallenen Lymphknotenstationen und 28 bis 30 Gy in den „prophylaktisch" zu bestrahlenden Gebieten in der Regel nicht. Diese Dosis muß als absolut ausreichend angesehen werden, da kleine Lymphknotenabsiedelungen nachweislich bereits nach 20 bis 25 Gy in zwei bis drei Wochen vernichtet sind (Maier und Mittermeyer 1977). Entscheidend scheint die Wahl der ausreichenden Ausdehnung der Bestrahlungsvolumina, wobei unter Berücksichtigung der Unsicherheit bei der Beurteilung der retroperitonealen Lymphknoten die Problematik der zusätzlichen Bestrahlung der mediastinalen Lymphknoten unterschiedlich beurteilt wird (Caldwell et al. 1980).

Die Eingangsfrage beim Seminom im Stadium I muß also lauten, ob nach ordnungsgemäß durchgeführter Ablatio testis und den erforderlichen Staging-Maßnahmen überhaupt eine adjuvante Therapie erforderlich ist. Hierbei muß insbesondere die Qualitätssicherung der Stagingmaßnahmen berücksichtigt werden. Computer- und Kernspin-Tomographie haben keine ausreichende Sensitivität bzw. Spezifität, um einen Mikrobefall der retroperitonealen Lymphknoten auszuschließen. Vergleichsannahmen, insbesondere in direkter Relation zu den nichtseminomatösen Tumoren im Stadium I, die nach ausschließlicher operativer Therapie 80% Heilung aufweisen, müssen die Annahme erlauben, daß maximal 20% der Patienten einen Lymphknotenbefall haben können. Eine "wait and see policy" würde dem größten Teil der Patienten also eine adjuvante Therapie ersparen. Das Risiko dabei stellt jedoch ein über einen längeren Zeitraum nicht erkannter Tumorprogreß dar.

Aus der Sicht der Radiotherapie muß festgehalten werden, daß die heute erforderlichen Bestrahlungsvolumina und Bestrahlungsdosen nur geringe Nebenwirkungen verursachen, abgesehen von einer temporären Fertilitätsstörung. Man sollte also festhalten, daß außerhalb von Studien routinemäßig die Nachbestrahlung in üblicher Weise erfolgt.

Das Bestrahlungsvolumen der adjuvanten Strahlentherapie im Stadium I orientiert sich an der Paraaortalregion sowie der oberen Iliacalregion der befallenen Seite (Abb. 1). Weitere Bestrahlungsgebiete müssen nicht erfaßt werden, insbesondere besteht keinerlei Anlaß, die jeweilige Leistenregion zu bestrahlen.

Die Dosis sollte zwischen 28 und 30 Gy liegen bei einer Einzelfraktionierung von 1,6 bis maximal 2 Gy und 5-maliger Bestrahlung in der Woche. Es ergibt sich eine Gesamtbehandlungszeit von ca. 3 Wochen. Die Behandlungsergebnisse im Stadium I liegen im eigenen Krankengut nach 5 Jahren bei 100%, nach 10 Jahren bei 97% und nach 20 Jahren bei 93%. Wesentlich schlechter schneiden dabei die Patienten im Stadium II ab, wobei diese auch durch historische Kollektive belastet sind (Abb. 2).

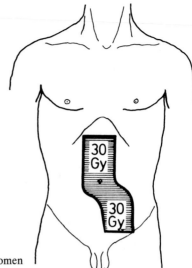

Abb. 1. Bestrahlungsvolumen bei Patienten mit Seminomen im Stadium I

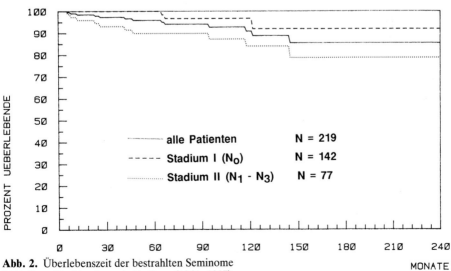

Abb. 2. Überlebenszeit der bestrahlten Seminome (Abteilung Strahlentherapie Freiburg (1964–1987))

Die neueren Behandlungsergebnisse der adjuvanten Strahlentherapie im Stadium I liegen fast alle über 97% 5-Jahresheilungen. Hierbei sind die Zahlen korrigiert, wobei jene Patienten, die an anderen nachgewiesenen Krankheitsursachen verstorben sind, aus der Auswertung genommen wurden (Tabelle 1). Die Rezidivhäufigkeit der in der beschriebenen Form behandelten Patienten liegt im Schnitt bei 2,5% (Tabelle 2). Eine noch niederere Rate bei Thomas (1985) rechtfertigt auch eine Dosis unter 30 Gy, da sie ihre Patienten mit nur 25 Gy behandelte. Im eigenen Krankengut traten im Stadium I 3 Rezidive auf, die nach Durchführung einer Chemotherapie rezidivfrei weiterlebten (Tabelle 3). Gleichzeitig sind im Stadium I drei Patienten nachweislich an anderen Ursachen verstorben, jedoch ohne Progreß der Grunderkrankung (Tabelle 4). Auffallend ist im eigenen Krankengut eine etwas überdurchschnittlich erhöhte Rate an Sekundärmalignomen. Bei 219 Patienten traten in 5 Fällen Seminome im anderen Hoden auf, nach einer Latenz zwischen 3 und 8 Jahren. Weiterhin wurde ein Teratokarzinom des verbliebenen Hodens beobachtet. Des weiteren entstanden zwischen einem 1/4 und 16 Jahren Karzinome in unterschiedlichen topogra-

Tabelle 1. Behandlungsergebnisse nach adjuvanter Strahlentherapie der Seminome im Stadium I (Literaturübersicht)

Behandlungsergebnisse Stadium I

	N – Patienten	Überleben (korr.)
Thomas (1985)	150	99%
Lester et al. (1986)	33	91%
Hamilton et al. (1986)	232	99%
Zagars u. Babaian (1987)	163	97%
Wannenmacher et al. (1988)	142	100%

Tabelle 2. Rezidivhäufigkeit nach adjuvanter Strahlentherapie der Seminome im Stadium I (Literaturübersicht)

Rezidivhäufigkeit im Stadium I

	Patienten	Rezidive	
Ball et al. (1982)	232	4	3%
Thomas (1985)	150	2	1%
Hamilton et al. (1986)	232	5	2%
Zagars et al. (1987)	163	7	4%
Wannenmacher et al. (1988)	142	3	2%
Gesamt	840	21	2,5%

Tabelle 3. Seminomrezidive im Stadium I. Sekundärbehandlung durch Chemotherapie (Abteilung Strahlentherapie Freiburg)

Patient	Erstdiagnose	Rezidiv	Therapie	Verlauf
F.S.	XII/79	V/81	Chemotherapie	lebt
Z.H.	VI/80	VIII/82	Chemotherapie	lebt
S.K.H.	II/87	IX/87	Chemotherapie	lebt

Tabelle 4. Verstorbene Patienten mit Seminomen im Stadium I nach Strahlentherapie. Drei Patienten waren rezidivfrei (Abteilung Strahlentherapie Freiburg)

Patient	Erstdiagnose	Verstorben	Todesursache
G. H.	VII/71	VIII/81	Magen-Karzinom
D. P.	XI/76	IV/82	Parkinson
W. H.	XI/78	IV/84	Myokardinfarkt

Tabelle 5. Zweittumoren nach Strahlentherapie des Seminoms (n = 219) (Abteilung Strahlentherapie Freiburg)

Zweittumoren	N	Auftreten (Jahre nach Primärtherapie)
Seminome	5	3, 4, 5, 8 (2 Pat.)
Teratokarzinom	1	1
Tonsillenkarzinom	1	16
Magenkarzinom	1	10
Blasenkarzinom	1	6
Schilddrüsenkarzinom	1	5
Mundbodenkarzinom	1	0,25

phischen Regionen (Tabelle 5). Keines dieser Zweitkarzinome lag im Bestrahlungsvolumen.

Eine besondere Bedeutung zur Rezidivneigung im Hinblick auf die Beta-HCG-Werte konnte nicht gefunden werden. Es fanden sich bei 78 Patienten, bei denen routinemäßig das Beta-HCG primär bestimmt und im follow-up kontrolliert wurden, bei 10 Beta-HCG-Positiven kein Rezidiv und lediglich bei 68 Beta-HCG-Negativen ein Rezidiv.

Ohne voreilige Schlüsse zu ziehen, sollte man bis zur gültigen Abklärung der multizentrischen Studie (Weissbach, Berlin) alle Beta-HCG-positiven Patienten routinemäßig studiengemäß behandeln. Bei Ansteigen des AFP ist davon auszugehen, daß nichtseminomatöse Anteile vorliegen, was eine grundsätzliche Umstellung der Therapie zur Folge haben dürfte.

Von entscheidender Bedeutung ist die Gonadenbelastung bei der durchzuführenden Strahlentherapie. Bei exakter Untersuchung liegen die Belastungen des verbliebenen Hodens deutlich unter 100 rd, im Regelfall in der Größenordnung von 10–30 rd. Dies führt zu einer temporären Azoospermie, gelegentlich zu einer Aspermie, wobei sich diese Werte nach einem halben bis einem Jahr wieder normalisieren (Tabelle 6).

Schlußfolgerung

Es gibt bisher keine klinischen Daten, welche den Anteil ausreichend untersuchter Patienten im Stadium I dergestalt verifizieren, um exakte Zahlen über den mikroskopischen Befall der Lymphknoten zu erhalten. Rezidive bei Patienten, die ausschließ-

Tabelle 6. Strahlenbelastung des gesunden Hodens bei adjuvanter Strahlentherapie des Seminoms im Stadium I

Autor	Jahr	Bestrahlungsregion Paraaortal Iliacal/einseitig %	entsprach bei 3000 rd = 30 Gy
Hahn et al. New York	1982	0,3–0,7	9–21 rd
Lux et al. Erlangen	1984	0,3–1,1	9–33 rd
Fraass et al. Bethesda	1985	0,3–0,7	9–21 rd
Wannenmacher et al. Freiburg	1988	0,6–0,4	18–12 rd

lich orchiektomiert wurden, die auch in kleinen Fallzahlen vorliegen, steigen auf Werte um 10% an. Eine wie auch immer gestaltete "wait and see"-Politik kann nur in streng überwachten Studien und bei exakt aufgeklärten Patienten durchgeführt werden.

Die Strahlentherapie hat minimale Nebenwirkungen bei den vorgegebenen Bestrahlungsvolumina und der relativ niederen Gesamttumordosis. Die Wirkung auf die Fertilität ist temporär und kann heute im Regelfall vernachlässigt werden. Die Strahlentherapie minimiert das Risiko, daß über einen längeren Zeitraum ein Lymphknotenrezidiv bzw. ein Progreß übersehen wird.

Literatur

Ball D, Barrett R, Peckham JH (1982) The management of metastatic seminoma of the testis. Cancer 50: 2289

Caldwell WL, Kademian MT, Frias Z, Davis TE (1980) The management of testicular seminoma. Cancer (Suppl) 45: 178

Fraas BA, Kinsella TJ, Harrington FS, Glatstein E (1985) Peripheral dose to the testes: The designs and clinical use of a practical and effective gonadal shield. Int J Rad Oncol Biol Phys 11: 609–615

Hahn EW, Feingold SM, Simpson L, Batata M (1982) Recovery from aspermia induced by low-dose radiation in seminoma patients. Cancer 50: 337–340

Hamilton C, Horwich A, Easton D, Peckham MJ (1986) Radiotherapy for stage I seminoma testis: Results of treatment and complications. Radiotherapy and Oncology 6: 115–120

Lester SG, Morphis JG, Hornback NB (1986) Testicular seminoma: Analysis of treatment results and failures. Int J Rad Oncol Biol Phys 12: 353–358

Lux HJ, Müller WD, Müller RG (1984) Dosisreduktion am Hoden bei der Bestrahlung von Seminomen. In: Schmidt T (Hrsg) Medizinische Physik 84: 599–602

Maier JG, Mittermeyer B (1977) Carcinoma of the testis. Cancer 39: 981–986

Thomas GM (1985) Controversies in the management of testicular seminoma. Cancer 55: 2296–2302

Zagars GK, Babaian RJ (1987) Stage I testicular seminoma: Rationale for postorchiectomy radiation therapy. Int J Rad Oncol Biol Phys 13: 155–162

Zur Frage der Leistenbestrahlung bei reinem Seminom

M. Assoian-Link und H. Renner

Abstract

Eighty-six patients diagnosed as having pure seminoma (from January 1976 through December 1984) were treated with radiation therapy of the regional lymphatics after orchiectomy. Paraaortic and ipsilateral iliac lymphatics were routinely irradiated in all patients. The decision to irradiate ispsilateral inguinal lymph nodes was made depending strictly on the histopathological results of the primary tumor. Only in cases with infiltration of the tunica albuginea, and/or spermatic cord, and/or the scrotal wall were the ipsilateral inguinal lymphatics irradiated; if these patients had previous operations in the pelvic region, then the iliac and inguinal lymph nodes on both sides were treated. Fifty-one patients received irradiation of the inguinal lymph nodes and 35 patients were not irradiated in this region. In neither series of patients was local recurrence of disease observed in the inguinal region.

Zusammenfassung

Bei 86 Seminompatienten mit postoperativer Lymphabflußbestrahlung wurden im Zeitraum 1/1976 bis 12/1984 regelmäßig die Lymphknotenstationen beidseitig paraaortal und tumorseitig iliakal bestrahlt. Die Indikation zur zusätzlichen Bestrahlung der Leistenregion der befallenen Seite wurde von uns streng nach dem histopathologischen Befund des Primärtumors gestellt. Nur bei Infiltration der Tunica albuginea (pT2) und/oder des Samenstranges (pT3) und/oder des Skrotums (pT4) wurde eine Bestrahlung der tumorseitigen Leistenregion durchgeführt. Bei Patienten mit einer Indikation zur Leistenbestrahlung und einer vorausgegangener Operation im Leistenbereich wurde zusätzlich der Lymphabfluß gegenseitig inguinal und iliakal bestrahlt. 51 Patienten wurden nach diesem Therapiekonzept zusätzlich inguinal bestrahlt. 35 Patienten wurden inguinal nicht bestrahlt. In beiden Patientengruppen traten keine Lokalrezidive der Leiste auf.

Problemstellung

Das Bestrahlungsvolumen der postoperativen Lymphabflußbestrahlung bei reinem Seminom umfaßt regelmäßig die Lymphknotenstationen beidseitig paraaortal und tumorseitig iliakal [2]. Die tumorseitige Leistenlymphknoten-Station gehört nicht zum Standard-Bestrahlungsvolumen [4]. Die Indikation zur Bestrahlung der Leistenregion der befallenen Seite wird von uns individuell nach der histopathologischen Beurteilung der Tunica albuginea, des Samenstranges und des Skrotums gestellt. Die pT-Klassifikation des TNM-Systems, auch in der neuesten Fassung von 1987, ist dafür nur bedingt brauchbar, die lymphographisch oder computertomographisch festgelegte N-Kategorie des Tumorstadiums ist für diesen Teil des Therapieentscheides nicht relevant.

Therapiekonzept

Die Leiste der operierten Seite wird nur bestrahlt bei Infiltration der Tunica albuginea (pT2) oder bei Infiltration des Samenstranges (pT3) oder bei Infiltration des Skrotums (pT4). Die Infiltration des Nebenhodens ohne Infiltration der Tunica albuginea (auch pT2) ist keine Indikation zur Leistenbestrahlung. Ist bei Patienten mit Indikation zur Leistenbestrahlung eine andere Operation im Leistenbereich vorausgegangen, wird auch der Lymphabfluß gegenseitig inguinal und iliakal bestrahlt.

Bestrahlungstechnik

Die Bestrahlung erfolgte mit Telekobaltgeräten (FHA 60 bzw. 80 cm). Für die einzelnen Bestrahlungsvolumina (paraaortal, iliakal ggf. inguinal) mußte eine Mehrfeldertechnik gewählt werden. Das Leistenfeld wurde stets über ein getrenntes Feld bestrahlt. Feldgröße ca. 9 × 12 cm, Strahlerkopf 5° lateral gekippt. Abschirmung mittels Bleiblöcken von Teilen des Oberschenkels lateralseitig sowie der Überschneidungsfläche mit dem iliakalen Feld. Strahlenschutz des gesunden Hodens durch Bleihodenkapsel. Einzeldosis 200–250 cGy Maximumsdosis, Gesamtdosis 3500–4000 cGy Maximumsdosis (Abb. 1).

Patientengut

Es wurden die Daten von 86 Seminompatienten mit postoperativer Lymphabflußbestrahlung im Zeitraum von 1/1976 bis 12/1984 analysiert und retrospektiv ausgewertet.

Die mediane Beobachtungszeit betrug 60 Monate, das Duchschnittsalter der Patienten lag bei 35,7 Jahre (19–73). In 45 Fällen trat das Seminom im rechten Hoden, in 41 Fällen im linken auf (Verhältnis rechts:links wie 1,1:1).

Der Lymphknoten-Status wurde bei allen 86 Patienten mittels Lymphographie, bei 55 Patienten zusätzlich durch Computertomographie untersucht. Daraus ergab sich folgende Verteilung der Tumorstadien (Tabelle 1).

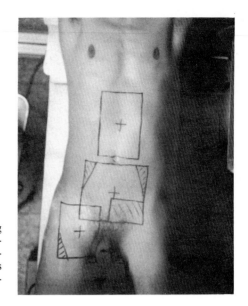

Abb. 1. Beispiel der gleichzeitigen Bestrahlung der Felder paraaortal beidseitig, iliakal und inguinal tumorseitig mit einer Telekobalt-Mehrfeldertechnik bei einem Patienten mit Seminom des rechten Hodens und Infiltration der Tunica albuginea

Tabelle 1. Stadien-Einteilung der 86 retrospektiv untersuchten Seminompatienten

Stadium UICC			Anteil Patienten
pT 1–4	N 0	M0	53% (46 Patienten)
pT 1–4	N ?	M0	9% (8 Patienten)
pT 1–4	N 1–2	M0	33% (28 Patienten)
pT 1–4	N 3	M0	5% (4 Patienten)

Ergebnisse

In unserem Patientenkollektiv von 86 Patienten aus den Jahren 1976–1984 wurden entsprechend diesem Konzept bei 51 Patienten die Leistenlymphknoten-Stationen bestrahlt und bei 35 Patienten die Leistenlymphknoten-Stationen nicht bestrahlt (Tabelle 2). Bei keinem dieser Patienten kam es in der Leistenregion zu einem Rezidiv. Die Bestrahlung verhindert das Leistenlymphknoten-Rezidiv bei den Risiko-Patienten mit Infiltration der Tunica albuginea, des Samenstranges und/oder des Skrotums, die Bestrahlung ist nicht erforderlich bei den übrigen Patienten.

Schlußfolgerungen

Die Indikation zur Leistenbestrahlung ergibt sich nicht aus der UICC-Klassifikation des Primärtumors allein; sie ergibt sich nicht aus der N-Klassifikation entsprechend der Lymphographie- und Computertomographiebefunde. Die Indikation zur Leistenbestrahlung ergibt sich ausschließlich aufgrund der histopathologischen Beurteilung nach den Kriterien

Tabelle 2. Aufschlüsselung der 86 Seminompatienten nach dem Kriterium „Leiste bestrahlt" und „Leiste nicht bestrahlt" entsprechend dem histopathologischen Befund des Primärtumors und Beurteilung der lokalen Rezidivfreiheit in der Leiste

Histopathologischer Befund des Primärtumors	pT-Stadium UICC 1985	UICC 1987	Leiste bestrahlt N = 51 Pat.	Leiste nicht bestrahlt N = 35 Pat.	Leisten-Rezidive N = 86 Pat.
auf den Hoden beschränkt	pT1	pT1	–	28	0/28
Infiltration der Tunica albuginea	pT2	pT2	25*	–	0/25
Infiltration der Tunica albuginea und Rete testis	pT3	pT2	19	–	0/19
Infiltration nur des Rete testis	pT3	pT1	–	7	0/7
Infiltration des Samenstranges	pT4	pT3	7	–	0/7

* davon 4 Patienten bereits mit manifester, histologisch gesicherter inguinaler Lymphknoten-Metastasierung

    Tumorinfiltration der Tunica albuginea, unabhängig von der Infiltration des Rete testis bzw. des Nebenhodens

und

    Infiltration des Samenstranges

und

    Infiltration des Skrotums

Die lokale Rezidivfreiheit in der histologiegerecht bestrahlten und den histologiegerecht nicht bestrahlten Leistenregionen beweist die Sicherheit unseres Konzeptes.

Unsere Daten sind auch eine Bestätigung für die Neu-Klassifizierung der pT-Katergorie UICC 1987 [1], in der die alte pT3-Klassifikation (Infiltration des Rete testis) [3] als neu pT1 zurückgestuft wurde, da keine therapeutische Konsequenz daraus erfolgen muß. Zu beachten ist jedoch die Neu-Definition der Kategorie pT2 UICC 1987, die jetzt auch zusätzlich die Infiltration des Nebenhodens beinhaltet, bei der allein keine Leistenbestrahlung indiziert ist.

Literatur

1. Hermanek P, Scheibe O, Spiessl B und Wagner G (1987) UICC: TNM-Klassifikation maligner Tumoren Springer-Verlag Berlin Heidelberg New York London Paris Tokyo 137
2. Peckham M (1982) The Investigation and Management of Testicular Tumors. 599 In: Carter SK, Glatstein E, Levingston RB: Principles of Cancer Treatment. Mc Graw-Hill Book Company, USA
3. Spiessl B, Hermanek P, Scheibe O, Wagner G (1985) UICC, TNM-Atlas Springer-Verlag, Berlin Heidelberg New York London Paris Tokyo 191
4. Weißbach L, Bussar-Maatz R (1987) T-Kategorie und Metastasierung beim Hodentumor Strahlentherapie und Onkologie 163: 597

Therapeutische Aspekte des beiderseitigen Seminoms

S. Rüster, A. Karsten, D. Weckermann und R. Harzmann

Abstract

Our report is of a 27-year-old patient with a giant testicular seminoma on both sides which showed metastases in both ledges. After histological examination by means of biopsy we treated the patient with three cycles of chemotherapy (platinum, etoposide, and bleomycin) over a period of 4 months.

Following a dramatic improvement at the local site, we completed the therapy with semicastration of the right side. The left testicle was considered normal after the chemotherapy.

The course of this patient and photographic documentation during the 4 months of therapy are presented.

Zusammenfassung

Es wird über einen 27 Jahren alten Patienten mit einem gigantischen, ausschließlich inguinal metastasierten beiderseitigen Seminom berichtet. Nach histologischer Dokumentation (β-HCG-positives Seminom) mit Hilfe einer inguinalen Biopsie wurde mit 3 Zyklen nach dem PEB-Schema behandelt. Im Anschluß daran erfolgte nach dramatischer Befundbesserung die Semikastratio rechts. Links lagen als Folge der Chemotherapie 4 Monate nach Therapiebeginn unauffällige Verhältnisse vor. Anhand einer Befunddokumentation wird der Verlauf während 4 Monaten dargestellt.

Einleitung

0,5% aller malignen Neubildungen beim Mann sind Hodentumoren [3]. 2% davon kommen bilateral vor [4, 5]. Simultanes Auftreten liegt nur in ca. 1% aller Fälle vor [7, 11]. 50% der Hodentumoren sind Seminome [13], bei simultan auftretenden Tumoren sind die Seminome wiederum am häufigsten [4]. 8–40% aller Seminome haben erhöhte β-HCG-Spiegel [1, 8, 9]. Prädisponiert sind Männer mit einem Kryptorchismus [4, 7] oder nachgewiesenen atypischen Keimzellen [2].

Die Therapie der Seminome besteht in frühen Stadien in Semikastratio und Bestrahlung [10]. Die Chemotherapie wird bei fortgeschrittener Tumorerkrankung, bei einem Zweittumor oder bei simultan aufgetretenem beidseitigen Hodentumor eingesetzt [11]. Auch β-HCG-positive Seminome werden mehrheitlich zytostatisch behandelt, weil die biologische Potenz dieser besonderen Tumorform größer als die des β-HCG-negativ Seminoms eingeschätzt wird [6].

Ein hoher Prozentsatz der fortgeschrittenen Seminomstadien weisen darüberhinaus erhöhte LDH-Spiegel auf, die sich daher neben dem β-HCG als ein Überwachungskriterium des Ansprechens auf die Therapie erwiesen haben [6].

Die Chemotherapie erfolgt mehrheitlich mit Hilfe einer Präparatekombination, die immer auch Platin enthält [13].

Nach Chemotherapie verbleibendes Resttumorgewebe wird reseziert, wobei häufig nur noch Narbengewebe gefunden wird. In einzelnen Fällen wird eine Nachbestrahlung – vor allem bei extranodaler Tumorausbreitung – empfohlen.

Die 5-Jahres-Überlebensraten dieser Patienten liegen zwischen 60 und 90% [13].

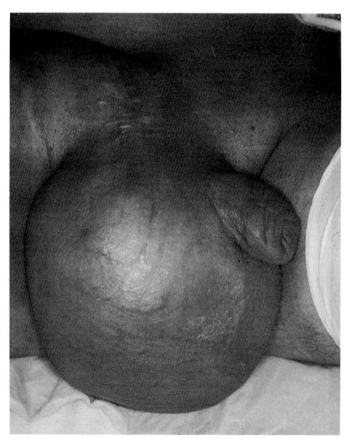

Abb. 1. Ausgangsbefund vor Therapie im Juli 1987

Kasuistik

Anfang Juli 1987 stellte sich ein 27jähriger Mann mit einem gigantischen beiderseitigen Hodentumor vor, der sich innerhalb eines Jahres entwickelt hatte. Beschwerden bestanden nicht. Vor 7 Jahren war rechts eine Hydrocele operiert worden.

Bei der klinischen Untersuchung fand sich ein beiderseitiger kindskopfgroßer intraskrotaler Tumor. Neben diesen palpatorisch derben, nicht dolenten Tumoren wurden in beiden Leisten faustgroße Raumforderungen festgestellt (Abb. 1).

Sonographisch fanden sich in beiden Skrotalhälften Tumormassen mit soliden und nekrotischen Anteilen (Abb. 2). An Laborbefunden waren erwähnenswert eine BSG von 47/93, β-HCG 435 MIE/ml, LDH 1009 U/1. Im CT waren beidseits inguinal massive Lymphknotenmetastasen nachweisbar, jedoch keine im Retroperitonealraum.

Die Behandlung erfolgte nach Biopsie aus der linken Inguinalregion, die ein β-HCG postives Seminom ergab, nach dem PEB-Schema. Vom 13.7. bis 8.9.87 wurden 3 Zyklen gegeben:
  Platin 35 mg/m^2 60 Min. Infusion Tag 1–5
  Etoposid 120 mg/m^2 60 Min. Infusion in 2 Dosen Tag 1–5
  Bleomycin 15 mg/m^2 Bolus Tag 1, 8 und 15

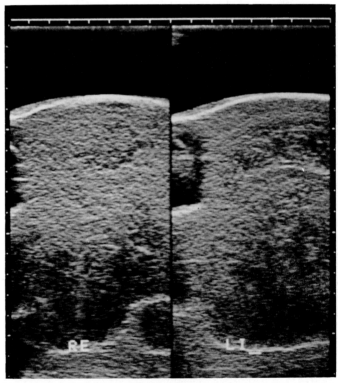

Abb. 2. Hodensonographie rechts und links vor Chemotherapie: erkennbar sind solide und nekrotische Strukturen

Bereits nach dem ersten PEB-Zyklus war der Befund deutlich rückläufig (Abb. 3). Nach 3 Zyklen fanden sich links normale Verhältnisse und rechts ein faustgroßer Resttumor (Abb. 4). Auch die Laborbefunde hatten sich nahezu normalisiert (BSG 20/55, β-HCG weniger als 1 MIE/ml, LDH 265 U/l) (Abb. 5). Computertomographisch waren die inguinalen Tumorpakete weitestgehend zurückgebildet (Abb. 6).

Einen Monat nach Abschluß der Chemotherapie wurde eine inguinale Semikastratio mit Lymphadenektomie rechts durchgeführt. Histologisch fanden sich Narbengewebe und Nekrosen.

Diskussion

Das fortgeschrittene Seminom wurde bis vor kurzem noch mit Monosubstanzen behandelt, wobei die Rezidivraten hoch und die Anzahl vollständiger Remissionen gering waren. Erst seit 10 Jahren, in denen sich Polychemotherapieschemata in der Behandlung von nichtseminomatösen Hodentumoren durchgesetzt haben, werden auch fortgeschrittene Seminome mit dieser Technik behandelt. Die Chemosensibilität der Seminome scheint der der Nichtseminome ähnlich zu sein. Zumindest sind gleiche Remissionsraten zu erzielen. Allerdings sind die diesbezüglichen Erfahrungen limitiert, da die Chemotherapie nur bei 15% aller Seminome erforderlich ist.

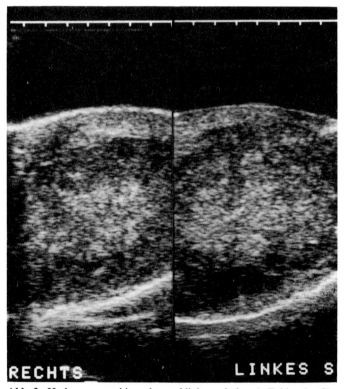

Abb. 3. Hodensonographie rechts und links nach dem 1. Zyklus der Chemotherapie

Therapeutische Aspekte des beiderseitigen Seminoms 403

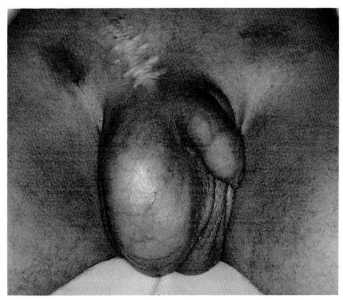

Abb. 4. Befund nach 3 Zyklen PEB

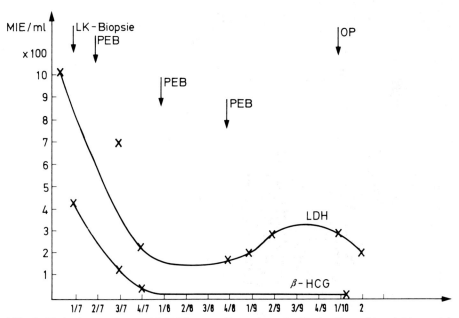

Abb. 5. Verlauf von LDH und β-HCG unter Chemotherapie (Platin, Etoposid und Bleomycin) von Juli 1987 bis Oktober 1987

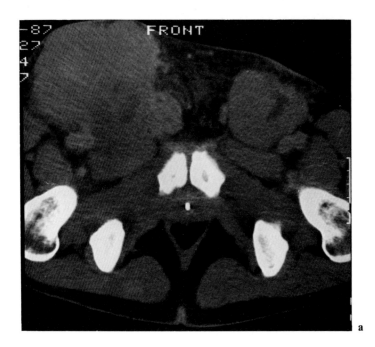

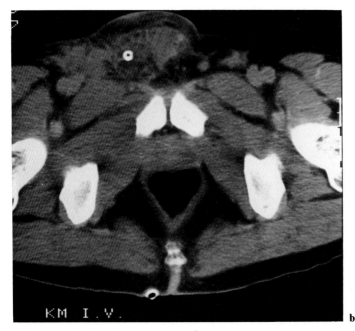

Abb. 6a, b. Becken-CT: **a)** vor Chemotherapie Tumormassen in der rechten und linken Leiste. **b)** nach Chemotherapie deutliche Rückbildung der Tumormassen

Sowohl ein seminomatöser Zweittumor des Hodens als auch simultan aufgetretene beidseitige Tumoren werden, wie auch Scheiber, K. et al. [11] beschreiben, entsprechend den fortgeschrittenen Stadien des Seminoms behandelt, also zytostatisch.

Umstritten ist das Vorgehen bei Resttumormassen nach Chemotherapie. Die chirurgische Exzision wird von der Memorial Gruppe und Crawford et al. befürwortet, wobei in den meisten Fällen nur Narbengewebe nachweisbar ist. Die Royal Marsden Gruppe empfiehlt demgegenüber eine routinemäßige Nachbestrahlung der Regionen mit initialem metastatischen Befall. Eine retroperitoneale Lymphadenektomie nach Chemotherapie wird allgemein nicht empfohlen. Im vorliegenden Fall ist nicht mit letzter Sicherheit festzustellen ob der beiderseitige Tumor simultan aufgetreten oder der linksseitige Tumor konsekutiv hinzugekommen ist. Da sich der Patient erst nach einem Beobachtungszeitraum von mehr als einem Jahr zur Behandlung vorstellte, scheint es denkbar, daß primär ein unilateraler Befall vorgelegen hat.

Literatur

1. Anderson T, Waldman TA, Javadpour N et al. (1979) Testicular germ cell neoplasms: Recent advantages in diagnosis and therapy. Ann Intern Med 90, pp 373-385
2. Andres TL, Trainer TD, Leadbetter GW (1980) Atypische Keimzellen als Vorboten für beidseitige Hodentumoren. Urology 15, pp 189-190
3. Barzell WEI, Whitmore WF (1979) Neoplasms of the testis. In: Harrison JH, Gittes RF, Perlmutter AD, Stamey TA, Walsh PC (Eds) Campbell's Urology 2, 4, WB Saunders, Philadelphia pp 1125-1170
4. Dieckmann KP, Böckmann W, Brosig W, Jonas D, Bauer HW (1986) Bilaterale testikuläre Keimzelltumoren. Akt Urol 17, pp 25-29
5. Hamilton JB, Gilbert JB (1942) Studies in malignant tumors of the testis. IV. Bilateral testicular cancer. Incidence, nature and bearing upon management of the patients with a single testicular cancer. Cancer Res 2, pp 125-129
6. Javadpour N (1983) Tumor markers in urologic cancer. In: Javadpour N (ed): Principles and Management of Urologic Cancer, 2nd ed Baltimore, Williams & Wilkins, pp 32-53
7. Javadpour N (1980) Keimzelltumoren des Hodens Extracta urologica 3 (3) pp 2768-2772
8. Javadpour N, McIntire KR, Waldmann NTA (1978) Human chorionic gonadotropin (HCG) and alpha-fetoprotein (AFP) in sera in patients with testicular seminoma: A prospective study. Cancer 42, pp 2768-2772
9. Lange PH, Nochomovitz LE, Rosai J et al. (1980) Serum alpha-fetoprotein and human chorionic gonadotropin in patients with seminoma. J Urol 124, pp 472-478
10. Porst H, Ahlen van H, Vahlensieck W (1986) Die bilaterale Hodentumor-Analyse von 40 eigenen Fällen. In: Verhandlungsbericht der Deutschen Gesellschaft für Urologie 38. Tagung. Springer Verlag, pp 492-494
11. Scheiber K, Ackermann D, Studer UE (1987)) Bilateral Testicular Germ Cell Tumors: A Report of 20 Cases. J Urol, 138, pp 73-76
12. Smith RB (1978) Management of testicular seminoma. In: Skinner DG, de Kernion JB (Eds): Genitourinary Cancer. Philadelphia, WB Saunders, pp 60-469
13. Wettlaufer JN (1985) Vorgehen beim fortgeschrittenen Seminom. Extracta urologica 8 (6), pp 552-569

Stadium II

Strahlentherapie der Seminome im Stadium II

E.L. Pfannmüller-Schurr, N. Hodapp, G. Bruggmoser und M. Wannenmacher

Abstract

For seminomas in stage II A/B radiation as the only treatment is still indicated. The results with relapse free survival rates about 90% and low morbidity are convincing.

For patients with stage II A or B of the disease, we recommend infradiaphragmatic radiation exclusively, with an overall dose of 30 Gy and a boost of 6–10 Gy on the involved lymph nodes. Prophylactic mediastinal radiation is no longer justified, as there is no clear therapeutic benefit and it makes a probably necessary chemotherapy more difficult. The optimal treatment of stage II C is still in discussion. For patients with large abdominal tumor masses and for stage III primary chemotherapy is the treatment of choice.

Zusammenfassung

Die alleinige Strahlentherapie hat bei der Behandlung der Seminome im Stadium II A und II B weiterhin ihren festen Platz.

Die Ergebnisse überzeugen mit rezidivfreien Überlebensraten um 90% und niedriger Morbidität.

Für Patienten im Stadium II A oder II B empfehlen wir eine ausschließlich infradiaphragmale Bestrahlung mit einer Gesamtdosis von 25–30 Gy, gefolgt von einer Boostbestrahlung auf die befallenen Lymphknoten von 6–10 Gy. Eine prophylaktische Mediastinalbestrahlung ist nicht mehr gerechtfertigt, da sie keinen eindeutigen therapeutischen Vorteil erbringt und eine eventuell notwendig werdende Chemotherapie erschwert.

Die optimale Behandlung der Patienten im Stadium II C ist noch in der Diskussion.

Für Patienten mit großen Tumormassen im Abdomen und für Patienten im Stadium III ist die primäre Chemotherapie die Behandlungsmethode der Wahl.

Strahlentherapie der Seminome im Stadium II

Für die Seminompatienten im Stadium II stehen nach erfolgter Orchiektomie mit Strahlentherapie und Chemotherapie zwei hochwirksame Folgebehandlungen zur Verfügung. Im Einzelfall wird man sich prinzipiell für die Therapieform entscheiden, die die besten Heilungsraten mit der geringsten Toxizität verbindet.

Nach neueren Literaturergebnissen ist nach alleiniger Strahlentherapie in den Stadien IIA und IIB in ca. 11% der Fälle mit Rezidiven zu rechnen (6% im Stadium IIA und 18% im Stadium IIB) (Tabelle 1). Im Stadium IIC erhöht sich die Rezidivhäufigkeit deutlich auf 37%. (Tabelle 1)

Tabelle 1. Rezidivhäufigkeit im Stadium II

		Rezidive/behandelte Patienten		
		Stadium IIA	Stadium IIB	Stadium IIC
Ball et al.	(1982)	3/ 32 (9%)	2/11 (18%)	9/ 23 (39%)
Thomas et al.	(1982)[a]	3/ 40 (8%)		24/ 46 (52%)
Thomas	(1985)[a]	1/ 16 (6%)		4/ 7 (57%)
Evensen et al.	(1985)	0/ 6 (0%)	1/18 (6%)	11/ 49 (22%)[b]
Gregory and Peckham	(1986)	3/ 28 (11%)	2/11 (18%)	4/ 14 (29%)
Eigene Patienten	(1987)	0/ 36 (0%)	8/33 (24%)	2/ 8 (25%)
Gesamt		10/158 (6%)	13/73 (18%)	54/147 (37%)

[a] Abweichende Stadieneinteilung. "Minimal para-aortic node involvement" wurde als Stadium IIA gewertet, "palpable para-aortic node involvement" als Stadium IIC
[b] 34 Patienten Radiatio, 15 Patienten Chemotherapie + Radiatio

Stadium IIA und Stadium IIB

In den letzten Jahren waren in diesen Stadien zum einen die Ausdehnung der Bestrahlungsfelder, zum anderen die adäquate Gesamtdosis in der Diskussion.

Bestrahlungsfelder

Im Stadium IIA, mit einer einzelnen, bis 2 cm großen Lymphknotenmetastase in Höhe des ipsilateralen Nierenhilus, halten wir die Bestrahlung der paraaortalen/paracavalen und der ipsilateralen iliacalen Lymphknoten für ausreichend (Abb. 1). Im Stadium IIA mit Befall im unteren Paraaortalbereich und im Stadium IIB erfaßt das Bestrahlungsvolumen die paraaortale/paracavale Region und den beidseitigen iliacalen Bereich. (Abb. 2)

Die Bestrahlung paraaortal/iliacal sollte mit ultraharten Röntgenstrahlen (ca. 6–8 MV) in Großfeldtechnik unter individueller Feldformung erfolgen.

Nach früher stattgehabter inguinaler oder scrotaler Operation, sowie bei Infiltration des Primärtumors in das Scrotum (T4), ist wegen des veränderten Lymphabflusses auch eine Bestrahlung der Leistenlymphknoten indiziert. Zur Reduktion der Streustrahlendosis am belassenen Hoden sollten hierbei unbedingt schnelle Elektronen angewandt werden.

Zur Vermeidung von Randrezidiven ist sehr zu empfehlen, die Planung am Therapiesimulator durch eine computertomographische Kontrolle zu ergänzen, wobei das vorgesehene Bestrahlungsfeld mit Kontrastmittel auf der Haut des Patienten markiert wird.

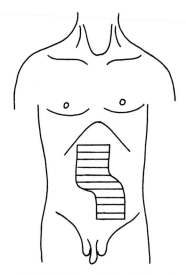

Abb. 1. Stadium II A mit Lymphknotenmetastase in Höhe des Nierenhilus. Feld = paraaortal/parakaval und ipsilateral iliakal; Dosis = 25–30 Gy; Boost = 6–10 Gy; Frakt. = 5 × 1,6–2 Gy/Woche

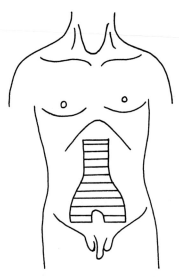

Abb. 2. Stadium II B und Stadium II A bei tiefem Sitz der Lymphknotenmetastase. Feld paraaortal/parakaval und iliakal beidseits; Dosis = 25–30 Gy; Boost = 6–10 Gy; Frakt. = 5 × 1.6–2 Gy/Woche

Keinesfalls mehr zu rechtfertigen ist die sogenannte prophylaktische Mediastinalbestrahlung. Thomas [8] zeigte in einer Zusammenstellung aus der Literatur, daß nur 8 von 250 Patienten, die ausschließlich infradiaphragmal bestrahlt worden waren, im Mediastinum rezidivierten. Da 7 dieser Rezidivpatienten durch eine anschließende Mediastinalbestrahlung geheilt werden konnten, errechnete sie für nur 0,4% der Patienten einen Vorteil aus der routinemäßigen Mediastinalbestrahlung.

In unserer Abteilung erfolgte eine adjuvante Mediastinalbestrahlung bei Patienten im Stadium II ab 1978. Die in den Jahren 1965–1977 behandelten Patienten dagegen wurden ausschließlich infradiaphragmal bestrahlt. Vergleicht man die rezidivfreie Überlebensrate dieser Kollektive, ergibt sich ein Vorteil für die Patienten mit Mediastinalbestrahlung (Abb. 3). Hierbei ist zu bedenken, daß für die historische Kontrollgruppe keine wirksame Chemotherapie zur Verfügung stand und die Patienten am Rezidiv verstarben. Ein Vergleich der Rezidivhäufigkeit ergibt keinen Unterschied in beiden Gruppen (Tabelle 2). Bei den ausschließlich infradiaphragmal be-

Tabelle 2. Rezidive im Stadium II abhängig von der Ausdehnung der Bestrahlungsfelder (Abteilung Strahlentherapie Freiburg 1965–1987)

	Ausschließlich infradiaphragmal	Infra- und supradiaphragmal
Stadium II A	0/13	0/24
Stadium II B	3/15	5/18
Stadium II C	1/ 2	1/ 6
	4/29 (13%)	6/48 (12,5%)

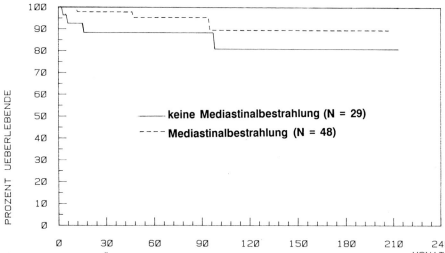

Abb. 3. Rezidivfreie Überlebenszeit im Stadium II (Abteilung Strahlentherapie Freiburg 1965–1987)

strahlten Patienten traten 13% (4/29) Rezidive auf, bei den zusätzlich mediastinal bestrahlen 12,5% (6/48). Über praktisch identische Ergebnisse berichten Gregory und Peckham [4]. Sie fanden keinen signifikanten Unterschied in der Rezidivhäufigkeit bei Patienten mit Mediastinalbestrahlung (3/22 = 14% Rezidive) oder ohne (6/31 = 19% Rezidive). Die adjuvante Mediastinalbestrahlung erbringt also keinen zusätzlichen therapeutischen Gewinn. Sie kompliziert jedoch eine im Rezidivfall notwendig werdende Chemotherapie erheblich und sollte daher nicht mehr angewandt werden.

Dosierung

Die Frage der adäquaten Gesamtdosis im metastasierten Stadium ist bisher nicht entschieden. Manche Autoren halten eine Gesamtdosis von 30 Gy für ausreichend [9, 10], andere tendieren zu Dosen zwischen 36 und 40 Gy. [3, 6]. Lester [6] konnte eine Wirksamkeit der Boostbestrahlung beobachten, allerdings bei einer geringen Zahl von nur 19 Patienten. 12 Patienten wurden bis zu einer Gesamtdosis von 30 Gy bestrahlt, 4 dieser Patienten rezidivierten. Bei 7 Patienten mit einer Gesamtdosis von 36 Gy trat kein Rezidiv auf.

Wir bestrahlen das gesamte paraaortal/iliakale Volumen bis zu einer Gesamtdosis von 30 Gy, gefolgt von einer Boostdosis mit 6–10 Gy im befallenen Bereich (Abb. 1 u. 2).

Stadium II C

Für das Stadium II C läßt sich derzeit nicht festlegen, ob die primäre Strahlentherapie oder die primäre Chemotherapie die bessere Behandlungsmethode ist [3, 6]. Das gilt insbesondere für Patienten mit Lymphknotenmetastasen < 10 cm. Es ist jedoch offensichtlich, daß nach alleiniger Strahlentherapie in diesem Stadium wesentlich mehr Patienten rezidivieren, als in den Stadien II A und II B (Tabelle 1). Nach Evensen [2] erzielen jedoch primär bestrahlte Patienten mit "salvage"-Chemotherapie im Rezidiv gleich gute Behandlungsergebnisse, wie primär chemotherapierte Patienten mit "salvage"-Radiotherapie im Rezidiv.

Für das Stadium II C mit ausgedehnten Tumormassen im Abdomen ist die primäre Chemotherapie die Behandlungsmethode der Wahl, da in diesen Fällen eine Bestrahlung des Tumors mit ausreichender Dosis und eine gleichzeitige Schonung der Risikoorgane (Rückenmark, Darm, Nieren) meist unmöglich ist.

Zudem muß man bei großen retroperitonealen Lymphknotenmetastasen davon ausgehen, daß es sich bereits um ein disseminiertes Erkrankungsstadium handelt [2].

Mit einer Chemotherapie sind in dieser Situation ausgezeichnete Behandlungsergebnisse zu erzielen, wobei in 80–90% komplette Remissionen zu erwarten sind [7].

In einem Teil der Fälle verbleibt nach Chemotherapie ein Resttumor, der sich bei der histologischen Untersuchung meist als fibrotisches Narbengewebe erweist [1, 4, 7]. Eine routinemäßige Bestrahlung von Resttumoren nach Chemotherapie kann man daher nicht empfehlen. Sinnvoller sind engmaschige Verlaufskontrollen durch Computertomographie und bei Größenzunahme des Befundes oder histologischer Sicherung von Tumorresten eine lokale Radiotherapie. Dabei sollte das Zielvolumen den Resttumor mit einem ausreichenden Sicherheitsabstand umschließen und eine Dosis von ca. 36 Gy in 3–4 Wochen appliziert werden.

Für Patienten im Stadium III ist auf jeden Fall die primäre Chemotherapie die Behandlungsmethode der Wahl eventuell ergänzt durch eine Bestrahlung verbliebener Tumorreste.

Nebenwirkungen

Die akuten Nebenwirkungen der Strahlentherapie, wie Übelkeit und gelegentliche Durchfälle, sind medikamentös leicht zu beherrschen. Während in früheren Jahren ein erheblicher Anteil der Patienten unter schwerwiegenden Spätfolgen zu leiden hatte, werden diese bei optimierter Planung und Verminderung der Gesamtdosis heute sehr selten beobachtet.

In unserem eigenen Patientenkollektiv erbrachte eine Dosisreduktion von 50 Gy auf 30 bis 40 Gy und die Verbesserung der Bestrahlungstechnik eine Abnahme lymphatischer und neurologischer Komplikationen von 42% auf 4,2% (Tabelle 3), wobei auch vorübergehende, leichte Schwellungen als Lymphödem gewertet wurden.

Peptische Magenulcera nach Strahlentherapie von Seminomen wurden von Hamilton et al. [5] bei 6,5% (15/232) der Patienten beobachtet. In unserem eigenen Patientengut betrug dieser Anteil nur 0,9% (2/219).

Selbst geringste Streustrahlendosen, nach unseren eigenen Messungen schon 0,15 Gy, bewirken eine vorübergehende Infertilität. Bei Dosen unter 0,50 Gy und normalen andrologischen Ausgangsbefunden ist jedoch nach 10 bis 20 Monaten mit einer Wiederherstellung der Fertilität zu rechnen.

Tabelle 3. Nebenwirkungen der Strahlentherapie abhängig von der applizierten Dosis (Abteilung Strahlentherapie Freiburg)

	Gesamtdosis 50 Gy und darüber (1965–1976)	Gesamtdosis 30–40 Gy (1977–1987)
Lymphödem	18 (4*)	7 (1*)
Schädigung des Plexus lumbosacralis	2	0
Lymphödem und Schäden des Plexus lumbosacralis	2	0
	22/52 (42,3%)	7/167 (4,2%)

* schwere, therapiebedürftige Ödeme

Literatur

1. Ball D, Barrett A, Peckham MJ (1982) The Management of Metastatic Seminoma Testis. Cancer 50: 2289–2294
2. Evensen JF, Fossa DS, Kjellevold K, Lien HH (1985) Testicular seminoma: Analysis of treatment and failure for stage II disease. Radiat Oncol 4: 55–61
3. Einhorn LH, Donohue JP, Peckham MJ, Williams SD, Loehrer PJ (1985) Cancer of the Testes in: De Vita VT, Hellman S, Rosenberg SA (ed) Cancer 2nd Edition, Lippincott Company Philadelphia pp 992–995
4. Gregory C, Peckham MJ (1986) Results of radiotherapy for stage II testicular seminoma. Radiat Oncol 6: 285–292
5. Hamilton C, Horwich A, Easton D and Peckham MJ (1986) Radiotherapy for Stage I seminoma testis: Results of treatment and complications. Radiat Oncol 6: 115–120
6. Lester SG, Morphis II JG, Hornback NB (1986) Testicular seminoma: Analysis of treatment results and failures. Int J – Radiation Oncology Biol Phys 12: 353–358
7. Pizzocaro G, Salvioni R, Piva L, Zanoni F, Milani A, Faustini M (1986) Cisplatin Combination Chemotherapy in Advanced Seminoma. Cancer 58: 1625–1629
8. Thomas GM (1985) Controversies in the Management of Testicular Seminoma. Cancer 55: 2296–2302
9. Thomas GM, Rider WD, Dembo AJ, Cummings BJ, Gospodarowicz M, Hawkins NV, Herman JG, Keen CW (1982) Seminoma of the Testis: Results of Treatment and Patterns of Failure after Radiation Therapy. Int J Radiation Oncology Biol Phys 8: 165–174
10. Zagars GK, Babaian RJ (1987) The Role of Radiation in Stage II Testicular Seminoma. Int J Radiation Oncology Biol Phys 13: 163–170

Alternatives to Radiotherapy for Patients with Seminoma

R. T. D. Oliver

Today few people can dispute that radiotherapy is the treatment of choice for the service management of patients with stage 1 seminoma as it has stood the test of time and survival in excess of 95% at 10 years is universally the rule. However, it must be remembered that over the last 20 years radiological and pathological staging procedures have changed so that more than one-third of patients who might previously have been considered stage 1 have either metastases on scanning or elements of non-seminoma demonstrable by light microscopy or tumor marker staining.

However, given the uncertain impact of this selection process on the relapse rate and the continued problem of second tumors after 5 years as well as late relapses, it is not unreasonable, in view of the successes of chemotherapy in malignant teratoma, to assess alternatives, as side effects of 3000 cGy are not negligible in a substantial minority of patients.

It is the aim of this paper to examine alternative approaches in the light of increasing acceptance that, when measured in patients with comparable amounts of metastatic disease, chemotherapy produces longer disease-free survival than radiotherapy.

Surveillance was considered as an option for stage 1 malignant teratoma when it became apparent that there were problems in using chemotherapy to treat patients who had relapse after radiation, and improvements in staging suggested that in excess of 75% of patients might be receiving treatment unnecessarily [1]. The initial results from these studies seemed to confirm these predictions, though more prolonged follow-up has cast some doubt as late relapses (beyond 2 years) occur and the overall relapse rate is more than 30% [2].

Given the lower metastatic rate in seminoma patients who have undergone lymph node dissection, it was thought acceptable to undertake a pilot trial to assess the relapse rate in seminoma patients under surveillance. To date, a total of 53 patients have entered into this study which is being organised by the Anglian Germ Tumor group in three centres in London, Cambridge, and Norwich (Oliver et al. in preparation). There have been 11 relapses and an additional two patients have developed second tumors, one of which has been salvaged by performing a partial orchidectomy; subsequently, 1 year later when sperm were detectable in his ejaculate, his wife became pregnant and produced a normal, healthy child.

Although this relapse rate is more than might have been predicted, the principal problem relates not to the actual incidence of relapse (as all relapses were easily salvaged), but that the relapses were difficult to establish categorically before starting treatment. Although five of the relapses were detected on the basis of a single obvious node mass associated with an elevated tumor marker, eight of them were associated with a period of 6–16 months uncertainty with borderline size of lymph node masses, marginally elevated tumor marker levels or false negative results from needle biopsy of suspicious node masses; in one patient who was subsequently found to have a second tumor there was a period of 12 months' major distress from relapsing orchitis.

These problems occurred despite regular use of fine needle aspiration cytology. In fact there were two cases in which borderline abnormality on computed tomography and borderline rise in placental alkaline phosphatase temporarily returned to normal for 6 and 12 months after aspiration cytology failed to detect malignancy, suggesting that the associated trauma of the biopsy must have induced an inflammatory response in the node mass and caused temporary regression. Subsequently, both masses recurred and positive cytology confirmed the relapse.

Although these results establish that surveillance is capable in the short term of achieving similar results to routine prophylactic use of radiotherapy, the incidence of relapse, the problems in diagnosis and, more importantly, the lateness of presentation (i.e. 27 months so far in a study which only began less than 4 years ago) make it an impractical approach for routine service use, particularly as the insidious onset of paraplegia has long been recognised as the most serious late manifestation of the spread of seminoma. Fortunately, this complication has not yet occurred in any patient in this series. It was these issues which led to consideration of an alternative approach which now is the major thrust of our efforts in the management of these patients. As a consequence of the high response rate of patients with bulky metastatic seminoma to four courses of single agent platinum (77% continuously disease-free at 5 years and 85% alive), which is even more effective than radiotherapy [3], and the report from the United States from the Intergroup testicular study of two courses of combination chemotherapy for post-surgical stage 2 malignant teratoma [4], a pilot trial giving two courses of the non-nephrotoxic carboplatin has been initiated. To date 11 patients have been followed up for a median of 14 months, and so far there have been no relapses compared to 13 of 53 (25%) in the series of patients on surveillance. Clearly, in the short term this appears to be a very much more viable alternative to radiotherapy than surveillance, though larger numbers entered into a randomised trial with quality-of-life assessment would be required before finally accepting this option.

Conclusion

Surveillance is not a viable option for service management of patients with stage 1 seminoma, though results to date do establish that in an academic setting with close follow-up, it is equivalent in effectiveness. Preliminary results from a pilot study using two courses of carboplatin as adjuvant demonstrate that this could provide a viable and less toxic way of treating these patients than radiotherapy, though formal testing in the setting of a randomised trial with quantitative quality-of-life assessment is required to prove this suggestion.

References

1. Oliver RTD, Hope-Stone HF, Blandy JP (1983) A justification for the use of surveillance in the management of Stage I germ cell tumors of the testis. J Urol 55: 760–763
2. Oliver RTD, Freedman L, Parkinson C, Peckham MJ (1987) Medical options in the management of Stage I (NO-N3 MO) testicular germ cell tumors. In: Donohue J (ed) Urol Clinics N America. WB Saunders Co., Philadelphia
3. Oliver RTD (1987) Limitations to the use of surveillance as an option in the management of Stage I seminoma. Int J Androl 10: 263–268
4. De Wys WD, Green SB, Einhorn LH, Hahn RG, Brunner KW, Williams SD (1984) Adjuvant chemotherapy of testicular cancer. In: Jones SE, Solomon SE (ed) Adjuvant therapy of cancer IV. Grune & Stratton

HCG-positives Seminom

Das HCG-postive Seminom – immunhistologische und serologische Befunde

K. Mann, U. Bechtel, J. M. Gokel und K. Siddle

Zusammenfassung

Es sollte geklärt werden, ob Seminome das Gesamthormon HCG, HCG-Untereinheiten oder -Fragmente sezernieren, damit entsprechende Assays für die Verlaufskontrolle eingesetzt werden können. Identische, spezifische, monoklonale Antikörper wurden für immunoradiometrische Assays von HCG und der freien β-Kette und für immunohistochemische Untersuchungen verwandt. Nur in 7 von 19 Fällen waren HCG und HCG-β gleichzeitig nachweisbar. Demnach können beim Seminom Tumorzellen nur HCG oder nur die freie β-Kette sezernieren. Trotz Anwendung mehrerer immunhistologischer Verfahren konnte bei 28% der Patienten mit erhöhten HCG(+HCG-β)-Serumspiegeln der Hormonnachweis nicht erbracht werden. Es sollten die z. Z. benutzten polyklonalen Antikörper durch monoklonale ersetzt werden. Als serologische Methoden empfehlen sich IRMA's oder RIA's, die HCG und die β-Kette erfassen.

Einleitung

HCG ist allgemein als Tumormarker bei nichtseminomatösen Hodentumoren anerkannt, wird aber auch beim sogenannten „reinen Seminom" freigesetzt [1–4]. Die vorliegenden Studien über das sogenannte HCG-positive Seminom basieren meist auf serologischen Bestimmungen. Die Inzidenz wurde mit durchschnittlich 21% (7–40%), abhängig vom Tumorstadium beschrieben. Wir selbst fanden mit einem polyklonalen Radioimmunoassay für HCG(+HCG-β) erhöhte Serumspiegel in 42/349 Patienten (12%) [5]. Ob das HCG-positive Seminom als eigene Tumorentität mit schlechterer Prognose eingestuft werden muß, ist immer noch offen und wird derzeit in einer multizentrischen, prospektiven Studie untersucht. Unbekannt allerdings ist bisher, ob Seminome das Gesamthormon HCG, HCG-Untereinheiten oder -Fragmente sezernieren und welche Assays für die Verlaufskontrolle günstigerweise eingesetzt werden sollten. Zur Klärung dieser Frage haben wir spezifische monoklonale immunoradiometrische Assays für HCG und die freie β-Untereinheit entwickelt und mit den gleichen Antikörpern immunhistochemische Untersuchungen am Primärtumor durchgeführt.

Methoden

HCG(+HCG-β) wurde serologisch mit einem eigenen Radioimmunoassay unter Verwendung des polyklonalen Kaninchenantiserums der Firma Serono [6] bestimmt. Spezifische Bestimmungsmethoden wurden entwickelt für HCG mit einem monoklonalen coated-tube-IRMA (festphasengebunden mab 3/6 ^{125}Jod mab 11/6, Standard 1.I.S.75/537), für HCG(+HCG-β) mit dem IRMA 3/6-12/17 (1.I.S. 75/537) und für HCG-β dem IRMA mab 2/6-12/17 (HCG-β-Standard 75/551) [7]. Von 42 Patienten mit HCG-positivem Seminom standen 19 präoperative Serumproben zur Analyse in allen 4 Assays und Paraffinblöcke (1-18 je Patient) von 32 Patienten für die Immunhistologie zur Verfügung.

Die Immunhistologie wurde mit einem polyklonalen Antiserum (Fa. Miles) durchgeführt, das im RIA (^{125}I-HCG, HCG CR 121 Standard) mit HCG eine Kreuzreaktion von 100%, mit HCG-β CR 123 von nur 30% aufwies. Die indirekte Immuno-Peroxidase-Methode (modifiziert nach Nathrath, 8) wurde dabei mit der Avidin-Biotin-Komplex-Methode (ABc) [9] verglichen.

Die ABc-Methode wurde auch mit den beschriebenen monoklonalen Antikörpern angewandt. Hierzu dienten 2-3 µm dicke Schnitte, die zur Steigerung der Empfindlichkeit mit 0.01% Protease in PBS (bac. amyloliquefaciens, Fa. Sigma) angedaut waren. Die endogene Peroxidaseaktivität wurde durch 30minütige Inkubation mit 0,3% H_2O_2 in Methanol ausgeschaltet, und unspezifische Bindungsstellen nach dem Waschen in PBS durch 20minütige Inkubation mit Pferdeserum blockiert. Die Inkubation mit dem primären, spezifischen Antikörper erfolgte über 30 Minuten bei 37 °C. Als Negativkontrollen dienten Schnitte ohne Primärantikörper und durch Antigenüberschuß absorbierte monoklonale Antikörper (3/6, 11/6, 2/6), wobei die erforderliche Antigenmenge (Primogonyl) im RIA ermittelt wurde. Alle Schnitte blieben dabei negativ. Die immunhistologische Untersuchung mit monoklonalen Antikörpern erfolgte Avidin-Biotin verstärkt mit mab 3/6 für HCG(+HCG-β), mit mab 11/6 für HCG und mab 2/6 für HCG-β.

Ergebnisse

Von 32 Patienten mit sog. HCG-positivem Seminom lagen die Serumspiegel im HCG (+HCG-β)-RIA zwischen 6 und 155 mIU/ml (x̄ = 28,1 mIU/ml). Bei 19 untersuchten Patienten waren immunoradiometrisch nur HCG oder HCG-β in je 7 Fällen nachweisbar, bei 5 Patienten beide Hormonaktivitäten gleichzeitig zu finden. Im Tumorgewebe war bei 5 Patienten mit dem monoklonalen HCG(+HCG-β)-Antikörper 3/6 eine Hormonaktivität nachzuweisen. In den Schnitten von 9 Tumoren waren keine positiven Zellen auffindbar.

Den immunhistologischen Nachweis von HCG und HCG-β zeigt Tabelle 1.

Die immunhistologische Sensitivität war mit dem polyklonalen Antiserum (Miles) deutlich geringer (14/23 Tumoren). Nach Verstärkung der Reaktion mit der Avidin-Biotin-Methode war die Positivitätsrate vergleichbar (22/23 Tumoren). Durch Überfärben vieler Schnitte kam es jedoch auch zu einer starken Zunahme der unspezifischen Reaktionen, so daß die Trennung zwischen richtig- und falschpositiven Befunden häufig schwierig war.

Tabelle 1. Inzidenz von holo-HCG und β-Untereinheit bei der Immunhistologie des sogenannten „HCG-positiven Seminoms" mit monoklonalen Antikörpern (Avidin-Biotin-Immunperoxidase-Methode, n = 23)

Monoklonale Antikörper		n	%
HCG+β mab 3/6	+	23	100
HCG mab 11/6 und HCG-β mab 2/6	+	17	74
Nur HCG mab 11/6	+	3	13
Nur HCG-β mab 2/6	+	3	13

Zwischen der Höhe der HCG-Spiegel im Serum und der Anzahl hormonproduzierender Zellen bestand keine Korrelation. Die Hormonbildung war typischerweise in den synzytiotrophoblastischen Riesenzellen nachzuweisen, die in der HE-Färbung, durch ihre z.T. sehr geringe Größe häufig nicht oder nur schwer auffindbar sind.

Abb. 1 zeigt ein Seminom mit isolierter HCG-Reaktivität (mab 11/6), Abb. 2 die negative Peroxidasereaktion mit Anti-HCG-β (mab 2/6). Abb. 3 stellt ein Seminom mit isolierter HCG-β-Reaktivität (mab 2/6) dar. Die sehr kleine „Riesenzelle" wurde im HE-Schnitt nicht gefunden. Abb. 4 zeigt eine sogenannte "mulberry cell", eine sehr große mehrkernige Riesenzelle in der Anti-HCG(+HCG-β) (mab 3/6)-Färbung.

Trotz Anwendung mehrerer immunhistologischer Verfahren konnte bei 9/32 (28%) Patienten mit erhöhten HCG+β-Serumspiegeln keine Hormonbildung immunhistologisch nachgewiesen werden.

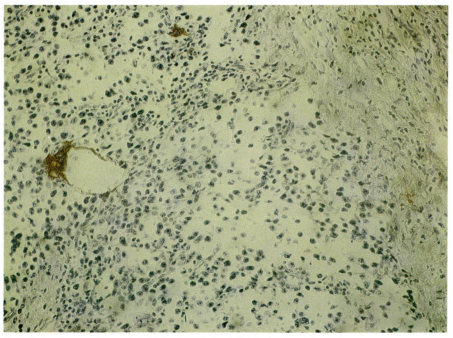

Abb. 1. Seminom mit ausschließlicher HCG-Reaktivität (mab 11/6). Nachweis von zwei Riesenzellen mit großen Vakuolen. Inkorporation von Erythrozyten

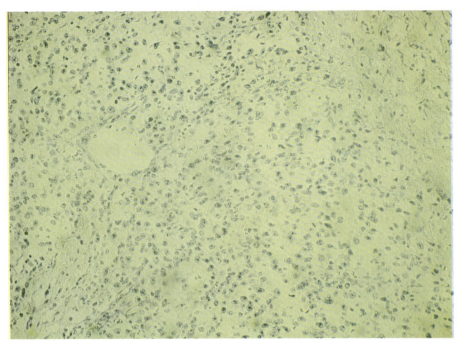

Abb. 2. Serienschnitt des Tumors der Abb. 1. Keine Reaktivität für HCG-β (mab 2/6). Riesenzellen werden wie im HE-Schnitt (nicht abgebildet) nicht erkannt

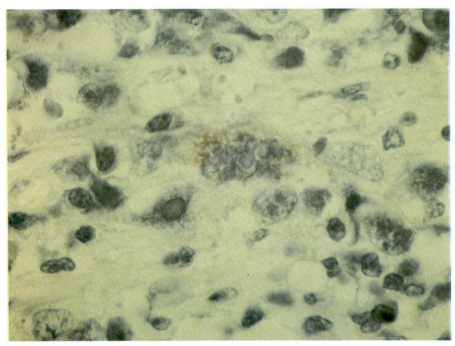

Abb. 3. Beispiel einer sehr kleinen „Riesenzelle". Einzige immunhistologisch positive Zelle dargestellt in der HCG-β-Färbung (mab 2/6), keine Färbung für HCG (nicht abgebildet)

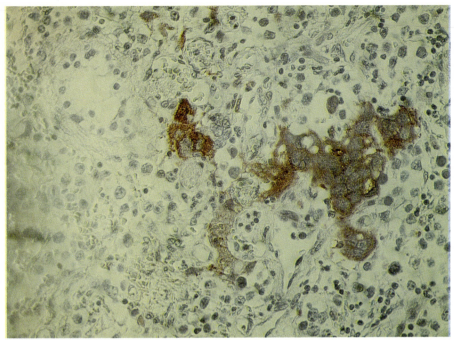

Abb. 4. Mehrkernige Tumorriesenzellen, sog. "mulberry cells", Reaktivität mit HCG(+HCG-β) (mab 3/6) dargestellt. Anfärben auch für HCG (mab 11/6) und HCG-β (mab 2/6) (nicht abgebildet)

Der im Vergleich zur Immunhistologie häufigere serologische Nachweis von ausschließlich HCG oder der β-Kette ist möglicherweise auf das Sekretionsverhalten der Tumoren oder die unterschiedliche Sensitivität der Methoden zurückzuführen.

Schlußfolgerung

Unsere Untersuchungen haben erstmals gezeigt, daß beim Seminom Tumorzellen vorkommen, die nur HCG oder die freie β-Kette bilden und sezernieren können. Auch bei Anwendung verschiedener immunhistologischer Färbungen inklusive der Verstärkung durch die Avidin-Biotin-Methode blieben noch 9/32 (28%) Tumoren der serologisch als positiv erkannten Seminome in der Histologie negativ. Statt des gegenwärtig häufig benutzten polyklonalen Antikörper (Fa-Miles) wären monoklonale Antikörper mit besserer Affinität und höherer Kreuzreaktion mit der freien β-Kette vorteilhaft, um die Sensitivität zu erhöhen. Als serologische Methoden sind IRMA's oder RIA's empfehlenswert, die HCG und die β-Kette etwa äquimolar erfassen. In der Primärdiagnostik des HCG-positiven Seminoms sind serologische Verfahren der Immunhistologie überlegen. Bei Untersuchungen zur prognostischen Bedeutung der Hormonbildung beim Seminom sollten Serum- und Gewebebefunde mit identischen Antikörpern und definierter Spezifität verwendet werden.

Literatur

1. Javadpour N (1986) Overview of testicular cancer. In: Principles and management of testicular cancer. Javadpour N (ed), Thieme, Stuttgart: 1–12
2. Kuber W, Tang X, Bussar-Maatz R (1982) Krankheitsverlauf bei Patienten mit HCG-aktivem Seminom. W. Zuckerschwerdt, München: 275–286
3. Mann K (1988) Humanes Choriongonadotropin (HCG). In: Labor und Diagnose, 3. Aufl Thomas, L (ed) Med Verlagsges Marburg: 991–998
4. Rüther U, Rassweiler J, Lüthgens M, Bäuerle K, Schmidt CG, Eisenberger F, Krauss B, Kruse-Jarres JD, Schlegel G (1987) Bedeutung von β-Hcg beim reinen Seminom. Tumor Diagnostik & Therapie 8: 246–250
5. Mann K, Siddle K (1988) Evidence for free-beta-subunit-secretion on so called HCG-positive seminoma. Cancer in press
6. Mann K, Lamerz R, Hellmann T, Kümper HJ, Stähler G, Karl HJ (1980) Use of human chorionic gonadotropin and alphafetoprotein radioimmunoassays: specificity and apparent half life determination after delivery and patients with germ cell tumors. Oncodev Biol Med 1: 301–312
7. Mann K, Spöttl G, Siddle K (1987) Free β-subunit secretion of HCG in patients with trophoblastic diseases. Acta endocr. 114, Supp 283: 189
8. Nathrath WBJ, Arnoldt H, Wilson PD (1982) Keratin, luminal antigen and carcinoembryonic antigen in human urinary bladder carcinomas. An immunhistochemical study. Path Res Pract 175: 299–307
9. Hsu SM, Raine L, Fanger H (1981) The use of antiavidin antibody and avidin-biotin-peroxidase complex in immunperoxidase technics. Am J Clin Pathol 75: 816–821

Das markerpositive Seminom – ein intermediärer Keimzelltumor

K.-P. Dieckmann, W. Düe, T. Becker und H. W. Bauer

Abstract

Among 81 patients with histologically pure seminoma, 10 (12.5%) had elevated blood levels of β-HCG. All six patients with stage I underwent radiation therapy, and none had a relapse. One patient with stage II C was treated by radiotherapy alone and subsequently suffered a mediastinal relapse with lethal outcome. Two other patients with this stage were cured by induction chemotherapy followed by surgery or radiotherapy. One patient with stage II C reached permanent complete remission after radiation therapy alone. Patients with stage I are safely treated with radiotherapy. Stage II C and stage III patients should receive induction chemotherapy followed by individual measures. Patients with stage II A/B (minimal disease) should undergo retroperitoneal lymph node dissection, mainly for diagnostic reasons, followed by adjuvant chemotherapy. Thus, the treatment schedule of β-HCG seminoma is related to the intermediate morphological and clinical position of this entity, between pure seminoma and nonseminoma.

Zusammenfassung

Unter 81 Patienten mit histologisch reinem Seminom war in 10 Fällen β-HCG im Serum nachweisbar (12,5%). Alle 6 Patienten im Stadium I wurden erfolgreich mit Radiotherapie behandelt. Ein Patient im Stadium II C verstarb nach Radiatio, während drei andere Patienten dieses Stadiums mit Radiatio bzw. Chemotherapie und Operation rezidivfrei überlebten. Im Stadium I ist nach der Semikastratio die alleinige Radiatio wie beim klassischen Seminom ausreichend. Im Stadium II a, b sollte eine retroperitoneale Lymphknotenausräumung vornehmlich aus diagnostischen Gründen durchgeführt werden, die von einer adjuvanten Chemotherapie ergänzt wird. Im Stadium II C und III ist wie bei allen Keimzelltumoren die induktive Chemotherapie indiziert. Das Therapiekonzept entspricht der intermediären Position des β-HCG-positiven Seminoms zwischen Seminom und Nichtseminom.

Einleitung

Klinisch-therapeutisch werden die Keimzelltumoren vereinfachend in Seminome (S) und Nichtseminome (NS) unterteilt. Die Erhöhung der onkofetalen Tumormarker

Alpha-Fetoprotein (AFP) und β-HCG ist häufig beim NS, selten dagegen bei Seminom-Patienten. Die Frage erhebt sich, ob diese Konstellation eine eigene onkologische Entität darstellt und ein eigenes Therapie-Regime erfordert. Kein Zentrum hat ausreichend hohe Patientenzahlen für allgemeingültige Extrapolationen. Daher besteht ein Bedarf an Erfahrungsberichten aus vielen Kliniken, damit über eine Integration und Analyse der Einzelergebnisse relevante Erkenntnisse gewonnen werden können.

Material, Methode

Die Krankenakten von 81 konsekutiven Patienten mit histologisch reinem Seminom der Jahre 1978–87 wurden retrospektiv ausgewertet hinsichtlich Erhöhung der Marker im Serum, Staging und Therapie- und Verlaufsdaten. Die Markerbestimmung war in den ersten Jahren mit dem RIA (Fa. Becton-Dickinson bzw. Serono) erfolgt, später mit Enzymimmunoassay (Hybrid-Tec). Die histologischen Schnitte der markerpositiven Patienten wurden nachuntersucht und zusätzlich immunhistochemisch (APAAP-Methode) auf Markernachweis im Gewebe untersucht.

Ergebnisse

Bei 10 von 81 Patienten (12,5%) war präoperativ β-HCG im Serum erhöht, bei einem Patienten war nur AFP, bei einem weiteren AFP und β-HCG erhöht. Detaillierte Daten der Patienten sind in Tabelle 1 gegeben. Aus der Aufstellung der Stadienverteilungen (Abb. 1) geht ein Trend zur erhöhten Metastasierungsneigung bei den β-HCG-positiven Seminomen hervor. – Alle 6 Patienten mit diagnostischem Stadium I wurden erfolgreich strahlentherapeutisch nachbehandelt. Die vier Patienten mit

Tabelle 1

Nr. Pat.	Alter	Stadium	βHCG präop. (U/ml)	Serum postop. (U/ml)	Morphologie Riesenzellen	Marker Nachweis	Therapie	Verlauf	Besonderes
1 R.R.	31	$pT_1 N_0 M_0$	20	n.	+	–	SC, Rad.	NED 3½a	
2 H.F.	42	$pT_3 N_0 M_0$	284	n.	+	+	SC, Rad.	DWD 3a	C_2H_5 OH
3 G.Z.	43	$pT_3 N_0 M_0$	154	n.	+	+	SC, Rad.	DWD 4a	C_2H_5 OH
4 D.K.	29	$pT_3 N_0 M_0$	628	n.	+	–	SC, Rad.	NED 7a	Gynäkomastie
5 C.T.	43	$pT_1 N_0 M_0$	110	n.	–	–	SC, Rad.	NED 3a	
6 P.S.	36	$pT_3 N_3 M_0$	24,6	21,5	–	–	SC, Rad.	DOD 1¾a	mediast. Rezidiv
7 G.W.	45	$pT_1 N_3 M_0$	15,4	3,2	–	–	SC, PVB, RLA	NED 1¼a	
8 H.P.	48	$pT_3 N_0 M_0$	61	n.	–	–	SC, Rad.	NED 9a	Zweittumor (20 J.)
9 H.E.	41	$pT_3 N_3 M_0$	6,2	n.	–	–	SC, Rad.	NED 5a	
10 M.M.	49	$pT_3 N_4 M_0$	13,4	n.	–	–	SC, POMB, Exzis., Rad.	NED 1½a	Gynäkomastie

Abkürzungen: SC = Semicastratio, Rad = Radiatio, DWD = dead without disease, n = normal, RLA = retroperitoneale Lymphknotenausräumung, a = Jahre, DOD = dead of disease

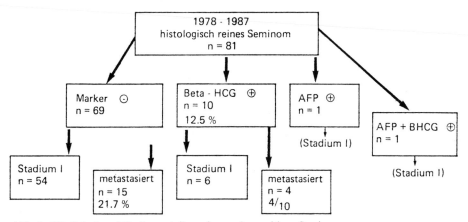

Abb. 1. Häufigkeit und Stadienverteilung der markerpositiven Seminome

fortgeschrittener lymphogener Metastasierung wurden unterschiedlich behandelt. In einem Fall kam es nach alleiniger Radiatio zu einem therapierefraktären mediastinalen Rezidiv. Zweimal kam es nach Polychemotherapie und Lymphknotenexzision bzw. Radiatio zu einer anhaltenden Vollremission. Einmal war die alleinige Strahlentherapie erfolgreich. Die beiden Patienten mit AFP-Erhöhung waren jeweils nicht metastasiert und sind nach Radiatio 5 bzw. 4 Jahre rezidivfrei. Die Höhe des Serumspiegels korrelierte nicht mit der Metastasenhäufigkeit. Bei hohen Serumwerten waren häufiger Riesenzellen histologisch nachweisbar (insgesamt viermal). Der Markernachweis im Gewebe gelang nur bei zwei Patienten mit hohem Serumspiegel (Abb. 2).

Diskussion, Kommentar

Die in dieser Serie gefundene Häufigkeit des β-HCG-positiven Seminoms (12,5%) entspricht der Größenordnung in anderen Kollektiven [2, 3, 5, 11, 15]. Die Neigung zur Metastasierung scheint bei diesem Tumortyp größer zu sein als beim markernegativen Seminom [6]. Damit würden die onkologischen Eigenschaften dieser Tumorentität der morphologisch-histogenetischen Einordnung in das Spektrum der Keimzelltumoren entsprechen. Die Höhe der Markerwerte im Serum korreliert aber offensichtlich nicht mit der Metastasierungshäufigkeit.

Obwohl die Deduktionsbasis des vorgestellten Kollektivs sehr schmal ist, erscheint der Schluß gerechtfertigt, daß im Stadium I die Radiatio eine effiziente Therapieform ist [1, 5]. Die Auswertung der Therapieresultate im metastasierten Stadium birgt methodische Unsicherheiten in sich, da die histologische Dignität der Metastasen nicht immer bekannt ist. Die Möglichkeit, daß ein testikuläres Seminom nichtseminomatöse Metastasen erzeugt, muß in bis zu einem Viertel der Fälle einkalkuliert werden [10]. Bei hoher Tumorlast besteht für Seminome und Nichtseminome ein Konsensus über die primäre induktive Chemotherapie [12]. Für das β-HCG-positive Seminom ist daher lediglich die Therapie im Stadium II mit geringer Tumorlast

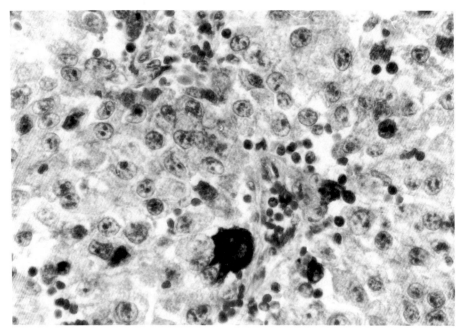

Abb. 2. Histologischer Schnitt (Detailvergrößerung, × 320). Färbung mit monoklonalem Antikörper für β-HCG. Gegenfärbung mit Hämalaun. Zentral große gefärbte Riesenzelle mit mehreren Kernen (zentrale Aufhellungen)

(minimal disease) noch kontrovers. Da auch Nichtseminome eine gewisse Strahlensensibilität aufweisen [4, 14], ist eine Radiotherapie in diesem Stadium nicht unrational. Da aber die Dignität der Metastasen in diesem Falle unklar bleiben würde [7, 8, 13], ist die primäre retroperitoneale Lymphknotenexzision mit nachfolgender adjuvanter Chemotherapie ein Therapiekonzept mit höherer diagnostischer und therapeutischer Sicherheit. Damit erhielte das β-HCG-positive Seminom eine seiner intermediären Stellung zwischen Seminom und Nichtseminom entsprechende Therapieempfehlung.

Literatur

1. Bartsch G, Mikuz G, Weissteiner G, Daxenbichler G (1979) Beta HCG-positive Seminome. Akt Urol 10: 259–264
2. Butcher DN, Gregory WM, Gunter PA, Masters JRW, Parkinson MC (1985) The biological and clinical significance of HCG-containing cells in seminoma. Br J Cancer 51: 473–478
3. Henkel K, Tschubel K, Bussar-Maatz R (1982) Die Morphologie des HCG-positiven Seminoms. In: Weißbach L, Hildenbrand G (Hrsg) Register und Verbundstudie für Hodentumoren – Bonn. Zuckschwerdt, München, S 73–82
4. Hussey DH (1979) Experience with preoperative radiotherapy and lymph-adenectomy for germinal cell tumors of the testis other than pure seminoma. In: Johnson DE, Samuels ML (Hrsg) Cancer of the genitourinary tract. Raven Press, New York, pp 149–158
5. Javadpour N (1986) Management of "seminoma" with elavated HCG and AFP. In: Javadpour N (Hrsg) Principles and management of testicular cancer. Thieme, New York, pp 318–324

6. Kuber W, Kratzik C, Susani M (1984) Klinische, endokrinologische und pathohistologische Aspekte zum beta-HCG-positiven Seminom. Wiener klin Wochenschr 96: 662–666
7. Lamm DL, Wepsic HT, Feldman P, Richie JP (1977) Importance of alpha-fetoprotein in patients with seminoma. Urology 10: 233–235
8. Lange PH, Nochomovitz LE, Rosai J, Fraley EE, Kennedy BJ, Bosl G, Brisbane J, Catalona WJ, Cochran JS, Comisarow RH, Cummings KB, De Kernion JB, Einhorn LH, Hakala TR, Jewett M, Moore MR, Scardino PT, Streitz JM (1980) Serum alpha-fetoprotein and human chorionic gonadotropin in patients with seminoma. J Urol 124: 472–478
9. Morgan DAL, Caillaud JM, Eschwege F (1982) Gonadotropin-producing seminoma: A distinct category of germ cell neoplasm. Clin Radiol 33: 149–153
10. Mostofi FK, Price EB (1973) Tumors of the male genital system. AFIP, Washington, p 38
11. Nörgaard-Petersen B, Schultz HP, Arends J, Brincker H, Krag Jacobsen G, Lindelöv B, Rörth M, Svennekjaer IL, Dateca Study Group (1984) Tumor markers in testicular germ cell tumours. Acta Radiol Oncol 23: 287–294
12. Oliver RTD (1985) Testicular germ cell tumours: A model for a new approach to treatment of adult solid tumours. Postgrad Med J 61: 123–131
13. Pritchett TR, Skinner DG, Selser SF, Kern WH (1985) Seminoma with elevated human chorionic gonadotropin. Urology 25: 344–346
14. Rörth M, von der Maase H, Sandberg Nielsen E, Schultz HP, Svennekjaer IL, Dateca Study Group (1984) Nonseminomatous testicular germ cell tumours. Preliminary analysis of ongoing trials in the DATECA Study. Acta Radiol Oncol 23: 295–304
15. Thomas GM (1985) Controversies in the management of testicular seminoma. Cancer 55: 2296–2302

Anteil der β-HCG-positiven Seminome in unserem Krankengut. Ist das β-HCG-positive Seminom eine eigene therapeutische Entität?

P. Knoke, M. Blech, G. Hummel und W. Knipper

Abstract

In recent years several authors have demanded that the β-HCG-positive seminomas be treated like nonseminomas, questioning the radiation sensitivy and curability of this malignant disease. This is a report on 10 patients with β-HCG positive seminoma. Five cases had stage I, one case had stage II B, and four cases had a stage II C. In all stages of β-HCG positive seminoma, excellent results were achieved with radiation therapy alone.

The course of disease in one 43-year-old male patient left seminoma, β-HCG positive, stage II C is described in detail.

Zusammenfassung

In den letzten Jahren vertreten mehrere Autoren die Forderung, das β-HCG-positive Seminom wie ein Nichtseminom zu behandeln und stellen die Strahlenempfindlichkeit und die Radiokurabilität dieser malignen Erkrankung in Frage. Es wird über 10 Patienten mit β-HCG positivem Seminom berichtet. 5mal lag ein Stadium I, 1mal ein Stadium II B und 4mal ein Stadium II C vor. Es wurden auch beim β-HCG positiven Seminom in allen Stadien durch die Strahlentherapie ausgezeichnete Ergebnisse erzielt.

Der Krankheitsverlauf des Patienten W. K., 43 J., Seminom links β-HCG-positiv, Stadium II C wird ausführlich dargestellt.

Einleitung

In den letzten Jahren vertreten mehrere Autoren die Forderung, das β-HCG-positive Seminom wie ein Nichtseminom zu behandeln und stellen die Strahlenempfindlichkeit und die Radiokurabilität dieser malignen Erkrankung in Frage [3, 4, 10, 11, 15, 16, 17, 21]. Auf der anderen Seite gibt es jedoch auch Veröffentlichungen, die den Wert der alleinigen Radiatio auch beim fortgeschrittenen HCG-positiven Seminom beschreiben [2, 7, 13, 14, 20, 22, 23, 24, 25].

Ergebnisse

Im Zeitraum 1979–1987 haben wir bei insgesamt 33 seminomatösen Hodentumoren 10mal ein β-HCG-positives Seminom gefunden, was einem prozentualen Anteil von 30,3% entspricht. Diese Patienten wurden alle durch die erweiterte Semikastratio und Radiatio behandelt. Auch in den fortgeschrittenen Stadien II B und III konnten die Patienten durch die alleinige Strahlentherapie kurativ therapiert werden. Tabelle 1 zeigt das klinische Stadium der 33 Seminom-Patienten, bei den β-HCG-negativen Seminomen lag 17mal ein Stadium I, 4mal ein Stadium II C, 2mal ein Stadium III vor. Bei den 10 β-HCG-positiven Seminom-Patienten handelt es sich 5mal um ein Stadium I, 1mal um ein Stadium II B und 4mal um ein Stadium II C.

Tabelle 1. Seminome im Zeitraum 1979–1987

Stadium	I	II A	II B	II C	III
Ø β-HCG	17			4	2
+ β-HCG	5		1	4	
Gesamt	22		1	8	2

Hodentumoren n = 124
Seminome n = 33 = 26,6%
β-HCG + Seminome n = 10 = 30,3%

In Tabelle 2 ist die Therapie bei den 23 marker-negativen Seminomen aufgeschlüsselt, in Tabelle 3 die Therapie bei den 10 HCG-positiven Seminomen. Alle Patienten im Stadium I leben noch. Der Zeitraum seit Therapie beträgt 2–81 Monate, im Mittel 28 Monate. Ein Patient aus dem Stadium II C verstarb 4 Monate nach Radiatio an einer Pneumonie. Bei der durchgeführten Obduktion konnte jedoch eine deutliche Tumorverkleinerung attestiert werden. In Tabelle 4 sind die β-HCG-Titer bei den 10 Patienten aufgeführt.

Tabelle 2. Therapie bei den 23 marker-negativen Seminomen

Stadium I n = 17	16 × erweiterte Semikastratio und Radiatio 1 × nur erweiterte Semikastratio Alter der Pat. 26–81 J., im Mittel 30,5 J. Zeitraum seit Therapie 2 Monate–106 Monate, im Mittel 52 Monate Es leben noch 15 (88,2%) 2 nicht am Seminom gestorben
Stadium II C n = 4	1) erweiterte Semikastratio und Radiatio 50 Gy 2) erweiterte Semikastratio und Radiatio 50 Gy 3) erweiterte Semikastratio und Radiatio 53 Gy 4) Zur Zeit Chemotherapie Alter der Pat. 35–45 J., im Mittel 41 J. Zeitraum seit Therapie 2–104 Monate, im Mittel 50,5 Monate Es leben noch 4 (100%)
Stadium III n = 2	1) erweiterte Semikastratio und Radiatio 45 Gy 2) erweiterte Semikastratio und Chemotherapie 10 Zyklen Alter der Pat. 40–46 J., im Mittel 43 J. Zeitraum seit Therapie 77–97 Monate, im Mittel 87 Monate Es leben noch 2 (100%)

Tabelle 3. Therapie bei den 10 HCG-positiven Seminomen

Stadium I n = 5	5 × erweiterte Semikastratio und Radiatio Alter der Pat. 23–44 J. im Mittel 30 J. Zeitraum seit Therapie: 2–81 Monate, im Mittel 28 Monate Es leben noch 5 (100%)
Stadium II B n = 1	Erweiterte Semikastratio und Radiatio Alter: 36 J. Zeitraum seit Therapie 61 Monate Lebt noch NED

Stadium II C
n = 4
	1. erweiterte Semikastratio und Radiatio 45 Gy n. 4 Mo. an Pneumonie †
	                                                                                                            Obduktion attestierte
	                                                                                        Tumorverkleinerung
	2. erweiterte Semikastratio und Radiatio 40,5 Gy
	3. erweiterte Semikastratio und Radiatio 50,4 Gy*)
	4. erweiterte Semikastratio und Radiatio 50 Gy
	Alter der Patienten: 34–54 J., im Mittel 43 J.
	Zeitraum seit Therapie: 19–80 Monate, im Mittel 42 Monate
	Es leben noch 3 (75%)

*) Fallbeschreibung

Tabelle 4. β-HCG Titer bei den 10 Patienten

				β-HCG im Serum i. U/L			
Initialen + Alter	Seite	Stadium	Präoperativ	n. Ablatio	n. Radiatio	akt. Kontrolle	
F.K.	33	re.	I	35	5,4	< 1	< 1
S.A.	26	li.	I	87,8	15,4	2,2	< 0,4
S.P.	44	li.	I	3243	35,7	2,6	< 0,1
K.B.	31	li.	I	93,9	< 5	< 2	< 2
D.H.	26	re.	I	11,7	6,3	–	z. Z. Radiatio
M.B.	36	li.	II B	< 5	< 5	< 2	< 1
					n. 4 Mon. 334		
G.P.	54	re.	II C	18	13,1	< 0,5	< 1
S.K.	33	li.	II C	86,4	92	< 1	† an Pneumonie
K.W.	41	li.	II C	17,1	19,5	2,1	< 1
S.V.	43	li.	II C	88,6	20,3	5,5	< 1

Der Krankheitsverlauf des Patienten W. K., 43 J., Seminom links, β-HCG-positiv, Stadium II C, soll den Effekt der Strahlentherapie auch in den fortgeschrittenen Stadien des β-HCG-positiven Seminoms aufzeigen. Abb. 1 zeigt den β-HCG-Spiegel des o. g. Patienten im Serum vor der Semikastratio, danach und während der Radiatio und in dem Nachsorgezeitraum. Es fällt auf, daß unter der Radiatio kurzfristig ein weiterer Anstieg des β-HCG-Serumspiegels zu verzeichnen ist, was in der Literatur als release-Effekt [5] beschrieben wird. Unter einer Applikation von 50,4 Gr. konnte, wie die Abb. 2–6 zeigen, eine vollständige Heilung erreicht werden. Abb. 2 zeigt den computertomographischen Befund vom 19. 7. 1985 CT 1. Es findet sich eine riesige abdominelle Raumforderung mit einem max. Durchmesser von 15 cm, die die linke Niere erreicht. Urographisch und szintigraphisch ist die linke Niere stumm. Bereits 14

Der Anteil der β-HCG-positiven Seminome in unserem Krankengut

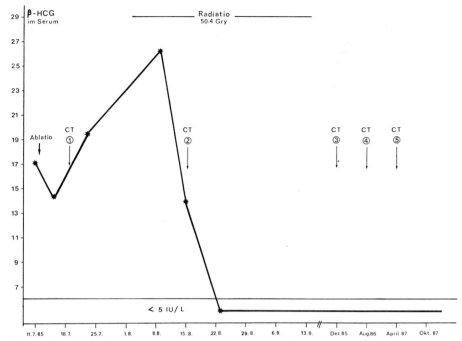

Abb. 1. Verlauf des β-HCG-Spiegels im Serum während der Therapie

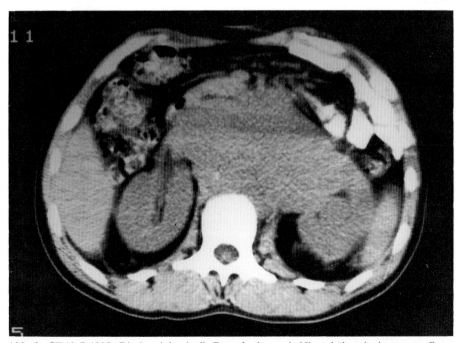

Abb. 2. CT 19.7.1985: Riesige abdominelle Raumforderung in Nierenhöhe mit einem max. ⌀ von 15 cm. Die linke Niere wird von der RF erreicht. Urographisch und szintigraphisch stumme Niere links

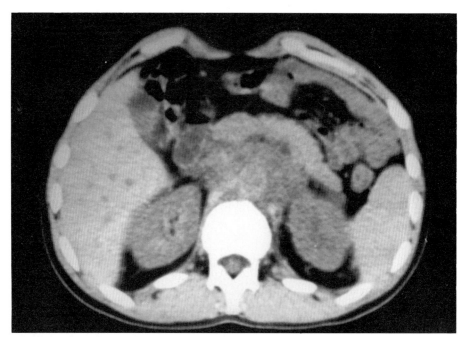

Abb. 3. CT 15.8.1985: Irradiatio vom 1.8.–12.9.1985. Kontrolle nach 2wöchiger Strahlentherapie, RF auf 5 × 2,5 cm zurückgegangen

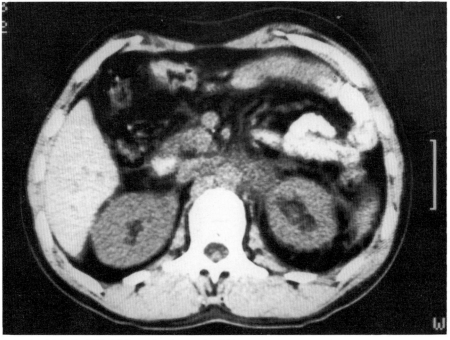

Abb. 4. CT 4.12.1985: Weiterer Rückgang der RF

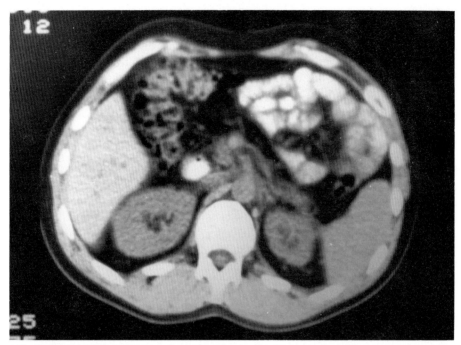

Abb. 5. CT 1.8.1986: RF nicht mehr nachweisbar, rechte Niere geschrumpft

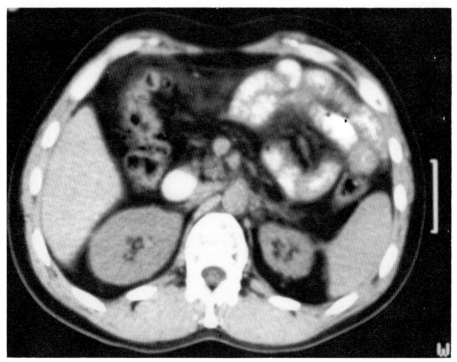

Abb. 6. CT 22.4.1987: Befund 21 Monate nach Irradiatio

Tage nach begonnener Radiatio ist die Raumforderung auf eine Größe von 5 × 2,5 cm zusammengeschmolzen (Abb. 3) CT 2, eine CT-Kontrolle im Dezember 1985 zeigt nur noch Restvergrößerungen und einen weiteren Rückgang auch der beschriebenen iliacalen Lymphknotenvergrößerung (Abb. 4) CT 3. Eine CT-Kontrolle vom August 1986 (Abb. 5) CT 4 zeigt eine weitere Rückbildung der Geschwulst, so wie Abbildung 6 (CT vom April 1987) CT 5 zeigt, sind keine Tumormassen mehr nachweisbar.

Zusammenfassung

Unsere kleine Patientenzahl mit 10 Fällen insgesamt und 5 fortgeschrittenen β-HCG-positiven Seminomen erlaubt keine verbindliche Therapieempfehlung. Alle Patienten hatten ein erhöhtes β-HCG im Serum, immunhistochemische Färbung oder Nachweis von Syncytiotrophoblasten gelang nicht [6, 8, 9, 12].

Für die Zukunft werden wir das β-HCG-positive Seminom der Stadien I bis II B weiterhin durch Semikastratio und Radiatio therapieren. Beeindruckt von den hervorragenden Ergebnissen der Chemotherapie [1, 18, 19, 26, 27, 28] bei fortgeschrittenem reinem und β-HCG-positivem Seminom werden wir in Zukunft die Stadien II C und III primär chemotherapeutisch angehen, da die Aussichten, einen kurativen Therapieeffekt zu erzielen, sehr viel schlechter sind, wenn die Radiatio nicht zur Vollremission geführt hat.

Literatur

1. Ball D, Barret A, Peckham MJ (1982) The management of metastatic seminoma testis. Cancer 50: 2289–2294
2. Bartsch G, Mikuz G, Weissteiner G, Daxenbichler G (1979) Beta-HCG positive Seminome. Akt Urol 10: 259–264
3. Butcher DN, Gregory WM, Gunter PA, Masters JRW (1985) The biological and clinical significance of HCG-containing cells in Seminoma. Br J Cancer 51: 473–478
4. Cochran JS (1976) The seminoma decoy: Measurement of serum human chorionic gonadotropin in patients with seminoma. J Urol 116: 465–466
5. Fossa SE, Paus E, Lien HH, Stenwig AE (1986) Die Strahlenempfindlichkeit des HCG-aktiven Seminoms. Akt Urol 17: 212–214
6. Friedman M, Pearlman AW (1970) "Seminoma with throphocarcinoma" A clinical variant of seminoma. Cancer 26: 46–64
7. Green N, Broth E, George FW, Kaplan R et al. (1983) Radiation therapy in bulky seminoma. Urology 21: 467–469
8. Hedinger Chr, Hochstetter AR, Egloff B (1979) Seminoma with Syncytiotrophoblastic Giant Cells. Virch Arch A Path Anat und Histol 383: 59–67
9. Hochstetter von AR, Sigg Chr, Saremaslani P, Hedinger Chr (1985) The significance of giant cells in human testicular seminomas. Virch Arch (Pathol Anat) 407: 309–322
10. Javadpour MD, McIntire KR, Waldman TA (1978) HCG and AFP in sera and tumor cells of patients with testicular seminoma. Cancer 42: 2768–2772
11. Javadpour MD, McIntire KR, Waldman TA, Bergman SM (1978) The role of AFP and HCG in Seminoma. J Urol 120: 687–690
12. Javadpour MD (1984) HCG in Seminoma. J Urol 131: 407
13. Kuber W, Kratzik Ch, Schwarz HP, Susani M et al. (1983) Experience with Beta-HCG-Positive Seminoma. Br J Urol 55: 555–559
14. Lange PH, Nochomovitz LE, Rosai J, Fraley EE et al. (1980) Serum AFP HCG in patients with Seminoma. J Urol 124: 472–478

15. Lange PH, Raghavan D (1983) Clinical application of tumor markers in testicular cancer. In: Donohue JP (ed) Testis tumors. Baltimore, Williams and Wilkins pp 111–130
16. Maier JG, Sulak MH, Mittemeyer BT (1968) Seminoma of the testis: analysis of treatment success and failure. Amer J Roentgenol 102: 596–598
17. Mauch P, Weichselbaum R, Botnick L (1979) The significance of positive chorionic gonadotropins in apparantly pure seminoma of the testis. Int J Radiat Oncol Biol Phys 5: 887–889
18. Miersch WD, Jaeger N, Molitor D, Vogel J (1987) Strahlentherapie oder Chemotherapie vor der radikalen Lymphadenektomie beim fortgeschrittenen Seminom. Verh Ber Dtsch Ges Urol 38: 159–160
19. Oliver RTD, Hope-Stone HF, Blandy JP (1984) Possible new approaches to the management of seminoma of the testis. Br J Urol 56: 729–733
20. Paus E, Fossa SD, Risberg T, Nustad D (1987) The diagnostic value of HCG in patients with testicular seminoma. Br J Urol 59: 572–577
21. Raghavan D, Heyderman E, Monaghan P, Gibbs J et al (1981) Hypothesis: when is a seminoma not a seminoma? J Clin Pathol 34: 123–128
22. Sause WT (1983) Testicular Seminoma – Analysis of radiation therapy for Stage II disease. J Urol 130: 702–703
23. Saxena VS (1973) Seminoma of the Testis. Amer J Roentgenol 117: 643–652
24. Suhr P, Reittinger EM (1986) Die Rolle der Strahlentherapie bei malignen Hodentumoren. Urologe *A* 25: 28–32
25. Swartz DA, Johnson DE, Hussey DH (1984) Should an elevated HCG titer alter therapy for seminoma? J Urol 131: 63–65
26. Thomas GM, Rider MB, Dembo AJ et al. (1986) Seminoma of the testis. Results of treatment and patterns of failure after radiation. Int J Radiat Oncol Biol Phys 8: 165–174
27. Wajsman Z, Beckley SA, Pontes JE (1983) Changing Concepts in the treatment of advanced seminomatous tumors. J Urol 129: 303–306
28. Wettlaufer JN (1985) The management of advanced seminoma. Semin Urol 2: 257–263

Therapie und Verlauf von 5 Patienten mit β-HCG-positivem Seminom des Hodens

W. Kramer, G. Oremek, R. Nickel, U. Seifert und D. Jonas

Abstract

Between May 1981 and July 1984 five patients were diagnosed as having a pure seminoma of the testis with positive detection of β-HCG. At the time of diagnosis the patients were 24–46 years of age. The time of follow-up varied from 37 to 61 months. Two patients died, one of the disease and the other of therapy. One patient developed a second β-HCG-positive seminoma in the contralateral testis.

Different treatment modalities were used: four patients received complete infra- and supradiaphragmal irradiation, followed by chemotherapy; one patient underwent chemotherapy alone. Resistance of existing tumor mass and the development of metastases in parenchymatous organs was noted during radiotherapy. The clinical course at different stages of disease and the respective treatments are discussed. β-HCG is a reliable marker during the course of the disease. On the basis of the cases reported here, primary chemotherapy seems superior to radiation therapy in β-HCG-positive seminoma of the testis.

Zusammenfassung

Zwischen Mai 1981 und Juli 1984 wurde bei fünf Patienten ein testikuläres reines Seminom mit positivem β-HCG-Nachweis diagnostiziert. Zum Zeitpunkt der Diagnosestellung waren die Patienten zwischen 24 und 46 Jahre alt. Die Nachbeobachtungszeit beträgt zwischen 37 und 61 Monate; zwei Patienten sind verstorben. Ein Patient entwickelte einen Zweittumor im kontralateralen Hoden (ebenfalls β-HCG-positives reines Seminom).

Unterschiedliche Therapiemodalitäten wurden angewandt; vier Patienten wurden einer kompletten Bestrahlung und Polychemotherapie unterzogen, ein Patient ausschließlich zytostatisch behandelt.

Eine Therapieresistenz oder Metastasenentwicklung in parenchymatösen Organen unter der Strahlentherapie wurde beobachtet.

Die klinischen Verläufe in Abhängigkeit vom Stadium der Erkrankung und der jeweiligen Therapie werden dargestellt. β-HCG erwies sich als zuverlässiger Marker in der Verlaufskontrolle. Die Polychemotherapie erscheint anhand der geschilderten Kasuistiken beim β-HCG-positiven Seminom im Vergleich zur Strahlentherapie günstiger.

Problem

Die Therapie des β-HCG-positiven Seminoms des Hoden ist uneinheitlich; während einerseits das hoch β-HCG-positive Seminom aufgrund vermuteter, histologisch mitunter nicht nachgewiesener Chorionkarzinomanteile wie seine Komponente als Nichtseminom primär chemotherapiert wird, erfährt das gering β-HCG-positive Seminom – stadienabhängig – die primäre Strahlentherapie des reinen seminomatösen Hodentumors.

Auch die Ausdehnung der Strahlentherapie nach supradiaphragmal (mediastinal, supraclaviculär) wird kontrovers beurteilt, zeigen doch supradiaphragmal vorbestrahlte Patienten ungünstigere Ergebnisse bei der erforderlichen Chemotherapie eines späteren thorakalen Rezidivs als nicht vorbestrahlte Patienten.

Die anhand ihrer zentral analysierten Serumproben verfolgten Krankheitsverläufe von fünf Patienten mit β-HCG-positivem Seminom des Hodens reflektieren die jeweilige therapeutische Strategie.

Material und Methoden

Die vorliegende retrospektive Untersuchung gründet sich auf im Zentrallabor, ZIM, der Universitätsklinik Frankfurt zur Analyse eingegangene Serumproben aus dem Rhein-Main-Gebiet von Patienten, die an einem wiederholt nachgewiesenen (z. B. identischer Befund von Semikastrationspräparat und Lymphknotengewebe bei RLA, Nachbefundung) reinen Seminom des Hodens mit positivem β-HCG-Nachweis litten. Die Patientenakten konnten in den betreuenden Kliniken eingesehen und ausgewertet werden.

Die β-HCG-Bestimmung im Serum erfolgte mittels eines auf dem Sandwich Prinzip basierenden Festkörperimmunoassays. Nach Inkubation von HCG in Standards, Kontrollen oder Patientenproben mit Anti-HCG-beschichteten Kugeln und Anti-β-HCG-Peroxidase sowie Entfernen ungebundenen Materials durch Waschen der Kugeln werden diese mit einer Wasserstoffperoxidhaltigen 0-Phenylen-Diamin Substratlösung inkubiert. Die Intensität der sich bei dieser Reaktion entwickelnden Färbung wird spektralanalytisch gemessen und verhält sich direkt proportional zur HCG-Menge in der Probe. Die HCG-Konzentration der mit den Standards gleichzeitig gemessenen Proben und Kontrollen ist aus der Standardkurve ersichtlich.

Patient S. P. (Abb. 1)

Nach 6 Monaten erfolgloser konservativer Therapie durch den Hausarzt wurde der 37 Jahre alte Patient bei β-HCG-Werten um 90 IU/l durch Semikastratio rechts von einem reinen Seminom, Stadium pT_1 befreit. Nach diskretem Anstieg kam es postoperativ zur Normalisierung des Markers unter 8,5 IU/l bei inzwischen durch CT nachgewiesenen rechtsbetonten retroperitonealen Lymphomen unter 5 cm Größe. Der Patient wurde einer infra- und supradiaphragmalen Bestrahlung mit je 30 Gy unterzogen. Die 32 Monate später durchgeführte Lymphadenektomie erbrachte bei nun erhöhten β-HCG-Werten und vermutetem retroperitonealen Rezidiv kein organisches Korrelat

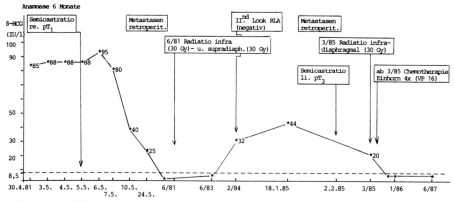

Abb. 1. S. P., 37 J.

für den erhöhten Marker. Erst weitere 12 Monate später konnten bei persistierend erhöhtem Marker computertomographisch retroperitoneale Lymphome ermittelt und wegen ihrer nun linksbetonten Lokalisation ein Zweittumor im kontralateralen Resthoden festgestellt werden. Bei identischem histologischen Befund erfolgte nach sofortiger Semikastratio eines lokal fortgeschrittenen Tumors eine erneute infradiaphragmale Bestrahlungsserie mit 30 Gy, an deren Ende das β-HCG erhöht blieb. Erst nach 4 Zyklen der PEB-Chemotherapie nach Einhorn ist der Patient 30 Monate rezidivfrei.

Patient K. U. (Abb. 2)

Nach 4-monatiger Anamnese wurde der 46 Jahre alte Patient bei β-HCG-Werten um 120 IU/l durch Semikastratio links von einem reinen Seminom Stadium pT_3 befreit.

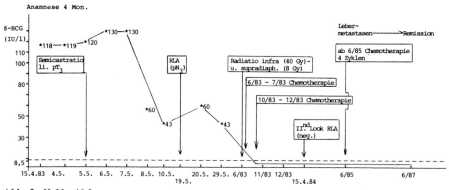

Abb. 2. K. U., 46 J.

Nach diskretem Anstieg kam es postoperativ zu einer Halbierung der Markerwerte. Die durchgeführte RLA erbrachte den Nachweis ausgedehnter Lymphome, was zu einer infra- (40 Gy) und supradiaphragmalen (8 Gy) Bestrahlung führte. Erst nach 2 unterschiedlichen Chemotherapieserien normalisierte sich der β-HCG-Wert. Die anschließende Second-Look-RLA verlief negativ. 12 Monate später zeigten sich sono- und computertomographisch Lebermetastasen, die nach 4 Zyklen Chemotherapie (Roswell Park Schema) in Remission gingen. Der Patient lebt seither 24 Monate rezidivfrei.

Patient S. W. (Abb. 3)

Der 35 Jahre alte Patient wurde bei β-HCG-Werten um 40 IU/l durch Semikastratio rechts von einem reinen Seminom, Stadium pT$_2$ befreit. Postoperativ kam es nach einem diskreten Anstieg zur Halbierung der Markerwerte. Bekannte Metastasen in Lunge, Leber und Retroperitoneum zeigten wie der Marker unter der primär eingeleiteten infra- (30 Gy) und supradiaphragmalen (25 Gy) Bestrahlung keine Remission. Erst unter 4 Zyklen einer Chemotherapie gelang eine Remission der Lungen- und Retroperitonealen Metastasen sowie der Markerwerte bei Persistenz der Leberfiliae. 3 Monate später erfolgte bei β-HCG-Werten um 150 IU/l eine weitere Chemotherapie (Roswell Park Schema), unter der bei einem Abfall auf 62 IU/l bei dem Patienten aphasische Störungen und Paresen aufgrund intrazerebraler Filiae auftraten. Der Patient verstarb 5 Monate später mit Hirn-, Lungen- und bekannten Lebermetastasen.

Patient S. J. F. (Abb. 4)

Der 28 Jahre alte Patient wurde nach 4 Monaten erfolgloser konservativer Therapie durch den Hausarzt bei β-HCG-Werten um 40 IU/l durch Semikastratio links von

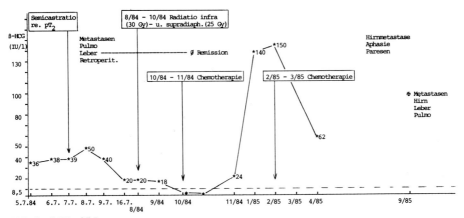

Abb. 3. S. W., 35 J.

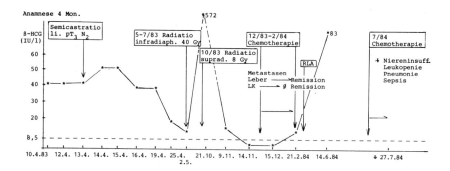
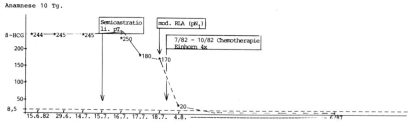

Abb. 4. S.J.F., 28J. und K.R., 24J.

einem lokal fortgeschrittenen (pT$_3$) reinen Seminom befreit. Postoperativ kam es nach diskretem Markeranstieg zu einem β-HCG-Abfall um 70%. Bei computertomographisch nachgewiesenen regionären Lymphknotenmetastasen erfolgte primär eine infra- (40 Gy) und supradiaphragmale Bestrahlung, begleitet von einem Markeranstieg auf 572 IU/l und anschließender Normalisierung. 4 Wochen nach Bestrahlungsende (CT-Kontrolle, β-HCG normal) veranlaßten Metastasen in Leber und Retroperitoneum eine Chemotherapie über 2 Monate. Die folgende operative Exploration zeigte bei erneut steigenden β-HCG-Werten eine komplette Remission der Leber-, nicht aber der retroperitonealen Metastasen. Weitere 4 Monate später wurde bei einem β-HCG von 83 IU/l eine erneute Chemotherapie begonnen, der der kompensiert niereninsuffiziente und leukopene Patient ausgehend von einer Pneumonie unter dem klinischen Bild einer Sepsis erlag.

Patient K.R. (Abb. 4)

Der 24 Jahre alte Patient wurde nach 10tägiger Anamnese bei β-HCG-Werten um 245 IU/l durch Semikastratio links von einem lokal fortgeschrittenen reinen Seminom (pT$_3$) befreit. Postoperativ kam es nach diskretem Anstieg nur zu einem moderaten Markerabfall, weshalb bei negativem computertomographischen Befund eine linksbetonte modifizierte RLA mit Nachweis einer regionären Lymphknotenmetastase des Seminoms (pN$_1$) durchgeführt wurde. Anschließend, unter 4 Zyklen PVB-Chemotherapie nach Einhorn normalisierten sich die Markerwerte. Eine Second-Look-RLA wurde nicht durchgeführt; der Patient ist seit 5 Jahren frei von seiner Erkrankung.

Schlußfolgerungen

1. Die Latenzzeit vom ersten Symptom bis zur definitiven Therapie ist oft noch zu lang und reflektiert die allgemein mangelnde Aufklärung über diese Tumorerkrankung.
2. Die Therapie des β-HCG-positiven Seminoms des Hodens wurde in den Jahren 1981–1985 sehr unterschiedlich und mit differierenden Ergebnissen gehandhabt. Eine primäre Chemotherapie nach dem etablierten Einhorn-Schema wurde bei den beschriebenen Patienten nicht durchgeführt.
3. Eine primäre Strahlentherapie vermag das Auftreten von Metastasen in Leber oder Lunge sowie die Persistenz bestehender retroperitonealer Lymphome nicht zu verhindern.
4. Eine primäre Strahlentherapie reduziert die Potenz der nachfolgenden Chemotherapie.
5. Patienten mit einem Hodentumor besitzen ein erhöhtes Risiko, an einem weiteren Tumor im kontralateralen Hoden zu erkranken. Die regelmäßige Untersuchung des verbliebenen Hoden ist obligat.
6. Bei positivem Nachweis von β-HCG steht der Therapie des reinen Seminoms ein zuverlässiger Marker in der Verlaufskontrolle zur Verfügung.
7. Im Zusammenhang mit der operativen Entfernung des Primärtumors ist kurzfristig eine passagere Erhöhung des β-HCG um bis zu 25% des präoperativen Wertes zu beobachten. Möglicherweise ist dies auf die intraoperative Manipulation am Hoden zurückzuführen.

Die vorliegende Arbeit beinhaltet Teile der Dissertation von Herrn R. Nickel

β-HCG – entscheidendes prognostisches Kriterium für das reine Seminom?

U. Rüther, J. Rassweiler, K. Bäuerle, M. Lüthgens, P. Jipp und F. Eisenberger

Abstract

From July 1984 to August 1987 we treated 44 patients with pure seminoma. Primary tumors were classified according to the WHO system. The β-HCG levels were determined using the RIA-gnost β-HCG kit by Behring.

Of our patients, 50% showed increased β-HCG levels before semicastration. Furthermore, we noted a tendency towards a rise in the frequency of increased β-HCG levels among our patients. We believe, however, that this effect is explained by the improvement of the radioimmunological method of determination, since no pathohistological changes were seen, i. e.; no increase in the relative number of syncytiotrophoblastic giant cells was shown.

Apart from two patients who had sceletal metastases and thus received chemotherapy, all our patients received radiation therapy. They have all remained in complete remission for a period of 2.5 years up to the present date. So far we have found no evidence of increased β-HCG levels influencing the prognosis of pure seminoma.

Zusammenfassung

Von Juli 1984 bis August 1987 behandelten wir 44 Patienten mit reinem Seminom. Die Klassifikation des Primärtumors erfolgte nach der WHO-Einteilung. Das β-HCG wurde bestimmt mit dem Testbesteck RIA-gnost β-HCG der Behringwerke Marburg.

50% unserer Kranken wiesen eine Erhöhung des β-HCG-Spiegels vor der Semikastratio auf. Es zeichnet sich in unserem Krankengut die Tendenz ab, daß reine Seminome mit β-HCG-Erhöhung im Zunehmen begriffen sind. Unseres Erachtens dürfte es sich hierbei um eine scheinbare Zunahme handeln, die durch die Verfeinerung der radioimmunologischen diagnostischen Methode bedingt ist, da das pathohistologische Korrelat, nämlich eine gleichzeitige Zunahme von syncytiotrophoblastären Riesenzellen fehlt. Unsere 44 Patienten wurden bis auf 2, die eine ossäre Metastasierung aufwiesen und chemotherapiert wurden, bestrahlt und sind über einen medianen Beobachtungszeitraum von 2½ Jahren rezidivfrei.

Unsere eigenen Erfahrungen weisen darauf hin, daß der Nachweis des β-HCG beim reinen Seminom unabhängig vom Tumorausbreitungsstadium keinen Einfluß auf die Prognose der Erkrankung zu haben scheint.

Einleitung

In der letzten Zeit mehren sich Mitteilungen über eine Zunahme der β-HCG-positiven Seminome [5]. 1978 berichteten Javadpour nur über 6,9%, Cochran 1976 über 10% und Bartsch 1979 über 24% reiner Seminome mit erhöhten β-HCG-Werten [1, 2, 4].

β-HCG ist ein Glykoproteinhormon, welches aus zwei nicht kovalent miteinander verbundenen Untereinheiten, der α-Untereinheit (MW 14000) und der β-Untereinheit (MW 24000) besteht. Mit Hilfe der Immunperoxidase-Technik konnten Heyderman und Neville 1976 [3] und Kurman 1977 [6] syncytiothrophoblastäre Riesenzellen als die Produktionsstätte des β-HCG identifizieren. Dabei, so fanden sie, korrelierte das Vorhandensein der syncytiothrophoblastären Riesenzellen mit dem Nachweis des β-HCG.

Mittels des RIA-gnost β-HCG der Behringwerke wurde zum einen der Stellenwert dieses Tumormarkers bei reinen Seminomen überprüft. Dabei stellten wir uns die Frage, ob durch den Gebrauch dieses hochempfindlichen Testbestecks die Sensitivität gegenüber früheren Untersuchungen angestiegen ist, und ob der erhöhte β-HCG-Spiegel beim Vorliegen eines histologisch reinen Seminoms von prognostischer Bedeutung ist.

Material und Methode

Kontrollgruppe:
60 gesunde männliche Blutspender im Alter von 19–60 (x = 28) Jahren dienten als Vergleichskollektiv.

Patienten

Über einen Zeitraum von 3 ⅓ Jahren behandelten wir 105 Patienten mit malignen Hodentumoren, wobei 44 Kranke ein reines Seminom hatten.

Nach Semikastratio und klinischer Stadieneinteilung wurden alle Patienten bis auf 2, die eine ossäre Metastasierung aufwiesen, einer Radiotherapie zugeführt.

Die Orchiektomiepräparate wurden in millimeterdünne Scheiben lamelliert und das Tumorgewebe in Beziehung zur Tunica albuginea, zum Rete testis, zum Nebenhoden und zum Querschnitt des Samenstranges untersucht. Zusätzlich wurde besonders auf Mitosen, Rundzellinfiltrate, Riesenzellen vom granulomatösen Typ (Langhans), Riesenzellen vom syncytialen Typ, Nekroseherde und Apoptosen geachtet. In besonderen Fällen wurde die Immunperoxidase-Technik (PAP) verwandt.

Die Klassifikation des Primärtumors erfolgte nach der WHO-Einteilung [12] (Tabelle 1). Zur Stadienfestlegung diente uns die TNM-Klassifikation [11]. Die klinische Stadieneinteilung erfolgte nach Seeber [8] (Tabelle 2).

Mit dem Testbesteck RIA-gnost β-HCG der Behringwerke, Marburg wurde das β-HCG bestimmt. Es handelt sich um einen IRMA-Test, der gegen den WHO 1st IPT (NIBSC Standard 75/537) kalibriert ist. Zwei verschiedene monoklonale Antikörper werden hierbei eingesetzt. Der eine ist anti-β-HCG-negativ, der andere anti-α-HCG-spezifisch. Es besteht keine Kreuzreaktion gegenüber LH und FSH. Die untere

Tabelle 1. Klassifikation germinaler Tumoren nach der WHO-Einteilung

A. *Tumoren von einem histologischen Typ*

1. Seminom
2. Spermatozytäres Seminom
3. Embryonales Karzinom
4. Yolk-sac-Tumor, embryonales Karzinom vom infantilen Typ
5. Polyembryom
6. Chorionkarzinom
7. Teratom
   a) reifes Teratom
   b) unreifes Teratom
   c) Teratom mit maligner Transformation

B. *Tumoren von mehr als einem histologischen Typ*

1. Embryonales Karzinom und Teratom
2. Chorionkarzinom mit anderem Tumor
3. Andere Tumorkombinationen

Tabelle 2. Stadieneinteilung beim Hodentumor nach Seeber [8]

Stadium	Kriterien
I	Tumor auf den Hoden beschränkt
II A	Komplette Resektion der retroperitonealen LK HCG, AFP, LDH normal nach RLA
II B	Nicht komplette Lymphadenektomie (Resttumor < 2 cm)
II C	Nur partielle Lymphadenektomie (Resttumor > 2 cm) Nicht resezierbare Tumoren
III	Lymphknotenmetastasen beiderseits des Diaphragmas
IV A	Pulmonale Metastasierung im Frühstadium (< 5 Metastasen/Lunge < 2 cm Durchmesser)
IV B	Ausgedehnte viszerale Metastasierung (> 5 Metastasen/Lunge > 2 cm Durchmesser) Pleuritis carcinomatosa; Leber-, Hirn-, Skelettmetastasen
E	Primär extragonadale Lokalisation

Nachweisgrenze wurde von uns als das 95-Perzentil an 60 gesunden Blutspendern zu 0,3 IE/l betimmt. Als Obergrenze des Normbereiches wurde 1,0 IE/l festgelegt.

Ergebnisse

50% unserer Patienten mit histologisch nachgewiesenem reinen Seminom zeigten vor der Semikastratio erhöhte β-HCG-Spiegel.

Von den 22 β-HCG-negativen Patienten (< 1,0 IE/l) befanden sich 13 im Stadium I, 3 im Stadium II A, ein Patient im Stadium II B, 3 im Stadium II C, einer im Stadium III und ein Patient hatte ein extragonadales retroperitoneal gelegenes Seminom. Von den 22 Patienten mit β-HCG-Erhöhung vor der Orchiektomie, waren 10 im Stadium I, 3 im Stadium II A, 3 im Stadium II B, 2 im Stadium II C, 2 Patienten im Stadium III und 2 im Stadium IV. Der Mittelwert für β-HCG lag bei den Patienten im Stadium I bei 3,2 IE/l und im Stadium II A bei 2,1 IE/l. Im Stadium II B zeigten 2 Patienten eine Titer-Erhöhung auf 2,3 IE/l und 1 Patient einen Anstieg auf 43,8 IE/l. Im Stadium II C lag der mittlere Titer bei 1,95 IE/l, im Stadium III bei 5,3 IE/l und im Stadium IV bei 15 IE/l.

72,7% der Patienten zeigten nach der Semikastratio eine Normalisierung des β-HCG-Spiegels, während 27,3% nach Orchiektomie noch pathologisch erhöhte β-HCG-Spiegel aufwiesen. 4 Patienten (18,1%) zeigten nach Abschluß der Radiotherapie eine Normalisierung des β-HCG-Spiegels. 2 Patienten mit nachgewiesenen ossären Metastasen zeigten erst nach Abschluß der Chemotherapie eine Normalisierung des zuvor erhöhten β-HCG-Spiegels.

Diskusssion

50% unserer Kranken zeigten vor der Semikastratio eine Erhöhung des β-HCG-Spiegels. Somit liegt der Anteil der β-HCG-positiven Seminome in unserem Patientengut wesentlich höher als in dem anderer Gruppen [1, 2, 4]. Jedoch häufen sich in letzter Zeit die Mitteilungen über histologisch reine Seminome mit positivem β-HCG-Nachweis im Serum [5]. Unseres Erachtens handelt es sich allerdings nur um eine scheinbare Zunahme, die durch eine Verfeinerung der radioimmunologischen Methoden bedingt ist, da der histopathologische und immunhistochemische Nachweis einer Zunahme von syncytiotrophoblastären Riesenzellen, die für die β-HCG-Bildung verantwortlich sind, fehlt.

2 Patienten mit ossären Metastasen wurden polychemotherapiert, während die anderen Patienten bestrahlt wurden. Über einen Beobachtungszeitraum von 3–30 Monaten blieben alle Patienten bisher rezidivfrei.

Wie Javadpour et al. [4] berichteten, wiesen die Seminome mit syncytiotrophoblastären Riesenzellen und erhöhtem β-HCG-Spiegel eine schlechtere Prognose auf, als die β-HCG-negativen. Sie schlugen deshalb vor, diese Seminome wie nichtseminomatöse Hodentumoren mit retroperitonealer Lymphadenektomie und/oder Chemotherapie zu behandeln. Bartsch et al. [1] wiesen dagegen auf die Radiosensitivität der reinen Seminome hin, die auch bei ausgedehnterer Lymphknotenbeteiligung noch gegeben sein soll, während Morgan et al. über eine deutlich schlechtere Prognose für Seminompatienten mit erhöhtem β-HCG berichteten [7].

Die Strahlensensibilität der β-HCG-sezernierenden Seminome im Stadium II A, B und III ist erkennbar an der Normalisierung der erhöhten β-HCG-Titer unter der Radiotherapie.

Unsere eigenen Erfahrungen weisen darauf hin, daß der Nachweis des β-HCG beim reinen Seminom unabhängig vom Tumorausbreitungsstadium keinen Einfluß auf die Prognose der Erkrankung zu haben scheint [9, 10].

Literatur

1. Bartsch G, Mikuz G, Weissteiner G, Daxenbichler G (1979) β-HCG-positive Seminome. Aktuelle Urologie 10 S 259–264
2. Cochran JS (1976) The seminoma decoy (1976) Measurement of serum human chorionic gonadotropin in patient with seminoma J Urol pp 465–466
3. Heydermann E, and Neville AM (1976) Syncytiothrophoblasts in malignant testicular tumors. Lancet II: 103

4. Javadpour N, McIntire KR, Waldman TA, Bergman SM (1978) The role of α-fetoprotein and human chorionic gonadotropin in seminoma, J Urol 120: 687
5. Kuber W, Tang X, Bussar-Maatz R (1982) Krankheitsverlauf bei Patienten mit HCG-aktivem Seminom In: Weißbach L, Hildenbrand G, Register und Verbundstudie für Hodentumoren Bonn. W Zuckschwerdt, München 275–286
6. Kurman JR, Scardino TP, McIntire KG, Waldman TA, Javadpour N (1977) Cellular localization of alpha-fetoprotein and human chorionic gonadotropin in germ cell tumors of the testis using an indirect immunoperoxidase technique. Cancer 40: 2136–2151
7. Morgan GAL, Caillaud JM, Bellet D, Eschwege F (1982) Gonadotropin-producing seminoma (1982) A distinct category of germ cell neoplasm. Clin Radiol 33: 149
8. Ringert RH, Eickenberg HU (1982) Die Topographie der Lymphknotenmetastasen bei germinalen Hodentumoren. In: Nichtseminomatöse Hodentumoren. Beiträge zur Onkologie 8. Hrsg Eckhardt S, Holzner JH, Nagel GA (eds) Karger S
9. Rüther U, Lüthgens U, Jipp P, Kruse-Jarres JD, Rassweiler J, Eisenberger F, Schlegel G, Schoen HD (1987) Surveillance of patients with seminoma by monoclonal β-HCG. J of Tumor Marker Oncology 2: 87
10. Rüther U, Rassweiler J, Lüthgens M, Bäuerle K, Jipp P, Schmidt CG, Krauss B, Kruse-Jarres JD, Schlegel G (1987) Bedeutung von β-HCG beim reinen Seminom. Tumor Diagnostik + Therapie 8: 246–250
11. UICC (1987) Springer Verlag Berlin
12. WHO (1979) Handbook for reporting results of cancer treatment. WHO offset publication Nr 48 WHO Geneve

Therapie des HCG-positiven Seminoms

Ch. Kratzik

Abstract

The biological behavior and exact prognosis of HCG-positive seminomas is still uncertain. This also implies that the question of optimal therapy remains open. Only the fact that this special form of testicular tumor is radiosensitive is well accepted, but standard chemotherapy protocols also show good results. Whether retroperitoneal lymphadenectomy is of value is uncertain. Because HCG-positive seminoma is comparatively rare, decisions concerning the prognosis of this tumor and determination of stage-specific therapies must be based on multicenter studies such as the recently started „Prognosestudie zum markerpositiven Seminom."

Zusammenfassung

Nach wie vor ist die biologische Valenz und damit die Prognose des HCG-positiven Seminoms umstritten. Dadurch bedingt, ist auch die Frage der optimalen Therapie offen. Als gesichert kann lediglich gelten, daß diese Sonderform eines Hodentumors strahlenempfindlich ist. Aber auch mit Standard-Chemotherapieprotokollen sind gute Behandlungserfolge zu erzielen. Der Stellenwert der retroperitonealen Lymphadenektomie ist ungeklärt. Die Bestimmung der Prognose dieser Seminom-Sonderform und damit die Festlegung einer stadiengerechten Therapie muß nicht zuletzt deswegen, da dieser Hodentumor relativ selten ist, multizentrischen Studien wie z. B. der angelaufenen Prognosestudie zum markerpositiven Seminom vorbehalten bleiben.

Einleitung

Unter den Hodentumoren mit einem histologischen Typ ist das klassische Seminom der mit Abstand am häufigsten vertretene Tumortyp. So waren z. B. 41% aller in das Register und die Verbundstudie für Hodentumoren Bonn aufgenommenen Keimzelltumoren Seminome, bei der TNM-Studie waren es 45% [37, 41]. Diese Verteilung gilt nicht nur für Mitteleuropa sondern auch für andere geographische Bereiche [28, 40]. Das Seminom des Hodens gilt als äußerst strahlensensibel und zeigt hinsichtlich der Überlebensrate eine gute Prognose.

In der letzten Dekade häuften sich jedoch Berichte über Seminome, bei denen histologisch die Diagnose gesichert war und die trotzdem einen erhöhten Serumwert des HCG bzw. erhöhte Urinkonzentrationen des Hormons hatten (Tabelle 1). Wurde zunächst noch angenmmen, daß bei der histologischen Untersuchung des Primärtumors nichtseminomatöse Tumoranteile übersehen wurden, so konnten durch die Entwicklung von immunhistochemischen Methoden die syncytiotrophoblastischen Riesenzellen als Produktionsstätten für HCG nachgewieen werden [10, 11, 15, 22, 40]. Vereinzelt zeigten auch mononukleare Zellen eine HCG-positive Reaktion [10, 11, 15, 19, 22].

Die Inzidenz erhöhter HCG-Werte im Serum schwankt stark und zwar von 7–49%. Bei der Zusammenfassung von insgesamt 1787 Patienten aus 22 Literaturstellen konnte eine durchschnittliche Inzidenz von 21% ermittelt werden (Tabelle 1). Wurde sowohl der HCG-Wert im Serum bestimmt als auch der Primärtumor immunhistochemisch untersucht, finden sich unterschiedliche Angaben in der Literatur. Einige Autoren geben in der Histochemie einen geringeren positiven Prozentsatz an als im Serum [18, 27], andere einen höheren [15].

Somit ist ein deutlicher Unterschied zwischen dem HCG-Nachweis im Gewebe und im Serum zu bemerken. Einerseits kann ein erhöhter Serumspiegel vorliegen, ohne daß ein immunhistochemisch-positives Ergebnis vorhanden wäre, andererseits kann auch der umgekehrte Fall eintreten. Eine Erklärungsmöglichkeit wäre die ungenügende histologische Aufarbeitung des Primärtumors. Des weiteren kann die Sensitivi-

Tabelle 1. Erhöhte HCG-Werte im Serum bei Patienten mit Seminom

Autor/Jahr	Seminome n	HCG i.S. n	%
Araschmidt u. Schmoll 1984	63	28	44
Ball et al. 1982	29	14	48
Bartsch et al. 1984	41	13	32
Bellet et al. 1981	49	12	24
Einhorn u. Williams 1980	19	9	45
Fishman et al. 1979	22	6	27
Javadpour et al. 1978	130	10	8
Kuber et al. 1984	40	14	35
Lange u. Raghavan 1983	70	16	23
Löhrs 1982	24	4	17
Mann et al. 1978	65	24	37
Mauch et al. 1979	28	6	21
Milani et al. 1987	122	36	30
Narayana et al. 1978	34	4	12
Noorgaard-Pedersen et al. 1984	307	21	7
Paus et al. 1987	57	28	49
Scardino et al. 1977	9	2	22
Swartz et al. 1984	55	22	40
Szymendera et al. 1981	31	7	23
Thomas 1985	178	25	14
Register- und Verbundstudie	294	49	17
TNM-Studie 1985	120	27	23
22 Autoren 1977–1987	1787	377	21

tät der verwendeten immunhistochemischen Methode eine Rolle spielen. Es könnte aber auch sein, daß nicht genügend hormonproduzierende Zellen vorhanden sind, oder aber, daß der Marker nicht freigesetzt wird. So sind etwa 10^6 markeraktive Zellen notwendig, um das Hormon im Serum nachweisen zu können [23]. Interessant in diesem Zusammenhang sind auch Beobachtungen, daß HCG im Blut der Vena spermatica erhöht war, im Serum jedoch nicht nachweisbar war [25]. Bezüglich der Stadienverteilung bei HCG-positiven Tumoren ist zu bemerken, daß im klinischen Stadium I von allen Seminomen nur jeder 10. Tumor HCG-positiv war. Dieser Prozentsatz erhöht sich bei den höheren Stadien deutlich – jedes 3. Seminom war HCG-positiv (Tabelle 2).

Eine weitere Schwierigkeit in der Klassifizierung des HCG-positiven Seminoms besteht offensichtlich auch in der Tatsache, daß bei Vorliegen von Metastasen in diesen ein embryonales Karzinom gefunden wurde [6, 21]. Inwieweit eine ungenügend histo-pathologische Aufarbeitung des Primärtumors der Grund für dieses Phänomen war, muß dahingestellt bleiben. Es gibt jedoch auch Berichte, bei welchen sowohl eine Serienschnittuntersuchung, als auch eine immunhistochemische Untersuchung des Primärtumors erfolgte und trotzdem Metastasen gefunden wurden, welche kleine Anteile von choriokarzinomatösen Elementen enthielten [31].

Ob auch bei Seminomen Einbrüche in die Lymph- bzw. Blutgefäße einen Risikofaktor darstellen, wie dies für Nichtseminome bereits beschrieben ist [13], kann zur Zeit noch nicht mit Sicherheit entschieden werden. Peckham berichtete über 2 von 3 Patienten mit einem retroperitonealen Rezidiv, welche Gefäßeinbrüche im Primärtumor aufwiesen [32].

Tabelle 2a. Stadium I bei Diagnosestellung

	n	HCG+	%
Paus et al. 1987	38	15	39
Milani et al. 1987	49	14	21
Peckham et al. 1987	52	8	15
Thomas 1985	150	14	10
Norgaard-Pederson et al. 1984	245	13	5
Jacobson 1983	73	13	18
Javadpour 1986	132	5	4
	739	82	11

Tabelle 2b. Stadium ⩾ II bei Diagnosestellung

	n	HCG+	%
Paus et al. 1987	19	13	68
Milani et al. 1987	73	22	30
Thomas 1985	28	8	29
Norgaard-Pederson et al. 1984	62	8	13
Jacobson 1983	15	6	40
Ball et al. 1982	29	14	48
Javadpour 1986	22	7	32
	248	78	31,5

Prognose

Auch die Bedeutung der HCG-Erhöhung bei histologisch reinem Seminom ist, was die Prognose anbelangt, umstritten. Um diese Frage besser beleuchten zu können, empfiehlt sich die Aufgliederung der Patienten in solche mit auf den Hoden beschränktem Erkrankungsstadium und solche mit Metastasen. Für das Stadium I bei HCG-negativen Seminomen gibt Huben eine Überlebensquote von 92% an [14]. Bei den verstorbenen Patienten handelt es sich aber nicht um Todesfälle, die auf einen Tumorprogreß zurückzuführen sind, sondern um therapieinduzierte letale Komplikationen. Dosoretz gibt für dieselbe Patientengruppe 97% Überlebensrate an [7], es ist allerdings festzuhalten, daß seine Patienten noch vor der Ära der modernen Chemotherapie behandelt wurden. Thomas gibt für die HCG-negativen Patienten im Stadium I eine Überlebensrate von 100% an [42]. Aus der Literaturübersicht in Tabelle 3a geht hervor, daß 2 Patienten mit einem HCG-positiven Tumor verstorben

Tabelle 3a. Prognose des HCG-positiven Seminoms im Stadium I

Autor	n	NED	Rezidiv	DOD	DWD
Paus et al. 1987	15	15			
v. Hochstetter et al. 1985	13	12	1		
Kuber et al. 1984	5	5			
Mauch et al. 1979	5	5			
Scheiber et al. 1985	6	6			
Mirimanoff et al. 1985	3	3			
Swartz et al. 1984	10	15	3		
Lange et al. 1980	7	7			
Morgan et al. 1982	5	4		1?	
Percarpio et al. 1979	2	2			
Roth et al. 1983	3	3			
Thomas 1985	14	13	1	1*	
Peckham et al. 1987	8	8			
	104	98 (94%)	5	2	–

* nicht adäquat behandelt

Tabelle 3b. Prognose des HCG-positiven Seminoms im Stadium ≥ II

Autor	n	NED	Rezidiv	DOD	DWD
Ball et al. 1982	8	8			
Scheiber et al. 1985	7	3	1	3	1
v. Hochstetter et al. 1985	6	2		4	
Kuber et al. 1984	9	6	2	1	
Mauch et al. 1979	1	1			
Mirimanoff et al. 1985	7	6	1		
Swartz et al. 1984	4	4			
Paus et al. 1987	13	11	3	2	
Lange et al. 1980	13	8		2	3
Morgan et al. 1982	9	5		4	
Percarpio et al. 1979	2	–	–	2	–
Roth et al. 1983	4	–	–	4	–
	83	54 (65%)	7	22	4

sind. Aber auch diese müssen kritisch betrachtet werden. Der eine erhielt keine Chemotherapie und bei dem zweiten ist nicht angegeben, ob zum Zeitpunkt des Todes ein Tumorprogreß bestand. Somit sind zwischen den HCG-aktiven und HCG-negativen Seminomen im Stadium I keine prognostischen Unterschiede festzustellen.

Schwieriger wird es in den Stadien ≥ 2. Da in der Literatur unterschiedliche Stadieneinteilungen verwendet werden, scheint eine genauere Aufschlüsselung nicht zuletzt auch wegen der geringen Fallzahlen beim HCG-positiven Seminom nicht zielführend. Ein direkter Vergleich beider Seminomformen aufgrund der Literaturangaben erscheint aber auch deswegen problematisch, weil aus den meisten Übersichtsarbeiten zwar Gesamtüberlebensraten hervorgehen, diese aber nicht weiter in HCG-positive und negative Tumoren aufgeschlüsselt sind. Von den in das Register- und Verbundstudie für Hodentumoren Bonn aufgenommenen 414 Seminompatienten sind 16 verstorben, dies entspricht einem Prozentsatz von 4%. Bei genauer Betrachtung zeigt sich, daß jedoch nur 3,4% der HCG-negativen Seminome verstarben, verglichen mit 6,7% der HCG-positiven. Werden die Literaturergebnisse der Tabellen 3a und b gemeinsam bzgl. des tödlichen Verlaufes ausgewertet, so ergibt sich, daß von 187 Patienten insgesamt 24 verstarben, was einem Prozentsatz von 12,8% entspricht. Somit bestehen doch deutliche Hinweise dafür, daß die Prognose des HCG-positiven Seminoms in den metastasierten Stadien schlechter ist.

Therapie im Stadium I

Die in diesem Stadium am weitesten verbreitete Therapiemethode ist die adjuvante subdiaphragmale Radiotherapie. Dies gilt auch für das HCG-positive Seminom. Da für 80% aller Patienten diese Therapie sinnlos ist, weil sie ein "overtreatment" darstellt, wurden in letzter Zeit auch Patienten mit einem Seminom einer "surveillance"-Strategie zugeführt [32]. Dies hat sicher den Vorteil, daß Therapienebenwirkungen für diese Patientengruppe ausgeschlossen werden können. Es darf aber angenommen werden, daß der Stagingirrtum bei Seminompatienten dem der NSGCT-Gruppe ähnlich ist.

Somit würde bei ca. 20% der Patienten ein zu niedriges Erkrankungsstadium angenommen werden. Eine weitere wertvolle Hilfe in der Überwachung von Patienten in "surveillance"-Protokollen waren und sind die Tumormarker. Beim klassischen Seminom dürfte die Überwachung mangels effizienter Marker schwieriger sein, als beim HCG-positiven Seminom. Wenngleich auch hier marker-negative Rezidive auftreten können, wird dies wahrscheinlich nicht die Regel sein. Der Zeitraum bis zum Auftreten eines Rezidivs ist jedoch bei Seminomen deutlich länger als bei NSGCT. Ob dies auch für die HCG-positive Variante gilt, ist ungeklärt. Bei einer retrospektiven Auswertung von 228 Seminomen des British Testicular Tumor Panel and Registry starben 23% der Patienten mit einem HCG-positiven Tumor innerhalb der ersten 2 Jahre nach Semikastration. Im gleichen Zeitraum starben nur 8% der HCG-negativen Seminompatienten. In dieser Studie erfolgte allerdings keine Einteilung nach klinischen Stadien und es ist auch nicht sicher, ob es sich hier um Rezidive handelt [5]. Es bleibt somit abzuwarten, ob das HCG-positive Seminom als biologisch aggressivere Variante in "wait and see"-Protokollen schlechter abschneiden wird. Derzeit gibt es aber keine Hinweise, daß die Ergebnisse schlechter als bei den nichtseminomatösen Keimzelltumoren sein werden. Aufgrund der relativ geringen Morbidität der Radiotherapie und der noch ungeklärten biologischen Potenz des HCG-aktiven Seminoms scheint zur Zeit die postoperative Radiotherapie noch die Therapieform der Wahl bei einem HCG-positiven Seminom im Stadium I zu sein.

Therapie im Stadium IIa/b

Wie bereits erwähnt, ist die Stadieneinteilung in der Literatur nicht einheitlich. Daher sollte nochmals festgehalten werden, daß im folgenden unter dem obengenannten Stadium solitäre oder multiple retroperitoneale (iliakale) Metastasen ≦ 5 cm verstanden werden. Da die Radiosensitivität des HCG-positiven Seminoms als erwiesen gelten kann, wird von den meisten Autoren in diesem Erkrankungsstadium die subdiaphragmale Radiotherapie empfohlen. Thomas hat nachgewiesen, daß die mediastinale Bestrahlung keine zusätzlichen Behandlungsvorteile für diese Patientengruppe bei HCG-negativen Tumoren bringt [42]. Solange nicht das Gegenteil bewiesen ist, muß dies auch für die HCG-positive Variante angenommen werden. Eine andere Therapievariante ist die Lymphadenektomie – ein Vorgehen, welches vor allem durch die Beobachtung des Auftretens von nichtseminomatösen Tumoranteilen in Metastasen gestützt wird. Welche dieser Therapievarianten die bessere ist, kann zur Zeit noch nicht entschieden werden. Nach Abschluß der prospektiven Studie zur prognostischen Abklärung des Marker-positiven Seminoms könnten sich hier jedoch Hinweise ergeben.

Die Chemotherapie ist in diesem Erkrankungsstadium als Primärtherapie sicher aufgrund ihrer höheren Nebenwirkungen nicht empfehlenswert. Beim Auftreten von Rezidiven sollte jedoch einer Chemotherapie vor einer weiteren Strahlentherapie der Vorzug gegeben werden.

Stadium IIc/III

In diesen Fällen ist die Radiotherapie bei allen Seminomen eindeutig in den Hintergrund gedrängt worden und die induktive Chemotherapie die am weitesten anerkannte Therapieform. Dies gilt selbstverständlich auch für das HCG-positive Seminom. Der genaue Stellenwert der Lymphadenektomie nach erfolgter Chemotherapie beim HCG-positiven Seminom kann zur Zeit nicht sicher bestimmt werden. In vielen Fällen wird bei der Operation nur eine Fibrose gefunden werden. Ist doch noch vitales Tumorgewebe vorhanden, kann eine Bestrahlung angeschlossen werden. Schematische Therapieempfehlungen sind in diesen fortgeschrittenen Stadien nicht zuletzt aufgrund der kleinen Fallzahlen besonders schwierig. Die Therapie sollte hier auf eine individuelle Basis gestellt werden.

Literatur

1. Araschmidt M, Schmoll HJ (1984) Prognosis of β-HCG-positive Seminoma in Stage I–IIIb. J Cancer Res Clin Oncol 107 Suppl 17/34 KC

2. Ball D, Barrett A, Peckham MJ (1982) The management of metastatic seminoma testis. Cancer 50: 2289
3. Bartsch G, Scheiber K, Mikuz G, Frommhold H (1984) HCG-positive Seminoma: Is this a Special Type of Seminoma with a Poor Prognosis? J Urol 131: 223A Abstract No 480
4. Bellet D, Caillaud JM, Droz JP, Delarue JC, Bohuon C (1981) Marqueurs biologiques des tumeurs testiculaires. Utilisation pour le diagnostic, le prognostic et la surveillance: 200 observations. Nouv Presse Med 10: 3293
5. Butcher DN, Gregory WM, Gunter PA, Masters JRW, Parkinson MC (1985) The biological and clinical significance of HCG-containing cells in seminoma. Br J Cancer 51: 473–478
6. Cochran JS (1976) The seminoma decoy: measurement of serum human chorionic gonadotropin in patients with seminoma. J Urol 116: 465–466
7. Dosoretz DE, Shipley WU, Blitzer PH, Gilbert S, Prat J, Parkhurst E, Wang CC (1981) Megavoltage Irradiation for Pure Testicular Seminoma: Results and Patterns of failure. Cancer 48: 2184–2190
8. Einhorn LH, Williams SD (1980) Chemotherapy of disseminated seminoma. Cancer Clin Trials 3: 307
9. Fishman WH, Krishnaswamy PR, Fishman L, Millan JL, McIntire RK (1979) Gamma-Glutamyl transferase in Seminoma Patients Sera. In: Carcino-Embryonic Proteins: Chemistry, Biology, Clinical Applications. Lehman FG (ed) Elsevier/North Holland Biomedical Press, New York pp 932
10. Friedmann W, Steffens J, Salim S, Nagel R, Blümcke S (1984) Immunhistologischer und radioimmunhistologischer Nachweis von β-HCG und SP_1 in Seminomen. Akt Urologie 15: 78–81
11. Henkel K, Tschubel K, Bussar-Matz R (1982) Die Morphologie des HCG-positiven Seminoms. In: Register und Verbundstudie für Hodentumoren-Bonn. Ergebnisse einer prospektiven Untersuchung. Hrsg L Weißbach, G Hildenbrand. Zuckerschwerdt-Verlag München S 73–82
12. v. Hochstetter AR, Sigg Chr, Saremaslani P, Hedinger Chr (1985) The significance of giant cells in human testicular seminomas. Virchows Arch (Pathol Anat) 407: 309–322
13. Höltl W, Kosak D, Pont J, Hawel R, Machacek E, Schemper M, Honetz N and Marberger M (1987) Testicular Cancer: Prognostic implications of vascular invasion. J Urol 137: 683–685
14. Huben RP, Williams PhD, Pontes JE, Panahon AM and Murphy GP (1984) Seminoma at Roswell Park, 1970 to 1979. Cancer 53: 1451–1455
15. Jacobsen GK (1983) Alpha-Fetoprotein (AFP) and Human Chorionic Gonadotropin (HCG) in testicular germ cell tumors. Acta path microbiol immunol scand Sect A91: 183–190
16. Javadpour N, McIntire KR, Waldmann RA (1978) Human chorionic gonadotropin (HCG) and Alpha-Fetoprotein (AFP) in sera and tumor cells of patients with testicular seminoma. Cancer 42: 2768
17. Javadpour N (1986) Management of "Seminoma" with elevated HCG and AFP. in: Principles and Management of Testicular Cancer, pp 318–324. Ed Javadpour, Thieme Stuttgart New York
18. Kuber W, Kratzik Ch, Susani M (1984) Klinische, endokrinologische und pathohistologische Aspekte zum β-HCG-positiven Seminom. Wien Klin Wochenschr 96: 662–666
19. Kuber W, Kratzik Ch, Schwarz HP, Susani M, Spona J (1983) Experience with β-HCG-positive Seminoma. Brit J Urol 55: 555
20. Lange HP, Nochomovitz LE, Rosai J, Fraley EE, Kennedy BJ, Bosl G, Brisbane J, Catalona WJ, Cochran JS, Comisarow H, Cummings KB, deKernion JB, Einhorn LH, Hakala TR, Jewett M, Moore MR, Scardino PT, Streitz JM (1980) Serum alpha-fetoprotein and human chorionic gonadotropin in patients with seminoma. J Urol 124: 473
21. Lange PH, Raghavan D (1983) Clinical Applications of Tumor Markers in Testicular Cancer. In: Testis Tumors. Ed Donohue JP, Williams & Wilkins Baltimore London S 111
22. Löhrs U (1982) Histologische Klassifikation der malignen Hodentumoren (1982) In: Nichtseminomatöse Hodentumoren. Hrsg Illiger HJ, Sack H, Seeber S, Weißbach L. Karger-Verlag Basel München Paris London New York Sydney S 2
23. Mann K (1984) Humanes Choriongonadotropin (HCG). In: L Thomas (Hrsg) Labor und Diagnose. 2. Aufl Med Verlagsgesellschaft Marburg 680–687
24. Mauch P, Weichselbaum R, Botmick L (1979) The significance of positive chorionic gonadotropins in apparently pure seminoma of the testis. Int J Rad Oncol Biol Phys 5: 887
25. Milani A, Pizzocaro G and Zanoni F (1987) Marker positive testicular seminoma. Proceedings of the 4th Europ Conference on Clinical Oncology and Cancer Nursing (ECCO) 704

26. Mirimanoff RO, Shipley WU, Dosoretz DE, Meyer JE (1985) Pure seminoma of the testis: the results of radiation therapy in patients with elevated human chorionic gonadotropin titers. J Urol 134: 1124–1126
27. Morgan DAL, Caillaud JM, Bellet D, Eschwege F (1982) Gonadotropin producing seminoma: A distinct category of germ cell neoplasm. Clin Radiol 33: 149
28. Mostofi FK, Sesterhenn IA and Davis CJ (1986) Pathology of Testicular Tumors pp 33–73. In: Principles and Management of Testicular Cancer. Javadpour N (ed) Thieme Stuttgart New York
29. Narayana AS, Loening S, Culp DA (1978) The value of alpha-fetoprotein and beta human chorionic gonadotropin in the management of testicular tumors. Br J Urol 50: 605
30. Nørgaard-Pedersen B, Schultz HP, Arends J, Brincker H, Krag Jacobsen G, Lindeløv B, Rørth M, Svenneklaer IL, (Dateca Study Group) (1984) Tumor markers in testicular germ cell tumors. Five-year experience from the Dateca Study 1976–1980. Acta Radiologica Oncol 23: 287–294
31. Paus E, Fossa SD, Risberg T, and Nustad K (1987) The diagnostic value of human chorionic gonadotropin in patients with testicular seminoma. Br J Urol 59: 572–577
32. Peckham MJ, Hamilton CR, Horwich A and Hendry WF (1987) Surveillance after Orchiectomy for Stage I Seminoma of the Testis. Br J Urol 59: 343–347
33. Percarpio B, Clements JC, McLeod DG, Sorgen SD, Cardinale FS (1979) Anaplastic Seminoma. An Analysis of 77 Patients. Cancer 43: 2510–2513
34. Roth A, Le Pelletier O, Cukier J (1983) Cryptocarcinoma trophoblastique à cellules mononucléees sécrétrices d'hormones gonadotropiques chorioniques beta dans les séminomes. Presse Med 44: 2801–2804
35. Scardino PT, Cox et al (1977) The value of serum tumor markers in the staging and prognosis of germ cell tumors of the testis. J Urol 118: 994–999
36. Scheiber K, Mikuz G, Frommhold H and Bartsch G (1985) Human chorionic gonadotropin-positive seminoma: is this a special type of seminoma with a poor prognosis in testicular cancer. Alan R Liss Inc 97–104
37. Stiens R (1982) Testikuläre Keimzelltumoren: Histologie, Klassifikation, Pathologie und Häufigkeit. In Register und Verbundstudie für Hodentumoren – Bonn. Ergebnisse einer prospektiven Untersuchung. Hrsg L Weißbach und G Hildenbrand S 27–50. W Zuckerschwerdt Verlag München S 22–50
38. Swartz DA, Johnson DE, Hussey DH (1984) Should an elevated human chorionic gonadotropin titer alter therapy for seminoma? J Urol 131: 63
39. Szymendera JJ, Zborzil J, Sikorowa L, Kaminska JA, Gadek A (1981) Value of five tumor markers (AFP, CEA, HCG, HPL and SPI) in diagnosis and staging of testicular germ cell tumors. Oncology 38: 222
40. Thackray AC and Crane WAJ (1976) Seminoma in: Pugh, Pathology of the testis. Blackwell, Oxford London Edinburgh Melbourne
41. Thomas C, and Deichert L (1988) Pathologie der Hodentumoren in: Die Diagnostik des Hodentumors und seiner Metastasen. Ergebnisse einer TNM-Validierungsstudie. Hrsg L Weißbach, R Bussar-Maatz. Beitr Onkol vol 28, pp 24–36. Karger, Basel
42. Thomas G (1985) Controversies in the management of testicular seminoma. Cancer 55: 2296–2302

Stadium II C – III

VIP-Chemotherapie beim Seminom mit großer Tumormasse

C. Clemm, R. Hartenstein, N. Willich, M. Heim, M. Wagner und W. Wilmanns

Abstract

Radiotherapy alone has a failure rate of 30%–40% in bulky seminoma depending on lymph node diameter. Therefore since 1982 we have treated 24 seminoma patients with cisplatin chemotherapy. Seventeen patients had stage IIC with lymph node metastases exceeding 5 cm, four had stage III, and three had stage IV. Eleven patients showed elevated β-HCG levels up to 400 U/l. Seven patients had had earlier radiotherapy. Our VIP regimen consisted of vinblastine 6 mg/m² days 1, 2, ifosfamide 1.5 g/m² days 1–5 and cisplatin 20 mg/m² days 1–5.

Of the 24 evaluable patients, one showed primary progression (PD), and another patient who died 1 year later of gastrointestinal bleeding partial remission (PR). One patient suffered early death due to renal failure during the first cycle. All other patients reached complete remission (CR; 21 of 24 = 87%), which was documented histologically in nine patients. One patient had a relapse and reached a second CR through chemotherapy combined with radiotherapy. Thus, 21 patients currently have no evidence of disease; observation times ranged from 3 to 59 (median 29) months. Bone marrow toxicity was severe (leukopenia below 1000/mm³, and/or thrombopenia below 50000/mm³ in two-thirds of cases and led to dose reduction in more than 50% of the patients. Other severe side effects concerning the kidney, ear, or lung were not observed.

We conclude that VIP is very effective in bulky seminoma. Because of bone marrow toxicity, reduction of the dose of vinblastine should be considered, especially for patients who have had radiotherapy.

Zusammenfassung

Die Strahlentherapie allein hat eine Versagerquote von 30–40% beim "bulky" Seminom, je nach Größe der Lymphknotenmetastasen. Seit 1982 behandelten wir deshalb 24 Patienten mit "bulky" Seminom mit platinhaltiger Chemotherapie. 17 Patienten befanden sich im Stadium IIC mit Lymphknotenmetastasen > 5 cm, 4 Patienten im Stadium III und 3 Patienten im Stadium IV. 11 Patienten hatten erhöhte β-HCG-Werte bis zu 400 U/l, 7 waren vorbestrahlt. Unser VIP-Schema bestand aus: Vinblastin 6 mg/m² Tag 1 + 2, Ifosfamid 1,5 g/m² Tag 1–5, und Cisplatin 20 mg/m² Tag 1–5.

Ergebnisse: Von den 24 auswertbaren Patienten zeigte einer primäre Tumorprogression, ein zweiter Patient eine partielle Remission. Dieser verstarb aber 1 Jahr später an gastrointestinalen Blutungen. Ein Patient verstarb an Nierenversagen im ersten Zyklus. Alle anderen Patienten erreichten eine komplette Remission (CR) – 21/24 Patienten = 87% – was in 9 Fällen durch Operation dokumentiert wurde. 1 Patient erlitt ein abdominelles Rezidiv. Er befindet sich in CR nach erneuter Chemotherapie und Bestrahlung, so daß alle 21 Patienten derzeit tumorfrei leben. Der Beobachtungszeitraum lag zwischen 3+ und 59+ Monate (Median 29+).

Die Knochenmarktoxizität war schwerwiegend – Leukopenie unter 1000/mm^3 und/oder Thrombopenie unter 50000/mm^3 – in 2/3 der Fälle, was bei 50% der Patienten zu einer Dosisreduktion führte. Andere schwere Nebenwirkungen von Seiten der Niere, des Gehörs oder der Lunge traten nicht auf.

Wir folgern daraus, daß VIP beim "bulky" Seminom ein sehr wirksames Therapieverfahren darstellt. Wegen der Knochenmarktoxizität sollte eine Dosisreduktion von Vinblastin vor allem für strahlentherapeutisch vorbehandelte Patienten in Erwägung gezogen werden.

Einleitung

Die Strahlentherapie allein hat eine Versagerquote von 30–40% beim "bulky" Seminom je nach Größe der Lymphknotenmetastasen. So fanden Ball et al. ein deutliches Ansteigen der Rezidivwahrscheinlichkeit und damit einen Abfall der Überlebenswahrscheinlichkeit, wenn die Tumorlymphknotenmetastasen über 5 cm groß waren [1]. In anderen Studien werden unterschiedliche Erfolgschancen durch die alleinige Strahlentherapie angegeben, wobei in neuerer Zeit mit verbesserten Techniken auch bei großen Lymphknotenmetastasen über erfolgreiche Strahlentherapie berichtet wird [2, 14]. Trotzdem haben wir seit 1982 bei Patienten mit ausgedehntem Seminom eine primäre Chemotherapie mit Cisplatin durchgeführt, nachdem wir mit diesem Schema beim Nichtseminom bereits Erfolg hatten.

Material und Methode

Wie die Tabelle 1 zeigt, besteht das Schema aus Vinblastin, Ifosfamid und Cisplatin, und wird an 5 Tagen unter kontinuierlicher Wässerung verabreicht. Diese Therapie sollte, wenn möglich, am Tag 22, bei erniedrigten Leuko- oder Thrombozytenwerten am Tag 28 wiederholt werden. Neben regelmäßiger Blutbildkontrolle empfehlen wir

Tabelle 1. VIP-Chemotherapie Schema

Vinblastin	6 mg/m^2	Tag 1+2
Ifosfamid	1,5 g/m^2	Tag 1–5
Cisplatin	20 mg/m^2	Tag 1–5
Wässerung	6½h	Tag 0–6
Mesna-Prophylaxe	3 × 300 mg/m^2	Tag 1–5

Wiederholung am Tag 22 (oder Tag 28)

vor jedem Zyklus zu den obligaten Röntgen-Thorax- und EKG-Kontrollen eine Jod-Hippuran-Clearance, Audiometrie und ggf. eine Lungenfunktionsprüfung.

Patienten

Die Tabelle 2 zeigt die Übersicht der bisher mit diesem Schema behandelten Patienten. Bei allen lag ein Stadium IIC-IV vor, wobei IIC als Lymphknotenmetastasen retroperitoneal über 5 cm Größe definiert war. Im Stadium III lagen mediastinale oder supraklavikuläre Lymphknoten vor, im Stadium IV Organmetastasen, in 2 Fällen Skelett-, in einem Fall Lungenmetastasen. Sechs Patienten hatten einen primär extragonadalen Befall ohne Nachweis eines Hodentumors. Bei 11/24 Patienten war der β-HCG-Wert z.T. deutlich erhöht, der höchste Wert lag bei 350 U/l. Sieben Patienten hatten bereits eine z.T. ausgedehnte Bestrahlung hinter sich.

Ergebnisse

Wie die Tabelle 2 zeigt, erreichten 21 der 24 Patienten eine komplette Remission, die in neun Fällen durch sekundäre chirurgische Maßnahmen gesichert wurde. Ein Patient mit großem retroperitonealen Tumor verstarb während des 1. Zyklus an

Tabelle 2. Patientendaten

Patient	Stadium	HCG (U/l)	Vorbestrahlung	Ergebnis	Remissionsdauer (Mon.)
A.E.	IIC	12	nein	CR*	29
S.R.	IIC	94	nein	CR*	45+
E.P.	IIC	104	nein	CR*	42+
J.H.	IIC	39	nein	CR	30+
E.A.	IIC	0	nein	CR	53+
N.V.	IIC (E)	11	nein	CR*	59+
W.B.	III (E)	57	nein	CR	58+
D.P.	IIC	0	nein	CR*	27+
G.W.	III	0	nein	CR*	24+
Z.A.	IIC	326	nein	CR*	18+
L.F.	IIC	100	nein	early death	
C.A.	III	0	ja	CR	57+
W.L.	IV	0	ja	CR	29+
M.H.	IIC	0	ja	CR	29+
S.A.	IV	0	ja	CR	27+
M.F.	IIC	0	ja	CR	31+
H.L.	IV	0	ja	PR/Tod nach 12 Mon.	
Z.K.	III	350	ja	Progression	
F.E.	IIC (E)	200	nein	CR	16+
B.W.	IIC (E)	55	nein	CR*	16+
K.H.	IIC	0	nein	CR	14+
N.H.	IIC	0	nein	CR*	3+
E.M.	IIC (E)	0	nein	CR	3+
U.J.	IIC (E)	0	nein	CR	3+

* sekundäre Operation, E = extragonadal, PR = partielle Remission, CR = komplette Remission

Tabelle 3. Ergebnisse

Patienten	24
early death	1
Progression	1
Tod nach PR	1
CR	21
Remissionsdauer	3+ bis 59+ Monate (Median 29+)
Rezidiv (2.CR 13+ Monate)	1
currently NED	21/24 = 87%
nicht vorbehandelt	16/17 = 94%
vorbestrahlt	5/ 7 = 71%

akutem Nierenversagen, ein anderer Patient hatte eine primäre Progression und verstarb. Er war ausgedehnt vorbestrahlt gewesen. Ebenso ausgedehnt vorbestrahlt war ein Patient, der 12 Monate nach Erreichen einer partiellen Remission (PR) an einer gastro-intestinalen Blutung verstarb. Die Tabelle 3 faßt die Ergebnisse zusammen, wobei sich eine Remissionsdauer zwischen 3+ und 59+ Monaten (im Median 29+ Monate) ergibt. Bei einem Patienten (A.E.) trat nach 29 Monaten ein abdominelles Rezidiv auf, obwohl er nach Erreichen der 1. Remission sogar operiert gewesen war. Es wurde eine erneute Chemotherapie mit nachfolgender Bestrahlung durchgeführt. Diese Maßnahmen liegen jetzt 13 Monate zurück, ohne daß sich Anhalt für ein erneutes Rezidiv ergibt. Derzeit sind also 21 von 24 Patienten in anhaltender Remission, entsprechend 87%.

Auffällig ist, daß unter Ausschluß des "early death" – Patienten alle nicht vorbehandelten Patienten eine komplette Remission erreichten, während dies nur in 5 von 7 Patienten mit vorheriger Bestrahlung möglich war. Dies zeigt auch die Abb. 1, wobei hier der "early-death" – Patient in der unbestrahlten Patientengruppe eingeschlossen ist, so daß sich damit eine Überlebensrate von 94% ergibt, die deutlich über der der bestrahlten Patienten von 71% liegt. Die Gesamtüberlebensrate liegt bei über 87%, die mediane Beobachtungszeit bei 29+ Monaten.

Toxizität

Es fand sich eine ausgeprägte Knochenmarktoxizität: 14 von 23 auswertbaren Patienten zeigten eine Leukopenie unter 1.000/mm^3 und ebenfalls 14 von 23 Patienten eine Thrombopenie unter 50000, wobei in 5 Fällen eine infektiöse Komplikation z.T. schweren Ausmaßes auftrat. So erlitt ein Patient eine bakterielle Meningitis. Ansonsten traten keine ernsteren Komplikationen von Seiten der Niere, des Gehörs oder der Lunge auf. Ein Patient erlitt während des 1. Zyklus einen Myokardinfarkt. Bei diesem Patienten bestand jedoch eine ausgeprägte koronare Herzerkrankung. Bei einem Patienten war nach dem 2. Zyklus infolge Sehverschlechterung eine Retinopathie diagnostiziert worden. Bei ihm war ein insulinpflichtiger Diabetes mellitus bekannt. Diese beiden Komplikationen können deshalb nicht auf die Chemotherapie allein zurückgeführt werden.

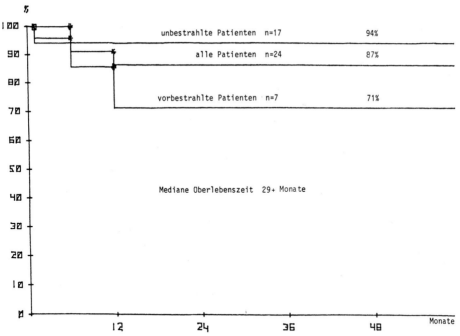

Abb. 1. VIP Chemotherapie: Seminome Stadium IIC-IV (Überlebensrate)

Interessant ist, daß die Dosis der Chemotherapie bei allen sieben Patienten, die vorher bestrahlt waren, reduziert, bzw. die Therapieintervalle verlängert werden mußten. Dies war nur bei 7 von 16 nicht vorbestrahlten Patienten der Fall.

Diskussion

Die Kombinationstherapie mit Vinblastin, Ifosfamid und Cisplatin ist hoch effektiv mit annähernd 90% kompletten Remissionen (CR). Obwohl auch bei vorher bestrahlten Patienten eine gute Remissionschance gegeben ist, empfehlen wir die Therapie *initial* anzuwenden, wenn ein Stadium IIC und höher vorliegt. Dabei liegen unsere Ergebnisse im Bereich der in der Literatur berichteten (Tabelle 4). Ob sich dabei wesentliche Unterschiede zu den hauptsächlich angewendeten Schemata mit PVB und PEB ergeben, muß offen bleiben [3–5, 7–13, 15–17]. Ebenso ist zum gegenwärtigen Zeitpunkt nicht zu klären, ob eine Monochemotherapie mit z.B. Carboplatin ähnlich wirksam ist [6].

Die VIP-Chemotherapie ist vor allem knochenmarktoxisch, 2/3 der Patienten zeigten ausgeprägte Leuko- und/oder Thrombopenie. Diese Maßnahmen machten vor allem bei vorbestrahlten und älteren Patienten eine Dosisintervallverlängerung und Dosisreduktion erforderlich. Deshalb empfehlen wir zukünftig bei vorbestrahlten Patienten die Vinblastin-Dosis auf 4 mg/m^2 Tag 1 und 2 zu reduzieren. Weitere

Tabelle 4. Literatur

Autor	Jahr	Patienten	Therapie	CR	Remissionsdauer (Mon)
Einhorn	1980	19	PVB ± A	63%	17+
Vugrin	1981	9	PC	89%	19,5+
Samuels	1983	32	P ± C	94%	24+
Peckham	1983	7	BEP	100%	keine Angaben
Oliver	1984	14	P	71%	15+
Schmoll	1984	15	PVB ± I	80%	keine Angaben
Wettlaufer	1984	12	VinPC	92%	24+
Stanton	1985	28	PVBCD	85%	32+
Schuette	1985	28	PVB ± A/I	89%	28+
Friedman	1985	20	PVB or PE	90%	24+
Pizzocaro	1986	31	PVB or PEB ± A	84%	34+
Clemm	1987	24	VIP	87%	29+
Fossa	1987	54	PVB/PEB	91%	36+
Loehrer	1987	60	PVB ± A/PEB	68%	keine Angaben

P = Cisplatin, V = Vinblastin, B = Bleomycin, A = Adriamycin, C = Cyclophosphamid,
E = Etoposid, I = Ifosfamid, Vin = Vincristin, D = Dactinomycin

toxische Komplikationen – abgesehen von dem einen Frühtodesfall, – sind nicht aufgetreten. Über die Langzeittoxizität kann derzeit noch keine Aussage gemacht werden. Möglicherweise dürfte sich eine Gefahr durch die Anwendung des Alkylans Ifosfamid ergeben, das wir jedoch zum gegenwärtigen Zeitpunkt dem Bleomycin vorziehen, da die pulmonale Toxizität bei älteren und z. T. vorbestrahlten Patienten nicht unerheblich sein dürfte.

Über den Ersatz von Vinblastin durch Etoposid wie im Fall des Nichtseminoms [18] muß in Zukunft nachgedacht werden.

Auf die bei uns in 9 Fällen durchgeführten sekundären Operationen und ihre Notwendigkeit wird in dem Übersichtsartikel („Therapie der fortgeschrittenen Stadien des Seminoms", Seite 651–658) an anderer Stelle eingegangen. Ebenso wird dort die Möglichkeit bzw. Notwendigkeit eines kombinierten chemo- und strahlentherapeutischen Vorgehens diskutiert.

Literatur

1. Ball D, Barrett A, Peckham JM (1982) The Management of Metastatic Seminoma Testis. Cancer 50: 2289–2294
2. Dosoretz DE, Shipley WU, Blitzer PH et al. (1981) Megavoltage Irradiation for Pure Testicular Seminoma. Cancer 48: 2184–2190
3. Einhorn LH, Williams SD (1980) Chemotherapy of Disseminated Seminoma. Cancer Clin Trials 3: 307–313
4. Fossa SD, Borge L, Aass N et al. (1987) The Treatment of Advanced Metastatic Seminoma: Experience in 55 Cases. J Clin Oncol 5: 1071–1077
5. Friedman EL, Garnick MB, Stomper PC et al. (1985) Therapeutic Guidelines and Results in Advanced Seminoma. J Clin Oncol 3: 1325–1332
6. Horwich A, Brada M, Duchesne G, Peckham M (1987) Single Agent Carboplatin: Effective Non-Toxic Treatment for Advanced Seminoma. ECCO 4 Madrid, Abstract 682, p 179

7. Loehrer P, Birch R, Williams SD et al. (1987) Chemotherapy of Metastatic Seminoma: The Southeastern Cancer Study Group Experience. J Clin Oncol 5: 1212–1220
8. Oliver RTD (1984) Surveillance for Stage I Seminoma and Single Agent Cis-platinum for Metastatic Seminoma. (Abstr.) Proc Am Soc Clin Oncol 3: 162 (C-636)
9. Peckham MJ, Barrett A, Liew KH et al. (1983) The Treatment of Metastatic Germ-Cell Testicular Tumors with Bleomycin, Etoposide and Cisplatin. (BEP). Br J Cancer 47: 613–619
10. Pizzocaro G, Salvioni R, Piva L et al. (1986) Cisplatin Combination Chemotherapy in Advanced Seminoma. Cancer 58: 1625–1629
11. Samuels M, Logothetis C (1983) Follow-Up Study of Sequential Weekly Pulse-dose Cis-platinum for Far-advanced Seminoma (Abstr.) Proc Am Soc Clin Oncol 2: 137 (C-535)
12. Schmoll H-J (1984) Aktuelle Aspekte zur Seminomtherapie. Onkologisches Forum 3: 11–16
13. Schuette J, Niederle N, Scheulen ME et al. (1985) Chemotherapy of Metastatic Seminoma. Br J Cancer 51: 467–472
14. Smalley SR, Evans RG, Richardson RL et al. (1985) Radiotherapy as Initial Treatment for Bulky Stage II testicular Seminomas. J Clin Oncol 3: 1333–1338
15. Stanton GF, Bosl GJ, Whitmore WF et al. (1985) VAB-6 as Initial Treatment of Patients with Advanced Seminoma. J Clin Oncol 3: 336–339
16. Vugrin D, Whitmore WF, Batata M (1981) Chemotherapy of Disseminated Seminoma with Combination of Cisdiamminedichloroplatinum (II) and cyclophosphamide. Cancer Clin Trials 4: 423–427
17. Wettlaufer JN (1984) The Management of Advanced Seminoma. Semin Urol 2: 257–263
18. Williams SD, Birch R, Einhorn LH, et al. (1987) Treatment of Disseminated Germ Cell Tumors with Cisplatin, Bleomycin, and either Vinblastine or Etoposide. N Eng J Med 316: 1435–1440

Carcinoma in situ

Carcinoma in situ testis

N. E. Skakkebæk, J. G. Berthelsen, J. Müller, A. Giwercman,
H. von der Maase und M. Rørth

Zusammenfassung

Das Risiko, im Laufe einer Lebenszeit an einem germinalen Hodentumor zu erkranken, beträgt etwa 0,5%. Das Carcinoma in situ testis (CIS) kann das Vorstadium der Seminome und Nichtseminome sein. Die lichtmikroskopische Früherkennung des CIS bzw. des präinvasiven Stadiums gelingt mittels einer Hodenbiopsie, gleich welcher Entnahmestelle (3 mm Dicke, Stieves-, Clelands, Bouin-Fixierung). Die Inzidenz des CIS bei Patienten mit früherem einseitigen Hodenkarzinom ist etwa 5% (3,6–7,8%). Sie beträgt etwa 2% für Patienten mit einem Kryptorchismus.

Von 15 Patienten mit extragonadalem Keimzelltumor hatten 8 Patienten ein CIS des Hodens, so daß ein Metastasierungsvermögen vermutet werden muß.

Ohne Behandlung erfolgt die Ausbreitung kanalikulär zum Rete testis oder durch Eindringen der CIS-Zellen in die Tubuluswand und von dort ins Interstitium (Risiko eines invasiven Wachstums innerhalb von 5 Jahren: ca. 50%).

Das CIS eines Testikels sollte durch inguinale Semikastration behandelt werden. Eine Ausbreitungsdiagnostik und Tumornachsorge muß durchgeführt werden. Bei Patienten mit einem CIS des Resthodens bietet man eine lokale Strahlentherapie (20 Gy) an.

Die Radiatio kann CIS-Zellen selektiv zerstören, ohne die Testosteronproduktion der Leydig-Zellen signifikant zu beeinträchtigen.

Da diese Möglichkeit der Heilung unter Erhalt der Hormonproduktion besteht, sollten alle Patienten mit einseitigem Hodenkarzinom kontralateral biopsiert werden.

Einleitung

Hodenkrebs befällt für gewöhnlich jüngere Männer, und in den meisten westlichen Ländern nimmt seine Häufigkeit zu. So hat sich die Inzidenz beispielsweise in Dänemark in den letzten 40 Jahren mehr als verdoppelt, so daß wir heute die Nation mit der höchsten Erkrankungsrate sind. Auch in Deutschland liegt die Inzidenz des Hodenkarzinoms relativ hoch.

Testikuläre Karzinome können inzwischen in der Mehrzahl der Fälle geheilt werden. Jedoch haben sowohl Strahlen- als auch Chemotherapie ernsthafte Nebenwirkungen, so daß es immer noch von Vorteil ist, die Erkrankung früh zu entdecken, möglichst im prämalignen Stadium.

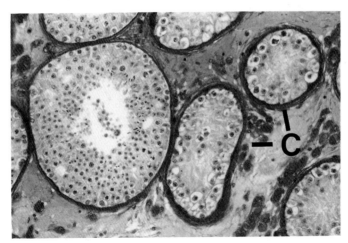

Abb. 1. Carcinoma in situ testis. Das mikroskopische Bild zeigt Tubuli seminiferi mit normaler Spermatogenese und mit einem Carcinoma in situ (C). Man beachte die verdickte Basalmembran und den verminderten Tubulusquerschnitt beim Carcinoma in situ. Färbung: Eisenhämatoxylin-Eosin (Vergrößerung × 100)

Das histologische Bild (Abb. 1) eines Carcinoma in situ (CIS), welches das Vorstadium von sowohl Seminomen als auch nichtseminomatösen Tumoren sein kann, wurde erstmals 1972 beschrieben [2]. Seitdem gibt es Untersuchungen über seinen Spontanverlauf und die Häufigkeit seines Auftretens in verschiedenen Risikogruppen.

Dies hat zum Aufbau von Screeningprogrammen für das Erkennen des CIS geführt [3, 4]. Der Nachweis neoplastischer Veränderungen im präinvasiven Stadium hat darüber hinaus inzwischen eine weitere Bedeutung erfahren. Es scheint möglich zu sein, durch lokale Bestrahlung Carcinoma in situ-Zellen selektiv zu zerstören, ohne die Produktion männlicher Geschlechtshormone zu beeinträchtigen [5].

Die folgenden Abschnitte behandeln die klinischen Aspekte des Carcinoma in situ, speziell im Hinblick auf den Aussagewert von Hodenbiopsien und das Screening von Risikogruppen.

Symptome, objektive Befunde und Laborergebnisse

Das Carcinoma in situ testis verursacht in der Regel keine subjektiven Beschwerden, und man erhält auch bei der objektiven Untersuchung keine pathognomonischen Befunde. Jedoch beträgt das Volumen des befallenen Testikels meist nur 8–15 ml im Gegensatz zu 15–32 ml bei gesunden Männern. Bei einseitigem Vorkommen ist der Hoden mit dem CIS für gewöhnlich kleiner als der andere. Seine Konsistenz kann normal oder herabgesetzt sein, und die Palpation löst in manchen Fällen Schmerzen aus. Die Körperproportionen und der Phänotyp des Patienten sind unauffällig, es sei denn, es handelt sich um jene speziellen Fälle, bei denen das CIS bei einem Patienten mit Intersex auftritt.

Blutanalysen zeigen in der Regel einen normalen Gehalt an Testosteron und luteinisierendem Hormon, während die Konzentration des follikelstimulierenden Hormons mitunter wegen beeinträchtigter Spermatogenese erhöht sein kann. Die beiden Tumormarker Choriongonadotropin (HCG) und Alpha-Fetoprotein (AFP) wurden beim Carcinoma in situ ohne gleichzeitiges invasives Wachstum nie nachgewiesen.

Die Mehrzahl der Patienten hat bei der Untersuchung des Ejakulates eine schlechte Qualität des Samens. Die durchschnittliche Spermatozoenkonzentration liegt häufig unter 5 Mio/ml, was selbst in einem Klientel infertiler Männer niedrig ist. Bei Patienten mit einem Testiskarzinom in dem einen und einem CIS in dem anderen Hoden ist die Qualität des Samens noch schlechter. Fast die Hälfte von ihnen hat eine totale Azoospermie.

Man konnte keine spezifischen Abweichungen im Karyotyp der Patienten mit CIS nachweisen. Es ist jedoch bekannt, daß das CIS in den dysgenetischen Hoden von Männern mit 45, X0/46, XY Mosaik häufiger auftritt.

Die Bedeutung von sowohl NMR-Scanning als auch Ultraschall im Screening des Carcinoma in situ ist noch ungeklärt [6, 7].

Diagnostik

Die Bedeutung der Hodenbiopsie

Quantitative histologische Untersuchungen von Hoden mit einem CIS haben gezeigt, daß die malignen Veränderungen üblicherweise in zahlreichen Tubuli an verschiedenen Stellen des Testikels vorkommen. Insofern ist eine einzelne Biopsie in der Regel repräsentativ [8] (Abb. 2). Dies wird zusätzlich bestätigt durch Ergebnisse von wiederholten Testisbiopsien im Rahmen des Follow-up von Patienten mit, beziehungsweise ohne CIS. Deshalb ist es in der Regel nicht erforderlich, bei einer negativen Gewebsprobe zu einem späteren Zeitpunkt eine erneute Biopsie vorzunehmen [9, 10].

Im allgemeinen zieht man eine chirurgisch entnommene Gewebsprobe von etwa 3 mm Durchmesser einer Stanzbiopsie oder einem Feinnadelaspirat vor, da man die Treffsicherheit der beiden letztgenannten Methoden in der Diagnostik des CIS noch nicht kennt.

Histologie

Das Carcinoma in situ kann in einem formalinfixierten Routinepräparat nur schwer, beziehungsweise gar nicht identifiziert werden. Dahingegen eignen sich Fixierungen mit Stieves-, Clelands- oder Bouin-Medium. Hämatoxylin (Eisenhämatoxylin) -Eosin dient als Standardfärbung, während das glykogenreiche Zytoplasma mit Hilfe der PAS-Reaktion (Periodic Acid Schiff's Reaction) dargestellt werden kann. Darüber hinaus ist man dabei, immunhistochemische Färbungen zu entwickeln. Es ist

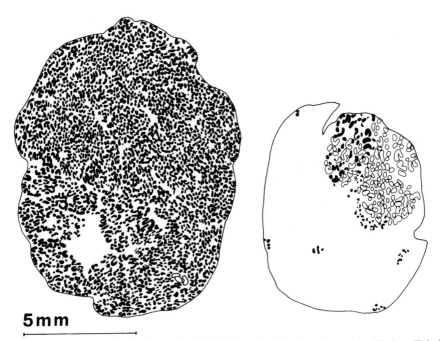

Abb. 2. Verteilung des Carcinoma in situ in Querschnittspräparaten zweier Hoden. Tubuli mit einem Carcinoma in situ sind schwarz dargestellt, solche ohne in weiß. Die freien Stellen außerhalb der Tubuli entsprechen interstitiellem Gewebe und hyalinisierten Kanälchen. Beachte, daß die Tubuli mit einem Carcinoma in situ an allen Stellen des Querschnitts auftreten, obwohl ihr Volumenanteil im kleinen Hoden insgesamt weniger als 2% des Testikels beträgt (Wiedergabe mit freundlicher Genehmigung des Scand. J Urol Nephrol [8]

unter anderem gelungen, in CIS-Zellen eine Reihe tumorassoziierter Antigene nachzuweisen [11], von welchen die plazenta-ähnliche alkalische Phosphatase (PLAP) hier besonders erwähnt werden soll [11, 12].

Das CIS im postpuberalen Hoden

Das Carcinoma in situ besitzt ein charakteristisches histologisches Bild mit Tubuli seminiferi, die ausschließlich CIS-Zellen (atypische germinale Zellen) und normale Sertoli-Zellen enthalten [2, 9], (Abb. 1 und 3). Andere Keimzellen treten nur in Ausnahmefällen in diesen Kanälchen auf. Eine detaillierte Beschreibung findet sich bei Skakkebæk, 1978 [9] und Müller und Skakkebæk, 1981 [13].

In adäquat präparierten histologischen Schnitten ist das CIS leicht zu erkennen. Jedoch kann ein anderes, gutartiges Krankheitsbild, nämlich der Reifungsstillstand auf dem Stadium der Spermatogonien, in seinem Aufbau einem CIS ähneln. Das histologische Gesamtbild unterscheidet sich jedoch eindeutig davon.

Als Routineuntersuchung ist die oben beschriebene lichtmikroskopische Technik am besten geeignet. Inzwischen wendet man auch elektronenmikroskopische und immunhistochemische Methoden an, um die CIS-Zellen genauer zu charakterisieren

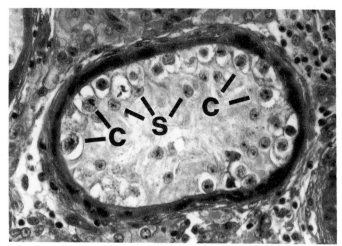

Abb. 3. Carcinoma in situ. Der Tubulus enthält die charakteristischen atypischen Keimzellen (Carcinoma in situ-Zellen) (C). Man beachte die großen Zellkerne mit unregelmäßigem Chromatin und erhöhter Anzahl Nucleoli. Die Carcinoma in situ-Zellen sind in einer Reihe entlang der verdickten Tubuluswand angeordnet, während sich die normal aussehenden Sertoli-Zellen mehr zentral im Lumen befinden. Färbung: Eisenhämatoxylin-Eosin (Vergrößerung × 400)

[14–17]. Jedoch ist es noch nicht gelungen, Zellmerkmale zu finden, mit deren Hilfe man voraussagen könnte, ob sich ein CIS zu einem Seminom oder einem nichtseminomatösen Tumor weiterentwickeln wird.

Das CIS im präpuberalen Hoden

Das CIS ist inzwischen auch bei Kindern nachgewiesen worden. Die atypischen germinalen Zellen haben bei ihnen die gleichen Charakteristika wie beim CIS des Erwachsenen [18–21]. Sie liegen jedoch nicht entlang der Tubuluswand, sondern genauso zwischen den Sertoli-Zellen zerstreut wie normale infantile Keimzellen. Die Sertoli-Zellen wiederum sind vom unreifen Typus und füllen altersentsprechend das gesamte Tubulusvolumen aus. Auch der Durchmesser und die Wanddicke der Samenkanälchen entspricht den Normalwerten [20]. Dies bedeutet, daß das Aussehen des präpuberalen CIS, abgesehen von zellulären Charakteristika einschließlich Aneuploidie, dem normalen histologischen Bild in dieser Altersgruppe gleicht.

Darüber hinaus ist die Ausbreitung des CIS im präpuberalen Hoden vermutlich geringer als beim Erwachsenen. Aufgrund all dieser Eigenschaften ist es bei Kindern schwieriger, ein CIS zu diagnostizieren.

Intratubuläre Tumorentstehung und frühes invasives Wachstum

Das CIS kann sein typisches Aussehen bis zu zehn Jahren bewahren [9, 20], ohne daß es zu Differenzierung oder invasivem Wachstum kommt. Die Ausbreitung erfolgt entweder kanalikulär zum Rete testis hin oder aber durch Eindringen der CIS-Zellen in die Tubuluswand und von dort aus ins Interstitium. Im frühen Wachstumsstadium sind die malignen Keimzellen häufig morphologisch identisch mit CIS-Zellen und erreichen erst zu einem späteren Zeitpunkt ihr endgültiges Aussehen. CIS-Zellen können sich zu jeder Art von germinalem Hodentumor mit Ausnahme des spermatocytischen Seminoms entwickeln [22]. In manchen Fällen geschieht diese Differenzierung bereits intratubulär, bevor eine Infiltration des Interstitiums nachweisbar ist [20, 23].

Sowohl frühes invasives Wachstum als auch intratubuläre Tumordifferenzierung können vorliegen ohne gleichzeitige klinische Anhaltspunkte für einen Hodentumor.

Da das CIS ohne lokale Infiltration häufig in Hoden von Patienten mit extragonadalen Keimzelltumoren gefunden wird [24], muß man annehmen, daß CIS-Zellen die Fähigkeit zur Metastasierung besitzen. Die Kombination aus sowohl Aneuploidie als auch Infiltrations- und Metastasierungsvermögen klassifiziert das CIS als einen malignen, wenn auch präinvasiven Zustand.

Screening zum Erkennen eines Carcinoma in situ testis

Über die Ätiologie des Hodenkarzinoms an sich ist wenig bekannt. Jedoch gehört etwa ein Viertel aller Patienten einer besonderen Risikogruppe an (Tabelle 1), in welcher die Inzidenz des CIS erhöht ist. Da die Veränderungen bereits viele Jahre vor Beginn eines invasiven Wachstums vorliegen können, waren diese Gruppen das Ziel der ersten Screeningversuche (Tabelle 1).

Kontralateraler Hoden bei Patienten mit Testiskarzinom

Bei 5–6% der Patienten mit einseitigem Testiskarzinom wurde im kontralateralen Hoden ein CIS nachgewiesen [4, 10]. In bestimmten Untergruppen dieser Population ist die Häufigkeit sogar noch höher. So fanden wir bei einem Drittel jener Patienten mit Testiskarzinom, deren kontralaterales Hodenvolumen lediglich 12 ml oder weniger betrug, und bei einem Fünftel derer mit Kryptorchismus in der Anamnese ein CIS.

Ohne Behandlung haben Patienten mit einem CIS im kontralateralen Hoden ein etwas 50%iges Risiko, daß es im Verlauf von fünf Jahren zu einem invasiven Wachstum kommt [10, 31]. Bei jenen, die wegen des initialen Hodentumors unter anderem auch mit intensiver Kombinationschemotherapie behandelt wurden, verschwand das CIS zumindest zeitweilig. Keiner dieser Patienten hat bislang ein invasives Karzinom entwickelt [10, 31].

Wir sind der Ansicht, daß man allen Patienten mit germinalen Hodentumoren eine Untersuchung des kontralateralen Testikels auf CIS-Veränderungen anbieten sollte. Dieses Screening hat nicht nur Bedeutung für jene 5% mit einem positiven Befund. Die übrigen 95% erhalten dadurch die Information, daß ihr Risiko, zu einem späteren Zeitpunkt ein germinales Hodenkarzinom zu entwickeln, vermutlich geringer ist als in der Durchschnittsbevölkerung.

Tabelle 1. Populationen, in welchen ein Screening auf CIS testis durchgeführt wurde

Subpopulation	Inzidenz des CIS (95% conf. lim.)	Geschätzter Anteil an der Gesamtzahl von Patienten mit Testiskarzinomen
Früheres einseitiges Hodenkarzinom Alle Patienten [4, 10]	5% (3,6–7,8%)	2–5%
Hodenvolumen ≤ 12 ml und/oder Kryptorchismus in der Anamnese [4]	23% (12–38%)	
Infertilität Hodenbiopsie von Patienten mit schlechter Qualität des Samens [3, 25, 26]	0,4–1% (0,02–1,8%)	20%[a]
Patienten mit (früherem) Kryptorchismus Untersuchungen mit/nach dem 18. Lebensjahr [3, 27, 28]	2% (1,1–3,9%)	10%
Untersuchung vor dem 18. Lebensjahr [29, 30]	0% (0–3,6%)	
Somato-sexuelle Zwitter Gonadendysgenesie 45 XO, 46 XY [21]	4/4 Patienten	weniger als 1%
Testikuläre Feminisierung (Androgenresistenz-Syndrom) [19]	3/12 Patienten	
Extragonadaler Keimzelltumor [24]	8/15 Patienten	
Referenzpopulation Forensisches Material[b]	0% (0–1%)	

[a] Berthelsen & Rørth, unveröffentlicht
[b] Hoden von Männern nach plötzlichem Todesfall, siehe Text

Im östlichen Teil Dänemarks bekommen seit 1978 alle neuentdeckten Patienten mit einseitigem Testistumor das Angebot, den anderen Hoden untersuchen zu lassen [4], und etwa 75% nahmen bisher an. Im westlichen Teil des Landes ist ein entsprechendes Screening noch nicht eingeführt worden. Es gibt ebenso keine Beschreibung vergleichbarer Untersuchungen aus anderen Ländern, jedoch wurde das Screening auf CIS testis in einem kürzlich erschienenen Leitartikel des British Medical Journal empfohlen [25].

Infertilität

Das Aussehen eines CIS wurde zum ersten Mal bei der Untersuchung von Hodenbiopsien infertiler Männer beschrieben [2]. Seine Häufigkeit in der Gesamtpopulation von Männern kinderloser Partnerschaften ist nicht bekannt. In einer Gruppe von 1000 Dänen, die im Rahmen von Fertilitätsuntersuchungen einer Hodenbiopsie unterzogen wurden, fand sich in etwa 1% ein CIS [9]. In einem vergleichbaren Kollektiv der Schweiz waren es 0,5% [26], in England 0,4% [32].
Ohne Behandlung scheint das Risiko, im Verlauf von fünf Jahren einen invasiven Tumor zu entwickeln, 50% zu betragen [10, 31, 33].

Die Häufigkeit des CIS in der Gesamtpopulation infertiler Männer ist vermutlich zu gering, um eine Hodenbiopsie bei allen zu rechtfertigen. Es sind weitere Untersuchungen notwendig, um entscheiden zu können, ob man eine Biopsie bei Vorliegen zusätzlicher Risikofaktoren anraten sollte, z. B. bei Auftreten von Schmerzen, geringem Testisvolumen, Oligozoospermie und Kryptorchismus in der Anamnese. Sofern klinisch ein Tumorverdacht besteht, sollte man selbstverständlich die hierfür üblichen Richtlinien befolgen und eine transskrotale Biopsie unterlassen.

Kryptorchismus

Bei etwa 10% aller Patienten mit germinalem Testiskarzinom findet man eine Anamnese mit Kryptorchismus. Anhand dänischer Daten hat man errechnet, daß das Risiko für die Entwicklung eines Hodenkarzinoms bei diesen Patienten vier- bis fünfmal höher ist als normal [27].

Untersuchungen von Hodenbiopsien jener Männer, die in der Kindheit wegen Kryptorchismus untersucht oder behandelt wurden, deuten darauf hin, daß etwa 2–3% vor dem Erreichen des 30. Lebensjahres ein CIS und ein unter Umständen invasives Karzinom haben [3, 28, 29].

Es ist noch nicht geklärt, ob man allen Männern mit früherem Kryptorchismus eine Testisbiopsie anraten sollte. Sofern jedoch bei peri- oder postpuberalen Patienten eine Orchidopexie durchgeführt wird, ist es sinnvoll, unter der Operation eine Gewebeprobe zu entnehmen.

Obwohl das CIS auch bei präpuberalen Patienten mit Kryptorchismus nachgewiesen werden konnte [20], ist es wie bereits erwähnt schwierig, in dieser Altersgruppe die Diagnose zu stellen. Bei dem Screening einer kleineren Gruppe präpuberaler Jungen wurde in keinem Fall ein CIS gefunden [30, 34]. Aus diesem Grund scheint es im Augenblick nicht indiziert zu sein, im Rahmen präpubertaler Orchidopexien routinemäßig Hodenbiopsien vorzunehmen.

Intersexuelle Krankheitsbilder

Patienten mit intersexuellen Krankheitsbildern haben dann ein hohes Risiko, ein Hodenkarzinom zu entwickeln, wenn in ihrem Karyotyp ein Y-Chromosom vorkommt [35]. Da solche Erkrankungen sehr selten auftreten, ist das genaue Risiko nicht bekannt. Bei Patienten mit 45, XO/46, XY-Gonadendysgenesie scheint das Risiko, vor dem 50. Lebensjahr ein Hodenkarzinom zu bekommen, etwa 30% zu betragen [35]. Der Tumor tritt häufig in der Altersgruppe von 10 bis 30 Jahren auf [35]. Bei einer Untersuchung von 4 Patienten mit Gonadendysgenesie fand man in 5 von 7 untersuchten Hoden ein CIS [21].

Patienten mit testikulärer Feminisierung (Morris' Syndrom, Androgenresistenz-Syndrom) scheinen ebenfalls ein 30%iges Risiko zu haben, vor dem 50. Lebensjahr ein Malignom in den Gonaden zu entwickeln [35]. Der Tumor wird in der Regel nach dem 20. Lebensjahr diagnostiziert [34]. Bei einer Untersuchung von 12 Patienten mit testikulärer Feminisierung fand man 3 Männer mit einem Carcinoma in situ testis [19]. Alle Patienten mit Intersex, die ein Y-Chromosom besitzen, sollten einer doppelseitigen Hodenbiopsie unterzogen werden, sobald die Diagnose feststeht, und sofern die Gonaden nicht entfernt werden. Da bezüglich des Aussagewertes präpuberaler Testisbiopsien für das Erkennen eines CIS noch Unsicherheit herrscht, sollte ein negativer Befund in dieser Patientengruppe nach der Pubertät kontrolliert werden, falls nicht die Gonaden vorher schon reseziert wurden.

Extragonadale Tumoren

Keimzelltumoren mit vermuteter extragonadaler Primärlokalisation sind besonders im Retroperitoneum, Mediastinum und Corpus pineale beschrieben worden. Bei jüngeren Männern mit Tumoren unklarer Histologie sollte man unabhängig von der Lokalisation stets den Verdacht auf Keimzelltumor haben. Die Entscheidung darüber, ob ein Tumor extragonadal oder gonadal ist, stützt sich im allgemeinen auf die klinische Untersuchung. Jedoch konnte man inzwischen zeigen, daß Patienten mit extragonadalen Tumoren, die das Retroperitoneum miteinschließen, häufig CIS-Veränderungen in der Testisbiopsie aufweisen [24]. Dahingegen ist noch nicht geklärt, ob man auch bei anderen extragonadalen Lokalisationen ein CIS finden kann.

Eine systemische Behandlung germinativer Tumoren ist gegenüber dem malignen Gewebe im Hoden oft nicht wirksam. Patienten mit Testiskarzinom, die primär systemisch mit Zytostatika und ohne Orchiektomie behandelt wurden, hatten in zahlreichen Fällen Resttumoren im Hoden, obwohl der übrige Körper tumorfrei war.

Diese Umstände machen es notwendig, bei jedem Verdacht auf einen Keimzelltumor mit extragonadaler Lokalisation eine bilaterale Hodenbiopsie vorzunehmen und diese auf ein CIS zu untersuchen.

Das Carcinoma in situ in der Durchschnittsbevölkerung

Die Häufigkeit des CIS in der Durchschnittsbevölkerung ist nicht bekannt, da es bislang keine Gelegenheit gab, Biopsien von einer größeren Gruppe gesunder Männer zu erhalten. Als Alternative haben wir bilaterale Testisbiopsien von plötzlich verstorbenen Männern aus einem rechtsmedizinischen Gut untersucht. Bei dieser Analyse von Gewebeproben von 400 Männern fanden wir keinen einzigen Fall von CIS.

Das Risiko, im Laufe einer Lebenszeit ein germinales Hodenkarzinom zu bekommen, beträgt für Dänemark etwa 0,5% [1].

Behandlung und Kontrolle des Carcinoma in situ

Wenn ein CIS nur in einem Testikel nachgewiesen wird, so sollte dieser entfernt werden. Dies wird in der Regel die Konzeptionschancen des Patienten nicht wesentlich beeinträchtigen, da die Qualität der Spermatogenese im befallenen Hoden für gewöhnlich sehr schlecht ist. Die Leydig-Zellen im anderen Hoden können im allgemeinen einen normalen Testosteron-Spiegel im Blut aufrechterhalten.

Eine Orchiektomie mit hoher Resektion des Samenstrangs reicht allem Anschein nach als Behandlung des CIS, beziehungsweise des frühen invasiven Wachstums aus. Die Patienten sollten nach üblicher Vorgehensweise auf Metastasen untersucht werden. Wenn keine Streuung des Tumors nachgewiesen werden kann, ist eine weitere Behandlung nicht erforderlich. Jedoch sollten diese Patienten ähnlich wie jene mit einem Hodenkarzinom im Stadium I regelmäßig klinisch nachkontrolliert werden.

Jenen Patienten, bei denen ein Hoden entfernt und im anderen ein CIS gefunden wurde, bietet man heute eine lokale Strahlentherapie (20 Gy) des befallenen Testikels an. Mit Hilfe dieser Methode scheint es nämlich möglich zu sein, die CIS-Veränderungen selektiv zu zerstören, ohne die Testosteronproduktion der Leydig-Zellen zu beeinträchtigen [5]. Jedoch ist es nicht möglich, dabei eine eventuell vorhandene „Rest"-Spermatogenese im Hoden zu bewahren.

Patienten, die eine solche Strahlenbehandlung ablehnen, sollten regelmäßig klinisch kontrolliert werden, d. h. mit Volumenbestimmung des Hodens (Orchidometer) jeden dritten Monat; Ultraschall und Tumormarkern (AFP, HCG) jeden sechsten Monat und jährlicher Hodenbiopsie in den ersten drei Jahren, danach alle zwei Jahre. Sobald ein invasives Wachstum festgestellt wird, sollte der Hoden entfernt und der Patient nach üblichem Verfahren auf Metastasen untersucht werden. Diese Patienten benötigen postoperativ eine lebenslange Substitutionsbehandlung mit Testosteron.

Da die Möglichkeit besteht, ein CIS durch lokale Strahlenbehandlung heilen zu können, ist es um so wichtiger, allen Patienten mit einseitigem Hodenkarzinom eine Biopsie des kontralateralen Hodens anzubieten. Dadurch kann ein eventuell vorliegendes Neoplasma behandelt werden, bevor die Resektion auch des zweiten Hodens notwendig wird.

Wir danken folgenden Stiftungen für ihre finanzielle Unterstützung des Projektes: Kræftens Bekæmpelse (Bewilligung 84-007, 86-017-044-065, 87-002-030-041-055-11), Statens Lægevidenskabelige Forskningsråd und P. Carl Petersens Fond (B 1322, B 1448)
Translated from Danish with kind permission from Ugeskift for Læger

Literatur

1. Østerlind A (1986) Testikelcancer i Danmark. Ugeskr Læger; 148: 418-420
2. Skakkebæk NE (1972) Possible carcinoma-in-situ of the testis. Lancet; II: 517
3. Krabbe S, Skakkebæk NE, Berthelsen JG et al. (1979) High incidence of undetected neoplasia in maldescended testes. Lancet; I: 999-1000
4. Berthelsen JG, Skakkebæk NE, von der Maase H, Sørensen BL, Mogensen P (1982) Screening for carcinoma in situ of the contralateral testis in patients with germinal testicular cancer. Br Med J; 285: 1683-1686.
5. von der Maase H, Giwercman A, Skakkebæk NE (1986) Radiation treatment of carcinoma-in-situ of the testis. Lancet; i: 624-625
6. Lenz S, Giwercman A, Skakkebæk NE, Bruun E, Frimodt-Møller C (1987) Ultrasound in detection of early neoplasia of the testis. I: Rørth M, Grigor KM, Giwercman A, Daugaard G, Skakkebæk NE, eds. Carcinoma-in-situ and cancer of the testis. Biology and treatment. Oxford: Blackwell, pp. 187
7. Thomsen C, Jensen KE, Giwercman A, Kjær L, Henriksen O, Skakkebæk NE (1987) Magnetic resonance: in vivo tissue characterisation of the testes in patients with carcinoma-in-situ of the testis. I: Rørth M, Grigor KM, Giwercman A, Daugaard G, Skakkebæk NE, eds. Carcinoma-in-situ- and cancer of the testis. Biology and treatment. Oxford: Blackwell, pp. 191

8. Berthelsen JG, Skakkebæk NE (1981) Value of testicular biopsy in diagnosing carcinoma in situ testis. Scand J Urol Nephrol; 15: 165–168.
9. Skakkebæk NE (1978) Carcinoma in situ of the testis: Frequency and relationship to invasive germ cell tumours in infertile men. Histopathology; 2: 157–170.
10. von der Maase H, Berthelsen JG, Jacobsen GK et al. (1986) Carcinoma in situ of the contralateral testis in patients with testicular germ cell cancer: study of 27 cases in 500 patients. Br Med J; 293: 1398–1401.
11. Jacobsen GK, Jacobsen M, Clausen PP, Pedersen NS (1981) Immunohistochemical demonstration of tumour associated antigens in carcinoma-in-situ of the testis. Int J Androl; Suppl 4: 203–210
12. Skakkebæk NE, Berthelsen JG, Giwercman A, Müller J (1987) Carcinoma-in-situ of the testis: possible origin from gonocytes and precursor of all types of germ cell tumours except spermatocytoma. I: Rørth M, Grigor KM, Giwercman A, Daugaard G, Skakkebæk NE, eds. Carcinoma-in-situ and cancer of the testis. Biology and treatment. Oxford: Blackwell, pp. 19
13. Müller J, Skakkebæk NE (1981) Microspectrophotometric DNA measurements of carcinoma-in-situ germ cells in the testis. Int J Androl; Suppl 4: 211–221
14. Holstein AF, Körner F (1974) Light and electron microscopical analysis of cell types in human seminoma. Virchows Arch A Pathol Anat Histol; 363: 97–112
15. Nielsen H, Nielsen M, Skakkebæk NE (1974) The fine structure of a possible carcinoma-in-situ in the seminiferous tubules in the testis of four infertile men. Acta Pathol Microbiol Scand A; 82: 235–248
16. Gondos B, Berthelsen JG, Skakkebæk NE (1983) Intratubular germ cell neoplasia (carcinoma in situ): A preinvasive lesion of the testis. Ann Clin Lab Sci; 13: 185–192
17. Albrechtsen R, Nielsen MH, Skakkebæk NE, Wever U (1982) Carcinoma in situ of the testis. Acta Patholl Microbiol Immunol Scand A; 90: 301–303
18. Dorman S, Trainer TD, Lefke D, Leadbetter G (1979) Incipient germ cell tumor in the cryptorchid testis. Cancer; 44: 1356–1362
19. Müller J (1984) Morphometry and histology of gonads from twelve children and adolescents with the androgen insensitivity (testicular feminization) syndrome. J Clin Endocrinol Metab; 59: 785–789
20. Müller J, Skakkebæk NE, Nielsen OH, Græm N (1984) Cryptorchidism and testis cancer. Cancer; 54: 629–634
21. Müller J, Skakkebæk NE, Ritzén M, Plöen L, Petersen KE (1985) Carcinoma in situ of the testis in children with 45, X/46, XY gonadal dysgenesis. J Pediatr; 106: 431–436
22. Skakkebæk NE, Berthelsen JG (1981) Carcinoma-in-situ of the testis and invasive growth of different types of germ cell tumours. A revised germ cell theory. Int J Androl; Suppl. 4: 26–34
23. Stein NA, Jain R (1982) Testicular intratubular origin of choriocarcinoma. Urology; 20: 296–297
24. Daugaard G, von der Maase H, Olsen J, Rørth M, Skakkebæk NE (1987) Carcinoma in situ testis in patients with assumed extragonadal germ cell tumours. Lancet, II, 528–530
25. Hargreave TB (1986) Carcinoma in situ of the testis. Br Med J; 293: 1389–1390
26. Nüesch-Bachmann IH, Hedinger C (1977) Atypische Spermatogonien als Präkanzerose. Schweiz Med Wochenschr; 107: 795–801
27. Giwercman A, Grindsted J, Hansen B, Jensen OM, Skakkebæk NE (1987) Testicular cancer risk in boys with maldescended testis. A cohort study. J Urol; 138: 1214–1216
28. Pedersen KV, Boisen P, Zetterlund CG (1987) Experience of a screening for carcinoma-in-situ of the testis among young men with surgically corrected maldescended testes. I: Rørth M, Grigor KM, Giwercman A, Daugaard G, Skakkebæk NE, eds. Carcinoma-in-situ and cancer of the testis. Biology and treatment. Oxford: Blackwell
29. Bruun E, Frimodt-Møller C, Giwercman A, Lenz S, Skakkebæk NE (1987) Testicular biopsy as an outpatient procedure in screening for carcinoma-in-situ: complications and the patient's acceptance. I: Rørth M, Grigor KM, Giwercman A, Daugaard G, Skakkebæk NE, eds. Carcinoma-in-situ and cancer of the testis. Biology and treatment. Oxford: Blackwell, pp. 199
30. Muffly KE, McWhorter CA, Bartone FF, Gardner PJ (1984) The absence of premalignant changes in the cryptorchid testis before adulthood. J Urol; 523: 523–525
31. Berthelsen JG (1984) Andrological aspects of testicular cancer. København: Scriptor, Disp
32. Pryor JP, Cameron KM, Chilton CP et al. (1983) Carcinoma-in-situ in testicular biopsies from men presenting with infertility. Br J Urol; 55: 780–784

33. Skakkebæk NE, Berthelsen JG, Müller J (1982) Carcinoma-in-situ of the undescended testis. Urol Clin North Am; 9: 377–385
34. Müller J (1987) Abnormal infantile germ cells and development of carcinoma-in-situ in maldeveloped testes. Oxford: Blackwell
35. Manuel M, Katayama KP, Jones HW (1976) The age of occurrence of gonadal tumors in intersex patients with a Y chromosome. Am J Obstet Gynecol; 124: 293–300

Fertilität

Erhaltung der Fertilität von Hodentumorpatienten durch Kryospermakonservierung

K. Kleinschmidt und L. Weißbach

Abstract

Along with the 90% cure rate of testicular cancer, iatrogenic infertility has become an essential side effect of therapy in young male patients. It is caused by retroperitoneal lymphadenectomy, cytotoxic agents, and x-radiation. Though testicular excretory function is often reduced, today 30% of these patients can be advised to have semen cryopreserved. The minimal requirements for sperm banking have been lowered in recent years because modern insemination techniques need only a limited number of spermatozoa to induce pregnancy. According to our own inquiries and from analysis of the literature 21 healthy children have originated from 861 sperm deposits of patients with testicular cancer. Today, pregnancy is achieved in nearly half of the cases by artificial insemination of frozen semen.

Twenty-three of our own patients with testicular tumors banked sperm. Artificial insemination was carried out in one case, and pregnancy occurred; it has now lasted 8 weeks without complications.

Since recovery of germinal epithelium following radiation or chemotherapy is not predictable for individual patients, we recommend semen cryopreservation to our patients with testicular cancer to allow them to have children later.

Zusammenfassung

Durch die 90%ige Heilungsrate der jungen Hodentumorpatienten gilt die iatrogene Infertilität als eine wesentliche Nebenwirkung der Therapie. Sie wird ausgelöst durch die retroperitoneale Lymphadenektomie, die Zytostatika und die ionisierenden Strahlen. Trotz häufig reduzierter exkretorischer Hodenfunktion kann heute etwa 30% der Hodentumorpatienten zur Anlage eines Kryospermadepots als Fertilitätsprophylaxe geraten werden. Die Minimalanforderungen zur Kryokonservierbarkeit von Ejakulat wurden in letzter Zeit immer niedriger definiert, da die modernen Inseminationstechniken nur eine sehr begrenzte Anzahl befruchtungsfähiger Spermatozoen zur Induktion einer Schwangerschaft benötigen. Nach einer Umfrage und Literaturanalyse gingen bisher aus 861 Samendepots von Hodentumorpatienten 21 gesunde Kinder hervor. Wird eine artefizielle Insemination mit Kryosperma durchgeführt, kann heute bei etwa der Hälfte der Fälle eine Schwangerschaft erzielt werden.

Wir überblicken 23 eigene Patienten mit Samendepot. In einem Fall wurde eine künstliche Insemination durchgeführt und eine Schwangerschaft erreicht. Sie besteht jetzt 8 Wochen ohne Komplikationen.

Da die Erholungsfähigkeit des Keimepithels nach Strahlen- oder Chemotherapie im Einzelfall nicht vorausgesagt werden kann, empfehlen wir unseren Hodentumorpatienten die Anlage eines Kryospermadepots zur Erhaltung der Fertilität.

Fertilitätsbeeinträchtigung durch die Tumortherapie

Die hohe Heilungsrate von Patienten mit germinalen Hodentumoren lenkt den Blick auf die Nebenwirkungen der Therapie. Hierzu gehört die iatrogen ausgelöste Infertilität. Fast 90% aller Hodentumoren werden in den prognostisch günstigen Stadien I und II diagnostiziert [46]. Wenn der Primärtumor entfernt ist, erfolgt die Weiterbehandlung mit aufgeschobener Dringlichkeit. Es ist genügend Zeit für Maßnahmen zur Fertilitätsprophylaxe.

Nach den Zahlen des Bonner Hodentumor-Registers waren 59% der Patienten bei Diagnosestellung kinderlos, 40% waren noch ledig. 41% von 1146 Männern hatten bereits 1 Kind gezeugt [45]. Bei über der Hälfte der betroffenen Patienten muß also mit einem Kinderwunsch gerechnet werden. Bemühungen, ihre Fertilität zu erhalten, erscheinen gerechtfertigt.

Die iatrogene Infertilität wird durch die retroperitoneale Lymphadenektomie, die Zytostatika und die ionisierenden Strahlen ausgelöst [2]. Die radikale bilaterale Lymphadenektomie führt bei den meisten Patienten zum irreversiblen Ejakulationsverlust. Diese schwerwiegende Operationsfolge resultiert aus der Zerstörung sympathischer Nervenbahnen. Dadurch wird die Bereitstellung des Ejakulats in der hinteren Harnröhre (Emission) verhindert. Durch eine modifizierte Operationstechnik kann diese unerwünschte Begleiterscheinung im Stadium I erheblich reduziert werden [47].

Es ist bekannt, daß Strahlen- und Chemotherapie das Keimepithel des Hodens schädigen. Nach Radiotherapie des Seminoms ist die Erholung der Spermatogenese abhängig von der applizierten Dosis. Bei einer Streustrahlung bis 100 rad beträgt die Erholungszeit 9–18 Monate. Aus der zusammengestellten Literatur in Tabelle 1 geht hervor, daß von 119 bestrahlten Patienten insgesamt 164 Kinder gezeugt wurden [1, 5,

Tabelle 1. Vaterschaften nach Radiotherapie bei Patienten mit Hodentumor

Autor	Väter n:	Kinder n:	Aborte n:
Amelar/Dubin (1977)	3	4	
Bracken/Johnson (1976)	3	3	
Greiner/Meier (1977)	6	9	
Orecklin et al. (1973)	16	17	4
Sandeman (1966)	15	22	2
Smithers/Wallace (1973)	34	52	1
Thomas et al. (1977)	1	1	
Register-Bonn (1985)	14	16	
Senturia et al. (1985)	27	40	
Gesamt:	119	164	7

Tabelle 2. Vaterschaften nach Chemotherapie bei Patienten mit Hodentumor

Autor	Väter n:	Kinder n:	Aborte n:
Brenner et al. (1983)	2	1	1
Chiou et al. (1984)	3	3	
Drasga et al. (1983)	8	7	1
Escher (1980)	4	7	3
Register-Bonn (1985)	5	5	
Rubery et al. (1983)	2	1	1
Senturia et al. (1985)	25	30	
Rustin et al. (1987)	11	12	
Gesamt:	60	66	6

16, 26, 32, 38, 41, 43, 46]. Nach einer Übersicht von Berthelsen werden lediglich 13% der bestrahlten Patienten mit Hodentumoren (117 von 871) in der folgenden Zeit zu Vätern [3].

Nach Polychemotherapie dauert es 2–3 Jahre, bis sich das geschädigte Keimepithel des Hodens erholt. Es liegen Berichte von 60 Patienten vor, die nach Chemotherapie insgesamt 66 Kinder zeugten (Tabelle 2) [7, 8, 9, 13, 30, 31, 38, 46]. Am häufigsten wurden bisher die Hodentumoren mit der von Einhorn [11] angegebenen Kombination aus Cisplatin, Vinblastin und Bleomycin behandelt [13].

Nach der Zusammenstellung von Berthelsen werden nach Chemotherapie nur 9% der Hodentumorpatienten (21 von 244) Väter [3].

Die bis heute vorliegenden Daten lassen keine erhöhte Mißbildungsrate von Kindern der ersten Folgegeneration nach Radio- oder Chemotherapie erkennen [38]. Rezessive Mutationen können sich allerdings noch später manifestieren.

Kryospermakonservierung bei Hodentumorpatienten

Die Fertilitätserhaltung durch Kryospermadepots vor der weiterführenden Therapie ist nur für einen Teil der Patienten mit Hodentumoren aussichtsreich. Grund ist die häufig reduzierte Ejakulatqualität, die nur bei 30% eine Kryokonservierung gestattet [27]. Einfrier- und Auftauprozeß sowie die Langzeitlagerung verschlechtern zusätzlich die Ejakulatparameter, so daß für eine spätere artefizielle Insemination nur noch eine sehr begrenzte Anzahl befruchtungsfähiger Spermatozoen verfügbar ist [35, 40]. Da im Einzelfall nicht vorhersehbar ist, wie hoch das Fertilitätspotential des Samens nach der weiterführenden Therapie ist, bieten wir den jungen Männern bei bestehendem oder potentiellem Kinderwunsch die Kryokonservierung an.

Seit Januar 1985 führen wir das Verfahren an unserer Abteilung selbst durch.[1] Unsere Anforderungen an die Ejakulatqualität gehen aus Tabelle 3 hervor. Die Größe des Samendepots soll 2–3 Ejakulate betragen, die jeweils im Abtand von mindestens 3 Tagen gewonnen werden. Nach Versetzen mit einem Kryoprotektivum ergibt sich ein Ejakulat – Medium – Gemisch von 12 ml. Der Gefriervorgang erfolgt

---
[1] Wir danken der Deutschen Krebsgesellschaft, Landesverband Berlin, für die apparative Ausstattung.

Tabelle 3. Ejakulatparameter zur Kryokonservierung der Urolog. Abteilung, Städt. Krankenhaus Am Urban, Berlin

Dichte:	$\geq$ 10 Mio. Spermatozoen/ml
Motilität:	$\geq$ 50%
Auftaumotilität:	$\geq$ 20%

Tabelle 4. Kryospermakonservierung bei Tumorpatienten bis X/1987 Urolog. Abteilung, Städt. Krankenhaus Am Urban, Berlin

Indikation	Patienten n:	Insemination n:	SS n:
Hodentumor	23	1	1
Morbus Hodgkin	3		
Appendixkarzinom	1	1	
Gesamt:	27	2	1

reglergesteuert über 15 Minuten auf − 196 °C. Wir überblicken z. Zt. 27 Tumorpatienten mit einem Samendepot (Tabelle 4). In 2 Fällen wurde bisher eine homologe intrauterine Insemination vorgenommen. Wir verfolgen jetzt die Schwangerschaft bei der Partnerin eines Patienten mit Teratokarzinom des Hodens, der eine Teratozoospermie aufwies (Spermatozoendichte: 21,5 Mio/ml; Motilität: 50%; pathologische Formen: 70%). Die Konzeption gelang nach dem 7. Zyklus. Die Ovulationsauslösung erfolgte durch die Applikation von Clomifen und HCG. 11 intracavitäre Einzelinseminationen waren erforderlich. Zur Zeit besteht die Schwangerschaft 8 Wochen ohne Komplikationen [22]. Die Lagerungszeit des Samendepots betrug 2 Jahre.

Eine Umfrage zusammen mit einer Literaturanalyse ergab, daß aus 861 Samendepots von Hodentumorpatienten bisher 21 Kinder hervorgingen. Das ungünstige Verhältnis von Samendepots zur Kinderzahl wird relativiert, wenn über die Anzahl der Inseminationsversuche und damit erreichten Schwangerschaften (SS) bzw. Kinder berichtet wird. Lagen diese Angaben vor, wurden sie in Tabelle 5 aufgenommen [8, 12, 29, 34, 37]. Danach sind mit etwa der Hälfte der Samendepots, die zu einer

Tabelle 5. Ergebnisse mit Kryospermadepots von Hodentumorpatienten: Inseminationen, Schwangerschaften (SS) und Kinder

Autor	Inseminationen n:	SS n:	Kinder n:
Scammell et al. (1985)	11 (intrazervikal)	3	3
Propping/Katzorke (1987)	10 (intrauterin)	5	4
Schill et al. (1987)	7 (intrauterin + IVF)	3	2
Erie Medical Center (1986)	2	1	1
Rowland et al. (1985)	1 (IVF)	1	
Eigene Angaben:	1 (intrauterin)	1	?
Gesamt:	32	14	10

Tabelle 6. Die unterschiedlichen Minimalanforderungen zur Kryospermakonservierung

Autor	Spermatozoen-dichte (Mio/ml)	Motilität	Auftaumotilität
Steinberger et al. (1973)	> 40	60%	
Sanger et al. (1980)	> 20		40%
Hendry et al. (1983)	> 10	40%	30%
Propping et al. (1985)	> 10	50%	20%
Jewett et al. (1986)	> 10	30%	
Schill/Trotnow (1984)	59,8	60%	50% (10% progressiv) [IVF]
Rowland et al. (1985)	52	90%	2% (!) [IVF]

Insemination verwendet werden, Schwangerschaften zu erzielen. 10 von 14 Schwangerschaften (SS) führten zu gesunden Kindern. Spektakuläre Kasuistiken von Schill sowie Rowland et al. demonstrieren, daß trotz extrem ungünstiger Ejakulatparameter durch In-vitro-Fertilisation (IVF) und Embryotransfer auch Patienten mit reduzierter exkretorischer Hodenfunktion zu eigener Nachkommenschaft verholfen werden kann.

Damit stellt sich die Frage, welche Minimalanforderungen heute an ein Ejakulat zu stellen sind, damit es zur Kryokonservierung verwendet werden kann. Tabelle 6 verdeutlicht, daß mit dem Fortschritt der Inseminationstechniken immer ungünstigere Ejakulatparameter akzeptiert werden [17, 19, 27, 29, 33, 36, 42]. Zur Erzielung einer Schwangerschaft standen Schill und Trotnow insgesamt nur 10000 progressiv motile Spermatozoen eines Hodentumorpatienten zur Verfügung. Dennoch wird allgemein vor übersteigerten Erwartungen an die In-vitro-Fertilisation (IVF) gewarnt. Das Oligo-Astheno-Teratozoospermie-Syndrom (OAT) stellt auch für diese Form der künstlichen Befruchtung ein Problem dar [24]. Durch die Verbreitung der IVF in der Bundesrepublik Deutschland (36 Zentren; I/1987) wird diese Methode allgemein verfügbar [49].

Diskussion

Manche Autoren sprechen sich gegen die Kryospermakonservierung aus [6, 41, 44]. Hauptargument ist die schlechte Ejakulatqualität zum Zeitpunkt der Diagnose eines Hodentumors [14, 18]. Je nach Definition (Spermatozoendichte: 10, 20 oder 40 Mio/ml) weisen immerhin 20–40% der Patienten eine Normozoospermie auf [15, 17, 27]. 41% der Männer des Bonner Hodentumor-Registers hatten vor ihrer Erkrankung mindestens 1 Kind gezeugt [46]. Werden jedoch maximale Anforderungen an die Kryokonservierbarkeit von Samen gestellt (Spermatozoendichte: 40 Mio/ml; Motilität 60%) kommen nur etwa 4% der Hodentumorpatienten für diese Maßnahme in Betracht [6]. Bei diesen Einschätzungen ist zu berücksichtigen, daß die Parameter für die Normozoospermie sowie die Minimalanforderungen zur Kryokonservierung in der letzten Zeit immer niedriger definiert wurden [27, 48]. Legt man das wichtige Kriterium „Auftaumotilität" (Motilität nach Gefrieren und Wiederauftauen) mit 20% fest und fordert eine Mindestdichte der Spermatozoen von 10 Mio/ml, so kann heute etwa 30% der Hodentumorpatienten zu einer Kryospermakonservierung geraten werden. In Anbetracht der modernen Inseminationstechniken, die mit sehr geringen Spermatozoenzahlen Schwangerschaften induzieren, scheint es möglich, die Mindestdichte von 10 Mio/ml noch zu unterschreiten. Allerdings ist die Haltbarkeit des Kryodepots von der ursprünglichen Qualität des Ejakulates abhängig [39]. Eine Langzeitlagerung von mehr als 10 Jahren erscheint möglich [20], so daß auch sehr jungen und noch unverheirateten Patienten zur Anlage eines Kryospermadepots geraten werden sollte. Durch die aktuellen Entwicklungen müssen somit die Publikationen früherer Jahre überdacht werden.

Die Erholungsfähigkeit des Keimepithels nach Strahlen- oder Chemotherapie relativiert den Wert der Kryospermakonservierung. In welchen Fällen wie häufig die Erholung der Spermatogenese beobachtet wird, kann heute nicht genau angegeben werden. Die Zahlen schwanken zwischen 25 und 90% [10, 17]. Durch die Applikation von LHRH-Analoga während der zytotoxischen Therapie sollen die Ergebnisse weiter verbessert werden [23]. Zu Vätern wurden allerdings bisher nur 9–13% der Patienten [3]. Dabei ist zu bedenken, daß nach der Tumorbehandlung ein bislang unbekanntes Risiko der iatrogen induzierten Erbschädigung besteht. Deshalb wird allgemein empfohlen, eine Konzeption 18 Monate bis 2 Jahre nach Therapieende zu vermeiden [21, 26].

Folgende Argumente sprechen für ein Kryospermadepot von Hodentumorpatienten:
1. Der Ejakulationsverlust durch Lymphadenektomie sowie die Erholungsfähigkeit des Keimepithels nach Strahlen- oder Chemotherapie können im Einzelfall nicht vorausgesagt werden.
2. Etwa 30% der Patienten haben heute eine reelle Chance der Fertilitätserhaltung. Es gibt Hinweise, daß sich dieser Patientenanteil in Zukunft erhöht.
3. Mutagene Einflüsse durch Strahlen- oder Chemotherapie werden ausgeschaltet.
4. Die genetische Disposition zur Vererbung der Hodentumorerkrankung ist als sehr gering einzuschätzen [13].

Die Patientenaufklärung zu dieser Möglichkeit erscheint im Stadium I und II der Hodentumorerkrankung notwendig, da die iatrogene Infertilität bei der 90%igen Heilungsrate zu einer wesentlichen, die Lebensqualität beeinträchtigenden Nebenwirkung der Therapie geworden ist.

Literatur

1. Amelar R, Dubin L (1977) Other factors affecting male-infertility. In: Amelar, Dubin, Walsh (eds) Male Infertility. Saunders Philadelphia London Toronto p 73–75
2. Bartsch G, Weißsteiner G, Scheiber K (1979) Endokrinologie des Hodentumors. Verh Ber Dtsch Ges Urol. Springer Verlag Berlin Heidelberg New York
3. Berthelsen JG (1987) Testicular cancer and fertility. Int J Androl 10: 371–380
4. Berthelsen JG, Skakkebæk NE (1983) Gonadal function in men with testicular cancer. Fertil Steril 39: 68–75
5. Bracken RB, Johnson DE (1976) Sexual function and fecundity after treatment for testicular tumors. Urology 7: 35
6. Bracken RB, Smith KD (1980) Is semen cryopreservation helpful in testicular cancer? Urology 15: 581–583

7. Brenner J, Vugrin D, Whitmore W (1983) Effect of treatment on fertility and sexual function in males with nonseminomatous germ cell tumors. Proc ASCO 2: 144
8. Chiou R, Fraley E, Lange PH (1984) Newer Ideas about Fertility in Patients with Testicular cancer. World J Urol 2: 26–31
9. Drasga R, Einhorn LH, Williams S, Patel D, Stevens E (1983) Fertility after chemotherapy for testicular cancer. J Clin Oncol 1: 179–182
10. Drury A, Hendry WF, Peckham MJ (1986) Recovery of Spermatogenesis in patients receiving Chemotherapy for advanced Testicular Cancer. In: Jones WG, Wana AR, Anderson CK (eds) Advances in the Biosciences. Germ Cell Tumors II Pergamon Press, Leeds p 471–473
11. Einhorn L, Donohue JP (1977) Cis-diamminedichloroplatinum, vinblastine and bleomycin combination chemotherapy in disseminated testicular cancer. Am Intern Med 87: 293–298
12. Erie Medical Center (1986) Persönliche Mitteilung
13. Escher F (1980) Therapiebedingte Risiken für die Nachkommenschaft von Männern mit malignen Hodentumoren. Inaug Diss Bonn
14. Fossa S, Klepp O, Molne K, Aakvaag A (1982) Testicular function after unilateral orchiectomy for cancer and before further treatment. Int J Androl 5: 179–184
15. Fritz K, Weißbach L (1985) Sperm parameters and ejaculation before and after operative treatment of patients with germ cell testicular cancer. Fertil Steril 43: 451–454
16. Greiner R, Meyer A (1977) Reversible und irreversible Azoospermie nach Bestrahlung des malignen Hodentumors. Strahlentherapie 153: 257–262
17. Hendry WF, Stedronska J, Jones CR, Blackmore CA, Barrett A, Peckham MJ (1983) Semen Analysis in Testicular Cancer and Hodgkin's Disease: Pre- and Post-Treatment Findings and Implikations for Cryopreservation. Brit J Urol 55: 769–773
18. Jewett MAS, Thachil JV, Harris JF (1983) Exocrine function of testis with germinal testicular tumour. Br Med J 286: 1849–1850
19. Jewett MAS, Jarvi K (1986) Infertility in patients with testicular cancer. In: Javadpour N (ed) Principles and Management of Testicular Cancer. Georg Thieme Verlag Stuttgart New York S 351–361
20. Kaden R (1982) Kryospermadepotanlage als Fertilitätsprophylaxe. Z Allg Med 58: 457–461
21. Kießling M, Haselberger J, Struth B (1982) Fertilität und Sexualfunktion vor und nach Therapie. In: Weißbach L, Hildenbrand G (Hrsg) Register und Verbundstudie für Hodentumoren Bonn. Zuckschwerdt Verlag München S 366–377
22. Koch U (1987) Persönliche Mitteilung
23. Kreuser ED, Hetzel WD (1987) Protection from cytotoxically-induced gonadal injury with GnRH$_A$. Act Endocrin 114: 20–21
24. Lehmann F, Diedrich K, van der Ven H, Al-Hasani S, Krebs D (1986) Aktueller Stand der In-vitro-Fertilisation In: Schill WB, Bollmann W (Hrsg) Spermakonservierung, Insemination, In-vitro-Fertilisation. Urban & Schwarzenberg, München Wien Baltimore S 169–190
25. Lipschultz LT, Caminos-Torres R, Greenspan C (1976) Testicular function after orchiopexie for unilaterally undescended testis. N Engl J Med 295: 15
26. Orecklin J, Kaufman J, Thomson R (1973) Fertility in patients treated for malignant testicular tumors. J Urol 109: 293–295
27. Propping D, Katzorke T, Weißbach L (1985) Samenkryokonservierung als Fertilitätsprophylaxe bei urologischen Tumorpatienten. Akt Urol 16: 20–23
28. Propping D, Katzorke T (1987) Persönliche Mitteilung
29. Rowland GF, Cohen J, Steptoe PC, Hewitt J (1985) Pregnancy following in vitro fertilization using cryopreserved semen from a man with testicular teratoma. Urology 26: 33–36
30. Rubery E (1983) Return of fertility after curative chemotherapy for disseminated teratoma of the testis. Lancet 1: 186
31. Rustin GJS, Pektasides D, Bagshawe KD, Newlands ES, Begent RHJ (1987) Fertility after chemotherapy for male and female germ cell tumors. Int J Androl 10: 389–392
32. Sandeman T (1966) The effect of x-radiation on male human fertility. Brit J Radiol 39: 901–907
33. Sanger WG, Armitage JO, Schmidt MA (1980) Feasibility of semen cryopreservation in patients with malignant disease. JAMA 244: 789–790
34. Scammell GE, Stedronska J, Edmonds DK, White N, Hendry WF, Jeffcoate SL (1985) Cryopreservation of semen in men with testicular tumour or Hodgkin's disease: Results of artificial insemination of their partners. Lancet 1: 31–32

35. Schill WB (1972) Humane Spermakonservierung und therapeutische Ausblicke. Hautarzt 23: 525–530
36. Schill WB, Trotnow S (1984) Verwendung von Kryosperma für die In-vitro-Fertilisation (IVF). Hautarzt 35: 313–315
37. Schill WB (1987) Persönliche Mitteilung
38. Senturia YD, Peckham CS, Peckham MJ (1985) Children fathered by men treated for testicular cancer. Lancet 1: 766–769
39. Sherman JK (1973) Synopsis of the use of frozen semen since 1964: State of the art of human semen banking. Fertil Steril 24: 397–412
40. Smith KD, Steinberger E (1973) Survival of spermatozoa in a human sperm bank. JAMA 223: 774–777
41. Smithers DW, Wallace DM, Austin DE (1973) Fertility after unilateral orchidectomy and radiotherapy for patients with malignant tumors of the testis. Brit Med J IV: 77–79
42. Steinberger F, Smith KD (1973) Artificial insemination with fresh or frozen semen. JAMA 223: 778
43. Thomas P, Mansfield M, Hendry W, Peckham M (1977) The implications of scrotal interference for the preservation of spermatogenesis in the management of testicular tumors. Brit J Surg 64: 352–354
44. Waxman J (1985) Cancer, Chemotherapy and Fertility. Brit Med J 290: 1096–1097
45. Weißbach L, Sommerhoff C, Struth B (1980) Aussagen zur Fertilität bei Patienten mit germinalen Hodentumoren. Extr. Urolog 3: 159–174
46. Weißbach L, Hildenbrand G (1982) (Hrsg) Register und Verbundstudie für Hodentumoren Bonn. Zuckschwerdt Verlag München S 209–214 u S 110–116
47. Weißbach L (1987) Modifizierte versus radikale Lymphadenektomie im Stadium I des Hodentumors. Verh Ber Dtsch Ges Urol Würzburg. Springer Verlag Berlin Heidelberg S 48–49
48. Zukerman Z, Rodriguez-Rigan LJ, Smith KD, Steinberger E (1977) Frequency distribution of sperm counts in fertile and infertile males. Fertil Steril 28: 1310–1313
49. Die In-vitro-Fertilisation (IVF) und der intratubare Gametentransfer (GIFT) in der Bundesrepublik Deutschland (1981–1986) Fertilität (1987) 3: 73

Spermiogenese nach Strahlentherapie wegen Seminoms

O.K. Schlappack, C. Kratzik, W. Schmidt und J. Spona

Abstract

Semen and blood samples were obtained at 3-month intervals for 12–28 months from patients who underwent subdiaphragmal radiation after orchiectomy for testicular seminoma. Before radiotherapy a mean ($\pm$ SE) semen volume of 4.7 $\pm$ 0.5 ml was found, a mean sperm count of 44.4 $\pm$ 13.5 $\times$ 10^6/ml, a mean percentage of motile cells of 20.3 $\pm$ 5.2, a mean percentage of morphologically normal spermatozoa of 13.4 $\pm$ 5.4, a mean percentage of swollen sperm of 39.6 $\pm$ 7.4, and a mean serum FSH level of 8.3 $\pm$ 1.2 mIU/ml. The mean testicular dose from scatter was 61 $\pm$ 5 cGy (range 34–95 cGy). Sperm counts between 0 and 2.75 $\times$ 10^6/ml were seen at 6.8 $\pm$ 0.6 months and recovery to values > 2.25 $\times$ 10^6/ml at 11.8 $\pm$ 0.8 months after the start of radiation. Peak FSH values of 19.2 $\pm$ 1.6 mIU/ml were obtained at 6.7 $\pm$ 0.9 months after the start of irradiation. Following recovery, the mean semen volume was 3.6 $\pm$ 0.4 ml, mean sperm count 26.8 $\pm$ 4.2 $\times$ 10^6/ml, mean percentage of motile cells 49.3 $\pm$ 5.2, mean percentage of swollen sperm 46.4 $\pm$ 5.6 and mean percentage of spermatozoa with normal morphology 28.3 $\pm$ 5.2. Volume, motility, and morphology were significantly different after recovery ($p < 0.05$) from pretreatment. The increase and decrease of FSH level with time after the start of radiotherapy paralleled the decrease and recovery of sperm numbers. No correlation was found between the time to reach the lowest sperm count or peak FSH level and the scattered radiation dose.

Zusammenfassung

Bei 11 Seminompatienten wurden vor Beginn und in 3monatigen Abständen nach Ende der Strahlentherapie Samenanalysen und Serum-FSH Bestimmungen vorgenommen. Vor Beginn der Strahlentherapie fand sich ein mittleres Ejakulatvolumen von 4,7 $\pm$ 0,5 ml, eine mittlere Spermienzahl von 44,4 $\pm$ 13,5 Mill/ml, ein mittlerer Prozentsatz von motilen Zellen von 20,3 $\pm$ 5,2, ein mittlerer Prozentsatz morphologisch normaler Spermatozoen von 13,4 $\pm$ 5,4, eine mittlere Spermatozoenschwellung von 39,6 $\pm$ 7,4% und ein mittlerer FSH-Wert von 8,3 $\pm$ 1,2 mIU/ml Serum. Gonadendosen infolge Streustrahlung zwischen 34 und 95 cGY, im Mittel 61 $\pm$ 5 cGY, wurden gemessen. Aspermie bzw. die niedrigste Spermienzahl wurde 6,8 $\pm$ 0,6 Monate und die Erholung der Spermiogenese 11,8 $\pm$ 0,8 Monate nach Beginn der Strahlentherapie gefunden. FSH-Spitzenwerte von 19,2 $\pm$ 1,6 mIU/ml fanden sich 6,7 $\pm$ 0,9 Monate nach Beginn der Strahlentherapie. Nach der Erholung der Spermiogenese betrug das durchschnittliche Ejakulatvolumen 3,6 ± 0,4 ml, die mittlere Spermienzahl 26,8 ± 4,2 Mill/ml, die Motilität 49,3 ± 5,2%, die Spermatozoenschellung 46,4 ± 5,6% und 28,3 ± 5,2% der Spermien waren im Mittel morphologisch normal. Volumen, Motilität und Morphologie unterschieden sich signifikant von prätherapeutischen Werten. Der Anstieg und Abfall des FSH mit der Zeit nach Beginn der Strahlentherapie spiegelte die Reduktion der Spermienzahl und ihre Erholung wieder. Für die Zeitdauer bis zur Erholung der Spermiogenese und den Zeitpunkt des Auftretens der FSH-Spitze fand sich eine schwache Korrelation (r = 0,53) mit der Strahlendosis.

Einleitung

Mit den heute zur Verfügung stehenden Mitteln ist in einem hohen Prozentsatz die Heilung von Hodentumorpatienten möglich. So beträgt beispielsweise die 5-Jahresüberlebensrate für Seminome im Stadium I 100% [5]. Die exokrine Funktion des Hodens ist jedoch sehr strahlensensibel und erfährt im Zuge der subdiaphragmalen Radiatio infolge Streustrahlung eine, zumindest vorübergehende, Beeinträchtigung [1, 4, 11, 12]. Obwohl eine ausreichende Abschirmung die Gonadendosis auf 0,1% der Dosis in Körpermitte zu reduzieren vermag [9], besteht Interesse, den Hoden vor den Auswirkungen ionisierender Strahlung zu schützen. Da es bereits diesbezügliche Versuche mit Ratten- und Hundehoden gibt [8, 13–16], wurde in der vorliegenden Studie das Ausmaß und der zeitliche Verlauf der schädigenden Einwirkung der Streustrahlung auf den verbliebenen Resthoden während subdiaphragmaler Radiatio untersucht.

Material und Methoden

Von 11 Patienten, deren medianes Alter 35 Jahre betrug (27–49), wurden in median 3monatigen Abständen (1–7 Monate) während median 19 Monaten (12–28 Monate), von Beginn der Strahlentherapie an, Samenanalysen und Serum-FSH-Bestimmungen durchgeführt.

Nach Semikastration wegen eines Seminoms im Stadium I oder II wurden mit einem 6 MeV-Linearbeschleuniger (Siemens, Mevatron) in 3 bis 4 Wochen eine Gesamtdosis von 25–35 Gy auf die subdiaphragmalen paraaortalen und ipsilateralen iliakalen Lymphknoten appliziert. Die Messung der Streustrahlung am verbliebenen Hoden erfolgte mittels Thermolumineszenzdosimetrie (TLD) unter Verwendung eines Harshaw 2000A/2080 Thermolumineszenzdosimetrie Systems. Um einen Umrechnungsfaktor für die Dosimeterwerte (µC/cGy) zu erhalten, wurden am selben Tag, an dem die Messung am Patienten erfolgte, 5 TLDs bis zu einer definierten Dosis von 0,1 oder 1,0 Gy mit einer Kobalt 60 Quelle bestrahlt. Je 3 TLD-100 LiF 1 × 1 × 6 mm messende Stäbchen wurden während der Applikation einer dorsalen und einer ventralen Fraktion an 4 Meßpunkten fixiert: linke und rechte Seite und oberes und unteres Ende des verbliebenen Hodens. Der Mittelwert der 4 Messungen wurde dann mit der Anzahl der ventralen und dorsalen Applikationen multipliziert und so die Gonadengesamtdosis infolge Streustrahlung berechnet.

Tabelle 1. Alter, klinisches Stadium, Dosis in Körpermitte, Gonadendosis und Spermienzahl vor Beginn der Strahlentherapie, im Nadir und nach Erholung der Spermiogense

Nr.	A.	Stad.	Körper (Gy)	Gonad (cGy)	Spermienzahl $\times 10^{-6}$/ml		
					vor Rad.	Nadir	Erh.
1	49	1	25,0	33,7	20,5	1,0	55,0
2	29	1	25,0	43,5	16,5	1,3	30,8
3	41	1	25,2	48,0	61,3	2,8	40,0
4	36	2	35,0	52,8	27,3	0,0	31,0
5	33	1	25,0	56,5	7,8	1,3	11,0
6	33	1	25,2	63,3	23,8	0,0	20,0
7	27	2	30,2	63,4	108,0	0,3	24,3
8	28	1	25,0	75,0	47,5	0,0	14,5
9	35	1	30,0	76,6	2,3	0,0	19,5
10	39	1	25,8	77,2	27,8	0,5	10,0
11	45	1	25,5	95,2	145,8	0,0	39,3

A = Alter, Stad = klinisches Stadium, Körper = Dosis in Körpermitte, Gonad = Gonadendosis, Rad = Radiatio, Erh. = Erholung

Die Analyse der Samenproben erfolgte nach Standardkriterien [3]. Folgende Parameter wurden bestimmt: Volumen, Spermienzahl, Motilität und Morphologie. Der Spermienschwelltest, eine Methode zur Untersuchung der Integrität der Spermienmembran, wurde entsprechend der ursprünglichen Beschreibung von Jeyendran et al. [7] durchgeführt. Die Bestimmung des Serum-FSH erfolgte mittels Radioimmunoassay (RIA) wie bereits bei früherer Gelegenheit publiziert [10].

Ergebnisse

Tabelle 1 zeigt das Alter, klinisches Stadium, Gonadendosis und Spermienzahl vor Beginn der Strahlentherapie, zum Zeitpunkt des Nadirs und nach Erholung der Spermiogenese der 11 Seminompatienten. Die mittlere Gonadendosis infolge Streustrahlung betrug 61 ± 5 cGy (34–95 cGy). Aspermie wurde bei 7 Patienten registriert. Für sie wurde eine mittlere Gonadendosis von 71,9 ± 5,1 cGy gemessen. Bei 4 Patienten wurden im Nadir zwischen 1 und 2,75 $\times 10^6$ Spermien pro ml gefunden. Sie erhielten im Mittel eine Gonadendosis von 45,5 ± 4,8 cGy infolge Streustrahlung. Abb. 1 zeigt die Zeitdauer bis zum Erreichen des Nadirs als Funktion der Strahlendosis. Der Nadir wurde nach im Mittel 6,8 ± 0,6 Monaten erreicht.

Die Erholung der Spermiogenese stellte sich nach im Mittel 11,8 ± 0,8 Monaten ein. Abb. 2 zeigt die Zeitdauer bis zur Erholung der Spermiogenese als Funktion der Strahlendosis. Eine schwache Korrelation mit r = 0,53 und p = 0,09 wurde gefunden.

Tabelle 2 zeigt die Ergebnisse der Messung des Samenvolumens, der Spermienzahl, der Motilität, der Morphologie und der Spermienschwellung vor Beginn der Strahlentherapie und nach Erholung der Spermiogenese. Samenvolumen und Spermienzahl erreichten nicht prätherapeutische Werte, dagegen waren Motilität und Morphologie nach Erholung der Spermiogenese signifikant besser als vor Beginn der Radiatio.

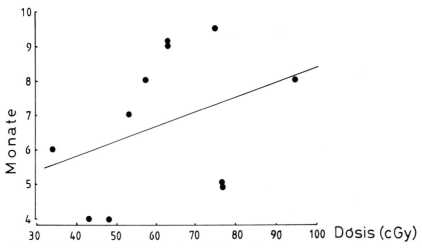

Abb. 1. Zeitdauer bis zum Erreichen des Spermiennadirs als Funktion der Gonadendosis. r = 0,36

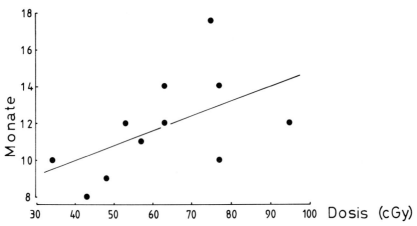

Abb. 2. Zeitdauer von Beginn der Strahlentherapie bis zur Erholung der Spermiogenese als Funktion der Gonadendosis. r = 0,53

Tabelle 2. Volumen, Spermienzahl und Samenqualitätsparameter vor Beginn der Strahlentherapie und nach Erholung der Spermiogenese

	prätherapeutisch	Erholung
Volumen (ml)	4,7 ± 0,5[a]	3,6 ± 0,4*
Spermienzahl ($\times 10^{-6}$/ml)	44,4 ± 13,5	26,8 ± 4,2
Motilität (%)	20,3 ± 5,2	49,3 ± 5,2*
Morphologie (%)	13,4 ± 5,4	28,3 ± 5,2*
Spermienschwellung (%)	39,6 ± 7,4	46,4 ± 5,6

* $p < 0,05$ verglichen mit prätherapeutischen Werten
[a] Werte sind Mittelwerte ± SE

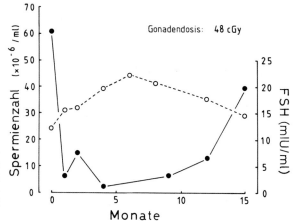

Abb. 3. Spermienzahl und Serum-FSH-Werte eines Patienten als Funktion der Zeit nach Beginn der Strahlentherapie. Die Punkte repräsentieren die Spermienzahl und die Kreise die FSH-Werte

Für 6 von 11 Patienten konnten auch Serum-FSH-Bestimmungen durchgeführt werden. Der mittlere FSH-Wert vor Beginn der Strahlentherapie betrug 8,3 ± 1,2 mIU/ml. 6,7 ± 0,9 Monate nach Beginn der Strahlentherapie wurden FSH Spitzenwerte von 19,2 ± 1,6 mIU/ml beobachtet. Abb. 3 zeigt als ein Beispiel die Spermienzahl und FSH-Werte eines einzelnen Patienten (Nr. 3) als Funktion der Zeit nach Beginn der Strahlentherapie. Man sieht, daß der FSH-Anstieg mit der Abnahme der Spermienzahl parallel geht, daß der FSH-Gipfel mit dem Spermiennadir zusammenfällt, und daß die Erholung der Spermiogenese wieder von einer Abnahme der FSH Werte begleitet ist. Abb. 4 zeigt die FSH-Spitzenwerte und Abb. 5 die Zeitdauer von Beginn der Strahlentherapie bis zum Erreichen des FSH Gipfels als Funktion der Gonadendosis. Für erstere Beziehung wurde keine (r = 0,02) und für letztere nur eine sehr schwache (r = 0,53) Korrelation gefunden.

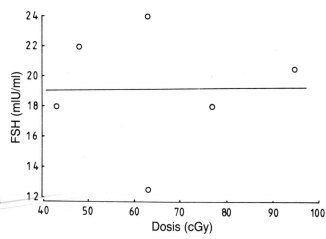

Abb. 4. FSH-Spitzenwerte als Funktion der Strahlendosis. r = 0,02

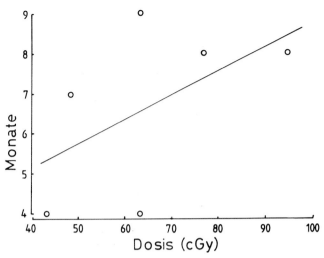

Abb. 5. Zeitdauer von Beginn der Strahlentherapie bis zum Auftreten des FSH-Spitzenwertes als Funktion der Gonadendosis. r = 0,53

Diskussion

Vor Beginn der Strahlentherapie war das mittlere Samenvolumen und die mittlere Spermienzahl unserer Patienten normal im Vergleich mit Standard-Referenzkriterien [3]. Nur 3 Patienten hatten prätherapeutisch eine Spermienzahl unter 20×10^6/ml. Das Spermiogramm dieser 3 Patienten erholte sich aber zu Werten, die höher waren als die Ausgangswerte. Die Samenqualitätsparameter, wie Motilität und Morphologie, waren subnormal vor Beginn der Strahlentherapie. Das ist kein unerwarteter Befund, da bekannt ist, daß Hodentumorpatienten vor Strahlentherapie eine beeinträchtigte Hodenfunktion haben [2].

Der mittlere Serum-FSH-Spiegel, den wir bei 6 von 11 Patienten vor Beginn der Strahlentherapie fanden, war nahezu identisch mit dem Wert von 8,4 ± 3,1 mIU/ml, der vom selben Labor für 18 gesunde Kontrollpersonen berichtet wurde [10].

Die mittlere Gonadendosis von 61 ± 5 cGy, die wir messen konnten, ist etwas niedriger als jene von Hahn et al. berichteten 78,4 ± 7,4 cGy [6]. Die Zeit von 6,8 ± 0,6 Monaten bis zum Auftreten der Aspermie oder der niedrigsten Spermienzahl ist länger als die 22,5 ± 2,5 Wochen (5,6 ± 0,5 Monate), die von Hahn et al. [6] berichtet wurden. Der Unterschied kann möglicherweise mit der etwas höheren Gonadendosis ihrer Patienten erklärt werden. Für die Zeit bis zum Erreichen der Aspermie oder niedrigsten Spermienzahl fand sich keine Korrelation mit der Gonadendosis unserer Patienten. Nur die Zeit bis zur Erholung der Spermiogenese zeigte eine schwache Korrelation mit der Gonadendosis. Hahn et al. [6] berichteten für ihre Patienten einen Korrelationskoeffizient von 0,8 für die Beziehung zwischen Zeitdauer bis zur Erholung der Spermiogenese und Gonadendosis. Das ist möglicherweise ein Resultat des größeren Dosisspektrums von 19–148 cGy, das auf die Gonaden ihrer Patienten einwirkte. In der vorliegenden Arbeit wurden Dosen von 34–95 cGy untersucht. Das entspricht nur einem 2,8-fachen Unterschied zwischen der niedrigsten und höchsten Dosis und ist möglicherweise für die Erlangung einer eindeutigen Korrelation zwischen Strahlendosis und Zeit bis zur Erholung der Spermiogenese ein zu kleines Dosisspektrum.

Die Spermiendichte erholte sich nicht bis zu prätherapeutischen Werten, doch ist der Unterschied nicht signifikant. Interessant ist vielleicht, daß die Streuung der Werte vor der Strahlentherapie viel größer war als nachher. Das ist wahrscheinlich Ausdruck des schlechten Zustandes der Spermiogenese des Hodentumorpatienten kurz nach Semikastration.

Das Samenvolumen war signifikant geringer nach Erholung der Spermiogenese. Im Gegensatz dazu verbesserten sich Motilität und Morphologie signifikant gegenüber prätherapeutischen Werten, blieben jedoch immer noch subnormal verglichen mit Standardreferenzkriterien [3].

Ein schneller Anstieg des Serum-FSH-Spiegels nach Beginn der Chemotherapie mit Doxorubicin und Cyclophosphamid und eine Rückkehr zu Normalwerten nach Beendigung der Therapie, wurden von Shamberger et al. für Männer mit Weichteilsarkomen berichtet [17]. Der Anstieg des Serum-FSH-Spiegels als Reaktion auf einen zytotoxischen Insult auf das Keimepithel, scheint ein sensitiver Ausdruck des zugefügten Schadens zu sein.

Wir glauben daher, daß in zukünftigen Studien, die die Untersuchung der schädlichen Auswirkungen der Krebsbehandlung auf die exokrine Gonadenfunktion zum Ziel haben, die alleinige Bestimmung des FSH-Spiegels ausreichend ist.

Literatur

1. Ash P (1980) The influence of radiation on fertility in man. Br J Radiology 53: 271–278
2. Berthelsen JG, Skakkebaek NE (1983) Gonadal function in men with testis cancer. Fertility and Sterility 39: 68–75
3. Eliasson R (1981) Analysis of semen. In: Burger H, de Kretser D (eds) Comprehensive Endocrinology. The Testis. Raven Press, New York, pp 381–399
4. Greiner R (1982) Die Erholung der Spermatogenese nach fraktionierter, niedrig dosierter Bestrahlung der männlichen Gonaden. Strahlentherapie 158: 342–355
5. Hamilton C, Horwich A, Easton D, Peckham MJ (1986) Radiotherapy for stage 1 seminoma testis: Results of treatment and complications. Radiotherapy and Oncology 6: 115–120
6. Hahn EW, Feingold SM, Simpson L, Batata M (1982) Recovery from aspermia induced by low-dose radiation in seminoma patients. Cancer 50: 337–340
7. Jeyendran RS, van der Ven HH, Perez-Pelaez M, Gravo BG, Zaneveld LJD (1984) Development of an assay to assess the functional integrity of human sperm membrane and its relationship to other semen characteristics. J Reprod. Fertil 70: 219–228
8. Kroonenburgh MJPG, van Daal WAJ, Beck JL, Vemer HM, Rolland R, Herman CJ (1987) Survival of spermatogonial stem cells in the rat after split dose irradiation during LH-RH analogue treatment. Radiotherapy and Oncology 9: 67–73
9. Kubo H, Shipley WU (1982) Reduction of the scatter dose to the testicle outside the radiation treatment fields. Int J Radiat Oncol Biol Phys 8: 1741–1745
10. Lunglmayr G, Kuber W, Kratzik C, Spona J (1983) The gonadotropin response to synthetic gonadotropin releasing factor in patients with testicular cancer. Urol Res 11: 69–73
11. Lushbaugh CC, Casarett GW (1976) The effects of gonadal irradiation in clinical radiation therapy: A review. Cancer 37: 1111–1120
12. Meistrich ML (1986) Relationship between spermatogonial stem cell survival and testis function after cytotoxic therapy. Br J Cancer 53: Suppl VII, 89–101

13. Nseyo OU, Huben RP, Klioze SS, Pontes JE (1985) Protection of germinal epithelium with luteinizing hormone-releasing hormone analogue. J Urol 34: 187–190
14. Schally AV, Paz-Bouza JI, Schlosser JV, Karashima T, Debeljuk L, Gandle B, Sampson M (1987) Protective effects of analogs of luteinizing hormone-releasing hormone against X-radiation-induced testicular damage in rats. Proc Natl Acad Sci USA 84: 851–855
15. Schlappack OK, Delic JI, Harwood JR, Stanley JA (1987) Attempted protection of spermatogenesis from single doses of gamma-irradiation in the androgen pretreated rat. Arch Andrology 19: 269–274
16. Schlappack OK, Delic JI, Harwood JR, Stanley JA (to be published) Protection from radiation-induced damage to spermatogenesis in the androgen pretreated rat. Radiotherapy and Oncology
17. Shamberger RC, Sherins RJ, Rosenberg SA (1981) The effects of postoperative adjuvant chemotherapy and radiotherapy on testicular function in men undergoing treatment for soft tissue sarcoma. Cancer 47: 2368–2374

Informationsstand junger Männer über Hodenkrebsrisiko und Spermakryokonservierung

J. Anagnou, Chr. Schöber, H. Wilke und H.-J. Schmoll

Abstract

A survey to assess what young men know about testicular cancer was conducted among 125 (age at diagnosis 28 years, range 16–57) in- and out-patients treated for testicular germ cell tumors (20 seminomas, 105 nonseminomas). The data were collected by individual interviews using a standard questionnaire which included questions on knowledge about the risks of getting testicular cancer, first symptoms, known and suggested risk factors, semen examination prior to or after orchidectomy or chemotherapy, sexual function, and the opinion of patients on the significance of public education programs. 90% of the patients had never heard about a risk of testicular cancer and 90% had never considered that they could have testicular cancer. All patients agreed with a public education program concerning risks and early symptoms, with 15–17 years considered as the best age for education. 14% of the patients had had cryptorchidism. Of the patients who had retroperitoneal lymphadenectomy, 80% had erections postoperatively, 86% of these patients had ejaculatory impotence. In 90% of the patients semen analysis was done neither before nor after orchidectomy nor prior to cytostatic treatment and/or radiotherapy. Sperm cryopreservation was considered as an option by the doctor in only three patients. The findings from this study point to the need for public education about the above issues and clearly demonstrate the failure of doctors in advising sperm examination and sperm cryopreservation for young patients between 20 and 40 years of age with an increasingly curable cancer.

Zusammenfassung

Um den Informationsgrad junger Männer über den Hodenkrebs zu ermitteln, haben wir eine Umfrage bei 125 bereits an einem Hodentumor (20 Seminome, 105 Nicht-Seminome) erkrankten ambulanten und stationären Patienten (mittleres Alter 28 J. (16–57)) durchgeführt. Alle Patienten wurden persönlich interviewt. 90% der Befragten wußten nicht, daß Hodentumoren *überhaupt* und in ihrem Alter gehäuft auftreten. 90% der Befragten konnten sich nicht vorstellen, daß sie selbst einen Hodenkrebs entwickelt haben könnten, auch dann nicht, als sie die ersten deutlichen Anzeichen beobachtet hatten. Alle Patienten befürworteten eine Aufklärung über das Risiko, an einem Hodentumor zu erkranken. 14% der Patienten hatten einen anamnestischen oder klinischen Hinweis auf Maldescensus testis. 80% bzw. 86% der Patienten, bei denen eine retroperitoneale Lymphadenektomie durchgeführt worden war, hatten postoperativ eine normale Erektion resp. einen Ejakulationsverlust. Nur bei 10% der Patienten wurde eine Spermauntersuchung vor der Therapie empfohlen bzw. durchgeführt und nur 3 Patienten wurden auf die Möglichkeit der Spermakryokonservierung hingewiesen.

Einleitung

Im letzten Dezennium hat die Therapie junger Patienten mit Hodentumoren solche Fortschritte gemacht, daß mit Recht von einer Heilung ausgegangen werden kann [8,16]. Intensität der Therapie und Heilungschancen sind aber beide von der Ausdehnung und dem Stadium des Tumors zum Zeitpunkt der Diagnosestellung abhängig [1, 3, 16], so daß der frühzeitigen Erkennung und raschen Therapie zunehmende Bedeutung zukommen.

Hauptanliegen vorliegender Mitteilung ist deshalb, den Wissensstand junger Männer zu ermitteln über das Vorkommen von Hodentumoren überhaupt sowie über das Risiko, an einem Hodentumor zu erkranken. Außerdem wurde nach dem Sinn einer Aufklärung und dem Alter, in dem sie stattfinden sollte, gefragt. Da ferner zu der verbesserten Lebensqualität dieser jungen Patienten die Möglichkeit gehört, später eine eigene Familie gründen zu können, wurde auch untersucht, ob diese Patienten vor der Therapie von den behandelnden Ärzten auf die Möglichkeit der Samenkryokonservierung zur Erhaltung der reproduktiven Kapazitäten hingewiesen wurden, und ob eine Spermauntersuchung vor der Therapie durchgeführt wurde.

Schließlich wurden die Patienten über die Sexualfunktion nach der Therapie (Orchiektomie, retroperitoneale Lymphadenektomie) befragt.

Krankengut – Methoden

125 konsekutive ambulante und stationäre Patienten mit malignem Hodentumor (mittleres Alter 28 Jahre (16–57), 20 Seminome, 105 Nicht-Seminome) wurden anhand eines standardisierten Fragebogens von einem der Autoren persönlich befragt. Die Fragen lauteten:
1. Wußten Sie bzw. konnten sie sich vorstellen, daß Hodenkrebs überhaupt und in Ihrem Alter gehäuft auftreten kann?
2. Dachten Sie bzw. konnten Sie sich vorstellen, als Sie die ersten Anzeichen beobachteten, daß Sie selbst einen Hodentumor entwickelt haben könnten?
3. Befürworten Sie eine Informationsbroschüre über die Hodenkrebserkrankung und eine breite Aufklärung? In welchem Alter sollte die Aufklärung am sinnvollsten erfolgen?
4. Wurde vor der Therapie (Orchiektomie, Chemo-, Radiotherapie, retroperitoneale Lymphadenektomie) eine Spermauntersuchung empfohlen bzw. durchgeführt?
5. Wurde vor der Therapie eine Spermakryokonservierung empfohlen bzw. durchgeführt?

6. Hatten Sie nach der retroperitonealen Lymphadenektomie eine normale Erektion?
7. Hatten Sie nach der retroperitonealen Lymphadenektomie einen Orgasmus?
8. Hatten Sie nach der retroperitonealen Lymphadenektomie eine normale Ejakulation?
9. Hatten Sie eine Hodenfehllage als Kind bzw. zum Zeitpunkt der Diagnosestellung?

Außerdem wurden mehrere Fragen nach der Art der ersten Symptome und klinischen Anzeichen, nach bekannten und vermuteten Risikofaktoren (größeres Trauma im Skrotalbereich, Mumps, Mumpsorchitis, Varikozele, Hydrozele, Alkohol- und Nikotingenuß, Exposition mit Chemikalien) sowie nach der Schulbildung gestellt. Die Ergebnisse werden in dieser Arbeit nicht im einzelnen diskutiert.

Ergebnisse

Informationsstand über Hodentumoren:
- 90% der Patienten hatten vor ihrer Krankheit nicht gewußt, bzw. konnten sich nicht vorstellen, daß Hodentumoren überhaupt und in ihrem Alter gehäuft vorkommen.
- 90% der Patienten hatten nicht gedacht, bzw. konnten sich nicht vorstellen, daß sie selbst einen Hodentumor entwickelt haben könnten, als sie die ersten Symptome und klinischen Anzeichen im Skrotalbereich beobachteten.
- 100% der Patienten waren mit einem Aufklärungsprogramm einverstanden. Als geeignetes Alter für die Aufklärung wurde das Alter zwischen 15 und 17 Jahren (bis 20 Jahre) angegeben.

Informationsstand über Spermakryokonservierung:
- 90% der Patienten hatten weder vor der Orchiektomie bzw. der Lymphadenektomie noch vor der Chemo- und/oder Strahlentherapie eine Spermaanalyse gehabt.
- Nur 3 von 125 Patienten waren auf die Möglichkeit der Samenkryokonservierung als Fertilitätsprophylaxe hingewiesen worden!

Sexualfunktion:
- 80% der Patienten hatten eine intakte Erektion nach der retroperitonealen Lymphadenektomie.
- 86% der Patienten hatten nach der Lymphadenektomie einen anhaltenden Ejakulationsverlust („trockenen Orgasmus").

Größere Traumata, Mumps, Mumpsorchitis, Varikozele, Hydrozele, Nikotin-, Alkoholmißbrauch und Exposition mit Chemikalien ließen keine verdächtige ätiologische Assoziation erkennen. Hingegen war der Anteil der Patienten mit Hodenfehllage (14%) sehr hoch (in der Mehrzahl der Fälle handelte es sich um einen behandelten Maldescensus testis im Kindesalter, aber auch um einen Maldescensus sowie Gleit- bzw. Pendelhoden bei der Diagnosestellung.

Diskussion

Unsere Studie bei 125 bereits an einem Hodentumor erkrankten jungen Männern zur Ermittlung des Wissenstandes über das Vorkommen von Hodenkrebs hat gezeigt, daß die überwiegende Mehrzahl der Befragten (90%) nicht wußten, daß Hodenkrebs *überhaupt* und in ihrem Alter gehäuft auftreten kann. Diese Unkenntnis führte offensichtlich dazu, daß die jungen Patienten nicht bzw. sehr selten daran gedacht hatten, daß sie einen Hodentumor entwickelt haben könnten, auch dann nicht, als sie die ersten, oft sehr deutlichen Symptome und klinischen Anzeichen einer Hodentumorerkrankung (z. B. palpabler Knoten, Schwellung, Schmerzen im Skrotalbereich) beobachtet hatten.

Unsere Ergebnisse bezüglich des Wissenstandes über den Hodenkrebs stimmen gut überein mit denen amerikanischer Umfragen, wonach die überwiegende Mehrzahl der befragten Studenten nicht informiert oder falsch informiert waren über das Risiko, an einem Hodenkrebs zu erkranken [6], sowie 75% nichts über Hodenkrebs gehört hatten [6] bzw. 87% der befragten Sportler einer Universität nicht wußten, daß es Hodenkrebs überhaupt gibt [9].

Keiner unserer Patienten hatte über die Selbstuntersuchung der Hoden gehört oder gar sie durchgeführt. In der oben zitierten amerikanischen Arbeit hatten 9,5% der befragten Sportler von der Selbstuntersuchung gehört und 6,5% diese durchgeführt [9]. Zum Vergleich hatten 64% der befragten Sportlerinnen in derselben Studie über die Selbstuntersuchung der Brust gehört und immerhin 24% sie auch regelmäßig durchgeführt [9]. Nach einer Umfrage bei 395 ausgewählten irischen Männern mit höherem Bildungsniveau und sozioökonomischen Status wußten 68% der Befragten, daß Hodentumoren vorkommen. Offenbar spielt die Bildung eine erhebliche Rolle. Allerdings kannten nur 23% derselben Männer die Frühsymptome, nur 14% hielten die Heilungschancen für hoch, und schließlich lediglich 7% wußten über die skrotale Selbstuntersuchung [14]. Außerdem kannten in dieser Studie 87% der Befragten nicht das Alter, in dem Hodentumoren gehäuft auftreten, und lediglich 1,3% der Befragten führten eine scrotale Selbstuntersuchung regelmäßig durch [14].

Dieckmann et al. stellten kürzlich im Rahmen einer Umfrage bei 466 gesunden jungen Deutschen einen deutlichen Mangel an Information über die Hodentumorerkrankung fest [7]. In dieser Studie wurde den Befragten ein Fragebogen mit Auswahlantworten (multiple choice) vorgelegt. Anders aber als in unserer Studie war der Fragebogen in der Umfrage von Dieckmann et al. so konzipiert, daß vorausgesetzt wurde, daß die Befragten über das Vorkommen von Hodenkrebs bereits gehört hatten. Außerdem wurden die Probanden nicht persönlich interviewt sondern anonym mittels Fragebogen. Auf jeden Fall konnten unsere und die oben zitierte Studie nachweisen, daß auch in der deutschen Bevölkerung eine erhebliche Unkenntnis zu diesem Thema vorliegt.

Die Ergebnisse unserer Untersuchung zeigen, daß Vorsorge bei Hodentumoren noch nötig ist, und unterstreichen die Notwendigkeit der Planung und Erarbeitung von Aufklärungsprogrammen [5] für junge Männer über das Risiko, an einem Hodentumor überhaupt und in ihrem Alter gehäuft zu erkranken. Es ist hier hervorzuheben, daß alle Befragten mit dem Entwurf einer Informationsbroschüre und Aufklärung bereits im Schulunterricht einverstanden waren. Die Innungskrankenkassen (IKK) in der BRD haben bereits für ihre Versicherten eine Informationsbroschüre erarbeitet.

Die Ergebnisse hinsichtlich des zweiten Problems, nämlich der Durchführung einer Spermauntersuchung und gegebenenfalls einer Spermakryokonservierung waren enttäuschend. Bei nur jedem zehnten Patienten wurde die Durchführung eines Spermiogramms empfohlen und nur drei Patienten wurden auf die Möglichkeit einer Spermakryokonservierung hingewiesen. Möglicherweise ist dies nicht nur auf das ungenügende Problembewußtsein bei Ärzten und den mangelnden Kenntnisstand der Patienten, sondern auch auf die Tatsache zurückzuführen, daß bei einem Anteil dieser Patienten die Diagnose Hodenkrebs zu einer Zeit gestellt wurde, in der die technischen Bedingungen für eine Samenlangzeitlagerung zur Erhaltung der Fortpflanzungsfähigkeit noch nicht zentral geschaffen worden waren [11].

Unabhängig davon stimmen unsere diesbezüglichen Ergebnisse mit der Feststellung von Propping et al. überein, daß fast die Hälfte von 99 Tumorpatienten (80 Patienten mit germinalen Hodentumoren, 19 Patienten mit Morbus Hodgkin) durch nichtärztliche Informationsträger auf die Möglichkeit der Spermakryokonservierung hingewiesen worden war [11]. Oft blieb es der Eigeninitiative dieser Patienten und ihrem mehrwöchigen Suchen überlassen, bis sie den Weg zu einer sogenannten Samenkryobank fanden.

Trotz des erwähnten „mildernden Umstandes", nämlich der früher fehlenden technischen Bedingungen für eine Samenlangzeitlagerung, zeigen unsere Ergebnisse, daß eine diesbezügliche intensive Aufklärung von Ärzten und Patienten dringend erforderlich ist, wenn die Spermakryokonservierung gerade für dieses junge Patientenkollektiv einen Sinn haben soll. Diese Aufklärung sollte erfolgen, auch wenn die Zahl der Patienten mit Hodentumor, die davon profitieren könnten, relativ beschränkt ist, da etwa 50% dieser Patienten bereits bei der Diagnosestellung subfertil sind [4, 13, 15]. Die heute noch herrschende Skepsis hinsichtlich der Effektivität der Kryokonservierung und der Methode als solche bei der Lösung der Fertilitätsprobleme junger Tumorpatienten [4, 13, 15] dürfte nicht der Grund dafür sein, daß die Patienten auf diese Möglichkeit selten, wenn überhaupt, hingewiesen werden. Bezüglich der Häufigkeit, mit der junge Tumorpatienten auf die Möglichkeit der Spermakryokonservierung hingewiesen werden, liegen unseres Wissens Ergebnisse aus ähnlich wie unsere konzipierten deutschen oder ausländischen Studien zum Vergleich nicht vor. Zwar gibt es spärliche Angaben über die Zahlen von Patienten, die eine Samenkryobank mit dem Ziel der Samenlangzeitkonservierung in Anspruch genommen haben [11], es fehlen aber im allgemeinen Daten über die Gesamtzahl der Patienten, aus denen diejenigen Patienten stammen, die auf die Kryokonservierung hingewiesen wurden [4, 10, 11, 15, 16]. Somit bleibt der Prozentanteil der Patienten, die über die Möglichkeit der Samenkryokonservierung aufgeklärt werden, unbekannt. Nach Reis et al, wurde keiner von 4 Patienten (4,2%), die sich Kryosperma anlegen ließen, Vater [12]. Allerdings ergab eine Umfrage an 22 internationalen Zentren, die sich mit Kryospermakonservierung befassen, daß aus 711 Samendepots bislang 18 Kinder hervorgingen [10].

Der etwas ungewöhnlich hohe Anteil (14%) bei den Patienten unseres Kollektivs mit Hodenfehllage in der Anamnese oder zum Zeitpunkt der Diagnosestellung – der Anteil der Patienten mit einem anamnestischen oder klinischen Hinweis auf einen Kryptorchismus bei Hodentumorkranken wird in der Literatur mit 3 bis 12% angegeben [2] – bestätigt die seit langer Zeit bekannte Assoziation von unbehandeltem, nicht frühzeitig behandeltem, oder aber auch frühzeitig behandeltem (!) [2, 16] Maldescensus testis und Entwicklung eines germinalen Hodentumors.

Literatur

1. Alderdice JM, Merrett JD (1985) Factors influencing the survival of patients with testicular teratoma. J Clin Pathol 38: 791–796
2. Batata MA, Whitmore WF Jr, Chu FCH, Hilaris BS, Loh J, Grabstald H, Golbey R (1980) Cryptorchidism and testicular cancer. J Urol 124: 382–387
3. Bosl GJ, Goldmann A, Lange PH, Vogelzang NJ, Braley EE, Lewitt SH (1981) Effect of delay in diagnosis on clinical stage of testicular cancer. Lancet ii: 970–973
4. Bracken RB, Smith KD (1980) Is semen cryopreservation helpful in testicular cancer? Urology 15: 581–583
5. Conklin M, Klint K, Morway A, Sawyer JR, Shepard R (1978) Should health teaching include self-examination of the testis? Amer J Urol 78: 2073–2074
6. Cummings KM, Lampone D, Mettlin C, Pontest JE (1983) What young men know about testicular cancer. Prev Med 12: 326–330
7. Dieckmann KP, Becker T, Dexl AM, Bauer HW (1987) Frühdiagnostik bei Hodentumoren. Ergebnisse einer Umfrage. Med Klinik 82: 602–605
8. Einhorn LH (1985) Chemotherapy of extended testicular cancer. Prog Clin Biol Res 203: 411–435
9. Goldering JM, Puntell E (1984) Knowledge of testicular cancer risk and need for self-examination in college students: A call for equal time for men in teaching of early cancer detection techniques. Pediatrics 74: 1093–1096
10. Kleinschmidt K, Weißbach L (1988) Fertilitätserhaltung durch Kryospermakonservierung bei Hodentumoren. In: Diagnostik und Therapie von Hodentumoren. Schmoll HJ, Weißbach L (Hrsg) Springer, Berlin Heidelberg
11. Propping D, Katzorke T, Weißbach L (1985) Spermakryokonservierung als Fertilitätsprophylaxe bei urologischen Tumorpatienten. Akt Urol 16: 20–23
12. Reis M, Knipper A, Erpenbach K, v Vietsch H (1987) Psychische und soziale Probleme von Hodentumorpatienten. In: Diagnostik und Therapie von Hodentumoren. Schmoll HJ, Weißbach L (Hrsg) Springer, Berlin Heidelberg
13. Thachil JV, Jewett MAS, Rider WD (1980) The effects of cancer and cancer therapy on male fertility. J Urol 124: 141–143
14. Thornhill JA, Conroy JM, Kelly DG, Walsh A, Fennelly JJ, Fitzpatrick JM (1984) Public awareness of testicular cancer and the value of self-examination. Brit Med J 293: 480–481
15. Waxman J (1985) Cancer, chemotherapy, and fertility. Brit Med J 290: 1096–1097
16. Weißbach L, Hildenbrand G (1984) Register und Verbundstudie für Hodentumoren. Z Allg Med 60: 156–163

Spättoxizitäten

Spättoxizität nach der Therapie maligner Hodentumoren

Th. Hecht, H. Arnold und M. Henke

Abstract

Some 80%–90% of all patients with germ cell tumors are now cured with modern multimodal treatment strategies. These include surgery, radiotherapy, and polychemotherapy. In particular, the introduction of cisplatin-based polychemotherapy has increased the remission and long-term survival rates. Thus, more attention must focus on long-term complications of this treatment strategy.

Surgery in the form of retroperitoneal lymph node dissection (RLND) often produces sterility and occasionally ileus and urethral stenosis. The main risk after radiotherapy is a second germ cell tumor in the contralateral testis. Polychemotherapy may have several late toxic effects such as Raynaud's phenomenon, hypomagnesemia, pulmonary fibrosis, neuropathy, and changes in the immune system. The incidence of secondary tumors seems to be very low, since alkylating drugs are omitted in remission-induction chemotherapy. However, observation times after treatment with modern protocols like PVB and PVP-16 B have been too short for final conclusions to be drawn.

Zusammenfassung

Durch moderne Therapiekonzepte werden 80–90% aller Patienten mit malignen Hodentumoren geheilt. Diese günstigen Ergebnisse sind auf ein interdisziplinäres Konzept unter Mitwirkung von Urologie, Chirurgie, Strahlentherapie und internistischer Onkologie zurückzuführen. Allerdings sind die Erfolge zum Teil durch eine erhebliche akute – und Spättoxizität erkauft worden. Die akute Toxizität aller Verfahren ist gut dokumentiert, über die Spätmorbidität liegen aber nur wenige Berichte vor. Während nach chirurgischen Eingriffen, vor allem in Form der retroperitonealen Lymphadenektomie (RLND), der Ejakulationsverlust, postoperativer und auch noch nach Jahren auftretender Ileus sowie in Einzelfällen Ureterstenosen und Niereninsuffizienz als Komplikation im Vordergrund stehen, ist im Zuge der Strahlentherapie eine erhöhte Frequenz von Zweittumoren im kontralateralen Hoden festzustellen.

Die Polychemotherapie führt zu häufig gesehenen Spätfolgen, wobei das Raynaud-Phänomen, vor allem der Hände, deutlich im Vordergrund steht. Weitere häufig beobachtete Spätschäden nach Polychemotherapie sind Hypomagnesiämie, reversible Gynäkomastien, Lungenfibrose und Polyneuropathie. Auch Veränderungen im Immunsystem sind beschrieben. Die Inzidenz von Zweittumoren ist sehr gering. Die Spättoxizität und Morbidität der heute zur Anwendung kommenden Chemotherapie ist nicht unerheblich, in 90 Prozent reversibel und daher als tolerabel anzusehen.

Einleitung

Die Therapie maligner Hodentumoren (Nonseminome, Seminome) gliedert sich je nach Histologie und Stadium (Tabelle 1).

Die zu erwartende akute – und auch späte Toxizität ist daher je nach Stadium different, am geringsten ausgeprägt in niedrigen Stadien. Minimal ist nach unseren Ergebnissen und den Literaturdaten die Toxizität von Orchiektomie und Strahlentherapie, so daß Patienten im Stadium I beider Hodentumoren und in den Stadien II A und II B bei Seminom mit keiner Langzeittoxizität zu rechnen haben. Die Inzidenz von Zweittumoren liegt zwischen 2 und 5%, wovon etwa die Hälfte im kontralateralen Hoden auftritt.

Wannenmacher et al. [26] (diese Ausgabe) berichten von 219 Patienten, die sich einer Strahlentherapie wegen Seminoms im Stadium I oder II unterzogen. Bei 9 Patienten konnte 5–16 Jahre nach erfolgter Strahlentherapie ein Zweitmalignom diagnostiziert werden. In fünf Fällen trat ein Seminom im kontralateralen Hoden auf. In keinem Fall konnte ein sicherer Zusammenhang mit der vorangegangenen Strahlentherapie festgestellt werden. Rustin et al. [17] berichteten über das Auftreten eines Tumors im kontralateralen Hoden bei 2–3% der Patienten, die operiert und/oder strahlentherapiert wurden.

Patienten in Frühstadien eines Nonseminoms werden im allgemeinen einer RLND zugeführt. Diese kann sowohl radikal als auch modifiziert erfolgen. Als Spätfolgen nach RLND konnten bei 65 registrierten Patienten [21] folgende Langzeittoxizitäten diagnostiziert werden: Ejakulationsverlust (55%), Ileus (12%), Ureterstenose (meist partiell, 9%), neurologische bzw. psychiatrische Krankheitsbilder (9%) und bei jeweils einem Patienten eine Hypertonie mit Niereninsuffizienz, eine rezidivierende Pyelonephritis und eine einseitige stumme Niere.

Tabelle 1. Therapeutisches Vorgehen bei Seminom und Nonseminom

	Seminom	Nonseminom
Stadium I	Ablatio testis + Strahlentherapie	Ablatio testis a) + RLND oder b) wait and see
Stadium II	Ablatio testis + Strahlentherapie	Ablatio testis a) + RLND und/oder b) Chemotherapie
Stadium II C, III, IV und E	Ablatio testis + Chemotherapie ev. sekundäre RLND und OP Resttumor	Ablatio testis + Chemotherapie ev. sekundäre RLND und OP Resttumor

Tabelle 2. Gebräuchliche Polychemotherapie-Schemata bei malignen Hodentumoren

PVP-16 B (19)		BEP (30)	
Cisplatin	35 mg/m² d 1–5	Cisplatin	20 mg/m² d 1–5
Bleomycin	15 mg/m² d 1, 8, 15	Bleomycin	30 mg d 2, 9, 16
Etoposid	120 mg/m² d 1–5	Etoposid	100 mg/m² d 1–5
PVB (30)		*PVB mod. (29)*	
Cisplatin	20 mg/m² d 1–5	Cisplatin	20 mg/m² d 1–5
Bleomycin	30 mg d 1, 8, 15	Bleomycin	12 mg/m² d 1–5
Vinblastin	0,15 mg/kg KG d 1, 2	Vinblastin	6 mg/m² d 1, 2

Während der antegrade Ejakulationsverlust durch die modifizierte Lymphadenektomie in Zukunft deutlich niedriger liegen dürfte [29], ist doch überraschend, wie häufig es einerseits zu Ileus-artigen Beschwerden kommt und andererseits Ureterstenosen auftreten. Während in drei Fällen der Ileus unserer Patienten nur wenige Monate nach Operation auftrat, kam es in zwei Fällen zu einem sehr späten Auftreten bis zu 10 Jahren nach Operation. In der Hälfte der Fälle wurde ein operatives Vorgehen notwendig (einmal Volvulus, zweimal Verwachsungen). Vahlensieck et al. [23] berichten über zwei Fälle von Ileus, sechs Harnstauungsnieren und vier Fälle von stummer Niere bei 483 lymphadenektomierten Patienten. Der Beobachtungszeitraum war allerdings wesentlich kürzer als der unserer Patienten.

Patienten in den Stadien IIC bis IV von Nonseminom und Seminom bedürfen einer primären Polychemotherapie, eventuell gefolgt von Operation bei Resttumor. Die durch die Chemotherapie bedingten Spättoxizitäten unterscheiden sich je nach angewandtem Therapieschema (Tabelle 2). Allgemein akzeptiert ist, daß nur noch Polychemotherapie-Schemata mit den Substanzen Bleomycin, Vinblastin, VP-16, Cisplatinum, Ifosfamid, Vincristin und evtl. noch Actinomycin-D zur Anwendung kommen sollten.

Daher wird auf die Nebenwirkungen von Schemata mit z.B. den Substanzen Cyclophosphamid (das u.a. akute myeloische Leukämien induzieren kann) und Adriamycin im folgenden nicht näher eingegangen. Die berichteten Spättoxizitäten sind in Tabelle 3 zusammengefaßt. Ganz im Vordergrund stehen Raynaud-artige Phänomene [15, 16] und reproduktive Funktionsstörungen. Peckham und Mitarbeiter [15] berichten über ein Raynaud-artiges Phänomen bei drei (17%) Patienten, behandelt nach dem BEP-Schema (Bleomycin, Etoposid, Cisplatin), wohingegen kein Patient dieses Phänomen aufwies, wenn nur mit Etoposid und Cisplatin (EP) behandelt wurde. Auffallend in der Studie war weiterhin, daß 39% (7 Patienten) der nach BEP behandelten Patienten Gefühlstörungen und Schwellungen der Finger

Tabelle 3. Häufige Spättoxizitäten nach Polychemotherapie maligner Hodentumoren

Endogene/reproduktive Funktionsstörungen
Raynaud Phänomene
Hypomagnesiämie
Lungenfibrose
Gynäkomastie

bekamen und 33% (6 Patienten) Parästhesien in Fingern und Zehen verspürten, während die Vergleichszahl für das Schema EP 0% bzw. 12% betrug. Gleichermaßen zeigte diese Studie, daß auf das Bleomycin in der Therapie der Hodentumoren nicht verzichtet werden kann, da es zu einer deutlich niedrigeren Remissionsrate in der Gruppe, die nur mit Etoposid und Platin behandelt wurde, kam. Ähnliche Daten gibt auch Vogelzang an: 22 von 60 behandelten Patienten (37%) hatten ein Raynaud-Phänomen. Alle erhielten Vinblastin und Bleomycin.

Ein Zusammenhang mit Alter, Tumor-Histologie, Gesamtdosis von Vinblastin und Bleomycin oder Cisplatin konnte nicht gesehen werden. Auffallend war, daß dieses Phänomen bei Zigarettenrauchern häufiger auftritt als bei Patienten mit Hodentumoren, die Nichtraucher sind. Dagegen berichten Scheulen und Schmidt [20], daß sie nur in 3% ihrer Fälle ein Raynaud-Phänomen sahen und korrelierten dieses zur Bleomycin-Gesamtdosis. Als Erklärung für die niedrige Inzidenz führen sie an, daß routinemäßig Steroide während der Therapie verabreicht werden. Wir selbst sahen ein Raynaud-Phänomen nur bei 2 von 83 Patienten, die alle Bleomycin, Cisplatin ± VP-16, ± Vinblastin erhielten. Da auch wir routinemäßig eine Antiemese und Allergieprophylaxe mit 100 mg Prednison täglich während der Chemotherapie durchführen, könnte dies eine Bestätigung der These von Scheulen und Schmidt bedeuten. Daher können Raynaud-Phänomene bei 3–35% aller Patienten mit Hodentumoren erwartet werden. Die Ursache für das Auftreten eines Raynaud-Phänomens ist unklar. Aus Tierversuchen ist bekannt, daß eine Hypomagnesiämie eine Hyperkontraktilität der Koronararterien verursacht [2]. Es könnte vermutet werden, daß ein durch Bleomycin oder Vinblastin verursachter Gefäßschaden durch die durch Cisplatin bedingte Hypomagnesiämie verstärkt wird und dadurch Raynaud-Symptome entstehen [24, 25].

Ganz erheblich ist die gonadale Toxizität der Polychemotherapie. In einer kürzlich veröffentlichten Studie [9] konnte gezeigt werden, daß es bei 45 untersuchten Patienten in 100% der Fälle zu einer Azoospermie und in 95% zu signifikant erhöhten FSH-Spiegeln nach Polychemotherapie des Hoden-Karzinoms mit PVB kam. 80% der untersuchten Patienten zeiten nach drei Jahren eine Normalisierung der FSH-Spiegel und 100% eine erholte Spermienproduktion, allerdings verbunden mit einem hohen Grad immotiler Spermien. Auf die gonadale Toxizität soll hier nicht näher eingegangen werden, da über diese in einem getrennten Vortrag berichtet wird (Kreuser et al.). Erwähnenswert scheint noch, daß nur eine Minderheit der Patienten trotz erholter Spermienproduktion zeugungsfähig ist. Obwohl noch keine Vergleichsdaten vorliegen, ist anzunehmen, daß auch mit einer Therapie, in der das Vinblastin durch VP-16 ersetzt wird, mit der gleichen gonadalen Funktionsstörung zu rechnen ist.

Gut dokumentiert und bekannt sind die Nebenwirkungen des Bleomycins. So kommt es neben akuter Toxizität in Form von Allergien und Fieber in Einzelfällen zu einem interstitiellen Lungenödem und zur Lungenfibrose [11, 13], die irreversibel ist und zum Alter und der verabreichten Gesamtdosis korreliert werden kann [13].

Vorausgegangene Radiotherapie wird für verstärkte Bleomycin-Toxizität verantwortlich gemacht [18]. Bemerkenswert ist ein Bericht von Bleomycin-Toxizität [13], in dem zwei Patienten beschrieben werden, die multiple Rundherde in der Lunge aufwiesen, die wie Lungenmetastasen imponierten.

De Lena et al. [5] berichten in einer Studie von 168 Patienten über 39,8% Bleomycin-induzierte Lungenerkrankungen. Bei 54 Prozent fanden sich radiographisch Lungenparenchymveränderungen.

Die Bleomycin-induzierte Lungenerkrankung zeigt sich durch obstruktive Veränderungen in der Lungenfunktion mit niedriger Vital- und Diffusionskapazität. Luckraft et al. [10] berichten über einen Abfall der CO-Diffusionskapazität nach einer Bleomycin-Gesamtdosis von 90 mg, die allerdings bei weiterer Dosissteigerung persistiert. Sie schließen daraus, daß eine Lungenfunktionstestung bis zu einer Gesamtdosis von 360 mg Bleomycin nicht notwendig ist, falls nicht zusätzliche Risikofaktoren, wie vorangegangene Strahlentherapie oder hohes Alter, vorliegen.

Wir selbst haben von 83 erfaßten Patienten, von denen 18 mit PVB und 35 mit PEB behandelt wurden, bei 15 Patienten eine verringerte CO-Diffusionskapazität gesehen, wobei es bei drei Patienten, die mit dem PVB-Schema behandelt wurden, zu einer Lungenfibrose kam. Auch hier sei erwähnt, daß die durch Bleomycin bedingten Lungenveränderungen bei Rauchern und Asthmatikern am ausgeprägtesten sind. Langzeitbeobachtungen zur Bleomycin-Toxizität über drei Jahre nach Therapieende liegen nicht vor und sind dringend angezeigt.

Bleomycin führt außerdem zur Hyperpigmentation der Haut. Annähernd alle Patienten haben diese in Hautfalten und Narben [6]. Nach Beobachtungen von Vogelzang [24] persistiert diese Hyperpigmentation bei einigen Patienten über fünf Jahre hinaus, verschwindet aber bei den meisten Patienten innerhalb eines Jahres nach Therapieende.

Einen ganz wesentlichen Faktor von Toxizität stellt die Neurotoxizität, meist in Form einer Polyneuropathie, dar. Sie betrifft einen Anteil von 20–40% der Patienten. So zeigten 15 von 83 unserer Patienten (18%) deutliche Zeichen einer Neurotoxizität in Form von Parästhesien und Polyneuropathie.

Die Polyneuropathie kann bei einigen Patienten über Jahre bestehen bleiben und ist abhängig von der Dosis von Vincristin, Vinblastin, VP-16 und vor allem Cisplatin [7]. Zwei unserer Patienten zeigen ein bis zwei Jahre nach Ende der Polychemotherapie mit PEB (bei deutlich erhöhter Zykluszahl wegen verzögerten Ansprechens) noch schwerste Zeichen einer Polyneuropathie. Andere [25] berichten, daß etwa 30% der Patienten eine Polyneuropathie bekommen, sie aber nur bei weniger als 10% klinisch manifest wird. Nähere Angaben über die Dauer der Polyneuropathie nach Cisplatin- und Vincaalkaloid-Therapie fehlen. Vereinzelt gibt es Berichte über neurologische Spätfolgen nach Therapie mit Vinblastin oder Vincristin in Form von orthostatischer Hypotension, Ileus, Schluck- und Blasenstörungen [8].

Cisplatin führt außerdem zu einer Hochtonschwerhörigkeit, die bei etwa 20% der Patienten klinisch manifest wird [3, 25]. Langzeitbeobachtungen über fünf Jahre hinaus liegen nicht vor. Audiometrische Untersuchungen können hier genauere Analysen möglich machen.

Die nephrotoxische Wirkung von Cisplatin ist bekannt, nimmt mit jedem verabreichten Zyklus der Chemotherapie zu und ist reversibel nach Beendigung der Therapie. Sie stellt deshalb kein Kriterium einer Langzeittoxizität dar. Auf die durch Cisplatin bedingte Hypomagnesiämie wurde bereits eingegangen. Magnesium sollte während der Therapie unbedingt kontrolliert und substituiert werden.

Eine ganz andere Art von Spätmorbidität stellen die von Wegener-Höpfner et al. [27] berichteten Veränderungen im Immunsystem dar. Es konnte gezeigt werden, daß bei Patienten nach Chemotherapie mit PVB ± Ifosfamid und Erhaltungstherapie eine signifikante Veränderung der Suppressorzellaktivität vorliegt. Diese wurde als Generations- bzw. Funktionsminderung der Suppressorzellpopulation gedeutet. Außerdem zeigte ein Teil der Patienten (alle mit Ifosfamid behandelt) einen selektiven IgM-Mangel nach Chemotherapie, eine Makrophagen-Erhöhung und eine verminderte Proliferationsrate in der MLC. Alle 73 untersuchten Patienten befanden sich mindestens zwei Jahre in Remission (m = 3 Jahre). Eine klinische Relevanz dieser Beobachtungen konnte bisher nicht gefunden werden; alle Patienten sind wohlauf.

Etoposid und Actinomycin-D bedingen deutliche akute toxische Reaktionen; Spätschäden sind bei beiden Substanzen bisher nicht bekannt geworden.

Die Frage nach der Inzidenz von Zweittumoren nach Chemotherapie ist bei Patienten mit Hodentumoren wichtig, da (a) die meisten Patienten sehr jung sind und (b) 80% geheilt werden können. Erfreulicherweise ist sie als sehr gering einzuschätzen [17]. Bisher wurden nur Einzelfälle von Zweitmalignomen bekannt, wenn Therapien ohne Alkylantien eingesetzt wurden. Rustin et al. [17] berichten von zwei Patienten, die ein Blasen-Karzinom bzw. ein Fibrosarkom im Abdomen vier Jahre nach Therapie mit PVB entwickelten. Sie schätzen die Möglichkeit von erhöhtem Risiko für ein Zweitmalignom als sehr niedrig ein, zumal noch keiner ihrer Patienten keinen Zweittumor entwickelt hat bei allerdings nur 400 Jahren "at risk". Mehrfach wird das Auftreten von akuten Leukosen berichtet (Übersicht bei Rustin et al., [17]). Alkylierende Substanzen wurden in diesen Fällen fast immer verabreicht. Ob ein postulierter Zusammenhang zwischen primär mediastinal auftretendem Teratom und akuter Leukämie besteht [17], bedarf sicherlich weiterer Studien.

Verschiedentlich wird über das Auftreten von Sarkomen berichtet [1, 4]. Diese finden sich im allgemeinen in residualem Retroperitonealtumor und müssen als eine Demaskierung des Primärtumors [1, 4, 14] oder als Transformation von Resttumor [12, 22] interpretiert werden. Die Prognose von Patienten mit sekundären Sarkomen ist infaust [22]. Wir selbst haben bisher (mittlere Beobachtungszeit 2,9 Jahre) bei 83 Patienten keinen Zweittumor gesehen. Obwohl die Beobachtungszeit noch zu kurz ist, kann man von einer sehr geringen Inzidenz von Zweittumoren ausgehen. Nur lange Beobachtungszeiten werden eine exakte Bestimmung des relativen Zweittumor-Risikos dieser Patientengruppe erlauben.

Insgesamt ist die Spättoxizität der neueren Chemotherapie-Protokolle bei Hodentumoren als tolerabel anzusehen. Die im Vordergrund stehenden Krankheitsbilder, Raynaud-Phänomen und Polyneuropathie, können mit den hier aufgezeigten Strategien reduziert werden und stellen keine Kontraindikation für die Anwendung dieser Polychemotherapie dar. Die gonadale Toxizität muß durch neue Ansätze (Kreuser, diese Ausgabe) weiter reduziert werden. Es bleibt abzuwarten, ob durch Substitution des Cisplatin durch Carboplatin, oder durch Wegfall des Bleomycins bei Niedrig-Risiko-Patienten die Spättoxizität bei gleichem Therapieerfolg verringert werden kann.

Literatur

1. Ahlgren AD, Simrell CR, Triche TJ et al. (1984) Sarcoma arising in a residual testicular teratoma after cytoreductive chemotherapy. Cancer 54: 2015–2018
2. Altura B (1982) Magnesium and regulation of contractility of vascular smooth muscle. Adv Microcirc 11: 77–113
3. Bosl GJ, Lange PH, Fraley EE et al. (1980) Vinblastin, bleomycin and cisdiamminedichloroplatinum in the treatment of advanced testicular carcinoma: possible importance of longer induction and shorter maintenance schedules. Am J Med 492–496
4. Cockburn A, Vugrin D, Macchia R et al. (1983) Concerning the emergence of new malignancies in patients treated for germ cell tumors of the testis. Proceedings ASCO 139
5. De Lena M, Guzzon A, Monfardini S, Bonadonna G (1972) Clinical, radiologic and histopathologic studies on pulmonary toxicity induced by treatment with bleomycin. Cancer Chemother Rep 56: 343–356
6. Dunagin WG (1972) Clinical toxicity of chemotherapeutic agents: dermatologic toxicity. Semin Oncol 9: 14–22
7. Hadley D, Herr HW (1979) Peripheral neuropathy associated with cis-dichlorodiammineplatinum (II) treatment. Cancer 44: 2026–2028
8. Kaplan RS, Wiernik PH (1983) Neurotoxicity of antineoplastic drugs. Semin Oncol 9: 103–130
9. Kreuser ED, Harsch U, Hetzel WD et al. (1986) Chronic gonadal toxicity in patients with testicular cancer after chemotherapy. Eur J Cancer Clin Oncol 22: 289–294
10. Lucraft HH, Wilkinson PM, Stretton TB et al. (1982) Role of pulmonary function tests in the prevention of bleomycin pulmonary toxicity during chemotherapy for metastatic testicular teratoma. Eur J Cancer Clin Oncol 18: 133–139
11. Luna MA, Bedrossian CWM, Lightiger B et al. (1972) Interstitial pneumonitis associated with bleomycin therapy. Clin Pathol 58: 501–510
12. Maatman T, Bukowski RM, Montie JE (1984) Retroperitoneal malignancies several years after initial treatment of germ cell cancer of the testis. Cancer 54: 1962–1965
13. McCrea ES, Diaconis JN, Wade JC et al. (1981) Bleomycin toxicity simulating metastatic nodules of the lungs. Cancer 48: 1096–1100
14. Molemaar WM, Oosterhuis JW, Meiring A et al. (1986) Histology and DNA contents of a secondary malignancy arising in a mature residual lesion six years after chemotherapy for a disseminated nonseminomatous testicular tumor. Cancer 1986; 58: 264–268
15. Peckham MJ, Horwich A, Blackmore C et al. (1985) Etoposid and Cisplatin with or without bleomycin as first-line chemotherapy for patients with small volume metastases of testicular nonseminoma. Cancer Treat. Rep. 69: 483–488
16. Reich SD, Crooke ST (1979) Raynaud's phenomenon. Cancer Treat Rep; 63: 225–226
17. Rustin GJS, Pektasidis D, Newlands ES et al. Fertility and second tumours after treatment of germ cell tumours. Adv Bioscience 55 (Germ cell tumours II) 483
18. Samuels ML, Johnson DE, Holoye PY et al. (1976) Large dose bleomycin therapy and pulmonary toxicity. A possible note for prior radiotherapy. JAMA 235: 1117–1120
19. Schmoll HJ, Schubert I, Arnold H et al. (1986) Disseminated testicular cancer with bulky disease: Results of a phase-II study with cisplatinum ultra high dose/VP 16/bleomycin. Int J Androl 10: 311–317
20. Scheulen ME, Schmidt CG (1982) Raynaud's phenomenon and cancer chemotherapy. An Intern Med 96: 256
21. Sommerkamp H (1987) Persönliche Mitteilung
22. Ulbright TM, Loehrer PJ, Roth LM et al. (1984) The development of non-germ cell malignancies within germ cell tumors. A clinicopathologic study of 11 cases. Cancer 54: 1824–1833
23. Vahlensieck EW, Jaeger N, Widmann T (1985) Ursachen, Prävention und Behandlung von Komplikationen der Lymphadenektomie beim Hodentumorpatienten. Urologie 24: 137–141
24. Vogelzang NJ (1984) Vascular and other complications for testicular cancer. World J Urol 2: 32–37
25. Vogelzang NJ, Bosl GJ, Johnson K et al. (1981) Raynaud's phenomenon: a common toxicity after combination chemotherapy of testicular cancer. Ann Intern Med 95: 288–292
26. Wannenmacher M: diese Ausgabe

27. Wegener-Höpfner U, Schmidt RE, Niese D et al. (1984) Langzeitveränderungen des Immunsystems nach zytostatischer Polychemotherapie bei Patienten mit Hodentumoren in Remission. Immun Infekt 1: 39–40
28. Weißbach L (1987) Persönliche Mitteilung
29. Weißbach L, Boedefeld E, Hartlapp JH et al. (1986) Prospektive Multicenter Studie über nichtseminomatöse Hodentumoren in den Frühstadien. Bericht nach 4jähriger Laufzeit. Verh Dt Krebsgesell Vol 6
30. Williams SD, Birgh R, Einhorn LH et al. (1987) Treatment of disseminated germ-cell tumors with cisplatin, bleomycin, and either vinblastine or etoposide. NEJM 316: 1435–1440

Beobachtungen bei 33 Hodentumorpatienten mit Darstellungen der Langzeitnebenwirkungen nach Chemotherapie (1983–1987)

E. Bach

Abstract

During the last 4 years we treated 33 patients with cancer of the testicle. Initial therapy was inguinal orchiectomy. Ten patients with advanced-stage cancer or in whom cancer had recurred received chemotherapy (PVB scheme: cisplatin, vinblastine and bleomycin). Four patients revealed long-term side effects (i. e. pericarditis, polyneuropathy and paraesthesia with pain, particularly of the lower extremity) which persisted for up to 18 months after the last cycle and regressed spontaneously.

Zusammenfassung

Seit Einrichtung der Abteilung vor vier Jahren behandelten wir 33 Patienten mit Hodentumoren, die primär alle inguinal orchiektomiert wurden.
  Bei 10 Patienten mit fortgeschrittenem Tumorstadium bzw. Rezidiv wurde eine Chemotherapie (PVB-Schema: Cisplatin – Vinblastin – Bleomycin) durchgeführt. Bei vier Patienten zeigten sich Langzeitnebenwirkungen (z. B. Perikarditis, Polyneuropathien, Paraesthesien mit Schmerzen insbesondere an den unteren Extremitäten), die bis zu 18 Monate nach Ende des letzten Zyklus andauerten und sich spontan zurückbildeten.

Patienten und Methoden

Seit Eröffnung der Urologischen Abteilung im Städtischen Krankenhaus Landshut vor vier Jahren wurden insgesamt 33 Patienten mit Hodentumoren behandelt, 19 mal rechts, 13 mal links und einmal beidseitig, im Alter zwischen 18 und 89 Jahren (Durchschnitt: 35 Jahre) (Abb. 1).
  Die (Nach-)Behandlungszeit ab Diagnosestellung liegt bei 28,3 Monaten (2–58), d. h. fast jeder Patient ist bereits 2,5 Jahre in Kontrolle [1].
  Die histologische Aufarbeitung ergab folgendes Bild:
15 mal Seminom
15 mal Malignes Teratom
 1 mal Leydigzell-Tumor
 1 mal Non Hodgkin-Lymphom
 1 mal Leiomyosarkom ausgehend vom Ductus deferens.

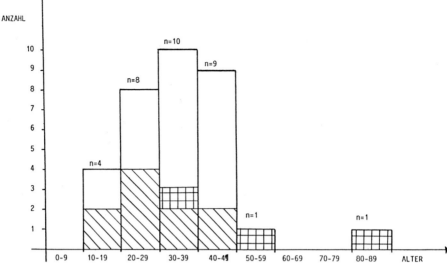
Abb. 1. Altersverteilung

Es ergab sich folgende Tumorstadieneinteilung (nach Höffken und Schmidt, Essen) [3].

Stadium I   = 16 (8 × Seminom, 3 × MTI, 4 × MTU, 1 × Leydigzelltumor)
Stadium II A = 4 (2 × Seminom, 1 × MTI, 1 × MTU)
Stadium II B = 9 (4 × Seminom, 1 × MTD, 3 × MTI, 1 × Non Hodgkin Lymphom)
Stadium III   = 0
Stadium IV A = 2 (1 × Seminom, 1 × MTU)
Stadium IV B = 1 (1 × MTU)

Nicht klassifiziert wurde das Leiomyosarkom ausgehend vom Ductus deferens (Abb. 2).

Sämtliche Patienten wurden primär inguinal orchiektomiert. Weiterhin 16mal eine Radiatio, 17mal eine Lymphadenektomie und 10mal eine Chemotherapie gemacht. Im Beobachtungszeitraum wurden vier Patienten mit Rezidiven vor Chemotherapie bzw. Lymphadenektomie gesehen, drei Patienten sind verstorben nach einer durchschnittlichen Beobachtungszeit von 11,0 Monaten (3–16 Monate); zwei an einem primär weit fortgeschrittenen metastasierenden Seminom (37 bzw. 59 Jahre alt), ein Patient tumorunabhängig bei Leiomyosarkom ausgehend vom Ductus deferens im Alter von 89 Jahren.

Bei dem Patienten mit Non Hodgkin-Lymphom ($pT_4N_0M_0$, klinisches Stadium II B) wurde nach dem CHOP-Schema, (Endoxan, Adriblastin, Vincristin) sechs Zyklen chemotherapiert, bei sieben Patienten mit Malignem Teratom nach dem PVB-Schema (Vinblastin, Bleomycin, Cisplatin) vier Zyklen, einmal bei Malignem Teratom das BEP-Schema (Etoposid, Bleomycin, Cisplatin) angewandt und bei einem Patienten mit Seminom vier Zyklen das PVB-Schema [2, 4] (Abb. 3).

HISTOLOGIE / KLIN. STADIUM	SEMINOM	MALIGNES TERATOM			ANDERE	GESAMT
		MTD	MTI	MTU		
I	8		3	4	1	16
II a	2		1	1		4
II b	4	1	3		1	9
III						
IV a	1			1		2
IV b				1		1
GESAMT	15	1	7	7	2	32
		15				

(nicht klassifiziert: 1 Leiomyosarkom des Ductus deferens)

Abb. 2. Klinisches Stadium von Hodentumoren (nach Höffken und Schmidt, Essen) und ihre Zuordnung zur histologischen Differenzierung

Lymphknotendisseziert wurden drei Patienten mit Seminom, 14 Patienten mit Malignem Teratom; Radiatio erhielten alle mit Seminom und der Patient mit Non Hodgkin-Lymphom.

Rezidive wurden bei zwei Patienten mit Seminom (klinisches Stadium II B bzw. IV A) und zwei mit Malignem Teratom (jeweils MTU, klinisches Stadium I bzw. II A) beobachtet, durchschnittlich nach 11,5 Monaten (9–16 Monate). Kinder gezeugt haben ein Patient mit Seminom und anschließender Radiatio, drei Jahre nach Primärtherapie und ein Patient mit Malignem Teratom (MTU, klinisches Stadium II A) zwei Jahre nach Lymphadenektomie.

Langzeitnebenwirkungen nach Chemotherapie (n = 10 Patienten) ergaben sich bei vier Patienten:

A. M.: *Perikarditis* mit heftigen, plötzlich einsetzenden, präcordialen Beschwerden und Ausstrahlung in Schulter-/Nackengegend, lage- und atemabhängige Schmerzen; kurzzeitige stationäre Behandlung mit symptomatischer, medikamentöser Therapie erforderlich.

Gelenk- und Muskelschmerzen in Schulter-/Oberarmbereich, Verschlechterung auf physikalische Therapie, nahezu resistent auf jegliches Schmerzmittel.

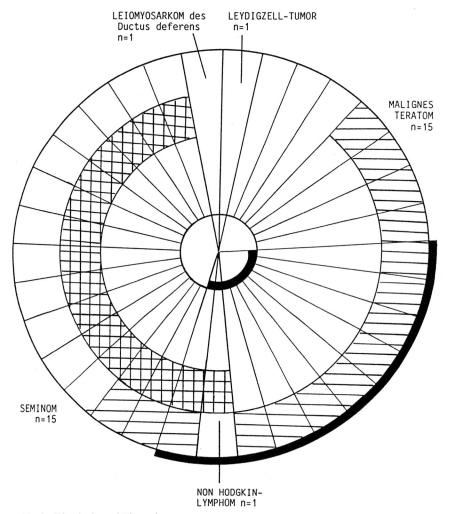

Abb. 3. Histologie und Therapie

Mamillenschmerzen
Stationäre Behandlung mehr als zwei Monate.
Vollständige spontane Rückbildung der Beschwerden ca. neun Monate nach Ende des letzten Chemotherapiezyklus.

D.F.: *schmerzhafte Paraesthesien* insbesondere an den Fußsohlen und Ödemneigung an beiden Beinen; ambulante, symptomatische Therapie.
Vollständige, spontane Rückbildung der Beschwerden 18 Monate nach Ende des letzten Zyklus.

G.R.: *neuralgiforme Weichteilschmerzen* insbesondere ausgeprägt in den unteren Extremitäten; ambulante symptomatische Therapie.
Vollständige, spontane Rückbildung der Beschwerden drei bis vier Monate nach Ende des letzten Zyklus.

P.W.: *Polyneuropathien* (Paraesthesien) in beiden Beinen. Die Behandlung mit Cronassial-Injektionen nach Beginn der Beschwerden brachte keine Linderung. Vollständige, spontane Rückbildung der Paraesthesien fünf bis sechs Monate nach Abschluß des letzten Chemotherapiezyklus.

Bei allen Patienten mit Langzeitnebenwirkungen nach Chemotherapie wurde jeweils eine symptomatische, organbezogene Behandlung durchgeführt; bei einem Patienten war eine stationäre Behandlung von über zwei Monaten erforderlich. Jeweils kam es zu vollständiger Rückbildung der Beschwerden durchschnittlich neun Monate (3–18) nach Ende des letzten Chemotherapiezyklus.

Zwei Patienten berichteten bereits zu Ende des dritten Zyklus über die oben beschriebenen Beschwerden, bei zwei Patienten traten diese erst nach Ende des vierten Zyklus auf.

Die genannten Langzeitnebenwirkungen bei Polychemotherapie sind insbesondere nach Applikation von Vinblastin bekannt, weshalb mittlerweile bereits ein Patient wegen der besseren Verträglichkeit von Etoposid statt Vinblastin [4] nach dem modifizierten Einhorn-Schema behandelt wurde.

Literatur

1. Sommerhoff Ch (1982) Altersverteilung. In: Weißbach et al., Register und Verbundstudie für Hodentumoren – Bonn, Zuckschwerdt, München, pp 209–214
2. Einhorn LH, Donohue JB (1977) Cisdiamminedichloroplatinum, vinblastine and bleomycin combination chemotherapy in disseminated testicular cancer. Ann Intern Med 87: 293
3. Hartenstein R (1983) Empfehlungen zur Diagnostik, Therapie und Nachsorge: Maligne Hodentumoren, Tumorzentrum München
4. Williams S et al. (1985) Disseminated Germ Cell Tumors: A Comparison of Cisplatin Plus Bleomycin Plus Either Vinblastine (PVB) or VP-16 (BEP) Proc Am Soc Clin Onc Vol 4: 100, Abstr C–390

Lysosomale Enzymurie im Verlauf der Cisplatin-induzierten Nephrotoxizität

Ch. Skrezek und H. Bertermann

Abstract

In eight patients with disseminated testicular cancer treated with cytostatic drug combinations including cisplatin (CP), we measured urinary N-acetyl-β-D-glucosaminidase (NAG) and gamma-glutamyl-transferase (γ-GT), and determined glomerular kidney functions. Patients were divided randomly into two groups. In one group we performed conventional nephroprotective infusion therapy; in a second group amino acids were added. After infusion of CP, the NAG activity increased dramatically and remained elevated for weeks. The γ-GT activity increased similarly but normalized within 2 days. Repeated CP exposure induced a cumulative increase in enzymuria. Variation in glomerular function did not substantially influence increased enzyme leakage. Osmodiuretic agents improved in part the glomerular filtration rate; however, renal enzyme loss remained elevated. Amino acid-enriched infusions resulted in a marked reduction, but not normalization of urinary NAG leakage. It is concluded that 1. urinary NAG activity monitors CP-related autophagia in lysosomes of renal tubular cells and 2. serves as a useful parameter for measuring the individual state of CP-induced nephrotoxicity and 3. amino acids exhibit a marked suppression of CP-related nephrotoxicity in proximal tubules of the kidney.

Zusammenfassung

Bei acht Patienten mit NSGCT unter Polychemotherapie nach dem modifizierten Einhorn-Schema (PVB) haben wir die Aktivität des lysosomalen Enzyms N-Acetyl-β-D-Glucosaminidase und des "brushborder"-Enzymes Gamma-Glutamyl-Transferase (γ-GT) im Urin gemessen sowie glomeruläre Funktionen der Niere untersucht. Zur Nephroprotektion verwendeten wir a) eine konventionelle und b) eine variierte, mit Aminosäuren angereicherte Form der Infusionstherapie. Nach Infusion von Cisplastin stieg die NAG-Aktivität im Urin stark an und blieb über mehrere Wochen erhöht. Wiederholte Cisplatin-Applikationen (Zyklen) ergaben einen kumulativen Effekt. Die glomeruläre Filtrationsrate zeigte keinen substantiellen Einfluß auf die Enzymleckraten von NAG und γ-GT. Osmodiuretika förderten die glomeruläre Funktion, ohne gleichzeitig die renalen Enzymlecks zu vermindern. Dem gegenüber trat unter Infusion von Aminosäuren eine drastische Suppression, jedoch keine völlige Normalisierung des NAG-Lecks auf. Wir schlußfolgern, daß 1. die erhöhte

NAG-Aktivität im Urin Ausdruck einer Steigerung der lysosomalen Autophagie nach Cisplatin-Applikation ist, 2. die NAG-Enzymurie einen empfindlichen Parameter für die Verlaufskontrolle der Cisplatin-induzierten Nephrotoxizität darstellt und 3. Aminosäureinfusionen einen ausgeprägten suppressiven Effekt auf die am proximalen Tubulus angreifende Nephrotoxizität von Cisplatin haben.

Einleitung

Hohe Konzentrationen des ungebundenen Cisplatin im proximalen Tubulus spielen eine wichtige Rolle für das Ausmaß der Nephrotoxizität nach Cisplatin-Applikation (Heidemann 1986). Dort und insbesondere in der pars contorta befindet sich ein Maximum von Enzymbesatz mit N-Acetyl-β-D-Glucosaminidase (NAG) (Le Hir et al. 1979). Daß dieses Enzym freigesetzt wird, wenn ischämische und toxische Noxen die Tubuluszelle schädigen, ist tierexperimentell belegt und klinisch grundsätzlich bestätigt worden (Diener et al. 1981, Gronow et al. 1986). Verlaufskontrollen der Enzymfreisetzung unter den definierten Bedingungen des modifizierten Einhornschemas mit hohen Infusionsvolumina konventioneller Zusammensetzung liegen jedoch nicht vor.

Freigesetzte lysosomale Enzyme erzeugen intrazellulär ein Anschwellen von Mitochondrien und entkoppeln die oxydative Phosphorylierung (Mellors et al. 1967), jedoch haben Aminosäuren einen stark inhibitorischen Effekt auf Lysosomen (Seglen et al. 1980).

Wir haben daher den Verlauf der lysosomalen Enzymurie und anderer nierentypischer Parameter unter Polychemotherapie nach dem modifizierten Einhornschema bestimmt. Einer konventionellen Form der nephroprotektiven Infusionstherapie wurde eine variierte Form, die einen erhöhten Aminosäureanteil enthielt, gegenübergestellt.

Material und Methoden

Die Untersuchungen wurden an acht Patienten (Alter: 18–37 Jahre) durchgeführt, die eine Polychemotherapie nach dem modifizierten Einhorn-Schema unter Anlehnung an die Bonner Hodentumorstudie erhielten. Das Harnanalysenmaterial wurde in Form von Aliquots aus 2-täglich gesammeltem 24-Stunden-Urin entnommen und bis zur Analyse am Folgetag bei 4 °C gelagert.

Die Aktivitätsbestimmung der N-Acetyl-β-D-Glucosaminidase (NAG) erfolgte nach der von Maruhn (1976) beschriebenen Methode unter Abgleich gegen eine NAG-Standardaktivität (Boehringer Mannheim). Zur Ermittlung der glomerulären Filtrationsrate verwendeten wir die endogene Kreatinin-Clearance. Wir infundierten während der Cisplatin-Applikation eine handelsübliche 10%ige Aminosäurelösung (50 ml pro Stunde für 24 Stunden täglich).

Isolierte Tubulussegmente (ITS) wurden aus dem Nierencortex der Ratte gewonnen (Gronow et al. 1984) und unter Hypoxie ($PO_2 < 1$ mm Hg) oder aerob unter 95% O_2/5% CO_2 (Kontrolle, Reoxygenierungsperiode) inkubiert.

Die Mitochondrien wurden anschließend aus ITS isoliert und getestet, wie von Wilson et al. (1984) beschrieben.

Tabelle 1. Freisetzung lysosomaler Enzyme und Regulationsstörung der Respiratorischen Mitochondrienfunktion.
Isolierte proximale Tubulussegmente aus der Rattenniere (ITS) wurden unterschiedlichen Hypoxieperioden (10–40 min) ausgesetzt und anschließend reoxygeniert (20 min). Die in der Reoxygenierungsperiode beobachteten Leckraten der N-acetyl-β-D-Glucosaminidase (NAG, oben) sind dem mitochondrialen Akzeptorkontrollindex (ACI, unten) zugeordnet. Die ITS wurden in einem Ringer-Medium suspendiert, dem als Substrate Glucose (Gluc) und Aminosäuren (AS) zugesetzt waren (s. Mat. und Meth.). A: Gluc, 10 mM/l; B: AS, je 3 mM/l + Gluc 10 mM/l, n = 8, $\bar{x}$ ± SEM

Posthypoxische Parameter	Substrat	Interne Kontrolle (aerob)	Hypoxie 10 min	20 min	40 min
NAG	A	4,7 ± 0,7	18,9 ± 3,4	32,8 ± 5,5	38,5 ± 5,9
[U · g Protein^{-1} · min^{-1}	B	4,3 ± 0,7	11,6 ± 2,1	28,4 ± 4,9	34,1 ± 5,6
ACI	A	6,8 ± 1,4	4,8 ± 0,81	2,4 ± 0,40	1,2 ± 0,20
(+/– ADP)	B	7,2 ± 1,2	5,4 ± 0,87	3,1 ± 0,52	1,5 ± 0,25

Ergebnisse

Die in vitro-Ergebnisse sind in Tabelle 1 zusammengefaßt. Abb. 1 illustriert den Verlauf der "lysosomalen" Enzymurie (NAG) unter der konventionellen und der variierten Form der nephroprotektiven Infusionstherapie.

Abb. 2 stellt den kurzfristigen starken Anstieg der "brushborder-Enzymurie" (GT) bei beiden Formen der nephroprotektiven Infusionstherapie dar.

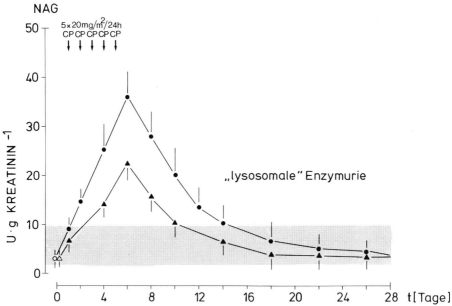

Abb. 1. NAG-Aktivität im Urin (Ordinate) bei Patienten unter Polychemotherapie nach dem modifizierten Einhorn-Schema während und nach der Cisplatin-Applikation (Abszisse). ●: Konventionelle nephroprotektive Infusionstherapie. ▲: Variierte nephroprotektive Infusionstherapie (Aminosäuren). * n = 8, $\bar{x}$ ± SEM

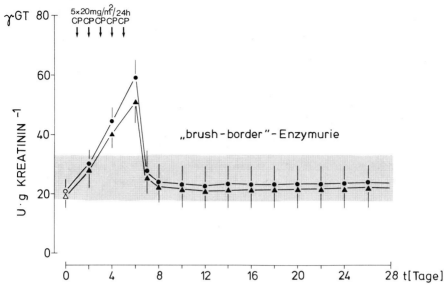

Abb. 2. γ-GT-Aktivität im Urin (Ordinate) bei Patienten unter Polychemotherapie nach dem modifizierten Einhorn-Schema während und nach der Cisplatin-Applikation (Abszisse). ●: Konventionelle nephroprotektive Infusionstherapie. ▲: Variierte nephroprotektive Infusionstherapie (Aminosäuren). * n = 8, x̄ ± SEM

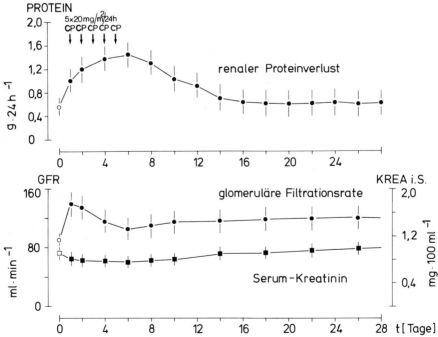

Abb. 3. Renaler Proteinverlust im Urin (obere Ordinate), glomeruläre Filtrationsrate (Ordinate unten links) und Kreatininkonzentration im Serum (Ordinate unten rechts) bei Patienten unter Polychemotherapie nach dem modifizierten Einhorn-Schema während und nach der Cisplatin-Applikation (Abszisse). n = 8, x̄ ± SEM

Abb. 3 zeigt den leicht erhöhten renalen Proteinverlust (oben) sowie eine intakte glomeruläre Filtration und im Normalbereich liegende Kreatininkonzentrationen im Serum (unten).

Schlußfolgerungen

Die lysosomale Enzymurie (renales NAG-Leck) erweist sich als ein empfindlicher Parameter nephrotoxischer Cisplatin-Effekte im Bereich des proximalen Tubulus.

Unter der Therapie nach dem modifizierten Einhorn-Schema tritt ein klar erkennbares Verlaufsprofil auf, das für eine individuelle Therapieanpassung Orientierungshilfen bietet. Die Ergebnisse der variierten Infusionstherapie (Aminosäuren) bekräftigen eindrucksvoll die in vitro-Ergebnisse von Seglen et al. zur Inhibition von Lysosomen durch Aminosäuren. Die vorliegenden Ergebnisse erlauben keine Aussage zur Dosierung von Aminosäuren bei bestehender Niereninsuffizienz.

Literatur

Diener U, Knoll E, Langer B, Rautenstrauch H, Ratge D, Wisser H (1981) Clin Chim Acta 112: 149–157
Gronow G, Kelting Th, Skrezek Ch, v d Plas I, Bakker Ch (1986) In: Oxygen transport to tissue, vol IX. Plenum, London
Gronow G, Benk P, Franke H (1984) Adv Exp Med Biol 180: 403–410
Heidemann H Th (1986) Habilitationsschrift Universität Kiel
Le Hir M, Dubach U, Schmidt U (1979) Histochemistry 63: 245–257
Maruhn D (1976) Clin Chim Acta 73: 453–461
Mellors A, Trappel A, Sawant P, Desai I (1967) Biochim Biophys Acta 143: 299–309
Seglen P, Gordon P, Alessandro P (1980) Biochim Biophys Acta 630: 103–118
Wilson D, Arnold P, Burke Th, Schrier R (1984) Kidney Int 25: 519–526

*Prädestinieren Frühkomplikationen im Verlaufe
der Behandlung maligner metastasierter Hodentumoren
(Chemotherapie und Bestrahlung) zu Spätkomplikationen
nach Abschluß der Behandlung?*

T. Strohmeyer, M. Geiser, E. Mumperow, M. Hartmann
und R. Ackermann

Einleitung

Die bei der Behandlung maligner, metastasierter Hodentumoren nach dem Einhorn-Schema eingesetzten Chemotherapeutika können im Verlaufe der Therapie schwerwiegende Komplikationen verursachen. Folgende Nebenwirkungen sind bekannt:

Cisplatin: Nierenfunktionsstörungen, Hörstörungen, Knochenmarkdepression u. a.
Bleomycin: Lungenfibrosen, Sklerodermie u. a.
Vinblastin: Knochenmarkdepression, Neurologische Störungen u. a.

In der hier vorgelegten Studie sollen die Spätkomplikationen der Behandlung bzw. die Persistenz der Nebenwirkungen an einem großen Kollektiv systematisch erfaßt werden.

Die Frühkomplikationen der meist beim Seminom durchgeführten Bestrahlung bestehen in Schädigungen der Abdominalorgane (Magen, Darm, Nieren) und Schädigungen des Knochenmarks.

Auch hier soll an einem großen Kollektiv das Auftreten von Spätkomplikationen bzw. die Persistenz von Nebenwirkungen erfaßt werden.

Patienten, Methode und Ergebnisse

47 Patienten im Alter von 17–53 Jahren (Durchschnitt: 30 J.), von denen 26 in Hamburg, 21 in Düsseldorf wegen maligner, metastasierter Hodentumoren chemotherapeutisch behandelt worden waren, wurden durchschnittlich 2,5 Jahre nach Abschluß der Behandlung auf Spätkomplikationen hin nachuntersucht. Das Auftreten von Spätkomplikationen wurde mit dem von Frühkomplikationen in Beziehung gesetzt (Tabelle 1).

45/47 Patienten hatten vor Therapie Lymphknoten-, 8/47 Fernmetastasen aufgewiesen. Es war stets nach dem Einhorn-Schema mit durchschnittlich 726 mg Cisplatin, 347 mg Bleomycin und 94 mg Vinblastin behandelt worden.

Entsprechende Nachuntersuchungen wurden bei 32 Patienten mit Seminom, von denen 18 in Hamburg und 14 in Düsseldorf strahlentherapeutisch behandelt worden waren, durchschnittlich 3 Jahre nach Abschluß der Behandlung durchgeführt. Die

Tabelle 1. Früh- und Spätkomplikationen der Chemotherapie

Komplikationen bzw. Nebenwirkung	Früh, während der Therapie	Spät 2,5 J. nach Therapie
Allgemeinzustand vermindert	47/47 (100%)	0/47 (0%)
Septische Komplikationen	13/47 (28%)	0/47 (0%)
Blutbildveränderungen		
Schwere Leucopenie	3/47 (6%)	1/47 (2%)
Schwere Thrombopenie	3/47 (6%)	1/47 (2%)
Erniedrigte Kreatininclearance[+]	17/47 (36%)	11/47 (23%)
Dosisreduktion erforderlich	8/47 (17%)	2/47 Kreatinin erhöht
Toxischer Innenohrschaden	11/47 (23%)	11/47 (23%)
Lungenfunktionsstörungen		
– Restriktiv	14/47 (30%)	14/47 (30%)
– Obstruktiv	7/47 (15%)	7/47 (15%)
Neurotoxizität		
– Periphere Parästhesien	21/47 (45%)	21/47 (45%)[++]
– Periphere Polyneuropathie	8/47 (17%)	8/47 (17%)

[+] 54% Nierenfunktionsstörungen im Hamburger Kollektiv, bei dem die Isotopenclearance bestimmt wurde
[++] Persistierende periphere Parästhesien von jedoch meist geringer Intensität

Patienten im Alter von 23–52 Jahren (Durchschnitt: 36 J.) hatten in 18/32 Fällen Lymphknotenmetastasen, jedoch in keinem Fall Fernmetastasen aufgewiesen. In der Regel wurde die paraaortale und iliacale Lymphknotenregion mit durchschnittlich 40 Grey bestrahlt (Tabelle 2).

Diskussion

Bezüglich der Spätkomplikationen der Patienten, die wegen eines Seminoms bestrahlt wurden, konnte nach durchschnittlich 3 Jahren Beobachtungszeit festgestellt werden:

Tabelle 2. Früh- und Spätkomplikationen der Bestrahlung

Komplikationen bzw. Nebenwirkungen	Früh, während der Therapie	Spät 3 Jahre nach Therapie
Allgemeinzustand vermindert	31/32 (97%)	0/32 (0%)
Übelkeit	31/32 (97%)	0/32 (0%)
Diarrhoe	20/32 (62%)	2/32 (6%)
Abgeschlagenheit	32/32 (100%)	3/32 (9%)
Blutbildveränderungen		
– Leucopenie (unter 2000/mm^3)	3/32 (9%)	1/32 (3%)
– Thrombopenie (unter 10^6/mm^3)	2/32 (6%)	0/32 (0%)

1. Das *subjektive Wohlbefinden* ist bei weniger als 10% der Patienten vermindert.
2. *Objektivierbare Spätfolgen* bei diesen Patienten sind selten.
3. Berücksichtigt werden müssen bei einer Bestrahlungsplanung die hier nicht untersuchten Möglichkeiten einer radiogenen Schädigung der Fertilität, einer Erbschädigung sowie einer ungünstigeren zytostatischen Toleranz.

Bezüglich der Spätkomplikationen der Patienten, die wegen eines malignen, metastasierten Hodentumors chemotherapeutisch behandelt wurden, konnte nach durchschnittlich 2,5 Jahren Beobachtungsdauer festgestellt werden:
1. Das *subjektive Wohlbefinden* der Patienten ist langfristig praktisch nie vermindert.
2. Bei 2 von 3 Patienten mit einer *Nierenfunktionsstörung* im Verlauf der Behandlung persistiert diese langfristig, geht jedoch nur selten mit einer Erhöhung der harnpflichtigen Substanzen einher. Insgesamt sind heute *bei 23% der Patienten Nierenfunktionsstörungen* meßbar.
3. Bei 23% der Patienten treten *persistierende Innenohrschäden* auf.
4. Bei 15% der Patienten treten obstruktive, bei 30% restriktive persistierende *Ventilationsstörungen* auf.
5. Bei fast der Hälfte der Patienten (45%) treten im Verlauf der Behandlung *periphere Parästhesien* auf, die persistieren, jedoch in ihrer Intensität deutlich abnehmen. 17% sind neurologisch objektivierbar.
6. Persistierende *Laborveränderungen* sind die Ausnahme.

Psychische und soziale Probleme von Hodentumorpatienten

M. Reis, A. Knipper, K. Erpenbach und H. von Vietsch

Abstract

A total of 208 patients with testicular cancer were treated between January 1976 and July 1986 in the Bundeswehrzentralkrankenhaus Koblenz. Personal and social problems of 120 patients were evaluated by means of a questionaire.

Zusammenfassung

Im Bundeswehrzentralkrankenhaus Koblenz wurden vom 1.1.1976 bis 30.6.1986 208 Patienten wegen eines Hodentumors behandelt. Anhand eines Fragenkataloges, der 120 Hodentumorpatienten zugesandt wurde, werden die privaten und sozialen Probleme dieser Patienten analysiert.

Einleitung

Am 1.10.1986 wurden 120 Hodentumorpatienten, deren Behandlung seit mindestens 3 Monaten abgeschlossen war, ein 63 Fragen umfassender Fragebogen zugesandt. Dieser beinhaltete Fragen zur Therapie, zu Bezugspersonen, zur Tumornachsorge, zu Veränderungen im Berufsleben, im Privatleben, in der Partnerschaft, der Sexualität und zur Fertilität. Von den 120 Fragebögen waren letztlich 95, also 80% evaluierbar. Sämtliche Patienten waren zum Zeitpunkt der Umfrage tumor- und rezidivfrei. Das Ende der Therapie lag zum Zeitpunkt der Umfrage zwischen 3 Monaten und 10 Jahren, im Durchschnitt 3,2 Jahre zurück. Das Alter der Patienten lag zwischen 20 und 55 Jahren, im Durchschnitt betrug es 29,8 Jahre. Bei 27 Patienten war neben der Semikastratio eine Radiatio, bei 25 Patienten eine retroperitoneale Lymphknotenausräumung und bei 34 Patienten eine retroperitoneale Lymphknotenausräumung und zytostatische Behandlung durchgeführt worden. Bei den restlichen 9 Patienten wurden andere Therpieschemata angewandt.

Ergebnisse

Zeit der Behandlung

88% der Patienten fühlten sich nach dem stationären Aufnahmegespräch über ihre Erkrankung, die therapeutischen Möglichkeiten und die Prognose umfassend aufgeklärt. 92% hielten es für richtig, daß ihnen vor der Semikastratio klar gesagt wurde, daß sie mit hoher Wahrscheinlichkeit einen malignen Tumor hatten. 48% hatten nach dem Aufnahmegespräch Angst, sterben zu können.

Therapie

Die Radiatio wurde weniger schlimm empfunden als die retroperitoneale Lymphknotenausräumung, diese wiederum weniger schlimm als die Zytostase. So gaben bei den Patienten, bei denen eine retroperitoneale Lymphknotenausräumung und zytostatische Behandlung durchgeführt worden war, 21% die retroperitoneale Lymphknotenausräumung, jedoch 79% die zytostatische Behandlung als schlimmste Zeit während der gesamten Behandlung an.

Tumornachsorge

98% der befragten Patienten nehmen regelmäßig an einer Tumornachsorge teil, 92% ausschließlich und 6% teilweise an der Tumornachsorge des Bundeswehrzentralkrankenhauses. 95% empfinden die bei ihnen durchgeführte Tumornachsorge als sinnvoll und effektiv. Trotz der klinischen Rezidivfreiheit haben 61% der Patienten Angst vor einem Rezidiv. Dabei besteht kein Zusammenhang mit der erfolgten Therapie. Die Angst vor einem Rezidiv nimmt allerdings mit zunehmendem Alter und Zeitintervall zum Therapieende ab.

Bezugspersonen

Auf die Frage, von welcher Bezugsperson der Patient die größte Unterstützung erfahren habe, gaben 28 Patienten statt der erbetenen einen mehrere Antworten an. Der Partner wurde 63mal, die Eltern 32mal und „andere Personen" 2mal angegeben. Mit zunehmendem Alter verloren die Eltern und „andere Personen" als Bezugspersonen an Bedeutung.

Beruf

31% der Patienten gaben an, daß es nach Therapieende durch die Erkrankung zu beruflichen Veränderungen gekommen sei. 4 Patienten wurden umgeschult, 10 Patienten arbeitslos. Sämtliche Patienten, die arbeitslos wurden, waren jünger als 30 Jahre. Die meisten beruflichen Veränderungen gab es in der Altersklasse von 26–30 Jahren.

Privatleben

Seit Diagnose und Therapie der Tumorerkrankung leben 65% der Patienten intensiver, genießen 67% das Leben mehr, legen 67% mehr Wert auf Partnerschaft, haben 36% mehr Interesse an der Sexualität, fühlen sich 76% voll leistungsfähig, leiden 19% häufiger unter Narbenbeschwerden und 26% unter depressiven Verstimmungen. Die Patienten, die zum Zeitpunkt der Therapie älter als 30 Jahre waren und die Patienten, bei denen neben der Semikastratio lediglich eine Radiatio durchgeführt worden war, weisen insgesamt eine positivere Lebenseinstellung als die Vergleichsgruppen auf.

Partnerschaft

79% der Patienten hatten während der Behandlung eine Lebensgefährtin. 81% dieser Patienten hatten zum Zeitpunkt der Umfrage die gleiche Partnerin wie während der Therapie. Von den 35 Patienten, die älter als 30 Jahre alt waren, hatte nur einer nicht mehr die gleiche Partnerin wie zum Zeitpunkt der Therapie. Insgesamt 19% der Patienten gaben an, in einer Partnerschaft wegen der Erkrankung und deren Therapie Schwierigkeiten gehabt zu haben.

Fertilität

Vor Therapie hatten 32% der Patienten eigene Kinder. 6% der Patienten gab an, die Partnerin habe nicht mit Verständnis auf die fehlende Möglichkeit reagiert, eigene Kinder zu zeugen. 41% der Patienten leiden darunter, daß sie keine eigenen Kinder mehr zeugen können. Bei den Patienten, die vor Therapiebeginn bereits eigene Kinder gezeugt hatten, trifft dies in 15% zu. Von den Partnerinnen leiden 21% unter der Infertilität des Mannes. 3 Patienten hatten zwischenzeitlich ein Kind gezeugt, 1 Patient hatte ein Kind adoptiert.

Kryosperma

4 Patienten hatten vor der retroperitonealen Lymphknotenausräumung Kryosperma anlegen lassen. Keiner dieser Patienten ist zwischenzeitlich Vater eines eigenen Kindes geworden. 16% aller Patienten würden sich im Nachhinein entschließen, Kryosperma anlegen zu lassen.

Hodenprothese

4 Patienten hatten sich eine Hodenprothese einpflanzen lassen. Diese 4 Patienten würden sich im Nachhinein erneut eine Hodenprothese einpflanzen lassen. Nur ein Patient ohne Hodenprothese würden sich im Nachhinein eine solche einpflanzen lassen. Die restlichen Patienten erachten eine Hodenprothese als überflüssig.

Schlußfolgerung

Wie unsere Ergebnisse zeigen, muß der Hodentumorpatient eine Reihe von Problemen durch seine Erkrankung und deren Therapie bewältigen. Trotz der ständigen Angst um ein Rezidiv, trotz persönlicher, partnerschaftlicher und beruflicher Probleme, trotz fehlender Fertilität, können die meisten Patienten ein normales Privat- und Berufsleben führen.

Hodentumoren – Präklinik

Menschliche Keimzelltumoren:
In vitro- und in vivo-Untersuchungen

J. Casper, D.L. Bronson, U. Schnaidt, C. Fonatsch und H.-J. Schmoll

Abstract

H 12.1, H 12.5, H 12.7, and H 23, four established human testicular germ cell tumor cell lines, are described.

Characteristics of the new cell lines such as morphology, histology and tumor marker and hormone production are comparable to characteristics of other germ cell tumor cell lines or germ cell tumors in patients. Production of estrone and estradiol in vitro could be demonstrated in the three H 12 lines as well as in four other cell lines (833 KE, 1156 Q, 1428 A, 2102 EP). Low cell density culture resulted in increased hormone production. β-hCG was produced by six of seven cell lines. AFP was produced by one cell line.

Tumors of cell lines in nude mice consisted of embryonal carcinoma. Teratoma, yolk sac tumor, and syncytiotrophoblastic giant cells could also be demonstrated. AFP and β-hCG were found in sera of tumor-bearing nude mice. Of all lines tested, H 12.7 seems to be able to produce the most differentiated elements. The cell lines provide a promising approach to study the properties of human germ cell tumors.

Zusammenfassung

Vier neue, etablierte Keimzelltumorzellinien, H 12.1, H 12.5, H 12.7 und H 23 werden beschrieben. Ihre Eigenschaften in vitro und in vivo, wie cytogenetische und Wachstumscharakteristika, Morphologie, Histologie und Tumormarker- und Hormonproduktion, gleichen den Eigenschaften, die in anderen Zellinien aber auch bei Tumoren in Patienten gefunden werden. Östron- und Östradiolproduktion in vitro konnte bei allen drei H 12-Linien sowie vier anderen Linien (833 KE, 1156 Q, 1428 A, 2102 EP) gezeigt werden. Nach Anzüchtung mit niedriger Zelldichte erhöhten sich die Hormonspiegel. Zusätzlich wurde AFP von einer Linie produziert. β-HCG war bei sechs von sieben Linien nachweisbar. Tumoren der Zellinien in der Nacktmaus bestanden aus embryonalem Karzinom und teilweise zusätzlich auch aus verschiedenen anderen Vertretern der Nichtseminome (Teratom, Dottersack-Tumor, syncytiotrophoblastische Riesenzellen). Auch in der tumortragenden Nacktmaus konnten AFP und β-HCG nachgewiesen werden. H 12.7 war bei diesen Untersuchungen die Linie mit den meisten Differenzierungsanteilen. Die Linien bieten einen vielversprechenden Ansatz für weitere Untersuchungen der Eigenschaften von Keimzelltumoren.

Einleitung

Menschliche Keimzelltumoren bieten ein breites Spektrum verschiedener Zelltypen, die die unterschiedlichsten Entwicklungsstadien der menschlichen Embryonalentwicklung widerspiegeln. Die Histogenese der menschlichen Keimzelltumoren ist immer noch ungeklärt. Es wird angenommen, daß über Aktivierung der Keimzelle das „carcinoma in situ" entsteht, aus dem nach maligner Transformation Seminome und Nichtseminome hervorgehen (Damjanov 1986). Ob in diesem Konzept die verschiedenen Nichtseminome direkt, über das embryonale Karzinom (EC) oder über beide entstehen, ist gegenwärtig noch völlig offen.

Erste menschliche Keimzelltumorzellinien konnten 1975 in Kultur etabliert werden (Fogh und Trempe 1975), weitere Linien folgten (Hogan et al. 1977, Bronson et al. 1978, 1980, 1983 a, b, Yamamoto et al. 1979, Cotte et al. 1981). Die meisten dieser Linien stellen EC in Kultur dar, im Vergleich mit der menschlichen Embryonalentwicklung etwa dem Morulastadium entsprechend (Andrews et al. 1980).

Wir beschreiben hier Untersuchungen an einer Reihe von neu etablierten Keimzelltumorlinien in vivo und in vitro im Vergleich zu bereits bekannten Linien.

Material und Methoden

Alle beschriebenen H-Linien entstammen primären Hodentumoren. Der gemeinsame Ausgangstumor von H 12.1, H 12.5 und H 12.7 wurde als Seminom, EC, Teratom und Choriokarzinom, der Ausgangstumor der Linie H 23 als embryonales Karzinom klassifiziert.

Die Tumoren wurden mit einer Schere zerkleinert und in Kulturflaschen (Falcon) in RPMI 1640-Medium mit 15% fetalem Kalbserum (Seromed), 10% Tryptose-Phosphat-Bouillon, 2 mM L-Glutamin und Antibiotika (alles Flow) angezüchtet. Für H 12.7 wurden anstatt kleingeschnittener Tumorbröckchen die nach dem Kleinschneiden im Überstand schwimmenden Zellen verwendet. Die Etablierung der Linien 833 KE, 1156 Q, 1428 A und 2102 EP wurde bereits beschrieben (Bronson et al. 1980, 1983b). Kulturpassagen wurden nach einer Methode von Bronson et al. 1980 mit Trypsin: Zitrat-Lösung durchgeführt.

Zytogenetische Bestimmungen erfolgten nach einer Methode von Fonatsch et al. 1980.

Für Tumormarkerbestimmungen an Zellkulturüberständen und/oder Seren von tumortragenden Nacktmäusen wurden im Handel erhältliche Assays verwendet: Alpha-Fetoprotein (AFP; Enzygnost AFP Behringwerke), β-HCG (Serono); Hormonbestimmungen (Radioimmunoassays) wurden mit Reagentien von BioMérieux, NEN, Steranti und Organon für die Bestimmung von Östron (E_1) und Östradiol (E_2) durchgeführt. Progesteron wurde mit einem Enzymimmunoassay von BioLab bestimmt. Als Kontrollen dienten ohne Zellen inkubierte Medien oder Seren von nicht-tumortragenden Nacktmäusen.

Nacktmäusen (BALBc nu/nu oder NMRI nu/nu) aus dem zentralen Tierlaboratorium der Medizinischen Hochschule Hannover wurden 1×10^7 Zellen subkutan injiziert. Entstehende Tumoren wurden zweimal wöchentlich mit einer Schublehre gemessen und das Tumorvolumen nach einer Formel von Attia et al. 1965 berechnet. Halblogarithmische Wachstumskurven dienten zur Ermittlung der Tumorvolumenverdopplungszeiten in der exponentiellen Wachstumsphase. Tumoren wurden nach Äthernarkose und Blutentnahme (aus dem retroorbitalen Venenplexus) entnommen. Formalin-fixierte Tumoren wurden in Paraplast eingebettet, geschnitten und mit Hämatoxylin Eosin gefärbt.

Ergebnisse

In vitro Untersuchungen

Die neu etablierten Linien H 12.1, H 12.5 und H 12.7 weisen wie die anderen von uns untersuchten Keimzelltumorzellinien einen hyperdiploiden Chromosomensatz auf. Strukturelle und numerische Aberrationen wurden bei Chromosom 1, Chromosom 7 und Chromosom 12 (i(12p)) gefunden. Ein zweites Y-Chromosom war in Metaphasen von H 12.7 nachweisbar.

Nach Anzüchtung mit hoher Zelldichte (1–> 2 Aufteilungsverhältnis) wiesen alle untersuchten Linien morphologische Charakteristika von EC Zellen in Kultur auf (Andrews et al. 1980, Cotte et al. 1982). Erhöhte Spiegel von E_1 und E_2 konnten in Kulturüberständen der Linien H 12.1, H 12.5, H 12.7, 833 KE, 1156 Q, 1428 A und 2102 EP gemessen werden (Tabelle 1). Niedrige β-HCG-Spiegel fanden sich bei 1428 A und den H 12 Linien.

Tabelle 1. Hormonproduktion von Keimzelltumorlinien in vitro

Linie	E_1 (pg/ml)	E_2 (pg/ml)	Progesteron (ng/ml)	β-HCG (mIU/ml)	AFP (ng/ml)
Kulturen – Hohe Zelldichte					
833 KE	36 (13–48)*	3 (2– 8)	–**	–	–
1156 Q	43 (25–70)	13 (2–19)	–	–	–
1428 A	21 (0–69)	12 (8–15)	–	13 (6–19)	–
2102 EP	6 (0– 9)	7 (4–11)	–	–	–
H 12.1	22 (0–55)	16 (0–39)	–	10 (6–12)	–
H 12.5	40 (25–52)	18 (5–32)	–	16 (11–23)	–
H 12.7	14 (0–35)	12 (4–21)	–	16 (9–41)	–
Kulturen – Niedrige Zelldichte					
833 KE	355 (221– 503)	61 (12– 119)	–	–	18 (7–28)
1156 Q	157 (33– 324)	150 (17– 368)	4 (0–11)	68 (53– 85)	–
1428 A	163 (25– 391)	379 (61– 800)	3 (1– 5)	16 (7– 20)	–
2102 EP	75 (4– 151)	59 (0– 202)	1 (0– 2)	16 (7– 25)	–
H 12.1	148 (62– 248)	307 (58– 600)	2 (0– 5)	161 (17– 537)	–
H 12.5	198 (5– 396)	315 (7– 800)	2 (0– 4)	25 (6– 41)	–
H 12.7	514 (52–1041)	849 (50–1803)	18 (2–28)	628 (14–1889)	–

* Mediane Spiegel und Range der Hormonspiegel
** Es wurden keine erhöhten Hormonwerte gemessen

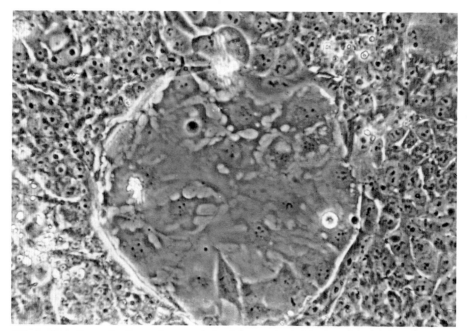

Abb. 1. Syncytiumartige Formationen nach Anzüchtung mit niedriger Zelldichte. H 12.7, Originalvergrößerung 250×

Nach Anzüchtung mit niedriger Zelldichte (1–> 20 Aufteilungsverhältnis) kam es bei einer Reihe von Linien zu morphologischen Veränderungen. Dies war am ausgeprägtesten bei H 12.7 mit syncytiumartigen Formationen (Abb. 1), fibroblastoiden Zelltypen und spindelförmigen Zellen. Gleichzeitig konnte bei den H 12-Linien eine verlängerte Tumorzellverdopplungszeit gemessen werden. Nach zwei (H 12.7) bis fünf Passagen kam es sogar zu einem teilweisen bis völligen Wachstumsstop. Ansteigende E_1- und E_2-Spiegel fanden sich in allen untersuchten Linien, am stärksten bei H 12.7 mit Werten bis 1041 ng/ml E_1 (normal < 10 ng/ml) und 1803 ng/ml E_2 (normal < 10 ng/ml) (Tabelle 1).

Niedrige β-HCG-Werte (< 100 mIU/ml) fanden sich bei Zellkulturüberständen von 1156 Q, 1428 A, 2102 EP und H 12.5; H 12.7 erreichte wiederum die höchsten Spiegel mit 1889 mIU/ml (normal < 5 mIU/ml). Progesteron ließ sich in Zellkulturüberständen von 1156 Q, 1428 A, 2102 EP, H 12.1, H 12.5 und H 12.7 nachweisen, während AFP nur bei 1156 Q vorkam.

In vivo Untersuchungen

Subkutane Injektion von Zellinien bei Nacktmäusen ergab unterschiedliche Angehraten, von 0% (1156 Q) bis 90% bei H 23 (111/123 Tieren) (Tabelle 2). Tumoren wuchsen mit einer Volumenverdopplungszeit von 9 ± 4 Tagen (Bereich 4–17 Tage). Es fanden sich dabei aus EC (833 KE, 2102 EP, H 12.5) zusammengesetzte Tumoren,

Tabelle 2. Keimzelltumorlinien in Nacktmäusen

Linie	Angehrate* (%)	Histologie**	AFP (ng/ml)	β-HCG (mIU/ml)
833 KE	1/9 (11)	EC	64	–
1156 Q	0/3	–	–	–
1428 A	6/10	EC+STGC	1428– 3345	400
2102 EP	20/53	EC	0– 276	0– 302
H 12.1	233/268 (87)	EC+STGC+IT	0– 4000	0–6905
H 12.5	40 /102 (39)	EC	0– 12	0– 13
H 12.7	19 / 44 (43)	EC+STGC+IT+YS	340–23230	342–7550
H 23	111/123 (90)	EC/YS	0– 83	–

* Anzahl der Tumoren/Anzahl der injizierten Tiere
** EC = embryonales Karzinom, STGC = syncytiotrophoblastische Riesenzellen, YS = Dottersacktumor, IT = immatures Teratom

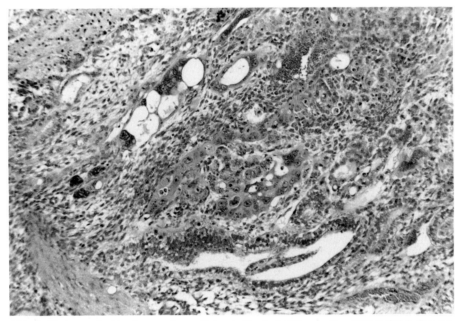

Abb. 2. Embryonales Karzinom und syncytiotrophoblastische Riesenzellen. H 12.7, Originalvergrößerung 30×, H. E.

aber auch Tumoren mit zusätzlichen Komponenten, wie syncytiotrophoblastische Riesenzellen (Abb. 2) (1428 A, H 12.1, H 12.7, H 23), immatures Teratom und Dottersacktumor (H 12.7).

Erhöhte β-HCG-Spiegel fanden sich bei Tumoren aller Linien, außer bei 833 KE und H 23, mit einer Frequenz von 39% (2102 EP) bis 100% (1428 A, H 12.7). Die höchsten Spiegel fanden sich bei H 12.7 Tumoren mit einem Maximum von 7550 mIU/ml. AFP konnte in 57–100% der Seren aller Linien nachgewiesen werden, Auch hier fanden sich die höchsten Spiegel bei H 12.7 (23230 ng/ml). Nur 2102 EP, H 12.1 und H 23 produzierten nicht in allen untersuchten Fällen AFP.

Diskussion

Acht Zellinien wurden in vitro und in vivo untersucht. Sie wiesen, wie auch Hodentumoren beim Patienten, hyperdiploide Chromosomensätze auf (Matineau 1969, Atkin 1973). Eine weitere Gemeinsamkeit ist das Vorhandensein eines Isochromosoms des kurzen Arms von Chromosom 12 (i(12p)); i(12p) wurde zuerst von Atkin und Baker 1983 bei Seminom- und Nichtseminompatienten nachgewiesen und kann als weiterer Hinweis für den gemeinsamen Ursprung der beiden Keimzelltumorgruppen gelten.

Bei der Anzüchtung mit hoher Zelldichte wiesen die Linien Charakteristika auf, die auch von anderen Autoren bei Keimzelltumor Linien erhoben werden konnten (Andrews et al. 1980, Bronson et al. 1980, 1983b, Cotte et al. 1982, Sekyia et al. 1985). Bei niedriger Zelldichte hingegen konnten erst bei wenigen Linien vergleichbare Ergebnisse gewonnen werden. Da in diesen Fällen auch klonierte Linien zur Anwendung kamen, konnte gezeigt werden, daß die Veränderungen bei niedriger Zelldichte die Folge von Differenzierung sein können (Andrews et al. 1982, 1984, Bronson et al. 1983a, 1984).

Diese Ergebnisse werden noch durch die in vivo-Untersuchungen an der Nacktmaus bestätigt, da sich bei vielen der Linien nicht nur EC-Tumoren zeigen, sondern auch Tumoren mit syncytiotrophoblastischen Riesenzellen, Teratom oder Dottersacktumor. H 12.7 wies dabei mit EC, STGC, Teratom und Dottersacktumor das größte Differenzierungsspektrum der bisher beschrieben humanen Keimzelltumorlinien auf. Weitere Untersuchungen über die Differenzierungsfähigkeit, die Differenzierungsinduktion und Lenkung versprechen wichtige Beiträge zum Verständnis der Keimzelltumoren aber auch allgemein von Krebs als Differenzierungsproblem.

Literatur

Andrews PW, Bronson DL, Benham F, Strickland S, Knowles BB (1980) A comparative study of eight cell lines derived from human testicular teratocarcinomas. Int J Cancer 26: 269–280

Andrews PW, Goodfellow PN, Shevinsky LH, Bronson DL, Knowles BB (1982) Cell surface antigens of a clonal human embryonal carcinoma cell line: morphological and antigenic differentiation in culture. Int J Cancer 29: 523–531

Andrews PW, Damjanov I, Simon D, Banting GS, Carlin C, Dracopoli NC, Fogh J (1984) Pluripotent embryonal carcinoma clones derived from the human teratocarcinoma cell line Tera-2. Lab Invest 50: 147–162

Atkin NB (1973) High chromosome numbers of seminomata and malignant teratomata of the testis: A review of data on 103 tumours. Br J Cancer 28: 275–279

Atkin NB, Baker MC (1983) i(12p): Specific chromosomal marker in the seminoma and malignant teratoma of the testis. Cancer Genet Cytogenet 10: 199–204

Attia MA, DeOme KB, Weiss DW (1965) Immunology of spontaneous mammary carcinomas in mice. II. Resistance to a rapidly and a slowly developing tumor. Cancer Res 25: 451–457

Bronson DL, Ritzi DM, Fraley EE, Dalton AJ (1978) Morphological evidence for retrovirus production by epithelial cells derived from a human testicular tumor metastasis. J Natl Cancer Inst 60: 1305–1308

Bronson DL, Andrews PW, Solter D, Cervenka J, Lange PH, Fraley EE (1980) Cell line derived from a metastasis of a human testicular germ cell tumor. Cancer Res 40: 2500–2506

Bronson DL, Andrews PW, Vessella RL, Fraley EE (1983a). In vitro differentiation of human embryonal carcinoma cells. In: Silver LM, Martin GR, Strickland S (eds) Teratocarcinoma Stem Cells. Cold Springer Harbor Conference on Cell Proliferation., New York, pp 597–605

Bronson DL, Clayman RV, Fraley EE (1983b). Human Testicular germ cell tumors in vitro. In: Damjanov I, Solter D, Knowles BB (eds) The Human Teratomas: Experimental and Clinical Biology. Humana Press, Clifton, New Jersey, pp 267–284

Bronson DL, Vessella RL, Fraley EE (1984) Differentiation potential of human embryonal carcinoma cell lines. Cell Differ 15: 129–132

Cotte CA, Easty GC, Neville Am (1981) Establishment and properties of human germ cell tumours in tissue culture. Cancer Res 41: 1422–1427

Cotte C, Raghavan D, McIlhinney RAJ, Monaghan P (1982) Characterization of a new human cell line derived from a xenografted embryonal carcinoma. In Vitro 18: 739–749

Damjanov I (1986) Testicular germ cell tumors as model of carcinogenesis and embryogenesis. In: Javadpour N (ed) Principles and Management of Testicular Cancer. Thieme, New York, pp 73–87

Fogh J, Trempe G (1975) New human tumor cell lines. In: Fogh J (ed) Human tumor cells in vitro. Plenum Press, New York, pp 115–159

Fonatsch C, Schaadt M, Kirchner H, Diehl V (1980) A possible correlation between the degree of karyotype aberrations and the rate of sister chromatid exchanges in lymphoma lines. Int J Cancer 26: 749–756

Hogan B, Fellous M, Avner P, Jacob F (1977) Isolation of a human teratoma cell line which expresses F9 antigen. Nature 270: 515–518

Matineau M (1969) Chromosomes in human testicular tumors. J Pathol 99: 271–282

Sekyia S, Kawata M, Iwasawa H, Sugita M, Inaba N, Suzuki N, Motoyama T, Yamamoto T, Takamizawa H (1985) Characterization of human embryonal cell lines derived from testicular germ-cell tumors. Differentiation 29: 259–267

Yamamoto T, Komatsubara S, Suzuki T, Oboshi S (1979) In Vitro cultivation of human testicular embryonal carcinoma and establishment of a new cell line. Gann 70: 677–680

Ausprägung von zellulären Onkogenen in menschlichen Teratomzellinien

H. Tesch, R. Fürbaß, J. Casper, H.-J. Schmoll und D. L. Bronson

Abstract

Cellular oncogenes are frequently activated or deregulated in human tumor cells. We have analyzed by Northern blot experiments the expression of 14 cellular oncogenes in cell lines established from human teratocarcinomas. Our results indicate that some oncogenes (i.e., *p53*, c-Ki-*ras2*, c-Ha-*ras1* and c-*raf1*) are expressed in comparable amounts in all teratoma lines and in a variety of other human tumor cell lines tested. Low expression of c-*myc* was found in some but not all teratoma lines. Expression of the N-*myc* and the c-*fos* genes was found in significant amounts in all teratoma lines analyzed, whereas these genes could not be detected in a variety of other human tumor cells. Southern blot experiments give no indication of amplification or rearrangements of the N-*myc* or c-*fos* genes in the teratoma lines. Thus, our data indicate that human teratoma cell lines have a distinct pattern of expression of cellular oncogenes which is not detected in a variety of other human tumors.

Zusammenfassung

Zelluläre Onkogene gehören zu einer Gruppe evolutionär stark konservierter Gene, die häufig in menschlichen Tumorzellen aktiviert oder dereguliert sind. Wir untersuchten die Ausprägung von 14 zellulären Onkogenen in menschlichen Keimzelltumorzellinien in Northern-Blot-Analysen. Unsere Ergebnisse zeigen, daß die Onkogene p53, c-Ki-ras2, c-Ha-ras1 und c-raf1 in vergleichbaren Mengen in allen Keimzelltumorzellinien und in zahlreichen anderen Tumorzellen ausgeprägt werden. Die Ausprägung des c-myc-Gens wurde in einigen aber nicht in allen Keimzelltumorzellinien beobachtet. Dagegen konnten N-myc- sowie c-fos-spezifische Transkripte in allen Keimzelltumorzellinien aber nicht in einer Reihe anderer Tumorzellen nachgewiesen werden. In Southern-Blot-Analysen fand sich kein Hinweis auf eine Amplifikation, Deletion oder Umlagerung der N-myc- und c-fos-Gene. Diese Ergebnisse zeigen, daß menschliche Keimzelltumorzellinien unterschiedliche Onkogene vermehrt ausprägen.

Einleitung

Von menschlichen Keimzelltumoren wird angenommen, daß sie aus prämeiotischen Keimzellen entstehen. Sie enthalten nicht nur undifferenzierte Zellen wie das embryonale Karzinom (EC) sondern auch hochdifferenzierte Gewebe wie die Teratome und stellen so eins der wenigen Modelle für die menschliche Embryonalentwicklung dar (Review Damjanov (1986). Kürzlich wurden in mehreren Labors menschliche Keimzelltumorzellinien etabliert (Fogh und Trempe 1975, Bronson et al. 1983b, Cotte et al. 1981, Casper et al. 1987). Die meisten dieser Linien entsprechen in ihren Eigenschaften dem embryonalen Karzinom mit keinem oder nur geringem Differenzierungspotential (Review Damjanov 1986). Das große Differenzierungsspektrum dieser Zellen, das sehr elegant im Mausteratokarzinom-Modell demonstriert wurde, bei dem gezeigt wurde, daß einzelne EC-Zellen an der normalen Embryogenese teilnehmen können (Review Bronson et al. 1983a), bleibt noch zu erforschen.

Cytogenetische Untersuchungen haben gezeigt, daß Keimzelltumoren und Keimzelltumorzellinien häufig ein Isochromosom 12 besitzen (Atkin und Baker 1983, Delozier-Blanchet et al. 1985); allerdings treten auch multiple Abberationen anderer Chromosomen auf (insbesondere von Chromosom 1 und 7) (Casper et al. 1987).

Alpha-Fetoprotein (AFP) und die β-Untereinheit des humanen Choriongonadotropins (β-HCG) als Hinweis für extraembryonale Differenzierung werden nach Differenzierung von EC-Zellen in Kultur oder von den Linien nach Heterotransplantation in Nacktmäuse produziert (Bronson et al. 1984, Casper et al. 1987). Bisher liegen aber kaum Informationen über molekulargenetische Veränderungen der Zellen vor.

Kürzlich wurde eine Familie von Genen in Retroviren identifiziert, welche unmittelbar bestimmte Zellen in der Zellkultur oder in vivo transformieren. Die Viren haben diese „viralen Onkogene" durch Transduktion aus eukaryontischen Zellen erworben. Die homologen zellulären Gene, die Proto-Onkogene oder zellulären Onkogene, wurden im Verlauf der Evolution hochkonserviert. Man glaubt daher, daß diese Gene eine wichtige Rolle in der Proliferation und Differenzierung von normalen Zellen spielen. Bis heute sind etwa 30 zelluläre Onkogene isoliert – teilweise durch die Analyse homologer viraler Gene oder durch die Eigenschaft bestimmter Onkogene, Fibroblastenzellen zu transformieren (Bishop 1987).

Zelluläre Onkogene kodieren für unterschiedliche Proteine im Zellkern, im Zytoplasma oder auf der Membran. Diese Proteine besitzen verschiedene Funktionen: einige sind Proteinkinasen, andere können DNA binden oder die Konzentration von cAMP in der Zelle regulieren. Einige Onkogene haben Homologie zu Wachstumsfaktoren oder deren Rezeptoren. Auf der Eigenschaft von Tumorzellen, Wachstumsfaktoren zu produzieren und auf diese Faktoren zu proliferieren (Autokrine Stimulation) beruht ein zentrales Konzept, welches die Onkogen- und Wachstumsfaktoren-Forschung verbindet (Sporn und Roberts 1985). Die Analyse von Onkogenen in unterschiedlichen Tumoren zeigte häufig Aberrationen und Aktivierungen der zellulären Onkogene, welche durch unterschiedliche Mechanismen verursacht wurden: a) somatische Mutationen (Tabin et al. 1982, Reddy et al. 1982, Sweet et al. 1984, Tainsky et al. 1984, Santos et al. 1984, Vousden et al. 1986) b) chromosomale Translokationen, welche ein zelluläres Onkogen unter die Kontrolle einer heterologen Enhancer- oder Promoter-Sequenz bringen c) Gen-Amplifikation (Schwab et al.

1983, Alitalo et al. 1983, Little et al. 1983, Dalla-Favera et al. 1982, Yokota et al. 1986), d) Insertion eines retroviralen Promoters, welcher in die Nachbarschaft eines zellulären Onkogens integriert oder e) Inaktivierung eines zellulären Suppressorgens. Die genannten Aktivierungsprozesse können entweder zu einer Überexpression des Onkogens in den Tumorzellen oder zu einem strukturell veränderten Produkt des Gens führen (Bishop 1987).

Um die Regulation von zellulären Onkogenen in menschlichen Keimzelltumoren zu untersuchen, haben wir zunächst die Ausprägung dieser Gene in etablierten menschlichen Keimzelltumorzellinien in Northern-Blot-Experimenten analysiert. Unsere Ergebnisse zeigen, daß die menschlichen Keimzelltumorzellinien ein bestimmtes Ausprägungsmuster zellulärer Onkogene zeigen und sich darin von vielen anderen Tumoren unterscheiden.

Material und Methoden

Zellen

Die Keimzelltumorlinien 577 MR, 1156 Q, 1428 A, 2102 EP, 2102 ER, H 12.1, H 12.5 und H 23.1 sind ausführlich beschrieben (Bronson et al. 1983b, Casper et al. 1987). Die Zellen wurden in RPMI 1640 Medium mit 15% FKS, 10% Tryptose Phosphat Bouillon und Antobiotika gezüchtet. Zellen der Linien H 12.1, H 23.1 und 2102 ER wurden subkutan in NMRI-Nacktmäuse transplantiert. Nach 4 bis 6 Wochen wurden die Tumoren entnommen und bei −70 °C eingefroren.

Isolation von RNA und DNA

Die Isolation von RNA und DNA wurde nach Standardmethoden (Maniatis et al. 1983) durchgeführt. Die Konzentration der DNA und RNA wurde photometrisch bei 260 nm bestimmt.

Northern Blot

10–20 µg RNA wurden 30 min bei 65 °C denaturiert und anschließend auf einem 1% Agarosegel getrennt. Das Gel wurde mit Ethidiumbromid gefärbt, um die Menge der aufgetragenen RNA pro Slot zu kontrollieren. Die RNA wurde dann durch Blotten auf Nytran-Membranen (Schleicher und Schuell) transferiert. Die Membranen wurden in 2 × SSC gewaschen, getrocknet und für 2 Stunden bei 80 °C gebacken.

Hybridisierung

Die Filter wurden für 3 Stunden in 4 × SSC prähybridisiert. Die Hybridisierung mit der ^{32}P-markierten Probe erfolgte über Nacht bei 42 °C. Anschließend wurden die Filter bei hoher Stringenz (0,1 × SSC, 52 °C oder in manchen Fällen 68 °C) gewa-

Tabelle 1. DNA-Proben

Onkogen	Insert	Referenz
c-myc	1,5kb SacI	Eick et al., 1985
c-myb	2,0kb EcoRI	Franchini et al., 1985
N-myc	1,0kb BamHI	Schwab et al., 1985
c-met	2,3kb PstI	Cooper et al., 1984
c-raf1	3,5kb EcoRI	Jansen et al., 1984
v-fos	1,0kb PstI	Curran et al., 1983
c-erbB1	2,4kb ClaI	Xu et al., 1984
c-erbB2	0,5kb BamHI	Semba et al., 1985
c-Ki-ras2	3,0kb EcoRI	Chang et al., 1982
c-Ha-ras1	6,6kb BamHI	Shih und Weinberg, 1982
N-ras	1,0kb HindIII	Shimizu et al., 1983
c-src2	1,7kb BambHI	Parker et al., 1985
p53	1,8kb EcoRI	Wolf et al., 1985
c-sis	1,7kb BamHI	Dalla-Favera et al., 1981
actin	3,6kb HindIII	Moos and Gallwitz, 1983

schen, um die nicht gebundene Radioaktivität zu entfernen. Die markierten Banden wurden durch Exposition mit Kodak XOMAT Filmen nachgewiesen.

Proben

Die in dieser Analyse verwendeten DNA-Proben sind in Tabelle 1 gezeigt. Die Sonden wurden aus der Plasmid-DNA herausgeschnitten, in „Biotrap" Kammern (Schleicher und Schuell) gereinigt und mit ^{32}P markiert (Feinberg und Vogelstein 1983). Die spezifische Aktivität betrug $1-2 \times 10^9$ cpm/µg DNA. Bevor die Proben in Northern Blot Untersuchungen eingesetzt wurden, wurden sie durch Restriktionsanalyse analysiert und die Ergebnisse mit publizierten Genkarten verglichen.

Ergebnisse

Die Herkunft und einige Eigenschaften der Keimzelltumorzellinien sind in Tabelle 2 zusammengefaßt. Die Zellinien entstammen Tumoren, die aus unterschiedlichen Anteilen von Teratokarzinom, Teratom, embryonalem Karzinom, Dottersacktumor, Seminom, Syncytiotrophoblast-Zellen und Chorioncarcinom zusammengesetzt waren. Wir untersuchten die Ausprägung von zellulären Onkogenen durch Northern-Blotting. Um unterschiedliche RNA-Mengen auf den Filtern zu kontrollieren, führten wir eine Hybridisierung mit einer Aktin-spezifischen Probe durch. Zum Nachweis, daß jede ^{32}P-markierte Probe spezifisch menschliche Sequenzen binden kann, wurde die Probe mit einem Southern-Blot-Filter hybridisiert. Dies diente insbesondere der Kontrolle von Hybridisierungsexperimenten in Fällen, in denen zelluläre Onkogene nicht ausgeprägt wurden.

mRNA spezifisch für c-sis, c-src2, c-met, s-src1, e-erbB1, c-erbB2 und c-myb konnte nicht in den Keimzelltumorzellinien nachgewiesen werden. Allerdings finden

Tabelle 2. Eigenschaften menschlicher Keimzelltumorzellinien

Zellinie	Ursprung und Histologie	Histologie von Tumoren in Nacktmäusen	Tumormarker in tumortragenden Nacktmäusen
577 MR	Hoden-TC	EC+T	AFP+βHCG
1156 Q	Hoden-T+EC+CC	EC+T+CC	AFP
1428 A	Hoden-EC+YS+STGC	EC+STGC	AFP+βHCG
2102 EP	Hoden-TC+YS+P	EC	AFP+βHCG
2102 ER	retrop.-TC	EC+STGC+T	AFP+βHCG
H 12.1	Hoden-EC+S+T+CC	EC+T+STGC	AFP+βHCG
H 12.5	Hoden-EC+S+T+CC	EC	AFP+βHCG
H 12.7	Hoden-EC+S+T+CC	EC+STGC+T+YS	AFP+βHCG
H 23.1	Hoden-EC	EC/YS	–

Abkürzungen: EC = embryonales Karzinom, TC = Teratokarzinom, T = Teratom, S = Seminom, P = Polyembryom, STGC = Syncytiotrophoblastische Riesenzellen, YS = Dottersack Tumor, CC = Chorioncarcinoma, AFP = alpha-Fetoprotein, βHCG = β-Untereinheit des menschlichen Choriongonadotropins, retroperitonealer Tumor

sich Transkripte spezifisch für c-sis in Glioblastomlinien und für c-met, c-myb und c-src2 in bestimmten menschlichen Lymphomlinien (H.T., M. Jücker, K. Mauer, K. Meys und V. Diehl, Daten nicht gezeigt).

mRNA spezifisch für das nukleäre Onkogen p53 von 2,8kb Länge konnte in vergleichbaren Mengen in allen Keimzelltumorzellinien nachgewiesen werden (Tabelle 3). Außerdem wurden c-raf1-spezifische mRNA (3,6kb) in allen Linien beobachtet. Innerhalb der ras-Familie ließen sich Transkripte für c-Ha-ras1 von 1,4kb sowie für c-Ki-ras2 von 4,6kb in allen Keimzelltumorzellinien nachweisen, dagegen nicht für das N-ras Gen. Die Ausprägung des N-ras Gens fand sich in allen untersuchten Lymphom- und Leukämiezellinien (Daten nicht gezeigt).

c-fos-spezifische mRNA von 2,2kb wurde in allen Keimzelltumorzellinien und in geringerem Umfang auch in menschlicher Plazenta beobachtet (Abb. 1). Die stärkste Expression zeigte sich in der Linie H 12.1. Um auszuschließen, daß die c-fos-Ausprägung auf Zellkulturbedingungen zurückzuführen ist, untersuchten wir die Ausprägung des Gens in Nacktmaustumoren der Linien H 12.1, H 23.1 und 2102 ER.

Tabelle 3. Ausprägung von zellulären Onkogene in menschlichen Keimzelltumorzellinien

Zellinie	c-fos	p53	c-raf1	c-myc	N-myc	c-Ki-ras2
H 12.1	++	+	+	+	(+)	+
H 12.5	nd	nd	nd	nd	+	nd
H 12.7	+	+	+	+	+	+
H 23.1	(+)	+	+	–	(+)	+
577 MR	+	+	+	–	+	+
1156 Q	+	+	+	–	++	+
2102 EP	+	+	+	(+)	+	+
2102 ER	+	+	+	+	+	+
1428 A	+	+	+	+	nd	+
Plazenta	+	–	nd	nd	nd	nd

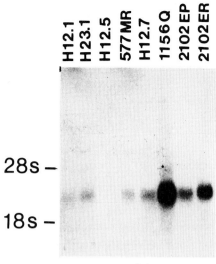

Abb. 1. Ausprägung von N-myc-mRNA in menschlichen Keimzelltumorzellinien

Histologische Untersuchungen zeigten, daß die Tumoren in der Nacktmaus eher differenzierte Zellen enthielten als die entsprechenden Kulturzellen, die unter nicht differenzierungsinduzierenden Kulturbedingungen gezüchtet wurden. H 12.1-Tumoren enthielten zum Beispiel EC-, Syncytiotrophoblast und Teratomanteile (Tabelle 2), während die Zellen in der Zellkultur EC entsprachen. Die H 12.1- und H 23.1- Tumoren prägen vergleichbare Mengen von c-fos mRNA aus wie die entsprechenden Zellinien, während in 2102 RP-Tumorgewebe lediglich eine schwache c-fos-spezifische Bande vorkommt. Wir führten Southern-Blot Analysen durch, um die Organisation des c-fos Gens in den Linien zu beurteilen und evtl. größere Veränderungen wie Translokationen, Deletionen oder Amplifikationen nachzuweisen. DNAs der Linien H 12.1, H 23.1, 577 MR, 1156 Q, 2102 EP und 2102 ER wurden mit den Restriktionsenzymen EcoRi und BamHI verdaut, die Fragmente auf Agarosegelen getrennt und auf Nytran-Filter geblottet. In keiner Keimzelltumor-DNA konnte eine Amplifikation oder Deletion beobachtet werden (Daten nicht gezeigt).

Die Ausprägung des c-myc-Gens variiert zwischen den Keimzelltumorzellinien und wurde lediglich in H 12.1, H 12.7, 2102 ER und 1428 A beobachtet (Tabelle 3). Im Nacktmaustumor der Linie H 12.1, aber nicht der 2102 ER Linie fand sich c-myc mRNA. Die Ausprägung des c-myc Gens in den Keimzelltumorlinien ist verhältnismäßig gering im Vergleich zu Lymphomzellinien (Tesch et al. Hematol. Oncology, eingereicht zur Veröffentlichung). Im Gegensatz dazu wird ein zweites Gen der myc-Familie, das N-myc in allen Keimzelltumor Linien ausgeprägt (Abb. 2). In 1156 Q findet sich die höchste Konzentration, während H 12.5 lediglich geringe Mengen des Gens exprimiert. In der Linie 1156 Q findet sich eine "homogeneous staining region" (HSR) auf Chromosom 1 in der Nähe der Region, in der das N-myc Gens kodiert ist, (C. Fonatsch, persönl. Mitteilung). Um strukturelle Veränderungen bzw. Amplifikation des Gens nachzuweisen, wurden Southern-Blot-Analysen durchgeführt. Die Intensität der N-myc-spezifischen Bande wurde dabei mit einem "single copy"-Gen

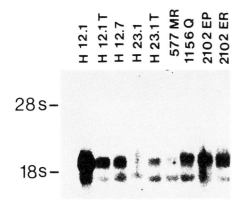

Abb. 2. Ausprägung von c-fos-mRNA in menschlichen Keimzelltumorzellinien

(bcr) durch Densitometrie verglichen. In dieser Untersuchung konnte kein Hinweis für eine Amplifikation des N-myc Gens gefunden werden.

Diskussion

Neben Wachstumsfaktoren und ihren Rezeptoren können zelluläre Onkogene die Proliferation und Differenzierung von normalen und malignen Zellen kontrollieren. Wir haben daher die Ausprägung von 14 zellulären Onkogenen in menschlichen Keimzelltumorlinien durch Northern-Blotting untersucht, um sowohl die Größe als auch die Menge des Transkripts zu beurteilen. Als Kontrolle wurden sowohl nicht transformierte menschliche Zellen (Plazenta, Lymphozyten) als auch unterschiedliche Tumorzellen (Glioblastome, Lymphome, Leukämien, Ewing Sarkome) verwendent.

Die Ausprägung von c-sis, c-src2, c-src1, c-met, c-erbB1, c-erbB2, N-ras und c-myb konnte in den Keimzelltumorlinien nicht nachgewiesen werden. c-sis-spezifische Transkripte fanden sich dagen in Glioblastomen, c-myb, N-ras und c-src2 mRNAs in verschiedenen Lymphomen (Daten nicht gezeigt).

p53-, c-raf1-, c-Ha-ras1- und c-Ki-ras2-spezifische Transkripte wurden sowohl in den Keimzelltumoren als auch in vielen anderen Tumoren in vergleichbaren Mengen nachgewiesen. p53 wird in geringen Mengen in untransformierten Zellen aber konstitutiv in vielen primären Tumoren und Tumorzellinien ausgeprägt (Rotter 1983, Rogel et al. 1985). Eine Ausnahme bilden bestimmte myeloische Zellinien, in denen das Gen nicht exprimiert wird (Koeffler et al. 1986, H.T. und M. Jücker, Daten nicht gezeigt). Werden ruhende Zellen zur Proliferation stimuliert, dann wird das p53-Gen vorübergehend induziert. Das instabile p53-Glykoprotein kann durch Komplexbildung mit SV40 T oder Adenovirus E1b-Antigenen stabilisiert werden (Sarnow et al. 1982). In foetalen Geweben der Maus ist p53 zunächst hoch exprimiert, während ab Tag 11 eine deutliche Reduktion beobachtet wurde (Rogel et al. 1985).

c-Ha-ras1 und c-Ki-ras2 gehören zu der ras-Multigenfamilie, welche sehr ähnliche Proteine von 21kd kodieren. Diese p21 ras-Proteine können an GTP binden und haben GTPase Aktivität (Sweet et al. 1984). Überexpression und somatische Mutation an den Positionen 12, 13 oder 61 wurden häufig in malignen Tumoren nachgewiesen (Reddy et al. 1982, Tabin et al. 1982, Fasano et al. 1984, Vousden et al. 1986, Yokota et al. 1986, Santos et al. 1984). Durch eine Polymerase-Kettenverlängerungstechnik wurde die Anwesenheit von Punktmutationen in N-ras-, Ki-ras- und Ha-ras-Genen untersucht. Allerdings wurde in keiner Keimzelltumor-DNA eine solche Mutation nachgewiesen (C. Bartram, persönl. Mitteilung). Tainsky und Mitarbeiter beobachteten eine G-A Mutation in Kodon 12 des N-ras-Gens in einer späten aber nicht in einer frühen Passage der menschlichen Teratomlinie PA1. Dieses Ergebnis zeigt, daß die Mutation vermutlich in der Zellkultur erworben wurde (Tainsky et al. 1984). In zwei weiteren menschlichen Keimzelltumorlinien Tera I und Tera II ließen sich Amplifikationen des c-Ki-ras-Gens nachweisen (Tobaly-Tapiero et al. 1986). c-raf1 ist homolog zu dem v-raf-Gen des Maus-Sarkomvirus 3611 und kodiert für ein cytoplasmatisches Protein von 74kd, welches mit der src-Onkogenfamilie entfernt verwandt ist (Kan et al. 1984). Das Protein hat Serin- oder Threonin-spezifische Kinase-Aktivität und findet sich in vielen Tumorzellen.

Hohe Expression von c-fos-mRNA wurde in allen Keimzelltumorlinien, aber nicht in Lymphomen oder Leukämien beobachtet. In vielen Zellen ist die c-fos-Ausprägung nicht nachweisbar, kann aber vorübergehend durch Mitogene oder Wachstumsfaktoren induziert werden. In bestimmten Geweben (Amnion, Dottersack, fötale Leber) findet sich dagegen eine konstitutive Ausprägung des Gens (Sassone-Cosi et al. 1987). Slamon et al. beobachteten c-fos-mRNA in verschiedenen menschlichen Tumoren (gastrointestinale Karzinome, Brustdrüsen-, Lungen- und Nierentumoren und in einem Teratom, aber nur sporadisch in hämatopoetischen Tumoren). Eine hohe Expression von c-fos wurde auch in Knochenmark in Makrophagen nachgewiesen. Müller und Mitarbeiter vermuten, daß die scheinbar konstitutive Ausprägung des c-fos-Gens auf exogene Wachstumsfaktoren aus Plazenta- oder Embryo-konditioniertem Medium zurückzuführen ist (Müller et al. 1986). Die c-fos Expression könnte für die Differenzierung von Keimzelltumorzellen sehr wichtig sein, da die Transfektion des c-fos-Gens in F9-Stammzellen zu einem differenzierten Phänotyp der Zellen führt (Müller et al. 1984).

c-myc-RNA wurde in niedrigen Mengen in einigen aber nicht in allen Keimzelltumorlinien nachgewiesen, während hohe Konzentrationen in vielen hämatopoetischen Zellen vorkommen. Sikora, Watson und Mitarbeiter untersuchten die Ausprägung des p62 c-myc-Proteins durch Immunfluoreszenzanalysen und beobachteten eine heterogene Expression, welche sowohl vom histologischen Typ des Tumors als auch vom Differenzierungsstadium der Zellen abhing (Watson et al. 1986, Sikora et al. 1987). In normalen Keimzell-Geweben korreliert die Ausprägung des 2,4kb c-myc-Transkripts mit der Zahl der proliferierenden Cytotrophoblast Zellen (Pfeifer-Olson et al. 1984).

Ein zweites Gen der myc-Familie, das N-myc wird in unterschiedlichen Mengen in allen Keimzelltumorlinien ausgeprägt, wobei die Ausprägung besonders stark in der Linie 1156 Q ist. In dieser Linie wurde eine HSR auf Chromosom 1 (auf dem das N-myc-Gen kodiert) nachgewiesen. In Southern-Blot-Experimenten konnte allerdings keine Amplifikation des Gens beobachtet werden. Ausprägung von N-myc wurde auch in der Keimzelltumorlinie NTera2 Klon D1, aber nicht in einer endodermalen Teratom-Sublinie beschrieben (Jakobovits et al. 1985). N-myc ist amplifiziert und überexprimiert in bestimmten Tumoren, welche neurale Charakteristika besitzen, z. B. Neuroblastome, Retinoblastome, kleinzellige Bronchialkarzinome, oder von embryonalen Geweben abstammen (Teratokarzinome, Wilms-Tumoren) (Schwab et al. 1983, Lee et al. 1984). Durch in-situ-Hybridisierungsexperimente ließen sich hohe Mengen von N-myc-Transkripten bevorzugt in undifferenzierten Neuroblasten nachweisen (Schwab et al. 1984). Amplifikation und erhöhte Genexpression des N-myc finden sich vor allem im fortgeschrittenen Stadium in Neuroblastomen und könnte somit als Kriterium der Tumorprogredienz herangezogen werden (Schwab et al. 1984, Brodeur et al. 1984). Wie p53 und c-myc kann N-myc mit einem mutierten ras-Gen zusammen primäre embryonale Fibroblastzellen transformieren (Land et al. 1983, Eliyahu et al. 1984). Kürzlich konnte auch gezeigt werden, daß ein aktiviertes N-myc-Gen allein ausreicht, um Rat1-Fibroblastenzellen zu transformieren.

Was ist die Bedeutung der Überexpression der genannten zellulären Onkogene? Wir wissen nicht, ob die Überexpression eines bestimmten zellulären Onkogens Ursache oder Folge der malignen Transformation ist. Man vermutet heute, daß ein einziges Ereignis nicht ausreicht, um eine Zelle zu transformieren (Land et al. 1983). Daher könnte die erhöhte Ausprägung eines Gens, welches wichtig ist für die Proliferation oder Differenzierung der Zelle, eines von mehreren notwendigen Ereignissen sein, wodurch eine Zelle den malignen Phänotypus erhält. Es ist auch nicht bekannt, ob die erhöhte Konzentration eines Onkogens unmittelbar zur Tumorgenese beiträgt oder lediglich vom Differenzierungsstadium der Zelle abhängt. Lynch und Mitarbeiter zeigten kürzlich, daß die durch Retinolsäure induzierte Differenzierung von Teratocarcinomzellen in neuronale Zellen zu einer erhöhten Ausprägung des pp60 c-src-Proteins führt. In-situ Hybridisierungsexperimente an primären menschlichen Keimzelltumoren sollten dazu beitragen, diese Fragen zu beantworten. Schließlich sind weitere Analysen notwendig, um die Funktion der Onkogen-kodierten Proteine und die Bedeutung ihrer Überexpression zu untersuchen. Unsere Ergebnisse lassen vermuten, daß die Onkogene N-myc und c-fos eine wichtige Rolle in der Entstehung und/oder der Progression von Keimzelltumoren spielen.

Die Autoren danken Dr. D. Eick, F. Wong-Staal, M. Schwab, M. Dean, K. Bister, T. Curran, I. Pastan, T. Yamamoto, K Willecke, R. Gallo, R. Weinberg, V. Rotter und D. Gallwitz für DNA Proben. Diese Arbeit wurde durch das Ministerium für Wissenschaft und Forschung des Landes Nordrhein-Westfalen und durch die Deutsche Forschungsgemeinschaft gefördert

Literatur

Alitalo K, Winqvist R, Lin CC, De La Chapelle A, Schwab M, Bishop JM (1984) Aberrant expression of an amplified c-myb oncogene in two cell lines from a colon carcinoma Proc Natl Acad Sci USA 81: 4534–4538

Atkin NB, Baker MC (1983) i (12 p): Specific chromosomal marker in the seminoma and malignant teratoma of the testis. Cancer Genet Cytogenet 10: 199–204

Bishop JM (1987) The molecular genetics of cancer. Science 235, 305–311

Bronson DL, Bronson JG, Fraley EE (1983a) Germ cell tumors of mice and men: The teratocarcinoma models and their clinical implications. Testis tumors, pp 77–91. Williams & Wilkins, Baltimore

Bronson DL, Clayman RV, Fraley EE (1983b) Human Testicular germ cell tumors in vitro. In: Damjanov I, Solter D, Knowless BB (eds) The Human Teratomas: Experimental and Clinical Biology. Human Press, Clifton, New Jersey, pp 267–284

Bronson DL, Vesella RL, Fraley EE (1984) Differentiation potential of human embryonal carcinoma cell lines. Cell Differ 15: 129–132

Brodeur GM, Seeger RC, Schwab M, Varmus HE, Bishop JM (1984) Amplification of N-myc in untreated human neuroblastomas correlates with advanced disease stage. Science 224: 1121–1124

Casper J, Schmoll HJ, Schnaidt U, Fonatsch E (1987) Cell lines of germinal cancer Int J Androl 10: 105–113

Chang EH, Gonda MA, Ellis RW, Scolnick EM, Lowy DR (1982) Human genome contains four genes homologous to transforming genes of Harvey and Kirsten murine sarcoma viruses. Proc Natl Acad Sci USA 79, 4848

Cooper CS, Park M, Blair DG, Tainsky MA, Huebner K, Croce CM, Vande Woude GF (1984) Molecular cloning of a new transforming gene from a chemically transformed human cell line Nature 311: 29–33

Cotte CA, Easty GC, Neville Am (1981) Establishment and properties of human germ cell tumours in tissue culture. Cancer Res 41: 1422–1427

Curran T, MacConnell WP, vanStraaten F, Verma IM (1983) Structure of the FBJ murine oseosarcoma virus genome: molecular cloning of its associated helper virus and the cellular homolog of the v-fos gene from mouse and human cells. Mol cell Biol 3: 914–921

Dalla-Favera R, Gelmann EP, Gallo RC, Wong-Staal F (1981) A human onc gene homologous to the tranforming gene (v-sis) of simian sarcoma virus Nature 292: 31–35

Dalla-Favera R, Wong-Staal F, Gallo RC (1982) Onc gene amplification in promyelocytic leukaemia cell line HL-60 and primary laukaemic cells of the same patient Nature 299: 61–63

Damjanov I (1986) Testicular germ cell tumors as model of carcinogenesis and embryogenesis. In: Javadpour N (ed) Principles and Management of Testicular Cancer. Thiem, New York pp 73–87

Delozier-Blanchet CD, Engel E, Walt H (1985) Isochromosome 12p in malignant testicular tumors. Cancer Genet Cytogenet 15: 375–376

Eick D, Piechaczyk M, Henglein B, Blanchard JM, Traub B, Kofler E, Wiest S, Lenoir G, Bornkamm GW (1985) Aberrant c-my RNAs of Burkitt's lymphoma cells have longer half-lives EMBO J. 4: 3717–3725

Eliyahu D, Raz A, Gruss P, Givol D, Oren M (1984) Participation of p53 cellular tumour antigen in transformation of normal embryonic cells Nature 312: 646–649

Fasano O, Aldrich T, Tamanoi F, Taparowsky, E, Furth M, Wigler M (1984) Analysis of the transforming potential of the human H-ras gene by random mutagenesis Proc Natl Acad Sci USA 81: 4008–4012

Feinberg AP, Vogelstein B (1983) A technique for radiolabeling DNA restriction endonuclease fragments to high specific activity. Analyt Biochem, 132: 6–13

Fogh J, Trempe G (1975) New human tumor cell lines. In: Fogh J (ed) Human tumor cells in vitro. Plenum Press, New York, pp 115–159

Franchini G, Wong-Staal F, Baluda MA, Lengel C, Tronick SR (1983) Structural organization and expression of human DNA sequences related to the transforming gene of avian myeloblastosis virus Proc Natl Acad Sci USA 80: 7385–7389

Jakobovits A, Schwab M, Bishop JM, Martin GR (1985) Expression of N-myc in teratocarcinoma stem cells and mouse embryos Nature 318: 188–191

Jansen HW, Lurz R, Bister K, Bonner TI, Mark GE, Rapp UR (1984) Homologous cell-derived oncogenes in avian carcinoma virus MH2 and murine sarcoma virus 3611 Nature 307: 281–284

Kan NC, Flordellis CS, Mark GE, Duesberg PH, Papas TS (1984) A common onc gene sequence transduced by avian carcinoma virus MH2 and by murine sarcoma virus 3611 Science 23: 813–816

Koeffler HP, Miller C, Nicolson MA, Ranyard J, Bosselman RA (1986) Increased expression of p53 protein in human leukemia cells Proc Natl Acad Sci USA 83: 4035–4039

Land H, Parada LF, Weinberg RA (1983) Tumorigenic conversion of primary embryo fibroblasts requires at least two cooperating oncogenes Nature 304: 596–602

Lee WH, Murphree AL, Benedict WF (1984) Expression and amplification of the N-myc gene in primary retinoblastoma Nature 309: 458–460

Little CD, Nau MM, Carney DN, Gazdar AF, Minna JD (1983) Amplification and expression of the c-myc oncogene in human lung cancer cell lines Nature 306: 194–195

Lynch SA, Brugge JS, Levine JM (1986) Induction of altered c-src product during neural differentiation of embryonal carcinoma cells Science 234: 873–876

Maniatis T, Fritsch EF, Sambrock J (1982) Molecular cloning. Cold Spring Harbour Laboratory

Moos M, Gallwitz D (1983) Structure of two human β-actin-related processed genes one of which is located next to a simple repetitive sequence EMBO J 2: 757–761

Müller R, Müller D, Verrier B, Bravo R, Herbst H (1986) Evidence that expression of c-fos protein in amnion cells is regulated by externa signals EMBO J 5: 311–316

Müller R, Wagner EF (1985) Differentiation of F9 teratocarcinoma stem cells after transfer of c-fos protooncogenes Nature, 311: 438–442

Parker RC, Mardon G, Lebo RV, Varmus HE, Bishop JM (1985) Isolation of duplicated human c-src genes located on chromosomes 1 and 20 Mol Cell Biol 5: 831–838

Pfeifer-Ohlsson S, Goustin AS, Rydnert J, Wahlström T, Bjersing L, Stehelin D, Ohlsson R (1984) Spatial and temporal pattern of cellular myc oncogene expression in developing human placenta: implications for embryonic cell proliferation Cell 38: 585–596

Reddy EP, Reynolds RK, Santos E, Barbacid M (1982) A point mutation is responsible for the acquisition of transforming properties by the T24 human bladdar carcinoma oncogene Nature 300: 149–152

Rogel A, Popliker M, Webb CG, Oren M (1985) p53 cellular tumor antigen: analysis of mRNA levels in normal adult tissues, embryos and tumors Mol Cell Biol 5: 2851–2855

Rotter V (1983) p53, a transformation-related cellular-encoded protein, can be used as a biochemical marker for the detection of primary mouse tumor cells Proc Natl Acad Sci USA 80: 2613–2617

Santos E, Martin Zanca D, Reddy EP, Pierotti MA, Della-Porta G, Barbacid M (1984) Malignant activation of a K-ras oncogene in lung carcinoma but not in normal tissue of the same patient Science 223: 661–664

Sarnow P, Ho YS, Williamms J, Levine AJ (1982) Adenovirus E1b-58kd tumor antigen and SV40 large tumor antigen are physically associated with the same 54kd cellular protein in transformed cells Cell 28: 287–294

Sassone-Corsi P, Verma IM (1987) Modulation of c-fos gene transcription by negative and positive cellular factors Nature 326: 507–510

Schwab M, Alitalo K, Klemplnauer KH, Varmus HE, Bishop JM, Gilbert F, Brodeur G, Goldstein M, Trent J (1983) Amplified DNA with limited homology to myc cellular oncogene shared by human neuroblastoma cell lines and a neuroblastoma tumour Nature 305: 245–248

Schwab M, Ellison J, Busch M, Rosenau W, Varmus HE, Bishop JM (1984) Enhanced expression of the human gene N-myc consequent to amplification of DNA may contribute to malignant progression of neuroblastoma Proc Natl Acad Sci USA 81: 4940–4944

Semba K, Kamata N, Toyoshima K, Yamamota T (1985) A v-erbB-related protooncogene, c-erbB-2, is distinct from the c-erbB-1/epidermal growth factor-receptor gene and is amplified in a human salivary gland adenocarcinoma Proc Natl Acad Sci USA 821: 6497–6501

Shih C, Weinberg RA (1982) Isolation of a transforming sequence from a human bladder carcinoma cell line Cell 29: 161–169

Shimizu D, Goldfarb M, Perucho M, Wigler M (1983) Isolation and preliminary characterization of the transforming gene of a human neuroblastoma cell line Proc Natl Acad Sci USA 80: 383–387

Sikora K, Evan G, Watson J (1987) Oncogenes and germ cell tumours Int J Androl 10: 57–67

Slamon DJ, DeKernion JB, Verma IM, Cline MJ (1984) Expression of cellular oncogenes in human malignancies Science 224: 256–262

Sporn MB, Roberts AB (1985) Autocrine growth factors and cancer nature 313: 745–747

Sweet RW, Yokoyama S, Kamata T, Reramisco JR, Rosenberg M, Gross M (1984) The product of ras is a GTPase and the T24 oncogenic mutant is deficient in this activity nature 311: 273–275

Tabin CJ, Bradley SM, Bargmann CI, Weinberg RA, Papageorge AG, Scolnick EM, Dhar R, Lowy DR, Chang EH (1982) Mechanism of activation of a human oncogene Nature 300: 143–149

Tainsky MA, Cooper CS, Giovanella BC, Vande Woude GF (1984) An activated rasN gene: detected in late but not early passage human PA1 teratocarcinoma cells Science 225: 643

Tobaly-Tapiero J, Saal F, Peries J, Emanoil-Ravier R (1986) Amplification and rearrangement of Ki-ras oncogene in human teratocarcinoma-derived cell lines Biochimie 68: 1019–1023

Vousden KH, Bos JL, Marshall CJ, Phillips DH (1986) Mutations activating human c-Ha-ras1 protooncogene (HRAS1) induced by chemical carcinogens and depurination Proc Natl Acad Sci USA 83: 1222–1226

Wang N, Trend B, Bronson DL, Fraley EE (1980) Nonrandom abnormalities in chromosome 1 in human testicular cancers. Cancer Res 40: 796–802

Watson JV, Stewart J, Evan GI, Ritson A, Sikora K (1986) The clinical significance of flow cytometric c-myc oncoprotein quantitation in testicular cancer Br J Cancer 53: 331–337

Wolf D, Laver-Rudich Z, Rotter V (1985) In vitro expression of human p53 cDNA clones and characterization of the cloned human p53 gene Mol Cell Biol 5: 1887–1893

Xu Y, Ishii S, Clark AJL, Sullivan M, Wilson RK, Ma DP, Roe BA, Merlino GT, Pastan I (1984) Human epidermal growth factor receptor cDNA is homologous to a variety of RNAs overproduced in A431 carcinoma cells Nature 309: 806–810

Yokota J, Tsunetsugu-Yokota Y, Battifora H, Le Fevre C, Cline MJ (1986) Alterations of myc, myb and ras-Ha proto-oncogenes in cancers are frequent and show clinical correlation Science 231: 261–265

Wachstumsstimulierende Faktoren humaner embryonaler Karzinomzellinien: In vitro-Untersuchungen

W. Verbeek, C. Bokemeyer, H. Falk und H.-J. Schmoll

Abstract

The in vitro growth requirements of three human embryonal carcinoma cell lines (H 12.7, 2102 EP, 1428 A) were investigated to identify growth-promoting factors for these cells.

The basal medium DME/F12 supplemented with insulin, transferrin, and low-density and high-density lipoproteins (LDL/HDL) was sufficient to support substantial multiplication of all three lines. In a serum-free system, the influence of epidermal growth factor (EGF), insulin-like growth factor I, multiplication stimulating activity (MSA), a platelet extract, and the glucocorticoids dexamethasone and hydrocortisone, as determined by the DNA synthesis rate of the cells, was generally minimal. However, the DNA synthesis rate of cell lines H 12.7 and 2102 EP was increased by MSA, and the line with the highest potential to differentiate (H 12.7) was stimulated by EGF. All three cell lines secreted factors which increase the DNA synthesis rate of human embryonal fibroblasts. Insulin-like growth factors I and II were not part of the growth-promoting activity.

Zusammenfassung

Die in vitro-Wachstumsbedürfnisse dreier humaner embryonaler Karzinomzellinien (H 12.7, 2102 EP und 1428 A) wurden untersucht, um für die Proliferation der humanen EC-Zelle wichtige Faktoren zu identifizieren.

Das Basismedium DME/F12 mit den Zusätzen Insulin, Transferrin und Low-density- und High-density-Lipoproteinen ermöglichte das Wachstum aller drei Zelllinien unter serumfreien Bedingungen. In serumfreiem Medium war der Einfluß von Epidermal growth factor (EGF), insulin like growth factor I (IGF I), multiplication stimulating activity (MSA), eines Thrombozytenextraktes und der Glukokortikoide Dexamethason und Hydrokortison auf die DNA-Syntheserate der Zellen, gering. Die DNA-Syntheserate der Zellinien H 12.7 und 2102 EP wurde jedoch durch MSA leicht gesteigert und die Linie mit dem höchsten Differenzierungspotential H 12.7 wurde durch EGF stimuliert. Alle drei Linien sezernieren Faktoren, die die DNA-Syntheserate humaner embryonaler Fibroblasten erhöhen. Insulin-like growth factor I und insulin like growth factor II sind nicht Bestandteil der von den EC-Zellen abgegebenen wachstumsstimulierenden Aktivität.

Einleitung

Humane embryonale Karzinomzellinien sind ein interessantes Modell für die Untersuchung von Wachstums- und Differenzierungsfaktoren menschlicher embryonaler Zellen. Nach Andrews und Mitarbeitern stellt die humane, embryonale Karzinomzelle das Äquivalent einer embryonalen Zelle des frühen präblastozystischen Entwicklungsstadiums dar [1].

Wenn eine Fehlregulation an der Ontogenese beteiligter Gene eine wichtige Rolle bei der malignen Transformation spielt, könnten Faktoren, die die frühe menschliche Embryogenese steuern, auch an der Onkogenese beteiligt sein [16].

Die Untersuchung von Faktoren, die in vitro die Proliferation von embryonalen Karzinomzellinien beeinflussen, wurde hauptsächlich an murinen Linien durchgeführt. Es konnte gezeigt werden, daß murine embryonale Karzinomzellinien relativ unabhängig von Wachstumsfaktoren sind. Insulin, Transferrin, LDL/HDL Lipoproteine und Fibronektin ermöglichen Adhäsion und Wachstum der Zellen. Der Entwicklung eines serumfreien Mediums [11, 12] folgte die Entdeckung von Faktoren, die die undifferenzierte murine embryonale Karzinomzelle sezerniert: PC 13 – derived growth factor, transforming growth factors, platelet derived growth factor – like factors, insulin-related factor und andere [13, 9, 14, 17]. Diese Faktoren stimulieren die Proliferation differenzierter sich von der embryonalen Karzinomzelle ableitenden Zellen oder – wie der insulin related factor – stimulieren autokrin die sezernierende Zelle selbst [7, 8].

In der hier vorgestellten Arbeit wurden die Wachstumsbedürfnisse und die Wachstumsfaktorsekretion dreier humaner embryonaler Karzinomzellinien untersucht.

Material und Methoden

Zellinien

Die humanen embryonalen Karzinomzellinien 1428 A und 2102 EP wurden von Dr. D. L. Bronson, die Zellinie H 12.7 von Dr. J. Casper [4] aus Hodentumorgewebe etabliert. Die Linien wurden wiederholt karyotypisiert. Alle enthalten das für die Keimzelltumoren des Hodens charakteristische Isochromosom i(12p) [6]. Nach Verimpfung in die Nacktmaus entstehen embryonale Karzinome, bei den Linien 1428 A und H 12.7 vereinzelt auch differenziertere Anteile: Syncytiotrophoblastische Riesenzellen (STGC) bzw. STGC und unreifes Teratom. Die Experimente wurden mit Zellen in den Passagen 30–50 durchgeführt.

Zellzählung

Nach 5 Tagen Wachstum in den verschiedenen Testmedien wurden die Kulturen trypsiniert und die Zellen in einer Neubauerkammer gezählt.

³H-Thymidineinbau

$5 \cdot 10^3$ Zellen/cm² wurden im Medium RPMI 1640 + 15% FKS + Antibiotika in 24 Lochplatten ausplattiert. Nach zwei Tagen wurde das Medium durch DME/F12 mit den Zusätzen Insulin (10 µg/ml) und Transferrin (5 µg/ml) (D/F + I/T) ersetzt. Einen Tag später folgte ein weiterer Mediumwechsel mit D/F + I/T + zu testendem Wachstumsfaktor oder D/F + I/T ohne Zusatz als Kontrolle. Jeder Faktor wurde 10fach getestet. Nach weiteren 24 Stunden Inkubationszeit wurde in jedes Loch 1µCi ³H-Thymidin gegeben. 24 Stunden später wurden die Zellen geerntet und die DNA isoliert. In Aliquots wurde dann die inkorporierte Aktivität im β-Zähler und die DNA-Konzentration entsprechend der Methode von Setaro [15] mit 3,5 Diaminobenzoesäure bestimmt.

Heterologer Stimulationsassay

Je 20 ml des serumfreien Mediums wurde für 24 bzw. 48 Stunden durch subkonfluente Kulturen der 3 EC-Zellinien in 75 cm² Falconflaschen konditioniert. Die so konditionierten Medien wurden filtriert und mit verschiedenen Anteilen frischen serumfreien Mediums verdünnt. Nach 12 Stunden Inkubation in serumfreien Medium wurden humane embryonale Fibroblasten mit den verschiedenen Konzentrationen der konditionierten Medien gefüttert. Nach weiteren 12 Stunden wurde jedem Loch 2µCi ³H-Thymidin zugesetzt; 12 Stunden später folgte die Bestimmung der spezifischen Aktivität der DNA wie oben ausgeführt.

Radioimmunoassay

Die IGF I- und IGF II-Radioimmunoassays wurden nach der Methode von Zapf und Mitarbeitern [18] ausgeführt.

Ergebnisse

Versuche, die den Einfluß verschiedener Medien auf die Proliferation der drei Zellinien untersuchten, bestätigten die Bedeutung von Insulin, Transferrin und LDL/HDL Lipoproteinen in einem serumfreien System. Nach fünf Tagen Wachstum in DME/F12 mit allen 4 Faktoren erreichte die Zellzahl der Linien H 12.7 und 1428A 75% der Zellzahl der Kontrollkulturen in DME/F12 + 10% FKS. Die Proliferation der Linie 1428A erwies sich als besonders stark abhängig vom Lipoproteinzusatz (Tabelle 1).

Die Optimierung des serumfreien Mediums mit Insulin, Transferrin und Lipoproteinen zeigte sich ebenfalls am Anstieg der DNA-Syntheserate. Es wurde jedoch auch eine Verlangsamung der DNA-Syntheserate gegenüber serumhaltigen Medium deutlich (Abb. 1).

Aufgrund des Nachweises der Expression von Wachstumsfaktorrezeptoren auf undifferenzierten humanen EC-Zellen (EGF, IGF II) [3, 5] untersuchten wir, ob ein

Tabelle 1. Proliferation der Zellinien H 12.7 und 1428 A in serumfreien Medien. Zellzählung erfolgte nach 5 Tagen Kultivierung in den entsprechenden Medien. I = Insulin, T = Transferrin, H = High density Lipoprotein, L = Low density Lipoprotein

	Absolute Zellzahl × 10^{-4}	(Prozent der Kontrolle)
	H 12.7	1428 A
Kontrolle (DME/F12 + 10% FKS)	675 ± 63 (100 ± 9,3)	832 ± 91 (100 ± 10,9)
DME/F12	374 ± 43 (55 ± 6,8)	191 ± 34 (23 ± 4)
DME/F12 + I, T	437 ± 58 (65 ± 8,4)	249 ± 36 (30 ± 4,3)
DME/F12 + I, T, H, L	500 ± 49 (74 ± 7,3)	640 ± 73 (77 ± 8,7)

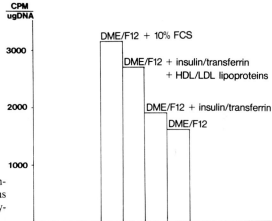

Abb. 1. Einfluß verschiedener serumfreier Medien und des Kontrollmediums DME/F12 + 10% FKS auf den ^{3}H-Thymidin-Einbau der Zellinie 1428 A

Mangel an Wachstumsfaktoren an dieser Reduktion der DNA-Syntheserate Anteil hat. Im einzelnen testeten wir den Einfluß von EGF, IGF I, MSA, eines Thrombozytenextraktes (PDGF-Aktivität) und der Glukokortikoide Dexamethason und Hydrokortison. Die Ergebnisse zeigten, daß der ^{3}H-Thymidin-Einbau keiner der drei Zellinien durch IGF I und das Thrombozytenextrakt stimuliert wurde. MSA erhöhte den ^{3}H-Thymidin-Einbau der Linien 2102 EP und H 12.7. Die Inkorporation stieg in Gegenwart von 50 ng/ml MSA um den Faktor 1,19 bzw. 1,16 an verglichen mit Kontrollkulturen ohne MSA-Zusatz. EGF stimulierte nur die DNA-Syntheserate der Zellinie H 12.7. In Gegenwart von 20 ng/ml EGF war der ^{3}H-Thymidin-Einbau 1,17 mal höher als der der Kontrollzellen. Dexamethason inhibierte den ^{3}H-Thymidin-Einbau von Linie 1428 A (bei einer Konzentration von 10 µg: 79,5% der Kontrolle). Hydrokortison zeigte keine Wirkung auf die DNA-Syntheserate der getesteten Zellinien. Die beschriebenen Effekte sind signifikant mit p ≤ 0,01. Die Dosis-Wirkungskurven faßt Abb. 2 zusammen.

Um der Frage einer möglichen Wachstumsfaktorsekretion von humanen embryonalen Karzinomzellen nachzugehen, wurde der Einfluß der EC-Zell-konditionierten Medien auf den ^{3}H-Thymidin-Einbau von humanen embryonalen Fibroblasten bestimmt. Die konditionierten Medien aller drei Zellinien hatten einen deutlichen stimulierenden Effekt auf die DNA-Syntheserate der Zielzellen. Der ^{3}H-Thymidin-Einbau wurde bis auf das Dreifache gesteigert (H 12.7) (Abb. 3).

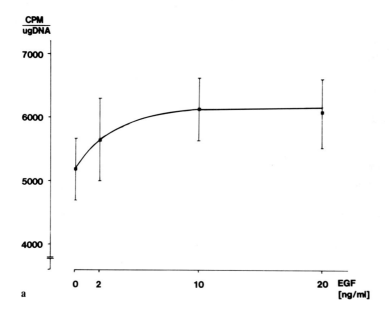

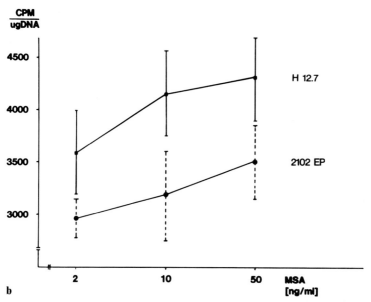

Abb. 2a–c. Dosis-Wirkungskurven für Wachstumsfaktoren bei humanen EC-Zellinien **a)** EGF (H 12,7), **b)** MSA (EGF und 2102 EP), **c)** Dexamethason (1428A)

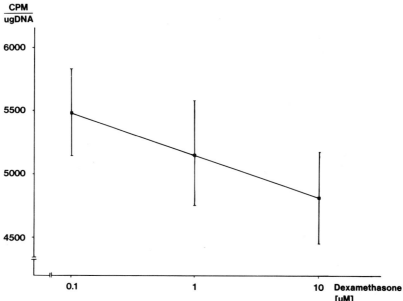

Abb. 2c

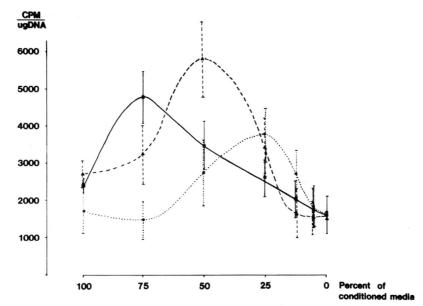

Abb. 3. Humane embryonale Fibroblasten wurden mit verschiedenen Verdünnungen EC-konditionierten Mediums kultiviert. Die Abb. zeigt die inkorporierte Aktivität der Fibroblasten nach 12 Stunden ^{3}-Thymidin-Einbau. Konditioniertes Medium der Zellinie H 12.7: (-- ▲ --), 2102 EP: (··· ● ···), 1428 A: (—■—)

Durch Radioimmunoassays konnte weder IGF I noch IGF II im konditioniertem Medium der EC-Zellen nachgewiesen werden.

Diskussion

Die Ergebnisse zeigen, daß die Wachstumsbedürfnisse humaner und muriner embryonaler Karzinomzellinien ähnlich sind. Die Zellen wachsen im Basismedium DME/F12 mit den Zusätzen Insulin, Transferrin und LDL/HDL Lipoproteinen. Die Wachstumsgeschwindigkeit reduziert sich jedoch bei allen drei Linien in serumfreien Medium. Unterschiede der Abhängigkeit vom Lipoproteinzusatz korrelieren mit der Wachstumsgeschwindigkeit der Linien in serumhaltigen Medium. Je höher die Proliferationsgeschwindigkeit desto höher der Lipoproteinbedarf.

Die getesteten Wachstumsfaktoren haben nur einen minimalen Einfluß auf die Proliferation der Zellinien. Signifikante Effekte ergeben EGF bei Linie H 12.7 und MSA bei den Linien H 12.7 und 2102 EP. Die Tatsache, daß das Wachstum der Zellinie 2102 EP nicht durch EGF stimuliert wird, obwohl die Linie EGF Rezeptoren exprimiert [3] bestätigt Ergebnisse mit der humanen EC-Zellinie Tera II [5] und ist ein weiterer Nachweis, daß die Expression des Rezeptors nicht notwendigerweise bedeutet, daß die Zelle auf den Wachstumsfaktor anspricht. Es ist interessant, daß EGF den ^{3}H-Thymidin-Einbau der Linie mit dem höchsten Differenzierungspotential in vitro und in vivo (H 12.7) erhöht. Ob dieses Ergebnis auf das besondere Verhalten der undifferenzierten EC-Population der Linie H 12.7 oder auf eine morphologisch nicht erkennbare Subpopulation von differenzierten Zellen, die auf EGF anspricht, zurückzuführen ist, bedarf weiterer Untersuchungen.

Sowohl auf murinen als auch auf humanen EC-Zellinien konnten IGF II-Rezeptoren nachgewiesen werden. Eine Stimulation der Proliferation durch MSA wird auch beim murinen embryonalen Karzinom beobachtet [10]. Dies ist einer der Gründe zur Annahme, daß MSA ein Wachstumsfaktor der frühen murinen Embryogenese sein könnte.

Ob IGF II eine solche Rolle beim Menschen spielt, kann durch dieses Ergebnis allein nicht beantwortet werden. Es ist jedoch mit einer solchen Annahme zu vereinbaren.

Obwohl alle 3 untersuchten Zellinien Glukokortikoidrezeptoren exprimieren (2 und unpublizierte Daten), stimulieren Glukokortikoide die Proliferation humaner EC-Zellen nicht. Hohe Konzentrationen Dexamethason haben einen inhibierenden Effekt auf die Linie mit der kürzesten Verdopplungszeit: 1428 A

Der proliferationsfördernde Effekt der EC-konditionierten Medien auf humane embryonale Fibroblasten zeigt, daß auch menschliche EC-Zellen Wachstumsfaktoren sezernieren. IGF I und IGF II können nicht im konditionierten Medium der EC-Zellen nachgewiesen werden. Eine autokrine Stimulation durch IGF II kann daher keine Erklärung für das fehlende Ansprechen der Linie 1428 A auf MSA sein.

Eine biochemische Charakterisierung der wachstumsfördernden Aktivität, die von humanen embryonalen Karzinomzellen sezerniert wird, könnte zur Isolierung neuer humaner embryonaler Wachstumsfaktoren führen, die möglicherweise Bedeutung für das Verständnis der Zellbiologie humaner Tumoren hätten.

Literatur

1. Andrews PW, Bronson DL, Benham F, Strickland S, Knowles BB (1980) A comparative study of eight cell lines derived from human testicular teratocarcinoma. Int J Cancer 26: 269–280
2. Bojar H, Weißbach L, Petzinna D, Maar K, Staib W (1985) Steroid receptor status of human testicular tumors. Urol int 40: 160–163
3. Carlin CR, Andrews PW (1985) Human embryonal carcinoma cells express low levels of functional receptors for epidermal growth factor. Exp Cell Res 159: 17–26
4. Casper J, Schmoll HJ, Schnaidt U, Fonatsch C (1987) Cell lines of human germinal cancer. Int J Andr 10: 105–113
5. Engström W, Rees AR, Heath JK (1985) Proliferation of a human embryonal carcinoma derived cell line in serumfree medium: interrelationship between growth requirements and membrane receptor expression. J Cell Sci 73: 361–373
6. Gibas Z, Prout GR, Pontes JE, Sandberg AA (1986) Chromosome changes in germ cell tumors of the testis. Cancer Genet Cytogenet 19: 245–252
7. Heath JK (1983) Regulation of murine embryonal carcinoma cell proliferation and differentiation. Cancer Surveys 2: 141–164
8. Heath JK, Isacke CM (1983) Reciprocal control of teratocarcinoma proliferation. Cell Biol Int Reports 7: 561–562
9. Heath JK, Isacke CM (1984) PC 13 embryonal carcinoma derived growth factor. Embo J 3: 2957–2962
10. Nagarajan L, Nissley SP, Rechler MM, Anderson WB (1982) Multiplication stimulating activity stimulates the multiplication of F9 embryonal carcinoma cells. Endocrinology 110: 1231–1237
11. Rizzino A, Sato G (1978) Growth of embryonal carcinoma cells in serumfree medium. Proc Natl Acad Sci 75: 1844–1848
12. Rizzino A, Crowley C (1980) Growth and differentiation of embryonal carcinoma cell line F9 in defined medium. Proc Natl Acad Sci 77: 457–461
13. Rizzino A, Orme LS, De Larco JL (1983) Embryonal carcinoma cell growth and differentiation. Production of and response to molecules with transforming growth factor activity. Exp Cell Res 143: 143–152
14. Rizzino A, Bowen-Pope D (1985) Production of PDGF like growth factors by embryonal carcinoma cells and binding of PDGF to their endoderm like differentiated cells. Dev Biol 110: 15–22
15. Setaro F, Morley CDG (1976) A modified fluorometric method for the determination of microgram quantities of DNA from cell or tissue cultures. Anal Biochem 71: 313–317
16. Solter D, Damjanow I (1979) Teratocarcinoma and the expression of oncodevelopmental genes. Methods in Cancer Research 18: 277–296
17. Yamada Yukio, Serrero G (1986) Characterisation of an insulin related factor secreted by a teratoma cell line. Biochem Biophys Res Comm 135: 533–540
18. Zapf J, Walter H, Froesch ER (1981) Radioimmunological determination of Insulin like growth factors I and II in normal subjects and in patients with growth disorders and extrapancreatic tumor hypoglycemia. J Clin Invest 68: 1321–1330

Heterotransplantierte, humane Hodenkarzinomzellinien als prädiktives Testsystem für neue Chemotherapiemodalitäten

A. Harstrick, R. Guba, J. Casper, D. Reile, H.-U. Hemelt, H. Poliwoda und H.-J. Schmoll

Abstract

The sensitivity of five established human testicular cancer cell lines to cisplatin, bleomycin, vinblastine, ifosfamide, and THP-doxorubicin was assessed after heterotransplantation to nude mice in vivo. The lines H 12.1 and 2102 RPmet were sensitive to all five drugs, whereas the remaining three lines proved to be resistant to at least one of the drugs. These five cell lines permit the construction of a two-stop testing system with a sensitive first step involving lines H 12.1 and 2102 RPmet and a second more specific step using the remaining three lines for detailed preclinical evaluation of new cytotoxic drugs which are presumed to be active in testicular cancer.

Zusammenfassung

5 etablierte humane embryonale Hodenkarzinomzellinien wurden auf kongenital thymusaplastische Mäuse heterotransplantiert und ihre Sensibilität gegenüber Cisplatin, Bleomycin, Vinblastin, Ifosfamid und THP-Doxorubicin untersucht. Dabei zeigten sich zwischen den Zellinien deutliche Unterschiede. Die beiden Linien H 12.1 und 2102 RPmet erwiesen sich als sensibel gegenüber allen untersuchten Substanzen, während die Linien H 12.7, H 23.1 und 2102 EP Resistenzen gegen eine oder mehrere Substanzen aufwiesen. Die fünf Linien eignen sich in einem Zwei-Schritt-Modell mit einem ersten sensitiven Screening-Schritt (H 12.1 und 2102 RPmet) und spezifischerem zweiten Schritt (H 12.7, H 23.1 und 2102 EP) zur detaillierten und ökonomischen Prüfung neuer, beim Hodentumor möglicherweise wirksamer Substanzen.

Einleitung

Der Großteil der Patienten mit nichtseminomatösen Hodentumoren kann heute durch den Einsatz moderner Kombinationschemotherapieprotokolle geheilt werden [2, 12]. Für die Patienten allerdings, die auf moderne Cisplatinhaltige Kombinationsprotokolle nicht ausreichend ansprechen, existiert bislang keine "Second line"-Therapie, mit der eine Kuration möglich wäre [1, 4, 10]. Trotz der ausgezeichneten Ergebnisse mit modernen Kombinationsprotokollen werden daher nach wie vor neue, wirksame Substanzen auch bei dieser Tumorentität benötigt.

Einer breiten klinischen Erprobung neuer Zytostatika bei nichtseminomatösen Hodentumoren steht die geringe Patientenzahl entgegen, mehr aber noch die fehlende Möglichkeit, neue Substanzen in First- oder Second-line-Therapie zu überprüfen. Somit kommt der detaillierten präklinischen Prüfung neuer Substanzen besondere Bedeutung zu.

Auf kongenital thymusaplastische (nu/nu) Mäuse heterotransplantierte humane Tumoren haben sich in den letzten Jahren als wertvolles und valides präklinisches Testmodell etabliert [7, 8]. Ausgehend von etablierten humanen Hodentumorzellinien wurde ein Panel von Xenograft-Tumoren mit unterschiedlichen biologischen Charakteristika und differentem Ansprechen auf bislang in der Therapie von Hodentumoren gebräuchlichen Zytostatika für die präklinische Erprobung neuer Substanzen entwickelt.

Material und Methoden

Zellinien

Für die Heterotransplantation auf immuninkompetente Nacktmäuse wurden fünf etablierte humane Hodentumorzellinien verwendet. Die Histologie und biologischen Charakteristika nach Transplantation auf die Nacktmaus zeigt Tabelle 1.

Tabelle 1. Histologie Tumormarker nach Heterotransplantation

Zellinie	Histologie	AFP	β-HCG
1218 A	EC; STGC	+	−
2102 EP	EC	+	(+)
H 12.1	EC; STGC; IT	++	++
H 23.1	EC	(+)	−
H 12.7	EC; STGC; IT; MT	++	++

EC: Embryonalkarzinom; STGC: Syncytiotrophoblastäre Riesenzellen, T: Unreifes Teratom; MT: Reifes Teratom

Mäuse

Für alle Versuche wurden 6 bis 8 Wochen alte kongenital thymusaplastische (nu/nu) NMRI-Mäuse aus dem Zentralen Tierlabor der Medizinischen Hochschule Hannover verwendet.

Heterotransplantation

Die Heterotransplantation erfolgte durch subkutane Injektion von etwa 1×10^7 lebende Tumorzellen pro Maus in die rechte Flanke.

Tabelle 2

	Dosis	Schedule
Cisplatin	3 mg/kg/d	i. p d 1-5
Bleomycin	50 mg/kg/d	i. p. d 1, 5, 9
Ifosfamid	100 mg/kg/d	i. p. d 1-4; 15-18
Vinblastin	2,5 mg/kg/d	i. v. d 1, 8, 15
THP-Doxorubicin	3-5 mg/kg/d	i. v. d 1, 5, 9

Therapie und Auswertung

Nachdem der Großteil der Tumoren einen Durchmesser von etwa 1 cm erreicht hatte, wurden die Mäuse entsprechend ihrer Tumorgröße stratifiziert und in Therapiegruppen von 6 bis 8 Mäusen eingeteilt. Die Zytostatika wurden in äquitoxischen Dosen (LD 20) appliziert (Tabelle 2) und das Ansprechen der Tumoren über einen Zeitraum von 30 Tagen beobachtet. Die abschließende Auswertung erfolgte 30 Tage nach Therapiebeginn durch Berechnung der prozentualen Tumormassenreduktion im Vergleich zur unbehandelten Kontrollgruppe.

Als gut wirksam wurde eine Substanz definiert, die eine mehr als 70%ige Reduktion des Tumorvolumens im Vergleich zur Kontrollgruppe bewirkt, und als grenzwertig wirksame Substanzen, diejenigen, die eine mehr als 40%ige Tumormassenreduktion erreichten. Zytostatika mit geringerer Aktivität wurden als bei der gegebenen Zellinie unwirksam klassifiziert.

Ergebnisse

Die Abb. 1 bis 5 zeigen das Ansprechen der fünf Zellinien auf 5 verschiedene Zytostatika. Jede Zellinie weist ein für sie charakteristisches Sensibilitätsmuster auf.

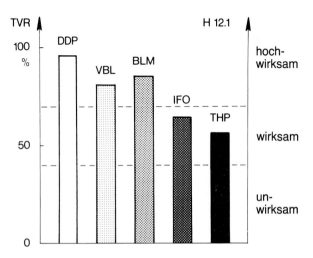

Abb. 1-5. TVR = Tumor-Volumen Reduktion durch gegebene Therapie im Vergleich zur unbehandelten Kontrolle; DDP = Cisplatin; VBL = Vinblastin; BLM = Bleomycin; IFO = Ifosfamid; THP = Theprubicin

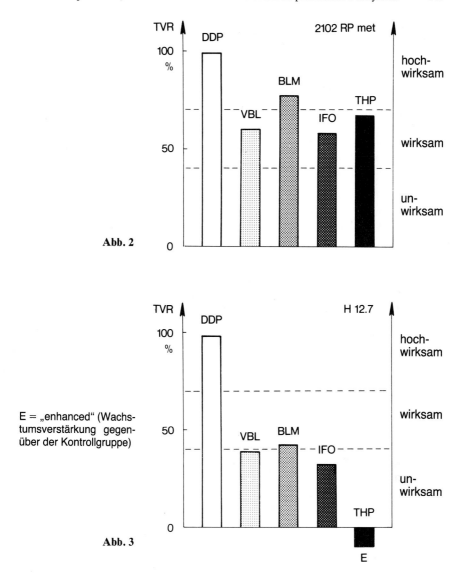

Abb. 2

E = „enhanced" (Wachstumsverstärkung gegenüber der Kontrollgruppe)

Abb. 3

Die beiden Linien H 12.1 und 2102 RPmet erweisen sich als generell chemotherapiesensibel mit gutem Ansprechen auf alle getesteten Substanzen (Abb. 1 und 2). Demgegenüber besitzen die übrigen Linien eine relative Resistenz gegenüber mindestens einer der untersuchten Substanzen, wobei vor allem die fast vollständige Resistenz der Linie H 23.1 gegenüber Cisplatin interessant ist (Abb. 5). Von den fünf untersuchten Zytostatika besitzt Cisplatin die größte Aktivität mit signifikanter Wirksamkeit bei 4 von 5 Linien, gefolgt von Bleomycin (aktiv bei 3/5 Linien).

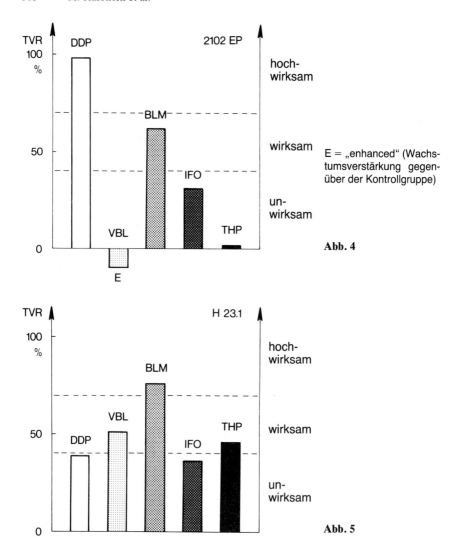

Abb. 4

Abb. 5

Diskussion

Patienten mit metastasierten nichtseminomatösen Hodentumoren haben eine Chance von 70%–80%, durch moderne Kombinationschemotherapieprotokolle geheilt zu werden [2, 5, 12]. Für die Therapie des verbleibenden Patientenkollektives werden neue, wirksame Zytostatika benötigt. Die relativ geringe Anzahl der Patienten, die auf die Standard-, Induktions-, und Salvagechemotherapie nicht ausreichend ansprechen und daher einer alternativen Therapie bedürfen, macht eine breite klinische Phase-II-Testung neuer Substanzen unmöglich, so daß gerade bei dieser Tumorentität einer präklinischen Erprobung neuer Zytostatika besondere Bedeutung zukommt.

Seit der ersten erfolgreichen Heterotransplantation von humanem Tumorgewebe auf kongenital thymusaplastische Mäuse [7] konnte durch zahlreiche Arbeitsgruppen der Wert dieses Modells für das Studium der Biologie humaner Tumoren in vivo gezeigt werden [6, 8]. Darüber hinaus haben sich heterotransplantierte Tumoren als gute Testsysteme für die Erprobung neuer Therapiemodalitäten erwiesen [3, 9, 11]. Ausgehend von etablierten humanen Hodenkarzinomzellinien wurde ein Xenograftmodell für eine detaillierte präklinische Prüfung neuer, beim Hodentumor möglicherweise wirksamer Substanzen entwickelt.

Die untersuchten Zellinien zeigen in ihrem Ansprechen gegenüber verschiedenen Zytostatika deutliche Unterschiede. Die beiden Linien H 12.1 und 2102 RPmet erweisen sich als generell sensibel gegenüber den Standardsubstanzen Cisplatin, Bleomycin, Vinblastin und Ifosfamid sowie gegenüber dem neuen Anthrazyklinderivat THP-Doxorubicin, während die übrigen drei Linien in unterschiedlichem Ausmaß resistent gegen ein oder mehrere der untersuchten Zytostatika sind. Dieser Unterschied der Chemotherapiesensibilität erlaubt es, die fünf Linien in einem Zwei-Schritt-Modell für eine detaillierte und ökonomische Prüfung neuer Substanzen einzusetzen. In einem ersten Schritt werden neue Zytostatika in den beiden chemotherapiesensiblen Linien H 12.1 und 2102 RPmet getestet. Angesichts der großen Sensibilität beider Linien stellt dieser erste Schritt ein sehr sensitives, aber nicht sehr spezifisches Testsystem dar, bei dem die Rate der zu Unrecht als unwirksam qualifizierten Substanzen relativ gering sein dürfte. Medikamente, die sich in diesem ersten Schritt als zumindest grenzwertig wirksam erwiesen haben, können an den verbleibenden drei weniger sensiblen Linien untersucht werden, um so eine möglichst detaillierte Aussage über die vermeintliche Aktivität einer neuen Substanz gegenüber nichtseminomatösen Hodentumoren zu erhalten. Substanzen, die bei den beiden sensiblen Linien H 12.1 und 2102 RPmet eine deutliche, sowie bei einer der resistenteren Linien eine zumindest grenzwertige Wirksamkeit gezeigt haben, empfehlen sich für eine weitere klinische Prüfung.

Dieses Zwei-Schritt-Modell, d. h. die Kombination von sensitiven Screening-Systemen (H 12.1 und 2102 RPmet) und spezifischem, aber weniger sensitiven zweiten Schritt erlaubt eine präzise und ökonomische Erprobung neuer Zytostatika und eine präklinische Selektion der bei dieser Tumorentität erfolgversprechensten Substanzen für deren nachfolgenden Einsatz im Rahmen klinischer Phase-II-Studien.

Danksagung: Wir danken Frau Carmen Schwabe-Perro und Frau Birgit Lentmann für die Erstellung des Manuskriptes sowie Herrn Rüdiger Joppien für die technische Assistenz

Literatur

1. Bosl GJ, Yagoda A, Vogelzang NJ, Whitmore W, Golbey R (1983) VP-16 plus cisplatin salvage chemotherapy for patients with germ cell tumors who fail to achieve a complete remission. Proc AACR Abstr 594
2. Einhorn LH, Williams SD (1979) Combination chemotherapy in disseminated testicular cancer; the Indiana University experience. Sem in Oncol 6: 87–93
3. Fiebig HH, Schuchhardt C, Henss H, Fiedler L, Löhr GW (1984) Comparison of tumor response in nude mice and in the patients. Behring Inst Research Communications 74: 343–352

4. Mortimer J, Bukowski RM, Mentier J, Hewlett JS, Livingstone RB (1982) VP-16-213, Cisplatinum und adriamycin salvage therapy for refractory and/or recurrent nonseminomatous germ cell neoplasms. Ca Chem Pharm 7: 215–218
5. Peckham MJ, Barrett A, Liew KH, Horwich A, Robinson B, Dobbs HJ, McElwain TJ, Hendry WF (1983) The treatment of metastatic germ cell testicular tumors with bleomycin, etoposide and cisplatin (BEP). Br J Ca 47: 613–619
6. Raghavan D, Heyderman E, Gibbs J, Neville A, Peckham MJ (1981) Functional and morphological aspects of human teratoma xenografts. In: Bastert GB (ed) Thymusaplastic nude mice and rats in clinical oncology, Gustav Fischer Verlag, Stuttgart 439–445
7. Rygaard J, Povlsen CO (1969) Heterotransplantation of a human malignant tumor to a mouse mutant nude. Acta Path Microb Scan 77: 758–760
8. Sharkey FE, Fogh JM, Hajdu SJ, Fithgerald PJ, Fogh J (1978) Experience in surgical pathology with human tumor growth in the nude mouse. In: Fogh J, Giovanella B (eds) The nude mouse in experimental and clinical research. Academic press, New York 187–213
9. Steel GG, Courtenay VD, Peckham MJ (1983) The response to chemotherapy of a variety of human tumor xenografts. Br J Cancer 47: 1–13
10. Trump DL, Hovert L (1985) Etoposide and very high dose cisplatin: salvage therapy for patients with advanced germ cell neoplasms. Cancer Treat Rep 69: 259–261
11. Venditti JM (1983) The National Cancer Institute antitumor drug discovery program, current and future perspective. Cancer Treat Rep 67: 767–772
12. Vugrin D, Withmore WF, Golbey RB (1983) VAB6 combination chemotherapy of disseminated cancer of the testis. Cancer 51: 211–215

Chemotherapie eines Hodentumors in der Nacktmaus

O.K. Schlappack, J.I. Delic, C. Bush und G.G. Steel

Abstract

The human germ cell tumor cell line GCT 27, growing as subcutaneous xenograft tumors in male nude mice, was used in the 4th and 5th passage to study responses to chemotherapeutic drugs. Recipient mice received 5 Gy whole-body irradiation immediately before tumor transplantation. The median take rate was 62% (range 39%–73%) and the median volume doubling time was 14 days (range 7–28 days). For bleomycin, cisplatin, and carboplatin the growth delay was clearly dose dependent. Bleomycin caused substantial weight loss at doses above 75 mg/kg, whereas a good response to cisplatin was obtained without toxic effects. Vinblastine and etoposide exerted no effect when given in nontoxic doses. The response to etoposide was not improved either by fractionated treatment or by combination with verapamil. However, the combination of 20 mg/kg etoposide and 2 mg/kg cisplatin, which when given alone were ineffective, led to a growth delay that was equal to that observed following administration of higher cisplatin doses. This effect may be explained by the fact that etoposide, as an inhibitor of DNA topoisomerase II, may interfere with the repair of DNA interstrand crosslinks caused by cisplatin.

Zusammenfassung

Die menschliche Hodentumorlinie GCT 27, als subkutane Tumoren in männlichen Nacktmäusen wachsend, wurde zur Untersuchung einer Reihe von chemotherapeutischen Substanzen verwendet. Die Tumoren wurden in mit 5 Gy ganzkörperbestrahlten Tieren passagiert, wobei die mediane Angehrate 62% (39–73%) und die mediane Tumorverdopplungszeit 14 Tage (7–28 Tage) betrug. Für Bleomycin, Cisplatin und Carboplatin wurden steile Dosiswirkungskurven gefunden. Während Bleomycin erhebliche Gewichtsverluste verursachte, wurden mit Cisplatin maximale Wachstumsverzögerungen mit völlig untoxischen Dosen erzielt. Die Dosis von Carboplatin, die eine maximale Wachstumsverzögerung bewirkte, verursachte bereits eine 25prozentige Letalität. Vinblastin und Etoposid erwiesen sich in tolerabler Dosierung als unwirksam. Auch die fraktionierte Gabe von Etoposid, oder die Kombination mit dem Kalziumantagonisten Verapamil, führte nicht zu günstigeren Resultaten, jedoch die Kombination von 20 mg/kg Etoposid mit 2 mg/kg Cisplatin, beides, für sich allein gegeben, unwirksame Dosen, führte zu einer Wachstumsverzögerung, die jener nach

Applikation höherer Cisplatindosen vergleichbar war. Dieser letzte Befund läßt sich vielleicht damit erklären, daß Etoposid als Hemmer der DNA-Topoisomerase II mit der Reparatur, der durch Cisplatin verursachten DNA-Brückenbildungen, interferiert.

Einleitung

70% der Patienten mit einem disseminierten Hodenkarzinom kann durch Behandlung mit der Kombination Cisplatin, Vinblastin bzw. Etoposid und Bleomycin krankheitsfrei gemacht werden [3, 9]. Da jedoch dieses Behandlungsregime mit nicht unerheblicher Toxizität verbunden ist, ist die Suche nach weniger toxischen Substanzen angezeigt.

Auf thymusaplastische Nacktmäuse transplantierte menschliche Hodenkarzinome eignen sich für eine diesbezügliche Testung [17].

Material und Methoden

Tiere und Haltung

Männliche Auszuchtnacktmäuse der institutseigenen Zucht wurden verwendet. Die Tiere wurden in Isolatoren untergebracht und erhielten strahlensterilisiertes Futter und Einstreu und autoklaviertes Wasser.

Tumor

Der für diese Studie verwendete Tumor stammt vom Orchidektomiepräparat eines 30jährigen Patienten mit einem malignen Teratom, das undifferenzierte, intermediär differenzierte, Dottersack- und Seminomanteile enthielt. Die von Dr. M. Pera vom selben Institut daraus entwickelte Zellinie (GCT 27) führte 4–6 Monate nach subkutaner Injektion von 2×10^6 Zellen zu Tumoren. Die Passage der Tumoren erfolgte durch subkutane Implantation von $2 \times 2 \times 2$ mm messenden Tumorfragmenten in mit 5 Gy ganzkörperbestrahlte Tiere, da gezeigt werden konnte, daß durch die weitere Immunsuppression von Nacktmäusen durch Ganzkörperbestrahlung die Angehrate gesteigert und die Latenzzeit verkürzt werden kann [7].

Chemotherapeutische Studien

Tumoren zwischen 0,2 und 0,5 g wurden verwendet, mit 5 Tumoren pro experimenteller Gruppe. Alle Experimente wurden mindestens einmal wiederholt. Getestet wurden: Bleomycin, Vinblastin, Etoposid, Verapamil, Cisplatin und Carboplatin. Die Substanzen wurden in 0,9% NaCl gelöst und intraperitoneal (i.p.) verabreicht.

Tumormessung

Einmal pro Woche wurde der größte und der senkrecht daraufstehende Durchmesser der Tumoren mit einer Schublehre gemessen. Das Tumorgewicht wurde mit Hilfe einer Kalibrationskurve nach der Methode von Steel und Adams 1975 [19] ermittelt. Das Ansprechen der Tumoren wurde als mediane Zeit bis zur Verdopplung des Ausgangsvolumens als Funktion der Zytostatikadosis gemessen.

Toxizität

Die Tiere wurden in 2–3tägigen Intervallen gewogen und das mittlere Gewichtsdefizit (MGD) während der 14 Tage nach Zytostatikaapplikation berechnet. Des weiteren wurde die kumulative Todesrate bis zum Ende individueller Experimente erhoben.

Ergebnisse

Die Angehrate betrug median 62% (39–73%) und die Latenzzeit 35 Tage (25–65 Tage). Die mediane Tumorverdopplungszeit betrug 14 Tage (7–28 Tage).

Die mit Bleomycin und Vinblastin erzielten Ergebnisse sind in Abb. 1 zusammengefaßt. Man sieht, daß Bleomycin einen ausgeprägten Effekt auf das Tumorwachs-

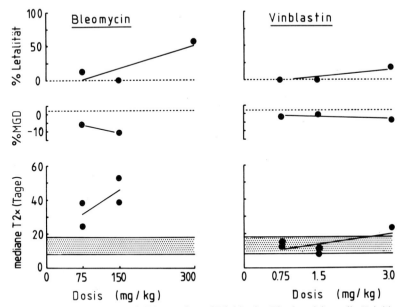

Abb. 1. Therapie des GCT 27-Tumors mit Bleomycin und Vinblastin. T2× bezeichnet die Zeit bis zum Zweifachen des Ausgangsvolumens. Das schraffierte Areal gibt den Bereich von der 25. bis 75. Percentile der Kontrollen wider. Die Toxizität wird durch die prozentuale Letalität und das mittlere Gewichtsdefizit in Prozent, %MGD, ausgedrückt (gestrichelte Linien für Kontrollen)

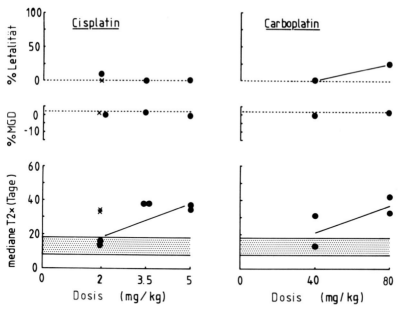

Abb. 2. Therapie des GCT 27-Tumors mit Cisplatin und Carboplatin. Details wie in Abb. 1. Die Punkte geben i. p. Einzelgaben von Cisplatin bzw. Carboplatin wider, während die Sternchen für die kombinierte Applikation von 2 mg/kg Cisplatin und 20 mg/kg Etoposid stehen

tum hatte, der allerdings von substantieller Toxizität in Form von Gewichtsverlust begleitet war, während Vinblastin keine signifikante Beeinflussung des Tumorwachstums bewirkte.

Abb. 2 zeigte die Ergebnisse mit Cisplatin und Carboplatin. Für Cisplatin wurde eine sehr steile Dosiswirkungskurve mit maximaler Wachstumsverzögerung nach Dosen von 3,5 und 5 mg/kg, ohne irgendwelche Anzeichen von Normalgewebstoxizität, gefunden. 5 mg/kg Cisplatin, die Hälfte der LD 10-Dosis für immunsupprimierte Mäuse [20], war auch die höchste Dosis, die wir mit Wachstumsverzögerung als Endpunkt applizieren konnten, da im ersten Experiment mit dieser Dosis 4 von 5 Tumoren komplett verschwanden.

Carboplatin hatte auch einen guten Effekt auf das Tumorwachstum, doch betrug die Letalität für 80 mg/kg bereits 25%.

Abb. 3 faßt die mit Etoposid erzielten Ergebnisse zusammen. Als i. p. Einzelgaben führte Etoposid erst bei Dosen über 40 mg/kg zu meßbaren Antitumoreffekten, die aber auch in zunehmendem Maße von Normalgewebstoxizität begleitet waren. Pharmakokinetische Studien mit Lewis lung carcinoma-tragenden Mäusen haben gezeigt, daß eine Dosis von 13 mg/kg Etoposid zu relativ höheren Tumorkonzentrationen führt als 40 mg/kg [1]. Wir haben deshalb auch die Gabe von 3 täglichen Dosen von 13 oder 20 mg/kg Etoposid versucht, ohne daß wir eine Wirkungssteigerung hätten beobachten können. Mit dem Kalziumantagonisten Verapamil, in einer Dosierung von 25 mg/kg, konnte eine Potenzierung der Wirkung von Etoposid auf menschliche akute lymphoblastische Leukämiezellen beobachtet werden [18]. Wir versuchten

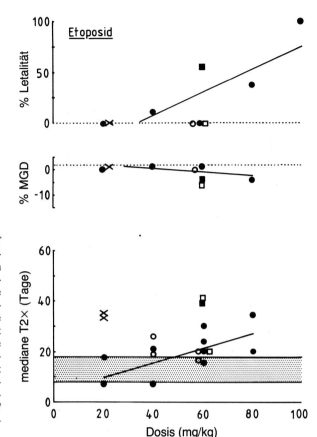

Abb. 3. Behandlung des GCT 27-Tumors mit Etoposid. Details wie in Abb. 1. Die runden Punkte repräsentieren i.p. Einzelgaben, die Kreise 3 tägliche i.p. Injektionen, die quadratischen Punkte die gemeinsame Einzelgabe in Kombination mit Verapamil (25 mg/kg) und die offenen Quadrate die 3 mal tägliche Gabe in Kombination mit Verapamil. Die Sternchen zeigen, wie in Abb. 2, die kombinierte Verabreichung von 2 mg/kg Cisplatin mit 20 mg/kg Etoposid

daher auch, sowohl in Kombination mit Etoposideinzelgaben als auch in Kombination mit drei täglichen Gaben von 20 mg/kg, mit Verapamil die Etoposidwirkung zu verstärken. Wie jedoch aus Abb. 3 hervorgeht, gelang es mit keiner der beiden Applikationsweisen den Antitumoreffekt von Etoposid zu steigern, lediglich die Letalität nach kombinierter Einzelgabe von 60 mg/kg Etoposid und 25 mg/kg Verapamil betrug 56%. Verapamil allein hatte keinen Einfluß auf das Tumorwachstum.

Nachdem für fortgeschrittene P 388 Leukämie ein Synergismus zwischen Cisplatin und Etoposid berichtet wurde [16], versuchten auch wir die gemeinsame Gabe von 2 mg/kg Cisplatin und 20 mg/kg Etoposid. Obwohl beide Dosen, wenn für sich allein appliziert, unwirksam sind, führte die kombinierte Gabe zu einer Wachstumsverzögerung, die jener nach höheren alleinigen Cisplatingaben vergleichbar war. Auch wurde dieses Ergebnis ohne jegliche Anzeichen von Toxizität erzielt.

Diskussion

Menschliche testikuläre Karzinome behalten einige ihrer charakteristischen Eigenschaften, wenn sie auf thymusaplastischen Nacktmäusen wachsen [17]. Tumorverdopplungszeiten von 1,6 bis 15,5 Tagen wurden berichtet [2, 5, 6, 8, 17, 20, 21]. Die Tumorverdopplungszeit von 14 Tagen des GCT 27 stimmt somit gut mit bisherigen Erfahrungen überein.

Die Einführung von Vinblastin in die Therapie metastasierter germinaler Neoplasien machte objektive Ansprechraten von 52% möglich [14]. Die für den GCT 27 Tumor beobachtete Wirkungslosigkeit von Vinblastin steht jedoch in Einklang mit früheren Hodentumorxenografterfahrungen mit dieser Substanz [6, 8, 20].

Die Kombination von Bleomycin mit Vinblastin vermochte die Ansprechrate des Hodenkarzinoms auf 74% zu erhöhen [15]. Die Behandlung des GCT 27-Tumors mit Bleomycin zeigte auch eine gute Antitumorwirksamkeit und bestätigt somit die früheren Beobachtungen von Steel [20] mit einer ganzen Reihe von Hodentumorlinien und von Osieka [8] mit der Xenograftlinie Ma. Nur Lapis [6] berichtete eine sehr geringe Wachstumsverzögerung von 1,5 Tagen mit seiner TT2 Linie, doch ist die von ihm verwendete Bleomycindosis (15 mg/kg) viel geringer als die von uns getesteten Dosen. Leider ist die Antitumoraktivität von Bleomycin mit einem gewissen Maß an Toxizität in Form von Gewichtsverlust verbunden, z. B. -6% MGD für 75 mg/kg und -11% für 150 mg/kg. Die Toxizität von Bleomycin wird auch in der Klinik beobachtet und eine kürzlich abgeschlossene Studie, die die Effektivität von Etoposid plus Cisplatin mit oder ohne Bleomycin bei Hodentumorpatienten mit kleinvolumigen Metastasen untersuchte, kam zu dem Schluß, daß die Abnahme der Toxizität ohne Bleomycin auch von einer Verringerung der Antitumorwirkung begleitet ist [10].

Die Einführung von Cisplatin in die Behandlung des Hodenkrebses machte komplette Remissionsraten von 70% möglich [3]. Cisplatin war auch die effektivste Substanz, die wir mit dem GCT 27 Tumor getestet haben mit kompletten Remissionen nach Dosen, die nur der Hälfte der LD10 Dosis entsprechen. Auch war die Dosiswirkungskurve sehr steil, mit keinem Effekt nach 2 mg/kg und bereits maximaler Wachstumsverzögerung nach 3,5 mg/kg Cisplatin. Carboplatin, das zweite Platinanalog, das wir testeten, war auch sehr effektiv, doch wurden die guten Ergebnisse nicht mit ganz so untoxischen Dosen wie mit Cisplatin erzielt.

Etoposid, für das Remissionsraten von 46% bei fortgeschrittenen Hodentumorpatienten berichtet wurden [4], zeigte sich als völlig wirkungslos in einer Dosierung von 20 und 40 mg/kg. Erst bei Steigerung der Dosis über die LD10 von 40 mg/kg hinaus auf 60 mg/kg, konnte ein geringer Effekt erzielt werden. Auch Osieka [8], der eine Dosis von 15 mg/kg für seine Ma-Linie verwendete und Steel [20], der 40 mg/kg applizierte, berichteten über keine Antitumorwirksamkeit der Substanz in ihren Xenografts. Auch die Gabe von 40 mg/kg als drei tägliche Dosen von 13 mg/kg führte nicht zu einer verbesserten Antitumorwirkung, obwohl pharmakokinetische Studien zeigten, daß die Tumorkonzentration nach 13 mg/kg relativ höher ist als nach 40 mg/kg Etoposid [1].

Für L1210-Zellen konnte in vitro gezeigt werden, daß der Kalziumantagonist Verapamil die Akkumulation und die Zytotoxizität von Etoposid steigert [11, 12,]. Leider führte jedoch weder die Kombination von Verapamil mit einer Einzelgabe von Etoposid zu einer verstärkten Wirkung in unserem GCT 27 Tumor noch die gleichzeitige Gabe mit drei täglichen Dosen von 20 mg/kg Etoposid. Die mit der Kombination von 25 mg/kg Verapamil und 60 mg/kg Etoposid erzielten Ergebnisse sind außerdem schwer zu interpretieren, da mehr als 50% der Tiere, die diese Kombination erhielten, verstorben sind.

Die Kombination von 20 mg/kg Etoposid mit 2 mg/kg Cisplatin führte allerdings zu einem Tumoransprechen, das jenem nach höheren Cisplatinmonogaben äquivalent war. Dieser Effekt wurde außerdem ohne jegliche Anzeichen von Toxizität erzielt und läßt einen möglichen Synergismus zwischen den beiden Substanzen vermuten.

Die zytotoxische Wirkung von Cisplatin wird auf die Bildung von DNA-Brücken zurückgeführt [24], während der dem Etoposid zugrundeliegende Wirkungsmechanismus DNA-Topoisomerase II vermittelte DNA-Trennungen zu involvieren scheint [13, 23]. Es ist möglich, daß das Ergebnis der Einwirkung einer zytotoxischen Substanz auf eine Zelle von der Fähigkeit der Zelle abhängig ist, den verursachten Schaden zu reparieren. Da DNA-Topoisomerase II ein Enzym ist, das in der Lage ist, die topologische Anordnung der DNA durch vorübergehende Unterbrechung eines Doppelstranges zu verändern [22], ist es denkbar, daß die beobachtete Interaktion zwischen Cisplatin und Etoposid das Resultat einer durch Etoposid behinderten Reparatur von durch Cisplatin verursachten Schäden ist.

Danksagung. Die Autoren bedanken sich bei Herrn Professor M. J. Peckham für seine Unterstützung und bei Herrn E. Merryweather und seinen Mitarbeitern für die Betreuung der Tiere

Literatur

1. Colombo T, Broggini M, Torti L, Erba E, D'Incalci M (1982) Pharmacokinetics of VP 16-213 in Lewis lung carcinoma bearing mice. Cancer Chemother Pharmacol 7: 127-131
2. Edler von Eyben F, Trope C, Ljungberg O, Alm P, Wennerberg J, Gulberg B (1982) Histologic pattern and growth in two human testis cancers before and after transplantation to nude mice. Cancer 50: 2845-2853
3. Einhorn LH, Donohue J (1977) Cis-diamminedichloroplatinum, vinblastine, and bleomycin combination chemotherapy in disseminated testicular cancer. Annals Intern Med 87: 293-298
4. Fritzharris BM, Kaye SB, Saverymuttu S, Newlands ES, Barrett A, Peckham MJ, McElwain TJ (1980) VP 16-213 as a single agent in advanced testicular tumours. Europ J Cancer 16: 1193-1197
5. Harstrick A, Casper J, Schmoll H-J (1987) Comparative antitumour activity of cisplatin and two new cisplatinanalogues JM8 and JM9 in human testicular carcinoma xenografts. Int J Androl 10: 139-145
6. Lapis P, Kopper L, Bodrogi I, Sugar J, Lapis K, Eckhardt S (1985) Characteristics and chemotherapeutic sensitivity of a human testicular cancer grown in artificially immunosuppressed mice. Oncology 42: 112-118
7. Ohsugi Y, Gershwin ME, Owens RB, Nelson-Rees WA (1980) Tumorigenicity of human malignant lymphoblasts: comparative study with unmanipulated nude mice, antilymphocyte serumtreated nude mice, and X-irradiated nude mice. J Natl Cancer Inst 65: 715-718
8. Osieka R, Bamberg M, Pfeiffer R, Glatte P, Scherer E, Schmidt CG (1985) Zur Einwirkung antineoplastischer Substanzen und ionisierender Strahlung auf ein heterotransplantiertes menschliches Hodenkarzinom. Strahlentherapie 161: 35-46
9. Peckham MJ, Barrett A, Liew KH, Horwich A, Robinson B, Dobbs HJ, McElwain TJ, Hendry WF (1983) The treatment of metastatic germ cell testicular tumours with bleomycin, etoposide and cisplatin (BEP). Br J Cancer 47: 613-619
10. Peckham MJ, Horwich A, Blackmore C, Hendry WF (1985) Etoposide and cisplatin with or without bleomycin as first-line chemotherapy for patients with small-volume metastases of testicular nonseminoma. Cancer Treat Rep 69: 483-488
11. Ross WE, Yalowich JC (1984) Potentiation of etoposideinduced DNA damage by calcium antagonists in L1210 cells in vitro. Cancer Res 44: 3360-3365

12. Ross WE, Yalowich JC (1985) Verapamil-induced augmentation of etoposide accumulation in L 1210 cells in vitro. Cancer Res 45: 1651–1656
13. Ross WE, Rowe T, Glisson B, Yalowich J, Liu L (1984) Role of topoisomerase II in mediating epipodophyllotoxin-induced DNA cleavage. Cancer Res 44: 5857–5860
14. Samuels ML, Howe CD (1970) Vinblastine in the management of testicular cancer. Cancer 25: 1009–1017
15. Samuels ML, Johnson DE, Holoye PY (1975) Continuous intravenous bleomycin (NSC-125066) therapy with vinblastine (NSC-49842) in stage III testicular neoplasia. Cancer Chemother Rep 59: 563–570
16. Schabel Jr, FM, Trader MW, Laster Jr, WR, Corbett TH, Griswold Jr, DP (1979) Cis-dichlorodiammineplatinum (II): combination chemotherapy and cross-resistance studies with tumors of mice. Cancer Treat Rep 63: 1459–1473
17. Selby PJ, Heyderman E, Gibbs J, Peckham MJ (1979) A human testicular teratoma serially transplanted in immune-deprived mice. Br J Cancer 39: 578–583
18. Slater LM, Murray SL, Wetzel MW, Sweet P, Stupecky M (1986) Verapamil potentiation of VP-16-213 in acute lymphatic leukaemia and reversal of pleiotropic drug resistance. Cancer Chemother Pharmacol 16: 50–54
19. Steel GG, Adams K (1975) Stem-cell survival and tumour control. Cancer Res 35: 1530–1535
20. Steel GG, Courtenay VD, Peckham MJ (1983) The response to chemotherapy of a variety of human tumour xenografts. Br J Cancer 47: 1–13
21. Tveit KM, Fodstad O, Brogger A, Olsnes S (1980) Human embryonal carcinoma grown in athymic mice and in vitro. Cancer Res 40: 949–953
22. Wang JC (1985) DNA topoisomerases. Ann Rev Biochem 54: 665–697
23. Yang L, Rowe TC, Liu LF (1985) Identification of DNA topoisomerase II as an intracellular target of antitumor epipodophyllotoxins in simian virus 40-infected monkey cells. Cancer Res 45: 5872–5876
24. Zwelling LA, Anderson T, Kohn KW (1979) DNA-protein and DNA interstrand cross-linking by cis- and trans-platinum (II) diamminedichloride in L1210 mouse leukemia cells and relation to cytotoxicity. Cancer Res 39: 365–369

Vergleich der antineoplastischen Aktivität von Cisplatin, Carboplatin und Iproplatin gegenüber humanen Hodenkarzinomzellinien: In vitro- und in vivo-Ergebnisse

A. Harstrick, R. Guba, J. Casper, D. Reile, H.-U. Hemelt, H. Poliwoda, H. Wilke und H.-J. Schmoll

Abstract

Cisplatin is a backbone of all combination chemotherapies currently in use for the treatment of nonseminomatous germ cell tumors. Recently new analogs with lower toxicity have been developed. The antitumor activity of two analogs, (JM8) carboplatinum und (JM9) Iproplatinum, was compared to that of cisplatin in vitro and in vivo. [^{3}H] Thymidine incorporation in three established human testicular cancer cell lines was significantly more inhibited by cisplatin than by JM8 or JM9. Against heterotransplanted human testicular cancer cell lines in the nude mouse, cisplatin showed significantly stronger antitumor activity than JM8 or JM9 when given in equitoxic doses. While both analogs only moderately retarded tumor growth, cisplatin produced a significant reduction of tumor volume in three of four cell lines. From these data it is concluded that the antitumor activity of cisplatin may be significantly superior to that of JM8 and JM9 and results of preclinical investigations should be awaited before replacement of cisplatin by JM8 or JM9 in the treatment of nonseminomatous germ cell tumors is considered.

Zusammenfassung

Der Großteil der Patienten mit metastasiertem nichtseminomatösem Hodentumor kann heute durch cisplatinhaltige Chemotherapieprotokolle geheilt werden. In den letzten Jahren haben neue, mit weniger unerwünschten Nebenwirkungen ausgestattete Platinderivate Eingang in Phase I- und Phase II-Studien gefunden. Die Aktivität von zwei dieser neuen Platinderivate, (JM8) Carboplatin und (JM9) Iproplatin, gegenüber etablierten humanen Hodenkarzinomzellinien wurde im Vergleich zu Cisplatin in vitro und in vivo untersucht. Bei drei etablierten Hodenkarzinomzellinien wurde die ^{3}H-Thymidin-Einbaurate durch Cisplatin signifikant stärker gehemmt als durch gleiche Konzentrationen von JM8 oder JM9. Diese Überlegenheit von Cisplatin hinsichtlich der antineoplastischen Aktivität zeigte sich auch in vivo: bei Verwendung äquitoxischer Dosen induzierte Cisplatin bei 3/4 humanen Hodenkarzinomzellinien, die auf thymusaplastische Nacktmäuse heterotransplantiert worden waren, eine deutliche Reduktion des Tumorvolumens; sowohl JM8 als auch JM9 bewirkten im Gegensatz dazu nur eine geringgradige Wachstumsverzögerung. Diese präklinischen Daten weisen darauf hin, daß sowohl JM8 als auch JM9 bei der Behandlung nichtseminomatöser Hodentumoren Cisplatin unterlegen zu sein scheinen. Zusätzliche präklinische Untersuchungen sollten abgewartet werden, bevor ein Ersatz von Cisplatin durch JM8 oder JM9 in der Therapie nichtseminomatöser Hodentumoren diskutiert werden kann.

Einleitung

Nichtseminomatöse Hodentumoren sind heute selbst im metastasierten Stadium durch den Einsatz moderner Kombinationschemotherapieprotokolle zu ungefähr 70%–80% kurativ behandelbar [4, 8, 13]. Alle z. Zt. gebräuchlichen Therapieschemata bauen auf der herausragenden Wirksamkeit von Cisplatin bei dieser Tumorentität auf [10]. Allerdings ist die hohe antineoplastische Aktivität von Cisplatin mit einer Reihe unerwünschter Nebenwirkungen, vor allem Neuro-, Oto- und Nephrotoxizität vergesellschaftet [3, 6, 12].

Vermehrte Anstrengungen wurden daher unternommen, um Cisplatinderivate mit einer dem Cisplatin vergleichbaren zytotoxischen Effektivität, aber verminderten Nebenwirkungen zu entwickeln. Mit Carboplatin (JM8) und Iproplatin (JM9) haben zwei Platinderivate Eingang in klinische Studien gefunden, die sich durch eine geringere Oto-, Neuro- und Nephrotoxizität auszeichnen [1, 2, 5, 11]. Die Aktivität dieser beiden neuen Derivate gegenüber etablierten humanen Hodenkarzinomzelllinien wurden im Vergleich zu Cisplatin in vivo und in vitro untersucht.

Material und Methoden

In vitro

Die drei etablierten Hodentumorzellinien H 12.1, H 23.1 und H 32 wurden verwendet. Die Tumorzellen wurden in 24-Loch-Kulturplatten gegeben (2×10^5 Zellen/Loch); 48h nach dem Einsetzen wurden die Zytostatika für 1h hinzugegeben; die Zellen 2 × mit PBS gewaschen und anschließend für 24h dem ^{3}H-Thymidin exponiert (0,5 uCi/Loch). Die inkorporierte Radioaktivität wurde mit einer Scintillationskamera gemessen und die Einbaurate pro Einheit DNA berechnet. Alle Experimente wurden in 6 Ansätzen durchgeführt und die jeweiligen Mittelwerte errechnet.

In vivo

Die etablierten Hodentumorzellinien 2102 EP, 1428 A, H 12.1 und H 23.1 wurden durch s. c. Injektion von je 1×10^7 Zellen/Maus auf 6 bis 8 Wochen alte NMRI nu/nu Mäuse heterotransplantiert. Die tumortragenden Mäuse wurden in Gruppen zu 6 bis 8 Tieren eingeteilt und mit äquitoxischen Dosen (LD 20) behandelt (Tabelle 1). Das Tumorwachstum wurde über einen Zeitraum von 30 Tagen gemessen und für jeden Meßpunkt das mittlere relative Tumorvolumen berechnet.

Tabelle 1. Dosierungstabelle (LD 20)

	Dosis	Schedule
Cisplatin	3 mg/kg/d	i.p. d 1–5
JM8	12,5 mg/kg/d	i.p. d 1–5
JM9	4,3 mg/kg/d	i.p. d 1–5

Ergebnisse

In vitro

Abb. 1–3 zeigen den Einfluß von Cisplatin, JM8 und JM9 auf die ^{3}H-Thymidin-Einbaurate bei den Zellinien H 12.1, H 23.1, und H 32. Bei allen drei Zellinien wird die Inkorporation von ^{3}H-Thymidin durch Cisplatin signifikant stärker gehemmt als durch JM8 oder JM9. Selbst bei Berücksichtigung der unterschiedlichen Molekulargewichte scheinen mehr als 10fach höhere Konzentrationen von beiden Derivaten nötig zu sein, um eine dem Cisplatin vergleichbare Zytotoxizität zu erreichen.

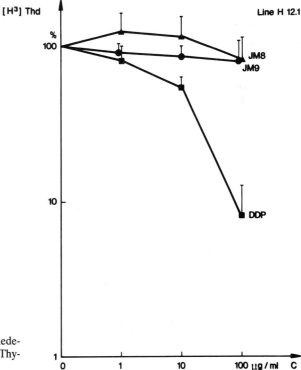

Abb. 1. Einfluß von Cisplatin (DDP), JM8 und JM9 in verschiedenen Konzentrationen auf die ^{3}H-Thymidin-Einbaurate. Linie H 12.1

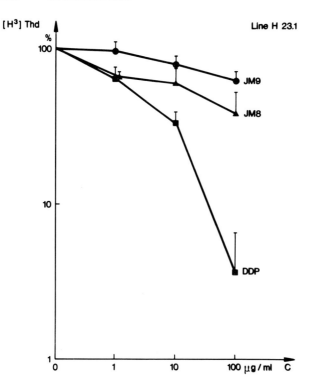

Abb. 2. Einfluß von Cisplatin (DDP), JM8 und JM9 in verschiedenen Konzentrationen auf die ^{3}H-Thymidin-Einbaurate. Linie H 23.1

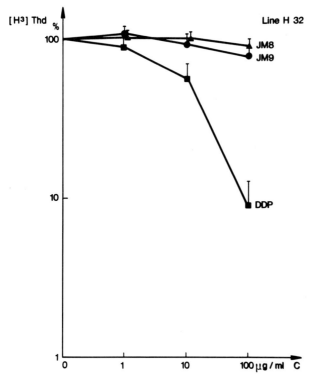

Abb. 3. Einfluß von Cisplatin (DDP), JM8 und JM9 in verschiedenen Konzentrationen auf die ^{3}H-Thymidin-Einbaurate. Linie H 32

Vergleich der antineoplastischen Aktivität von Cisplatin, Carboplatin und Iproplatin 583

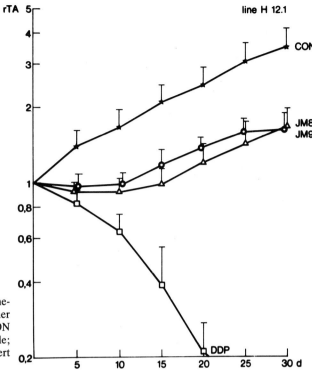

Abb. 4. Wachstumskinetik heterotransplantierter humaner Hodenkarzinomzellinien. CON = unbehandelte Kontrolle; DDP = Cisplatin; Mittelwert + SD. Linie H 12.1

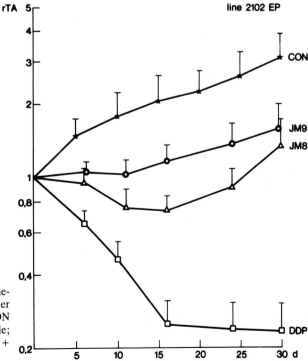

Abb. 5. Wachstumskinetik heterotransplantierter humaner Hodenkarzinomzellinien. CON = unbehandelte Kontrolle; DDP = Cisplatin; Mittelwert + SD. Linie 2102 EP

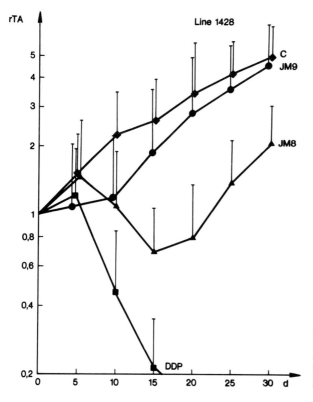

Abb. 6. Wachstumskinetik heterotransplantierter humaner Hodenkarzinomzellinien. CON = unbehandelte Kontrolle; DDP = Cisplatin; Mittelwert + SD. Linie 1428 A

In vivo

Der Einfluß von Cisplatin, JM8 und JM9 auf Xenografttumoren der Linien H 12.1, 1428 A, 2102EP und H 23.1 sind in Abb. 4–7 dargestellt. Bei den drei Linien H 12.1, 1428 A und 2102 EP bewirkt Cisplatin eine signifikante Reduktion des Tumorvolumens. Im Vergleich dazu erweisen sich beide Derivate in äquitoxischen Dosen als deutlich weniger wirksam (Abb. 4–6). Die 4. untersuchte Linie, H 23.1, weist in vivo eine ausgeprägte Resistenz gegenüber Cisplatin auf. Ebenso wie Cisplatin sind auch JM8 und JM9 bei dieser Linie unwirksam (Abb. 7).

Diskussion

Alle z. Z. in der Therapie des metastasierten, nichtseminomatösen Hodentumors eingesetzten Kombinationsprotokolle basieren auf der herausragenden Wirksamkeit von Cisplatin bei dieser Tumorentität [10]. Durch cisplatinhaltige Protokolle sind Heilungen bei 70%–80% der Patienten erreichbar [4, 8, 13]. Diese ausgezeichneten Behandlungsergebnisse werden allerdings z. T. durch die nicht unerhebliche Akuttoxizität wie Übelkeit und Erbrechen und Langzeittoxizität wie Neuro-, Oto- und Nephrotoxizität von Cisplatin eingeschränkt [3, 6, 12]. In den letzten Jahren sind

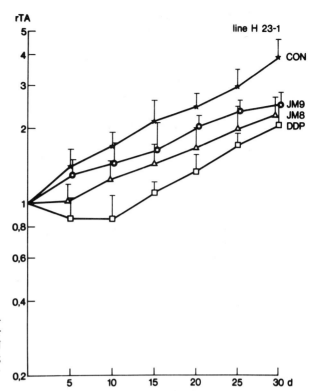

Abb. 7. Wachstumskinetik heterotransplantierter humaner Hodenkarzinomzellinien. CON = unbehandelte Kontrolle; DDP = Cisplatin; Mittelwert + SD. Linie H 23,1

daher verstärkte Anstrengungen unternommen worden, neue Cisplatinderivate mit geringeren unerwünschten Nebenwirkungen bei möglichst gleicher Aktivität zu entwickeln. Aus der großen Gruppe dieser Derivate haben sich aufgrund präklinischer Untersuchungen unter anderem JM8 und JM9 für eine weitere Prüfung in klinischen Studien qualifiziert [9, 14]. Erste klinische Erfahrungen mit beiden Substanzen haben gezeigt, daß bei ihnen im Gegensatz zu Cisplatin die Myelotoxizität den dosislimitierenden Faktor darstellt, während Neuro- und Nephrotoxizität keine entscheidende Rolle zu spielen scheint [1, 2, 5, 11].

Bislang fehlen allerdings vergleichende Studien über die Wirksamkeit von beiden Derivaten bei nichtseminomatösen Hodentumoren. Um die mögliche Rolle, die beide Derivate in der Therapie testikulärer Tumoren spielen können, näher zu charakterisieren, wurde ihre Effektivität im Vergleich zu Cisplatin gegenüber etablierten Hodenkarzinomzellinien in vitro und in vivo untersucht. Bei allen drei untersuchten Zellinien zeigten sowohl JM8 als auch JM9 eine signifikant schwächere Hemmung der ^{3}H-Thymidin-Inkorporation als Cisplatin. Auch in vivo war Cisplatin den Derivaten JM8 und JM9 bei Verwendung äquitoxischer Dosen hinsichtlich der antineoplastischen Aktivität deutlich überlegen.

Aufgrund dieser Ergebnisse scheinen beide Derivate in der Therapie nichtseminomatöser Hodentumoren dem Cisplatin unterlegen zu sein. Zwar berichten Motzer et al. über 2 partielle Remissionen unter JM8 bei 20 Cisplatin-vorbehandelten Patienten, jedoch waren die beiden beobachteten Remissionen von extrem kurzer Dauer, so daß diese vorläufigen Daten nicht als Beleg für eine hohe Wirksamkeit von JM8 bei nichtseminomatösen Hodentumoren herangezogen werden sollten [7]. Aufgrund der bislang vorliegenden Ergebnisse scheint uns ein Ersatz von Cisplatin durch JM8 oder JM9 zumindest in konventioneller Dosierung in der "first line"-Therapie nichtseminomatöser Hodentumoren nicht ratsam.

Danksagung. Wir danken Frau Carmen Schwabe-Perro und Frau Birgit Lentmann für die Erstellung des Manuskriptes sowie Herrn Rüdiger Joppien für die technische Assistenz

Literatur

1. Bramwell VHC, Crouther D, O'Malley S, Swindell R, Johnson R, Cooper EH, Thatcher N, Howell A (1985) Activity of JM9 in advanced ovarian cancer: A phase I–II trial. Cancer Treat Rep 69: 409–416
2. Creaven PJ, Madajewicz S, Pendyala L, Mittelman A, Pontes E, Spaulding M, Arbuck S, Solomon J (1983) Phase I clinical trial of cis-dichlorotransdihydroxy-isopropylamine platinum (IV) (CHIP). Cancer Treat Rep 67: 795–800
3. DeConti RC, Toftness BR, Lange RC, Creasey WS (1973) Clinical and pharmacological studies with cis-diamminedichloroplatinum (II). Cancer Research 33: 1310–1315
4. Einhorn LH, Williams SD (1979) Combination chemotherapy in disseminated testicular cancer: the Indiana university experience. Sem in Oncol 6: 87–93
5. Evans BD, Raju KS, Calvert AH, Harland SJ, Wiltshaw E (1983) Phase II-study of JM8, a new platinum analog in advanced ovarian carcinoma. Cancer Treat Rep 67: 997–1000
6. Helson L, Okonkow E, Anton L (1978) Cisplatinum ototoxicity. Clin Toxicol 13: 469–471
7. Motzer RJ, Bosl GJ, Tauer K, Golbey R (1987) Phase II trial of carboplatin in patients with advanced germ cell tumors refractory to cisplatin. Cancer Treat Rep 71: 197–198
8. Peckham MJ, Barrett A, Liew KH, Horwich A, Robinson B, Dobbs HJ, McElwain TJ, Hendry WF (1983) The treatment of metastatic germ cell testicular tumors with bleomycin, etoposide and cisplatin (BEP). Br J Ca 47: 613–619
9. Rose WC, Bradner WT (1984) Experimental antitumor activity of platinum coordination complexes. In Hacker MP, Douple EB, Krakoff IH (eds) Platinum coordination complexes in cancer chemotherapy. Martinus Nijhoff, Boston 228–239
10. Rozencweig M, von Hoff DD, Slavik M, Muggia FM (1977) Cis-diamminedichloroplatinum a new cancer drug. Ann Intern Med 86: 803–812
11. Smith JE, Harland SJ, Robinson BA (1985) Carboplatin, a very active new cisplatin analog in the treatment of small cell lung cancer. Cancer Treat Rep 69: 43–46
12. Von Hoff DD, Reichert CM, Cuneo R (1979) Demyelination of peripheral nerves associated with cis-diamminedichloroplatinum (II) therapy. Proc AACR 20: 91
13. Vugrin D, Withmore WF, Golbey RB (1983) VAB 6 combination chemotherapy without maintenance in the treatment of disseminated cancer of the testis. Cancer 51: 1072–1075
14. Wolpert-de-Fillippes MK (1980) Antitumor activity of cisplatin analogs. In: Prestayko AW, Crooke ST, Carter SK (eds) Cisplatin, current status and new developments. Academic Press New York 183–192

*Beeinflussung der Wachstumskinetik
heterotransplantierter humaner Hodenkarzinomzellinien
durch additive und ablative hormonelle Maßnahmen*

U. Hinkamp, S. Hörnschemeyer, J. Casper, H. Falk, D. Reile,
H. Wilke, H.-U. Hemelt, A. Harstrick, H. Poliwoda und H.-J. Schmoll

Abstract

The influence of ablative or additive hormonal therapy on two established human germ cell tumor cell lines (H 12.7 and H 23) after heterotransplantation into nude mice is reported. Tumor-bearing animals were treated with estradiol, testosterone, tamoxifen, medroxyprogesterone acetate (MPA), or aminoglutethimide or underwent castration.

The growth characteristics of line H 23 remained uninfluenced by any of the hormonal treatments. Aminoglutethimide caused a minor, statistically not significant growth reduction in line H 12.7. In contrast, castration induced a growth increase in both cell lines.

Even though steroid hormones, especially estrogen and progesterone, are produced by germ cell tumor cell lines and glucocorticoid receptors can be demonstrated, the investigated ablative and additive hormonal therapy did not influence the growth of the cell lines. Based on these data, hormonal therapy of human nonseminomatous germ cell tumors can not be recommended.

Zusammenfassung

Der Einfluß von additiven oder ablativen hormonellen Maßnahmen auf die Wachstumskinetik von H 12.7 und H 23, zwei etablierten humanen Hodenkarzinomzellinien, wurde nach Heterotransplantation auf die Nacktmaus untersucht.

Tumortragende Tiere wurden mit Östradiol, Testosteron, Tamoxifen, Medroxyprogesteronacetat (MPA), Aminoglutethimid oder durch Kastration behandelt.

Bei H 23 hatte keine dieser hormonellen Maßnahmen einen Einfluß auf die Wachstumskinetik. Bei der Linie H 12.7 bewirkte Aminoglutethimid eine geringe, jedoch statistisch nicht signifikante Reduktion der Wachstumsgeschwindigkeit. Kastration der tumortragenden Mäuse führte bei beiden Linien zu einem geringradig gesteigerten Wachstum.

Trotz der nachgewiesenen Produktion von Steroiden, insbesondere Östrogen und Progesteron, durch humane Hodenkarzinomlinien sowie des Nachweises von Glucocorticoidrezeptoren auf diesen Zellinien, scheinen die hier untersuchten additiven und ablativen hormonellen Manipulationen die Wachstumskinetik dieser Linien nicht entscheidend zu beeinflussen. Der Einsatz hormoneller Manipulationen für die

Therapie nichtseminomatöser Hodentumoren scheint aufgrund dieser vorläufigen Daten nicht sinnvoll.

Einleitung

Die Verknüpfung von Steroidhormonen und Keimzelltumoren ist bereits auf verschiedenen Ebenen untersucht worden.

In epidemiologischen Studien konnte ein Zusammenhang zwischen Östrogenexposition in der Schwangerschaft und Hodentumorerkrankung demonstriert werden (Ross et al. 1979, Depue et al. 1983, Morrison 1987, Newell et al. 1987). Erhöhte Steroidhormonspiegel, insbesondere Östrogene, konnten bei Patienten mit Hodentumoren nachgewiesen werden (Kirschner et al. 1974, Stephanas et al. 1978, Tseng et al. 1985). In vitro konnte mit Hodentumorzellinien eine Östrogen- und Progesteronabgabe nachgewiesen werden (O'Hare et al. 1981, Casper et al. 1987).

Einzelne Berichte weisen auch auf eine mögliche Beeinflussung manifester Hodentumoren durch Steroidhormone hin. Bereits 1962 konnten Källen und Röhl bei in vitro-Versuchen eine Beeinflussung der Wachstumsgeschwindigkeit von Hodentumoren durch Androgenbehandlung nachweisen. In einzelnen Fallberichten (Reyes et al. 1973, Neoptolemos et al. 1981, Vogelzang et al. 1986) wird ebenfalls eine Beeinflußbarkeit durch Steroidhormone diskutiert.

In den vorgelegten Versuchen berichten wir über den Einfluß additiver und ablativer hormoneller Maßnahmen auf das Wachstum heterotransplantierter, humaner Keimzelltumorzellinien in der Nacktmaus.

Material und Methoden

Die Linie H 12.7 stammt aus einem primären Hodentumor, der als Seminom, embryonales Karzinom, Teratom und Chorionkarzinom klassifiziert wurde; die Linie H 23 stammt aus einem als embryonales Karzinom klassifizierten Tumor.

Für die Heterotransplantation wurden 6–8 Wochen alte männliche Nacktmäuse (NMRI nu/nu) des zentralen Tierlaboratoriums der Med. Hochschule Hannover verwandt.

Vor der Heterotransplantation wurden die Zellkulturen trypsiniert und die Zahl der vitalen Zellen mit Hilfe einer Neubauer-Zählkammer und der Trypan-Blaumethode bestimmt. Je 1×10^7 Zellen wurden in 0,25 ml Zellkulturmedium mit einer Tuberkulinspritze einer Nacktmaus subkutan injiziert. Die hormonelle Behandlung wurde begonnen, wenn die Tumorfläche 1 cm^2 (ca. 4 Wochen nach Injektion) erreicht hatte. Die Tiere wurden in Gruppen von je 8–10 Mäusen randomisiert. Behandlung und Kontrolle der Wachstumskinetik erfolgte über 28 Tage.

Es wurde folgende Behandlungsschemata angewandt:
25 mg/kg oder 40 mg/kg Körpergewicht (KG) Testosterondiproprionat (Sigma), gelöst in Sesamöl, wurde 1 × wöchentlich subkutan injiziert.

15 mg/kg KG oder 30 mg/kg KG 17β-Östradiol (Sigma), gelöst in Sesamöl, wurde 1 × wöchentlich subkutan injiziert (nur Linie H 12.7).

30 mg/kg KG (nur H 12.7) oder 80 mg/kg KG Tamoxifen (Farmitalia), gelöst in Sesamöl, wurde jeden 2. Tag subkutan injiziert.

200 mg/kg KG (nur H 12.7) oder 300 mg/kg KG MPA (Farmitalia), gelöst in Benzylbenzoat/Rizinusöl (1:9) (Serva), wurde Tag 1–5, 8–12, 15–19 und 22–26 subkutan injiziert.

14 mg/kg KG oder 21 mg/kg KG Aminoglutethimid, gelöst in 0,9% Kochsalzlösung (pH 3,06) und verteilt auf zwei Injektionen, wurde täglich intraperitoneal injiziert (Linie H 12.7).

Die Kastration von Tieren erfolgte unter Ketamin-Anaesthesie am Tag 1 des 28tägigen Beobachtungszeitraumes.

Am Ende des 28tägigen Beobachtungszeitraumes wurden die Tiere unter Narkose entblutet und die Tumoren für die histologische Aufarbeitung entnommen.

Die Wachstumsberechnung erfolgte nach der Formel a × b, wobei a der größte Durchmesser und b der darauf senkrecht stehende Durchmesser war. Zum weiteren Vergleich (graphisch) und zur statistischen Auswertung wurde der Tumordurchmesser am Behandlungsbeginn gleich 1 gesetzt und spätere Wachstumsänderungen in Korrelation zum Ausgangsdurchmesser angegeben.

Zur statistischen Auswertung wurde der F-Test verwendet.

Ergebnisse

Keine der eingesetzten additiven oder ablativen hormonellen Maßnahmen führte zu einer signifikanten Tumorreduktion bei einer der beiden Zellinien. Auch ließen sich keine signifikanten Beeinflussungen des Wachstums bei den eingesetzten Methoden feststellen.

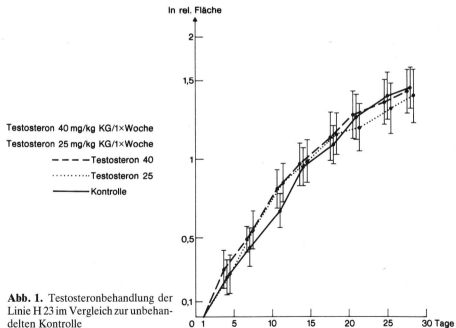

Abb. 1. Testosteronbehandlung der Linie H 23 im Vergleich zur unbehandelten Kontrolle

Tumoren der beiden Zellinien reagierten unterschiedlich. Bei Testosteron (Abb. 1) und MPA (Abb. 2) konnte für H 23 keine Wachstumsbeeinflussung abgelesen werden. Bei H 12.7 schien Testosteron (Abb. 3) eine dosisabhängige, jedoch nicht signifikante Wachstumsbeschleunigung hervorzurufen. Dieser Trend konnte in fol-

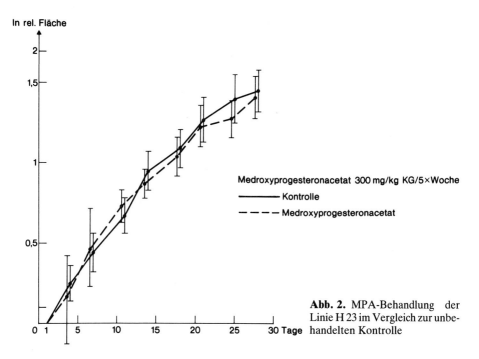

Abb. 2. MPA-Behandlung der Linie H 23 im Vergleich zur unbehandelten Kontrolle

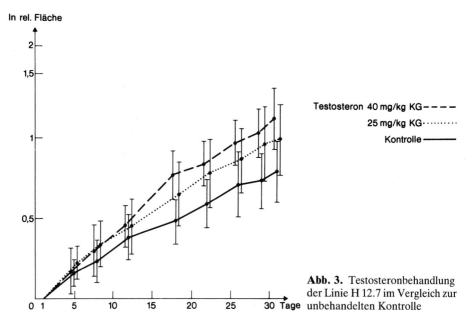

Abb. 3. Testosteronbehandlung der Linie H 12.7 im Vergleich zur unbehandelten Kontrolle

genden Versuchen mit erhöhter Testosterondosis (50 mg/kg KG bzw. 150 mg/kg KG 1 ×/Woche – Werte nicht dargestellt) bestätigt werden.

MPA (Abb. 4) hatte bei H 12.7 keinen Effekt in den verabfolgten Dosierungen. Tamoxifen (Abb. 5) hingegen führte bei H 23 zu einer leichten Wachstumsverzöge-

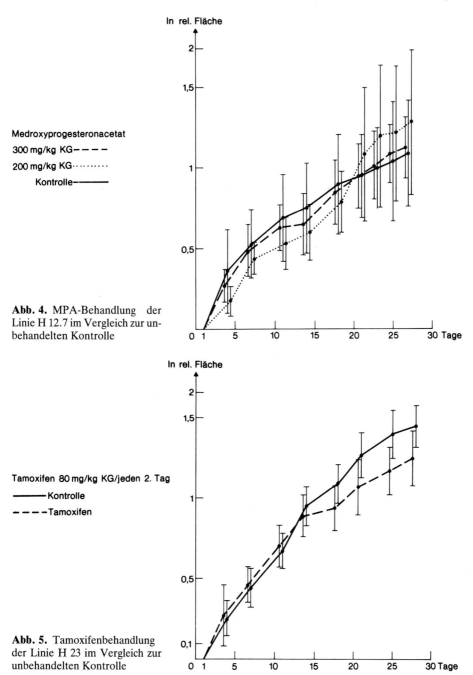

Abb. 4. MPA-Behandlung der Linie H 12.7 im Vergleich zur unbehandelten Kontrolle

Abb. 5. Tamoxifenbehandlung der Linie H 23 im Vergleich zur unbehandelten Kontrolle

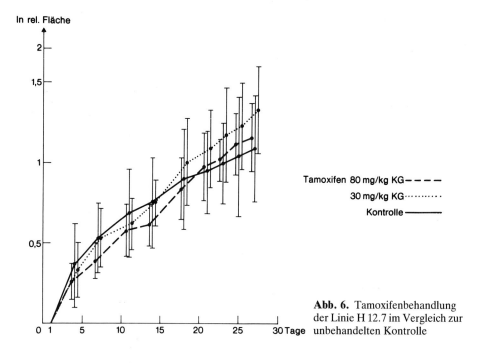

Abb. 6. Tamoxifenbehandlung der Linie H 12.7 im Vergleich zur unbehandelten Kontrolle

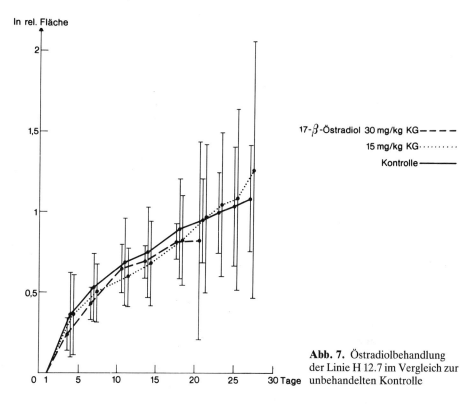

Abb. 7. Östradiolbehandlung der Linie H 12.7 im Vergleich zur unbehandelten Kontrolle

rung, hatte aber bei H 12.7 (Abb. 6), wie auch die Östrogenbehandlung (Abb. 7), keinen Effekt.

Kastration schien bei beiden Zellinien die Wachstumsgeschwindigkeit leicht zu beschleunigen (Abb. 8, 9).

Einzig die Aminoglutethimidbehandlung führte bei H 12.7 (Abb. 10) zu einer dosisabhängigen, nicht signifikanten Wachstumsverzögerung. Allerdings kam es bei

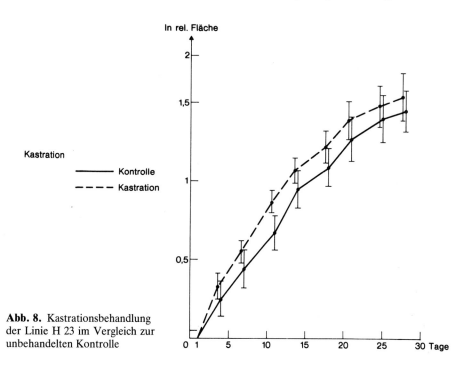

Abb. 8. Kastrationsbehandlung der Linie H 23 im Vergleich zur unbehandelten Kontrolle

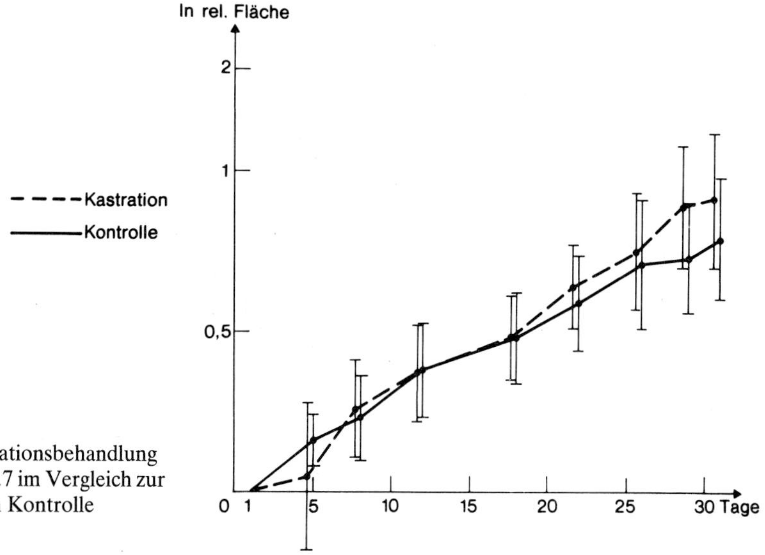

Abb. 9. Kastrationsbehandlung der Linie H 12.7 im Vergleich zur unbehandelten Kontrolle

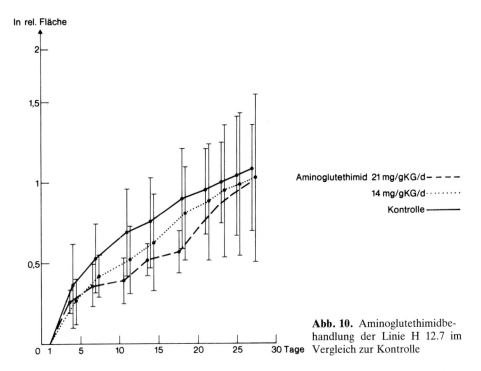

Abb. 10. Aminoglutethimidbehandlung der Linie H 12.7 im Vergleich zur Kontrolle

diesen Tieren bei der höheren Aminoglutethimiddosierung nicht nur zu Nebenwirkungen in Form von Somnolenz der Tiere, sondern es verstarben 4/8 Tieren bereits vor Versuchsende. Außer dieser Toxizität wurde einzig bei der höchsten Testosterondosierung ein Gewichtsverlust der Tiere bemerkt. Alle anderen Tiere waren offensichtlich unbeeinflußt von den Behandlungsmethoden.

Histologische Untersuchungen der Tumoren nach Therapieende zeigten keine Veränderungen gegenüber den unbehandelten Kontrollen.

Diskussion

Während der Hormoneinfluß bei der Hodentumorentstehung immer mehr akzeptiert wird (Henderson et al. 1983), ist die Hormonbeeinflußbarkeit von Hodentumoren seit langem umstritten.

Bereits 1958 berichteten Davis und Shumway von einem wachstumshemmenden Effekt von Testosteron bei zwei Hodentumorpatienten, während 21 weitere Tumoren unbeeinflußt blieben. Källen und Röhl 1962 konnten bei in vitro Untersuchungen von verschiedenen Hodentumoren sowohl eine signifikante Wachstumsbeschleunigung, -verlangsamung als auch Nichtbeeinflußbarkeit zeigen. Vogelzang et al. 1986 schließlich diskutierten einen stimulatorischen Testosteron-Effekt. Ebenfalls unterschiedlich waren die Ergebnisse bei den beiden Linien: H 23 blieb durch Testosteron unbeeinflußt, bei H 12.7 kam es zu einer dosisabhängigen Wachstumsbeschleunigung.

Während bei Maus-Teratokarzinomen über eine Wachstumsbeschleunigung durch Östrogene berichtet werden konnte (Kubota et al. 1983), blieben Östrogen und Tamoxifen, in der Nacktmaus gleichsinnig wirkend, bei den humanen Keimzelltumorlinien ohne Effekt.

Bojar, der 1984 das Vorhandensein von Glucocorticoidrezeptoren bei Hodentumoren nachwies, diskutierte einen möglichen Effekt von MPA auf das Wachstum bei Hodentumoren, der jedoch bei H 12.7 nicht eintrat.

Einzig der Aromatasehemmer Aminoglutethimid führte bei H 12.7 zu einer dosisabhängigen Wachstumsverzögerung. Es mußte dabei allerdings ein hohes Maß von Nebenwirkungen in Kauf genommen werden.

Die durchgeführten Untersuchungen lassen auch weiterhin eine ablative oder additive hormonelle Therapie bei Hodentumoren nicht gerechtfertigt erscheinen. Die bereits in den früher durchgeführten Untersuchungen aufgefallene Heterogenität der Ergebnisse zeigte sich auch bei den beiden untersuchten Linien. Nicht zuletzt mag dies auf die Heterogenität der Hodentumoren an sich zurückzuführen sein, die ein großes Spektrum der menschlichen Embryonalentwicklung wiederspiegeln. Ob die auch differenzierungsregulierenden Steroidhormone (Weinberger et al. 1985) in einer zukünftigen Therapie einen Platz einnehmen können, bleibt abzuwarten.

Literatur

Bojar H (1984) Die Entwicklung der Rezeptforschung, insbesondere in bezug auf die hochdosierte MAP-Therapie. In: Nagel GA, Robustelli Della Cuna G, Lanius P (eds) Deutsch-Italienisches Onkologisches Symposium (MAP) – Freiburg 1983. Kehrer Verlag KG, Freiburg, pp 23–37

Casper J, Schmoll HJ, Schnaidt U, Fonatsch C (1987) Cell lines of human germinal cancer. Int J Androl 10: 105–114

Davis PL, Shumway MH (1958) Tumors of the testicle: temporary suppression of pulmonary metastasis with testosterone. J Urol 80: 62–64

Depue RH, Pike MC, Henderson BE (1983) Estrogen exposure during gestation and risk testicular cancer. J Natl Cancer Inst 71: 1151–1155

Henderson BE, Ross RK, Pike MC, Depue PH (1983) Epidemiology of testis cancer. In: Skinner DG (ed) Urological Cancer. Grune & Stratton, New York London, pp 237–250

Kaellen B, Roehl L (1962) Steroid influence of testicular tumor growth, studied in tissue culture. J Urol 87: 906–913

Kirschner MA, Cohen FB, Jespersen D (1974) Estrogen production and its origin in men with gonadotropin-producing neoplasms. J Clin Endocr Metab 39: 112–118

Kubota K, Kubota R, Matsuzawa T (1983) Effects of estrogen on the growth of mouse teratocarcinoma OTT6050 in vivo. Oncodev Biol Medicine: 309–317

Morrison AS (1987) Epidemiology and environmental factors in urologic cancer. Cancer 60: 632–634

Neoptolemos JP, Locke TJ, Fossard DP (1981) Testicular tumour associated with hormonal treatment for oligospermia. Lancet 8249: 754

Newell GR, Spitz MR, Sider JG, Pollack ES (1987) Incidence of testicular cancer in the United States related to marital status, histology and ethnicity. JNCI 78: 881–885

O'Hare MJ, Nice EC, McIlhinney RAJ, Capp M (1981) Progesteron synthesis, secretion and metabolism by human teratoma-derived cellines. Steroids 38: 719–737

Reyes FJ, Faiman C (1973) Development of a testicular tumour during cisclomiphene therapy. Can Med Assoc J 109: 502–506

Ross RK, McCurtis JW, Henderson BE, Menck HR, Mack TM, Martin SP (1979) Descriptive epidemiology of testicular and prostatic cancer in Los Angeles. Br J Cancer 39: 284–292

Stephanas AV, Samaan NA, Shultz PN, Holoye PY (1978) Endocrine studies in testicular tumor patients with and without gynecomastia. Cancer 41: 369–376

Tseng A, Hornin SJ, Freiha FS, Resser KJ, Hannigan JF, Torti FM (1985) Gynecomastia in testicular cancer patients. Cancer 56: 2534–2538
Vogelzang NJ, Arnold JL, Chodak GJ, Shoenberg H (1986) Androgen and germ cell testicular cancers. JAMA 255: 906
Weinberger C, Hollenberg SM, Ong ES Harmon JM, Brower ST, Cidlowski J, Thompson EB, Rosenfeld MG (1985) Identification of human glucocorticoid receptor complementary DNA clones by epitope selection. Science 228: 740–742

Aktivität von TNF bei heterotransplantierten humanen testikulären und Magenkarzinomzellinien in vivo

C. Flamme, D. Reile, H. U. Hemelt, J. Casper, A. Harstrick, H. Wilke, H. Poliwoda und H.-J. Schmoll

Abstract

Tumor necrosis factor (TNF) is a humoral factor which is synthesized by macrophages in response to a number of stimuli (endotoxins). TNF is cytotoxic to tumor cells but not to normal cells. We have investigated the effect of TNF on three different human tumor cell lines heterotransplanted into nude mice. Mice were treated by intravenous injection of TNF (1×10^5 U per mouse daily for 14 days) starting when tumors were well established. In two human testicular cancer cell lines (H 12.1; H 23), TNF caused a significant retardation of tumor growth compared to untreated controls. The antitumor effect of TNF was even more pronounced in the tumor M4 (gastric cancer), where it produced a remarkable reduction of tumor volumes. All mice experienced a significant weight loss, this being the dose-limiting factor of TNF. Future studies are indicated to test TNF, alone or in combination with interferon or interleukin, on a wider spectrum of gastric and other tumor cell lines.

Zusammenfassung

Tumor Necrosis Factor (TNF) ist ein humoraler Faktor, der von Makrophagen synthetisiert wird unter verschiedenen Stimuli (Endotoxine). TNF ist cytotoxisch gegen Tumorzellen, aber nicht gegenüber normalen Zellen. Der Effekt von TNF wurde bei 2 humanen Hodenkarzinomzellinien (H 12.1, H 23, embryonales Karzinom) und bei dem Magentumor (M4, Adenokarzinom) nach Heterotransplantation auf die Nacktmaus untersucht. Die Mäuse wurden mit i. v.-Injektion von 1×10^5 U/Maus TNF täglich für 14 Tage behandelt. Die Behandlung wurde begonnen, als die Tumore erkennbar wuchsen. TNF führte zu einer signifikanten Verminderung des Wachstums bei den testikulären Zellinien; bei dem Magenkarzinom wurde das Tumorvolumen reduziert. Alle Mäuse hatten einen Gewichtsverlust als Nebenwirkung von TNF, wodurch die maximale TNF-Dosis begrenzt wird. Diese Ergebnisse lassen weitere Untersuchungen mit TNF, evtl. zusammen mit Gamma-Interferon oder IL2, bei weiteren humanen Tumorzellinien im Nacktmausmodell interessant erscheinen.

Einleitung

1975 konnten Carlswell et al. Tumor-Nekrose-Faktor in Seren von Mäusen nachweisen, die mit Bacillus Calmette-Guerin (BCG) infiziert und anschließend mit Endotoxin behandelt wurden (Carlswell, 1975).

Diese Endotoxinbehandlung führt zu einer Hyperplasie von Makrophagen in Leber und Niere (Carlswell, 1975). Später konnte gezeigt werden, daß TNF von Makrophagen, die durch Endotoxinbehandlung aktiviert wurden, freigesetzt wird (Mathews, 1978).

TNF zeigt cytotoxische Effekte bei verschiedenen Tumorzellinien in vitro (Carlswell et al. 1975) und führt auch bei vielen murinen sowie menschlichen Tumoren, aber nicht bei normalen Zellen, zu einer hämorrhagischen Nekrose in vivo (Carlswell et al. 1975, Haranka et al. 1984, Sohumura 1986). Der genaue Wirkungsmechanismus von TNF ist bislang noch nicht vollständig geklärt. Es wurde eine Anzahl von ca. 2000 TNF-spezifischen Rezeptoren pro Tumorzelle festgestellt, die möglicherweise die selektive Nekrose von Tumorzellen erklärt (Aggarwal et al. 1985). TNF verteilt sich auch in der gesunden Maus (vor allem in Leber und Haut) und hat eine Halbwertzeit von etwa 6–7 Minuten (Beutler et al. 1985). TNF, das vermutlich mit Cachektin identisch ist, führt zu Fieber und Gewichtsverlust (Dinarello 1986).

Gegenstand der vorliegenden Untersuchung ist die Prüfung des Effekts von TNF bei zwei menschlichen Hodentumorzellinien sowie einer menschlichen Magenkarzinomzellinie nach Heterotransplantation auf die Nacktmaus.

Material und Methoden

Produktion und Reinigung von TNF

TNF wurde genrekombinant in der Hefezelle Pichia Pastoris hergestellt und mit Adsorptions-, Ionenaustausch- sowie Affinitätschromatographie gereinigt. Es enthält 157 Aminosäuren und hat ein Molekulargewicht von 17 kDa. Die spezifische Aktivität beträgt $0,5 \times 10^7$ U/mg. TNF wurde uns freundlicherweise von der Firma Bissendorf Bioscience GmbH zur Verfügung gestellt.

Mäuse

6–8 Wochen alte männliche Mäuse (NMRI nu/nu) wurden vom Zentralen Tierlabor der Medizinischen Hochschule Hannover bereitgestellt. Die Mäuse wurden in Plastikkäfigen unter pathogenfreien Bedingungen gehalten und erhielten autoklaviertes Futter und Wasser ad libitum.

Tumoren

Für die Versuche werden die beiden etablierten humanen Hodenkarzinomzellinien H 12.1 und H 23 sowie der kontinuierlich auf die Nacktmaus wachsende Xenografttumor M4 (Magenkarzinom) verwendet. Die Tumoren wurden in ca. 5 mm^2 großen Tumorstücken subkutan in die rechte Flanke der Nacktmaus heterotransplantiert.

Ungefähr 3 Wochen nach Transplantation erreichten die Tumoren eine durchschnittliche Größe von 1 cm^2 und die Behandlung wurde begonnen. Tumortragende Mäuse wurden entsprechend ihrer Tumorgröße stratifiziert und in Gruppen von 7 Mäusen eingeteilt.

Behandlung

Tägliche intravenöse Injektion von 1×10^5 U/Maus TNF für 14 Tage sowie zweiwöchige Nachuntersuchung von Tumorfläche und Nacktmausgewicht.

Auswertung

Der Tumorindex in cm^2 errechnet sich aus der Multiplikation von Länge und Breite des Tumors. Für jeden Meßpunkt wurde der mittlere relative Tumorindex errechnet. Die Evaluation des cytotoxischen Effektes von TNF erfolgte durch Vergleich der Wachstumskurven der jeweiligen Behandlungs- und Kontrollgruppen.

Ergebnisse

Die Ergebnisse der Behandlung von 3 verschiedenen Tumorzellinien mit täglicher i. v.-Injektion von 1×10^5 Einheiten TNF sind in Abb. 1 zusammengefaßt.

Bei beiden Hodentumorlinien H 12.1 und H 23 (embryonale Hodentumoren) bewirkt TNF eine signifikante Verzögerung des Tumorwachstums ohne Reduktion des Tumorvolumens ($p < 0,05$ Student's t-Test).

Bei der Magenkarzinomzellinie M4 (Adenocarcinom) führt die Therapie mit TNF sogar zu einer Reduktion des mittleren Tumorvolumens.

Bei allen Mäusen kam es zu einem Gewichtsverlust von ca. 10%. Schon einmalige intratumorale Gabe von 1×10^5 U/Maus TNF führten bei allen verwendeten Tumorlinien zu einer ausgedehnten hämorrhagischen Nekrose nach zwei Tagen mit narbiger Ausheilung ohne meßbare Tumorreste.

Diskussion

Die antitumorale Wirkung von TNF ist sowohl bei murinen und humanen Tumoren als hämorrhagische Nekrose in vivo, als auch bei murinen und humanen Tumorlinien als cytotoxische Aktivität in vitro nachgewiesen worden. Bei TNF liegt keine Spezifität im Gegensatz zu anderen antitumoralen Substanzen wie Interferon vor. Interferon kann aber die Wirkung von TNF verstärken, in dem es die Rezeptorenzahl erhöht (Aggarwal et al. 1985) und die endogene TNF-Produktion vervielfacht (Sathoh et al. 1986). Diese synergistische Wirkung konnte mittlerweile auch in vivo an verschiedenen Tumoren gezeigt werden (Brouckaert et al. 1986). Genrekombinantes humanes

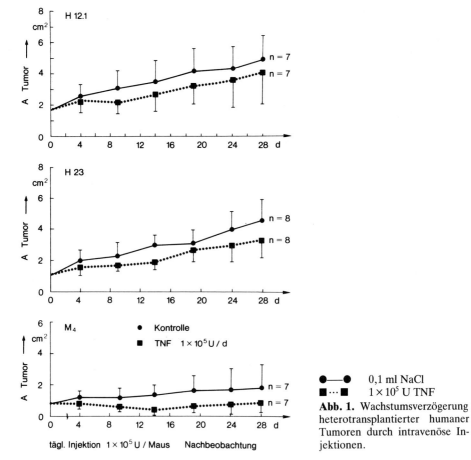

Abb. 1. Wachstumsverzögerung heterotransplantierter humaner Tumoren durch intravenöse Injektionen.

TNF, das für diese Versuchsreihe nicht in E. coli-Bakterium, sondern in der Hefezelle Pichia Pastoris hergestellt wurde, hat bei den zwei Hodentumoren und dem Magenkarzinom sowohl bei systemischer als auch bei intraläsionaler Applikation einen deutlichen antitumoralen Effekt gezeigt.

Dieser Effekt war allerdings bei intraläsionaler Applikation erheblich deutlicher, was vermutlich auf eine höhere Konzentration im Tumorgewebe zurückzuführen ist. Eine Dosissteigerung bei systemischer Applikation verbietet sich aber aufgrund der dann noch stärker auftretenden Nebenwirkungen wie Gewichtsverlust und Fieber.

Unsere Ergebnisse sollten an weiteren Tumorzellinien bestätigt und der Wert von TNF als Bestandteil möglicher Kombinationstherapien, zum Beispiel mit Interferon eingehend untersucht werden. TNF wird möglicherweise aufgrund seiner Fähigkeit, selektiv Tumorzellen zu zerstören, Eingang in die Krebstherapie finden, und scheint insbesondere für die Therapie des Magenkarzinoms aufgrund dieser Untersuchung interessant; für das Hodenkarzinom bestehen mit einer Chemotherapie exzellente Chancen, so daß eine Übertragung dieser Nacktmausdaten beim Menschen nicht erforderlich und sinnvoll ist.

Literatur

Aggarwal B, Eessalu T, Hass P (1985) Characterization of receptors for human tumor necrosis factor and their regulation by interferon. Nature 38: 365–367

Beutler B, Milsark I, Cerami A (1985) Cachectin/Tumor necrosis factor production distribution and metabolic fate in vivo. J Immunology 135: 3972–3977

Brouckaert P, Leroux-Roels G, Guisez Y, Tavernier I, Fiers W (1986) In vivo antitumor activity of recombinant human and murine IFN on a syngeneic murine melanoma. Int J Cancer 38: 763–769

Carlswell E, Lod L, Kassel K, Green S, Fiore N Williamson B (1975) An endotoxin-induced serum-factor that causes necrosis of tumors. Proc Nat Acad Sci USA 72 No 9: 3666–3670

Dinarello C, Cannon J, Wolff S, Bernheim H, Beutler B, Cerami A, Figori I. Palladino M, O'Connor J (1986) Tumor necrosis factor (cachectin) is an endogenous rogen and induces production of interleukin. J Exp Med 163: 1433–1450

Haranka K, Satoni N, Sakurai A (1984) Antitumor activity of murine tumor necrosis factor (TNF) against transplanted murine tumors and heterotransplanted human tumors in nude mice. Int J Cancer 43: 263–267

Mathews N (1978) Tumor necrosis factor from the rabbit II Production by monocytes. Br J Cancer 38: 310–315

Satoh M, Shimada Y, Inagana H, Minagana H, Kajikawa T, Oshima H, Abe S, Yamazaki M, Mizuno D (1986) Priming effect of interferons and interleukin 2 on endogenous production of tumor necrosis factor in mice. Jpn J Cancer 77: 342–344

Sohumura Y, Nakata K, Yoshida H, Koshimoto S, Matsui Y, Furnichi H (1986) Rekombinant human tumor necrosis factor – II. Antitumor effects on murine and human tumors transplanted in mice. Int J Immunopharm 8: 357–368

Mit Unterstützung der Fa. „Bissendorf Bioscience", Hannover und Dr. Laax, dem für seine Diskussion sehr gedankt wird

Der Einfluß von Mesna (Uromitexan) auf die antineoplastische Aktivität von Ifosfamid (Holoxan) bei heterotransplantierten humanen Hodenkarzinomzellinien

E. Ludwig, A. Harstrick, D. Reile, H.-U. Hemelt und H.-J. Schmoll

Einleitung

Die beiden Oxazaphosphorinderivate Cyclophosphamid und Ifosfamid sind fester Bestandteil zahlreicher Chemotherapieprotokolle mit nachgewiesener Wirksamkeit bei einer Vielzahl maligner Erkrankungen, wie z. B. den Hodentumoren aller histologischen Formen [24, 25, 11, 10, 22, 2, 1].

Die zytostatische Therapie mit Oxazaphosphorinen war in der Vergangenheit in erster Linie limitiert durch das Auftreten urotoxischer Nebenwirkungen, insbesondere einer hämorrhagischen Cystitis, die durch die mit dem Harn ausgeschiedenen toxischen Metabolite induziert wird. Diese Urotoxizität wurde erstmals von Philips et al. [16] beschrieben. Häufigkeitsangaben von urotoxischen Nebenwirkungen bei Ifosfamid-Monotherapien schwanken zwischen 9% [15] und 100% [27]. Vorgeschlagene Maßnahmen zur Prophylaxe [12], wie erhöhte Flüssigkeitszufuhr, Gabe von Diuretika, Alkalisierung des Harns, Instillation sulfhydrylgruppenhaltiger Mittel in die Harnblase befriedigen in ihrer Praktikabilität und Wirksamkeit nicht.

Mit dem Mercaptoalkan-Sulphonsäure-Derivat „Mesna" steht allerdings jetzt ein Antidot zur Verfügung, das in der Lage ist, durch seine auf den Harnweg begrenzte Detoxifikation die therapeutische Breite der Oxazaphosphorine eindeutig zu erhöhen, indem es als SH-gruppenhaltige Verbindung die in den Harn ausgeschiedenen reaktiven Metabolite der Oxazaphosphorine bindet [4, 3]. In einer Reihe von klinischen Studien konnte gezeigt werden, daß durch die simultane Gabe von Mesna hämorrhagische Cystitiden zu nahezu 100% verhindert werden können [21, 20, 8, 26].

Obwohl die vorliegenden präklinischen Untersuchungen darauf hinweisen, daß die simultane Gabe von Mesna die antineoplastische Aktivität der Oxazaphosphorine nicht reduziert [23, 6, 17, 18, 19, 13], gibt es einige klinische Beobachtungen, die diese Ergebnisse in Frage zu stellen scheinen. Zur weiteren Klärung dieser Problematik wurde der Einfluß von Mesna auf die antineoplastische Aktivität von Ifosfamid gegen heterotransplantierte humane Hodenkarzinomzellinien untersucht.

Material und Methoden

Wir testeten die antineoplastische Aktivität von Ifosfamid ohne Gabe von Mesna im Vergleich zur antineoplastischen Aktivität von Ifosfamid mit Gabe von Mesna an heterotransplantierten humanen Hodenkarzinomzellinien.

Hierzu wurden die beiden etablierten humanen Hodenkarzinomzellinien H 12.1 und 2102 EP ausgewählt und als Heterotransplantat in die thymusaplastische NMRI-Nacktmaus eingebracht, wo sie subkutan wachsende Tumore erzeugten. Die zytostatisch behandelten Nacktmäuse erhielten Ifosfamid intraperitoneal in einer Dosis von 50% der LD 20.

Als Parameter für das Tumorwachstum wurde mehrmals während und am Ende des Versuches mit Hilfe einer Schieblehre die Tumorfläche ($F = L \times B$) bestimmt.

Versuchsplan

Tabelle 1 stellt die Versuchspläne für die Zellinien H 12.1 und 2102 EP dar.

Tabelle 1. Versuchspläne für die Zellinien H 12.1 und 2102 EP

	Zellinie H 12,1 (Versuchsdauer 30 d)	Zellinie 2102 EP (Versuchsdauer 25 d)
Ifosfamid 50 mg/kg/d i.p. d 1–4, 15–18	Gruppe 1 (5 Tiere)	Gruppe 1 (6 Tiere)
Ifosfamid 50 mg/kg/d i.p. + Mesna 50 mg/kg/d i.p. d 1–4, 15–18	Gruppe 2 (5 Tiere)	–
Kontrolle	Gruppe 3 (5 Tiere)	Gruppe 2 (6 Tiere)
Ifosfamid 50 mg/kg/d i.p. + Mesna 25 mg/kg/d i.p. je 2 × nach 0 und 3 h d 1–4, 15–18	Gruppe 4 (5 Tiere)	–
Ifosfamid 50 mg/kg/d i.p. + Mesna 50 mg/kg/d i.p. je 2 × nach 0 und 3 h d 1–4, 15–18	Gruppe 5 (5 Tiere)	Gruppe 3 (6 Tiere)

Ergebnisse

Im folgenden soll zunächst als Parameter für die Toxizität der verschiedenen experimentellen Behandlungen bzgl. jeder Versuchsgruppe der prozentuale Anteil der bis Versuchsende gestorbenen Tiere bestimmt werden. Tabelle 2 faßt die Toxizität der einzelnen Behandlungsregime zusammen, ausgedrückt als Anteil der bis Versuchsende verstorbenen Tiere pro Behandlungsgruppe. Wenn auch die Schätzung der Toxizität bei kleinen Versuchsgruppen mit einem großen Fehler behaftet ist, lassen die Daten in Tabelle 2 dennoch den Schluß zu, daß die gleichzeitige Applikation von Mesna die Toxizität von Ifosfamid nicht erhöht, eventuell sogar senkt.

Der Einfluß der verschiedenen experimentellen Behandlungen auf das Tumorwachstum ist in Abb. 1 und Abb. 2 graphisch dargestellt. Um die in Abb. 1 und Abb. 2

604 E. Ludwig et al.

Tabelle 2. Prozentualer Anteil bis Versuchsende gestorbener Tiere

	Zellinie H 12.1	Zellinie 2102 EP
Ifosfamid 50 mg/kg/d i. p. d 1–4, 15–18	40%	33%
Ifosfamid 50 mg/kg/d i. p. Mesna 50 mg/kg/d i. p. 1–4, 15–18	40%	–
Kontrolle	0%	0%
Ifosfamid 50 mg/kg/d i. p. + Mesna 25 mg/kg/d i. p. je 2 × nach 0 und 3h d 1–4, 15–18	0%	–
Ifosfamid 50 mg/kg/d i. p. + Mesna 50 mg/kd/d i. p. je 2 × nach 0 und 3h d 1–4, 15–18	20%	17%

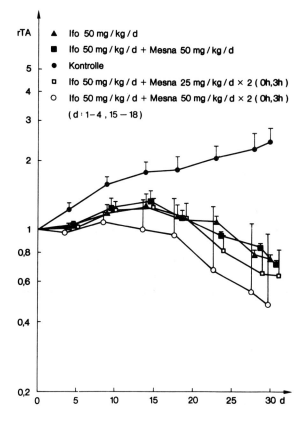

Abb. 1. Ifosfamid + Mesna bei dem Hodentumor-Xenograft (Linie H 12.1)

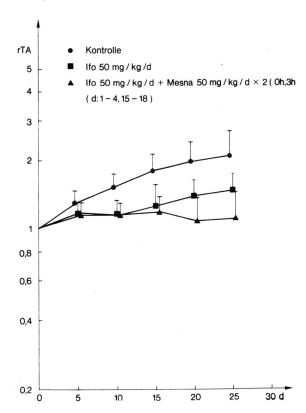

Abb. 2. Ifosfamid + Mesna bei dem Hodentumor-Xenograft (Linie 2102 EP)

dargestellten Kurvenverläufe quantitativ zu analysieren, werden die einzelnen Versuchsgruppen bzgl. der relativen Flächendaten der Tumoren am letzten Meßpunkt statistisch mit Hilfe von t-Tests verglichen (Tabelle 3a und b).

Aus Abb. 1, 2 und Tabelle 3a, b ergeben sich somit folgende Schlußfolgerungen:
1. In beiden Zellinien verursachte Ifosfamid eine signifikante Verlangsamung des Tumorwachstums im Vergleich zur unbehandelten Kontrollgruppe; in der Linie H 12.1 war die Verlangsamung des Tumorwachstums ausgeprägter als in der Linie 2102 EP. D. h., Ifosfamid ist bei beiden Zellinien eine Substanz mit antineoplastischer Aktivität.
2. In beiden Zellinien bestehen bzgl. des Tumorwachstums keine statistisch signifikanten Unterschiede zwischen der Versuchsgruppe mit alleiniger Gabe von Ifosfamid im Vergleich zu den Versuchsgruppen mit gleichzeitiger Gabe von Ifosfamid und Mesna; d. h. die Anwendung von Mesna beeinflußte die antineoplastische Aktivität von Ifosfamid nicht.
3. Bei 2maliger Gabe von Mesna (doppelte Dosis) war die letale Toxizität von Ifosfamid am geringsten (0–20% vs. 40–33% bei Ifosfamid allein oder mit 1maliger Mesna-Gabe).

Tabelle 3a. Ergebnisse der t-Tests für die Zellinie H 12.1 bzgl. der relativen Flächendaten der Tumoren am letzten Meßpunkt

	Gruppe 1	Gruppe 2	Gruppe 3	Gruppe 4	Gruppe 5
Gruppe 1	X	nicht sig.	99,9 sig.	nicht sig.	nicht sig.
Gruppe 2	nicht sig.	X	99,9% sig.	nicht sig.	nicht sig.
Gruppe 3	99,9% sig.	99,9% sig.	X	99,9% sig.	99,9% sig.
Gruppe 4	nicht sig.	nicht sig.	99,9% sig.	X	nicht sig.
Gruppe 5	nicht sig.	nicht sig.	99,9% sig.	nicht sig.	X

Gruppe 1: Ifosfamid 50 mg/kg/d i.p.
d 1–4, 15–18

Gruppe 2: Ifosfamid 50 mg/kg/d i.p. +
Mesna 50 mg/kg/d i.p.
d 1–4, 15–18

Gruppe 3: Kontrolle

Gruppe 4: Ifosfamid 50 mg/kg/d i.p. +
Mesna 25 mg/kg/d i.p. je 2 × nach 0 und 3h
d 1–4, 15–18

Gruppe 5: Ifosfamid 50 mg/kg/d i.p. +
Mesna 50 mg/kg/d i.p. je 2 × nach 0 und 3h
d 1–4, 15–18

Tabelle 3b. Ergebnisse der t-Tests für die Zellinie 2102 EP bzgl. der relativen Flächendaten der Tumoren am letzten Meßpunkt

	Gruppe 1	Gruppe 2	Gruppe 3
Gruppe 1	X	95% sig.	nicht sig.
Gruppe 2	95% sig.	X	99% sig.
Gruppe 3	nicht sig.	99% sig.	X

Gruppe 1: Ifosfamid 50 mg/kg/d i.p.
d 1–4, 15–18

Gruppe 2: Kontrolle

Gruppe 3: Ifosfamid 50 mg/kg/d i.p. +
Mesna 50 mg/kg/d i.p. je 2 × nach 0 und 3h
d 1–4, 15–18

Zusammenfassung und Diskussion

Das Mercaptoalkan-Sulphonsäure-Derivat „Mesna" verhütet die bei der zytostatischen Therapie mit Ifosfamid/Cyclophosphamid auftretenden urotoxischen Nebenwirkungen, wie z.B. hämorrhagische Cystitiden, indem es als SH-gruppenhaltige Verbindung die in den Harn ausgeschiedenen reaktiven Metabolite der Oxazaphosphorine bindet. Hierbei ist als wesentlicher urotoxischer, reaktiver Metabolit der Oxazaphosphorine das Acrolein anzusehen [5, 7, 9]. Der Hauptmechanismus der Detoxifizierung besteht darin, daß Mesna an die Doppelbindung von Acrolein ankoppelt. Des weiteren vermindert Mesna auch die Bildung von Acrolein [4].

In diesem Zusammenhang muß die Frage interessieren, ob Mesna die antineoplastische Aktivität der Oxazaphosphorine negativ beeinflußt. Zur Klärung dieser Problematik untersucht diese Studie den Einfluß von Mesna auf die antineoplastische Aktivität von Ifosfamid an zwei heterotransplantierten humanen Hodenkarzinomzelllinien. Es konnte gezeigt werden, daß in beiden Zellinien keine statistisch signifikanten Unterschiede zwischen der Versuchsgruppe mit alleiniger Gabe von Ifosfamid im Vergleich zu den Versuchsgruppen mit gleichzeitiger Gabe von Ifosfamid und Mesna bestehen; d. h., die Anwendung von Mesna beeinflußte die antineoplastische Aktivität von Ifosfamid nicht. Zusätzlich wird die Toxizität vermindert. Dieses Ergebnis steht im Einklang mit anderen experimentellen Untersuchungen [14, 6, 17, 18, 19, 13].

Literatur

1. Aiginger P, Frass M, Kühböck J, Kuzmits R, Schwarz HP (1982) Therapie in far advanced testicular cancer. Blut 45: 222–223
2. Aiginger P, Schwarz HP, Kuzmits R, Frass M, Kühböck J (1982) Ifosfamide and cisplatinum in testicular tumor patients resistant to vinblastin-bleomycin-cisplatinum. 13th International Cancer Congress Seattle 1982, 180 abstr 1014
3. Brock N (1980) Konzeption und Wirkmechanismus von Uromitexan (Mesna) In Burkert H, Nagel GA (eds) Neue Erfahrungen mit Oxazaphosphorinen unter besonderer Berücksichtigung des Uroprotektors Uromitexan. S Karger, Basel: pp 1–11
4. Brock N, Pohl J (1983) The development of mesna for regional detoxification. Cancer Treatment Reviews 10 (Supplement A): 33–43
5. Brock N, Pohl J, Stekar J (1981) Studies on the urotoxicity of oxazaphosphorine cytostatics and its prevention. Experimental studies on the urotoxicity of alkylating agents. Eur J Cancer 17: 595–607
6. Brock N, Stekar J, Pohl J (1979) Antidot gegen urotoxische Wirkungen der Oxazaphosphorin-Derivate Cyclophosphamid, Ifosfamid und Trofosfamid. Naturwissenschaften 66: 60–61
7. Brock N, Stekar J, Pohl J, Niemeyer U, Schaffer G (1979) Acrolein, the causative factor of urotoxic side effects of cyclophosphamide, ifosfamide, trofosfamide und sufosfamide. Drug Research 29: 659–661
8. Burkert H, Schnitker J, Fichtner E (1979) Verhütung der Harnwegstoxizität von Oxazaphosphorinen durch einen „Uroprotektor". Münch Med Wschr 121: 760–762
9. Cox PJ (1979) Cyclophosphamide cystitis. Identification of acrolein as the causative agent. Biochem Pharmacol 28: 2045–2049
10. Hartenstein R, Jäckel R, Clemm C, Staehler G, Löhrs U, Wilmanns W (1982) Value of ifosfamide in combination chemotherapy of advanced nonseminomatous germ cell tumors (NSGCT). 13th International Congress Seattle 1982, 625 abstr 3573
11. Hartlapp JH, Illiger JH, Weißbach L (1982) Four drug combination: the therapy of metastatic testicular cancer with VBP vs VBPI. 13th International Cancer Congress Seattle 1982, 180 abstr 1013
12. Hoefer-Janker H, Scheef W, Günther V, Hüls W (1975) Erfahrungen mit der fraktionierten Ifosfamid-Stoßtherapie bei generalisierten malignen Tumoren. Med Welt 26: 972–979
13. Klein HO, Wickramanayake PD, Coerper C, Christian E (1980) Experimentelle und klinische Untersuchungen zur Bedeutung des Uroprophylaktikums Uromitexan für die zytostatische Therapie mit Oxazaphosphorinen. Beiträge zur Onkologie 5. Burkert H, Nagel GA (eds), Karger, Basel, pp 25–39
14. Millar BC, Millar JL, Chutterbruck R, Jinks S (1983) Studies on the toxicity of cyclophosphamide in combination with mesna in vitro and in vivo. Cancer Treatment Reviews 10: 63–71
15. Morgan LR et al (1976) Ifosphamide (Ifosfamide) in the treatment of carcinoma of the lung. Clin Res 24: 512A sowie Morgan LR (1977) Ifosfamide in advanced lung cancer-low dose, fractionated schedule. Proc Internationales Holoxan-Symposium Düsseldorf 23. 3. 1977, pp 138–143

16. Philips FS, Sternberg SS, Cronin AP, Vidal PM (1961) Cyclophosphamide and urinary bladder toxicity. Cancer Res 21: 1577–1589
17. Pohl J (1980) Toxikologie, Pharmakokinetik und Interaktionen von Uromitexan. Beiträge zur Onkologie 5. Burkert H, Nagel GA (eds), Karger, Basel, pp 12–20
18. Possinger K, Ehrhart H, Misera C, Hartenstein R (1981) Zur Prophylaxe urotoxischer Komplikationen bei Zytostatika-Therapie. Untersuchungen zur Frage der Wechselwirkung zwischen Natrium-II-Mercaptoethansulfonat und Cyclophosphamid. Fortschr Med 99: 1650–1652
19. Possinger K, Hartenstein R, Böning L, Ehphart H (1981) Investigations on interaction between mesna and cyclophosphamide. Proc 12th Int Congr Chemother, Florence, 1981 1389–1391
20. Scheef W, Klein HO, Brock N, Burkert H, Günther U, Hoefer-Janker H, Mitrenga D, Schnitker J, Voigtmann R (1979) Controlled clinical studies with an antidote against the urotoxicity of oxazaphosphorines: preliminary results. Cancer Treat Rep 63: 501–505
21. Scheef W, Soemer G (1980) The treatment of solid malignant tumors with Holoxan and Uromitexan. In Burkert H, Nagel GA (eds) Contributions to Oncology Vol 5. S Karger, Basel: pp 21–24
22. Scheulen ME, Bremer K, Niederle N, Seeber S (1982) Ifosfamide in refractory malignant diseases. Results of a clinical phase-II-study of 144 patients with the demonstrations of the uroprotective effect of Mesna. Proc 13th International Cancer Congress, Seattle, 412, abstr 2352
23. Scheulen ME, Niederle N, Seeber S (1980) Ergebnisse einer klinischen Phase-II-Studie von Ifosfamid bei therapierefraktären malignen Erkrankungen. Vergleich der uroprotektiven Wirkung von Uromitexan mit forcierter Diurese und Alkalisierung des Urins. In: Burkert H, Nagel GA (eds) Beiträge zur Onkologie 5: pp 40–47
24. Schmoll HJ (1982) The role of Ifosfamide (IPP) in testicular cancer. Proc 13th International Cancer Congress, Seattle, 1982 626, abstr 3580
25. Schmoll HJ, Hartlapp J, Mitrou PS, Hofmann L (1982) Platinum/Vinblastin/Bleomycin (PVB) vs Platinum/Vinblastin/Bleomycin/Ifosfamide (PVB + IPP) in disseminated testicular cancer: A prospective randomised trial. Proc Am Soc Clin Oncol 18, abstr C–458
26. Schnitker J (1982) Uroprotektion mit Mesna bei der Chemotherapie maligner Tumoren mit Oxazaphosphorinen. Arzneim Forsch (Drug Res) 32: 1334–1338
27. Wang JJ, Mittelman A, Twetrinon P, Sinks LF (1974) Clinical trial of iphosphamide. Proc Amer Ass Cancer Res and Amer Soc Clin Oncol 15: 110 abstr 439

Der Einfluß von Dexamethason als antiemetische Substanz auf das Wachstum von mit Cisplatin oder Ifosfamid behandelten Hodentumoren

B. Frohne-Brinkmann, A. Harstrick und H.-J. Schmoll

Abstract

High-dose glucocorticosteroids are used successfully to prevent vomiting and nausea in patients undergoing cisplatin- and ifosfamide-containing chemotherapy, particularly in patients with testicular cancer. To rule out a possible effect of dexamethasone on the antitumor activity of cisplatin or ifosfamide, the proliferation of heterotransplanted human testicular tumors (H 12.1, H 12.7) growing subcutaneously in nude mice was studied during treatment with ifosfamide or cisplatin, given with or without dexamethasone.

In both cell lines a slight but statistically non significant retardation of tumor growth was observed with dexamethasone therapy. However, the antitumor activity of cisplatin or ifosfamide was not significantly influenced by concomitant administration of dexamethasone. From these data it is concluded that dexamethasone might slightly alter the growth of testicular tumors, having a minor therapeutic effect by itself, but that its administration as an antiemetic drug to patients treated with cisplatin or ifosfamide does not influence the antitumor activity of either drug.

Zusammenfassung

Hochdosierte Glukokortikosteroide werden mit Erfolg verwendet, um bei Patienten, die sich einer Chemotherapie mit Cisplatin bzw. Ifosfamid unterziehen, auftretende Übelkeit und Erbrechen zu vermeiden; diese Zytostatika sind essentielle Substanzen in der Therapie von Hodentumoren. Um einen möglicherweise bestehenden Effekt des Dexamethason auf die Antitumoraktivität von Cisplatin oder Ifosfamid zu untersuchen, wurde die Proliferation von subkutan auf Nacktmäuse heterotransplantierten humanen Hodentumoren der Zellinien H 12.1 und H 12.7 beobachtet, die mit Ifosfamid oder Cisplatin jeweils mit und ohne Dexamethasongabe behandelt wurden.

In beiden Zellinien wurde eine leichte, jedoch statistisch nicht signifikante Verzögerung des Tumorwachstums unter Therapie mit Dexamethason beobachtet. Bei gleichzeitiger Verabfolgung der Chemotherapeutika mit Dexamethason wurde die Antitumoraktivität von Cisplatin und Ifosfamid nicht signifikant beeinflußt. Aus diesem Ergebnis wird geschlossen, daß Dexamethason selbst das Wachstum von Hodentumoren geringfügig verändert, daß jedoch seine Verabreichung als Antiemetikum bei mit Cisplatin oder Ifosfamid behandelten Patienten mit Hodentumoren die Antitumoraktivität dieser beiden Substanzen nicht beeinflußt.

Einleitung

Von Cisplatin verursachte Übelkeit und Erbrechen können erfolgreich unter Kontrolle gebracht werden, u. a. durch orale oder parenterale Verabreichung von hochdosiertem Dexamethason [4]. Experimentelle Daten zeigten allerdings, daß bei kontinuierlicher, gleichzeitiger Gabe von Hydrocortison die Antitumoraktivität von Cisplatin vermindert zu werden schien, was möglicherweise durch die dabei induzierte Immunsuppression verursacht wurde [3]. Obwohl die von uns durchgeführte 5tägige Behandlung mit hochdosiertem Dexamethason während der Induktionstherapie bei Hodentumoren eine Immunsuppression kaum erwarten läßt, bleibt dennoch die Möglichkeit eines inhibierenden Effektes auf die Cisplatinaktivität bestehen. Um diese möglichen Einflüsse von Dexamethason auf die Cytotoxizität von Cisplatin und Ifosfamid näher zu untersuchen, verwendeten wir das Lebendmodell der tumortragenden Nacktmaus.

Material und Methoden

Mäuse

Weibliche, 6–8 Wochen alte, kongenital athymische Mäuse vom Stamm NMRI wurden für das Experiment verwendet. Die Tiere wurden vom Zentralen Tierlabor der Medizinischen Hochschule Hannover zur Verfügung gestellt. Sie wurden unter Standardbedingungen in einer zentralen Einrichtung für Versuchstiere gehalten und mit sterilisiertem Futter und Wasser ad libitum ernährt.

Darreichungsform der Medikamente

Cisplatin wurde in 0,9% NaCl, Ifosfamid in sterilem Wasser aufgelöst. Dexamethason als Reinsubstanz wurde in einer Mischung aus 96% sterilem Wasser und 4% Alkohol aufgelöst. Die endgültige Konzentration in Lösung ergab für Cisplatin 0,2 mg/ml, für Ifosfamid 10 mg/ml und für Dexamethason 0,2 mg/ml.

Dosierung

Cisplatin   1,5 mg/kg/d d 1–5 i. p.
Ifosfamid   100 mg/kg/d d 1–4, 15–18 i. p.
Dexamethason 1,5 mg/kg/d d 1–5 bzw. 1–4, 15–18 s. c.

Tumorzellinien

In unseren Versuchen wurden die etablierten humanen Hodentumorzellinien H 12.1 und H 12.7 eingesetzt. Jeweils 1×10^7 Tumorzellen in einer Zellsuspension wurden einer Maus in die rechte Flanke injiziert. Die Angehraten variierten zwischen 55% und 70%. Die Histologie der Tumoren in der Nacktmaus entspricht einem humanen embryonalen Hodenkarzinom mit unterschiedlich ausgeprägter Differenzierung.

Behandlung und Darstellung des therapeutischen Effekts

Die Tumorgröße wurde durch Messung des jeweils kleinsten und größten Durchmessers mit Hilfe einer Schiebleere im Abstand von 5 Tagen bestimmt. Die Tumorvolumina wurden mit der Formel $a^2 \times b \times 0{,}5$ (a = Breite, b = Länge) berechnet. Nachdem die meisten der Tumoren ein Volumen von 1–2 cm³ erreicht hatten, wurden die Mäuse in Gruppen zu jeweils 9 Tieren aufgeteilt und mit der Applikation der Medikamente begonnen.

Die relativen Tumorvolumina an den einzelnen Meßtagen wurden mit der Formel Vt/Vo berechnet (Vt = Tumorvolumen zum jeweiligen Meßzeitpunkt, Vo = Tumorvolumen zu Beginn der Behandlung). Mittels der Zahlen des mittleren relativen Tumorvolumens jeder Gruppe wurden Wachstumskurven über einen Zeitraum von 28 Tagen graphisch erstellt.

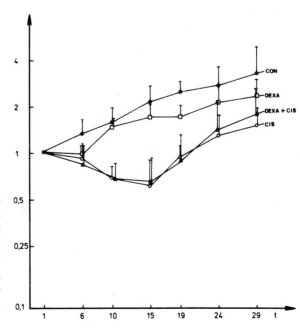

Abb. 1. Zellinie H 12,7; mittleres relatives Tumorvolumen (+SD) Abszisse: t = Tage nach Behandlungsbeginn. Ordinate: rVt = relatives Tumorvolumen, ●——●: Kontrollgruppe; □——□: Dexamethason-behandelt; ○——○: Cisplatin-behandelt; ▲——▲: Dexamethason. u. Cisplatin-behandelt

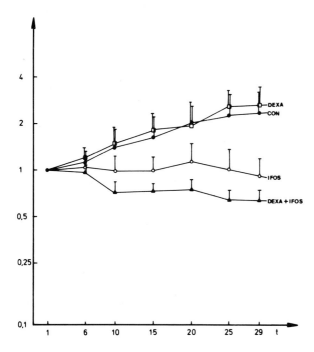

Abb. 2. Zellinie H 12.7; mittleres relatives Tumorvolumen (+SD) Abszisse: t = Tage nach Behandlungsbeginn. Ordinate: rVt = relatives Tumorvolumen, ●——●: Kontrollgruppe; □——□: Dexamethason-behandelt; ○——○: Ifosfamid-behandelt; ▲——▲: Dexamethason u. Ifosfamid.-behandelt

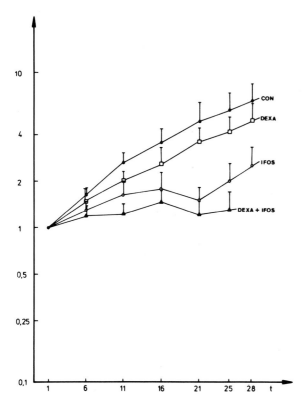

Abb. 3. Zellinie H 12.1; mittleres relatives Tumorvolumen (+SD) Abszisse: t = Tage nach Behandlungsbeginn. Ordinate: rVt = relatives Tumorvolumen, ●——●: Kontrollgruppe; □——□: Dexamethason-behandelt; ○——○: Ifosfamid-behandelt; ▲——▲: Dexamethason u. Ifosfamid-behandelt

Ergebnisse

Abb. 1 zeigt die Wachstumskurve von xenotransplantierten Zellen der Linie H 12.7. Bei dieser Zellinie scheint die Kombination von Cisplatin und Dexamethason eine etwas verminderte Aktivität gegen den Tumor aufzuweisen im Gegensatz zur Anwendung von Cisplatin als Monosubstanz. Die beobachtete Differenz ist jedoch statistisch nicht signifikant.

Die Abb. 2, 3 und 4 betreffend die Zellinien H 12.7 und H 12.1 zeigen eine diskrete Retardierung des Tumorwachstums unter Cisplatin/Dexamethason bzw. Ifosfamid/Dexamethason Kombinationsbehandlung gegenüber der Chemotherapie allein. Dieser wachstumshemmende Einfluß von Dexamethason ist statistisch nicht signifikant.

Diskussion

Unsere in vivo-Versuche legen nahe, daß ein inhibierender oder antagonistischer Effekt von Dexamethason auf die Antitumoraktivität von Cisplatin bzw. Ifosfamid nicht besteht. Diese Ergebnisse beim Hodentumor entsprechen der Untersuchung von Aapro, in der desgleichen kein Effekt von Dexamethason auf die Antitumoraktivität von Cisplatin bei der P 388-Leukämie beschrieben wird [1]. Ergebnisse einer Studie beim Sarkom 180, in der eine Suppression der Antitumoraktivität von Cisplatin gegen das Sarkom 180 durch Cortison gefunden wurde [3], werden durch unsere Versuche nicht bestätigt. Ebenso steht das Ergebnis dieser Arbeit im Gegensatz zu einer Studie, die einen Anstieg der zytotoxischen Aktivität von alkylierenden Substanzen beim Yoshidasarkom und bei Walker Karzinosarkom-Zellen in vitro beschreibt, wenn simultan Prednison gegeben wurde [2].

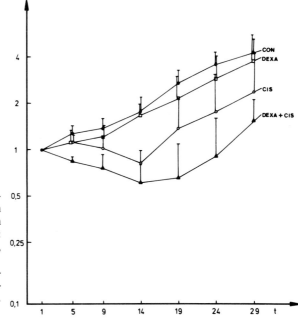

Abb. 4. Zellinie H 12.1; mittleres relatives Tumorvolumen (+SD) Abszisse: t = Tage nach Behandlungsbeginn. Ordinate: rVt = relatives Tumorvolumen, ●——●: Kontrollgruppe; □——□: Dexamethason-behandelt; ○——○: Cisplatin-behandelt; ▲——▲: Dexamethason u. Cisplatin-behandelt

Inwieweit den beobachteten Differenzen der Ergebnisse die Verschiedenheit der Tumormodelle in den einzelnen Untersuchungen zugrunde liegt, muß zunächst offen bleiben. Jedoch können wir aus unseren Resultaten folgern, daß Dexamethason in dieser Dosierung keinen signifikanten Einfluß auf die zytotoxische Aktivität von Cisplatin und Ifosfamid hat, zumindest bei der Chemotherapie von Hodentumoren. Die Frage der Übertragbarkeit dieser Daten auf die Situation beim Menschen darf allerdings nicht außer acht gelassen werden.

Literatur

1. Aapro MS, Alberts DS, Serokman R (1983) Lack of dexamethasone effect on the antitumor activity of cisplatin. Cancer Treat Rep 67: 1013–1017
2. Wilkinson R, Birbeck MSC, Harrap Kr (1979) Enhancement of nuclear reactivity of alkylating agents by prednisolone. Cancer Res 39: 4256
3. Conran PB, Rosenberg B (1972) The role of host defenses in the regression of sarcoma-180 in mice treated with cis-diamminedichloroplatinum. In: Advances in Antimicrobial and Antineoplastic Chemotherapy, Vol 2 Baltimore, University Park Press p 235
4. Aapro MS, Alberts DS (1981) High dose dexamethasone for preventing cisplatin induced vomiting. Cancer Chemother Pharmacol 7: 11

Neoglykoprotein-gesteuertes Drug-Targeting für embryonale Karzinomzellinien

C. Bokemeyer, H. Falk, W. Verbeek, H.-J. Schmoll und H.-J. Gabius

Abstract

Three human embryonal carcinoma cell lines known to possess endogenous lectins of different sugar specificities served as a model to study selective lectin-mediated uptake of cytostatic neoglycoprotein-drug conjugates. These conjugates contained covalently linked carbohydrate moieties on the inert carrier BSA to render them accessible to the membrane lectins, and were, furthermore, complexed to etoposide, cis-diamminedichloroplatinum II, or methotrexate. Neoglycoprotein uptake, as measured by inhibition of DNA synthesis, correlated well with the binding of fluorescent neoglycoproteins used in studies of screening for the presence and specificity of cell surface lectins. Galactosylated and α-glucosylated conjugates were the most efficient carriers, showing a 8- to 10-fold greater inhibitory effect on DNA synthesis than nonglycosylated carrier – drug conjugates in one cell line. Lectin-mediated uptake was not useful in overcoming drug resistance in a cisplatin-resistant cell line. Two different neoglycoproteins reacting with independently targeted membrane lectins were shown to be effective in a model for combination chemotherapy. These results suggest that glycosylated carriers may be useful in targeting therapeutic agents to human embryonal carcinoma cells.

Zusammenfassung

Drei humane embryonale Karzinomzellinien, auf denen endogene Lektine unterschiedlicher Kohlenhydratspezifität beschrieben wurden, dienten als experimentelles Modell zur Untersuchung einer lektingesteuerten Aufnahme von therapeutisch wirksamen Neoglykoprotein-Zytostatika-Konjugaten (NGZK). Derartige Konjugate enthielten kovalent an den Träger Rinderserumalbumin (BSA) gebundene Karbohydratanteile, die sie der Aufnahme durch Membranlektine zugänglich machen sollten. Etoposid, cis-Diaminodichloroplatinum II oder Methotrexat wurden als gebundene Zytostatika eingesetzt.

Die Ergebnisse der lektinvermittelten Aufnahme – bestimmt über die Inhibition der DNA-Synthese – korrelierten mit den Bindungsresultaten für fluoreszenzmarkierte Neoglykoproteine. Diese wurden in einer Vorstudie eingesetzt, um die Existenz und die Zuckerspezifität der Zellmembranlektine dieser Zellen aufzudecken. Galaktosilierte und α-glucosilierte Konjugate waren die wirkungsvollsten Träger und zeigten bei einer der Zellinien eine 8–10fach stärkere Inhibition der DNA-Synthese als nicht -glykosiliertes BSA-Zytostatika-Konjugat, das in allen Versuchen als Kontrolle diente. Lektinvermittelte Aufnahme von NGZK konnte nicht zur Durchbrechung der cis-PT-Resistenz bei einer Zellinie beitragen. Zwei verschiedene NGZK, die unterschiedliche Membranlektine ansteuerten, erwiesen sich als wirkungsvolles Modell für Kombinationschemotherapie.

Diese Ergebnisse lassen die potentielle Nutzbarkeit glykosilierter Träger beim Targeting von aktiven Therapeutika für humane embryonale Karzinomzellinien erkennen.

Einleitung

Karbohydrat-bindende Proteine, sogenannte Lektine, spielen eine wichtige Rolle in zellulären Erkennungs- und Signalprozessen [7]. Im Gegensatz zu karbohydratspezifischen Enzymen besitzen die Lektine keine enzymatische Aktivität und entstammen auch nicht aus immunologischen Abwehrprozessen wie beispielsweise Antikörper gegen Glykoproteinstrukturen. Gegenüber den pflanzlichen Lektinen, die seit langer Zeit in der Histochemie eingesetzt werden, sind endogene d. h. membranständige Lektine erst in jüngerer Zeit in humanen Zellen entdeckt wurden [2, 3, 16, 18]. Sie existieren auf einer Vielzahl normaler und maligner Zelltypen und wurden auch in Hodentumorzellen beschrieben [8, 9, 13] und mittels proteinbiochemischer Methoden charakterisiert (Tabelle 1). Während gewisse Lektine bei allen Hodentumorklassen vorkommen (z. B. ein mannan-bindendes Protein von 30 kD beim Seminom, embryonalen Karzinom und beim Dottersacktumor), repräsentieren einige der karbohydrat-bindenden Proteine nur einen histologisch bestimmten Tumortyp (z. B. ein 130 kD fukose-bindendes Protein beim Seminom) [10]. Unterschiede in der Lektinexpression normaler und maligner Hodenkarzinomzellen lassen an eine Anwendung dieses Systems für ein Drug-Targeting denken.

Drei humane embryonale Karzinomzellinien (EC), auf denen derartige Lektine gefunden wurden, dienten als experimentelles Modell. Ziel der Studie war es zu klären, ob sich die Wechselwirkungen zwischen Karbohydrat und Lektin für ein spezifisches Targeting von Neoglykoprotein-Zytostatika-Konjugaten (NGZK) gegen EC-Zellen ausnutzen lassen. NGZK bestehen aus einem Karbohydratanteil gebunden an den inerten Träger Rinderserumalbumin (Bovine Serum Albumin = BSA) und einem Zytostatikaanteil. Dabei vermittelt der Kohlenhydratanteil dem Träger die Eigenschaft für die lektinvermittelte Endozytose und nach intrazellulärer Aufnahme wird das mittransportierte Zytostatikum enzymatisch vom Trägermolekül getrennt und freigesetzt. Untersucht wurden die Spezifität und Effizienz der lektinvermittelten Aufnahme der NGZK in Abhängigkeit vom jeweiligen Kohlenhydratanteil. In einer mikroskopischen Voruntersuchung lieferten fluoreszenzmarkierte Neoglykoproteine Hinweise auf das Vorhandensein und die Spezifität endogener Lektine in diesen Zellen.

Tabelle 1. Lektinmuster vier verschiedener humaner Keimzelltumoren. Extraktions- und Eluationsmethoden lassen eine Unterteilung in salzextrahierbare (erste Reihe) oder detergenzextrahierbare (zweite Reihe) Lektine zu. Weiterhin werden die Ca^{2+}-abhängigen (Eluation durch EDTA) und die Ca^{2+}-unabhängigen Lektine (Eluation mit spezifischem Zucker) unterschieden [9, 10]

Tumor type	EDTA					Sugar				
	Laktose	Asialofetuin	Melibiose	Mannan	Fukose	Laktose	Asialofetuin	Melibiose	Mannan	Fukose
Yolk sac	56	29	56	29	56	56	56	56	–	62
	29		29		29	32	29	31		56
						29		29		29
						14				
	29	29	29	31	29	32	–	–	–	–
				29		29				
						14				
Embryonic carcinoma (H23.1.2)	31	31	66	66	31	32	–	–	–	–
	14		56	31		31				
			31			14				
	–	–	–	–	–	32	–	–	–	–
						31				
						14				
H 12.1	31	31	31	31	70	35	–	–	–	–
					31	14				
	31	31	31	31	31	35	–	–	68	–
						14				
Seminoma	80	29	49	29	130	80	49	49	–	49
	49		29		80	51		29		
					49	49		28		
					29	29				
	80	75	80	29	130	80	49	72	–	49
	75	29	29		80	49		49		
	49		28			29				
						14				

Material und Methoden

Zellinien

Alle drei Hodentumorzellinien, 1428 A, H 12.1 und H 23.1.2, wurden aus humanem Hodentumormaterial etabliert und bis zu zweihundertfach in vitro passagiert. [5, 6]. Histologisch erscheinen sie in Kultur vorwiegend als embryonales Karzinom. Bei Verimpfung in die Nacktmaus sind die Zellen tumorigen. Für die Experimente wurden Zellen der Passagen 50–90 benutzt. Die Zellinie 1428 A stammt aus dem Labor von Dr. D.L. Bronson [1].

Fluoreszenzmikroskopie

Die Neoglykoproteine wurden durch Reaktion mit Fluoreszeinisothiocyanat fluoreszenzmarkiert. Für die mikroskopische Untersuchung wurden einschichtig auf Mikroskopträgern gewachsene Zellen nach Vorinkubation zur Reduktion unspezifischer Bindung mit 3–25 µg/ml fluoreszierten Neoglykoproteinen angefärbt. Sorgfältigem Waschen und Fixation mit 0,05% Glutaraldehyd folgte die Beurteilung der Fluoreszenzintensität mittels eines Leitz Orthoplan II Photomikroskops. Die Klassifizierung der Intensität geschah semiquantitativ und bedeutet: +++ = intensiv gefärbt, ++ = mittelstarke und + = schwache Färbung, (+) = kaum gefärbt, – bedeutet keine Anfärbung. Inhibition der Färbung mit unmarkierten adäquaten Neoglykoproteinen demonstrierte die Spezifität der Bindung.

NGZK

Eine Auswahl von 10 NGZK mit unterschiedlichem Karbohydratanteil stand zur Verfügung. BSA wurde glykosiliert durch Diazotierung, reduktive Aminierung oder Thionylierung. Dies führte zu einem Kohlenhydratanteil von jeweils 4–6, 16–18 oder 32–38 Glykosidresten pro Trägermolekül. Als gebundene Zytostatika wurden cis-Diaminodichloroplatinum II (cis-Pt), Etoposid (Etp) oder Methotrexat eingesetzt. Nicht glykosiliertes BSA-Zytostatika-Konjugat diente als Kontrolle. (Weitere methodische Angaben in 12)

Zytotoxizitätsassay

Die lektinvermittelte Aufnahme der NGZK wurde als Zytotoxizitätseffekt ermittelt. Definiert wurde dieser durch den ^{3}H-Thymidin-Einbau pro Mikrogramm DNA relativ zu unbehandelten Kontrollen. Die DNA-Bestimmung erfolgte auf fluoreszenzphotometrischem Weg mittels 3,5 Diaminobenzoesäure (DABA) [19].

Ergebnisse

Zwei Zellinien wurden auf das Vorhandensein von membranständigen Karbohydratrezeptoren getestet. Tabelle 2 faßt die Resultate zusammen. Das Bindungsverhalten beider Zellinien ist ähnlich, sie zeigen beide starke Affinität für α- und β-Galaktoside und α- Glukoside.

Während der Bindung der fluoreszenzmarkierten Neoglykokonjugate als weiterer Hinweis auf das Vorhandensein der verschiedenen Zuckerrezeptoren auf diesen humanen EC-Zellen gelten darf, wurden die Neoglykoprotein-Zytostatika-Konjugate (NGZK) eingesetzt, um die selektive lektinvermittelte Aufnahme zu untersuchen. Die Ergebnisse zeigen die Abb. 1–3. Jede Kurve stellt den Effekt eines NGZK mit seinem spezifischen Kohlenhydratanteil dar und dazu vergleichsweise von ungekoppeltem Zytostatikum und der Kontrolle durch nicht-glykosiliertes BSA-Zytostatika-Konjugat. Glukosid- und galaktosidhaltige Derivate waren die effektivsten Träger.

Tabelle 2. Fluoreszenzfärbung von H 12.1- und 1428 A-Zellen mittels fluoreszenzgekoppelten Neoglykoproteinen
Abkürzungen: lac = Laktose, mel = Melibiose, mal = Maltose, fuc = Fukose, man = Mannose, cel = Cellobiose, xyl = Xylose, galNAc = N-acetylgalaktosamin, man-6-P = Mannose-6-Phosphat

Neoglykoprotein	H 12.1	1428 A
BSA	(+)	(+)
lac-BSA	++	++
mel-BSA	++	++
mal-BSA	+++	++
fuc-BSA	(+)	+
man-BSA	+	+
cel-BSA	(+)	−
xyl-BSA	−	+
galNAc-BSA	+	+
man-6-Ⓟ-BSA	+	+

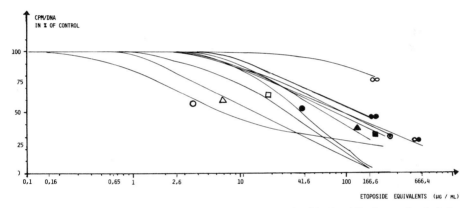

Abb. 1. Wachstumsinhibition von H 12.1-Zellen, gemessen im ³H-Thymidin-Assay, durch freies Etoposid (O), BSA-gebundenes Etp (OO) und neoglykoproteingebundenes Etp: melibiosiliertes BSA (△), maltosiliertes BSA (□), laktosiliertes BSA (●), fukosiliertes BSA (▲), cellobiosiliertes BSA (■), mannosiliertes BSA (⊙), xylosiliertes BSA (●●) und BSA mit Mannose-6-Phosphat (⊙⊙). Jede Kurve konstruiert aus 6–8 Messungen bei verschiedenen Konzentrationen, Standardabweichung < 10%

Bei der Linie H 12.1 erwiesen sich maltosilierte und melibiosilierte Etp-NGZK am wirkungsvollsten mit einer 8–10fach höheren Inhibition der ³H-Thymidin-Inkorporation im Vergleich zu nicht glykosiliertem BSA-Etp. Vergleichbare Ergebnisse ließen sich bei dieser Linie auch durch die Koppelung der NGZK mit Methotrexat erzielen. Bei 1428 A-Zellen hatten laktosilierte cis-Pt-NGZK einen mehr als zweifach höheren Effekt als nicht-glykosilierte Kontrollen. Nur unsignifikante Aufnahmeunterschiede bestanden allerdings zwischen den verschiedenen NGZK bei der cis-Pt-resistenten Linie H 23.1.2, so daß selektive lektingesteuerte Aufnahme von Zytostatika nicht zur Durchbrechung der Resistenz bei dieser Linie genutzt werden kann.

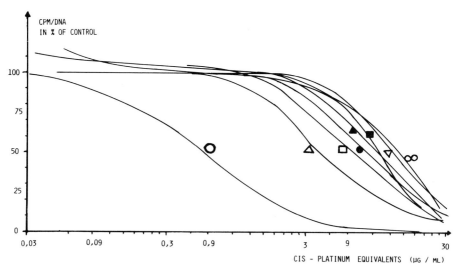

Abb. 2. Wachstumsinhibition von 1428 A-Zellen, gemessen im ^{3}H-Thymidin-Assay, durch freies cis-Pt (O), BSA-gebundenes cis-Pt (■) und neoglykoproteingebundenes cis-Pt: laktosiliertes BSA (△), N-acetylgalaktosaminiertes BSA (□), maltosiliertes BSA (●), BSA mit Mannose-6-Phosphat (▲), fukosiliertes BSA (▽) und mannosiliertes BSA (OO)

Zur Untersuchung synergistischer Effekte im System der lektinvermittelten Endozytose wurden H 12.1-Zellen mit einer Kombination von Etp und cis-Pt, komplexiert an laktosiliertes, maltosiliertes oder mannosiliertes BSA, behandelt. Diese NGZK werden über unterschiedliche Transportsysteme aufgenommen. Dabei erwiesen sich die Kombinationen effektiver als die simple Addition der einzelnen Inhibitionskapazitäten. Die Ergebnisse zeigt Tabelle 3.

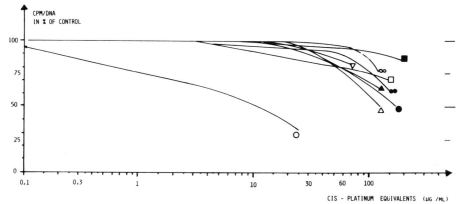

Abb. 3. Wachstumsinhibition von H 23.1.2 Zellen, gemessen im ^{3}H-Thymidin-Assay, durch freies cis-Pt (O), BSA-gebundenes cis-Pt (■) und neoglykoproteingebundenes cis-Pt: N-acetyl-galaktosaminiertes BSA (□), mannosiliertes BSA (OO), melibiosiliertes BSA (▲), N-acetylglukosaminiertes BSA (●●), xylosiliertes BSA (●), fukosiliertes BSA (▽) und BSA gebunden an Cellobiose (△)

Tabelle 3. Inhibition der ^{3}H-Thymidin-Inkorpation von H 12.1-Zellen durch Etoposid gekoppelt an laktosiliertes BSA (lac-BSA) und cis-Diamminodichloroplatinum II (cis-Pt) gebunden an maltosiliertes (mal-BSA) oder mannosiliertes BSA (man-BSA)

Substanz	Konzentration (µg/ml)	Inhibition (%)
Etoposid-lac-BSA	7,5	8
	15	19
	30	27
(cis-Pt)-mal-BSA	1,25	1
	2,5	4
	5,0	6,5
(cis-Pt)-man-BSA	1,25	2
	2,5	3
	5,0	5
(cis-Pt)-mal-BSA + etoposide-lac-BSA	1,25 + 7,5	28
	2,5 + 15	43
(cis-Pt)-man-BSA + etoposide-lac-BSA	1,25 + 7,5	22
	2,5 + 15	35

Abb. 4 stellt den Einfluß der Anzahl der an das Trägermolekül gebundenen Laktoseanteile auf die zytostatische Wirkung der NGZK bei H 12.1-Zellen dar und deckt dabei mögliche stereometrische Komponenten bei der Lektin-Karbohydrat-Interaktion auf. Der Inhibitionseffekt ist bei diazotiertem laktosiliertem cis-Pt-BSA (4–6 Laktosemoleküle) größer als beim thionyliertem cis-Pt-BSA (32–38 Laktosemoleküle).

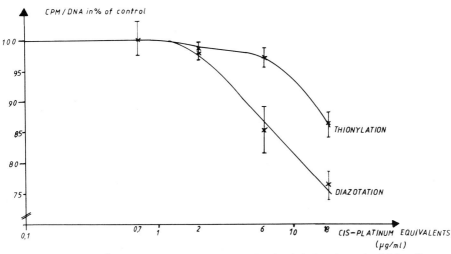

Abb. 4. Inhibition der ^{3}H-Inkorporation von H 12.1-Zellen durch cis-Pt gekoppelt mit laktosiliertem BSA. Es finden sich 4–6 (diazotiert) und 32–38 (thionyliert) Laktosemoleküle gekoppelt an das Trägermolekül

Diskussion und Zusammenfassung

1. Die Affinität zwischen Karbohydrat und Karbohydratrezeptor bildet ein Erkennungssystem, das potentiell nutzbar für ein Drug-Targeting ist.
2. Das Karbohydratbindungsmuster der untersuchten EC-Zellen ist vergleichbar.
3. Eine spezifische lektinvermittelte Aufnahme der NGZK durch die humanen embryonalen Karzinomzellinien ist möglich. Die angesteuerten Lektine in der Zellmembran scheinen dabei zur endozytotischen Aufnahme der NGZK fähig zu sein. Die Effizienz der besten Träger erreicht fast die des freien Zytostatikums.
4. Lektinvermittelte Endozytose von NGZK konnte nicht zur Durchbrechung der Resistenz bei einer cis-PT-resistenten Zellinie (H 23.1.2) beitragen. Diese Zellinie besitzt allerdings außer für Laktose auch keine kalziumunabhängigen Lektine [10].
5. Unter Ausnutzung von Karbohydratbindungsstellen, die vorrangig im Tumorgewebe und nur geringfügig in normalen Geweben exprimiert werden [8, 9, 10, 11], läßt sich der therapeutische Index erhöhen – d. h. verringerte Toxizität bei erhaltener tumorizider Wirkung.
6. Um das Ausmaß der Aufnahme durch unerwünschte Zielzellen zu senken, muß die Spezifität der Träger durch komplexere Karbohydratstrukturen erhöht werden. Zuckerdichte, Kohlenhydratsequenz und Art der Verzweigung sind die Hauptdeterminanten der Bindungsaffinität zu den endogenen Lektinen [15].
7. Im Gegensatz zu monoklonalen Antikörpern tolerieren Neoglykoproteine eine hohe Kopplungsfrequenz von Therapeutika ohne Aktivitätsverlust [4, 14]. So ließ sich am Mäuseleukämiemodell L 1210 zeigen, daß fukosiliertes BSA als Träger für Methotrexat nahezu so effektiv eingesetzt werden konnte wie ein entsprechender monoklonaler Antikörper [17].
8. Tierversuche im Nacktmausmodell sollen die in vivo Anwendbarkeit überprüfen und dabei eventuelle Anreicherungen der Konjugate in histologisch normalen Geweben oder in besonders stoffwechselaktiven Organen aufdecken.

Literatur

1. Andrews PW, Bronson DL, Benham F, Strickland S, Knowles BB (1980) A comparative study of eight cell lines derived from human testicular teratocarcinoma. Int J Cancer 26: 269–280
2. Ashwell G, Harford J (1982) Carbohydrate – specific receptors of the liver. Ann Rev Biochem 51: 531–554
3. Barondes SH (1981) Lectins: Their multiple endogenous cellular functions. Ann Rev Biochem 50: 207–231
4. Bodmer JL, Dean RT (1985) Carrier potential of glycoproteins. Methods Enzymol 112: 298–304
5. Bronson DL, Andrews PW, Solter D, Cervenka J, Lange PH, Fraley EE (1980) Cell line derived from a metastasis of a human testicular germ cell tumor. Cancer Res 40: 2500–2506
6. Casper J, Schmoll HJ, Schnaidt U, Fonatsch C (1986) Cell lines of human germinal cancer. Presented at: Workshop on Testicular Cancer, Copenhagen, August 16–19, 1986
7. Gabius HJ (1987) Endogenous lectins in tumors and the immune system. Cancer Inv (in press)
8. Gabius HJ, Engelhardt R, Casper J, Reile D, Schumacher S, Schmoll HJ, Cramer F (1985) Cell surface lectins of transplantable human teratocarcinoma cells: purification of a new mannan – specific endogenous lectin. Tumor Biol 6: 145–156

9. Gabius HJ, Engelhardt R, Casper J, Schmoll HJ, Nagel GA, Cramer F (1985) Comparison of endogenous lectins in human embryonic carcinoma and yolk sac carcinoma. Tumor Biol 6: 471–482
10. Gabius HJ, Engelhardt R, Cramer F (1986) Endogenous tumor lectins: overview and perspectives. Anticancer Res 6: 573–578
11. Gabius HJ, Engelhardt R, Sartorius DJ and Cramer F (1986) Pattern of endogenous lectins of a human sarcoma (Ewing's sarcoma) reveals differences to human normal tissues and tumors of epithelial and germ cell origin. Cancer Lett 31: 139–145
12. Gabius HJ, Bokemeyer C, Hellmann T, Schmoll HJ (1987) Targeting of neoglycoprotein – drug conjugates to cultured human embryonal carcinoma cells. J Cancer Res Clin Oncol 13: 126–130
13. Grabel LB, Singer MS, Martin GR, Rosen SD (1985) Isolation of a teratocarcinoma stem cell lectin implicated in cellular adhesion. FEBS Lett 183: 228–231
14. Kanellos J, Pieteresz GA, McKenzie IFC (1985) Studies of methotrexate – monoclonal antibody conjugates for immunotherapy. J Nat Cancer Inst 75: 319–329
15. Lee YC, Townsend RR, Hardy Mr, Lönngren J, Arnap J, Haraldsson M, Lönn H (1983) Binding of synthetic oligosaccharides to the hepatic gal/galNAc lectin. Dependence on fine structural features. J Biol Chem 258: 199–202
16. Monsigny M, Kieda C, Roche AC (1983): Membrane glycoproteins, glycolipids, and membrane lectins as recognition signals in normal and malignant cells. Biol Cell 47: 95–110
17. Monsigny M, Roche AC, Midoux P (1984) Uptake of neoglycoproteins via membrane lectin(s) of L 1210 cells evidenced by flow cytofluorometry and drug targeting. Biol Cell 51: 187–196
18. Olden K, Parent JB, White SL (1982) Carbohydrate moieties of glycoproteins. A re – evaluation of their function. Biochem Biophys Acta 650: 209–232
19. Setaro F, Morley CGD (1976) A modified fluorometric method for the determination of microgram quantities of DNA from cell or tissue cultures. Anal Biochem 71: 313–317

Zusammenfassung und Perspektiven

Therapie der operablen Stadien – Nichtseminome

L. Weißbach

Abstract

Operable stages of testicular germ cell tumors (stages I and II A/B) can be cured with current standard therapies. The aim of newer investigations is to lower therapy-induced morbidity whilst maintaining the same cure rates. The main problems concern inadequate sensitivity and specificity of radiological staging procedures. In clinical stage I, survival rates with surveillance and with modified lymphadenectomy (LA) are comparable. However, a randomized study is necessary to evaluate the benefits and disadvantages of both strategies. The basic measure for such a study would be the quality of life. Prognostic factors should be found which are better able to define stage I and which therefore allow more specific procedures. In stage II A/B, LA without adjuvant chemotherapy results in a 50% relapse rate. However, cure rates are comparable to those achieved by standard therapy, i. e., radical LA plus two cytostatic courses. With primary chemotherapy, cure rates of 90% are obtained, and only in 25% is salvage LA necessary, sparing surgical complications and ejaculation loss for most of the patients. However, at least three courses of cytostatic treatment are necessary, and those patients who have a falsepositive diagnosis receive unnecessary chemotherapy. In result, a randomized study must establish the optimal treatment regimen for stage II A/B as well.

Zusammenfassung

Die operablen Stadien des nichtseminomatösen Hodentumors (Stadium I und II A/B) können mit den heute gültigen Standardkonzepten geheilt werden. Ziel der klinischen Forschung ist es, die Therapiemorbidität bei gleichbleibender Heilungschance zu senken. Problematisch ist dabei die mangelnde Sensitivität und Spezifität der Radiodiagnostik bei der Stadienfestlegung. Im klinischen Stadium I erreicht die Surveillance-Strategie mit der modifizierten Lymphadenektomie (LA) vergleichbare Überlebensraten. Allerdings müßte eine randomisierte Studie die Vor- und Nachteile dieser beiden Strategien abwägen. Bemessungsgrundlage einer solchen Studie wäre die Lebensqualität. Es sollten Risikofaktoren bestimmt werden, die das Stadium I besser definieren und somit ein differenzierteres Vorgehen erlauben. Im Stadium II A/B führt der Verzicht auf eine adjuvante Chemotherapie nach LA zu einer 50%igen Rezidivrate. Die Überlebensraten sind jedoch mit der Standardtherapie –

radikale LA + 2 Kurse Chemotherapie – vergleichbar. Die primäre Chemotherapie ergibt Heilungsraten von 90% und erspart 75% der Patienten die LA; allerdings sind hierfür mindestens 3 Kurse Chemotherapie erforderlich. Die dem pathohistologischen Stadium I angehörenden Patienten erhalten überflüssigerweise eine zytostatische Behandlung. Eine randomisierte Studie wird auch für dieses Stadium das optimale Therapiekonzept ermitteln müssen.

Einleitung

Operable Stadien der Hodentumorerkrankung sind solche mit fehlender (Stadium I) oder diskreter retroperitonealer Metastasierung (Lymphknotenmetastasen ≤ 5 cm = Stadium II A/B). Obwohl in diesen Stadien durch die Operation (radikal oder modifiziert) mit oder ohne adjuvante Chemotherapie exzellente Heilungsraten erzielt werden, sind viele Arbeitsgruppen bestrebt, die operablen Stadien nicht mehr zu operieren. Ziel dieser Bemühungen ist es, die Nebenwirkungen der Operation (allgemeine Komplikationen, Ejakulationsverlust) zu vermeiden. Gleichgültig, welche Strategie in frühen Stadien verfolgt wird, wenn die operative Intervention des Retroperitoneums unterbleibt, sind häufig andere nichturologische Fachgruppen in die Patientenversorgung integriert. Hieraus ergeben sich alle Chancen und Notwendigkeiten der Kooperation. Sie geht vom Urologen aus, da er als erste diagnostische und therapeutische Maßnahme die Entfernung des Primärtumors (Ablatio testis) vornimmt.

Klinisches Stadium I

Die radikale Lymphadenektomie ist in diesem Stadium längst verlassen. Konkurrierende Strategien sind heute Surveillance und modifizierte Lymphadenektomie. Möglicherweise kommt als drittes Konzept für eine kleine Risikogruppe die primäre Chemotherapie hinzu. Das sind die Patienten, deren Primärtumor eine Blut- bzw. Lymphgefäßinvasion aufweist [4, 6]. Studiengeprüfte Ergebnisse liegen für diese Strategie noch nicht vor. In den übrigen Fällen wäre für Patienten ohne Metastasen jede weitere Therapie überflüssig, würde keine Divergenz zwischen klinischem und pathohistologischem Stadium I bestehen. Selbst bei optimaler Radiodiagnostik werden bei 17% der Patienten retroperitoneale Metastasen übersehen [11]. Bei 8–15% bestehen okkulte Lungenmetastasen [2, 13].

Das Risiko einer Lungenmetastasierung tragen die Patienten beider Strategien (Surveillance und modifizierte Lymphadenektomie). Diese Lungenherde werden jedoch frühzeitig und leicht entdeckt und sind mit wenigen Kursen einer Chemotherapie heilbar. Die Kritik an der Surveillance-Strategie entzündet sich an den retroperitonealen Progressen. Sie sind wesentlich schwerer zu erkennen und erfordern in den meisten Fällen wenigstens 4 Zytostatikakurse. Oft haben die Metastasen bereits eine Größe von 5 cm überschritten und müssen als Bulky-Tumoren behandelt werden, was z. T. eine Salvage-Operation einschließt.

Die Nachsorge von Surveillance-Patienten muß wegen der schwierigen Diagnostik an einem Zentrum erfolgen. An die Qualität der Nachsorge dieser Risikogruppe sind hohe Anforderungen hinsichtlich der Compliance von Patienten und Arzt zu stellen. Der Patient muß bereit sein, sich im ersten Jahr monatlich, im zweiten Jahr alle 2 Monate und im dritten Jahr vierteljährlich an einem möglicherweise weit entfernt liegenden Zentrum untersuchen zu lassen. Die nachsorgende Institution wird die Einhaltung der Termine kontrollieren und anmahnen müssen. Der Patient muß über die evtl. erforderliche Rezidivtherapie aufgeklärt sein und dieser zustimmen. Die Qualität sämtlicher Untersuchungen muß gesichert sein (Röntgenthorax in 2 Ebenen, Tumormarkerbestimmung, CT-Schichten < 2 cm). Ist der Primärtumor hormoninaktiv, so wird nur in Einzelfällen der erhöhte Marker den Progreß signalisieren, damit entfällt eine verläßliche diagnostische Maßnahme für die Nachsorge.

Unter diesen Voraussetzungen, die nicht immer gegeben sind, jedoch geschaffen werden müssen, lassen sich unter dem therapeutischen Aspekt drei Gruppen unterscheiden:

1. Durchschnittlich sind 70 bis 75% der Patienten im klinischen Stadium I nach der Ablatio testis geheilt. Sie profitieren eindeutig von der Surveillance-Strategie. Bei der modifizierten Lymphadenektomie hätten 15% von ihnen ihre Ejakulationsfähigkeit verloren.
2. 15% der Patienten entwickeln – gleichgültig, welcher Behandlungsgruppe sie angehören – Lungenmetastasen. Sie erhalten in jedem Falle mindestens zwei Kurse einer Chemotherapie.
3. 17% der Surveillance-Patienten erleiden einen retroperitonealen Progreß. Sie erhalten ca. 4 Kurse einer Chemotherapie. Unter Umständen ist noch eine Salvage-Operation notwendig, bei der die Ejakulation mit Sicherheit verloren geht. Diese Patienten hätten eindeutig von einer primären Operation profitiert.

Wären verläßliche Risikofaktoren der Metastasierung bekannt, so könnte die inhomogene Gruppe des klinischen Stadium I aufgeteilt und ein differenziertes Vorgehen angestrebt werden. Beispielsweise besteht eine signifikante Korrelation zwischen Blutgefäßinvasion des Primärtumors und einer systemischen Metastasierung [4]. In diesem Falle könnte eine primäre Chemotherapie den pulmonalen Progreß verhindern [5]. Da ¾ der Patienten mit einer Infiltration des Nebenhodens oder des Samenstranges bereits bei Diagnose Metastasen haben [1], sollten diese von einer Surveillance-Strategie ausgeschlossen werden. Auch die Aggressivität histologischer Tumortypen muß berücksichtigt werden; entsprechend den Ergebnissen der Londoner Arbeitsgruppe hat das Embryonale Karzinom unter Surveillance-Strategie eine signifikant höhere Progreßrate [6]. Freedman et al. (1987) untersuchten 233 histologische Präparate von Surveillance-Patienten aus 10 Zentren. Sie stellten eine signifikante Korrelation zwischen Rezidivrate und a) Blutgefäßinvasion, b) Lymphgefäßinvasion, c) dem Fehlen von Dottersackelementen sowie d) dem Vorhandensein undifferenzierter Anteile fest. Anhand dieser Variablen konnten mithilfe eines "Scores" vier prognostisch unterschiedliche Gruppen diskriminiert werden. Ob diese Ergebnisse reproduzierbar sind und zukünftig als Basis für Therapieempfehlungen gelten können, soll eine vom Medical Research Council 1984 initiierte prospektive Studie erweisen.

Die Erfassung von Risikofaktoren ist nur bei einer systematischen Aufarbeitung des Primärtumors möglich, die dem Pathologen zukommt. Da die Primärbehandlung (Ablatio testis) in der Regel außerhalb eines Zentrums erfolgt, zeichnet sich ein weiteres infrastrukturelles Hindernis ab. Der Pathologe vor Ort ist mit den speziellen Ansprüchen der Dokumentation von Risikofaktoren, die sich aus dem Primärtumor ergeben (Histologie, Infiltration, Invasion), überfordert.

Klinisches Stadium II

Standardbehandlung ist die radikale Lymphadenektomie mit 2 Kursen einer Polychemotherapie (PEB). 98% der Patienten sind damit geheilt. Sie werden jedoch damit zwei nebenwirkungsreichen Behandlungsverfahren ausgesetzt: Neben den allgemeinen Komplikationen der Operation tritt bei mehr als der Hälfte der Patienten durch Zerstörung der sympathischen Nervenfasern ein Ejakulationsverlust auf. Akute und Spät-Toxizität der Chemotherapie kommen hinzu. Um die Nebenwirkungen zu verringern, sind 2 Möglichkeiten denkbar:

1. Verzicht auf die adjuvante Chemotherapie
   Die Testicular Cancer Intergroup Study hat ermittelt, daß die Hälfte der Patienten im Stadium II ohne adjuvante Chemotherapie nach radikaler Lymphadenektomie einen Progreß erleidet [15]. Der Verzicht auf die adjuvante Chemotherapie ist daher ähnlich wie die Surveillance-Strategie im klinischen Stadium I zu bewerten. Eine strikte Nachsorge ist notwendig, um möglichst frühzeitig die vielen Patienten zu erkennen, die einen Progreß erwarten. Allerdings ist das Rezidivmuster günstiger als bei der Surveillance-Strategie im Stadium I, da es seltener zu retroperitonealen Rezidiven kommt. Die Autoren der Testicular Cancer Intergroup Study berichten, daß die verzögerte – nach einem Progreß einsetzende – und die adjuvante Chemotherapie vergleichbare Heilungsraten ergeben [2, 15].
2. Verzicht auf die primäre Lymphadenektomie
   Bereits 4 Arbeitsgruppen haben das Konzept verfolgt, auf die Lymphadenektomie im Stadium II primär zu verzichten. Sie bauen auf den Ergebnissen der induktiven Chemotherapie bei ausgedehnten retroperitonealen Tumoren auf. Hierbei können mit der zytoreduktiven Therapie in einem hohen Prozentsatz komplette Remissionen erreicht werden. Die genannten Arbeitsgruppen haben nur bei ¼ der Patienten nach 3 bis 6 Kursen einer primären Chemotherapie eine Salvage-Lymphadenektomie durchführen müssen und Heilungsraten von 90% erreicht [7, 8, 9, 11].
   Wird auf die Lymphadenektomie verzichtet, so werden somit 75% der Patienten Operationskomplikationen erspart. Andererseits ist die Toxizität durch die erhöhte Zahl der Chemotherapiekurse höher. Zusätzlich muß die höhere Komplikationsrate der Salvage-Lymphadenektomie von 21% berücksichtigt werden [14]. Hinzu kommt die pulmonale Bleomycin-Toxizität bei Salvage-Operationen.
   Ein weiteres Problem bleibt die Ungenauigkeit der Radiodiagnostik: Besteht bereits bei einem bildgebenden Verfahren der Verdacht auf eine Metastasierung, so müßte die Chemotherapie eingeleitet werden. In vielen Fällen stellte sich bisher bei der Exploration heraus, daß es sich trotzdem um ein Stadium I handelte, so daß die Operation modifiziert werden konnte. Wird auf die primäre Lymphadenektomie verzichtet, so erhält der Patient 3 und evtl. mehr Kurse einer Chemotherapie, obwohl überhaupt keine Metastasen vorhanden sind. Selbst wenn man die Ein-

gangskriterien verschärft und 2 positive Verfahren fordert, so gehört wegen deren fehlender Spezifität noch immer ¼ der Patienten dem Stadium I an.

So bleiben die genannten Vorgehensweisen im Stadium II mit allen Für und Wider in der Diskussion, so daß eine kontrollierte multizentrische Studie notwendig sein wird, um die aufgeworfenen Fragen zu klären.

Solange die optimale und nebenwirkungsärmste Behandlung für Patienten im Stadium II noch nicht feststeht, bleibt der Vorschlag von Pizzocaro [10] überdenkenswert. Er hat aufgrund seiner Ergebnisse eine differenzierte Strategie vorgeschlagen: Patienten mit dem klinischen Nachweis einer Metastase von einer Größe bis 2 cm sollten primär operiert werden, da hier in einem hohen Prozentsatz die Ergebnisse der Radiodiagnostik falsch positiv sind. Ob diese Patienten nach histologischer Bestätigung einer adjuvanten Chemotherapie unterworfen werden müssen, wird von uns z. Z. durch eine prospektive randomisierte Studie geprüft (FKZ 01 ZP 041). Patienten mit größeren Metastasen (2–5 cm) sollten primär chemotherapiert werden. Interessant ist auch der Ansatz, daß bei hohem Teratomanteil im Primärtumor primär zu lymphadenektomieren ist, da das Teratom weniger gut auf die Chemotherapie anspricht. Dieses Vorgehen setzt eine Korrelation zwischen Primärtumor und seiner Metastasen voraus.

Es deuten sich weitere Entwicklungen auf dem Gebiet der Hodentumoren in den frühen Stadien an. Unbestritten ist die Tatsache, daß Patienten in operablen Stadien heilbar sind. Will man auf invasive Maßnahmen verzichten, so muß der diagnostische Aufwand – besonders in der Nachsorge – intensiviert und qualitativ verbessert werden. Dem Patienten können dadurch Nebenwirkungen erspart werden. Unter dieser Prämisse sind Entwicklungen zu verfolgen, die das Ziel haben, auf die toxischen Substanzen in den Polychemotherapieprogrammen zu verzichten bzw. sie durch andere zu ersetzen.

Literatur

1. Bussar-Maatz R, Weißbach L (1988) Beziehungen zwischen Primärtumor und Metastasierung. In: Weißbach L, Bussar-Maatz R (Hrsg) Die Diagnostik des Hodentumors und seiner Metastasen. Ergebnisse einer TNM-Validierungsstudie. Karger, Basel S 170–177
2. Donohue JP (1987) Selecting Initial Therapy. Cancer 60: 490–495
3. Freedman LS, Parkinson MC, Jones WG, Oliver RTD, Peckham MJ, Read G, Newlands ES, Williams CJ (1987) Histopathology in the prediction of relapse of patients with stage I testicular teratoma treated by orchidectomy alone. Lancet ii: 294–298
4. Hoeltl W, Kosak D, Pont J, Hawel R, Machacek E, Schemper M, Honetz N, Marberger M (1987) Testicular cancer: Prognostic implications of vascular invasion. J Urol 137: 683–685
5. Hoeltl W, Kosak D, Pont J, Hruby W (1987) Ist die Lymphadenektomie im Stadium I des nichtseminomatösen Hodentumors noch gerechtfertigt? Wiener Klin Wschr 99: 60–63
6. Hoskin P, Dilly S, Easton D, Horwich A, Hendry W, Peckham MJ (1986) Prognostic factors in stage I nonseminomatous germ cell testicular tumors managed by orchiectomy and surveillance: Implications for adjuvant chemotherapy. J Clin Oncol 4: 1031–1036
7. Logothetis CJ, Swanson DA, Dexeus F, Chong C, Ogden S, Ayala AG, von Eschenbach AC, Johnson DE, Samuels ML (1987) Primary Chemotherapy for Clinical Stage II Nonseminomatous Germ Cell Tumors of the Testis: A Follow-up of 50 Patients. J Clin Oncol 5: 906–911
8. Peckham MJ, Hendry WF (1985) Clinical stage II nonseminomatous germ cell testicular tumors. Results of management by primary chemotherapy. Br J Urol 57: 763–768

9. Pflüger KH, Mack J, Ulshöfer B, Keitz AV, Havemann K (1988) Fakultative retroperitoneale Lymphadenektomie (RLA) bei Patienten mit metastasierten nichtseminomatösen Hodenkarzinomen. In: Schmoll HJ, Weißbach L. Diagnostik nach Therapie von Hodentumoren, Springer, Heidelberg
10. Pizzocaro G (1987) Retroperitoneal lymph node dissection in clinical stage IIA and IIB nonseminomatous germ cell tumors of the testis. Int J Androl 10: 269–275
11. Rørth M, von der Maase H. Sandberg Nielsen E, Schulz H, Pedersen M, the DATECA Study group (1985) Treatment of Nonseminomatous Testicular Germ Cell Tumors in Denmark Since 1979. In: Khoury S, Küss R, Murphy GP, Chatelain C, Karr JP (Eds) Testicular Cancer. AR Liss, New York pp 539–551
12. Seppelt U (1988) Validierung verschiedener diagnostischer Methoden zur Beurteilung des Lymphknotenstatus. In: Weißbach L, Bussar-Maatz R (Hrsg) Die Diagnostik des Hodentumors und seiner Metastasen. Ergebnisse einer TNM-Validierungsstudie. Karger, Basel S 154–169
13. Weißbach L (1987) Modifizierte versus radikale Lymphadenektomie im Stadium I des Hodentumors. Verh Ber Dtsch Ges Urol Springer, Berlin Heidelberg New York S 48–49
14. Weißbach L (1987) Stadienspezifische Lymphadenektomie beim Hodentumor. Verh der Dtsch Ges Urol, Springer, Berlin Heidelberg New York S 142–143
15. Williams S, Stablein D, Muggia F, Einhorn LH, Hahn R, Donohue JP, Brunner K, de Wys W, Crawford D, Spaulding J, Weiss RB, Golbey R, Jacobs EM, Paulson D (1987) Early Stage Testis Cancer. The Testicular Cancer Intergroup Studies. In: Salmon SE (ed) Adjuvant Therapy of Cancer V. Grune & Stratton, Orlando pp 587–592

Therapie der fortgeschrittenen Stadien – Nichtseminome

H.-J. Schmoll

Einleitung

Die Heilungschancen beim metastasierten, nicht mehr operablen Hodenkarzinom haben sich in den letzten 20 Jahren extrem verbessert, und zwar von 10% in den 60er Jahren über ca. 50% in den 70er Jahren bis auf nunmehr ca. 85% mit den aktuellen Therapieprotokollen [3, 6, 8, 9, 24, 25, 28, 33]. Zugleich hat sich der für dieses Ergebnis erforderliche therapeutische Aufwand, insbesondere die Dauer der Chemotherapie und damit auch die Toxizität kontinuierlich vermindert, und zwar durch das Wegfallen einer Erhaltungstherapie [10], die Reduktion der Zahl der Induktionszyklen [12], insbesondere aber durch eine differenziertere, risikoadaptierte Therapie entsprechend den prognostischen Kriterien des einzelnen Patienten.

Die heute erzielbare hohe Heilungsrate beim metastasierten Hodentumor findet keinen Vergleich bei anderen Tumoren des Erwachsenen; das Hodenkarzinom ist der chemotherapiesensibelste Tumor des Erwachsenen überhaupt. Gerade dies sollte aber Anlaß sein, die Heilungsrate weiter zu steigern; durch optimale Gestaltung der derzeit zur Verfügung oder in der Entwicklung befindlichen Chemotherapien scheinen Heilungsraten von 95% beim metastasierten Hodentumor erreichbar. Die Chemotherapie des metastasierten Hodentumors ist somit weiterhin in Evolution befindlich und bedarf intensiver Untersuchungen in klinischen Studien (s. Tabelle 1). Die Hauptziele sind dabei Verringerung der Toxizität, insbesondere für die Patienten mit einer hohen Heilungschance, d.h. mit minimaler oder moderater Tumormasse, und die Steigerung der Effektivität für die Patienten mit fortgeschrittener Tumormasse. Der derzeitige Stand der Therapie und das therapeutische Procedere sowie die Perspektiven sollen im folgenden kurz und zusammenfassend beschrieben werden.

Prognostische Faktoren

Die retrospektive Analyse der Studienergebnisse der letzten 10 Jahre hat gezeigt, daß zwei Faktoren die wesentlichen, prognostischen Kriterien für die Heilungschance eines Patienten mit metastasiertem Hodentumor sind: 1. Die Dosisintensität für Cisplatin und 2. die Ausdehnung der Tumormasse zu Beginn der Chemotherapie; letzteres ist der entscheidende prognostische Faktor [2, 5, 8, 9, 22, 27, 28].

Die Ausdehnung der Tumormasse ebenso wie die Lokalisation der Metastasierung sind Ausdruck des biologischen Verhaltens des Tumors (überwiegend, z.T. ausge-

Tabelle 1. Ziele für klinische Studien

* Reduktion der Toxizität bei "low risk" Patienten
  – Therapiedauer kürzer (3 vs. 4 Zyklen)
  – Carboplatin anstelle Cisplatin
  – Bleomycin entbehrlich?
  – G-CSF zur Reduktion der Infektionsrate

* Evaluation von biologischen und molekularbiologischen Prognosefaktoren und Berechnungsmodelle für risikoadaptierte Therapie

* Verbesserung der Ergebnisse bei "high risk" Patienten durch
  – Dosiseskalation
    – Dosisintensität ↑ durch G (M) CSF
    – Hochdosis CTx + ABM-Rescue
  – Biomodulation der Resistenzmechanismen
    – Calciumantagonisten (VP 16; ADM; Cisplatin)
    – Dipyridamol (VP 16) (zelluläre Kinetik)
    – Cyclosporin (ADM; VP 16?)
    – Buthionin-Sulfoxin (BSO) (Gluthation ↓)
      (Ifo.?; DDP)
    – Aphidicolin (DNA-Repair ↓)
  – in vitro Stammzellessay bei resistenten Tumoren

prägte lymphatische Metastasierung bei intermediärem Teratom, pulmonale ± Lymphdrüsenmetastasierung beim embryonalen Karzinom; rapides Wachstum beim reinen, undifferenzierten, embryonalen Karzinom; ausgedehnte ubiquitäre hämatogene Metastasierung mit Leber- und ZNS-Befall beim reinen Choriokarzinom etc.). Die Histologie, ebenso wie die Höhe der Tumormarkerproduktion als Ausdruck des Anteils der einzelnen histologischen Subentitäten im Primärtumor und in den Metastasen, sind ausschlaggebend für das biologische Verhalten [8], – aber nicht alleine; hier müssen noch weitere Faktoren identifizierbar sein, wie z. B. der DNS-Index, oder – in Analogie zum Neuroblastom, wo das myc-Onkogen eine erhebliche prognostische Bedeutung besitzt – bestimmte Onkogene (N-myc; H-ras?) oder die entsprechenden zytogenetischen Veränderungen (Isochrom i 12 p?). Entsprechende Untersuchungen sind Aufgabe zukünftiger Studien (Tabelle 2).

Derzeit liegen verschiedene Berechnungsmodelle [5] für die Bestimmung der Prognose des einzelnen Patienten vor, die sich aber sämtlichst nicht decken und verschiedene Zielkriterien ("low risk" vs. "high risk"; minimal vs. moderate vs. advanced disease) benutzen, zudem meist als Endpunkt komplette „Remission/NED", nicht aber „Heilungsrate" haben (Tabelle 3). Zudem beziehen sich diese Modelle nur auf die in der entsprechenden Studie verwendete Chemotherapie und nicht auf die derzeitige Standardtherapie („PEB"). So beträgt z. B. die mediane Überlebenszeit eines mit gleicher Chemotherapie behandelten Kollektivs (MSKCC) von sog. "poor risk" Patienten 11,5, 15 oder 23,5 Monate, je nach Unterteilung der Patienten entsprechend dem Einteilungssystem des MSKCC, NCI bzw. der EORTC [5].

Bis ein allgemein gültiges Berechnungsmodell für die individuelle Prognose unter Standardtherapie des einzelnen Patienten vorliegt, sollte ein einheitliches Berechnungssystem benutzt werden. In der klinischen Routine, ebenso wie für die Auswertung von Studienergebnissen, hat sich die „Indiana-Klassifikation" bewährt (Tabelle 4). Parallel zu den prospektiven Studien müssen neue Prognosemodelle unter

Tabelle 2. Biologische Prognosefaktoren beim Hodenkarzinom für die Entwicklung von Metastasen und/oder Chemotherapieresistenz

* Histologie	– Embryonales-Ca.	eher hämatogene Metastasierung, eher Pulmo
	– Chorion-Ca.	bes. hämatogene Metastasierung, insbes. ZNS, Leber
	– Teratom-Ca.-Elemente	(eher lymphatische Metastasierung)
* Lokalisation	– primär mediastinaler Tumor	schlechtere Prognose (?)
	– primär extragonadaler Tumor	schlechtere Prognose (?)
* DNS-Index (?)		
* Marker	– Alpha-Feto-Protein > 1000 ng/ml – HCG > 10000 IU/ml – LDH erhöht – Östrogenerhöhung (?)	schlechtere Prognose
* Onkogene	– N-myc? – Ki-ras? – H-ras?	
* Zytogenetik	– Markerchromosom (i12p?)	Prognosemarker (?)
* Anamnese	– Raucher (?) – Krebserkrankung der Eltern (?)	schlechtere Prognose (?) schlechtere Prognose (?)

Tabelle 3. Chemotherapieerfolg und Tumormasse (gepoolte Daten; nach Bajorin et al., J. Clin. Oncol., 1988) (Einteilung n. Indiana-Klassifikation)

	Indiana PVB	Indiana PEB	EORTC PVB +PEB	MSKCC VAB 5/6
N Pat.	121	123	144	205
minimal	47%	47%	47%	31%
moderate	22%	26%	23%	37%
advanced	31%	28%	30%	32%
CR/NED-Rate				
minimal	93%	96%	93%	98%
moderate	61%	81%	81%	92%
advanced	38%	63%	50%	65%
NED z.Z. der Publikation	66%	78%	73%	74%

Berücksichtigung biologischer Faktoren wie Onkogene, Zytogenetik, Tumormarker und Tumormasse sowie Tumorlokalisation errechnet werden.

Induktionschemotherapie

Entscheidend für den Erfolg der Chemotherapie ist es, innerhalb der ersten 10 Therapiewochen die maximale Tumorreduktion zu erzielen [8, 9]. Die hierfür erforderliche Chemotherapie ist aggressiv und reich an Nebenwirkungen und sollte –

Tabelle 4. Indiana Klassifikation für Tumorlast beim metastasierten Hodenkarzinom

Minimale Tumormasse
Nur erhöhter Tumormarker
Knoten cervikal +/− retroperitoneal, nicht palpabel
Unresektable, nicht palpable retroperitoneale Erkrankung
Minimale pulmonale Metastasen: weniger als 5 Metastasen pro Lunge und nicht größer als 2 cm (+/− nichtpalpable abdominale Erkrankung; +/− cervikale Knoten)

Moderate Tumormasse
Palpabler, abdomineller Tumor ohne supradiaphragmale Manifestation
Moderate Lungenmetastasen: 5−10 pro Lunge: nicht größer als 3 cm; oder solitäre pulmonale Manifestation, größer 2 cm ± nichtpalpable abdominelle Lymphknoten; oder mediastinale Adenopathie mit weniger als 50% im intrathorakalen Durchmesser

Advanced disease − fortgeschrittene Tumormasse ("bulky")
− Mediastinale Adenopathie größer als 50% des intrathorakalen Durchmessers
 (primär mediastineller Kleinzelltumor)
− mehr als 10 Lungenmetastasen pro Lunge
− Multiple Lungenmetastasen, größter Durchmesser mehr als 3 cm
 (± nichtpalpabler abdom. Tumor ± cervikale Lymphknoten)
− Palpable abdominale Manifestation + Lungenmetastasen
− Hepatische, Knochen- oder ZNS-Metastasen
P.S.: „Palpabel" entspricht größer ca. 10 cm Durchmesser

wegen der hohen kurativen Chance − nur von im Umgang mit dieser Chemotherapie erfahrenen Zentren durchgeführt werden.

Die wirksamsten Substanzen sind Cisplatin, Etoposid (VP 16), Ifosfamid, Vinblastin, Vincristin (?) und Bleomycin [9]. Die Standardkombinationsschemata benutzen diese Substanzen in unterschiedlicher Anordnung und Dosierung; die Heilungsrate bei allen etablierten Schemata für Patienten mit minimaler und moderater Tumormasse ist gleich gut, mit ca. 80% bzw. 95% (Tabelle 3 und 5), allerdings ist ihr Nebenwirkungsspektrum entsprechend der Dosierung, Anordnung und Therapiedauer unterschiedlich. Die derzeitige Standardtherapie sind 3 Zyklen Cisplatin/Etoposid (VP 16)/Bleomycin, alle 22 Tage gegeben. Es ist − zumindest in einer großen Studie − nachgewiesen [12], daß ein weiterer, 4. Zyklus keine Verbesserung der Heilungsraten für Patienten mit minimaler und moderater Tumorausdehnung bringt (Tabelle 5). Entscheidend ist, daß das Therapieintervall mit Wiederholung des Zyklus an Tag 22 eingehalten wird, ohne Rücksicht auf die Leukozytenzahl, lediglich

Tabelle 5. Ergebnisse der South-East-Cancer-Study-Group (SECSG) mit 4 vs. 3 Zyklen PEB (alle 3 Wochen, d.h. 9 vs. 12 Wochen Therapie) bei minimaler und moderater Tumormasse (n. Einhorn, 1988)

	Tumormasse (Indiana-Klassifikation)								
	minimal			moderat			minimal + moderat		
	NPat.	Kont. NED	z.Z. NED	NPat.	Kont. NED	z.Z. NED	NPat.	Kont. NED	z.Z. NED
PEB×3	53	92%	92%	35	91%	94%	88	92%	93%
PEB×4	54	94%	100%	42	88%	90%	96	92%	96%
alle Pat.	107	93%	96%	77	90%	93%	184	92%	95%

Tabelle 6. Ergebnisse mit Cisplatin/Vinblastin/Bleomycin (PVB) und Cisplatin/Etoposid/Bleomycin (PEB) beim metastasierten, nichtseminomatösen Hodenkarzinom (alle Patienten und Patienten mit "Advanced disease") [37]

	PVB	PEB
N Pat.	121	123
CR	61%	60%
NED	12%	23%
CR + NED initial	74%	83%
CR + NED kontin.	66%	78%
CR + NED initial "advanced disease"	38%	63%
Überlebensrate "advanced disease"	48%	75%

bei Fieber an Tag 22 Verschiebung bis zur Normalisierung des Fiebers [8, 9, 37]. Die letale Mortalität durch Infektionen beträgt 0,5% an geübten Therapiezentren; es ist zu erwarten, daß der zur Zeit in Studien untersuchte Einschluß von G- oder GM-CSF die therapiebedingte, schwere Infektionsrate und letale septische Komplikationsrate noch weiter reduzieren wird. Die älteren Regime, die noch Vinblastin inkorporieren („PVB", „CisCA-VB"), bieten ebenso wie Regime, die mehr als 3 Substanzen einschließen (VAB6; sog. „Essener-Schema"; „POMB-ACE" etc.) keinen therapeutischen Vorteil, sondern nur eine erhöhte Toxizität und in der Regel längere Therapiedauer; sie sollten auf keinen Fall mehr angewendet werden [3, 19, 25, 28, 30, 37].

Bei Patienten mit massiv fortgeschrittener Tumorerkrankung ("advanced"-Kategorie nach der Indiana-Klassifikation) sind Protokolle der ersten Generation wie PVB unterlegen, die nicht Cisplatin + Etoposid in hoher Dosisintensität inkorporieren [37]. Die Heilungsrate bei diesen Patienten beträgt mit PEB ca. 75% gegenüber ca. 48% mit PVB (Tabelle 6 und Abb. 1). Die Ergebnisse, die mit dem alternierenden

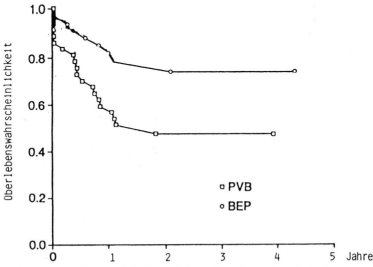

Abb. 1. Überlebenskurve von Patienten mit "advanced disease" (Indiana-Klassifikation)

Regime Cisplatin/Adriamycin – Vinblastin/Bleomycin („Essener-Schema") erreichbar sind, sind für diese Patientengruppe ebenso schlecht wie bei Behandlung nach dem Einhorn-Schema (PVB). Diese Regime der ersten Generation dürfen für diese Patientengruppe auf keinen Fall mehr Anwendung finden, da 3 von 10 Patienten sonst eine Heilungschance vorenthalten wird, die sie nach dem derzeitigen Wissenstande mit PEB oder vergleichbaren Protokollen hätten [30, 37]. Die Standardtherapie ist somit für Patienten mit "advanced" oder "bulky disease" 4 Zyklen PEB, alle 22 Tage wiederholt, ohne Rücksicht auf Leukozytenzahl, mit Verzögerung nur bei Fieber an Tag 22 bis zur Normalisierung des Fiebers [9, 37]. Nach 12 bis maximal 15 Wochen ist diese Induktionstherapie auch bei diesen Patienten beendet [12, 37].

Da aber die Chemotherapie des massiv fortgeschrittenen Hodenkarzinoms mit einer Heilungsrate von „lediglich" 70% weiterhin noch nicht befriedigend ist, sollten alle diese Patienten innerhalb von innovativen Studienprotokollen behandelt werden. Sämtliche derzeit vorliegenden Daten aus diversen Phase-II-Studien mit Hochdosis-Therapieprotokollen (Tabelle 7) unter Einschluß von hochdosiertem Cisplatin, hochdosiertem Etoposid, Cyclophosphamid und unter Einschluß von extrem hoch dosierter Chemotherapie mit autologer Knochenmarktransplantation im Sinne einer "Late intensification" oder gar als Primärtherapie (Tabelle 8) haben zu keinem

Tabelle 7. Selektionierte Studie beim "High Risk"-Hodentumor – nicht randomisiert

Gruppe	Protokoll	N Pat.
AIO	Cisplatin-MD/VP 16/BLM/Ifosfamid „n"/VCR	50
München	Cisplatin/VP 16/BLM/CYT	27
Essen	Cisplatin-HD/Ifosfamid-HD/BLM	19
Ulm	PVB → PEI	22
Wien	PVB → PEI	27
MD Anderson	DDP/ADM alt. VBL/BLM (CisCA$_{II}$/VB$_{IV}$)	n. d.
Kopenhagen	Cisplatin-HD/VP 16-HD/BLM	27
Mailand	Cisplatin E/B	28
MSKCC	Vab 6 alt. PE	39
Seattle*	PHD weekly/VCR/BLM	–
Royal Marsden	PHD weekly/VCR/BLM → PEB	28
London	POMB-ACE	n. d.

n. d. = nicht angegeben MD = mittlere Dosis
* = zu früh HD = Hoch-Dosis

Tabelle 8. Primäre Hochdosischemotherapie beim metastasierten Hodenkarzinom ("advanced disease") mit autologer Knochenmarkstransplantation (n. Droz; persönliche Mitteilung)

N Pat. evaluierbar	29
früher Tod durch Tumor	4 (14%)
toxischer Tod	2 (7%)
CR	6 (21%)
NED	14 (48%)
CR + NED	20 (69%)
Progress	3 (10%)
Relapse	4 (20%)

Tabelle 9. Randomisierte Studien beim "High Risk"-Hodentumor

Gruppe	Regime	Ergebnis
NCI	DDP 40 × 5/VP 16/BLM/Vbl (PVeBV) / DDP 20 × 4/BLM/Vbl (PVB) → PVeBV + ABMT	PVeBV sign. besser
SECSG	PVB × 4 / PEB × 4	PEB sign. besser
EORTC	PEB / PVB alt. PEB	∅ Unterschied
SWOG	Cisplatin HD/VP 16/BLM (PHDEB) / Cisplatin SD/VP 16/BLM (PEB)	zu früh
ECOG	PEB / PEI	zu früh
French group	PVeBV × 4 / PVePV × 2 → PHD/VP 16/CYT-HD + ABMT	zu früh
AIO geplant	PEI + G(M)CSF / PEI max. + G(M)CSF	zu früh

besseren Ergebnis geführt als die Standardtherapie mit 4 Zyklen PEB [4, 7, 11, 28, 30, 37]; allerdings ist ihre Bewertung außerordentlich erschwert durch unterschiedliche Prognosegruppen und insbesondere sehr geringe Fallzahlen. Auch die randomisierte Studie der South East Cancer Study Group (SECSG) fand bisher keinen Unterschied beim Vergleich von PEB mit PHDEB mit doppelter Cisplatindosis (Tabelle 9); allerdings ist diese Studie noch nicht endgültig auswertbar. Derzeit wird in der ECOG Cisplatin/VP 16/Bleomycin verglichen mit Cisplatin/Etoposid/Ifosfamid (PIV; Synonym PEI), da dieses Regime als Salvage-Therapie nach PEB noch wirksam gewesen war und daher möglicherweise überlegen ist. Die Daten werden frühestens in 2 Jahren erwartet werden können. Die AIO-Studiengruppe verfolgt das gleiche Prinzip, wobei im Cisplatin/Ifosfamid/Etoposid (PIV)-Protokoll eine Dosissteigerung für VP 16 und Ifosfamid vorsehen wird; diese Dosissteigerung wird hoffentlich möglich sein durch den Einsatz von G(M)-CSF. Der Vergleich der maximal tolerablen PIV-Dosis + G(M)-CSF mit dem gleichen Protokoll in Standard-Dosis + G(M)CSF ist ab 1989 vorgesehen im Rahmen einer großen prospektiven randomisierten Studie (s. Tabelle 9). Nach Möglichkeit sollten alle Patienten mit sogenanntem "bulky"-Hodentumor in dieses Protokoll eingeschlossen werden; bedenkt man den großen Vertrauensbereich für die Ergebnisse bei den kleinen Fallzahlen der einzelnen nicht randomisierten Studien (Tabelle 7) und dazu den Mangel an Vergleichbarkeit der Daten aufgrund unterschiedlicher Patientenkollektive, so ist die gemeinsame prospektiv randomisierte Studie für diese Patientengruppe zwingend.

Sekundäre Chirurgie

Beim nichtseminomatösen Hodentumor findet sich – in Abhängigkeit von der primären Tumormasse, der histologischen Subentität (intermediäres Teratom und Primärtumor) und auch der Therapie (eher bei Etoposid-haltiger Therapie) differenziertes

Teratom als Resttumor nach Ende der Induktionschemotherapie. Desgleichen kann maligner Tumor vorhanden sein. Eine sekundäre Chirurgie sämtlicher Lokalisationen sowohl im Abdomen (retroperitoneal; Lebermetastasen) als auch intrathorakal sollte angestrebt werden. Ohne diese Operation kommt es bei den Patienten, bei denen noch maligner Tumor in den Resttumoren vorhanden ist, mit einer Wahrscheinlichkeit von 50% zum Rezidiv. Bei Patienten mit differenziertem Teratom besteht nicht nur die Gefahr des Rezidives (20–30%), sondern die Möglichkeit der sarkomatösen Entartung im Verlauf der nächsten Jahre, einer chemotherapeutisch nicht mehr behandelbaren Entwicklung [21, 34]. Sinnvoll ist solch eine Operation aber nur, wenn die Herde operabel sind, ohne daß das Leben des Patienten gefährdet wird. Hierzu bedarf es einer excellenten Expertise für diese Operationen. Es muß auch immer wieder erwähnt werden, daß bei diesen Operationen auf den Sauerstoffpartialdruck in der Beatmungsluft während der Narkose, der der Raumluft entsprechen sollte, geachtet werden muß, da andernfalls die Gefahr einer fatalen Bleomycinpneumonitis besteht.

Die Operation sollte nur dann durchgeführt werden, wenn sich zuvor erhöhte *Tumormarker normalisiert* haben. Andernfalls ist durch die Operation nur ein kurzfristiger Aufschub erreichbar, keinesfalls aber eine Heilungsmöglichkeit, da sehr schnell und in allen Fällen Rezidive auftreten. Entscheidend ist somit die chemotherapeutisch erreichte Remission mit Änderung der Biologie des Resttumors im Sinne eines differenzierten Teratoms, Nekrose, Fibrose oder – nicht mehr Marker-produzierenden und vorübergehend nicht proliferierenden – malignen Karzinomanteils [8, 9].

Die *Reihenfolge* der Eingriffe bei thorakalem und abdominalen Befall muß sich am Einzelfall orientieren; generell kann aber davon ausgegangen werden, daß die leichtere Operation vorangestellt werden soll, was in der Regel die retroperitoneale Lymphadenektomie bedeutet [33]. Das *Ausmaß* der Operation sollte möglichst gering sein: es sollten nur die Läsionen entfernt werden, die noch vergrößert nachweisbar sind, z. B. ein computertomographisch erkennbares residuelles Lymphom im Abdomen oder computertomographisch erkennbare pulmonale Rundherde. Auf keinen Fall sollten Lappenresektionen der Lunge oder eine radikale retroperitoneale Lymphadenektomie durchgeführt werden! Es besteht – von Einzelfällen abgesehen – kein Vorteil für ein einzeitiges Vorgehen bei diesen Operationen (Tabelle 10 und 11).

Tabelle 10. Vorgehen bei sekundärer Chirurgie

Zeitpunkt:	– nach maximaler Remission oder – solange Tumormarker abfallen (innerhalb der Halbwertzeit) – bei differenziertem Teratom im Primärtumor: evtl. schon nach 1. Zyklus (oder anstelle der Chemotherapie)
Vorgehen:	elektive Entfernung des Resttumors (keine radikale Lymphadenektomie; keine Lungenteilresektion etc.)
Cave:	O_2-Partialdruck in Narkose – Beatmung muß Raumluft entsprechen (Bleomycin-Pneumonitis!)

Tabelle 11. Procedere nach maximaler Remission unter primärer Chemotherapie beim Hodenkarzinom (Nichtseminom)

Response unter Chemotherapie	Weiteres Vorgehen
CR	∅
PR, Marker normalisiert, inoperabel	Expectans
PR, Marker normalisiert, operabel	Operation
PR, Marker positiv, aber abfallend und operabel	Operation
PR, Marker noch positiv oder wieder ansteigend	Zuwarten → Salvage-Chemotherapie bei klarem Progreß
NC, Marker normalisiert, operabel	Operation
P, Marker normalisiert („Pseudoprogression")	Operation
NC, Marker positiv	Salvage-Chemotherapie
P, Marker positiv	Salvage-Chemotherapie

Erhaltungstherapie

Nach konsequenter Induktionstherapie (3–4 Zyklen PEB) ist keine Erhaltungstherapie erforderlich; von allen Studien, die diese Fragen untersucht haben, konnte keine Verlängerung des rezidivfreien Intervalls durch eine Erhaltungstherapie oder gar durch eine verlängerte Induktionstherapie nachgewiesen werden [10, 27]. Eine Erhaltungstherapie ist somit obsolet.

Konsolidierungstherapie nach Operation

Es ist nicht eindeutig zu beantworten, ob eine konsolidierende Chemotherapie nach radikaler Resektion von malignem Resttumor die Rezidivwahrscheinlichkeit senken kann; nach den vorliegenden Daten ist dies nicht der Fall. Es wäre eher sinnvoll (und in Studien zu prüfen), ob nicht eine sogenannte Salvage-Chemotherapie mit einem nicht kreuzresistenten Regime im Anschluß an die Resektion von malignem Resttumor gegeben werden sollte. Nach der Induktionstherapie mit PEB würde dies evtl. bedeuten, daß anschließend 2 Zyklen Cisplatin/Etoposid/Ifosfamid (PEI) gegeben werden sollten. Abgesichert ist diese Empfehlung aber noch nicht. Offen ist in dieser Situation die Rolle von weiteren Substanzen wie z.B. die der Anthrazykline. In keinem Fall sollte nach Resektion von differenziertem Teratom, Narbe oder Nekrose eine konsolidierende Chemotherapie gegeben werden.

Behandlung des differenzierten Teratoms

Alpha-Interferon war beim differenzierten Teratom mit geringer Markererhöhung unwirksam; allerdings scheint Interferon intraläsional wirksam zu sein (z.B. supraclavikuläre Lymphknotenmetastasen). Eine konsequente klinische Prüfung beim differenzierten Teratom steht indes noch aus, insbesondere beim markernegativen, inoperablen, differenzierten Teratom. Retinoide waren in vitro effektiv, nicht aber – soweit untersucht – beim Patienten.

Tabelle 12. Reduktion der Toxizität beim "low risk"-Hodenkarzinom

Gruppe	Studiendesign	Ergebnis
SECSG	PEB × 4 vs. PEB × 3	PEB × 3 gleich
Royal Marsden Hospital	PEB$_{3x}$ vs. PEB$_{1x}$	B$_{1x}$ schlechter (?)*
Memorial Hospital (MSKCC)	VAB 6 vs. PE	PE gleich gut (?)
Sydney	PVB vs. PV	PV schlechter (signif.)
EORTC	PEB vs. PE	PE gleich (?)
Memorial Hospital (MSKCC)	PE vs. JM8/E	zu früh
SWOG	PE vs. JM8/E	zu früh

* nicht randomisiert

Untersuchungen zur Reduktion der chemotherapiebedingten Toxizität

Da bei der Therapie des Hodentumors auf Cisplatin in optimaler Dosisintensität nicht zu verzichten ist, besteht die Frage, ob nicht generell die Vincaalkaloide durch Etoposid ersetzt werden sollten. Diese Frage kann eindeutig mit ja beantwortet werden [37], da einerseits die Neurotoxizität wegfällt und die Knochenmarkstoxizität sinkt und andererseits die Antitumoraktivität gesteigert wird, insbesondere auch aufgrund des klinisch – und jetzt auch experimentell – nachgewiesenen Synergismus zwischen Cisplatin und Etoposid. Eine weitere, entscheidende Frage ist, ob Bleomycin erforderlich ist, da Bleomycin eine erhebliche Langzeittoxizität für das arterielle Gefäßsystem hat [35], neben der Gefahr der akuten und insbesondere chronischen pulmonalen Toxizität (Tabelle 12). Diese Frage [6, 24, 26, 32] ist zumindest für die – heute nicht mehr benutzte – PVB-Kombination negativ beantwortet [6, 26]: die tumorbedingte Todesrate bei Patienten mit minimaler und moderater Tumorerkrankung war bei einer randomisierten Studie der Australischen Gruppe 7% für Cisplatin/Vinblastin (PV) gegenüber 2% bei PVB und somit signifikant höher, und zwar aufgrund einer fast doppelt so hohen Rezidivrate (Rhagavan; persönliche Mitteilung). Ähnliche, aber nicht signifikante Daten wurden bei der EORTC-Studie gefunden; allerdings war bei dieser Studie leider keine optimale Etoposid-Dosis gewählt worden. Die Daten vom Memorial Sloan Kettering Cancer Center, in der Cisplatin/VP 16 (PE) mit dem dortigen Standardregime VAB 6 bei Patienten mit minimaler und moderater Tumormasse verglichen wurde, zeigten zumindest in Bezug auf die CR/NED-Raten keinen signifikanten Unterschied; die Langzeitdaten stehen aber noch aus, die allein wichtig sind für die Beantwortung dieser Frage (Rezidive? Überlebensrate?). Derzeit muß somit Bleomycin noch als essentieller Bestandteil für eine Cisplatin- und Etoposid-haltige Kombination angesehen werden. Am gleichen Institut wird die Möglichkeit geprüft, Cisplatin bei dieser "low risk"-Patientengruppe zu ersetzen durch Carboplatin; hierdurch würden nicht nur die Therapie für Klinik und Patienten erheblich vereinfacht und die Kosten verbilligt (ambulante Therapie!), sondern auch das Risiko der Nephro-, Oto- und Neurotoxizität erheblich gesenkt werden können. Die ersten Daten werden 1989 erwartet werden können.

Salvage-Chemotherapie

Hat ein Patient ein Rezidiv, so hat er durch eine Salvage-Chemotherapie eine zweite Heilungschance, die allerdings sehr gering ist und insbesondere davon abhängt, ob er eine qualitativ gute Remission unter der Induktionstherapie gehabt hatte. Dies bedeutet, daß mindestens eine stabile partielle Remission mit Markernormalisierung oder eine komplette Remission bzw. NED erreicht worden ist, und das Intervall bis zum Rezidiv länger als 6–8 Wochen beträgt ("favourable response"). Diese Patienten haben eine 30%ige Chance auf eine zweite komplette Remission/NED; nach einem Jahr sind aber nur noch ca. 17% dieser Patienten am Leben. Immerhin besteht für $\frac{1}{5}$ dieser Patienten vermutlich doch eine erneute definitive Heilungschance. Anders ist es bei Patienten mit sogenannter "unfavourable Response", d. h. solchen Patienten, die keine komplette Remission/NED oder markernegative partielle Remission erreicht haben oder gar ein No Change ohne Markerreduktion oder eine Progression unter Cisplatin-haltiger Therapie hatten: diese Patienten haben so gut wie keine Heilungschance mehr, durch welche Salvage-Chemotherapie auch immer [29]. Auch ultrahochdosierte Chemotherapien mit autologer Knochenmarktransplantation bieten nur sehr wenigen Patienten eine echte therapeutische Option, allerdings mit einem 20%igen therapiebedingten Mortalitätsrisiko. Diese Daten zeigen, daß die Chance der Chemotherapie beim Hodentumor nicht in der Salvage-Therapie liegt, sondern in der möglichst optimalen Primärtherapie: je besser die primäre Induktionstherapie gewirkt hat, umso geringer ist die Notwendigkeit einer Salvage-Chemotherapie (höhere CR/NED-Rate, geringere Rezidivrate). Trotzdem sind weitere Studien zur Überwindung der Cisplatinresistenz, z. B. durch Buthionin etc., dringend erforderlich, ebenso wie weitere Untersuchungen zur Hochdosis-Salvage-Therapie unter Einschluß von hochdosiertem Carboplatin/Etoposid +/− Ifosfamid.

Vorgehen bei extragonadalen Keimzelltumoren

Grundsätzlich gilt die gleiche Therapie für extragonadale Keimzelltumoren wie für die primär gonadalen Tumoren [20]. Allerdings ist die Prognose der extragonadalen Keimzelltumoren schlechter, überwiegend allerdings wegen ihrer primär sehr ausgedehnten Tumormasse, die erst zur Diagnose führt. Offen ist, ob diese Tumoren eine höhere intrinsische Cisplatinresistenz haben. Patienten mit extragonadalen Keimzelltumoren werden derzeit entsprechend ihrer Prognoseeinschätzung risikoadaptiert wie die primär gonadalen Tumoren behandelt. Wichtig ist allerdings festzustellen, ob nicht doch ein primärer Hodentumor vorgelegen haben kann, der sich der üblichen Untersuchungstechnik entzogen hatte. So können sehr kleine Tumoren (0,5 cm Durchmesser) in einem Hoden vorhanden und erst bei subtiler Ultraschalluntersuchung erkennbar sein. Da diese Tumoren nicht immer Nekrosen beinhalten, sondern auch malignen Tumoranteil enthalten können und zudem die Chemotherapie im Testis selbst nicht so eine gute Effektivität hat wie außerhalb des Testis, muß bei diesen Patienten ein verdächtiger Befund des Hodens nach Abschluß der Induktionschemotherapie freigelegt und evtl. orchiektomiert werden [13]. Für das schlechtere Ansprechen des Primärtumors im Hoden ist vermutlich die Blut-Testis-Schranke verantwortlich (Analogie zur ALL beim Kind).

ZNS-Metastasen

Die Chemotherapie ist auch im zentralen Nervensystem wirksam, zumindest im Gehirn [1, 17, 19, 31]. Trotzdem sollte immer eine ausreichende Bestrahlung des Gehirns (bzw. befallener Rückenmarksabschnitte) – bei Chemotherapie parallel zur Chemotherapie – durchgeführt werden (45 Gy). Sollten nach Abschluß der Strahlentherapie noch residuelle Herde übrigbleiben, müßten sie – so weit möglich – chirurgisch entfernt werden [31]. Offen ist die Frage, ob Protokolle, die hochdosiertes Methotrexat enthalten, wie z.B. POMB-ACE, für diese Patienten wirksamer sind; hierzu liegen keine ausreichenden Daten vor. Limitierend ist bei diesen Patienten in der Regel die Aggressivität der Gesamterkrankung, deren Ausdruck gerade auch die Hirnmetastasierung ist.

Reines Chorionkarzinom

Das reine Chorionkarzinom mit extrem hohen HCG-Werten ist sehr, sehr selten. Diese Patienten gelten primär, unabhängig von ihrer Tumormasse, als Hochrisiko-Patienten und sollten mit der maximalen Therapie behandelt werden, in der Regel im Rahmen der Protokolle für "Advanced disease". Offen ist, ob ein hochdosiertes Methotrexat-enthaltendes Protokoll wie POMB-ACE für diese Patienten wirksamer ist. In jedem Fall aber ist die Heilungschance bei diesen Patienten deutlich geringer als bei Patienten, die lediglich Chorionkarzinomanteile in ihrem Primärtumor oder in den Metastasen haben.

Fertilität

Da die Cisplatin-haltige Chemotherapie bei allen Patienten eine vorübergehende Infertilität verursacht und – trotz einer nahezu 100%igen Erholungsrate der Azoospermie nach 2 Jahren – nicht sicher ist, welche Patienten nach diesem Zeitraum wirklich fertil sein werden, ist vor Beginn einer Chemotherapie unbedingt dem Patienten die Möglichkeit einer Kryospermapräservation zu offerieren [14]. Mit den heutigen modernen Inseminationstechniken genügen schon relativ wenige Spermien für eine Befruchtung, falls später einmal gewünscht, so daß auch für Patienten mit einer Oligozoospermie vor Chemotherapie eine Kryospermapräservation in Frage kommen könnte.

Zweittumoren

Die Rate der Chemotherapie – induzierten Zweittumoren, insbesondere der sekundären Leukämie, ist sehr gering [15, 16, 23, 34]. Nach einer nunmehr 10jährigen Beobachtungsphase für Cisplatin-haltige Therapieprotokolle bei diesen jungen Patienten ist noch keine erhöhte Inzidenz an sekundärer AML, Sarkomen oder Morbus Hodgkin festgestellt worden. Allerdings ist für den Morbus Hodgkin bekannt, daß erst eine 15jährige Nachbeobachtungszeit für einen Großteil der Patienten endgültige Aufschlüsse geben kann über die definitive Rate induzierter Zweittumoren. Es müssen somit noch weitere 5–8 Jahre abgewartet werden, bis endgültige Aussagen möglich sind.

Therapeutisches Vorgehen

Der Therapieablauf und das dezidierte therapeutische Vorgehen im Einzelfall nach Beginn der Induktionschemotherapie ist in Abb. 2 und 3 sowie in Tabelle 11 dargestellt.

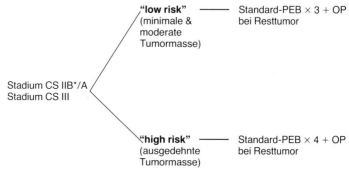

Abb. 2. Chemotherapie beim metastasierten Hodentumor

* = primäre Chemotherapie fakultativ: RLA ist noch Standardvorgehen

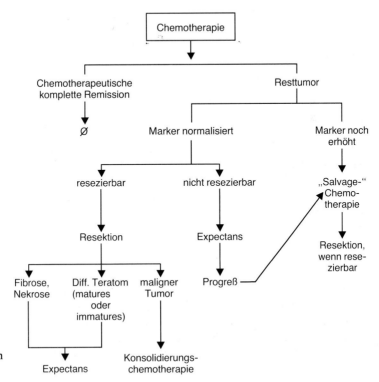

Abb. 3. Algorithmus für die Therapie des metastasierten Hodenkarzinoms

- Nach 2, spätestens nach 3 Zyklen der Induktionschemotherapie kann entschieden werden, ob sich eine gute Remission anbahnt oder ob eine komplette Remission oder NED nicht erreicht werden kann. Der Tumormarkerverlauf muß engmaschig kontrolliert werden; solange die Tumormarker deutlich und im Rahmen der Halbwertszeit abfallen, kann die Therapie weitergeführt werden, – auch wenn objektiv keine Veränderung der Tumormasse zu erkennen ist; es kann unter Chemotherapie – insbesondere bei primär großen Tumormassen und insbesondere bei Anteil von intermediärem oder insbesondere differenziertem Teratom im Primärtumor – sogar zu einer objektiven Progression der Tumorausdehnung kommen („Pseudoprogression")!
- Bei minimaler oder moderater Tumorausdehnung ("low risk") sind nur 3 Induktionszyklen erforderlich.
- Bei fortgeschrittener Tumormasse ("high risk") sind 4 Induktionszyklen erforderlich. Sollte eine komplette Remission oder eine Normalisierung der Tumormarker erst im 4. Zyklus aufgetreten sein, kann ein 5. Zyklus angeschlossen werden (ohne Bleomycin!).
- Bei nicht ausreichendem Rückgang der Tumormarker mit oder ohne No change, oder mit Progression der Tumorlokalisation ist frühzeitig auf eine Salvage-Chemotherapie zu wechseln, und zwar schon nach 3, maximal 4 Zyklen der Primärtherapie.
- Bei residuellen Tumormanifestationen nach Ende der Induktionschemotherapie und Normalisierung zuvor erhöhter Tumormarker ist eine operative Resektion sämtlicher Lokalisationen unbedingt anzustreben, sofern sie operabel sind. Voraussetzung ist, daß die Tumormarker sich normalisiert haben oder zumindest im Rahmen der Halbwertszeit noch abfallen. Operiert wird im Sinne einer elektiven Resektion der Resttumoren und so wenig eingreifend wie möglich.
- Bei inoperablen Herden muß auf die Operation verzichtet und abgewartet werden. Bei Progression wird erneut mit Chemotherapie begonnen.
- Bei inoperablen Herden und persistierenden Tumormarkern wird desgleichen abgewartet, bis die Tumormarker erneut massiv ansteigen; erst dann sollte die Salvage-Chemotherapie gegeben werden.

Zusammenfassung

Das therapeutische Procedere beim metastasierten Hodenkarzinom ist heute sehr eindeutig und einheitlich darstellbar; es gibt definitive Therapieoptionen für die einzelnen Patienten entsprechend ihrer Tumorausdehnung und genaue Vorschriften für die Standardtherapie. Bei Kenntnis der Nebenwirkungen und optimaler Expertise in der Begleittherapie ist diese Chemotherapie tolerabel und für jeden Patienten akzeptabel. Die Chemotherapie-bedingte Mortalität muß unter 1% liegen, bei minimaler, moderater Tumormasse unter 0,5%. Es ist zu hoffen, daß die letale Toxizität sich noch weiter vermindern läßt durch den Zusatz von G- oder GM-CSF. Um insbesondere das Risiko der letalen Toxizität absolut zu minimieren, sollten Patienten mit metastasierendem Hodentumor – in Anbetracht der extrem hohen Heilungschancen – nur in entsprechend ausgewiesenen onkologischen Zentren behandelt werden.

Dringend erforderlich sind prospektive Studien mit hoher Fallzahl zur Reduktion der Toxizität bei "low risk"-Patienten, zur Evaluation von Prognosefaktoren besonders auf molekularer Ebene, der Resistenzmechanismen und Modulation der Resistenz, sowie zur Verbesserung der Ergebnisse bei "high risk"-Patienten.

Literatur

1. Athanassiou A, Begent RHJ, Newlands ES, Parker D, Rustin GJS, Bagshawe KD (1983) Central Nervous System Metastases of Choriocarcinoma. Cancer 52: 1728–1735
2. Bosl GJ, Geller NL, Cirrincione C, Vogelzang NJ, Kennedy BJ, Whitmore WF, Vugrin D, Scher H, Nisselbaum J, Golbey RB (1983) Multivariate Analysis of Prognostic Variables in Patients with Metastatic Testicular Cancer. Cancer Research, 43: 3403–3407
3. Bosl GJ, Gluckman R, Geller NL, Golbey RB, Whitmore WF jr, Herr H, Sogani P, Morse M, Martini N, Bains M, McCormack P (1986) VAB-6: An Effective Chemotherapy Regimen for Patients With Germ Cell Tumors. J Clin Oncol, 10: 1493–1499
4. Bosl GJ, Geller NL, Vogelzang NJ, Carey R, Auman J, Whitmore WF, Herr M, Morse M, Sogani P, Chan E (1987) Alternating Cycles of Etoposide Plus Cisplatin and VAB-6 in the Treatment of Poor-Risk Patients With Germ Cell Tumors. J Clin Oncol, 3: 436–440
5. Bajorin D, Katz A, Chan E, Geller N, Vogelzang N, Bosl GJ (1988) Comparison of Criteria for Assigning Germ Cell Tumor Patients to "Good Risk" and "Poor Risk" Studies. J Clin Oncol, 5: 786–792
6. Brada M, Horwich A, Peckham MJ (1987) Treatment of Favourable-Prognosis Nonseminomatous Testicular Germ Cell Tumors With Etoposide, Cisplatin, and Reduced Dose of Bleomycin. Cancer Treat Rep 71: 655–656
7. Daugaard G, Rørth M (1986) High-Dose Cisplatin and VP-16 with Bleomycin in the Management of Advanced Metastatic Germ Cell Tumors. Eur J Cancer Clin Oncol, 4: 477–485
8. Einhorn LH, Donohue JP (1977) Improved Chemotherapy in Disseminated testicular Cancer. J Urol 117: 65–69
9. Einhorn LH (1981) Testicular Cancer as a Model for a Curable Neoplasm: The Richard and Hinda Rosenthal Foundation Award Lecture. Cancer Research, 41: 3275–3250
10. Einhorn LH, Williams SD, Troner M, Birch R, Greco FA (1981) The Role of Maintenance Therapy in Disseminated Testicular Cancer. New Engl J Med 13: 727–731
11. Einhorn LH (1986) Have New Aggressive Chemotherapy Regimes Improved Results in Advanced Germ Cell Tumors? Eur J Cancer Clin Oncol 11: 1289–1293
12. Einhorn LH, Williams SD, Loehrer P, Birch R, Greco FA (1988) A Comparison of four Courses of cisplatin, VP-16 and Bleomycin (PVP16B) in Favourable disseminated germ cell Tumors: a Southeastern Cancer Study Group (SECSG) Protocol. Proc Am Soc Clin Oncol 7: 462
13. Greist A, Einhorn LH, Williams SD, Donohue JP, Rowland RG (1984) Pathologic Findings at Orchiectomy Following Chemotherapy for Disseminated Testicular Cancer. J Clin Oncol 9: 1025–1027
14. Hendry WF, Stedronska J, Jones CR, Blackmore CA, Barrett A, Peckham MJ (1983) Semen Analysis in Testicular Cancer and Hodgkin's Disease: Pre- and Posttreatment Findings and Implications for Cryopreservation. Brit J of Urol 55: 769–773
15. Hoekman K, Ten Bokkel Huinink WW, Egbers-Bogaards M, McVie JG, Somers R (1984) Acute Leukemia Following Therapy for Teratoma. J Cancer & Clin Oncol 4: 501–502
16. van Imhoff GW, Sleijfer DTh, Bruening MH, Anders GJPA, Mulder NH, Halie MR (1986) Acute Nonlymphocytic Leukemia 5 Years After Treatment with Cisplatin, Vinblastine, and Bleomycin for Disseminated Testicular Cancer. Cancer 57: 984–987
17. Lester StG, Morphis JG, Hornback NB, Williams SD, Einhorn LH (1984) Brain Metastases and Testicular Tumors: Need for Aggressive Therapy. J Clin Oncol 2: 1397–1403
18. Loehrer PL, Sledge GW, Einhorn LH (1985) Heterogenity Among Germ Cell Tumors of the Testis. Seminars in Oncology 3: 304–316
19. Logothetics ChJ, Samuels ML, Trindade A (1982) The Management of Brain Metastases in Germ Cell Tumors. Cancer 49: 12–18

20. Logothetis ChJ, Samuels ML, Selig DE, Dexeus FH, Johnson DE, Swanson DA, Von Eschenbach AC (1985) Chemotherapy of Extragonadal Germ Cell Tumors. J Clin Oncol 3: 316–325
21. Maatman Th, Bukowski RM, Montie JE (1984) Retroperitoneal Malignancies Several Years After Initial Treatment of Germ Cell Cancer of the Testis. Cancer 54: 1962–1965
22. Medical Research Council Working Party on Testicular Cancer (1985) Prognostic Factors in Advanced Nonseminomatous Germ Cell Testicular Tumours: Results of a Multicenter Study. Lancet, January 5: 8–11
23. Molenaar WM, Oosterhius JW, Meiring A, Sleijfer DTh, Schraffordt H, Cornelisse CJ (1986) Histology and DNA Contents of a Secondary Malignancy Arising in a Mature Residual Lesion Six Years After Chemotherapy for a Disseminated Nonseminomatous Testicular Tumor. Cancer 58: 264–268
24. Natale R, Bouroncle B, Altman S (1986) A Randomized Comparison of Cisplatin, Vinblastine (VBL) Plus Either Bleomycin (PVB) Or VP-16 (VPV) in Patients With Advanced Testicular Cancer. Proc Am Soc Clin Oncol 5: 96
25. Peckham MJ, Barrett A, Liew KH, Horwich A, Robinson B, Dobbs HJ, McElwain TJ, Hendry WF (1983) The Treatment of Metastatic Germ Cell Testicular Tumours With Bleomycin, Etoposide and Cisplatin (BEP). Europ J Cancer 47: 613–619
26. Peckham MJ, Horwich A, Blackmore C, Hendry WF (1985) Etoposide and Cisplatin With or Without Bleomycin as First-Line Chemotherapy for Patients With Small-Volume Metastases of Testicular Nonseminoma. Cancer Treat Rep 5: 483–488
27. Picozzi VJ, Freiha FS, Hannigan JF, Torti FM (1984) Prognostic Significance of a Decline in Serum Human Chorionic Gonadotropin Levels After Initial Chemotherapy for Advanced Germ Cell Carcinoma. Annals of Intern Med 100: 183–186
28. Schmoll H-J, Diehl V, Hartlapp J, Illiger J, Weißbach L, Mitrou PS, Bergmann L, Hoffmann L, Bombik BM, Graubner M, Queisser W, Sterry K, Haselberger J, Douwes FW, Schnaidt U, Hecker H (1984) Results of a Prospective Randomized Trial: Platinum/Vinblastine/Bleomycin ± Ifosfamide in Advanced Testicular Cancer. In: L Denis, G. Prout, G. Murphy, E. Schröder (Eds) Controlled Clinical Trials in Urologic Oncology, Raven Press, New York, pp 29–38
29. Schmoll H-J (1987) The Role of Ifosfamide in Testicular Cancer. Contr Oncol 26: 234–255
30. Seeber S, Schütte J, Niederle N. Behandlung von Hodentumoren – ein Durchbruch. Mit Unterstützung der Deutschen Forschungsgemeinschaft, SFB Nr 102, Proj Nr C3
31. Stolinsky DC (1981) Prolonged Survival After Cerebral Metastasis of Testicular Carcinoma. Cancer 47: 978–981
32. Stoter G, Vendrik CPJ, Struyvenberg A, Sleyfer DTh, Vriesendorp R, Schraffordt Koops H, van Oosterom AT, ten Bokkel Huinink WW, Pinedo HM (1984) Five-Year Survival of Patients-With Disseminated Nonseminomatous Testicular Cancer Treated With Cisplatin, Vinblastine, and Bleomycin. Cancer 54: 1521–1524
33. Tiffany P, Morse JM, Bosl G, Vaughan ED, Sogani PC, Herr HW, Whitmore WF (1986) Sequential Excision of Residual Thoracic and Retroperitoneal Masses After Chemotherapy for Stage III Germ Cell Tumors Cancer 57: 978–983
34. Ulbright ThM, Loehrer PJ, Roth LM, Einhorn LH, Williams SD, Clark SA (1984) The Development of Non-Germ Cell Malignancies Within Germ Cell Tumors. Cancer 54: 1824–1833
35. Vogelzang NJ, Torkelson JL, Kennedy BJ (1985) Hypomagnesemia, Renal Dysfunction, and Raynaud's Phenomenon in Patients Treated With Cisplatin, Vinblastine, and Bleomycin. Cancer 56: 2765–2770
36. Wettlaufer JN, Feiner AS, Robinson WA (1984) Vincristine, Cisplatin, and Bleomycin With Surgery in the Management of Advanced Metastatic Nonseminomatous Testis Tumors. Cancer 53: 203–209
37. Williams S, Birch R, Irwin L, Greco FA, Loehrer PJ, Einhorn LH (1987) Disseminated germ cell tumors: Chemotherapy with Cisplatin plus Bleomycin plus either Vinblastine or Etoposide. A trial of the South East Cancer Study Group. N Engl J Med 316: 1435–1440

Therapie der frühen Stadien des Seminoms (Stadium I und IIA/B)

M. Wannenmacher

Seminome Stadium CS I

Nach erfolgter Orchiektomie ist die Standardtherapie der Seminome im Stadium I weiterhin die adjuvante Strahlentherapie.

Ihr Ziel ist die Vernichtung von Mikrometastasen in den retroperitonealen Lymphknoten, mit denen entsprechend den Erfahrungen bei den nicht-seminomatösen Tumoren (Weißbach) und nach Surveillance Strategie bei Seminomen des Stadium I (Oliver) in ca. 20 bis 30% der Fälle gerechnet werden muß.

Das Bestrahlungsvolumen beinhaltet die primären Lymphabflußstationen paraaortal beidseits. Die Bestrahlung der ipsilateralen hohen iliacalen Lymphknoten ist nur in Sonderfällen notwendig: ipsilateral bei Überschreiten der Tunica albuginea (pT2), Infiltration des Samenstranges (pT3) oder des Scrotum (pT4), beidseits inguinal und iliacal nach vorangegangener inguinaler oder scrotaler Operation (Assoian-Link u. Renner).

Die Gesamtdosis beträgt 25–30 Gy in ca. 3 Wochen bei Einzelfraktionen von 1,6–2 Gy und 5 Bestrahlungen pro Woche.

Mit diesem Vorgehen werden bei Seminomen im Stadium I 5-Jahresheilungsraten von über 97% erzielt (u.a. Thomas, Zagars u. Babaian). Voraussetzung für diese Ergebnisse ist neben dem exakten Staging eine präzise Bestrahlungsplanung unter Verwendung eines Therapiesimulators und der Computertomographie, sowie die Anwendung moderner Hochvolttherapiegeräte, die neben einer günstigen Tiefendosisverteilung auch die Möglichkeiten der Großfeldbestrahlungstechniken bieten.

Es muß festgehalten werden, daß dieses strahlentherapeutische „Standardkonzept" bisher nicht durch klinische Ergebnisse untermauert werden konnte. Daher ist eine prospektive kooperative Studie in Planung, deren Ziel die optimale Definition von Zielvolumina, Dosis, Strahlenqualität, Gonadenschutz etc. ist und damit der Vereinheitlichung von Therapiekonzepten und somit einer maximalen Reduktion therapiebedingter Morbidität dienen soll.

Als Alternative zur adjuvanten Strahlentherapie bietet sich, dem Vorgehen bei den nicht-seminomatösen Hodentumoren entsprechend, – eine "Surveillance Strategie" an. Anfängliche Ergebnisse von Pilotstudien waren ermutigend, allerdings zeigen sich jetzt nach längerer Nachbeobachtung Spätrezidive nach mehr als 2 Jahren und eine Rezidivrate von 30% (Oliver). Die an ein Zentrum gebundenen engmaschigen klinischen und apparativen Kontrollen über einen langen Zeitraum stellen für die meisten Patienten zudem eine vermehrte Belastung dar, so daß durch eine mangelnde

Compliance das Risiko einer über einen längeren Zeitraum unbemerkten Tumorprogression gegeben ist. Bisher noch als experimentell zu betrachten ist der Ersatz der adjuvanten Strahlentherapie im Stadium I durch eine adjuvante Carboplatin-Monotherapie (Oliver).

Seminome Stadium CS II A/B

Derzeit ist die alleinige Strahlentherapie bei den Seminomen der Stadien IIA/B nach erfolgter Orchiektomie noch die Therapie der Wahl. Bestrahlungsplanung, Technik und Dosierung entsprechen dem Vorgehen im Stadium I. Allerdings wird im Stadium IIB die beidseitige iliacale Bestrahlung empfohlen und an manchen Zentren die Gesamtdosis von 25–30 Gy durch eine Boostbestrahlung im befallenen Bereich auf eine Gesamtdosis von 34–40 Gy aufgesättigt.

Eine adjuvante Mediastinalbestrahlung, die in den letzten Jahren in vielen Zentren zur routinemäßigen Behandlung der Seminome im Stadium IIA/B gehörte, ist nicht mehr zu rechtfertigen.

Vergleicht man die Rezidivhäufigkeit von Patienten mit oder ohne Mediastinalbestrahlung, zeigt sich kein signifikanter Unterschied (Gregory u. Peckham: 14% mit Mediastinalbestrahlung, 19% ohne Mediastinalbestrahlung, Freiburger Patientenkollektiv: 12,5% mit Mediastinalbestrahlung, 13% ohne Mediastinalbestrahlung).

In einer Zusammenstellung aus der Literatur fanden sich nach ausschließlich infradiaphragmaler Bestrahlung bei 8 von 250 Patienten mediastinale Rezidive (Thomas). Da 7 dieser Patienten durch eine nachfolgende Mediastinalbestrahlung geheilt werden konnten, erbringt eine adjuvante Mediastinalbestrahlung nur für weniger als 0,5% der Patienten einen therapeutischen Gewinn. Sie kompliziert jedoch durch die verminderte Knochenmarksreserve nach ausgedehnter Radiatio eine im Rezidivfall eventuell notwendig werdende Chemotherapie erheblich.

Nach einer Zusammenfassung neuerer Literaturangaben ist im Stadium IIA mit 6% (10/158 Patienten) und im Stadium IIB mit 18% (13/73 Patienten) Rezidiven zu rechnen. Die 5-Jahresüberlebensraten liegen zwischen 80 und 90%. Diese Ergebnisse sind durchaus verbesserungswürdig. Da das Seminom ein außerordentlich chemosensibler Tumor ist und neben den bekannt guten Heilungsergebnissen nach Cisplatinhaltigen Kombinationstherapien zwischen 70 und 100% (Loehrer) sehr gute Therapieergebnisse mit einer Carboplatinmonotherapie vorliegen mit einer NED-Rate von 92% bei 39 Patienten nach ausreichend langer Beobachtungszeit (Royal Marsden Hosp.), plant die „Arbeitsgruppe Hodentumoren" eine prospektiv randomisierte Studie zum Vergleich der Strahlentherapie mit der primären Carboplatinmonotherapie im Stadium IIA/B des Seminoms (Schmoll).

HCG positive Seminome

Der Anteil HCG positiver Seminome an der Gesamtzahl der Seminome schwankt in den Literaturangaben zwischen 5% und 49% (Paus u. a.). Die Angaben sind stark abhängig von den benutzten Assays und der Zusammensetzung des Krankenguts. Bei 1787 ausgewerteten Patienten mit Seminom betrug der Anteil HCG positiver Seminome 21%, wobei nur jedes 10. Seminom im Stadium I, aber jedes 3. Seminom im Stadium II HCG positiv war (Kratzig).

Biologische Valenz und Prognose dieser Sonderform der Seminome sind unklar und damit auch das adäquate therapeutische Vorgehen. Eine Klärung dieser Fragestellung kann von den Ergebnissen der laufenden multizentrischen Beobachtungsstudie erwartet werden (Leitung Prof. Weißbach).

Da die HCG positiven Seminome ebenfalls sowohl Strahlen-, als auch chemotherapiesensibel sind, gelten für sie bis zum Vorliegen der Studienergebnisse dieselben Therapieoptionen, wie für die HCG negativen Seminome.

Zusammenfassung

Die adjuvante Bestrahlung im Stadium I und die primäre Strahlentherapie nach Orchiektomie im frühen Stadium II sind derzeit noch etablierte Behandlungsverfahren. Das gilt auch für die Sonderform des HCG-positiven Seminoms. Während im Stadium I bei 5-Jahresheilungen zwischen 97% und 100% die Therapieergebnisse kaum zu verbessern sind, sollte als weiterer Optimierungsansatz versucht werden, die negativen Auswirkungen einer Strahlentherapie auf die Fertilität weiter zu vermindern.

Im frühen Stadium II sind die Behandlungsergebnisse mit 5-Jahresüberlebensraten zwischen 80% und 90% noch verbesserungswürdig. Ob dies durch Optimierung der Bestrahlungstechnik allein oder durch die Einführung einer primären Chemotherapie in die Behandlung gelingt, sollte durch prospektive, randomisierte Studien geklärt werden.

Literatur

Assoian-Link M, Renner H (1987) Zur Frage der Leistenbestrahlung bei reinen Seminomen, AIO Symposium, „Therapie von Hodentumoren", Hannover 27.–28.11.1987, Abstract 25

Gregory C, Peckham MJ (1986) Results of radiotherapy for stage II testicular seminoma. Radiat Oncol 6: 285–292

Hamilton C, Horwich A, Easton D, Peckham MJ (1986) Radiotherapy for Stage I seminoma testis: Results of treatment and complications. Radiat Oncol 6: 115–120

Kratzik Ch (1988) Therapie des HCG-positiven Seminoms. In: H-J Schmoll, L Weißbach (Hrsg) Diagnostik und Therapie von Hodentumoren, Springer Verlag, pp 451–460

Loehrer PJ, Birch R, Williams SD, Greco FA, Einhorn LH (1987) Chemotherapy of Metastatic Seminoma: The Southeastern Cancer Study Group Experience. J Clin Oncol 5: 1212–1220

Oliver RTD (1988) Alternatives to Radiotherapy for Patients with Seminoma. In: HJ Schmoll, L Weißbach (Hrsg), Diagnostik und Therapie von Hodentumoren, Springer Verlag, Heidelberg, pp 415–418

Paus E, Fossa A, Fossa SD, Nustad K (1988) High frequency of incomplete Human Chorionic Gonadotropin in Patients with testicular Seminoma. J Urol, Vol 139: 542–544

Schlappack OK, Kratzik C, Schmidt W, Spona J (1987) Spermiogenese nach Strahlentherapie wegen Seminoms. AIO-Symposium „Therapie von Hodentumoren", Hannover 27.–28.11.1987, Abstract

Schmoll HJ (1988) Therapie des Hodenkarzinoms. Onkolog Forum, Heft 3 (in press)

Thomas GM (1985) Controversies in the Management of Testicular Seminoma. Cancer 55: 2296–2302

Weißbach L, Bussar-Maatz R (1988) "Wait and see"-Strategie versus Lymphadenektomie im klinischen Stadium I nichtseminomatöser Hodentumoren. In: HJ Schmoll, L Weißbach (Hrsg) Diagnostik u Therapie von Hodentumoren, Springer Verlag, Heidelberg, pp 161–168

Zagars GK, Babaian RJ (1987) Stage I testicular seminoma: Rationale for postorchiectomy radiation therapy. Int J Rad Oncol Biol Phys 13: 155–162

Therapie der fortgeschrittenen Stadien des Seminoms (Stadien I und II A/B)

C. Clemm

Abstract

Because of the good results of chemotherapy in nonseminomatous testicular cancer, initial chemotherapy is increasingly recommended for "bulky" seminoma. The remission rate ranges between 63% and 100% and seems slightly superior to that for nonseminomas. Inspite of some favorable reports on radiotherapy in "bulky" seminoma, initial chemotherapy is advisable for seminoma stages II C, III, and IV. Combination chemotherapy with PVB, PEB, and VIP leads to good results, with nearly 90% complete remission rates; similar results occur with monotherapy using cisplatin or carboplatin, although the latter has not been demonstrated in a large study. It seems clear that prior extensive radiotherapy makes the results of chemotherapy worse, and should be avoided. Whether chemo- and radiotherapy should be combined and the indications for secondary surgery need to be further clarified.

Zusammenfassung

Nach den großen Erfolgen der Chemotherapie beim nichtseminomatösen Hodentumor, wird zunehmend beim Seminom die primäre Chemotherapie im fortgeschrittenen Stadium favorisiert. Die Remissionsraten liegen dabei zwischen 63–100% und scheinen, verglichen mit den Nicht-Seminomen, besser zu sein. Trotz einzelner Berichte über erfolgreiche Strahlentherapie beim "bulky" Seminom muß deshalb außerhalb von Studien ab dem Stadium II C die primäre Chemotherapie empfohlen werden. Dabei zeigen die Ergebnisse mit den Kombinationstherapien PVB, PEB und VIP sehr gute Effektivität. Auch von Monotherapien mit Cisplatin oder Carboplatin werden Remissionsraten von annähernd 90% beschrieben, was aber noch in größeren Studien bestätigt werden muß. Es erscheint klar, daß eine ausgedehnte Vorbestrahlung vermieden werden sollte, da sie die Ergebnisse einer nachfolgenden Chemotherapie verschlechtert. Offen ist dagegen die Frage einer kombinierten Strahlen- und Chemotherapie ebenso wie die Indikation zur sekundären Operation.

Einleitung

Nachdem die Cisplatin-haltige Kombinationschemotherapie beim Nicht-Seminom einen großen Erfolg zeigt, beginnt sich auch beim Seminom im ausgedehnten Tumorstadium eine initiale Chemotherapie zu etablieren. Nach den ersten Berichten von Einhorn et al. [8] nehmen die Berichte über Chemotherapien beim Seminom in den letzten Jahren zu [3, 10, 14]. Hier scheinen die Remissionsraten sogar noch deutlich höher zu liegen als beim Nicht-Seminom. Jedoch sind die Fragen der Indikation zur initialen Chemotherapie und einige Fragen zur weiteren Therapiestrategie durchaus offen und werden z. T. kontrovers diskutiert.

Ich möchte die derzeit vorliegenden Probleme in folgende 9 Fragenkomplexe zusammenfassen:
1. Notwendigkeit der primären Lymphadenektomie?
2. Ergebnisse der primären Strahlentherapie?
3. Ergebnisse der primären Chemotherapie?
4. Mono- oder Polychemotherapie?
5. Kombination von Chemo- und Strahlentherapie?
6. Einfluß der Vorbestrahlung?
7. Mögliche Risikogruppen?
8. Indikation zur sekundären Operation?
9. Mögliche Studienprotokolle?

Primäre Lymphadenektomie

Die primäre, auch modifizierte retroperitoneale Lymphadenektomie sollte beim Seminom nicht routinemäßig durchgeführt werden. Sie hat zwar den Vorteil einer zusätzlichen histologischen Diagnose der retroperitonealen Lymphknoten, die Nachteile einer erheblichen Toxizität (Ejakulationsverlust in 15–40% der Patienten) überwiegen meiner Meinung nach jedoch [27]. Außerdem sind die bisherigen guten Ergebnisse meist ohne retroperitoneale Lymphadenektomie erzielbar gewesen, so daß außerhalb von Studien keine routinemäßige Lymphadenektomie durchgeführt werden sollte. In der laufenden deutschen Multicenter-Studie über das Beta-HCG-positive Seminom soll mit Hilfe der Lymphadenektomie geklärt werden, ob und wie oft im Retroperitoneum nichtseminomatöse Tumoranteile vorliegen. Bisher sind noch keine Ergebnisse bekannt, so daß sich derzeit eine routinemäßige Revision des Retroperitoneums nicht fordern läßt.

Strahlentherapie beim "bulky" Seminom

In einer neueren Arbeit von Smalley et al. [22] wird 1985 von einer 100prozentigen kompletten Remission (CR) bei 16 Patienten mit ausgedehntem Tumorstadium II C berichtet. Die Lymphknotenmetastasen maßen im Mittel 11,5 cm. Die Strahlentechnik war durch Ganz-Abdomen-Bestrahlung und "shrinking-field" gekennzeichnet. 15 dieser Patienten wurden prophylaktisch mediastinal bestrahlt, trotzdem traten 2 Rezidive auf. Diese waren durch erneute Radiotherapie kurabel.

Dagegen zeigt sich in einer Untersuchungsreihe von Thomas et al. [24] im fortgeschrittenen Stadium III eine 5-Jahres-Überlebensrate von nur 32% und im Stadium II 74%. In dieser Studie wurde keine prophylaktische Mediastinal-Bestrahlung durchgeführt, 10/46 Patienten im Stadium II erlitten ein mediastinales Rezidiv. 7 Patienten waren durch erneute Strahlentherapie kurabel. In dieser Studie überrascht der hohe Anteil an mediastinalen Rezidiven, der im Gegensatz zu anderen Angaben steht – z. B. bei Walther et al. [26] nur 1,5%.

In einer weiteren Arbeit von Dosoretz et al. [7] wird für Seminome im Stadium III und IV eine Überlebensrate von 45%, von Batata et al. [2] 42% genannt. Diese Daten zeigen deutlich, daß die kurativen Chancen beim "bulky" Seminom mit alleiniger Strahlentherapie nicht günstig sind (Tabelle 1).

Tabelle 1. Überlebensrate nach Bestrahlung

Autor	Patienten	Stadium I	Stadium II	Stadium III+IV
Dosoretz	171	97%	92%	45%
Batata	304	88%	62%	42%
Thomas	444	94%	74%	32%

Es stellt sich jedoch die Frage, ab welchem Stadium, bzw. welcher Lymphknotengröße die Strahlentherapie angezeigt ist; dazu existieren Daten von Ball et al. [1]. Diese zeigen, daß mit zunehmendem Lymphknotendurchmesser die Strahlentherapieergebnisse schlechter werden infolge höherer Rezidivraten, was in der von Schmoll modifizierten Abb. 1 deutlich wird. [20].

Obwohl diesen Darstellungen die neueren Ergebnisse von Smalley et al. [22] widersprechen, muß doch abschließend festgestellt werden, daß im ausgedehnten Tumorstadium eines Seminoms die alleinige Strahlentherapie nicht länger als akzeptable initiale Maßnahme gelten kann [6].

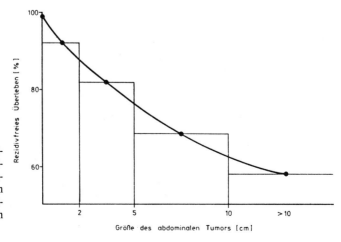

Abb. 1. Beziehung zwischen Größe der abdominellen Metastasen und rezidivfreiem Überleben beim Stadium II des Seminoms. (Modifiziert nach Ball et al.) [20]

Tabelle 2. Mono-Chemotherapie

Samuels (1983)	DDP 33/37 Pat ≙ 89% 2 Jahre ÜLZ
Oliver (1984)	DDP 10/14 Pat ≙ 71% CR–93% NED
Horwich (1987)	Carboplatin 400 mg/m^2 alle 4 Wochen (4–6×) 33 Patienten 1982–1986 (22 auswertbar) Stadium II C–IV (11 LK > 10 cm, 6 vorbestrahlt) 19/22 ≙ 86% NED median 21 Monate (12–54)

DDP = Cisplatin, ÜLZ = Überlebenszeit, NED = No Evidence of Disease

Primäre Chemotherapie beim Seminom

Die meisten Ergebnisse existieren mit der Kombination nach Einhorn bestehend aus Cisplatin, Vinblastin und Bleomycin, wobei hier in neuerer Zeit z.T. schon der Wechsel von Vinblastin zu Etoposid erfolgt ist [9]. Daneben werden Daten über Monotherapien mit Cisplatin [16, 19] und Carboplatin [11] berichtet (Tabelle 2). Außerdem wurden weitere Kombinationen mit Etoposid und Ifosfamid angewendet (s. Tabelle 4 im Beitrag „VIP-Chemotherapie beim Seminom mit großer Tumormasse"). Die Remissionsraten liegen zwischen 63% und 100%, wobei mittlere Überlebens- und Beobachtungszeiten nicht immer angegeben sind. Einige Therapieprotokolle erscheinen sehr heterogen unter Einschluß von Vincristin, Adriamycin, Dactinomycin, Cyclophosphamid [17, 23, 25], ebenso die Patientenkollektive. So werden vereinzelt Patienten auch schon ab Stadium II B chemotherapiert [21].

Auch wenn die Daten mit insgesamt ca. 90% kompletten Remissionen den Strahlentherapieergebnissen optisch überlegen scheinen, ist es ohne eine randomisierte Studie derzeit nicht zu klären, ob Chemotherapie wirklich gegenüber Strahlentherapie beim Seminom wirkungsvoller ist. Dies wird derzeit in einer Intergroup-Study geprüft, wobei hier randomisiert die Strahlentherapie gegenüber der Chemotherapie mit PEB im Stadium II C verglichen werden soll [14].

Mono- oder Polychemotherapie

Vergleichende Daten zu diesen Fragenkomplexen liegen bisher nicht vor. Jedoch erscheinen in neueren Studien Carboplatin-Monotherapien effektiv bei geringer Toxizität [11]. Diese Daten müssen jedoch an größeren Kollektiven in anderen Zentren noch reproduziert werden, ebenso wie frühere Ergebnisse einer Cisplatin-Monotherapie [16, 19]. Neben der Rezidivhäufigkeit sollte auch hier wie bei den Kombinationstherapien auf mögliche Langzeit-Toxizität geachtet werden.

Kombination von Chemo- und Strahlentherapie

Die Frage, ob eine Kombination von Chemo- und Strahlentherapie Vorteile bringt, ist nicht klar zu entscheiden, es fehlen ausreichend große Daten. Einzelne Berichte [5] zeigen günstige Ergebnisse. Möglicherweise steigt jedoch die Langzeit-Toxizität durch die Kombination von Strahlen- und Chemotherapie ähnlich wie bei den Lymphom-Patienten [13] an. Ein weiteres Argument ist, daß eine abwartende Haltung nach Abschluß einer Chemotherapie im Falle eines Rezidives die Möglichkeit einer "salvage" Therapie aus kombinierter Behandlung mit Chemo- und Strahlentherapie noch offen läßt.

Vorbestrahlung

Aus den bisher publizierten Daten ergibt sich eindeutig, daß eine intensive Vorbestrahlung die Chemotherapieergebnisse verschlechtert (Tabelle 3). Dabei dürfte die höhere Knochenmarkempfindlichkeit bei vorbestrahlten Patienten und die dadurch bedingte Knochenmarkdepression und Therapieverzögerung eine Rolle spielen. Genauere Auswertungen haben jedoch ergeben, daß die Dosis der Vorbestrahlung entscheidend ist. Während eine abdominelle Bestrahlung mit 30 Gy die Therapieergebnisse nicht wesentlich verschlechtert, steigen die Therapieversager bei ausgedehnter Vorbestrahlung drastisch an, was in den Arbeiten von Pizzocaro [18] und Loehrer [14] bestätigt wurde (Tabelle 4). Dies ist auch ein gewichtiges Argument gegen die prophylaktische Mediastinalbestrahlung im Stadium II nach abdomineller Bestrahlung.

Tabelle 3. Komplette Remissionsraten (Chemotherapie)

Autor	vorbestrahlt	nicht vorbestrahlt
Einhorn	54%	83%
Vugrin	83%	100%
Oliver	25%	90%
Schuette	78%	95%
Friedman	67%	100%
Clemm	71%	100%

Tabelle 4. Vorbestrahlung

Pizzocaro et al. (1986):	unbestrahlt	17/19 = 89% CR
	abd. 30 Gy	4/ 5 = 80% CR
	extended	2/ 7 = 28% CR
Loehrer et al. (1987):	unbestrahlt + limitiert	13/21 = 62% CR
	extended	2/ 8 = 25% CR

Risikogruppen

Ob neben der Gruppe der vorbestrahlten Patienten weitere Risikogruppen existieren, die auf Chemotherapie schlechter ansprechen, muß offen bleiben. Der Einfluß einer anaplastischen Histologie im Primärtumor ist bisher ebenso wenig als ungünstig gesichert wie die zusätzliche Erhöhung von beta-HCG beim beta-HCG-positiven

Seminom [4, 12]. Möglicherweise ergeben sich jedoch hier aus der Studie über das beta-HCG-positive Seminom weitere Erkenntnisse.

Sekundäre Operationen

Ein Literaturüberblick (Tabelle 5) zeigt deutlich, daß beim Seminom der Prozentsatz der Patienten, die nach Chemotherapie noch vitales Tumorgewebe haben, niedriger ist als beim Nichtseminom. Die Zahlen schwanken zwischen 10 und 30% [9, 10, 14, 17, 18, 23]. Dabei ergibt sich aus den Daten von Motzer et al. [15] ein interessanter Hinweis. Er fand einen deutlich höheren Prozentsatz an vitalen Seminomresten, wenn die Lymphknotenreste einen Durchmesser von 3 cm überschritten. Unter 3 cm war wie auch in anderen Studien der Nachweis von vitalem Seminomgewebe eine Rarität. Es bleibt deshalb zu diskutieren, ob Resttumoren routinemäßig wie beim Nicht-Seminom entfernt werden können, oder ob auch in Anbetracht berichteter toxischer Komplikationen – Friedman berichtet über 2 Todesfälle nach sekundärer Lymphadenektomie in kompletter Remission [10] – auf diese Maßnahme grundsätzlich verzichtet werden soll. Ich persönlich meine, daß die Frage des Resttumors nicht unterschätzt werden darf. Deshalb wird in unserem Zentrum eine sekundäre Operation angestrebt – unter Beachtung von Kontraindikationen wie Voroperation oder erhöhtem Narkoserisiko. Dabei muß eventuell auch die Rolle des Bleomycins in der Kombinationstherapie überdacht werden. Wir selbst haben bei dem von uns angewandten VIP-Schema, in dem Bleomycin durch Ifosfamid ersetzt ist [3], bei der sekundären Operation in 9 Fällen bisher keine Probleme erlebt.

Tabelle 5. Sekundäre Operation

Autor	Patienten	Fibrose	Seminom
Peckham	4	4	0
Stanton	10	9	1
Friedman	3	3	0
Pizzocaro	14	13	1
Fossa	12	9	3
Loehrer	13	10	3
Clemm	9	9	0
Motzer > 3 cm	14	8	6
< 3 cm	10	10	0

Mögliche Studien

Die Strahlentherapieergebnisse beim fortgeschrittenen Seminom haben nicht überzeugt, so daß im Stadium IV auf jeden Fall eine Polychemotherapie durchgeführt werden sollte, während die Strahlentherapie im Stadium I als adjuvante Maßnahme und im Stadium II A bei kleineren retroperitonealen Lymphknoten ihre Funktion behält. In den Stadien II B, II C und III ist eine exakte Überprüfung der Effektivität

Tabelle 6

Fragen beim seminomatösen Keimzelltumor	Mögliche Antworten
1. Primäre Lymphadenektomie?	Nein
2. Primäre Strahlentherapie (Stadium)?	I, II (II B ?)
3. Chemotherapie ab Stadium?	II C (II B ?)
4. Mono- oder Polychemotherapie?	?
5. Kombinierte Chemo-Strahlentherapie?	nicht primär
6. Vorbestrahlung ungünstig?	über 30Gy abdominell
7. Risikogruppen (HCG, anaplastisch)?	Nein ?
8. Sekundäre Operation?	Ja ?
9. Mögliche Studien?	II B (C) < Mono-Chemotherapie / Radiotherapie II C–IV < Mono-Chemotherapie / Poly-Chemotherapie II C (III) < Poly-Chemotherapie / Radiotherapie

und Toxizität von Strahlen- und Chemotherapie sinnvoll, was ja z. B. in der Southeast-Cancer-Study-Group (SECSG) derzeit im Stadium II C geprüft wird. Es wäre bei diesen Patienten auch möglich, einen Vergleich zwischen Mono- und Polychemotherapie durchzuführen, wobei sich die Monotherapie wohl in den Stadien IV und bei sehr ausgedehnten "bulky" Stadien noch nicht ausreichend etabliert hat. Deshalb sollte die Monotherapie gegenüber einer Strahlentherapie im Stadium IIB mit Lymphknoten zwischen 2 und 5 cm verglichen werden, während sie bei größeren Tumorstadien II C bis IV gegenüber der Polychemotherapie verglichen werden müßte. Dies ließe sich wegen der geringen Fallzahl der Patienten mit "bulky" Seminom (10% aller Seminom-Patienten) nur in einer größeren multizentrischen Studie durchführen, ein Vorgehen, welches bereits 1985 von Daniels empfohlen wird [6].

Insgesamt möchte ich die eingangs gestellten Fragen – wie in Tabelle 6 gezeigt – beantworten, wobei durchaus einige Fragen noch nicht geklärt sind. Einige dieser Fragen lassen sich wohl nur in größeren randomisierten Studien genauer klären. Dies betrifft vor allem die Frage nach Wirksamkeit und Nebenwirkungen von Mono- und Polychemotherapie gegenüber Strahlentherapie. So lange diese Frage jedoch nicht durch Studien gesichert ist, erscheint uns für die klinische Routine heutzutage eine initiale Polychemotherapie beim Seminom ab Stadium II C mit einer Lymphknotengröße über 5 cm als initiale Maßnahme gerechtfertigt und erfolgversprechend.

Literatur

1. Ball D, Barrett A, Peckham MJ (1982) The Management of Metastatic Seminoma Testis. Cancer 50: 2289–2294
2. Batata MA, Unal A (1979) The Role of Radiation Therapy in Relation to Stage and Histology of Testicular Cancer. Sem in Oncol 6: 69–73
3. Clemm Ch, Hartenstein R, Willich N et al. (1986) Vinblastine-Ifosfamide-Cisplatin Treatment of Bulky Seminoma. Cancer 58: 2203–2207
4. Cockburn AG, Vugrin D, Batata MA et al. (1984) Poorly Differentiated (Anaplastic) Seminoma of the Testis. Cancer 53: 1991–1994

5. Crawford ED, Smith RB, deKernion JB (1983) Treatment of Advanced Seminoma with Pre-radiation Chemotherapy. J Urol 129: 752–756
6. Daniels JR (1985) Chemotherapy in Seminoma: When is it Appropriate Initial Treatment? J Clin Oncol 3: 1294–1295
7. Dosoretz DE, Shipley WU, Blitzer PH, et al. (1981) Megavoltage Irradiation for Pure Testicular Seminoma: Results and Patterns of Failure. Cancer 48: 2184–2190
8. Einhorn LH, Williams SD (1980) Chemotherapy of Disseminated Seminoma. Cancer Clin Trials 3: 307–313
9. Fossa S, Borge L, Aass N, et al. (1987) The Treatment of Advanced Metastatic Seminoma: Experience in 55 Cases. J Clin Oncol 5: 1071–1077
10. Friedman EL, Garnick MB, Stomper PC et al. (1985) Therapeutic Guidelines and Results in Advanced Seminoma. J Clin Oncol 3: 1325–1332
11. Horwich A, Brada M, Duchesne G, Peckham M (1987) Single Agent Carboplatin: Effective Non-Toxic Treatment for Advanced Seminoma. ECCO-4 Madrid, Abstract 682 p 179
12. Kuber W, Kratzik CH, Schwarz HP et al. (1983) Experience with Beta-HCG-Positive Seminoma. Br J Urol 55: 555–559
13. Li FP (1985) Second Cancers. In: VT de Vita, S Hellman, SA Rosenberg (eds) Cancer-Principles and Practice of Oncology. JB Lippincott, Philadelphia 2040–2049
14. Loehrer PJ, Birch R, Williams SD et al. (1987) Chemotherapy of Metastatic Seminoma: The Southeastern Cancer Study Group Experience. J Clin Oncol 5: 1212–1220
15. Motzer R, Bosl G, Heelan R et al. (1987) Residual Mass: An Indication for Further Therapy in Patients with Advanced Seminoma Following Systemic Chemotherapy. J Clin Oncol 5: 1064–1070
16. Oliver RTD (1984) Surveillance for Stage I Seminoma and Single-Agent Cisplatinum for Metastatic Seminoma. Abstr Proc Am Soc Clin Oncol 3: 162 (C–636)
17. Peckham MJ, Barrett A, Liew KH et al. (1983) The Treatment of Metastatic Germ Cell Testicular Tumors with Bleomycin, Etoposide and Cisplatin (BEP) Br J Cancer 47: 613–619
18. Pizzocaro G, Salvioni R, Piva L et al. (1986) Cis-platin Combination Chemotherapy in Advanced Seminoma. Cancer 58: 1625–1629
19. Samuels M, Logothetis C (1983) Follow-Up Study of Sequential Weekly Pulse-dose Cisplatinum for Far-advanced Seminoma. Abstr Proc Am Soc Clin Oncol 2: 137 (C–535)
20. Schmoll H-J (1984) Aktuelle Aspekte zur Seminomtherapie. Onkologisches Forum 3: 11–16
21. Schuette J, Niederle N, Scheulen E et al. (1985) Chemotherapy of Metastatic Seminoma. Br J Cancer 51: 467–472
22. Smalley SR, Evans RG, Richardson RL et al. (1985) Radiotherapy as Initial Treatment for Bulky Stage II Testicular Seminomas. J Clin Oncol 3: 1333–1338
23. Stanton GF, Bosl GJ, Whitmore WF et al. (1985) VAB-6 as Initial Treatment of Patients with Advanced Seminoma. J Clin Oncol 3: 336–339
24. Thomas G, Rider WD, Dembo AJ et al. (1982) Seminoma of the Testis: Results of Treatment and Patterns of Failure after Radiation Therapy. Int J Radiat Oncol Biol Phys 8: 165–174
25. Vugrin D, Whitmore WF, Batata MA (1981) Chemotherapy of Disseminated Seminoma with Combination of Cis-diamminedichloroplatinum (II) and cyclophosphamide. Cancer Clin Trials 4: 423–427
26. Walther PJ, Paulson DF (1984) Testicular Seminoma Revisited: Time for a Multimodal Therapeutic Approach. World J Urol 2: 68–72
27. Weißbach L, Boedefeld EA (1984) Testicular Tumors: Results of a Prospective Multicenter Trial of Stage I, After 2 Years. J Cancer Res Clin Oncol 107: 43, (Abstract 12/5 K) Suppl.

Perspektiven

H.-J. Schmoll

In den vorangegangenen Beiträgen sind die gesamten Facetten und derzeitigen Möglichkeiten in der präklinischen Forschung, Diagnostik und Therapie der seminomatösen und nichtseminomatösen Hodentumoren angesprochen und diskutiert worden. Für die meisten Stadien und Situationen kann eine Standardtherapie definiert werden, die dem Anspruch einer maximalen Wirksamkeit und Heilungschance, ebenso wie einer möglichst geringen Nebenwirkungsrate entspricht. Aufgrund neuerer Entwicklungen gibt es außerhalb dieser Standardtherapien auch Alternativen, für die das gleiche therapeutische Ergebnis mit verringertem Nebenwirkungsrisiko vermutet werden kann, aber noch nicht bewiesen ist; solange diese alternativen Therapieoptionen in prospektiven Studien noch nicht hinreichend untersucht worden sind, sind sie außerhalb von Studien nur für den Einzelfall zu empfehlen. Hingegen zeigt die Übersicht über die Standard- und Alternativtherapiestrategien (s. Tabelle 1) die außerordentliche Differenziertheit des therapeutischen Vorgehens beim Hodenkarzinom, deren optimale Anwendung für den Einzelfall ein großes Maß an diagnostischer und therapeutischer Erfahrung voraussetzt. Bei einer Heilungsrate von 90–95% und den überwiegend sehr jungen Patienten ist es eine Notwendigkeit und ärztliche Pflicht, diese Patienten in entsprechend ausgebildeten und trainierten Zentren zu behandeln; die Behandlung des Hodentumors «en passant» gehört in Deutschland mit Sicherheit schon der Vergangenheit an.

Die hohe Heilungsrate darf uns aber nicht darüber hinwegtäuschen, daß noch eine ganze Reihe von Fragen offen sind, deren Beantwortung die Therapie des Hodentumors weiter verbessern würde im Sinne einer weiteren Verringerung der Nebenwirkungsrate, Verringerung des therapeutischen Aufwandes und vor allem eines gezielten, individuellen Einsatzes der verschiedenen Therapiemodalitäten. Diese Fragen sind in Tabelle 3 aufgelistet und Inhalt der in der nahen Zukunft geplanten, zum Teil prospektiv randomisierten Studien der „Arbeitsgruppe Hodentumoren", einer kooperativen Studiengruppe unter Einschluß der Urologen, Strahlentherapeuten und internistischen Onkologen (s. Tabelle 2). Diese Arbeitsgruppe hat sich zum Ziel gemacht, die Therapie des Hodenkarzinoms über diese Studien zu vereinheitlichen und weiter zu verbessern, sowie die Biologie des Hodenkarzinoms zu erforschen. Sicher wird diese Arbeitsgruppe auch dazu dienen, die jetzt schon exzellente partnerschaftliche Kooperation der drei beteiligten Fachdisziplinen in Zukunft noch mehr zu fördern. Gerade aufgrund seiner hohen Chemotherapiesensitivität und Heilbarkeit ist das Hodenkarzinom ein exquisites klinisches Modell für generelle, über das Hodenkarzinom hinausgehende Fragen der Krebsbiologie und -therapie, zu dessen

Tabelle 1. Stadiengerechtes Vorgehen beim Hodenkarzinom

	Stadium	Standardtherapie	Alternativen[1]
Seminom	CSI	adjuvante Radiatio (paraaortal + ipsilateral iliakal; 25–30 Gy)	– "wait and see" (für mehr als 5 Jahre) – adjuvante Carboplatin-Monotherapie
Seminom	CSII A (<2 cm)	Radiatio (paraaortal + iliakal bds.; 25–30 Gy)	Carboplatin-Monotherapie; eventuell OP oder Radiatio des Resttumors
Seminom	CSII B (2–5 cm)	Radiatio (paraaortal + iliakal bds.)	Carboplatin-Monotherapie (oder Cisplatin/Etoposid?); eventuell OP oder Radiatio des Resttumors
Seminom	CSII C/D/III – "low risk" – "high risk" (d.h. multiple Lungen-, Leberfiliae, evtl. Vorbestrahlung)	PEB × 3[2] PEB × 4[2]	Carboplatin-Monotherapie PIV (d.h. wie Nichtseminome)
Nichtseminom	CSI	diagnostische RLA	– "wait and see" – adjuvante Chemotherapie (2–3 × PE bei Risikofaktor ≧ 3)
Nichtseminom	PSI (nach RLA)	Nachsorge	Ø
Nichtseminom	CSII A (<2 cm)	RLA (modifiziert; "nerverhaltend") – RLA → adjuvante Chemotherapie (PEB × 2) – RLA → Chemotherapie bei Rezidiv	Chemotherapie (PEB × 3)
Nichtseminom	CSII B (2–5 cm)		primäre Chemotherapie (PE × 3) → elektive Resektion des Resttumors
Nichtseminom	CSII C/D/III (minimal + moderate = low risk)	PEB × 3 + Resektion der Resttumoren	PE × 4 ± OP
Nichtseminom	CSII C/D/III (high risk)	PEB × 4 + Resektion der Resttumoren	Ø (nur Protokolle!)

[1] d.h. Vorgehen auch außerhalb von Protokollen möglich, aber noch nicht langfristig abgesicherte Daten vorhanden
[2] Additive Radiatio von Skelettfiliae

Tabelle 2. Geplante Studien der „Arbeitsgruppe Hodentumoren"

	Histologie	Stadium	Protokoll
1.	Seminom	CS I	Adjuvante Strahlentherapie (Zielvolumina, Gonadenschutz)
2.	Seminom	CS II(A)/B	< Radiatio (Zielvolumina; Technik) Chemotherapie (Carboplatin-Monotherapie)
3.	Seminom	CS IIC-III	Phase-II-Studie: Carboplatin-Monotherapie
		CS IIC-III	< Carboplatin-Monotherapie ± OP ± XRT (Konsolidierung) PEI-Kombinationstherapie
4.	HCG-pos. Seminom		Beobachtungsstudie-Prognosefaktoren
5.	Ca. in situ (CIS)		Biopsie des kontralateralen Testis und Radiatio bei Ca. in situ
6.	Nichtseminom	CS I	Prospektive, nicht randomisierte Studie der Prognosefaktoren bei – diagnostischer RLA oder – "surveillance" / "wait and see"
7.	Nichtseminom	CS II A/B	< RLA und adjuvante Chemotherapie Primäre Chemotherapie und OP bei Resttumor
8.	Nichtseminom	CS I–III	Nerverhaltende RLA
9.	Nichtseminom	CS II A/B/III "minimal disease"	PEB × 3 vs. PE × 3 ± G(M)CSF
10.	Nichtseminom	CS IIC/III "moderate disease"	PEB × 3 vs. PEI × 3 ± G(M)CSF
11.	Nichtseminom	CS IIC/III "advanced disease"	1. Phase I-II-Studie PEI ± G(M)CSF ± OP 2. < PEI-Standard × 3–4 + G(M)SF ±OP PEI-max. + G(M)CSF × 3–4
12.	Nichtseminom	CS II-III	Sekundäre Chirurgie nach Chemotherapie
13.	Salvage-Chemotherapie – Relapse nach guter Remission – PEB/PIV-refraktär		PEI + GM-CSF + ABMT Carboplatin/VP16/IFO + ABMT
			Phase-II-Studien: Epidoxorubicin; Navelbine; HD-MTX
14.	Differenziertes Teratom, progredient		Alpha-Interferon
15.	Kinder-Keimzelltumoren		„MAHO 88"

Tabelle 3. Offene Fragen beim Hodentumor zur Weiterentwicklung der Therapie

1. Nichtseminom

1.1 Optimierung der Chirurgie

- Indikation für primäre RLA im Stadium CSI?
- Indikation für primäre RLA im Stadium CSIIA und IIB?
- „Nervschonende" Operationsmethode, insbesondere bei sekundärer „RLA"
- Zeitpunkt der sekundären RLA?

1.2 Optimierung der Chemotherapie

- Verringerung der Toxizität bei "low risk"-Patienten (Bleomycin; Carboplatin)
- Steigerung der Wirkung bei "high risk"-Patienten
  (Dosissteigerung + G(M)CSF ± ABMT; Biomodulation der Resistenz etc.)
- Einheitliche Definition der Risikofaktoren für "low risk" und "high risk"
- Indikation für adjuvante Chemotherapie im Stadium CSI?
- Individuelle Salvage-Chemotherapie (Stammzellessay; MDR-1-Bestimmung etc.)
- Induktion der Differenzierung (Retinoide; Interferon; Zytokine)

2. Seminome

- Verringerung der Toxizität der Strahlentherapie im Stadium CSI
- Stellenwert der Strahlentherapie im Stadium II A/B
- Adjuvante Chemotherapie im Stadium CSI?
- Definition der optimalen Chemotherapie (Mono- vs. Kombinationstherapie)
- Vorgehen bei inkompletter Remission (OP? Expectans? Radiatio?)

3. Prospektive Untersuchung möglicher biologischer Prognosefaktoren

- Histopathologie (Gefäßinvasion; lymphatische Invasion; Komposition; Marker)
- Lokalisation des Primärtumors
- Serum-Marker (AFP; HCG; LDH; Oestrogene)
- Zytogenetik (Markerchromosom?)
- Onkogene (N-myc; H-ras; Ki-ras)
- Resistenzgene (MDR-1)
- TGF-, EGF-Rezeptor im Tumor; TGF in Serum/Urin
- Lektinmuster

Nutzung wir geradezu verpflichtet sind. Auch wenn der angestrebte Idealzustand, daß jeder Patient mit Hodentumor im Rahmen dieser Studienprotokolle behandelt würde, nie erreicht werden kann – der Enthusiasmus der beteiligten Kollegen und die Suche des Arztes nach der optimalen Therapie für den einzelnen Patienten sollte uns diesem Ziel nahe bringen.

Sachverzeichnis

AFP (Alpha-Fetoprotein) 32, 61, 65, 67, 71
- Dottersacktyp 65
- Hepatitis 65
- Hirnmetastasierung 67
- intraoperative Bestimmung 65
- Lebertyp 65
- Leberzirrhose 65
- Lymphknotenmetastasen 370
- molekulare Heterogenität 61
- Prognose 94, 111, 116, 122
- Tumornekrose 65

AIO-Studie 222, 639
- Doppeldosis-Cisplatin/VP 16/Bleomycin 222

Alopezie, Toxizität 227, 237, 254
Alpha-2-Globulin, Prognose 119, 122
Alpha-HCG 61
Alter, prognostische Aussagekraft 114
Anämie, Toxizität 254
Anderson, M. D. classification 201
Aneuploidie, Impulszytophotometrie 128
- Prognose 133

Antikörper, monoklonale 64
Antiserum, polyklonales 64
Antitumorreaktivität, Dexamethason 613
Arteria renalis 310
Aspermie 498
- Strahlentherapie 393

Aufklärung 142, 501, 503
Avidin-Biotin-Methode 64
Azoospermie, Strahlentherapie 393

Behandlungsstrategie, abwartende 87
- Metastasierungsvorgänge 87
- Stadium II A/B 180, 187
- Überbehandlung 87

Bestrahlung, Boost- 412
- HCG-positives Seminom 440
- Mediastinal- 409
- ZNS-Metastasen 644

β-HCG (humanes Choriongonadotropin),
 Lymphknotenmetastasen 370
- Prognose 94, 111, 117, 122, 447

- Seminom 393, 461
- - β-HCG-negatives 400
- - β-HCG-positives 399

β-Untereinheit, freie, Tumormarker 62
Biopsie, Hoden, bilaterale 479
BKS (Blutkörperchensenkungsgeschwindigkeit) 119–122
- Prognose 119, 122

Bleomycin, Hyperpigmentation der Haut 513
- Lungenfibrose 512

Bleomycinpneumonitis 640
Blutgefäßeinbruch 94
- Klassifikation 88
- Metastasierung 93

Blut-Testis-Schranke 643
Blutungstoxizität 237
Boostbestrahlung 412
bulky disease 31, 232, 233, 238, 638, 653
- Chemotherapie 206
- Kriterien 223
- PIB 206
- sekundäre Histologie 349
- vitales Tumorgewebe 348

bulky-Seminome 461
BVP, Standard- 241
BVP/EIP-Therapie 241

Candidasepsis 304
Carcinoma in situ (s. CIS)
c-fos 544
c-Ha-ras1 544
Chemotherapie, adjuvante 195, 202, 630
- - Prognose 151
- bulky disease 206, 637, 653
- HCG-positives Seminom 438, 451
- Histologie nach 253
- Konzeption 490, 644
- mediastinale Raumforderung 383
- Nebenwirkungen 246, 641
- Nierentransplantat-Empfänger 265
- NSE 77

- primäre, retroperitoneale Lymphknotendissektion 35
- Salvage- 195, 202, 642
- Seminom 318, 652
- sequentiell alternierende 241
- Stadium II A/B 186, 629
- VIP-, Seminom mit großer Tumormasse 461
Chirurgie, sekundäre 639, 640
- Nichtseminom 318, 640
- Residualtumor 315, 640
- Vorgehen 640
- Zeitpunkt 640
Choriokarzinom 61, 362, 644
- Lymphknotenmetastasen 362
Chromosom 12 (i12p) 542
CIS (Carcinoma in situ) 67, 471 ff., 478, 479
- Behandlung 479
- Diagnostik 473
- extragonadale Tumoren 479
- intersexuelle Krankheitsbilder 478
- Kontrolle 479
- Metastasierung 476
- NSE 67
- PLAP als Tumormarker 67
- postpuberaler Hoden 474
- präpuberaler Hoden 475
- Screening 476
- Symptome 472
Cisplatin, Dosis-Wirkungsbeziehung 239
- VAB-Protokoll 239
Cisplatin-induzierte Nephrotoxizität 523
Cisplatin/Etoposid/Bleomycin-Regime, metastasierte Stadien 195, 636 f.
- - Nebenwirkungen 210
Cisplatin/VP 16/Bleomycin/Ifosfamid/Vincristin (PEBOI) 231
c-Ki-ras2 544
Computertomographie 29, 32, 41, 50
- prätherapeutische Klassifizierung 17, 23
c-raf1 544
Cyclophosphamid und Ifosfamid 602, 634 ff.

Debulking-Operation 50, 53, 311
Dexamethason 609, 613
- Antitumoraktivität 613
Diagnostik, CIS 473
- präoperative 24
diagnostische Lymphadenektomie (RLA) 146, 628
- Verzögerung 136
Diarrhoe, Toxizität 237
Differenzierung 361, 542, 545, 641
DNS-Bestimmung, impulszytophotometrische 125
Doppeldosis-Cisplatin/VP 16/Bleomycin, AIO-Studie 222
- - große Tumormasse 222

Dottersacktumor 62, 304
drug-targeting 616
Ductus thoracicus 310

EGF (epidermal growth factor) 556
Ejakulationsfähigkeit 180
Ejakulationsverlust 161
Embryogenese 51
embryonales Karzinom 62
- - Dottersack, Lymphknotenmetastasen 362
endogene Lektine, Karzinomzellinien 615
Enzymurie, lysomale 526
Erbrechen/Übelkeit 237, 254, 609
- Toxizität 237, 254
Erhaltungstherapie 641
Etoposid 615
extragonadale Keimzelltumoren 214, 643
- Tumoren, CIS 479

favorable response 238
Fertilität 532, 644
Fertilitätsprophylaxe 486
Fertilitätsstörungen 18
Fibrose, Residualtumor 339
fibrotische Umwandlung, sekundäre Lymphadenektomie 336, 641
Fieber/Infekt, Toxizität 237
Frühdiagnose 11, 55
Frühkomplikationen 527
FSH, alpha-Ketten 64

Gamma-Glutamyl-Transferase 522
Gefäßeinbruch, Blutgefäßeinbruch 94
- Kriterien 89
- Lymphgefäßeinbruch 94
- Prognose 93
- Tumorgröße 94
Gesamtmetastasierung, prognostische Faktoren 96, 102
Glucocorticoidrezeptoren 587
Gonadaltumoren, ausgebrannte 50
Gonadenbelastung, Strahlentherapie 339
Gynäkomastie, reversible 509, 510

Hämodialyse 268
Hauttoxizität 227
HCG 32, 61, 71, 79
- Alpha- 61, 64
- freie Beta-Kette 79
- Hirnmetastasierung 67
- intraoperative Bestimmung 65
- Tumornekrose 65
- Tumorprogression 65
HCG-β 62, 80
- Tumormarker 62
HCG-positives Seminom 421, 427, 429, 451
- Bestrahlung 440

- Chemotherapie 438, 451
- Metastasierung 429
- Polychemotherapie 440
- Prognose 421, 451
- Radatio 438
- Stadium I 433, 455
- Stadium II 433
- Stadium II A/B 456
- Stadium II B 433
- Stadium II C 433
- Stadium II C/III 456
- Verlaufskontrolle 440
- wait and see 455
- Tumormarker 62, 63
Heilungschancen, Hodenkarzinom 633
Herddosen, Seminom 390
Heterogenität 126
- Impulszytophotometrie 128
Hirnmetastasierung, AFP 67, 643
- HCG 67
Histologie nach Chemotherapie 253
- des Primärtumors, Prognose 114
- Residualtumor 341
Histologie, Sekundäroperation 120, 344, 345, 347, 639
- - Prognose 120
- Wandel nach Polychemotherapie 348
histologische Befunde, Überlebensraten 334
- - sekundäre Lymphadenektomie 333, 639
- - Resektat 355
HIV-Infektion 279
- Rezidiv 279
HIV-positiver Patient, nichtseminomatöser Hodentumor 280
Hoch-Risiko-Patienten, Definition 238
Hodenbiopsie, bilaterale 479
Hodenfunktion 498
Hodenkarzinom/-tumoren, Heilungschancen 633
- Informationsstand 503
- maligne 304
- nichtseminomatöse, NSE 71
- okkulte 11, 50, 54
- - Prognose 54
Hodenkarzinomzellinien 564, 579, 587, 597
Hodenkrebsrisiko, Informationsstand 501
Hodenprothese 532
Hodentumorlinie 571
HSR (homogenous staining region) 549
Hyperpigmentation der Haut, Bleomycin 513
Hypomagnesiämie 509

Ifosfamid und Cyclophosphamid 231, 602
- Mesna 602
- Toxizität 603
IGF I (insulin like growth factor I) 556
Ileus, Toxizität 237, 254

Iliacalregion, Nachbestrahlung 390
Immunhistochemie 61, 74
- NSE 74
Immunhistologie 64
Immunperoxidase-Methode, indirekte 64
Immunsuppression 268, 279
Impulszytophotometrie, Aneuploidie 128
- Heterogenität 128
- S-Phase-Anteil 128
impulszytophotometrische DNS-Bestimmung 125
Indiana university staging system 198
Induktionschemotherapie 635
Infektion, Toxizität 237, 254
Infertilität, Kryokonservierbarkeit 485
Informationsstand, Hodenkrebsrisiko 501
- Hodentumoren 503
- Spermakryokonservierung 501
intensification, late 638
intersexuelle Krankheitsbilder, CIS 478
Inzidenz 471

kardiale Toxizität 227
Karzinomzellinien 564
- endogene Lektine 615
Keimzelltumorlinien 537, 544
Keimzelltumoren, ausgebrannte, testikuläre Mikrokarzinome 52, 643
- extragonadale 214, 643
- okkulte, testikuläre Mikrokarzinome 53, 643
Kindesalter, Hodentumoren 297
Klassifikation 3, 23
- Blutgefäßeinbruch 88
- Lymphgefäßeinbruch 88
- M.D. Anderson 201
- New-Working- 4
- prätherapeutische, Computertomographie 23
- Stadien- 39
- TNM- 4, 40
Knochenmarktransplantation, autologe 637
Komplikationen 527
Konsolidierungstherapie 224
- nach Operation 641
Konsolidierungs-Zyklen 354, 641
Kreuzreaktion, NSE 77
Kryosperma 532
Kryospermakonservierung 487
- Infertilität 485
Kryptorchismus 478

Lactogen, plazentares, humanes 66
Langzeitnebenwirkung 517
late intensification 638
LDH (Laktat-Dehydrogenase) 61, 66, 109

- Lymphknotenmetastasen 370
- Prognose 96, 102, 111, 117, 122
- Seminome 66
- Tumormarker 66
- Tumorvolumen 109
Lebensqualität 628
Lebertoxizität 237
Leistenbestrahlung 395
Leistenregion, Nachbestrahlung 390
Leukozyten-Nadir, Toxizität 253
Leukozyten-Nadir-adaptierte Polychemotherapie 258
Leydigzelltumoren 16
LH, alpha-Ketten 64
Lumbalgefäße 312
Lunge, Toxizität 227, 237
Lungenfibrose 510, 512
- Bleomycin 512
- Sekundärchirurgie 341
Lungenmetastasen, Zysten 382
Lymphadenektomie 87, 180, 628
- diagnostische (RLA) 146
- en-bloc- 312
- malignes Resektat 361
- modifizierte 161, 162
- - Risikogruppe 628
- primäre 630
- radikale 162
- retroperitoneale 18
- - Stadium II A/B 187
- - tumoröser Lymphknotenbefall 62
- sekundäre 344 ff.
- - Ergebnisse 353, 355
- - fibrotische Umwandlung 336
- - Histologie 333, 344, 345
- - Indikation 330, 353
- - Prognose 330
- - Rezidiv 349
- - Stadien 345
- - Tumormarker 334, 353
- - Überlebenszeit 357, 358
- - Zeitpunkt 336
Lymphangiographie 29
- prätherapeutisches staging 17
Lymphaszites 341
Lymphgefäßeinbruch 94
- Klassifikation 88
Lymphknotenbefall, tumoröser, Tumormarker 62
Lymphknotendissektion 28
- retroperitoneale 27
Lymphknotenmetastasen 61
- AFP 370
- β-HCG 370
- Choriokarzinom 362
- embryonales Karzinom, Dottersack 362
- LDH 370

- Lokalisation 370
- Marker 370
- Narbe 362
- Nekrose 362
- Teratom, reif 362
- - unreif 362
- vitaler Tumor 362
Lymphknotenstatus 28
- retroperitonealer 27, 36
Lymphknoten-Tumor, Topik 310
Lymphographie 23, 29, 30, 164
Lymphzyste, komprimierende 341
lysomale Enzymurie 526

Magentumor 597
maldescensus testis 502
Marker, Lymphknotenmetastasen 370
Markerkonversion 336
Mediastinalbestrahlung 409
mediastinale Raumforderung 377, 383
- - Chemotherapie 383
Mesna, antineoplastische Aktivität 602
- Ifosfamid 602
- Toxizität von Ifosfamid 603
Metastasen, Lymphknoten- (s. Lymphknotenmetastasen)
- Morphologie 366
- Spät- 276
- Teratom 361
Metastasenhistologie 369
Metastasenlokalisation, prognostische Aussagekraft 116
metastasierte Stadien, Cisplatin/Etoposid/Bleomycin-Regime 195
- - Standardtherapie 195
Metastasierung, Blutgefäßeinbruch 93
- CIS 476
- extralymphatische 92
- HCG-positives Seminom 429
- Prognose 96
Metastasierungsvorgänge, Behandlungsstrategie 87
Methotrexat 615
- hochdosiertes 643
Mikrokarzinome 50
- testikuläre, ausgebrannte Keimzelltumoren 52
monoklonale Antikörper 64
Morbidität, therapiebedingte 180
Morphologie in den Metastasen 366
Mortalität, Operation 339
MSA (multiplication stimulating activity) 556
Mukositis, Toxizität 254

N-Acetyl-β-D-Glucosaminidase 522
Nachbestrahlung, Dosis 390
- Iliacalregion 390

- Leistenregion 390
- Paraortalregion 390
Nachsorge 165
- kontralateraler Zweittumor 12
Nacktmäuse 571
Narbe, Lymphknotenmetastasen 362
Nebenniere 313
Nebenwirkungen 527
- Chemotherapie 246
- Cisplatin/Etoposid/Bleomycin-Regime 210
- Langzeit- 517
- Strahlentherapie 413
Nekrose, Lymphknotenmetastasen 362
- Residualtumor 339
Neoglykoproteine 615
Nephrotoxizität, Cisplatin-induzierte 523
Neuropathie, Toxizität 254
Neurotoxizität 237
new-working classification 4
Nichtseminome 61
- fortgeschrittene 633
- HIV-positive Patienten 280
- klinisches Stadium I 145
- prognostische Faktoren 633
- sekundäre Chirurgie 318
- therapeutisches Vorgehen 644, 645
- wait and see-Strategie 145
Nierentoxizität 237
Nierentransplantat-Empfänger, Chemotherapie 265
- Nierenfunktion 269
N-myc 544
NSE (neuronspezifische Enolase) 67, 71
- Bestimmung 73
- Carcinoma in situ 67
- Chemotherapie 77
- Immunhistochemie 74
- Kreuzreaktion 77
- nichtseminomatöse Hodentumoren 67
- Seminom 67, 71
- Tumormarker 72
NSGCT, Prognosefaktoren 87

Östrogenexposition 588
Östron- und Östradiolproduktion 537
okkulte Hodentumoren 11, 50
- - Prognose 54
Onkogene 544
operable Stadien 628
Operation, Debulking- 50, 53, 311
- Salvage 316
- - Zeitpunkt 375
- sekundäre 344, 345
Operationsfeld 312
Operationsmortalität 339
Orchiektomie 145
- alleinige, Rezidiv 152, 153

- Überlebensrate 154
Orchitis 16
Obstipation/Ileus, Toxizität 237
Ototoxizität 227

p53 544
Paraaortalregion, Nachbestrahlung 390
Partial-Volume-Effekt 47
pathologischer Markerbefund, Resektion eines Residualtumors 319
pathomorphologische Lymphknotenmetastasen 362
- Primärtumoren 363
PEI 638
PEB, Stadium II A/B 187
PEB-Schema 399
PEBOI (Cisplatin/VP 16/Bleomycin/Ifosfamid/ Vincristin) 231
- ungünstige Prognose 231
PHDEB 638
PIB, bulky disease 206
PIV-Dosis 639
PLAP (plazentare alkalische Phosphatase) 61, 67
- postpubertärer Hoden 474
- präpubertärer Hoden 475
- als Tumormarker, Carcinoma in situ 67
- - Raucher 67
- - Seminom 67
Platinderivate 579
Plazentäre Cystinaminopeptidase 66
Plexus hypogastrius superior 313
Pneumonitis, Bleomycin- 640
Polychemotherapie, HCG-positives Seminom 440
- Leukozyten-Nadir-adaptierte 258
- primäre 191
Polyneuropathie 510
präklinische Prüfung 569
- Testmodell 565
präoperative Diagnostik 24
Primärtumor, Histologie, prognostische Aussagekraft 114, 363
- teratomhaltiger 319, 325
Prognose 27, 87, 93, 150
- adjuvante Chemotherapie 151
- AFP 94, 111, 116, 122
- Alpha-2-Globulin 119, 122
- Alter 114
- Aneuploidie 133
- β-HCG 94, 111, 117, 122, 447
- BKS 119, 122
- Gefäßeinbruch 93
- HCG-positives Seminom 421, 451
- Histologie des Primärtumors 114
- - bei Sekundäroperation 120
- LDH 111, 117, 122

- Metastasenlokalisation 116
- Metastasierungssorte 96
- Nichtseminom 633
- NSGCT 87
- okkulter Hodentumor 54
- reifes Teratom 366
- Rezidiv 156
- sekundäre Lymphadenektomie 330
- Stadium I 151
- Tumormarker 116
- Tumormarkerspiegel 67
- Tumormasse 111, 115, 122
- Tumorstadium 96, 102
- Tumorvolumen 67
- ungünstige, PEBOI 231
- wait and see-Strategie 149
Protein, schwangerschaftsspezifisches 66
Pseudoprogression 20, 357, 642
psychische und soziale Probleme 530
pulmonale Toxizität 227, 237
PVB 196
- Stadium II A/B 187
PVBA 196

Radiatio, HCG-positives Seminom 438
Raucher, PLAP als Tumormarker 67
Raumforderung, mediastinale 377, 383
Raynaud-Phänomen 509
- Steroide 512
- Ursache 512
Regressionsmethode, simultane 96, 109
Remission, Procedere 640
- Stadium II A/B 187
Remissionsbeurteilung 39
renale Toxizität 254
Resektat, histologisches Ergebnis 355
- malignes 361
Resektion, nicht-radikale 357
Residualtumor, Fibrose 339
- Histologie 341
- histologische Subtypen 325
- maligner Charakter 325
- Nekrose 339
- reifes Teratom 339
- Resektion, pathologischer Markerbefund 319
- sekundär chirurgische Entfernung 315, 330, 338
- - Ergebnisse 315
- - Indikation 315
- - Zeitpunkt 315
Resttumormassen 405, 639
retroperitoneale Lymphadenektomie 18
- - tumoröser Lymphknotenbefall 62
- - Lymphknotendissektion 27
- - primäre Chemotherapie 35, 630
retroperitonealer Befund, Primärstadium 331

- Lymphknotenstatus 27, 36
Rezidiv, alleinige Orchiektomie 152, 153
- HIV-Infektion 279
- sekundäre Lymphadenektomie 349
- Seminome 392
- Stadium II A/B 186
- Voraussagekraft 156
Rezidivquote, Stadium I 170
Riesenzellen, synzytiotrophoblastische 64
Risikofaktoren 232, 237
- Hoch-Risiko-Patienten 238
Risikopatienten 12
RLA (Lymphadenektomie), diagnostische 146
- sekundäre, Primärhistologie 331
- - Verlauf nach 356
RLND, Spätfolgen 510

Salvage 195, 197, 357
Salvage-Chemotherapie 105, 202, 357, 642
Salvage-Operation 316, 321
- Zeitpunkt 321, 375
Salvage-Therapie 357
Samenanalysen, Strahlentherapie 493
sarkomatöse Entartung 639
schwangerschaftsspezifisches Protein SP1 66
Screening, CIS 476
SECSG (South East Cancer Study Group) 638
sekundäre Chirurgie (s. Chirurgie, sekundäre)
Selbstuntersuchung 504
Seminom 16, 23, 61, 238, 316, 421
- adjuvante Therapie 390
- beiderseitiges 399
- bulky- 461
- Chemotherapie 318
- β-HCG 393, 461
- β-HCG-negatives 400
- β-HCG-positives 399, 421, 427
- mit großer Tumormasse, VIP-Chemotherapie 461, 652
- HCG-positives, Tumormarker 62, 63
- Herddosen 390, 648
- Inzidenz einer malignen Histologie im Dissektat 318, 654f.
- LDH 66
- NSE 67, 71
- PLAP als Tumormarker 67
- Rezidiv 392, 652
- Stadium I 427, 648
- - adjuvante Strahlentherapie 389, 649
- Stadium II 412, 413, 427
- - Strahlentherapie 409, 649
- Stadium II A 427, 649
- Stadium II C 427, 650
- Stadium III 413, 427, 650
- Strahlensensibilität 390
- Strahlentherapie 394, 649
- Tumorausdehnung, fortgeschrittene 225

– – moderate 225
Sepsis, Candida- 304
Sexualfunktion 503
Sonographie 11, 23, 29, 31, 50
– skrotale 11
soziale Probleme 530
Spätfolgen, RLND 510
Spätkomplikationen 527
Spätmetastasen 276
Spättoxizitäten 507 ff.
Spermakryokonservierung, Informationsstand 501
Spermiogenese 493
– Erholung 499
Stadienklassifikation 3, 5, 18, 39
Stadium I, HCG-positives Seminom 433, 455
– klinisches 161
– nichtseminomatöse Hodentumoren 145, 628
– Prognose 151
– Rezidivquote 170
– Seminom 421, 648
– – adjuvante Strahlentherapie 389
– Therapie 152, 628, 648
– watch and wait 170, 628, 649
Stadium II, HCG-positives Seminom 433
– Seminom 412, 413
– – Strahlentherapie 409
– watch and wait 169
Stadium II A, Seminom 421, 649
Stadium II A/B, Behandlungskonzepte 180, 187, 649 f.
– Chemotherapie 186, 628
– HCG-positives Seminom 456
– IVP 187
– PEB 187
– PVB 187
– Remission 187
– retroperitoneale Lymphadenektomie 187, 628
– Rezidiv 186
– Standardtherapie 181, 628
– Therapiekonzepte 183, 628
Stadium II B, HCG-positives Seminom 433
Stadium II C 206, 207, 633 f.
– HCG-positives Seminom 433
– Seminom 421, 652
Stadium II C/III, HCG-positives Seminom 456
Stadium III, Seminom 413, 421, 652
Stadium IV C 206, 207
Stadium IV D 206, 207
stage-shifting 55
Staging (Stagingverfahren) 6, 17, 18, 27, 182
– chirurgisches 94
– prätherapeutisches, Computertomographie 17
– – Lymphangiographie 17
– Workshop 40

Stagingirrtum 35, 162
Stagingsystem, Indiana University 198, 636
Standard-BVP 241
Steroide, Raynaud-Phänomen 512
Steroidhormone 588
Strahlensensibilität, Seminome 390
Strahlentherapie, Aspermie 393
– Azoospermie 393
– Gonadenbelastung 393
– Hoden 394
– Konzeption 490
– Nebenwirkungen 413
– Samenanalysen 493
– Seminom 394
– – im Stadium I 389
– – im Stadium II 409
Studien 6, 662
– prospektiv randomisierte 6
Surveillance-Patienten 628, 629
Surveillance-Strategie 146
– Überlebensraten 161
synzytiotrophoblastische Riesenzellen 64

targeting 616
Teratom 23
– Ansprechbarkeit 319
– differenziertes 641
– Metastasen 361
– reifes 361, 362
– – Lymphknotenmetastasen 362
– – Prognose 366
– – Residualtumor 339
– unreifes 361
– – Lymphknotenmetastasen 362
teratomatöses Element im Primärtumor 325
teratomhaltiger Primärtumor 319
Teratomstruktur, differenzierte 364
– undifferenzierte 364
testicular cancer, treatment 40
testikuläre Mikrokarzinome, ausgebrannte Keimzelltumoren 52
– – Leitsymptome okkulter Keimzelltumoren 53
Testmodell, präklinisches 565
Therapie, adjuvante, Seminome 390
– BVP/EIP 241
– CIS 479
– Konsolidierungs- 224
– – nach Operation 641
– metastasierte Stadien 195
– multimodale 316
– Nichtseminome 644, 645
– Salvage- 357, 642
– Stadium I 152, 628
– Stadium II A/B 181, 183, 629
therapiebedingte Morbidität 180
– Todesfälle 238, 239

Thrombozyten-Nadir, Toxizität 254
Thrombozytopenie, Toxizität 246
Thymushyperplasie 377
TNF (tumor necrosis factor) 597
TNM-Klassifikation 4, 40
Todesfälle, therapiebedingte 238, 239
Toxizität 219, 227, 236, 237
- Alopezie 227, 237, 254
- Anämie 254
- Blutung 237
- Diarrhoe 237
- Erbrechen/Übelkeit 237, 254
- Fieber- 237
- Haut- 227
- Ifosfamid 603
- Ileus 237, 254
- Infektionen 237, 254
- kardiale 227
- Leber- 237
- Leukozyten-Nadir 253
- Lunge 227, 237
- Mukositis 254
- Nephro/Niere/renale 237, 254, 523
- - Cisplatin-induzierte 523
- Neuro- 237
- Ostipation/Ileus 237
- Oto- 227
- Polyneuropathie 254
- Reduktion 641
- Thrombozyten-Nadir 254
- Thrombozytopenie 246
TSH, alpha-Ketten 64
Tumor, Bulky- 31
- Dottersack- 62, 304
- Leydigzell- 16
- Lymphknoten-, Topik 310
- Magen- 597
- vitaler, Lymphknotenmetastasen 362
- Xenograft- 565
- Zweit- 509, 510, 514, 644
Tumorgröße, Gefäßeinbruch 94
Tumormarker 25, 27, 29, 32, 61, 62, 116, 334, 353
- freie β-Untereinheit 62
- HCG-β 62
- HCG-positives Seminom 62, 63
- LDH 66
- NSE 72
- Prognose 66, 116
- sekundäre Lymphadenektomie 334, 353
- tumoröser Lymphknotenbefall 62
Tumormarkerspiegel, Prognose 67
Tumormarkerverlauf 369

Tumormasse, große, Doppeldosis-Cisplatin/VP 16/Bleomycin 222
- Prognose 122
- Prognose 111, 115
Tumornekrosen 61
- AFP 65
- HCG 65
Tumorprogression, AFP 65
- HCG 65
Tumorstadium, prognostische Faktoren 96, 102
Tumorvolumen 325
- LDH 109
- Prognose 67
Tumorvolumetrie 39
Tumorzellinien 609

Übelkeit/Erbrechen, Toxizität 237, 254
Überbehandlung 162
Überlebensrate, Histologie im Resektat 356
- histologische Befunde 334
- Markerstatus 356
Überlebenszeit, sekundäre Lymphadenektomie 357, 358
Urogramm 29

VAB 197
VAB-Protokoll 239
vena renalis 313
Verlaufskontrolle, HCG-positives Seminom 440
Verzögerung, diagnostische 136
VIP-Chemotherapie beim Seminom mit großer Tumormasse 461

wait and see-Verfahren/-Strategie 17, 24, 28, 145, 146, 170, 390, 455, 628
- Anforderungen 173
- HCG-positives Seminom 455
- nichtseminomatöse Hodentumoren 145
- präoperative Diagnostik 24
- Prognosefaktoren 149
watch and wait, Stadium I 170, 390, 628
- Stadium II 169
Workshop für Staging 40

Xenograft-Tumoren 565

Zellinien 556
ZNS-Metastasen, Bestrahlung 644
Zweittumor 509, 510, 514, 644
- Inzidenz 510
- kontralateraler, Nachsorge 12
Zysten, Lungenmetastasen 382